Essential Concepts for Healthy Living(4th Ed.)

행복한 삶을 위한

웰빙건강학

Sandra Alters
Wendy Schiff

이종우
김경신 김미향 김정우 권인숙
남상윤 류화라 송미라 엄혜정
이미경 이병순 이창현 임동옥
조일영 홍성균 | 옮김

정 문 각

Jones and Bartlett' s books and products are available through most bookstores and online booksellers. To contact Jones and Bartlett Publishers directly, call 800-832-0034, fax 978-443-8000, or visit our website, www.jbpub.com

Substantial discounts on bulk quantities of Jones and Bartlett' s publications are available to corporations, professional associations, and other qualified organizations. For details and specific discount information, contact the special sales department at Jones and Bartlett via the above contact information or send an email to specialsales@jbpub.com

ISBN-13:978-0-7637-2952-3
ISBN-10:0-7637-2952-3

Library of Congress Cataloging-in-Publication Data
Alters, Sandra.
Essential Concepts for Healthy Living / Sandra Alters, Wendy Schiff.
--4th ed.
p.;cm.
Includes index.
ISBN 0-7637-2952-3
1. Health. I. Shiff, Wendy. II. Title.
[DNLM: 1. Health--Popular Works. QT 255 A4664e 2006]
RA776.5.A596 2006
613--dc22 2005021644

6048
Printed in the Unite States of America
10 09 08 07 06 10 9 8 7 6 5 4 3 2

Jones and Bartlett Publishers
40 Tall Pine Drive Sudbury, MA 01776
978-443-5000
info@jbpub.com www.jbpub.com

Korean edition
Published by Jung Mun Kag
#210-1, Daeheung-dong, Mapo-ku,
Seoul, Korea

Essential Concepts for Healthy Living(4th Ed.)

행복한 삶을 위한

웰빙건강학

Sandra Alters
Wendy Schiff

이종우
김경신 김미향 김정우 권인숙
남상윤 류화라 송미라 엄혜정
이미경 이병순 이창현 임동옥
조일영 홍성균 | 옮김

JONES AND BARTLETT PUBLISHERS
Sudbury, Massachusetts
BOSTON TORONTO LONDON SINGAPORE

정 문 각

역자 소개

이 종 우
전주대학교 대체의학대학 건강관리전공

김 미 향
신라대학교 의생명과학대학 식품영향학과

권 인 숙
한일장신대학교 건강생명정보학부

류 화 라
송원대학 자연요법과

엄 혜 정
배재대학교 학생생활상담연구소

이 병 순
전주대학교 대체의학대학 건강관리전공

임 동 옥
호남대학교 생명과학과

홍 성 균
남부대학교 동양대체요법학과

김 경 신
전남대학교 생활과학대학 생활환경복지학과

김 정 우
서남대학교 의과대학 해부학교실

남 상 윤
전주대학교 대체의학대학 대체요법전공

송 미 라
동신대학교 보건복지대학 뷰티미용학과

이 미 경
우석대학교 보건복지대학 제약공학과

이 창 현
우석대학교 한의과대학 해부학교실

조 일 영
전주대학교 대체의학대학 대체요법전공

행복한 삶을 위한
웰 빙 건 강 학

2008년 2월 5일 1판 발행
2011년 2월 25일 1판 2쇄

발행자 김 시 동
발행처 정 문 각

역 자 이 종 우 외 14인
편 집 박 찬 희
디자인 이 윤 미

서울시 마포구 대흥동 210-1 봉화빌딩 4층
Tel. 02-713-0421~3 Fax. 02-704-6265
홈페이지 http://www.jungmunkag.co.kr
e-mail: jungmunk@unitel.co.kr
등 록 1990년 10월 25일 9-246호

정가 **30,000**원

ISBN 978-89-7742-367-1-93510

머리말

우리나라는 2000년을 기점으로 고령화 사회로 진입하면서, 암 ·뇌혈관질환·심장질환과 같은 만성질환으로 인한 사망률이 증가하고 있다. 통계청의 자료에 따르면, 이러한 질환이 2006년 사망률 1·2·3위를 차지하였으며, 이로 인한 사망자 수는 총 11만6000명에 이르러 전체 사망자의 47.7%나 되었다.

이에 따라, 현대인들의 건강에 대한 관심이 매우 고조되고 있으며, 치료보다는 예방이 강조되면서 건강에 대한 핵심단어로 "안녕(wellbeing)"이 강조되고 있다. 이러한 변화로 수많은 건강관련 정보가 인터넷을 비롯한 다양한 매체를 통해 넘쳐나게 되었으나, 아직 그 효과가 과학적으로 검증되지 않은 것들이 많아 우리를 혼란스럽게 하고 있다. 이러한 환경의 변화에 따라 건강에 대한 전반적인 지식과 건강을 유지하기 위한 가이드라인이 제시될 필요가 있게 되었다. 좀 더 정선되고 올바른 정보를 통해 자신의 건강을 유지하고 관리하는 것이 필요하게 된 것이다. 이러한 목적을 가지고 본 저서를 번역하게 됨을 참으로 뜻깊게 생각한다.

본 저서는 건강의 진반적인 핵심개념들을 다루고 있다. 건강을 지키기 위한 심리(2장-4장), 식이(7장-9장), 운동(11장)을 다루며, 만성질환으로서의 비만(10장), 심혈관질환(12장), 암(13장), 감염성 및 비감염성 질환(14장)을 다룬다. 또한, 성적건강(5장-6장)과 환경보건(16장)을 다룸으로써, 건강을 종합적으로 관리할 수 있는 모든 영역을 총망라하고 있다.

본 저서는 건강에 대한 종합적인 정보를 구하는 모든 사람들에게 꼭 필요한 교재가 될 것이라 확신한다. 더구나 본 저서는 다음과 같은 5가지 핵심목표로 구성되어 있어 과학적 근거를 가지고 비판적으로 사고하는 기술을 배우고 훈련하는 것을 도와줄 것이다.

첫 번째 핵심목표는 최근의 과학적 및 의학적 연구 결과를 근거로 한 생생한 건강정보를 제공하는 것이다.

두 번째 핵심목표는 효과적인 교과구성을 통해 학습을 극대화하는 것이다. 각 장이 시작할 때마다 기본개념을 이해하기 쉽게 통합적으로 정리했고, 각 장마다 핵심용어를 진하게 표시하고 쪽 여백에 핵심용어의 정의와 설명을 달았으며, 각 장 뒷부분의 "이 장의 개요"에서는 각 장의 교과구성에 따른 핵심개념을 요약하였다. "건강의 이모저모(Diversity in Health)"에서는 다양한 윤리적, 문화적, 인종적 집단의 건강상태와 풍습을 다루었고, "삶 속에서(Across the Lifespan)"에서는 생애주기에 따른 각 장의 주요 주제를 다루었다.

세 번째 핵심목표는 다양한 매체를 통해 인쇄되고 배포된 건강정보를 비판적으로 사고하도록 하는 것이다. 각 장의 뒷부분에 있는 "배운 것을 적용하기"는 적용, 분석, 통합, 평가를 위한 일련의 질문과 활동을 제공하며, "자신의 건강에 반영하기"는 배운 것을 통해 건강에 대한 자신의 생각과 느낌을 변화시키도록 하였다. 또한, "건강관련 정보분석(Health-Related information)"은 건강관련 정보의 신뢰도를 비판적으로 사고하는 기술을 배우게 함으로써 건강관련 정보와 상품을 현명하게 선택하는 소비자가 되도록 하였다.

네 번째 핵심목표는 건강정보를 자신의 삶에 적용하도록 하는 것이다. "건강한 생활습관(Healthy Living Practices)"을 통해 각 장의 핵심목록을 개요식으로 요약하고, 건강을 개선할 수 있는 간단한 행동지침을 제시하였다. "건강관리(Managing Your Health)"는 건강한 삶을 살도록 하는 비결 목록이나 평론을 제시했고, "실생활 건강(Consumer Health)"은 건강관련 상품과 서비스에 대한 현명한 소비자가 되도록 실제적인 정보와 제안을 제공하였다.

마지막 다섯 번째 핵심목표는 자기 자신의 건강관련 행동과 태도를 분석하고, 건강을 개선하도록 변화하고, 결국 자신의 안녕(wellbeing)을 유지하게 하는 것이다. 이 책의 부록인 "자가건강 평가서"의 '자가진단'과 '건강한 생활습관'을 통해 자신의 건강상태와 태도 및 소신을 과학적 근거를 가지고 평가하며, 변화를 결단하고 실행하도록 하였다.

많은 사람들이 본 저서를 통해 건강에 대한 올바르고 충분한 정보와 행동지침을 얻고, 자신의 삶을 건강하게 유지할 수 있게 되기를 기대한다. 본 역서에 참여한 많은 교수님들의 노고에 감사를 드리며, 본 책이 완성되기까지 정문각 김시동 사장님과 편집부 여러분의 아낌없는 도움에도 감사를 드린다.

2008년 1월

이 종 우

CONTENTS

1장
건강: 삶에 있어서의 주춧돌

건강의 중요성 20
건강이란 무엇인가? 20
건강과 안녕 21
건강의 구성요소 21
국민건강 22
국민건강의 자취 23
건강증진: Healthy People 2000과 Healthy People 2010 24
소수집단의 건강상태 24
건강과 관련된 행동이해 25
건강에 관련된 행동의 변화 25
건강에 긍정적인 결정을 내리는 것 27
좋은 건강을 규성할 수 있는가? 31
건강정보의 분석 31
인터넷 정보의 평가 32
건강정보의 신중한 소비자가 되는 것 32
전통의학 vs 대체의학 35
건강관련 정보분석 36
의학으로서의 허브 37
CAM 치료법의 전망 40
건강관리 전문가와 환자의 관계 41
이 장의 개요 43

2장
심리적 건강

심리적 건강의 기초 48
인성발달 49
인성발달의 이론 50
적응과 성장 52
자아존중감 53
심리적 건강향상 54
심리적(정신적) 질병의 이해 54
심리적 질병의 영향 55
심리적 장애의 원인은 무엇인가? 56
심리적 장애를 다루기 56
일반적인 심리적 장애 58
불안장애 58
분류되지 않은 충동조절 장애 59
기분장애 60
섭식장애 61
치매 64
정신분열증 64
자살 64
건강관련 정보분석 65
자살방지 66
이 장의 개요 68

3장
스트레스와 스트레스 관리

스트레스란 무엇인가? 74
스트레스 요인 74
스트레스에 대한 반응 74
육체적인 반응 74
건강관련 정보분석 78
스트레스가 건강에 미치는 영향 79
정신과 육체와의 관계 79
스트레스를 주는 생활사건 81
성격, 질병과 스트레스 83
스트레스에 대처하기 84
문제에 중점을 둔 전략 84
감정에 중점을 둔 전략 85
사회적 지원을 받는 전략 85
스트레스 관리기술 86
심호흡 86
점진적인 근육이완 87
명상과 이완반응 87
이미지 기법 88
자신과 대화하기 88
육체적인 운동 88
이 장의 개요 91

4장
폭력과 학대

폭력이 건강에 미치는 영향 96
폭력적 행동의 원인 96
폭력과 학대의 주요 유형 97
성폭력 97
가정폭력 98
성희롱 100
스토킹 101
사회폭력 101
시설폭력 102
직장폭력 103
테러리즘 103
폭력위험의 측정 104
폭력의 예방과 회피 104
자기방어 106
폭력신고 107
건강관련 정보분석 109
이 장의 개요 110

5장
생식건강

남성 생식기관 116
남성의 내부생식기 116
남성의 외부생식기 117
여성 생식기관 117
여성의 내부생식기 117
여성의 외부생식기 118
생리주기 120
월경전증후군 122
독물쇼크증후군 122
임신과 인간발달 123
임신전 관리와 산모관리 123
임신진단 124
임신과 태아발달 127
분만과정 128
포경수술 132
산후기 132
불임 133
피임 135
금욕와 자연피임법 135
화학적 및 차단방법 137
호르몬 피임법 141
자궁내 삽입장치 142
영구피임법 142
낙태 143
건강관련 정보분석 149
이 장의 개요 150

6장
관계와 섹슈얼리티

인간의 성행동 156
생물학적 성행동 156
심리학적 성행동 157
성반응 158
성기능장애 159
발기기능장애(발기부전) 159
조기사정 160
성욕감소장애 160
여성성적 흥분장애 161
질경련 161
문화와 섹슈얼리티 161
젠더 정체성과 역할 162
성전환증 164
성적 지향성 164
천성적인 것인가, 양육된 것인가? 165
동성애와 사회 165
성행동의 다양성 166
배우자간의 일반적인 성행위 166
혼자하는 성행동 167
금욕 167
낭만적 관계 168
사랑의 정의 168
사랑에 대한 심리학자의 이론 168
사랑의 애착 170

시간에 따른 사랑의 변화 170
로맨틱 책임의 확립 171
로맨틱 책임의 종류 172
관계에서의 의사소통 174
건강관련 정보분석 178
이 장의 개요 179

7장
약물사용과 남용

약물사용, 오용 및 남용 186
향정신성 약물 : 신체와 정신에 효과 188
향정신성 약물은 뇌에 어떻게 영향을 주는가? 188
약물이 신체에서 무슨 일을 일으키는가? 188
미국에서 비합법적인 약물사용 189
비합법적인 약물사용의 만연 189
왜 사람들은 향정신성 약물을 사용하는가? 190
향정신성 약물사용패턴 190
약물의존성 190
신체적 의존성과 정신적 의존성 191
약물의존에 대한 위험요소 191
흥분제들 192
암페타민과 메탐페타민들 192
코카인 194
카페인 194
억제제 196
진정제들과 정신안정제 196
로히프놀 197
GHB와 GBL 197
아편류 197
아편과 헤로인 198
옥시콘틴과 비코딘 198
대마초 199
환각제 200
LSD 200
메스칼린 200
실로시빈 200
PCP 201
케타민 201
흡입제들 201
디자이너 약물: 혼합효과를 가진 약물 202
엑스터시 202
일반의약품 203
외관유사 의약품 204
체중감량 보조제 204
에페드린 204
약물치료와 예방 205
약물의존성 치료 205
약물오용과 남용예방 205
건강관련 정보분석 207
이 장의 개요 209

8장
알코올과 담배

알코올 214
알코올 섭취, 남용 및 의존성 214
알코올 남용과 의존성에 미치는 인자들 216
알코올과 대학생 218
우리 몸은 어떻게 알코올을 처리하는가? 220
알코올 남용과 의존성의 결과 220
건강관련 정보분석 222
예방 227
음주량 조절법 229
알코올 중독과 알코올 남용 진단 및 치료법 229
담배 230
담배제품의 종류 230
누가, 그리고 왜 담배를 피우는가? 232
흡연이 건강에 미치는 영향 233
간접흡연 237
금연 238
예방 241
이 장의 개요 246

9장
영양

기본영양의 원리 254

영양소란 무엇인가? 254
비영양소란 무엇인가? 254
자연, 건강, 유기농, 그리고 기능성 식품 255
섭취된 음식물이 어떻게 되는가 256
열량 영양소 256
탄수화물 256
지질 260
단백질 263
비열량 영양소 265
비타민 265
무기질 267
수분 270
영양있는 식사계획 270
영양있는 식사의 열쇠 270
영양소 필요량과 권장량 271
건강을 위한 식품피라미드 271
식사지침 271
나의 피라미드 계획 272
영양성분표 사용 274
비타민 또는 무기질의 보조제가 필요할까? 275
영양실조: 영양부족 및 영양과다 276
건강관련 정보분석 277
이 장의 개요 280

10장
체중과 그에 대한 관리

과체중과 비만 286
과체중과 비만의 유병율 287
과도한 지방은 건강에 어떻게 영향을 미치는가? 288
인체 에너지 소모량 289
기초 대사를 위한 에너지 289
신체활동을 위한 에너지 289
음식의 열생산 효과를 위한 에너지 290
에너지 균형의 기초 291
체성분 291
얼마의 지방이 정상인가? 291
체지방 평가 292
무엇이 비만의 원인인가? 294
생물학적 영향 294
환경, 사회, 그리고 심리학적 영향 296
체중관리 297
체중감소 식이요법 297
신체활동 299
외과처치 300
약물 302
건강관련 정보분석 303
성공적인 살빼기 전략 304
체중 늘이기 305
이 장의 개요 308

11장
신체적 건강

신체적 건강의 원리 314
인체의 움직임 314
순환기계와 호흡기계 315
신체활동과 운동의 정의 315
신체활동과 건강 315
신체적 운동의 건강관련 요소 317
심폐건강 317
근력 318
근지구력 320
유연성 320
건강관련 정보분석 322
체성분 325
운동성과 327
체력과 스포츠 관련 요소들 327
다이어트식과 실행효과 327
운동능력 향상 보조제 327
건강을 위한 운동 329
운동분기 330
운동위험 증상 331
운동상해 예방과 관리(처리) 331
긴장과 염좌 332
온도와 관계있는 손상 332
개인의 운동프로그램 개발 334
일생을 위한 활동 335
이 장의 개요 341

12장
심혈관 건강

심혈관계와 작용 346
심혈관질환 347
죽상경화증 348
관상동맥질환 349
뇌졸중 353
심혈관질환을 일으키는 위험요소 356
가족력 356
증가된 혈중콜레스테롤 356
담배 흡연 358
고혈압 358
신체 비활동 359
비만 359
당뇨병 359
불안 360
C-반응 단백질의 증가 360
심혈관 건강 유지하기 360
금연 360
체중조절 361
운동 361
혈압 낮추기 361
혈중콜레스테롤 줄이기 363
아스피린 요법 364
호르몬 대체요법 364
건강관련 정보분석 366
이 장의 개요 370

13장
암

암이란 무엇인가? 376
암들은 어떻게 발생하고 전파되는가? 376
유전자와 암발생 377
전이 377
암의 발견 379
암치료 380
외과수술 381
방사선요법 381
화학요법 382
생체조절법/면역치료법 382
광역학치료법 383
신생혈관억제 치료법 383
골수와 말초혈액 줄기세포이식 383
미국 사람에게서 잘 발생하는 암 383
담배와 관련된 또는 담배에 의하여 발생하는 암 384
건강관련 정보분석 385
음식과 관련된 암 391
호르몬 기능과 관련된 암 395
바이러스 감염과 관련된 암: 자궁경부암 398
자외선 조사와 관련된 암: 피부암 399
원인을 알 수 없는 암 401
암 위험인자를 줄여라 404
이 장의 개요 406

14장
감염, 면역질환, 비감염성 질환

비감염성 질환 412
유전질환 412
유전자와 환경의 상호작용으로 발생하는 질병 414
환경이나 알려지지 않은 요인과 관련된 비감염성 질환 416
감염성 질환의 추세 417
감염의 사슬 417
첫 번째 고리: 병원체 418
두 번째 고리: 전파 420
세 번째 고리: 숙주 421
면역 422
비특이적 면역 422
특이적 면역 425
특이적 및 비특이적 면역 간의 상호작용 427
감염성 질환으로부터의 보호 427
감염치료제 428
성전파감염증 430
바이러스에 의한 성전파감염증 431
인체 면역결핍 바이러스 431
음부포진 436

성기 사마귀 438
박테리아에 의한 성전파감염증 439
매독 439
임질 441
클라미디아 감염 442
기타 성전파감염증 443
트리코모나스 바질날리스 감염 443
효모감염 443
사면발이 444
개선 444
성전파감염증으로부터의 보호 445
건강관련 정보분석 449
이 장의 개요 451

15장
노화, 죽어감, 그리고 죽음

노화 458
기대수명 459
미국노인의 특징 460
노화의 원인 460
노화가 신체건강에 미치는 영향 461
정신건강에 영향을 미치는 노화 465
사회적 건강에 영향을 미치는 노화 466
성공적인 노화 466
죽어감 467
죽음을 맞이하는 영적인 측면 467
건강관련 정보분석 468
죽음을 맞이하는 정서적 측면 470
말기 돌봄: 선택사항들 471
죽음 473
죽음이란 무엇인가? 473
안락사와 죽을 권리 474
죽음을 준비하기 475
죽음에 대한 마지막 생각들 478
애도 478
이 장의 개요 481

16장
환경보건

가정과 주변 환경보건 486
중독 486
석면 흡입 491
전자파 491
음식의 방사선 쬐임: 토론 493
작업장에서의 환경보건 496
살충제 중독 496
건강관련 정보분석 494
기타 유독성 화학물질 노출과 호흡 497
실내공기 오염 497
옥외 환경보건 499
수질오염 499
대기오염 500
소음공해 501
이 장의 개요 504

FEATURES

건강의 이모저모 Diversity in Health

미국 소수집단의 건강상태 26
네이티브 아메리칸: 문화적, 심리적 건강 49
스트레스와 아시아계 미국인들 77
배우자 학대 : 국제적인 문제 100
폐경기 147
처녀성의 가치 163
카트 193
마시는 담배? 235
아시아계 미국인의 음식 289
피마의 곤경 296
고대인의 건강 접근법에 대한 새로운 관심 340
이탈리아인의 유전자: 과연 죽상경화를 복구할 수 있는 희망인가? 359
위암 : 국가간 사망률의 차이 392
겸상 적혈구증: 왜 이 해로운 유전자가 살아남는가? 414
슈퍼 백세인 찾기 459
굶주림, 환경, 세계인구 503

실생활 건강 Consumer Health

소비자 보호 35
정신건강 치료사 찾기 57
스트레스 증상 치료를 위한 허브 요법 82
자연재료를 이용한 방어 : 후추스프레이 106
가정용 임신검사 131
인삼과 정력 157
일반의약품 : 안전과 식품의약품안전청 203
크레텍과 비디 : 진실을 밝힌다 231
보조식품 276
건강보조식품 : 체중감량 광고 301
피트니스 센터 선택 337
비타민 알약이 심장을 건강하게 할까? 362
대체요법에 의한 암치료 386
일반의약품 감기약: 효과가 있을까? 429
장기요양시설 선택하기 472
일산화탄소 탐지기: 믿을 만한가? 492

건강관리 Managing Your Health

질병예방을 위한 일상적인 건강관리 30
인간상호간 갈등을 건설적으로 해결하는 방법 52
점진적 근육이완법 86
성폭행 : 피해자가 되지 않도록 예방하는 법 99
외출시 : 안전요령 105
유전상담과 태아검진 125
전립샘 비대 148
주의해야 하는 성 예절 171
행복한 성을 위한 비결 174
처방없이 숙면하기 196
음주와 데이트 강간 약물: 여성을 위한 안전가이드 219
안전한 음주를 위한 가이드라인 228
간접흡연 거절방법 239
금연을 위한 요령들 242
식사로부터 지방제거 263
신뢰성 있는 체중감량 계획의 일반적 특징 302
운동강도 평가: 목표 심장박동수 316
심장발작의 증후들: 응급상황시 취할 행동 354
조기에 암을 발견하기 위한 미국 암협회 권고사항 요약 380
고환 자가검사 403
암 위험인자를 줄이는 방법 405
암의 7가지 경고증상 405
HIV 감염 및 기타 성전파감염증의 위험을 줄이거나 없애기 위한 방법 436
사랑하는 사람의 죽음 이후 479
가정에서 중독을 줄이는 방법 492
ELF 방사 피하기 493
섭취하는 음식의 농약 수준 줄이기 498

삶 속에서
Across The lifespan

건강 41

심리적 건강 66

스트레스 90

폭력과 학대 107

성적 발달 145

섹슈얼리티 175

약물사용과 남용 206

알코올과 담배의 영향 243

영양 278

체중관리 306

신체적 건강 338

심혈관 건강 365

암 405

감염성 질환과 비감염성 질환 446

죽어감과 죽음 480

환경보건 503

ACKNOWLEDGMENTS

The author's writing is only one small portion of the work that goes into the development and production of a textbook. Many people work long hours with a shared goal: to produce a visually appealing, error-free, up-to-date, high-quality textbook for students. We would like to acknowledge the dedication and hard work of these individuals, for without them this project never would have been realized.

Our thanks to Jacqueline Mark-Geraci, acquisitions editor, and Nicole Quinn, associate editor, for their contributions to the project. Julie Bolduc, senior production editor, along with John May and Trudi Elliott of Graphic World, managed the production of Essential concepts for Healthy Living, doing an amazing job to keep an incredibly complex process running smoothly. Anne Spencer is responsible for the outstanding cover and interior design. Anne is a true professional who created a dynamic and fresh look for the fourth edition. A heartfelt thanks to you all.

Jones and Bartlett is a company on the cutting edge of integrating technology with print materials for learning. The superb web-based materials that are a part of the Essential Concepts for Healthy Living program could not have been developed without Wayne Hoang.

Other key members of the Jones and Bartlett team are Wendy Thayer and Amy Flagg. These members of the Marketing and Editorial group have helped all involved in the book's development to remain focused on the needs of our audience.

Two of our opening narratives introduced individuals who allowed us to explore their healthy lifestyles. Our thanks to Justin Godin, the formerly obese college student, who discussed his experiences in achieving a healthy body weight, and to Mary Blum, a centenarian who embodies healthy living.

And finally a special acknowledgment to Sally Beatty and Judy Sullivan of INTELECOM. We are thrilled that Essential Concepts for Healthy Living is an integral part of the telewebcourse The Human Condition.

REVIEWERS

Many health teachers and researchers have made significant contributions to the development of this book. Our gratitude goes to the following reviewers whose expertise gave invaluable direction to the development of *Essential Concepts for Healthy Living*.

Martin Ayim, *Grambling University*
Charles Baffi, *Virginia Technical Institute*
M. Patsy Bergen, *Kansas State University*
Roberta Donahue, *University of Alabama*
Lea Fields, *Cerritos College*
Cathy Kennedy, *Colorado State University*
Karen King, *University of North Carolina, Greensborough*
Jennifer McLean, *Corning Community College*
Kadee Murray, *Cerritos College*
Mark Oliver, *University of Central Arkansas*
Roseanne Poole, *Tallahassee Community College*
Jeff Schulz, Mississippi State University
Andrew Shim, *Southwestern College*
Carol Weideman, *Grand Valley State University*
Terry Wessell, *James Madison University*

We whould also like to acknowledge the reviewers of the first edition of *Essential Concepts for Healthy Living*, whose advice helped us move on to the next editions:

Donna Jean Allis, *Seattle Pacific University*
Judy B. Baker, *East Carolina University*
Deborah Banebini, *Grand Valley State University*
Gene Barnes, *University of South Alabama*
Rick Barnes, *East Carolina University*
Lois Beach, *SUNY-Plattsburgh*
Luana J. Beeson, *Oregon State Universtiy*
Robert J. Bensley, *Western Michigan University*
David R, Black, *Purdue University*
Jill M. Black, *Cleveland State University*
David L. Blievernicht, *Wayne State University*
Mary Ann Borysowicz, *Purdue University*
Bob Bowers, *Tallahassee Community College*
Ruth C. Bragg, *University of Tampa*
James Brik, *Willamette University*
Gary W. Brinkman, *Oxnard College*
Susan Burge, *Cuyahoga Community College*
Lorraine D. Campbell, California *State University, Bakersfield*
Marion T. Carr, *University of South Carolina*
James Lester Carter, *Montana State University*
John S. Carter, *Health and Physical Education*
Dan Connaughton, *University of Florida*
Lori L. Dewald, *Shippensburg University*
Lawrence G. Doty, *Linfield College*
Marvin Druger, *Syracuse University*
Jack Ellison, *University of Tennessee*
Jule Gast, *Utah State University*
Stephen C. Goodwin, *University of Delaware*
John Gratton, *Bee County College*
Jack E. Hansma, *Baylor University*
Joanna Hayden, *William Paterson College of New Jersey*
David Hines, *Ball State University*
Stephanie Hupp, *Southern Illinois University-Carbondale*
Chester Jones, *University of Arkansas*
Arnold W. Joyce, *Virginia Military Institute*
Walt Justice, *El Camino College*
Greg Kandt, *Fort Hays State University*
Catherine A. Kennedy, *Colorado State University*
Jean Levitan, *William Paterson College of New Jersey*
Loretta M. Liptak, *Youngstown State University*
J. Lisk, *University of South Carolina-Aiken*
Beverly Saxton Mahoney, *Pennsylvania State University*
Terry M. Manning, *University of North Carolina-Charlotte*
Larry K. Olsen, *Pennsylvania State University*
Christophers S. Ousley, *North Carolina State University*
John Paxman, *Portland Community College*
Sally A. Radmacher, *Missouri Western State College*
Linda L. Rankin, *Idaho State University*
Richard s. Riggs, *University of Kentucky*
Jim Sartoris, *Glendale Community College*
Mary Schutten, *Calvin College*
John Sciacca, *Northern Arizona University*
Melinda J. Seid, *California State University Sacramento*
John C. Smith, *Springfield College*
Harry Specht, *Pennsylvania College of Technology*
Sue Viscomi, *SUNY-Oswego*
J. Dale Wagoner, *Chabot College*
David M. White, *East Carolina University*
Susan Yeager, *Mesa State College*

Sandra Alters
Wendy Schiff

ABOUT THE AUTHORS

Essential concepts for Healthy Living, Fourth Edition, was written by and author team with extensive credentials and backgrounds in biology, healthy, and education. Sandra Alters holds a Ph. D. degree in Science Education and a master's degree in biology. Formerly of the University of Missouri-St. Louis and Salem State College(Massachusetts), Dr. Alters has authored several textbooks in addition to *Essential Concepts for Healthy Living*, a laboratory manual, a children's science book, many articles in professional literature, and over sixty chapters and features in books. Additionally, she has written the instructional design for a variety of science-related software products for students. With twenty-five years of teaching experience, Dr. Alters brings her educational expertise, background in biology and human biology, and extensive writing experience to the author team.

Wendy Schiff holds a Master's degree in Human Nutrition. She is an Adjunct Instructor in the Department of Physical Education at the St. Louis Community College-Meramec Campus. Ms. Schiff has authored a college health textbook, two health education manuals, a low-calorie cookbook, and published articles in professional journals. She has served as a consulting nutritionist, reviewer of health education and nutrition materials, and a freelance health essayist. With her educational background in health and her experience teaching college health, nutrition, stress management, and sexuality classes, Ms, Schiff complements Dr. Alters' expertise in biological sciences and science education.

김정우교수_서남대학교 의과대학 해부학교실

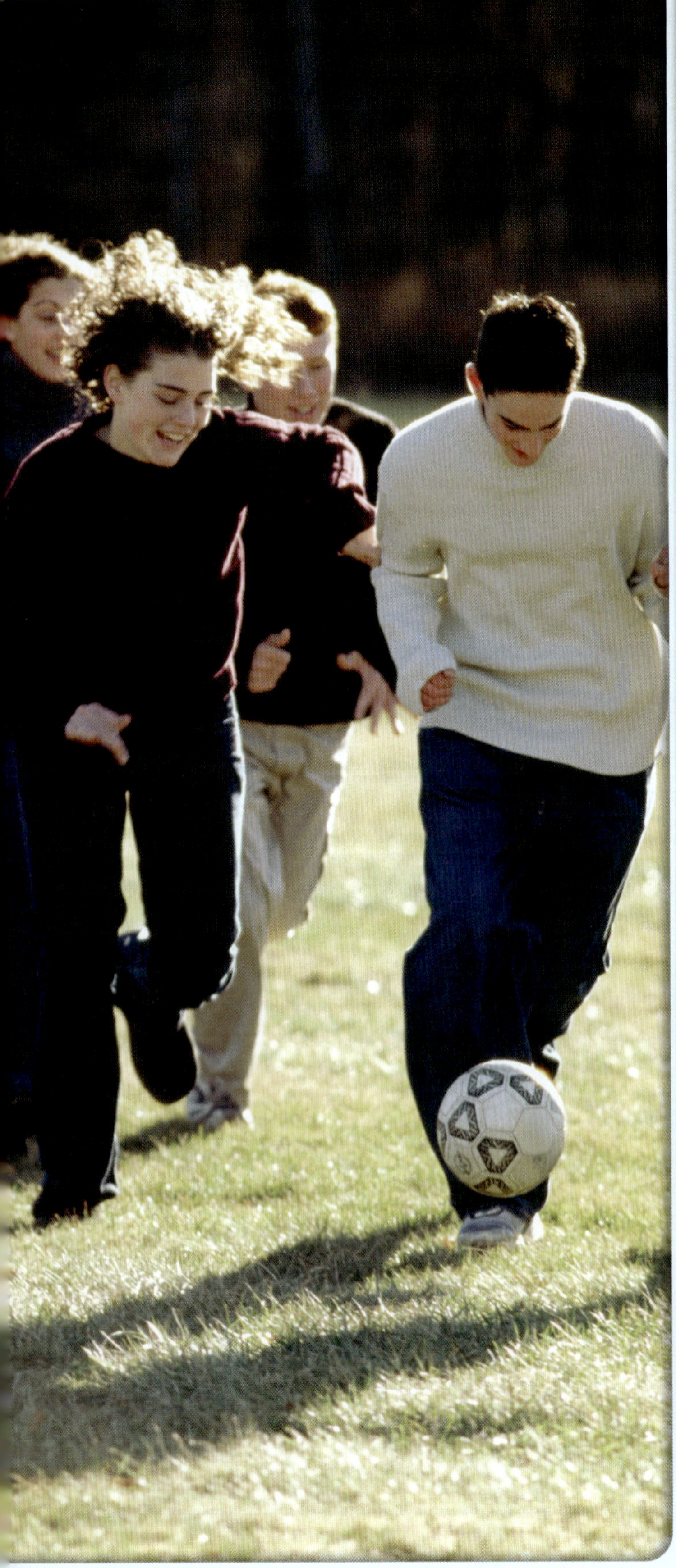

학습할 내용

http://healthyliving.jbpub.com

이 교재의 웹 사이트는 많은 유용한 도구뿐만 아니라, 학생과 교수 모두에게 추가적인 건강정보를 풍부하게 제공한다. 다음 주제에 대한 정보를 얻고자 한다면, http://healthyliving.jbpub.com 사이트를 방문해 보라.

국민건강
건강정보의 분석
전통의학 vs 대체의학
실생활 건강 : 소비자 보호

본장의 개관

건강한 정도가 당신의 삶에 어떻게 영향을 가지는가?
우리국가의 건강관련 주요사업
당신의 결정이 당신의 건강에 어떻게 작용하는가?
통상의학치료법과 대체의학치료법 사이의 차이점

건강의 이모저모
미국 소수집단의 건강상태

실생활 건강
소비자 보호

건강관리
질병예방을 위한 일상적인 건강관리

삶속에서 Across The lifespan

건 강

자가건강 평가서

자가진단 : 건강생활양식
건강한 생활습관: 더 건강해지기 위해 행동습관 바꾸기

알고 있나요?

- 당신의 생활양식이 당신의 건강에 어떻게 영향을 끼치는가?
- 건강과 관련된 결정에 어떻게 책임을 질 것인가?
- 건강관련 정보를 어떻게 분석할 것인가?

건강: 삶에 있어서의 주춧돌

Health: The Foundation for Life

1 장

미국에서 건강상태는 어떠한가? 아틀란타의 질병관리, 그리고 예방을 위한 센터(Centers for Disease Control and Prevention, CDC)에서 발간한 *건강한 사람들 2000 : 마지막 회고*에서는 1985년부터 미국인들은 그들의 건강을 증진시키기 위해서 자신의 삶을 바꾸어 왔다는 것을 지적했다(U. S Department of Health and Human Services[USDHHS], 2001). 1985년과 2000년 사이에 더 많은 성인들은 규칙적으로 운동하고 권장량의 과일과 채소를 먹었다. 이 기간 동안에는 1985년에 비해서 술, 담배를 하는 성인들은 극히 적었고, 그 결과 술과 관련된 교통사고로 사망한 성인의 수 또한 극히 적었다. 또한 AIDS, 심장병(heart disease), 암(cancer), 그리고 살인(homicides)에 의한 사망 수는 극적으로 떨어졌다.

그리나 또 다른 미국의 건강상태에 대한 최근 조사결과는 그렇게 희망적이지는 않다. 2000년도에는 약 10분의 1 정도의 성인들이 절대 신체적으로 활동적이지 않았다고 보고하였다(Barens & Schoenborn, 2003). 게다가 대략 40% 정도의 성인들은 여가시간 동안 신체활동을 하지 않는다. 신체활동에 참여하지 않는 사람들은 활동적인 사람들보다 과체중일 가능성이 높다. 1999년부터 2002년까지의 기간에 65%의 미국 성인들과 16%의 어린이와 청소년들은 너무 뚱뚱했다(Hedley et al., 2004). 과도한 체지방은 제2형 당뇨병(type 2 diabetes)과 고혈압(high blood pressure), 심장병(heart disease), 그리고 몇몇 암(cancer)을 포함한 많은 심각한 질병과 관련되어 있다.

> "1985년과 2000년 사이에 더 많은 성인들이 규칙적으로 운동했다…"

젊은 미국인들에게 흡연과 알코올 남용은 건강에 부정적인 효과를 가져다 주는 널리 보급된 습관이다. 현재, 흡연은 미국에서 병과 사망의 원인 중 가장 쉽게 예방할 수 있다. 18세 이상의 미국인 22%가 흡연을 하고 있다(National Center for Health Statistics [NCHS], 2004). 18세에서 24세까지의 젊은 성인들은 다른 나이의 성인들에 비해서 현재 흡연자(smokers)가 되는 경향이 높았다(Woollery et al., 2003). 폭음(binge drinking), 즉 잇따라 다섯 번 이상의 음주를 하는 것은 고등학생과 대학생 사이에서 흔한 일이다. 고등학생 10명 중 2명 가량이 폭음을 한다(Centers for Disease Control and prevention [CDC], 2004). 대략, 44%의 대학생들이 이 위험천만한 행동을 적어도 2주에 한 번 한다. 이는 2001년 수행된 지역조사에서 선행된 2주간 보다 많다(Wechsler et al., 2002). 2분의 1 가량의 대학생들은 그들의 음주행위가 수업을 빠지거나, 시험을 잘 치지 못한다거나 평균성적을 떨어뜨리는 심각한 학업문제에 기여한다는 것을 지적했다(National Institutes of Health [NIH], 2002). 명백히 미국에 사는 사람들은 더 오래 또는 더 건강한 삶을 살고 싶다면 삶의 방식에 변화를 주어야 한다.

생활양식(lifestyle)은 삶의 방법이다. 대학생들처럼 당신의 삶의 방식은 좋은 건강과 장수를 증진시키거나 또는 망칠 수 있는 다양한 행동들을 포함할 것이다. 비록, 당신의 건강에 영향을 미치는 선천적인 결함이나 유전된 장애(disorders)를 예방할 수는 없겠지만, 심각한 의학적 문제로 발전될 수 있는 가능성을 줄이면서, 건강위험인자(health resk factors)들을 수정할 수 있다. 위험인자(risk factor)는 개인의 건강상 문제를 발전시킬 수 있는 가능성을 증가시키는 특징이 있다. 예를 들어, 신체적 운동이 부족한 것, 흡연, 감정적 스트레스, 그리고 고지방 식습관은 심장병, 고혈압, 어떤 유형의 암 등의 위험인자이다. 당신은 일정표에 매일 일정한 운동을 포함시키거나 담배를 피우지 않는다거나 안정을 취하거나, 그리고 저지방 식이요법을 취한다면, 이러한 상태를 발전시킬 가능성을 극적으로 낮출 수 있다. 물론, 더 건강한 삶의 방식을 수용하는 결정은 당신에게 달려 있다.

생활양식(Lifestyle) 건강과 수명을 증진 또는 감소시키는 습관들을 포함한 삶의 방식.

위험인자(risk factor) 건강을 악화시킬 수 있는 요인.

건강에 영향을 주는 삶의 방식을 평가하기 위해, 이 책의 부록 [자가건강 평가서]의 "건강생활양식(healthstyle)" 자가진단의 질문에 답하라.

당신은 건강에 대해 걱정하고 있는가? 당신은 건강을 지키기 위해서 무엇을 하고 있는가? 삶을 더 즐길 수 있을 정도로 건강상태를 고양시키기 위해서 당신은 몇 단계를 밟을 것인가? 건강에 대한 믿을 만한 정보를 어디에서 찾을 수 있는가? 이 교과서의 정보와 추천은 건강을 향상시킬 결정을 하는 데 도움을 줄 수 있을 것이다.

건강의 중요성

건강이란 무엇인가?

대부분의 사람들은 건강하거나 아픈 것이 어떻게 느껴지는지는 설명할 수 있지만, 건강을 정의하는 것은 쉬운 일이 아니다. 1948년 세계보건기구(World Health Organization, WHO)에서는 건강을 "신체적으로, 정신적으로, 그리고 사회적으로 완전한 행복의 상태, 그리고 병이나 결함이 거의 없는 상태"라고 정의했다. 그러나 이 정의는 너무 제한되어 있다. 그림 1-1의 사람에 대해 생각해 보자. 그는 휠체어에 앉아 있지만, 그는 운동선수와 어깨를 겨룰 수 있다. 만약, 그의 건강상태를 1948년 WHO의 정의로 판단한다면, 당신은 그가 건강하지 않다고 결론을 내릴 것이다. 신체적으로 결함이 있는 많은 사람들은 사회에서 적절하게 역할을 할 수 있고, 그들 자신을 아프거나 허약하다고 생각하지 않는다.

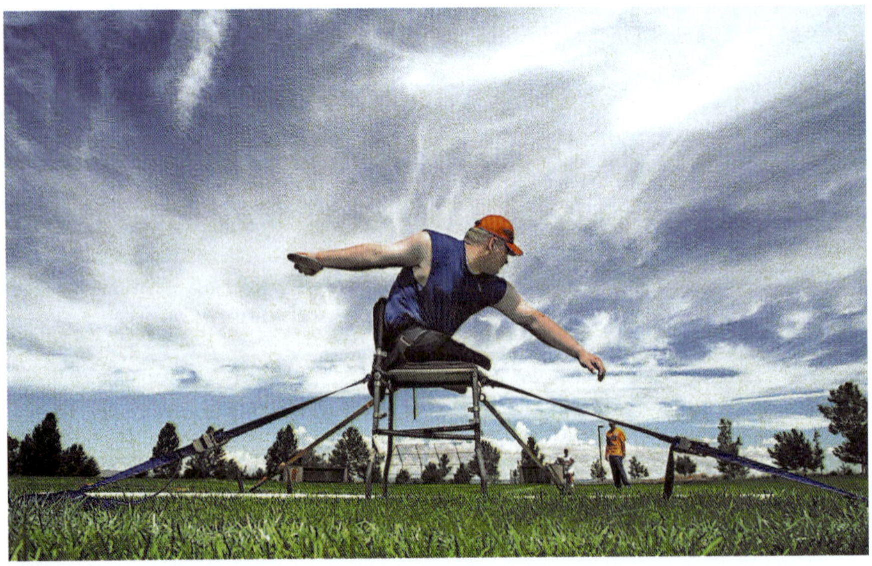

그림 1-1 휠체어 운동선수. 신체적으로 부자유스러운 많은 사람들은 자기자신을 아프거나 허약하다고 생각하지 않는다. 왜냐하면 그들은 사회에서 역할을 잘 해낼 수 있기 때문이다. Hochbaum의 건강의 정의에 따르면, 신체적으로 부자유스러운 개인은 건강할 수 있고 삶을 즐길 수도 있다.

건강증진을 위한 Ottawa 선언(WHO, 1986)에서는 건강을 "매일매일의 삶의 원천, 신체적인 능력을 포함한 사회적이고 개인적인 자력을 중시하는 긍정적인 사상"이라고 정의했다. 이 선언에 따르면 건강은 "평화, 집, 교육, 음식, 자산, 안정된 생태계, 지속될 수 있는 자금, 그리고 사회적인 정의와 평등"을 필요로 한다. 또한 이 조건에서 대부분의 건강한 성인은 독립적으로 역할을 하고 싶어한다. 예를 들어, 식사를 즐기고, 성적인 활동이나 신체활동을 즐기며, 그들 자신에 대해 좋은 느낌을 가지고, 가족과 친구들과 함께 있는 것 등이 있다.

행동과학자인 Godfrey Hochbaum

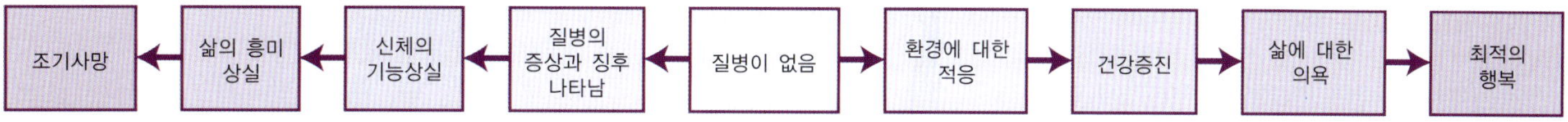

그림 1-2 건강연속. 몇몇 사람들은 건강을 연속체로 본다. 즉 건강에는 단계가 있다는 것이다. 조기사망은 이런 연속체의 한 결과이고 최적의 행복은 다른 결과이다.

자료출처: Adapted from Ebersole, P., & Hess,P(1994). *Toward halthy aging*. Copyright©1994 with permission from Elservier.

건강(health) 좋은 건강이란 항상 변화하는 환경에서도 신체가 적합하고 독립적으로 가능할 수 있다는 것이다.

안녕(wellness) 신체가 최고의 상태에서 가능한다는 의미.

총체적(holistic) 개인의 모든 면을 포함한 특징.

징후(sign) 질환의 관찰가능하고 측정가능한 특징.

증상(symptom) 질환의 주요호소.

(1979)는 건강에 대한 간단한 정의를 제안했다. "건강은 내가 되고 싶어하는 것이 되도록, 하고 싶은 것을 하도록, 살고 싶어하는 방식으로 살도록 도와주는 것이다." Hochbaum의 정의에 따른다면, 당신은 그림 1-1 의 휠체어에 묶인 운동선수는 달릴 수 있는 사람만큼이나 건강하다는 결론을 내릴 것이다.

건강과 안녕

건강과 안녕은 연관된 개념이다. **건강(health)**이 좋은 것은 어떤 사람이 지속적으로 변화하는 환경에서 적절하고 독립적으로 역할을 할 수 있도록 하고, **안녕(wellness)**은 그 사람이 자신이 가장 좋은 상태에서 역할을 하고 있다는 관념이다. 그림 1-2 는 건강의 개념을 연속체, 즉 건강의 단계로 설명하고 있다. 역할의 상실〔돌연사(premature death)〕은 이 연속체의 한 끝에 있고 역할의 가장 높은 단계〔최적의 행복(optimal well-being)〕는 또 다른 끝에 있다. 많은 사람들은 그들의 건강을 향상시키기 위해서 기꺼이 다양한 방법을 취하고 있고, 이 과정에서 더 높은 정도의 안녕을 성취하고 있다.

대부분의 건강교육자들은 건강과 안녕은 **총체적(holistic)**인 것이라는 것에 동의한다. 즉 건강과 안녕은 개인의 모든 면모에 관여한다. 그러므로 총체적인 개념의 건강은 신체적, 심리적, 그리고 사회적인 면모뿐만 아니라, 사람의 지적, 정신적, 그리고 환경적인 크기 또한 내포한다. 각각의 규모는 전체적 건강의 부분이 되며, 건강의 한 구성성분인 품질에서 어떠한 변화는 다른 것에 영향을 미친다. 예를 들어, 신체적 건강 수준을 증가시키기 위해 다른 사람과 운동을 하는 사람은 종종 심리적, 사회적 건강이 향상되는 장점이 보고된다.

건강의 구성요소

신체적 건강 신체적 건강은 심혈관계(cardiovascular system, 심장과 혈관), 호흡계통(respiratory system, 폐), 생식계통(reproductive system, 생식기), 그리고 신경계(nervous system, 뇌와 척수)와 같은 기관계의 전체를 포함한 상태를 이른다. 어떤 기관이 적절하게 기능을 하지 못했을 때 사람은 병의 다양한 징후와 증상을 가진다. **징후(sign)**는 고열(fever), 발진(rash), 비정상적 행동과 같이 관측 가능하고 예측할 수 있는 병의 특징이다. **증상(symptom)**은 피로(fatigue), 두통(headaches), 마비(numbness)와 같이 병에 대해 주관적 호소이다. 건강한 사람의 기관계는 적절하게 기능을 하여서, 그 개인은 좋은 느낌을 가지며, 병으로부터 자유롭다.

심리적 건강 심리적(마음의) 건강은 삶의 심리적인 난제에 효과적으로 대처할 수 있는 능력을 수반한다. 심리적으로 건강한 사람들은 그들의 행동에 대한 책임을 받아들이고, 그들 자신과 다른 사람에 대해 좋은 생각을 가지며, 감정(느낌)이 편안하고, 삶에 대해 긍정적이고 현실적인 견해를 갖고 있다. 직장을 잃거나 가족을 잃은 경험이 스트레스와 슬픔을 야기하더라도, 심리적으로 건강한 사람들은 그들의 삶에 끼치는 위기를 어느 정도 극복할 수 있다.

사회적 건강 사회적 건강은 어떤 사람이 가족구성원, 친구, 동료와 감정적으로 서로 지지해 주고 지적으로 고무되는 관계를 형성함으로써 성취할 수 있는 행복이다. 고독하게 살기보다는 공동체 내에서 살고, 사회집단과 일체감을 갖고 조직에 소속되어 있는 것은 사회적 건강의 정도를 강하게 해 준다. 사회적 네트워크가 깨진다면 건강은 악화될 것이다.

지적 건강 지적 건강은 삶의 난제에 효과적으로 대처하기 위해서 문제해결 능력과 우선순위를 생각하는 기술을 이용하는 능력이다. 건강한 사람들은 상황을 분석하고 취해야 할 대안의 과정을 판단하고 결정을 내린다. 결정을

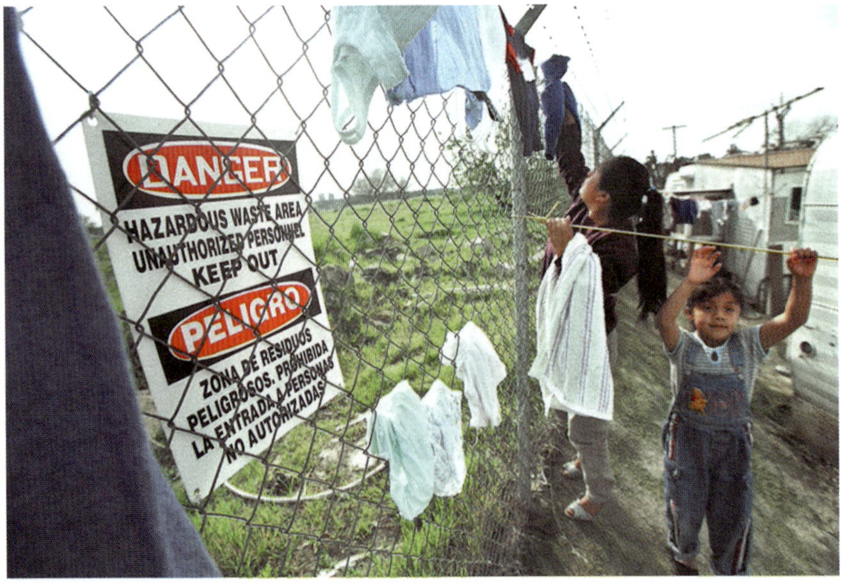
DANGER
HAZARDOUS WASTE AREA
UNAUTHORIZED PERSONNEL
KEEP OUT
PELIGRO
ZONA DE RESIDUOS
PELIGROSOS, PROHIBIDA
LA ENTRADA A PERSONAS
NO AUTORIZADAS

그림 1-3 환경적 건강. 사람들이 살아가고 일하고, 그리고 쉬는 환경의 상태는 건강의 질에 영향을 미친다. 사람들은, 만약 그들의 환경이 오염되거나 안전하지 못하다면, 높은 정도의 행복을 누릴 수 없다.

내린 뒤 지적으로 건강한 각자는 그들의 선택의 효율성을 판단하고, 그들의 경험으로부터 배울 수 있다. 효과적인 지적 기술이 있으면, 사람들은 그들의 삶을 통제하고 있다는 느낌을 갖게 된다.

정신적 건강 정신적 건강은 한 사람이 더 큰 삶 체계의 일부분이라고 믿는 것이고, 한 사람의 삶이 목적이 있다고 믿는데 있다. 어떤 종교와 동감하고 종교적 믿음을 갖고 있는 것은 많은 사람들의 정신적 건강에 영향을 미친다. 그러나 정신성은 조직적인 종교 집단에 속하거나 종교적 믿음을 가진 사람들에 한정된 것은 아니다. 사람들은 특별한 종교를 추종하거나 절대자의 힘을 믿지 않고도 정신성을 발전시킬 수 있다. 그들의 정신성의 본성이 무엇이든, 많은 개인들은 그들의 삶이 목적이 있다는 것을 믿음으로써 감정적으로 충만할 뿐만 아니라, 내면의 평화와 조화를 얻을 수 있다. 다른 행복의 규모와 같이, 정신적 건강의 파괴는 한 사람의 행복에 부정적인 영향을 미친다.

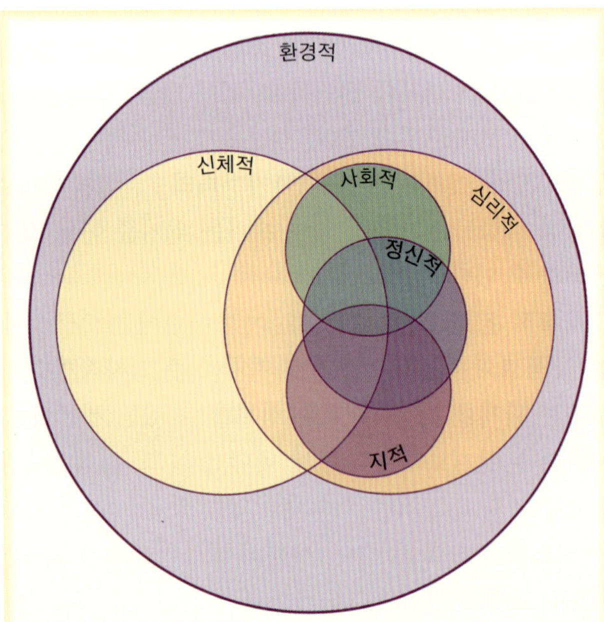

그림 1-4 건강의 구성성분들. 건강의 구성성분들은 상호작용을 한다. 이 모형에 따르면 사회적, 지적, 그리고 정신적 건강의 구성성분들은 더 큰 구인 신체적이고 심리적인 건강 내에 있다. 그리고 신체적, 심리적 건강은 가장 큰 구인 환경적 건강 내에 있다.

환경적 건강 어떠한 것도 환경상태의 구성성분만큼 행복의 질에 영향을 미치지는 못할 것이다. 그 환경상태는 사람이 살아가고 일하고, 그리고 여가를 취하는 곳이다. 행복에 영향을 미치는 환경적 관심사에는 깨끗한 물과 공기의 조건, 쓰레기 처리, 그리고 범죄나 가정폭력과 같은 고통을 주는 사회적 문제의 통제가 포함된다. 만약, 그들의 환경이 오염되거나 건강하지 않다면(그림 1-3), 사람들은 높은 수준의 행복은 성취할 수 없다. 16장에서 환경적인 건강 관심사에 대해 토론할 것이다.

그림 1-4는 이들 행복의 여섯 가지 구성성분이 어떻게 관련되고 건강을 이해하는 데 전체론적인 접근으로 통합되었는가를 도해한 모형이다. 이 모형에서 큰 환경 구성성분의 중심부에 신체적이고 심리적인 건강 구성성분이 있다. 사회적, 지적, 그리고 정신적 구성성분은 줄을 지어 연관되어 있다. 그러므로 이들은 심리적인 건강의 면적에서 찾아볼 수 있다. 건강의 구성성분들이 통합되고 기능을 잘 수행할 때 개인은 행복을 가질 수 있다.

국민건강

많은 사람들은 건강은 단지 개인적인 건강 이상을 포함한다는 것을 인식하지 못한다. 건강은 국가적인 관심사이기도 하다. 이 나라가 직면하고 있는 결정적인 사회적, 정치적, 그리고 경제적인 논쟁 중 다수가 가정폭력, 건강관리 개선(health care reform), 테러리즘(terrorism), 그리고 노령인구 보호(care of the aged)와 같은 건강에 연관된 것이다.

국민건강의 자취

미국 정부, 특히 건강과 사람 부문의, 공공의 건강부문의 부서는 다양한 방법으로 국민의 건강을 감시한다. 한 방법은 특정한 병과 사망원인의 사례를 기록하는 것이다. 표 1-1은 2002년의 모든 미국인들의 사망원인 중 열 가지의 주요한 것을 보여 준다. 미국에서 심장병은 사망의 주요한 원인이며, 암과 뇌졸중(strokes)이 그 뒤를 따르고 있다.

사망의 주요한 원인은 다양한 연령집단의 구성원마다 다르다. 표 1-2는 두 연령집단의 죽음의 주요한 원인을 보여 주고 있다. 그 집단은 15~24세, 그리고 25~44세의 연령집단으로 나누며, 불의의 부상(사고), 살인, 그리고 자살은 15세에서 24세의 연령 사이의 사람들의 주요한 사망원인이고, 불의의 부상, 암, 그리고 심장병은 25세에서 44세의 연령 사이의 사람들의 주요한 사망원인이다.

지난 100년 동안 미국인들은 건강, 복지, 그리고 장수를 향상시키는 것을 목표로 훌륭한 진보를 해 왔다. 1900년, 신생아들의 **기대수명(life expectancy)**은 50세보다 낮았다. 기대수명은 살 것이라고 기대되는 특정한 연령내의 개인의 평균 연수이다. 20세기의 처음, 반세기에 살았던 사람들에 비하여 많은 미국인들은 더 길고 건강한 삶을 살 거라고 이제 기대할 수 있다. 2002년에 새로 태어난 미국인의 기대수명은 77.4년이었다(Kochanek & Smith, 2004). 이러한 진보는 다양한 정부기관이 건강관리에 더 많은 접근을 제공하고 더 많은 건강교육과 조사 프로그램을 수행하고 환경의 안전성을 더 많이 조절했기 때문에 크게 증가하였다. 예를 들어, 어린 시절의 예방주사 접종프로그램은 척수성 소아마비(polio)의 위협을 없애고 홍역(measles), 디프테리아(diphtheria), 풍진(rubella), 그리고 파상풍(tetanus)과 같은 다른 감염성 질환을 통제할 수 있다. 음식의 영양가 보강프로그램은 갑상선종(goiter), 구루병(rickets), 그리고 펠라그라(pellagra)와 같은 영양결핍 질환을 거의 없앨 수 있었다. 흡연과 음주운전의 위험을 경고하는 공공교육의 효과로 성인들의 흡연보급이 감소하고 운전자들의 여행이 더 안전해졌다.

미국인들의 기대수명이 증가하고 있음에도 불구하고 많은 사람들은 갑자기, 즉 그들이 75세가 되기 전에 죽는다. 아틀란타의 질병통제와 예방센터의 한 건강전문

기대수명 (life expectancy) 개인이 살 수 있을 거라 예상되는 나이의 평균 숫자.

표 1-1 미국의 주요 사망원인

순위	원인	사망 백분율
1	심장병(Heart disease)	28.4
2	암(Cancer)	22.8
3	뇌졸중(Stroke)	6.7
4	만성 폐 질환(Chronic lung diseases)	5.1
5	사고/예상치 못한 부상	4.2
6	당뇨병(Diabetes mellitus)	3.0
7	폐렴/독감(Pneumonia/influenza)	2.7
8	알츠하이머병(Alzheimer's disease)	2.4
9	신장질환(Kidney disease)	1.7
10	패혈증(혈액 감염)(Septicemia)	1.4
—	다른 원인	27.6

자료출처: Kochanek,K.D., & Smith,B.L(2004). Deaths: Preliminary data for 2002 *National Vital Statistics Reports*.52(13):1-48.

표 1-2 사망원인: 미국인의 모든 인종에서 선택된 나이 집단

15~24세

순위	원 인
1	불의의 부상(Unintentional injuries)
2	살인(Homicide)
3	자살(Suicide)
4	암(Cancer)
5	심장병(Heart disease)

25~44세

순위	원 인
1	예상치 못한 부상
2	암
3	심장병
4	자살
5	AIDS, HIV

자료출처: Kochanek,K.D., & Smith,B.L(2004). Deaths: Preliminary data for 2002 *National Vital Statistics Reports*.52(13):1-48.

가에 따르면, 사망의 현실적인 원인은 사망증명서에 보고되지 않은 모호한 이유이다. 예를 들어, 2000년도에 모든 사망의 18% 정도는 담배 연기에 간접노출을 포함한 흡연의 결과이며, 빈약한 식사와 신체적 활동의 부족은 사망원인의 16% 이상을 차지한다(Mokdad et al., 2004). 그러나 표 1-1과 같은 사망의 주요한 원인을 나타내는 표는 주로 심장병, 암, 그리고 뇌졸중으로 생긴 사망의 수 안에 이러한 죽음을 병합시켰다. 건강전문가들은 빈약한 식사를 하고 신체적 활동을 하지 않으면 흡연을 대체한 미국에서 주요한 실질적 죽음의 원인이 곧 될 거라고 예측한다. 많은 사례에서, 실질적 사망원인은 흡연이나 신체적 활동을 하지 않는 것과 같은 삶의 방식의 선택과 관련있다. 이러한 것과 또한 다른 건강과 연관된 행동을 변화시킴으로써 사람들은 돌연사를 피할 수 있을 것이다.

연방정부, 주정부 그리고 지방정부는 교육적이고 전문적인 사업을 제공함으로써 개인이 건강한 삶의 방식을 발전시키는 데에 도움을 줄 수 있다. 연방정부가 시민들의 건강을 어떻게 감시할 수 있을까? 국민의 건강을 향상시키기 위해서 무엇을 해야 할까?

건강증진: *Healthy People 2000*과 *Healthy People 2010*

건강증진(Health promotion)은 삶의 방식을 변화시키도록 사람들을 격려함으로써 사람들이 더 건강해지도록 돕는 행위이다. 1980년대 후반에 건강전문가들, 건강교육자들, 그리고 미국의 정부관리들의 팀이 미국인들의 건강상태를 요약한 최근의 연구, 보고서, 그리고 추천장의 결과를 분석했다. 1991년에 이 전문가들은 *건강한 국민 2000*(USDHHS, 1991)이라는 보고서를 발간했다.

*Healthy People 2000*은 세 가지의 포괄적인 목표를 가진다. 미국인들의 건강수명을 증가시키고 미국인 소수층의 건강상태를 향상시키며, 모든 미국인들에게 예방서비스의 접근성을 넓히는 것이다. 전반적인 목표는 미국인들이 2000년까지 건강의 목표를 성취하도록 하는 것이었다. *Healthy People 2000*의 목표가 가까워질수록 미국인의 전반적인 건강상태는 향상될 것이다.

다양한 연방, 주, 그리고 지방정부의 직원은 *Healthy People 2000*의 목표를 지지하는 건강교육적인 노력을 발전시키고 실행했다. 부가적으로 이들은 그들의 건강 목표를 충족시키기 위해서 미국인들의 진보를 감시했다. 미국 공공건강부서는 목표를 성취할 때의 국민의 경향을 보여 주기 위해 진행보고서를 발간했다. 이 장의 서두에서 주어진 미국인의 건강상태에 관한 정보는 최종 *Healthy People 2000* 진행보고서에서 따온 것이다. 이 교과서의 몇몇 장 또한 이 보고서로부터 발견을 두드러지게 했다.

1997년에는 원래의 *Healthy People 2000* 팀의 구성원들은 2010년까지 적절한 국민의 건강증진과 질병예방을 준비하는 데에 그들의 관심을 집중시켰다. 오늘날, 다양한 민족, 그리고 인종집단 간뿐만 아니라, 국민의 부, 그리고 가난, 남자, 그리고 여자 간의 사망과 질병률의 차이점은 공공 건강의 주된 관심사이다. 예를 들어, 미국인 남자들은 일반적으로 미국인 여성만큼 오래 살지 않으며, 그리고 그들은 열 가지 주된 사망원인 때문에 죽는 경향이 더 높다. 또한 더 많은 아프리카계 미국인들은 다른 민족의 인종군의 구성원보다도 암과 심혈관계 질환으로 많이 죽는다. 이러한 차이점의 이유는 명백하지 않으나 삶의 방식의 선택, 환경적인 조건, 그리고 사회경제적인 상황이 주된 기여요소이다. 미국의 *Healthy People 2010* 전략의 공중위생국장은 인구집단간의 건강한 정도의 차이점을 제거함으로써 건강한 삶의 길이와 질을 증가시킬 것이다.

*Healthy People 2010*의 467개의 목표에 이르기 위해 인구의 진보를 감시하며, 건강전문가들은 건강의 관심사를 열 가지 주된 건강지표인 더 작은 그룹으로 목표를 간추리고, 지표를 충족시키기 위해 21가지의 중요한 목표를 확인하였다. 신체적 활동과 금지하는 물질 등을 포함한 주된 건강지표는 개인의 건강에 관련된 행동, 환경적 건강문제, 그리고 건강체계의 쟁점에 관련이 있을 뿐만 아니라, 개인과 공동체의 건강에 대한 이들의 중요성 때문에 채택되었다. 안전벨트 착용, 어린이들의 예방주사 접종, 그리고 금연을 격려하는 것과 같은 지표에 중점을 둔 건강증진 전략을 발전시키는 것은 미국인들 간의 건강불균형을 없애는 것일 뿐만 아니라, 삶의 질과 길이를 증가시킬 수 있다.

소수집단의 건강상태

수백 년간 그들이 미국에 정착했을 때 세계에서 온 이주민들은 미국의 모습을 변화시켜 오고 있다. 각각 새로

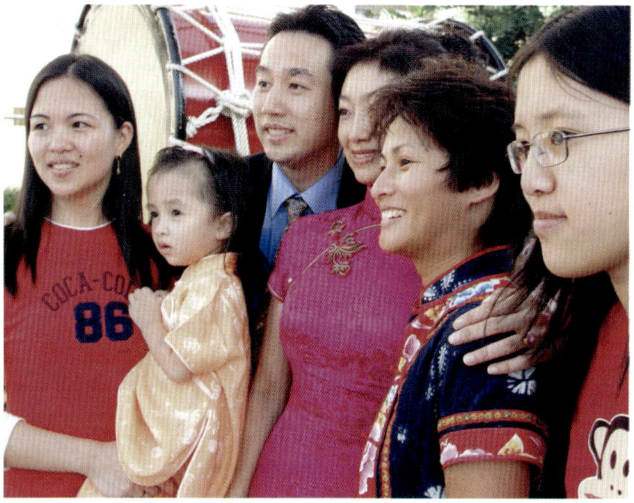

그림 1-5 미국인 가족. 문화는 인구집단의 관습이나 종교, 건강과 관련된 습관 등의 사회적 특성으로 구성된다. 서남아시아와 같은 지역에서 미국으로 이민 온 이주자들은 인종적, 문화적, 사회적 다양성에 많은 기여를 한다.

운 이주민들은 다른 문화적 전통과 그들의 다양한 민족 독자성을 가져왔다(그림 1-5). 문화는 관습, 의식적인 행사, 그리고 세대로 내려오는 건강에 대한 믿음과 관행과 같은 사람들의 독특한 사회적 성격으로 구성된다. 한 민족은 공통의 나라, 종교, 인종, 그리고 선조의 주체성을 공유하는 집단이다. 미국의 건강과 인간부문 부서에 따르면, 미국의 인종/민족의 소집단 중 과반수를 차지하는 것은 코카서스 사람(백인), 아프리카계 미국인(흑인), 라틴 아메리카계(스페인계), 아메리카 원주민(아메리카 인디언), 그리고 아시아와 태평양 섬사람이다. 그러나 똑같은 용어가 모든 기관에서 쓰이진 않는다. 이 교과서를 통해 보면, *Caucasian*과 같은 용어는 어떤 문맥에서 쓰이고, 다른 문맥에서는 *whites*와 같은 용어가 쓰인다. 따라서 우리는 통계치나 연구의 결과를 보고할 때 정부기관이나 연구자의 언어를 상기한다.

오늘날의 미국에서는, 미국인들의 대다수는 유럽인, 특히 북유럽인의 선조를 가진다. 건강통계를 위한 국립센터는 이 사람들을 "백인이며, 스페인계가 아님"으로 지칭한다. 미국인구의 약 30%는 그들 자신을 아프리카계 미국인, 스페인계 또는 아시안계 미국인 같은 민족, 인종적으로는 소수집단의 구성원이라고 인정한다.

이 책을 통해 보면, [건강의 이모저모]에 대한 소론은 세계뿐만 아니라, 미국에서 인구의 이모저모에 관계 있는 주제인 것이 특징이다. 이 장의 [건강의 이모저모]에 대한 소론, 즉 "미국 소수집단의 건강상태"는 미국의 특정 소수집단의 전반적인 건강의 차이점에 대해 토론한다.

건강과 관련된 행동이해

문화나 민족과 같은 배경과는 상관없이 모든 미국인들이 건강에 대해 같은 수준의 근심을 공유할 수는 없다. 당신은 흡연자가 "나는 내가 원할 때면 언제나 담배를 끊을 수 있어. 지금은 단지 좋은 시기가 아니야.", 또는 "너는 어떤 이유에서건 죽게 돼. 아마 폐암일 수도 있지."와 같은 말을 하는 것을 몇 번이나 들었을까. 당신은 너무 많이 고지방 음식을 먹으면서 규칙적으로 운동을 하지 않고 담배를 피우는 사람들을 알고 있을지도 모른다. 당신은 저지방 식사를 따르고 거의 매일 45분씩 활발한 걸음으로 걷고 술과 담배를 피하는 또 다른 사람을 알고 있을지도 모른다. 왜 어떤 사람들은 다른 사람들보다 건강에 긍정적인 행동을 선택하는 것일까?

건강에 관련된 행동의 변화

"나는 금연할 수 있는 의지력이 있었으면 좋겠어.", "나는 더 자주 운동할 동기부여를 찾기가 어려운 듯해." 이런 말이 익숙하게 들리는가? 의지력을 많이 가지는 것은 건강하게 되기 위한 열쇠인가? 건강교육자들은 종종 의지력을 사람이 행동을 취하게끔 하는 힘, **동기부여(motivation)**라고 일컫는다. 지난 경험, 필요성 인지, 그리고 개인적 가치는 한 사람의 동기부여에 영향을 미친다. 예를 들어, 여러번 금연 시도를 실패하고, 흡연을 즐기려고 하는 사람은 금연하려는 다른 노력을 하기 위해 거의 동기부여를 하지 않는다.

효력은 동기부여를 증대시킨다. **효력(efficacy)**은 행동을 변화할 수 있다는 믿음이다. 불충분한 교육이나 가족 구성원들이 지지해 주지 않는 것과 같은 다양한 장애물은 누군가의 행동을 변화하기 위한 동기부여를 방해할 수 있다.

위험한 행동과 건강과 관련된 상태의 심각성에 대해 지식을 갖는다는 것이 적절한 행동을 취하게 하기 위해 개인을 동기부여하는 데 필수적인 것은 아니다. 예를 들어, 대부분의 사

동기부여(motivation) 사람들로 하여금 조치를 취하도록 하는 힘 또는 욕구.

효력(efficacy) 건강교육에 관해서는, 개인이 그의 습관을 바꿀 수 있다는 믿음.

건강의 이모저모
Diversity in Health

미국 소수집단의 건강상태

아프리카계 미국인들은 백인들보다 암(cancer)으로 죽는 경향이 높은 것을 아는가? 아메리카 원주민 남성들은 아시아계/태평양의 섬사람을 조상으로 가진 미국인 남성들보다 살해될 가능성이 높은 것을 알고 있는가? 스페인계 사람들은 뇌졸중(strokes)보다는 사고로 죽는 경향이 더 높다는 것을 아는가? 다양한 인구 소집단에 있어서 사망률과 발병률이 다양한 것은 사회경제적 지위와 건강보험과 의료에 대한 접근법과 같은 다양한 요인을 반영한다. 이러한 다양성에 대한 이유를 조사함으로써 건강과학자들은 미국의 소수집단의 건강에 대해 많은 것을 배워 왔다. 미국의 건강과 인간 서비스 부서의 주요 목표는 연구, 교육, 그리고 보다 나은 건강관리 접근법을 통해서, 모든 미국인들의 건강을 향상시키는 것이다.

스페인계 또는 라틴계 아메리카 사람들

스페인계 또는 라틴계 아메리카 사람들은 미국으로 이주해 왔거나 스페인어를 말하는 나라, 특히 멕시코, 푸에르토리코, 중남미 아메리카, 그리고 쿠바에 조상을 두고 있다. 최근에, 스페인계 사람들은 미국에서 가장 큰 소수집단을 구성하고 있다(NCHS, 2003).

2001년에, 스페인계 사람들의 주요 사망원인은 심장병, 암, 그리고 사고로 인한 부상이었다. 비스페인계 백인과 비교하면, 스페인계 사람들은 사고(accidents), 당뇨병(diabetes), 만성 간 질환(chronic liver disease)으로 죽는 경향이 높다(NCHS, 2003). 라틴계 아메리카 사람들은 비스페인계 백인들에 비해 신장질환과 알츠하이머병으로 자살을 하거나 죽는 경향이 적지만, 이들은 살인비율이 비스페인계 백인에 비해서 상당히 높다.

가난, 건강보험의 부족, 그리고 불충분한 교육은 많은 스페인계 사람들에게 좋은 건강의 장벽이다. 이 수소집단의 네 명 중 한 명이 가난하다(NCHS, 2003). 결핵(tuberculosis)과 영양불량(malnutrition)과 같은 가난과 연관된 건강장애는 스페인어를 말하는 소집단에서는 더 흔하다. 2001년, 65세 이하의 모든 미국인의 16% 정도가 건강보험에 들지 않았다. 스페인계 사람들, 특히 멕시코에 선조를 둔 사람들은 비스페인계 백인들에 비해 보험에 들지 않은 경향이 더 높았다. 민족/인종적인 배경과 상관없이, 건강보험에 들지 않은 것은 미국에서 좋은 건강관리를 얻는데 있어 주요한 장애물이 된다.

아프리카계 미국인들

미국에서 아프리카계 미국인들은 두 번째로 큰 소수집단이다. 최근에는 많이 향상되었지만, 흑인 미국인들의 건강상태는 다른 소수집단에 비해서 일반적으로 뒤떨어진다. 백인과 흑인의 기대수명은 그들의 건강상태를 반영한다. 2002년 아프리카계 미국인 여성의 기대수명은 75.7년이었고, 백인 미국인 여성의 기대수명은 80.3년이었다(Kochanek & Smith, 2004). 동시에, 아프리카계 미국인 남성의 기대수명은 68.9년이었고 백인 남성은 75.3년이었다.

흑인 미국인들의 주요 사망원인은 비스페인계 백인과 비슷하다. 흑인 미국인들이 만성 폐질환, 알츠하이머병, 자살로 죽는 경향이 더 적지만, 주요 사망원인의 사망률이 9/11로 백인들보다 더 높다. 흑인여성들은 백인여성들보다 유방암(breast cancer)과 자궁경부암(cervical cancer)으로 더 많이 죽는다(Office of Minority Health, 2004). 흑인남성들은 백인남성보다 두 배 더 전립선암(prostate cancer)에 많이 걸린다(Gargiullo et al. 2002). HIV/AIDS는 34세에서 44세 사이의 흑인 미국인들의 주요한 사망원인이다(Office of Minority Health, 2004). 아프리카계 미국인들이 살해될 확률은 아주 높다. 흑인들은 백인들보다 6배 정도 더 살해당할 가능성이 있다.

출산은 아프리카계 미국인 여성들에게 더 위험하다. 2001년에 아프리카계 미국인 여성은 백인여성보다 임신 또한 출산 중에 세 배 이상 사망하였다. 게다가 흑인유아들은 다른 아기들보다 첫 달 동안 죽는 경향이 더 높다. 흑인영아의 영아사망률은 백인 아기들보다 두 배 이상 더 높다.

고혈압〔hipertension, 만성 고혈압(chronic high blood pressure)〕은 백인들과 비교하여 흑인들에게 2배 더 흔하다. 이러한 높은 발병률의 이유는 명백하지는 않지만, 과학자들은 식품, 유전, 스트레스, 그리고 흡연이라고 생각한다. 과체중은 고혈압의 위험을 증가시킨다. 흑인여성들은 다른 미국인들보다 과도한 체지방을 더 많이 갖고 있다. 1999년에서 2000년 사이의 기간에 40세 이상의 흑인여성의 80% 이상이 아주 비만이었다(Flegal et al., 2002).

아시아계와 태평양의 섬사람들

가장 빠르게 성장하는 소수집단 중 하나로서 아시아계 미국인들과 태평양 섬사람들(APIs)은 중국, 일본, 베트남, 한국, 인도, 필리핀, 그리고 다른 태평양 섬에서 미국으로 이주한 사람들의 다양한 집단이다. 대개 중국인과 일본인이 조상인 미국인들은 다른 미국인들보다 건강하다(Office of Minority Health, 2004). 그러나 베트남계 미국인 여성들은 백인 여성들보다 자궁경부암을 발전시킬 가능성이 5배 더 높다. 게다가 아시아와 태평양 섬에서 최근에 이주한 사람들은 오랜 기간 동안 미국에서 살아오던 사람들보다 간염(hepatitis), 심각한 간질환(liver disease), 그리고 결핵(tuberculosis)으로 더 많이 고생하고 있다.

아메리카 인디언과 알래스카 원주민들(아메리카 원주민)

다른 미국의 소수집단들보다도 더 작고 더 다양한 소수집단으로서, 아메리카 원주민들은 일반적으로 백인들보다 건강문제가 더 많다. 아메리카 원주민 인구의 3분의 1 가량이 지정 거류지와 같은 지정된 지역에서 살고, 도시에서는 반 정도가 살고 있다. 저소득, 부족한 교육, 그리고 건강관리의 접근성의 어려움은 많은 아메리카 원주민들이 빈약한 건강상태가 되도록 한다.

아메리카 원주민의 영아는 백인영아보다 생후 1년에 많이 사망한다(NCHS, 2003). 아메리카 원주민들과 알래스카 원주민들은 다른 인종/민족집단의 구성원들보다 흡연자가 많다(Woollery et al.,

2003). 당뇨병은 많은 아메리카 원주민들에게 심각한 건강의 위협으로 제기된다. 이 집단의 구성원간에 당뇨병에 걸린 사람의 비율은 백인들의 위험률보다 2.5배 높다. 당뇨병뿐만 아니라 우울증(depression), 사고와 같은 알코올과 관련된 사망, 살인, 자살은 아메리카 인디언들의 중요한 건강관심사이다.

건강상태가 사회양상에 미치는 영향

유전적 요인이 많은 건강문제를 야기함에도 불구하고, 소득의 수준, 건강보험 보상범위, 학력, 그리고 미국에서 살았던 기간은 특정한 집단의 건강상태를 결정하는 데 중요한 역할을 한다. 결핵, 영양결핍과 같은 많은 질병은 낮은 수준의 삶과 관련되어 있다. 가난과 관련된 다른 건강을 위협하는 것은 보통 중독성 물질 남용, 살인, 그리고 납 중독(lead poisoning)을 포함한다. 그러나 가난은 미국에서 한 인구집단에만 국한되어 있는 것이 아니다. 인종이나 민족적인 배경과 상관없이, 높은 수준의 교육을 받은 개인은 보통 소득이 더 높고, 교육을 덜 받은 사람들보다 건강이 더 좋다.

람들이 안전벨트는 자동차 사고에서 심각한 부상의 가능성을 감소시켜 준다는 것을 알고 있으며, 대부분의 주에서 이들이 차 안에서 안전벨트를 착용할 것을 요구하고 있다. 그럼에도 불구하고, 사람들은 종종 그들이 안전벨트를 착용하지 않은 이유를 설명하기 위해 다양한 변명을 만들어낸다. 게다가, 개인건강 강의에 등록한 많은 학생들은 눈의 건강을 증진시키는 행동을 정확하게 확인할 수 있지만, 그러나 그들은 아는 것을 실행에 옮기지 않는다. 건강에 대한 지식을 얻는 것은 중요하지만, 만약 사람들이 그들의 건강에 이익을 줄 수 있는 장기간에 걸친 변화를 해야한다면, 더 건강한 삶의 방식을 수용하기 위해 동기를 부여하는 것은 필수적이다.

좋은 건강을 얻고 유지하는 데 적극적인 역할을 하는 것은 어떤 개인적인 요인에 달려 있다. 저항력의 정도, 동기부여 정도(의지력), 감각통제, 그리고 행동의 가치를 인지하는 것이 그 요인들이다. 사람들은 건강에 충분히 위협적인 것이 있거나 행동을 변화시키는 것이 가치있다고 느껴진다면, 행동을 취하도록 동기를 부여받는다.

예를 들어, 당뇨병이 당신의 가족 중 몇 명에게 영향을 미쳤다고 가정해 보자. 당신은 당뇨병이 유전된다는 것을 들어 왔으므로, 이 상태가 발전될 상당한 가능성(병에 걸리기 쉬운 것)이 있다는 것을 알게 된다. 당신은 신장손상(kidney damage), 실명(blindness), 그리고 너무 이른 심장병(premature heart disease)으로 고통을 겪는 당뇨병을 가진 가족을 알고 있다. 당신은 이 결과를 피하고 싶기 때문에, 어떤 행동을 변화하도록 동기를 부여받을 것이다(동기부여). 또한 당신의 행동이 당신의 건강의 질에 영향을 미친다는 것을 믿는다(감각통제). 당신은 당뇨병에 대해서 더 배우고, 어떤 행동이 병의 진전을 감소시킬 수 있는가를 결정할 것이다. 만약, 당신이 아직 건강한 동안 그것이 삶의 방식을 변화시킨다는 것을 의미한다 하더라도, 당신은 이 병을 예방하는 데 중요하다(가치있다)고 믿기 때문에 당신은 이제 행동을 취할 이유가 있다.

건강에 긍정적인 결정을 내리는 것

내가 담배를 끊은 방법

한 달 전쯤에, 나는 평일에는 하루에 10개비 정도를, 주말에는 하루에 한 갑 이상을 피운 흡연자였습니다. 일 년 동안 금연에 대해 생각해 본 뒤, 그런 일이 일어났습니다. 생각조차 하지 않고도 이틀 동안 나는 한 갑까지 사지 않을 수 있었습니다. 삼일째 되는 날, 나는 내 성공을 알아차렸고 내 자신에게 나는 다시는 한 갑도 사지 않겠다고 말했습니다. 나는 특히 술을 마신 후나 식사를 한 후에 이를 잊어버렸지만, 나는 이를 멀리 보낼 수 있었음에 기쁩니다. 정말 피우고 싶었던 때가 있었지만, 그 때는 이 약이 얼마나 강한 약물이라는 것을 당신이 깨달은 때입니다. 적어도 내가 나 자신에게 한 개비라도 피우지 않도록 말했던 방법입니다. 그 전에 나는 내가 중독됐다고 생각한 적이 절대 없었습니다. 중독이라는 단어는 너무 말하기 어려운 단어입니다. 하지만 나는 다른 흡연자들 모두와 같았습니다. 그건 불결한 습관입니다. 나는 금연을 하게 되어 기쁩니다.

이 대학생이 하루에 한 갑보다는 적게 피웠지만, 그는 금연을 하는 데 일 년 정도 걸렸다. 그는 건강에 관한 강의에서 다른 학생들이 습관을 없앤 경험을 듣는 동안 담배를 끊어야겠다는 최종적 결정을 내렸다. 몇몇 사람들은 다른 사람들보다 건강에 관련된 결정을 하는 데 시간이 적게 걸리고, 몇몇 사람들은 다른 사람들보다 삶의 방식을 변화하는 데 어려움이 적다. 그림 1-6은 결정을 내리는 복잡한 과정을 도해하였다.

행동변화의 단계 많은 건강교육 전문가들에 따르면, 행동변화의 과정은 그림 1-7에 나타난 다섯 단계를 포함한다(Norcross & Prochaska, 2002). 우리는 이 과정을 예증하는 데에 금연의 예를 이용할 것이다. 첫 번째 단계는 생각하기, 즉 선행명상(precontemplation)이다. 이 단계에서 흡연자들은 금연에 대해 아무 관심이 없으며, 금연의 필요성을 알지 못하고 다른 사람과 그들의 흡연 행동에 대해 이야기하는 것을 꺼려 한다. 흡연자들이 담배를 피우는 것이 건강하지 못하다는 것을 깨닫거나 인정하거나, 그리고 그들이 앞으로 여섯 달 또는 6개월 내에 금연하겠다고 결정할 때가 흡연자들이 명상의 단계로 이동해 오는 때이다. 변화의 행동단계에 접어든 흡연자들은 "갑작스런 마약사용 중지"나 니코틴 패치를 이용하는 것과 같은 담배를 끊기 위한 단계를 밟는다. 그들은 여섯 달까지 금연을 하는 데 성공한다. 마침내, 유지단계(maintenance stage)에 있는 흡연자들은 담배를 피웠던 원래의 상태로 되돌아가는 것을 피하기 위한 습관을 발전시킨다. 예를 들어, 예전의 흡연자들은 담배를 피우지 않는 사람과 어울리거나 흡연을 위한 대안으로 운동을 할지도 모른다. 건강교육 연구자들에 따르면 흡연하는 것, 신체적으로 활동을 하지 않는 것, 그리고 고지방 음식을 섭취하는 것과 같은 위험한 행동을 했던 사람들 중 40%가 생각하기 전 단계(precontemplation stage)이고 40%는 생각하는 단계(contemplation stage)에 있으며, 나머지 20%는 건강하지 못한 행동을 변화시키기 위해 준비(preparation)하고 있다(Prochaska & Velicer, 1997).

사람들이 원래의 상태로 되돌아갈 때 그들은 변화의 더 이른 단계(earlier stage)로 되돌아가고, 보통 새로운 행동을 유지하는 데에 있어서 그들의 무능력의 결과를 실패로 느낀다. 흡연자들의 경우에, 그들은 금연을 할 생각을 멈추었던 생각하기 전 단계까지 되돌아간다. 그러나 되돌아간 사람들 중 대다수가 다시 금연을 하기로 결정하고, 금연을 위한 다른 방법을 시도한다. 예를 들어, 금연을 간절히 원하는 사람들은 실제로 성공하기 전까지 전형적으로 서너 번 정도 시도했었다(Norcross & Prochaska, 2002).

행동을 변화할 때, 사람들은 그들이 성공하기 위한 가

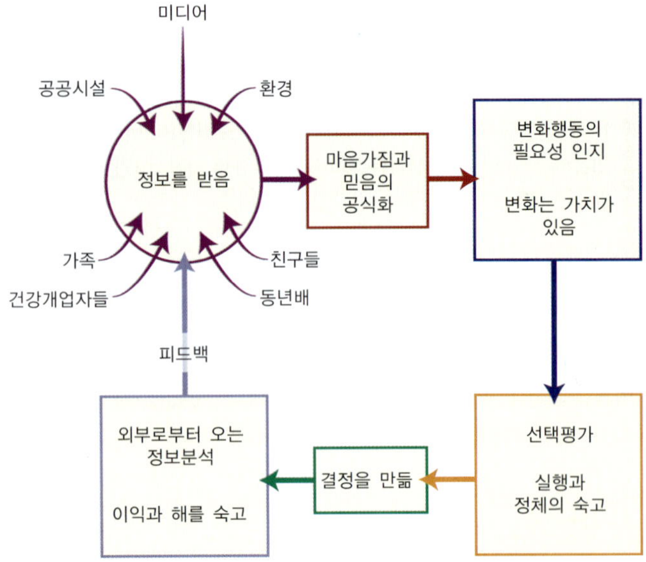

그림 1-6 결정을 내리는 과정의 모형. 결정을 내리는 것은 복잡한 과정이다. 정보, 개인적 태도, 그리고 개인적 경험은 당신이 결정을 내리는 과정에 영향을 미친다. 건강에 관련된 행동을 바꾸기 위해서 변화가 필요하다는 것, 개인적인 가치가 있다는 것, 그리고 당신의 믿음과 함께 변함없다는 것을 인지해야 한다.

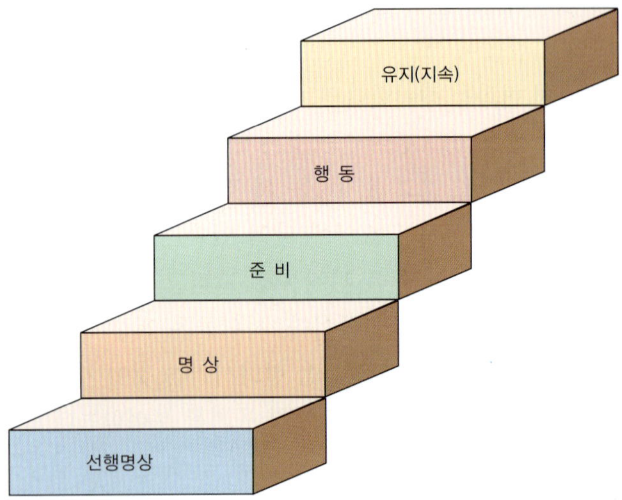

그림 1-7 행동변화의 단계. 많은 건강교육 전문가들에 따르면, 행동변화의 과정은 이 5가지 단계를 포함한다.

능성을 증가시키기 위해서 자극조절(stimulus control), 반대조건 부여(counterconditioning), 보상(rewards), 그리고 사회적 지지(social support)를 포함한 다양한 전략을 이용한다. *자극조절*은 반응(행동)을 수정하기 위해서 *계기자극(cues)*을 바꾸는 것을 포함한다. 계기자극은 광고판의 담배광고를 보는 것이나, 다른 사람의 담배 냄새를 맡는 것과 같은 감각적인 동기이다. 계기자극은 또한 감정적 상태나 생각일 수도 있다. 예를 들어, 한 사람이 스트레스를 줄이기 위해 담배를 피우거나, 또는 그 사람이 유명인사나 세련된 사람과의 흡연을 연관시킬 수도 있다. 그 결과로, 이 사람은 긴장되었을 때나 그러한 사회적 상황에 처했을 때, 담배에 불을 붙일 가능성이 높다.

만약, 당신이 금연을 하고 싶어하는 흡연자라면, 아마도 이러한 건강하지 못한 행동에 신호를 보내는 다양한 계기자극의 확인과 제거가 필요할 것이다. 예를 들어, 재떨이와 라이터를 보는 것은 당신의 흡연 계기자극이라고 깨달았을지도 모른다. 당신의 재떨이와 라이터를 버리거나 누군가에게 줘 버리는 것은 이 계기자극을 피하는 방법이다. 만약, 담배를 피우고 싶도록 하는 강력한 계기를 느끼고, 스트레스를 받을 때마다 기분전환 기술을 배우고 연습하는 것은 당신이 담배 한 갑을 사려는 충동을 막는 데에 도움이 될 것이다.

*반대조건 부여(counterconditioning)*는 건강하지 못한 행동을 덜 파괴적이고 더 건강한 행동과 대체하는 것을 포함한다. 담배를 피우고 싶을 때, 산책을 하거나 따뜻한 물에 목욕을 한다거나 금연을 하기 위한 당신의 노력을 지지해 줄 누군가를 부르는 것으로써 욕구를 제거할 수 있을 것이다. 담배를 피우고 싶을 때마다 무설탕 껌을 씹거나, 채소나 과일을 먹거나 물 한 잔을 마시는 것은 또한 욕구를 감소시킬 것이다.

*보상(rewards)*은 긍정적인 행동에 대한 포상물이다. 몇몇 흡연자였던 사람들은 담배를 샀던 돈을 저금할 통을 가진다. 한 주나 2주 말쯤에 그들은 새로운 행동을 유지하는 데 도움을 주는 영화, DVD, 또는 다른 유형의 보상과 같은 즐거운 무언가에 돈을 쓴다. 이전의 다른 흡연자들은 담배를 피우지 않는 생활방식을 선택함으로써, 비흡연자로부터 미각의 회복을 보상받는다.

다른 사람들의 도움으로 *사회적 지지를 얻는 것(obtaining social support)*은 부정적인 행동을 바꾸고 긍정적인 행동을 유지하는 것을 위해 아주 중요하다. 만약, 당신은 변화의 생각단계에 있는 흡연자이고, 친구들 대부분은 생각하기 전 단계라면, 이들은 금연하기 위한 당신의 노력을 지지해 주지 않을 가능성이 높다. 그러므로 담배를 끊기 위해 필요한 도움, 격려, 그리고 긍정적인 보상을 위해서 담배를 피우지 않는 사람이나, 변화의 더 나중의 단계에 있는 사람들과 어울려야만 한다.

결정을 내리는 과정의 모형 이 책의 부록 [자가건강평가서]에서 당신은 각 장의 "건강한 생활습관"의 주안점을 찾을 수 있을 것이다. 이 주안점은 건강과 행복을 향상시키는 것을 도와줄 결정을 내리는 과정을 위한 체계적인 모형을 사용한다. 이 과정의 첫 번째 부분은 당신이 바꾸고 싶은 문제되는 행동과 당신이 이르고 싶은 목표, 또는 당신이 답하고 싶은 질문을 확인하는 것을 포함한다. 예를 들어, 담배를 끊고 싶거나 20파운드를 빼고 싶다거나, 또는 좋지 않은 관계를 끝낼 준비가 되어 있는지를 결정하고 싶을지도 모른다. 특히 부작용이나 갈망을 극복해야만 한다면 행동을 바꾸는 과정은 좋지 않은 면모를 가질 수 있기 때문에, 당신의 책임의 정도를 결정하는 것은 중요하다. 만약, 행동이나 상황을 변화시킬 준비가 되어 있다는 것을 결정하기 위해서, 변화에 대한 손해 또는 반대뿐만 아니라, 장점 또는 찬성의 목록을 작성하는 것이 도움이 될 것이다. 목록을 작성한 이후, 각각의 좋은 점과 나쁜 점의 가치나 중요성을 생각해 보라. 각각의 좋은 점과 나쁜 점에 대해서 1에서 5까지의 점수를 매겨 보아라. 5점을 매긴 것은 가장 높은 가치인 것이다. 그러고 나서 각 목록의 합계를 보이라. 만약, 반대하는 쪽의 목록의 합계가 찬성하는 쪽의 목록보다 많다면, 당신은 아마도 생각하기 전 단계에 있고 변화를 할 준비가 되어 있지 않을 것이다.

결정을 내리는 모형에 이용되는 과정의 두 번째 부분은 변화를 이행하고 당신의 진보를 평가할 수 있는 단계를 설명한다. 당신이 변화를 마음먹은 후 새로운 행동을 시작하기 위한 목표에 도달하기 위한, 또는 상황을 바꾸기 위한 날짜를 정하라. 컴퓨터 모니터나 냉장고, 거울과 같은, 당신이 분명히 알아차릴 수 있는 장소에, 달력에 날짜를 표시하라. 그리고 나서 친구들의 도움을 얻거나 의학전문가로부터 조언을 얻는 것과 같은 변화를 만드는 데에 성공적일 가능성을 증가시키는 요인들의 목록을 만들어라. 보통 변화를 만드는 데에는 장애가 있기 때문에 새로운 행동을 연습할 시간이 거의 없다거나, 변화하겠다는 당신의 결정을 지지해 주지 않을 친구들과 같이 성공에 방해가 되는 요인들의 또다른 목록 또한 작성하라.

과정의 세 번째 중요한 단계는 당신 자신의 행동이나 상황을 바꾸기 위한 특별한 단계를 제공하는 행동계획을 준비하는 것을 포함한다. 당신은 목표에 도달하기 위한 한 가지 방법 이상을 확인할 수 있어야만 한다. 예를 들어, 담배를 끊기 위해서 당신은 "갑작스런 사용중지

건 강 관 리
Managing Your Health

질병예방을 위한 일상적인 건강관리

일상의 검사와 예방접종에 대한 다음의 권장사항은 질병의 위험이 적은 성인에 적용된다. 더 높은 위험을 가진 사람들은 더 잦은 검사와 더 어린 나이에 검사를 시작하는 것이 필요하다. 당신의 주치의에게 정기 건강관리에 대한 조언을 구하라.

의학검사/예방측정	권장빈도*
혈압(blood pressure)	적어도 매 2년마다.
키/몸무게	정기적으로.
콜레스테롤	35세 이상의 남성에게는 적어도 매 5년마다, 45세 이상의 여성은 정기적으로, 흡연하거나 당뇨병이 있거나, 심장병의 가족력이 있는 더 어린 사람들은 20세에 검사를 시작해야만 한다.
글루코오스(당뇨병 검사)	혈압이 높거나 콜레스테롤이 높은 사람들은 정기적으로.
전립선(PSA)과 디지털 직장 검사	50세 이상의 남성은 매년, 더 위험한 남성은 더 일찍 검사하여야 한다.
고환검사(암)	평균 정도의 위험률을 지닌 남성은 매달 자가진단을 수행할 수 있다.
피부검사(암)	20~39세 사이의 사람들은 매 3년마다, 40세 이상은 매년 검사한다.
유방검사(암)	미국 암 협회는 매년 유방조영술 검사를 하는 것과, 40세 이상의 건강한 여성은 유방검사를 하는 것을 권장한다. 20~39세 사이의 여성은 유방검사를 매 3년마다 수행해야만 한다. 유방 자가진단은 여성에게 선택사항이다.

의학검사/예방측정	권장빈도*
Pap test(자궁경부암, cervical cancer)	첫 번째 성 접촉을 한 지 3년 이내나 21번째 생일까지 검사를 시작한다. 매년 Pap test를 하거나, 만약 액상형태의 검사가 이용될 수 있다면, 2년마다 한다.
결장/직장 검사(암)	50세에 검사를 한다. 의사들은 시험이 적절할 때 결정할 수 있다.
성병(sexually transmitted infections)	25세 이하의 성적으로 활발한 사람들은 클라미디아 감염을 위해 검사를 해야만 한다. 의사와 환자는 HIV와 같은 다른 검사가 적절한지 결정할 수 있다.
우울증 검사(depression screening)	슬프거나 희망이 없거나 또는 일상활동에 흥미를 잃은 환자는 적어도 2주의 검사가 필요하다.
예방접종	
풍진(rubella)	출산한 모든 여성들은 첫 번째 건강관리 검사를 풍진에 감염되기 쉽기 때문에 해야 한다. 풍진에 노출되지 않았던, 임신하지 않은 여성은 풍진 예방주사를 맞아야 한다.
인플루엔자(독감)	예방주사를 원하는 이들에게 매년.
파상풍-디프테리아	매 10년마다.
B형 간염과 다른 감염성 질병	주치의와 상담하라.

*Recommendations vary somewhat among medical organizations.

자료출처: U.S. Preventive Services Task Force, Department of Health and Human Services, http://www.ahcpr.gov;U.S. Department of Health and Human Services, Centers for Disease Control and Prevention, http://www.cdc.gov/nchstp/dstd/personal_Health_Questions.htm; American College of Preventive Medicine, http://www.acpm.org;American Cancer Society, http://www.cancer.org. Accessed June 14, 2004

(cold turkey)"를 그만둘 수도 있고, 4주 이상의 기간 동안 피우던 담배 개수를 점차적으로 줄일 수도 있고, 또는 의학적으로 승인된 니코틴을 포함한 제품을 사용할 수도 있다. 이러한 점에서 각 방법의 장점과 단점을 배우고 변화하고자 하는 당신의 노력을 돕거나 방해할 수 있는 요인들을 생각해 볼 필요가 있다. 당신은 변화시키려고 노력하는 행동을 증진시키는 욕구나 사회적인 상황을 어떻게 다룰 것인가? 이제 당신은 행동계획을 이행함으로써 변화를 만들 준비가 되었다. 도움이 된 통계치나 진보에 대한 당신의 느낌과 같은, 당신이 매일 나아간 기록을 간직하라. 목표 날짜에 도달했을 때, 목표를 성취한 당신의 성공을 분석하라. 당신의 계획은 얼마나 잘 되었는가? 당신은 이 경험으로부터 무엇을 배웠는가?

길고 건강하고, 그리고 생산적인 삶을 즐기기 위해서 당신이 매일 건강과 관련된 많은 결정을 내리는 것은 중요하다. 만약, 당신이 충동적으로 행동하고, 이러한 결정을 단지 계기자극, 태도, 그리고 감정에만 기초를 둔다면, 좋지 않은 선택을 하게 될 것이다. 그러나 만약, 당신이 우리가 설명한 것과 같은 결정을 내리는 체계적인 방법을 따른다면, 당신은 책임 있는 선택을 할 것이다. 습관을 변화하는 것은 종종 새로운 정보를 배우는 것과 새로운 기술을 연습하는 것을 필요로 한다. 책임 있는 건강과 연관된 선택을 하는 것을 연습하기 위해, [자가건강 평가서]에 있는 결정을 내리는 활동을 완성하라.

예방의 목표 건강증진의 첫 번째 구성요소는 질병, 감염(infectiion), 부상(injuries), 선천적 결함(birth defects), 그리고 다른 건강문제를 예방하는 것이다. 건강문제를 예방하는 것은 이를 치료하는 것보다 더 쉽고 비용이 더 적게 드는 선택이다. 건강한 삶의 방식의 관행을 선택하는 것뿐만 아니라, 당신은 매일 신체적 활동을 가짐으로써 심각한 건강문제를 예방할 책임이 있다. 앞 페이지의 [건강관리]는 혈압, 콜레스테롤, 몸무게, 키, 유방 조영술(mammongrams), 골반, 피부, 전립선 검사, 그리고 Pap smears와 같은 일상의 검사절차의 권장되는 빈도를 제공한다. 고환이나 유방 자기시험과 같은 몇 가지 검사의 표시는 당신의 집에서 개인적으로 할 수 있을 만큼 쉽다. 많은 대학생들은 그들이 건강하다고 생각하고 정기 신체검사의 필요성을 알지 못한다. 그러나 규칙적인 의학검사를 함으로써 것은 당신과 당신의 주치의는 신체적, 심리적 건강상태를 감시할 수 있다. 더 나아가서 주치의는 당신의 건강과 행복이 심각한 손상을 입기 전에 문제점을 확인할 수 있을지도 모른다.

좋은 건강을 규정할 수 있는가?

아무도 미래의 건강을 예측하는 수정구를 갖고 있지 않고서는, 아무도 좋은 건강을 보장할 수는 없다. 다양한 원인이 건강하게 길게 생산적인 삶을 즐길 한 사람의 기회에 영향을 끼친다. 이러한 원인 중 몇몇은, 사람들이 젊을 때, 질병을 예방하거나 지연시키기 위해 그들이 선택할 수 있는 삶의 방식의 결과물이다. 당신은 운동을 피하고 담배 한 갑을 피우고 매일 6캔의 맥주를 소비하지만, 아직 오랫동안 살고 있는 사람에 대해 알거나 들어보았을지도 모른다. 그러한 행동은 좋은 건강을 위한 모든 합리적인 처방전을 거의 무시한 것이다. 아마도 이러한 사람들은 그들의 위험한 삶의 방식의 효과를 견딜 수 있는 견고함을 물려받았을 것이다. 당신은 이러한 사람들이 평생 건강하게 삶을 즐겼는지, 또는 지난날을 건강하지 못하게 보냈는지 궁금할 것이다. 만약 그들이 건강을 고려한 행동을 더 따랐다면, 그들의 삶은 훨씬 더 길지 않았을까?

건강전문가들은 일반적으로 더 건강한 삶의 방식을 위해 그들의 추천을, 개인 사례의 보고만이 아닌 많은 사람들이 관여한 수많은 연구로부터 수집한 과학적 정보에 기초를 둔다. 이 책은 당신이 건강에 관한 결정을 내리는 과정에 이용하도록 최근의 연구 결과물을 보여준다.

> **건강한 생활습관**
> *Healthy Living Practices*
>
> - 건강에 관련된 행동을 바꾸기 위해, 당신은 바뀌어야 할 필요가 있다는 것과, 변화가 가치가 있다는 것을 결심해야 한다.
> - 당신이 책임 있는 결정을 하도록 도와 줄 도구로서 결정을 내리는 계획을 이용하라.

건강정보의 분석

"더 오래 살려면 자연 항산화제를 복용하라.", "심장발작(heart attacks)을 예방하기 위해 적포도주를 마셔라.", "은행(ginko biloba)으로 기억력을 높여라." 매일 미국인들은 신문, 잡지, 그리고 텔레비전과 라디오의 토크 쇼, 광고, 그리고 정보광고에서 건강과 관련된 혼란스러운 정보 나열로 포격당한다. 미디어뿐만 아니라, 가족, 친구, 교사, 건강관리 전문가, 그리고 인터넷은 건강과 건강관련 제품의 정보를 제공한다. 이러한 출처는 믿을 만한가? 필연적이지는 않다. 그들의 정보가 잘못된 것이라 하더라도 누군가가 건강에 대한 진술을 하거나 책을 쓰는 것을 막는 법은 없다. 미국 법령의 첫 번째 개정안은 언론과 출판의 자유를 보호한다. 이러한 보호는 건강에 대한 잘못된 정보를 제공할지도 모르는 토크 쇼 손님들, 작가, 그리고 건강식품 가게의 판매원까지 적용된다.

회사와 개인은 검증되지 않은 요법과 가치 없는 치료법, 독성이 있는 약초의 조제, 쓸모없는 영양식품, 그리고 잘못된 정보로 가득한 책을 사는 데 상당한 양의 돈을 쓴다. 건강에 관한 사기행위는, 질병의 진단, 예방, 치료 또는 다른 조건에 효과적인 것으로 극구 선전하지만, 안전성과 효율성의 과학적 증거가 부족한 물질이나 장치를 판매촉진하거나 판매하는 것이다. FDA(Food and Drug Administration)와 FTC(Federal Trade Commission)의 단속 활동에도 불구하고, 사기 제품과 서비스의 판매와 오해하게 하는 잘못된 건강정보의 순환은 계속 건강전문가와 공공 보건관리의 걱정이 되고 있다.

만약, 진실이기에는 너무 좋게 들리는 주장이 있다면,

아마도 그것은 사실이 아니라는 것을 명심하라. 건강에 관련된 제품이나 서비스가 의심스럽게 느껴질 수 있는 몇몇 다른 증거는 다음을 포함한다.

- 난해한 처방법이나 제품성분이 건강에 이로운 효과를 준다고 주장하는 것
- 인터넷, 통신판매, 대리점, 라디오 광고, 텔레비전의 홈쇼핑 채널 또는 정보광고에 크게 의존하는 판매기술
- 제품이나 서비스가 기적적인 과학적 발견의 결과라고 주장하는 것
- 제품이나 서비스가 "빠르고", "고통이 없고", "노력이 필요 없고", 또는 "보장된" 치료법이며, 또한 다른 바람직한 결과를 제공한다고 주장하는 것
- 제품이나 서비스의 장점에 대한 세부사항은 주어지지만, 위험에 대한 언급은 없는 것
- 보증서와 개인적 경험담이 증거자료로 인용된 것
- 제품이 안전성과 효율성을 위해 검사되었다는 것을 지칭하는 과학적 출처가 거의 없는 것
- 과학적 연구나 관습적인 의학적 관행을 믿지 않게 하는 것

인터넷 정보의 평가

인터넷은 건강과 관련된 정보의 가치 있는 출처가 될 수 있다. 그러나 컴퓨터와 적절한 소프트웨어를 가진 사람은 누구라도 웹 페이지를 생산하고 공고할 수 있기 때문에, 많은 웹 사이트는 부정확하고 잠재적으로 위험한 정보의 출처이다. 게다가, 인터넷에는 건강정보의 질을 통제하거나 내용을 교정하는 기관은 없다. 그러므로 당신이 다른 출처로부터 얻은 건강정보를 분석하는 것만큼이나, 당신은 웹 사이트의 건강정보의 신뢰성을 비판적이고 조심스럽게 분석할 필요가 있다. 한 가지 방법은 36쪽에 토의되어 있는 건강 관련 정보분석 모형을 이용하는 것이다. 덧붙여, 다음의 질문에 대답할 것을 결정하라.

정보의 출처는 무엇인가? 웹 사이트는 그들의 후원자를 밝혀야만 한다. 사이트가 개인이나 뉴스 그룹에 의해 후원을 받고 있는가? 그 사이트에 채팅방이나 게시판이 있는가? 사이트를 후원하거나 채팅방을 방문하거나, 또는 메시지를 송출하는 사람들은 종종 의학적 전문지식과 과학적 증거보다 개인적인 경험, 성향, 또는 의견에 기초한 조언을 한다. 더 나아가 몇몇 게시판과 뉴스 그룹은 메시지를 확인하고 의심이 가는 것들을 제거하는 "문지기"로서 행동하는 중개자를 갖고 있지 않다. 그것이 상업사이트인가(".com")? 상업사이트는 잘못된 정보를 포함할 수도 있고, 그렇지 않을 수도 있으며, 그들의 제품, 처우, 또는 서비스에 대해 편견을 갖고 있다. 사이트가 미국 심장협회나 미국 의학협회와 같은 국가적으로 알려진 건강/의학기관에 의해서 후원을 받는가? 그러한 기관은 건강전문가들을 두어 웹 사이트 내용을 쓰고 재확인하여 항상 신뢰성있게 한다. 그 사이트가 주요한 조사기관이나 대학에 제휴된 의학전문가를 직원으로 두고 있는가? 이러한 사이트는 보통 정확하고 적시의 건강정보를 제공한다. 사이트가 과학적으로 들리는 제목의 저널에서 발췌한 최신논문을 언급하고 있는가? 이 저널이 신뢰성이 있는지 여부를 결정하는 것은 어려운 일일지도 모른다. 마지막으로, 웹 사이트 정보가 최근 것인가? 건강정보가 지속적으로 갱신되고 있다면 그 사이트는 언제 정보가 게시되고 갱신되었는지를 알려야만 한다.

healthyliving.jbpub.com에서, 우리는 각 장의 내용에 해당하는 웹 사이트를 제공한다. 미국 정부는 Centers for Disease Control and Prevention(www.cdc.gov), Food and Drug Administration(www.fda.gov), National Institutes of Health(www.nih.gov)의 사이트를 포함한, 건강과 연관한 정보를 위한 웹 사이트를 유지한다. 부가적으로, 건강과 사람 서비스 부서도 www.healthfinder.gov, 즉 정부기관(".gov"으로 표시되는 웹 사이트), 정보센터, 비영리 단체(".org"), 그리고 대학(".edu")과 같은 믿을 만한 출처를 둔 연결로를 제공하는 일반적인 건강정보 웹 사이트를 지속하고 있다.

신뢰성 있는 건강 웹 사이트는 일반적으로 The Health on the Net Foundation과 TRUSTe와 같은 비영리 단체에 의해 수립된 표준규약을 따른다. 결국, 인터넷 산업은 웹 사이트의 표준건강정보를 출판하기 위한 표준규약을 선택할지도 모른다. 그 때 소비자들은 건강정보에 대한 인터넷 출처를 선택할 때 조심해야만 한다. 건강주제를 조사할 때 인터넷 출처 한 곳 이상에서 정보를 찾고 웹에서의 조언에 따르기 전에 의학전문가와 상담하라.

건강정보의 신중한 소비자가 되는 것

아마도 당신은 이미 샀을지도 모르는 허브 식이대용물이 건강에 미치는 이점에 대한 기사나 광고를 읽었을 것

건강한 생활습관
Healthy Living Practices

- 미디어와 다른 출처의 정보를 평가하기 위해서 건강과 관련된 정보를 분석하는 모형을 이용하라.
- 건강에 관련된 질문에 대해서 신뢰성 있는 답변을 얻기 위해서 클리닉이나 병원의 전문가, 주와 지역의 보건부서, 대학과 산업대학, 연방 건강 정부기관, 그리고 국가적으로 알려진 건강관련 단체의 전문가와 상담하라.

이다. 당신은 기사나 광고가 사실인지 어떻게 알 수 있는가? 작가나 제조자가 주장하는 것을 그 식이대용물이 해낼 수 있는가? 또는 당신은 단지 돈을 낭비할 것인가?

그림 1-6 에서 보았듯이 정보는 결정을 내리는 데 중대한 요소이다. 어떤 출처의 건강정보는 과학적 증거에 근거를 두어 아주 유용할 수 있지만, 다른 어떤 출처의 정보는 신뢰성이 없을지도 모른다. 날아다니는 이러한 정보들에 의존하는 것은 시간과 돈을 낭비할 수 있으며, 위험할 수도 있다. 건강정보의 신중한 소비자가 되기 위하여 당신은 그것을 분석하는 방법을 배울 필요가 있다.

분석 모형 무언가를 분석하는 것은 연구를 위해서 이를 구성부분으로 단순히 나누는 것을 의미한다. 만약 당신이 특정한 분석 모형을 따른다면, 정보를 분석하는 것이 더 수월해질 것이다. 모형은 지도자로서 이용될 수 있는 계획이나 유형이다. 다음의 모형은 당신이 건강정보를 평가하도록 해 주고, 출처와 상관없이 이것이 신뢰성이 있는지를 결정하는 데 도움을 주는 일련의 질문이다.

1. **어떠한 진술이 확인할 수 있는 사실이며, 무엇이 확인되지 않은 진술이거나 가치있는 주장인가?** 이 모형의 내용에서, 검증된 사실(verifiable facts)은 과학적 연구나, 다른 유형의 신뢰성 있는 증거로 뒷받침되는 진술로부터 끌어낸 결론이다. 검증되지 않은 진술은 뒷받침이 없는 결론이다. 가치있는 주장(value claisms)은 무언가가 유용하거나 효과적이거나 다른 가치 있는 특징을 갖고 있다는 것을 제안하는 진술이다. 검증되지 않은 진술과 가치있는 주장은 사실일 수도 있고 아닐 수도 있다.

   "이 진술은 FDA에 의해 평가되지 않았습니다.", "이 제품은 질병의 진단, 처치, 치료 또는 예방을 할 수 없습니다.", 또는 "결과는 전형적이지 않습니다."와 같은 광고의 경고문을 찾아보아라. 광고에는, 경고문은 보통 광고의 끝 부분에 작게 인쇄되어 있다. 경고문은 광고의 가치있는 주장이 잘 계획된 과학적 연구에 근거하지 않았다는 것을 일반적으로가리킨다.
2. **논문이나 광고를 쓴 사람의 자격은 어떠한가? 작가는 적절한 배경과 논제에 맞는 교육을 가졌는가? 만약 작가가 특정한 건강 전문지식을 가지고 있는지를 구별하기 어렵다면, 당신은 그의 자격을 알아보기 위해 무엇을 할 수 있는가?** 광고가 종종 누가 광고를 썼는지 알리지 않지만, 적절한 자격의 사람들은 정보를 제공할지도 모른다. 논문은 보통 저술자의 이름과 경력을 진술한다. 그러나 몇몇 경우에, 작가의 경력은 사기일 수도 있다. 누구라도 자신을 "영양사(nutritionist)", "의사(doctor)" 또는 "건강 전문가(health expert)"라고 부를 수 있다. 그러므로 Ph. D나 이름 뒤에 "자격증이 있는…"의 타이틀은 이 사람이 공인된 교육기관의 건강이나 과학분야에서 포괄적인 교육을 받았는지를 보증할 수 없다. 사람들은 "학위남발 대학(diploma mill)"이라고 부르는 공인되지 않은 대학에서 편지로 박사학위를 살 수 있다. 만약, 정보가 당신 건강에 매우 중요하다면, 당신은 그가 속해 있다고 주장하는 기관에 접촉하여 작가의 자격을 알아볼 수 있다. 전문대학이나 종합대학이 공인되었는지를 확인하기 위해서는 미국 교육부서와 접촉하라(http://www.ed.gov).
3. **저자의 동기와 편견은 무엇인가?** 동기는 자극, 목적이며, 또는 사람들이 기사나 광고를 쓰게 되는 이유이다. 광고는 항상 소비자가 제품을 구매하도록 동기를 부여하려고 쓰여진다. 만약, 진짜의 건강자격이 있는 사람이 광고를 위한 정보를 공급했다고 해도, 그 사람 또한 제품을 발달시켰을지도 모르며, 그 판매로부터 이익을 볼 것이다. 그러므로 이 연구자는 편견을 갖게 될지 모른다.

   편견은 특정한 관점을 갖는 경향이 있다. 한 연구자는 자기 일의 특정한 결과에 대해 편견을 가질지도 모른다. 건강과 관련된 정보를 분석시, 당신이 정보로부터 결론을 이끌어 낼 때, 그들 경향을 고려해 보기 위해서, 정보를 쓰고 있는 사람들의 편견을 결정하려고 노력하는 것은 중요하다.

4. **광고나 기사의 요지는 무엇인가? 어떠한 정보가 쟁점, 요지 또는 제품에 관련되어 있는가? 어떤 정보가 부적절한가?** 주된 요지는 실용적인 정보를 제공하려고 하는 것일지도 모르지만, 많은 사례에서 당신은 제품이나 서비스를 구매하도록 하는 것일 것이다. 강조를 나타낸 적기(red-flag)의 용어 즉, "공식특허(patented formula)", "100% 자연산(all-natural)", "화학물질 없음(chemical-free)", "과학적으로 증명됨(scientifically proven)," "효과보증(guaranteed to work)," "모든 사람이 사용하고 있음"과 같은 잘못된 정보의 가능성을 가리키는 표현을 찾아보아라. 사례와 보증을 찾아보아라. *사례(anecdotes)*는 개인적인 보고이다. 예를 들어, 젊은 여성이 특정 상표의 허브 차를 마신 뒤에 더 "활기가 넘치는" 기분을 느꼈다고 말할지도 모른다. *보증(testimonials)*은 개인이 제품에 대해 가치가 있다고 주장하는 것이다. 광고주들은 보통 보증을 제공하기 위해 운동선수와 같은 유명인사에 의존한다. 유명인사들은 보통 제품의 입안자로부터 돈이나 다른 유형의 보상을 받는다. 그러므로 이들은 부정적인 반응을 제공하지 않는다. 사례는 재미있고, 보증은 설득력이 있을지 모르지만, 이 정보의 출처는 과학적이지 않다. 그것은 당신의 분석을 혼란스럽게 할 뿐이다.요지와 관계없는 용어와 정보를 무시하라.
5. **출처가 신뢰할 수 있는가? 그곳이 잘못된 정보를 발표한다는 악명을 떨치고 있는가? 기사와 광고가 토의된 주제의 찬반양론이나 광고된 제품의 이점과 위험에 대해서 표현했는가?** 전문기관이나 교육기관들은 일반적으로 건강관리 전문가가 쓰고 검토한 논문이 있는 과학적, 의학적 저널을 발행한다. 과학 저널에 있는 논문은 논문심사, 즉 그들의 내용이 발행되기 전에 그 분야의 전문가에 의해서 논평되는 것을 거친다. 만약, 논문심사자가 연구가 잘 계획되지 않았다고 하거나 의심할 여지가 있는 결론을 제공한다면, 그 연구에 설명된 논문은 저널의 편집자에게 거부될 것이다. 논문심사를 한 과학적 저널은 보통 정보의 믿을 만한 출처이지만, 이들의 논문은 보통 비전문가들이 이해하기에는 어려운 특수용어, 그래프, 차트, 그리고 통계정보를 포함한다.

   몇몇 건강잡지와 저널은 건강정보의 진실된 출처처럼 보이지만 실제로 그들은 제품이나 서비스를 팔려고 한다. 건강관리 제품의 이점과 제품에 대한 광고를 포함하는 논문을 가진 출판물을 신중하게 보아라. 뿐만 아니라, 건강제품이나 서비스의 이용의 장점과 함께 위험을 표현하지 않은 논문이나 광고에 대해 의심해라. 예를 들어, 꿀벌 꽃가루 함유물에 대한 신뢰성 있는 논문은 건강하다는 주장을 논박할 뿐만 아니라, 논문심사를 한 저널로부터 지지하는 과학적 검증을 표현해야만 한다. 게다가, 정보의 신뢰성 있는 출처는 보통 사람들에게 치료법의 위험성에 대해서 주의를 주고, 의학전문가의 조언을 구하라는 권장도 한다.
6. **광고나 기사가 전통적인 과학자나 의학적 권위자들의 신뢰성을 공격하는가?** 몇몇 사례에서 광고나 기사의 작가들은 서양의 과학기관이 신뢰성이 없다는 뜻을 내포함으로써 독자들을 혼란에 빠뜨리려 한다. 예를 들어, 광고는 미국 과학자들이 치료법을 찾고자 할 때 다른 곳에 비해 뒤떨어져 있었다는 것을 주장하기 위해, "서양의학에 알려져 있지 않은", "중국에서 수 세기 동안 이용된"이라고 진술한다. 전통적 의학전문가들의 신뢰성을 공격하는 진술은 광고나 기사에 난 정보가 신뢰성이 없다는 것을 보통 가리킨다.

건강에 관련된 정보의 믿을 만한 출처를 찾는 것은 어려울 수 있다. 당신의 지역에 있는 의대도서관이 동의하지 않는 잡지나 저널의 출처에 주의하라. 의대도서관의 관련 사서가 그러한 저널이 건강정보의 믿을 만한 출처인지 당신이 결정하도록 도와 줄 수 있다. 만약, 건강에 관한 정보의 타당성을 결정하는 데 부가적인 도움이 필요하다면, 특정건강 관련 분야에서 교육을 받은 사람들에게 질문을 요청하라. 심리적인 상태에 대한 질문이 있다면, 지역병원의 정신건강 전문가와 접촉하라. 보통 주와 그 지역 건강부서, 종합대학과 전문대학, 지역병원과 연방 건강기관의 전문가로부터 건강관련 질문에 신뢰성 있는 답변을 얻을 수 있다.

이 책에서는 [건강관련 정보분석]이 건강관련 정보가치를 결정하는 데 당신을 도와주기 위해서, 광고, 기사, 그리고 웹 사이트의 예를 제공한다. 당신의 비판적 사고기술을 다듬으려면, 이 장의 분석모형 6가지 논점을 이

실생활 건강
Consumer Health

소비자 보호

미국 정부는 건강에 대한 사기로부터 소비자를 보호하는 몇 가지 법과 정부기관을 가지고 있다. 1938년의 Federal Food, Drug, and Cosmetics Act가 통과됨에 따라 제조자들은 음식, 약물 또는 화장품 제품의 라벨에 잘못되거나 오해하게 만드는 주장을 쓰지 못하게 되었다. 이후, 이 법률에 따라 약물과 의학장치의 제조자들이 제품을 시장에 내놓기 전에, 그들 제품의 안전성과 효율성을 검증할 것을 요구함으로써 소비자들을 보호했다.

소비자 보호법을 집행하는 연방정부 기관에는 FDA(Food and Drug Administration)와 FTC(Federal Trade Commission)가 있다. FDA는 제조자들이 음식이나 약물제품의 라벨에 쓴 정보를 통제함으로써 소비자들을 보호한다. 또한 FDA 직원은 사기적인 건강관행에 대해 소비자들에게 경고하고, 검증되지 않고 안전하지 않은 의학장치나 약물을 심의할 수 있다. 그러한 제품의 제조업자는 그들의 불법적인 행위에 대한 처벌을 받는다(보통 벌금을 문다). FTC는 제품과 서비스의 광고선전을 규제한다. 두 정부기관 모두 각 주간의 상업에 연관된 제품과 서비스만을 규제한다.

그 밖에 American Council on Science and Health나 American Association for Retired Persons(AARP)와 같은 정부기관과 다양한 임의단체들이 신뢰성 있는 건강정보를 소비자들에게 제공한다. National Council Against Health Fraud는 건강에 대한 주장을 조사하고, 평가하고, 엉터리 치료법으로부터 소비자들을 보호하는 법을 지지하고, 사람들을 현혹시키는 건강관행과 싸우는 것을 도와주는 교육적 방법을 제공한다.

건강 사기의 희생자가 되는 것을 피하기 위해서, 사람들은 국민발의를 하고 건강에 관련된 정보의 신뢰성을 판단할 때 매우 비판적이어야만 한다. 만약, 당신이 사기활동을 알아차렸다면, FDA 지사나 주의 법무장관에게 불만사항을 제출해야 한다. 당신은 조언에 따른 결과로 손해를 보았거나, 비양심적인 전문가와 제조업자의 서비스나 제품을 이용한 결과로 손해를 보았다면, 소송을 제기할 수 있다.

용하여 정보를 분석하라. 또한 이 장과 다른 장의 [실생활 건강]에서, 건강정보에 대해 더 나은 소비자가 될 수 있도록 도와주는 몇 가지 조언사항을 제공한다.

전통의학 vs 대체의학

전통의학(conventional medicine, 과학적 의학)은 건강상태를 예방하고 진단하고, 치료하기 위해, 현대의 과학적 원리, 현대의 기술, 그리고 과학적으로 증명된 방법에 의존한다. 박테리아나 바이러스와 같은 어떤 감염원이 많은 건강장애를 일으킨다라는 개념은 전통적 의학 전문가에 의해 수용되었다. 그들의 전문직을 행하기 위해, 의사, 간호사, 그리고 치과의사와 같은 *전통적 건강관리 전문가(conventional health care practitioners)*들은 그들의 교육과 관련하여 이미 제정된 국립, 또는 주립의 기준을 인지하고, 자격시험을 통과해야 한다. 그들의 전문자격증이나 면허를 유지하기 위해서, 특정 유형의 전통적 건강관리 전문가들은 규칙적으로 계속적인 교육 프로그램에 참여함으로써 그들의 의학적 배경지식을 갱신해야만 했다. 대부분의 미국인들은 전통적인 의학전문가들의 서비스를 이용한다.

치료의 방법을 채택하기 이전에, 전통의학 전문가들은 이것이 안전하고 효율적인지를 알고 싶어한다. 치료법의 안전성과 효율성을 결정하기 위해서 의학연구자들은 보통 인간에게 *임상연구(clinical studies)*를 시험하기 이전에 동물들에게 검사를 실행한다. 임상연구는 적어도 30명의 피실험자가 있어야 하며, 가능하다면 수백, 수천 명이 더 좋다. 연구에 참여한 대상자가 많을수록 조사결과는 우연일 가능성이 적으며, 치료법의 결과일 가능성이 높아진다.

임상연구를 계획할 때 연구자들은 비슷한 특징을 가진 지원자들을 모아서, 무작위로 그들을치료군과 조절군 두 집단으로 나눈다. 치료군의 대상자들은 실험의 치료법을 받는다. 즉 통제받는 사람들은 위약을 받는다. **위약(placebo)**은 "당제(sugar pill)"로 지칭되는데, 신체적 효과가 없다고 알려진 가짜 치료약이다. 사람들의 긍정적인 기대는 긍정적인 결과를 낳을 수 있기 때문에, 위약은 그러한 희망적인 생각의 효과를 제외시키는 것을 도와준다.

연구자들은 실제 치료법을 받는 대상자들의 반응과 위약을 받은 대상자들의 반응을 비교한다. 이중맹검법(double-blind) 연구에서, 대상자

위약(placebo)
약물요법에 대한 환자의 심리적 복구를 충족시키기 위하여 투여하는 효력없는 물질이나 약물.

Analyzing
Health-Related Information
건강관련 정보분석

건강정보의 분석견본

CRITICAL THINKING

수세기 동안
동양의 의사들은
허브 의학-인간질병의
자연 식물치료의 놀라움에
대해 알고 있었습니다.

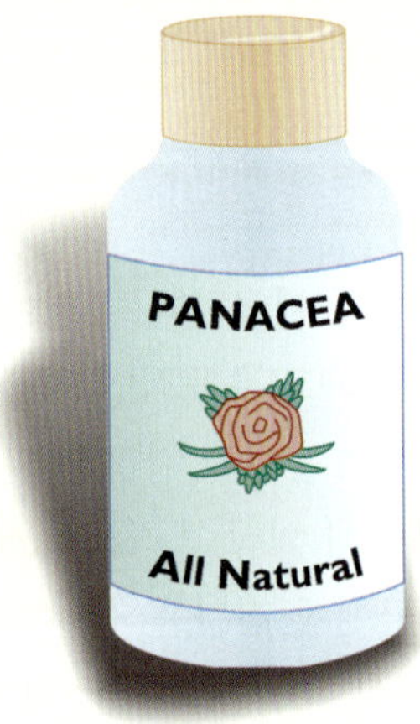

마침내, 미국 과학자들은
이 허브의 건강에 미치는 이점을
인식하고 있습니다.

SwayCon 제약회사는 당신의 고통을 줄이고, 건강을 고양시키며, 젊음의 활기를 되찾기 위해 필요한 모든 것을 포함한 캡슐을 개발했습니다.

미국의 일류대학 세 곳의 의학전문가팀은 만병통치약의 영양성분이 효과적이라는 임상증거를 얻었습니다! 만병통치약은 화학물질이 없는 자연적 효소의 혼합물과 이국의 허브를 포함하고 있습니다. 이것들은

- 아스피린보다 80% 이상 관절염(arthritis)의 고통을 경감합니다.
- 20% 이상 혈압을 낮춥니다.
- 45% 이상 콜레스테롤 수치를 낮춥니다.
- 흡연자의 경우에도, 50%까지 폐암(lung cancer)의 위험을 줄입니다.
- 그리고 75%까지 심장발작(heart attack)의 위험을 줄입니다.*

다른 놀라운 발견

만병통치약(panacea)을 몇 달 간 먹으면, 지능을 향상시킬 수 있습니다. 큰 East Coast 대학의 대학생인 R. P.는 "가을학기 초기부터 저는 하루에 3정 만병통치약을 먹기 시작했어요. 제 평균은 1.8에서 3.4로 되었어요! 만병통치약은 제가 모두 A 학점을 받도록 도와주었어요!"라고 보고하고 있다.

만병통치약이 성교능력을 높여 주면서 성적인 자극제로서 작용한다는 보고가 우리 회사로 들어오고 있습니다. St. Louis의 컴퓨터 프로그래머인 S. D.는 이렇게 썼다. "제 결혼을 구해 주셔서 감사합니다. 만병통치약을 먹기 전에는, 제 남편은 제가 섹스에 관심을 잃은 것에 대해서 불평했습니다. 제 친구가 저에게 만병통치약이 도움을 줄 수 있다고 말하더군요. 단지 며칠 간 약을 먹은 뒤부터, 제 결혼은 끊임없는 신혼여행 때로 바뀌었어요."

만병통치약은 좋은 건강음식상점에서만 살 수 있습니다. 계속 공급되고 있지만, 지금은 세 달치만 주문하세요.

하루에 만병통치약 한 알은 값비싼 의사를 멀리 보낼 수 있습니다!

* 이 진술은 FDA에 의해 평가되지 않았습니다.

이것은 미국인 과학자들이 약물을 식물에서 얻을 수 있다는 것을 이해하지 못하고 있다는 것을 제시하는데, 사실은 미국 연구자들은 종종 의학적인 목적으로 쓰이는 화학물질의 출처로서 식물을 사용한다. 만병통치약의 허브가, 선전되고 있는 특성을 갖고 있다는 것을 보여 줄 어떠한 과학적 증거도 인용되지 않았다. 그리고 이 두 문장은 단지 가치주장만을 포함하고 있다. 그러므로 이 정보는 신뢰성이 없을 것이다.

매일 만병통치약을 먹는 것이 심각한 질병을 예방한다는 것을 진술한 어떠한 과학적 증거도 없다. 추가적으로 이 진술은 그들은 전통의학 전문가들은 돈을 버는 것에만 관심이 있다는 것을 암시함으로써 그들을 공격하고 있으며, 이는 의사들은 믿을 수 없다는 것을 암시하고 있다.

경고문

이 진술은 증거로 뒷받침되는 가치주장이다. 각각의 사람들이 그들의 건강을 향상시키기 위해 필요한 모든 것을 포함한 치료법은 없다.

"임상증거"는 적기이다. 의학적 전문가, 의대, 또는 그들의 연구가 발간된 저널은 확인되지 않는다. 대상자 검사는 제품이 안전하지도 않고 효과적이지도 않다는 것을 보여 줄 수 있다. 이 광고는 부정적인 효과를 포함해서, 제품의 특정한 효과를 언급해야 한다.

"화학물질이 없는"이란 말은 적기이다. 허브와 다른 식물을 포함한 모든 물질은 화학물질이다. 더욱이나, 과학적 연구는, 이러한 가치주장을 위한 증거를 제공하기 위해 언급해야만 한다. 이 진술은 실증할 수 있는 사실이 아니다.

개인으로부터의 보증은 과학적인 증거가 아니다. 이 학생의 평점은 다양한 이유로 오를 수 있다. 어떤 치료법이 특정한 방법으로 유용하다는 것을 보여 주기 위해 실시된 연구는, 적어도 30명의 대상자를 포함해야 한다.

"성교능력(Potency)"은 막연하고 정의되지 않은 적기의 용어이다. 또한 이러한 보증은 과학적 증거로 뒷받침되지 않는 가치주장이다.

이는 적절하지 않은 정보이다. 이 제품이 판매되는 곳은 그 상품의 질이나 성격과 아무 관계가 없다. 광고를 쓰는 사람은 단지 다른 비슷한 제품보다 그들의 제품을 우위에 있는 것처럼 보이려고 노력하고 있다.

이 진술은 사람들에게 제품을 신중하게 조사할 시간이 없다는 인상을 준다. 이것은 소비자들이 그들이 기다리는 동안 제품이 품절될 것이고, 그러면 이들은 좋은 것을 놓치게 될 거라고 생각하도록 의도했다. 다시 말해 이 정보는 적절하지 못하다.

결론: 이 광고는 단지 과학적 연구에 의해 뒷받침되지 않는 일련의 가치주장에 불과하다. 게다가 이 광고는 이것이 전통 치료법(conventional therapies)보다 더 좋다(그리고 값이 덜 든다)는 것을 제시함으로써, 독자가 제품을 구매하도록 격려하려고 시도한다. 이는 넓은 범위의 건강상태를 경감시킨다고 주장한다. 과학적 증거보다는 적기의 강조 어구와 보증서가 있으며, 의학전문가의 자격에 대한 세부사항이 부족하고, 제품사용의 위험성에 대한 주의가 부족한 것은 모두, 이 광고가 건강정보의 신뢰성이 없는 출처라는 것을 제시한다.

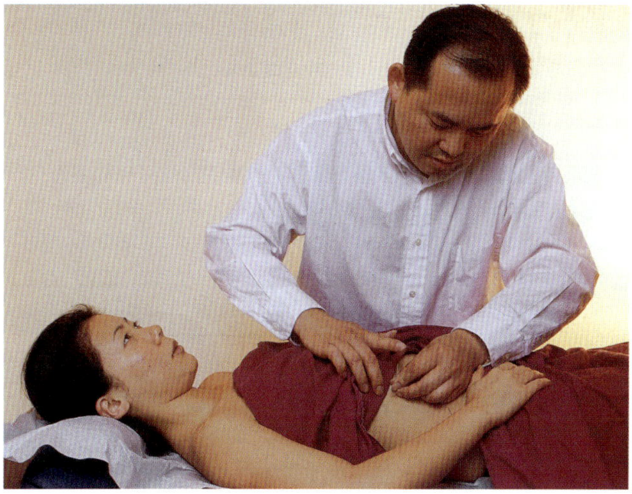

그림 1-8 침술. 몇몇 의사들은 전통적인 형태의 의료와 침술을 결합한다.

와 연구자들은 위약을 받는 쪽을 알지 못한다. 위약은 고통, 에너지 소실, 우울과 같은 대상자들의 불만을 일시적으로 경감시킬 수 있다. 그러므로 위약을 받는 대상자들은 위약이 아무런 신체적 효과가 없음에도 불구하고 나아지고 있다고 보고한다. 과학자들은 이러한 보고를 위약효과라고 가리킨다. *위약효과(placebo effect)*는 대체의학 치료법(alternative medical therapies)을 이용해서 좋은 결과를 얻었다는 많은 주장의 이유가 될 수도 있다.

*대체의학(complementary and alternative medicine; CAM)*은 정신성(spirituality), 자가치료(self healing), 그리고 환경과의 조화로운 상호작용을 강조하는 질병을 예방, 진단, 그리고 치료하는 비전통적이고 다양한 체계이다(Eskinazi, 1998). 전통의학 치료와 함께 사용될 때 치료는 대체적이다. 예를 들어, 간암인 젊은 남성이 그의 의사에게 처방된 전통의학의 치료와 함께 요가(yoga)와 명상(meditation)을 이용할지도 모른다. 대체치료법은 전통의학의 치료법을 대신한다(Vickers, 2004). 만약, 간암환자가 처방된 치료를 그만두고, 치료하고 싶은 마음에서 단식과 커피 관장기로 대체한다면, 그는 의학치료의 대체적 형태에 의존하고 있는 것이다.

특정 CAM 치료법은 몸과 마음에 긍정적인 효과를 준다. 예를 들어, 침술(acupuncture) 그림 1-8 은 초기임신 때나 특정 암 치료법에서의 구역질과 구토를 경감시킬 수 있다(Kaptchuk, 2002). 과학적으로 시험하기는 어렵지만 아로마요법(aromatherapy)과 마사지요법(therapeutic massage)는 마음을 가라앉히고 편안하게 할 수 있다.

표 1-3 은 동종요법(homeopathy)과 반사요법(reflexology)을 포함한 유명한 CAM 치료법에 대한 정보를 제공한다.

특정 CAM을 실행하는 전문가들은 질병은 조직을 "정화"하고, 신체로부터 "독소를 제거"하고, "기의 균형"으로써 예방이나 치료가 가능하다고 주장한다. 그들의 방법이 효과 있다는 주장을 지지하기 위해, 전문가들은 보통 사례보고서와 검증을 이용한다. 그럼에도 불구하고 대부분의 CAM 치료법의 효과성을 확정하기 위한 잘 짜여진 임상연구는 수행되지 않았다.

의학으로서의 허브

점차 더 많은 미국인들이 허브나 다른 식물로부터 만들어진 알약(pills)이나 차(teas)를 섭취한다. 이들은 이 제품이 다양한 장애를 치료하거나 최적의 건강과 행복을 성취하기 위한 자연적이고 해가 없는 방법이라고 생각하기 때문이다. 미국 정부는 허브 제품을 *식이대용품(dietary supplements)*으로 분류하고, 이것들은 FDA에 의한 약물로 규제받지 않는다. 그 결과로, FDA는 식이대용품 제조업자에게 제품을 등록하라고 요구하지도 않으며, 제품 시장에 나오기 전에, 제품의 안전성과 효과성을 검사받았다는 것을 지칭하는 임상증거를 제출하도록 할 필요도 없다. 제조업자들은 그들의 제품이 안전하고 적절하게 라벨을 붙였다는 것을 확실히 할 책임이 있지만, 현재 FDA는 식이대용품의 제조업자에게 제품 내의 영양소의 순도, 질, 효능, 그리고 구성을 조정하라고 요구하지 않는다. 또한 FDA는 식이대용품의 영양성분을 통제하지 않는다. 그러므로 소비자들은 이러한 제품이 적절하게 검증되었는지와 라벨에 영양성분 목록이 있는지를 확신할 수 없다. 예를 들어, "카바(kava)"라고 라벨이 붙여진 한 회사의 허브 제품 중에서 열 가지의 다른 여러 샘플로부터 취해진 알약은 다른 양의 허브를 포함할 수도 있고 전혀 아무것도 포함하지 않을 수도 있는 것이다.

FDA가 식이대용품 내에 포함된 영양성분이 위험하다고 판단했을 때, 정부기관은 이것의 사용을 금지할 수 있다. 게다가 FDA는, 만약 식이대용품의 라벨에서 과학적 검증에 의해 뒷받침되지 않은 제품의 건강에 미치는 이점에 대해서 주장한다면, 시장에서 식이대용품을 제거할 수 있다. FDA는 허브 대용품 제조업자가 제품라벨에

표 1-3 일반적인 대체의학 치료법

유형	치료법의 주장과 원리	과학연구의 결과
침술(Acupuncture)	다양한 일반적인 병을 치료하는 데 이용된다. 고대 중국의 의료법에 기반을 두었는데, 가는 바늘을 특정한 장소의 피부나 그 아래 근육에 주입하고 생명의 힘인 "기"의 흐름을 조절하기 위해 자극했다.	침술을 검사하는 것을 어렵지만, 대부분의 연구에서 전통 치료법과 결합하지 않았을 때, 침술의 유용성을 뒷받침하는 데 실패했다. 이는 아마도 "아침 메스꺼움"과 암 화학치료법과 관련된 구역질과 구토를 완화시켜 주는 것으로 보인다. 침술은 자연적인 고통을 경감시키는 화합물을 방출하도록 몸을 자극하는 것 같다.
아유르베다 의학(Ayurvedic medicine)	고대 힌두 종교적인 믿음에 의하면, 사람은 명상, 곡물, ghee(버터의 일종), 우유, 과일, 그리고 채소를 먹고 허브를 사용함으로써 좋은 건강을 얻을 수 있다. "에너지" 간의 균형이 부족하면 건강문제를 초래한다. 단식과 관장은 심각한 병을 치료하는 데 이용된다.	명상은 스트레스를 완화시킨다. 채소, 그리고 유제품은 영양가 있는 음식이다. 그리고 몇몇 허브는 의학적 가치가 있다. 그러나 ghee는 살이 찌게 할 수 있고, 단식은 건강한 치료법이 아니다. 관장은 좋은 건강을 위해서 불필요하고, 의사의 지시하에서만 이용되어야 한다.
척추교정 지압요법(Chiropractic medicine)	몇몇 추나 요법전문가들에 따르면, 한 줄로 서 있지 않은 척추는 병을 유발한다. 척추처치는 척추를 올바르게 함으로써 병을 예방하거나 치료한다. 또 다른 전문가들은 척추처치를 이용하지만, 질병의 매균설을 수용한다.	특정한 유형 등의 고통을 치료하는 데 효과적일 수는 있지만, 다른 척추의 조건은 의사만이 제공할 수 있는 약물치료와 수술을 필요로 한다. 모든 질병은 척추교정으로 치료할 수 있다는 과학적인 증거는 없다.
동종요법(Homeopathy)	특정 질병의 증상을 치료하기 위해서 천연물질을 아주 희석한 용액을 사용한다.	연구는 동종요법이 효과적이라고 밝히지 않았다.
자연요법 또는 자연의학(Naturopathy or natural medicine)	자가치료에 근거한 치료법이다. 전문가들은 질병은 신체가 그 자신을 쓸모없는 물질이나 독소로부터 제거시켰을 때 발생한다고 믿는다. 치료법은 단식, 관장, 침술, 그리고 "자연적" 약물을 포함한다.	전문가들이 "자연요법"이라고 부르는 표준화된 교육법이 없다. 그들은 환자들에게 해로울 수도 있는, 전통의학의 조언과 치료법을 무시하라고 권장한다.
반사요법 또는 신체부위 치료법(Reflexology or zone therapy)	손과 발의 특정부위는 특정장기에 상응한다. 고통을 완화시키거나 어떤 병을 치료하기 위해서, 전문가들은 영향을 미치는 조직과 관련된 부위를 압박한다.	과학적 증거는 신체부위를 압박하는 것은 질병을 진단하거나 치료하는 효과적인 방법이라고 가리키지 않는다.

특정 구조기능이 있다고 주장하는 것을 용인한다. 예를 들어, "건강한 순환계통을 유지한다", 그리고 "소변의 흐름을 향상시킨다"는 주장은 대용품이 신체의 기능에 어떻게 영향을 미칠 수 있나를 설명한다. 이전의 FDA의 승인이 없다면, 허브 대용품 제조업자들은 라벨에 대용품이 질병을 예방하거나, 진단하거나, 치료하거나 상태를 호전시킬 수 있거나, 혹은 치유할 수 있다는 것을 라벨에 언급할 수 없다.

임상연구의 결과는 특정한 허브가 염증(inflammation)의 완화, 소변의 흐름의 향상, 그리고 면역력의 증가와 같은 측정할 수 있는 신체적인 이점을 제공할 수 있다는 것을 지칭한다. 다른 허브는 심리적인 건강을 향상시킬 수 있다. 예를 들어, St. John의 풀은 경미한 우울증의 가벼운 증상을 경감시킬 수 있고, 처방된 약물과 결합시키지 않았을 때 상대적으로 안전할 수 있다(Ernst, 2002).

모든 허브 제품이 건강에 측정할 수 있을 정도의 이로운 효과를 갖고 있는 것은 아니다. 인삼은 미국에서 아주 잘 팔리는 식이대용품 중 하나이다. 사람들은 진정제(sedative), 우울증 치료제(antidepressant), 그리고 최음제(aphrodisiac)를 포함한 다양한 목적으로 허브를 사용한다. 그러나 잘 계획된 임상연구의 결과에서는 인삼이 어떠한 이로운 효과가 있다는 것이 알려져 있지 않다(Ernst, 2002). 더욱이 "자연" 치료법은 반드시 안전한 것은 아니다. 나래치치, 작은 떡갈나무의 수풀, 박하, 카바, 그리고 개곽향속 식물을 포함한 많은 식물들은, 섭취했을 때 해로울 수 있으며, 심지어 죽을 수도 있는 화학물질을 포함하고 있다. 태생초나 뱀풀과 같은 중국 허브의 화학물질에서 자연적으로 얻어지는 aristolochic acid

표 1-4 인기 있는 허브 대용품들

대용품	일반적인 주장	조사결과: 효 과	조사결과: 위 험
St. John의 약초	우울증을 경감	가벼운 우울증으로 완화시킨다. 중한 우울증에는 효과가 없다.	출산조절 약물과 다른 처방된 약물을 방해할 수 있다. 햇빛에 대한 민감성을 증가시키고 복통을 야기한다.
톱야자	소변의 흐름을 향상	암에 의해서 야기된 것이 아닌 전립선 비대증을 경감시킨다.	전립선암을 조사하는 PSA test를 방해한다.
화란국화	두통, 고열, 관절염의 통증을 경감	편두통(migraines)을 예방하거나 심해지는 것을 감소시키는 화학물질을 포함한다.	아스피린이나 Coumadin(처방되는 약)과 위험한 상호작용을 야기한다.
에키네시아	감기와 독감을 예방	감기를 예방하거나 심해지는 것을 줄여주지 않는다.	알레르기 반응을 야기할 수 있으며, 간에 독성이 있다.
은행	기억력과 행복감을 증진; 치매예방	정신적 수행을 약간 향상시키지만, 알츠하이머병에 대한 치료에는 효과가 없다.	정상적인 혈전(blood cloting)을 방해하고, 장통을 야기하고, 혈압을 높인다.
인삼	성적, 정신적, 그리고 운동 수행을 고양; 에너지 증가시킴. 스트레스와 우울을 경감	기분을 고양시키는 효과는 없음. 아시아의 인삼은 면역계 기능을 향상시키고 피로를 경감시킨다. 인간에게 이점이 있다는 것을 뒷받침할 만한 과학적 연구결과는 부족하다.	"신경과민(jitters)", 불면, 고혈압, 설사(diarrhea)를 야기할 수 있으며, 중독이 될 수 있다. 살충제나 독성이 있는 금속납으로 오염될 수 있다.
요힘베	근육발달과 성석 수행을 고양	혈관을 팽창시키지만 근육성장이나 인간의 성적 행위 추진에는 긍정적인 효과가 없다.	비정상적 행동, 고혈압, 그리고 심장발작을 일으킬 수 있다.
마황	체중감량과 근육성장을 고양	심장박동 수와 혈압을 증가시킨다. 자극제인 에페드린을 포함한다.	두통, 심장발작, 뇌졸중, 그리고 사망과 연관되어 있다.
과라나	에너지를 증대시키고 체중감량을 고양	흥분제(stimulant) 약물로 작용한다.	어지럼증, 불안, 그리고 불규칙한 심장박동을 야기한다.
카바	불안을 경감시키고 수면을 유도	진정제(depressant) 약물로 작용한다.	심각한 간 손상을 야기한다. 운전 중에 이용하면 안 된다

는 암과 신장부전을 일으킬 수 있다고 알려져 있다("Dangerous Supplements", 2004). 화를 가라앉힐 수 있는 허브인 카바를 섭취하면, 심각한 간 손상이 야기될 수 있다(FDA, 2002). 2004년에는 FDA는 흥분약물인 자연성분 *마황(ephedra)*을 포함한 식이대용품의 판매를 금지했다. 2005년 초기에 법원은 FDA가 마황을 포함한 제품을 금지할 수 없다고 판결을 내렸다. 마황을 섭취하는 것은 뇌졸중, 심장발작, 그리고 죽음을 초래할 수 있다(Radios, 2004). 2003년에, 독성 허브가 들어있는 체중감량 대용품이 23세의 Baltimore Orioles 야구팀의 전문투수인 Steve Bechler의 돌연사에 기여했다.

소비자들은 약효가 있는 허브는 처방된 약물요법이나 다른 허브와 상호작용하여 심각한 부작용을 낳을 수도 있다는 것을 알 필요가 있다. 또한 이러한 제품은 살충제나 고도로 독성이 있는 금속으로 오염이 되었을 수도 있다. 많은 식이대용품은 값이 비싸고 좋은 건강을 증진시키는 데 유용하지 않다. 표 1-4에는 몇 개 인기 있는 허브 대용품의 안전성과 효과에 대한 정보가 있다. 9장과 11장에서도 식이대용품에 대한 정보를 제공할 것이다. 허브와 다른 식이대용품에 대한 신뢰성 있는 정보를 원한다면, 다음의 FDA 웹 사이트를 참고하라.

www.cfsan.fda.gov/~dms/ds-savvy.html
www.cfsan.fda.gov/~dms/hclaims.html

허브 대용품들은 표준화되어 있지 않은데, 이는 각 1회 복용량 내의 속효의 영양성분의 양이 상당히 다양할 수 있다는 것을 의미한다. 예를 들어, 허브차는 약물효과를 가진 화학물질이 너무 많이 있거나 너무 적게 포함되어 있을 수 있다. 그러나 라벨에 *USP (United States Pharmacopeia)*가 있는 약물제품의 속효성 영양성분은 효능, 고유성, 그리고 순도가 표준화되어 있다. 당신은 아스피린 한 병을 샀을 때, 각 알약에 속효성의 영양성분인 살리실산이 같은 양만큼 포함되어 있다는 것을 확신할 수 있다.

몇몇 허브 대용품 제조업자들은 그들의 제품이 임상적으로 검증되었으며 건강상 이점을 제공한다는 것이 확인되었다고 주장한다. 그러나 이러한 주장의 신뢰성은 의심스러운 것인데, 왜냐하면 이들은 동물연구로부터 얻어진 결과에 기초한 것이거나, 아주 빈약하게 통제된 인간 임상연구로부터 얻어진 결과에 기반을 둔 것이기 때문이다. 대부분의 약물 허브가 안전하고 효과적이라는 기준과 과학적인 증거가 불충분함에도 불구하고, 소비자들이 이러한 제품에 지불하는 돈의 양은 놀랍다. 예를 들어, 1998년, 미국인들은 은행이 포함된 제품에만 15억 달러를 소비했고 인삼이 포함한 제품에는 거의 10억 달러를 소비했다(Ernst, 2002).

CAM 치료법의 전망

최근 전국적인 조사에서 미국인들이 이용한 전통적이지 않은 의학치료법의 양의 견적을 제공했다. 이 조사에 따르면, 2002년에 성인의 62%가 실낱 같은 희망을 가지고 CAM을 이용했다(Barnes et al., 2004). 다른 일반적으로 이용되는 CAM 치료법은 자연제품, 심호흡 운동, 명상, 그리고 추나치료법(chiropractic care)이었다. 대부분의 경우에 CAM은 등, 목, 관절문제, 감기, 불안, 그리고 우울증(depression)을 치료하는 데 쓰였다.

허브 알약이나 차, 커피, 관장제, 상어연골, 그리고 반사요법과 같은 많은 대체치료법의 자연적, 또는 이국풍의 요소는 현대기술을 믿지 못하거나 전통의학 치료법에 믿음을 잃은 사람들에게 호소할 수 있다. 다른 사람들은 그들이 건강에 대해 더 조절하고 싶어하기 때문에 질병을 예방하거나 치료하기 위해서 대체치료법을 이용한다. 전통의학 전문가들은 심각한 상태의 사람들이 전통적 치료법을 무시하거나 연기하고, 대신 의문의 여지가 있는 대체치료법에 의존하는 것을 염려한다. 이는 삶에 위협을 주는 결정일 수도 있다. 예를 들어, 많은 형태의 암은, 특히 초기단계일 경우에 전통적 치료법에 잘 반응한다. 대체의학 치료법을 사용하는 사람들 대다수는 전통적 치료법을 대체하기보다는 보완하기 위해서 이 치료법을 선택한다(Barnes et al., 2004).

치료와 상관없이 요통(low back pain), 일상의 감기, 그리고 위장장애(gastrointestinal disturbances)와 같은 급성질병(acute conditions)으로 고통받는 사람들은 일반적으로 시간이 지나면 회복된다. 골관절염(osteoarthritis)과 다발성 경화증(multiple sclerosis)과 같은 만성 건강문제를 가진 사람들은 보통 그들의 상태가 향상되는 시간을 소강상태라고 보고한다. 만약, 그들이 회복되거나 병이 소강상태에 이를 때 대체치료법을 이용한다면, 이들은 전통적이지 않은 치료법이 그들을 치료했거나 도와주었다고 생각하기 쉽다. 또한 전통적인 의료법과 대체치료법을 결합시키는 사람들은 그들의 건강증진을 대체의료법의 기여에만 돌린다.

전통적 의학전문가들은 대체의학이 위약보다 더 유용하거나 안전하며, 규모가 큰 임상연구를 과학적으로 보여 주지 않았다면 CAM 기술에 회의적이기 쉽다. 국립건강기관 내의 국립대체의학센터는 대체의학 치료법의 안전성과 효율성을 판단하는 연구에 돈을 대어 주고 있다. 후원하는 자료가 이러한 것들과 다른 통제된 연구로부터 이용가능할 때까지, 소비자들은 CAM 치료법에 주의해야 한다.

대체치료법을 이용하기 전에, 주치의와 선택행위를 토의해 보고, 당신 자신을 보호할 다음 단계를 밟을 것을 고려하라.

- 치료의 위험과 이점을 판단하기 위해 신뢰성 있는 다양한 정보 출처와 접촉하라. 예를 들어, 그 치료법을 사용해 보았던 사람들에게 치료법의 효율성과 부작용을 설명해 달라고 부탁해 보아라. 의학문헌을 재검토해 보고, 건강잡지와 인터넷과 같은 인기 있는 정보 출처가 보통 신뢰성이 떨어진다는 것을 인지하라. 기적의 치료를 조장하거나 해로운 면모를 설명하지 않고 대체치료의 이점에 대한 정보만을 제공하는 출처를 의심하라. 대신에, 대체의학 치료법에 대한 접근뿐만 아니라, 전통적인 치료법의 유용성에 대한 정보를 갖고 있는 의학저널이나 뉴스 잡지에 있는 논문을 찾아보아라.
- 그들이 의학적 치료의 증명을 제공하기 위하여, 치료

법을 관리하는 사람에게 질문하라. 그들의 교육자격증의 타당성을 조사하라. 특정한 대체의학 치료법을 지지하는 사람들은 보통 의학적, 과학적 교육을 거의 받지 않거나, 아예 받지 않았다.

- 치료비용과 당신의 건강보험이 특정한 대체치료법에 해당되는지를 판단하라. 만약, 그렇지 않다면 왜 그런지를 알아내라. 당신 건강보험인이 그 치료법이 위험하거나 효과가 없는 것이라고 생각하고 있음을 당신을 알 수 있다.
- 대체치료에 대한 견해를 당신 주치의에게 물어보아라.
- 대체치료법을 이용하기로 결정했다면, 주치의와 상담하지 않은 채 전통치료법과 함께 병행하지도 말고, 어떤 의학적 문제에 대한 전통적 치료법을 포기하지도 말라.
- 대체의학이나 허브 대용품이 당신이 받고 있는 전통치료법과 상호작용하여 심각한 부작용을 일으킬 수 있는 가능성을 조사하라. 또한 허브 대용품과의 병행이 해로울 수 있을 가능성을 조사하라.
- 만약, 당신이 임신을 했거나 수유를 하고 있다면, 주치의와 상담하지 않고는, 허브 대용품이나 대체치료법을 이용하지 마라.
- 어린이들에게 허브 대용품이나 대체치료법을 주지 말라.

건강관리 전문가와 환자의 관계

의학교육으로의 과학적 연구, 기술적 진보, 그리고 체계적 접근법은 미국에서의 건강관리체계를 세계에서 최고가 되게 했다. 그러나 전통의학은 한계를 가진다. 모든 상태를 예방, 관리, 그리고 치료할 수는 없다. 높은 질의 건강관리를 보장하는 것을 돕기 위해서, 소비자들은 적절한 교육과 자격을 갖춘 박식한 건강관리 전문가를 선택해야만 한다. 이상적으로, 사람들은 의사를 포함하여 그들의 전문가들과 신뢰 있는 관계를 형성할 수 있어야 한다. 이러한 관계를 발전시키기 위해서, 환자들은 자기 건강상태에 대해 크게 책임져야 한다는 것을 인정할 필요가 있다. 예를 들면, 환자들은 건강한 삶의 방식을 채택해야 하고, 규칙적인 검사를 해야 하며, 적당한 시간 내에 향상되지 않거나 또는 심각한 신호나 증상을 가진 질병에 대해 의학적 주의력을 기울여야 한다. 더욱이, 환자들은 그들의 건강관리 전문가의 조언을 따르고, 그들의 의학적 치료에 관여하는 전문가들과 의사소통을 해야 한다.

건강관리 전문가들은 환자와 충분한 시간을 보내고 그들의 걱정을 주의 깊게 듣고 환자의 신체적 신호와 증상만이 아닌 그들에 대해 더 알려고 하는 관심을 보여 주는 것으로써 긍정적인 관계를 촉진해야 한다. 또한 전문가들이 뒷바라지하고 섬세하며 이해하려고 하는 것이 중요하다. 즉 환자의 관심사와 가치에 부합하기 위해서, 치료를 수정하는 것, 그리고 건강과 관련된 결정에서 환자의 활동적인 참여를 얻어내는 것은 중요하다.

건강한 생활습관
Healthy Living Practices

- 허브 대용품이나 대체치료법을 사용하기 전에 치료법에 대한 장단점에 대한 신뢰성 있는 정보를 얻고, 주치의와 선택사항을 토의하라.

삶 속에서
Across The lifespan

건 강

본문의 초점이 성인의 건강이지만, 각 장의 '삶 속에서'에서는 간단하게 유아기, 아동기, 청소년기, 그리고 장년기와 같은 다른 삶의 단계의 구체적 건강 관심사를 설명한다. 표 1-5는 이러한 삶의 단계에 해당하는 근접한 나이 집단을 가리킨다. 아주 어리거나 아주 나이가 든 사람들에게 영향을 미칠 수 있는 건강상태에 대해서 대학생들은 왜 배워야만 하는가? 많은 대학생들이 어린 형제가 있고, 어떤 학생들은 동생이 어린이이며, 부모가 아닌 학생들도 미래에 어린 자녀를 둘지도 모르기 때문

표 1-5 삶의 단계

단계	근접한 나이
태아기	태아
영아기	출생~1세
아동기	1~12세
청소년기	13~20세
장년기	21~65세
노년기	65세 이상

자료출처: Based on Smith, R. E.(1993). *Psychology*. Minneapolis/St. Paul: West Publishing Company, p.120.

에, 이 정보는 실제적으로 가치가 있다. 또한 많은 대학생들은 중년이거나 장년의 부모님과 조부모님을 두었다. 다음의 정보들은 미국인들의 몇 가지 주요한 삶의 주기에서의 건강 관심사를 조명할 것이다.

2002년 미국에서는 1000명 중 약 7명의 아기가 생후 첫 해 동안 사망한다. 이러한 대부분의 죽음은 조산, 즉 너무 이른 출산으로 인한 선천성 결함(birth defects), 몸무게 미달(low birth weights), 그리고 호흡 곤란 때문이다(그림 1-9). 교육을 목표로 한 공공의 건강 노력과 임신여성에게 의료를 제공하는 것은 영아사망(infant deaths)의 수를 줄일 수 있다.

불의의 부상(사고)은 1세에서 14세의 나이 사이의 어린이들에게 주된 건강의 위협이다. 불의의 부상으로부터의 대부분의 사망은 자동차 충돌, 익사, 또는 화재 때문에 사망하는 경우와 같이 예방할 수 있는 것들이다. 오늘날 어린이들은 1990년보다 이러한 원인의 결과로 사망하는 경우가 적은 편이다(USDHHS, 2001).

청소년기는 젊은이들이 평생 지속될 행동을 설립하고, 보통 위험한 행동을 하는 실험이 시작되는 시기이다. 2003년에, 고등학생의 거의 3분의 1이 운전하기 전에 술을 약간 마신 운전자와 차를 탔고, 3분의 1은 육체적 싸움을 했으며, 4분의 1 이상은 조사를 진행하는 30일 동안에 담배를 피웠다(Grunbaum et al., 2004). 이러한 학생들 중 13% 이상이 비만(too fat)이라고 보고되었다. 불의의 부상, 살인, 그리고 자살은 15세에서 24세까지의 나이인 사람들의 주된 사망원인이다. 이러한 나이의 집단에서 예방할 수 있는 사망의 4분의 3이 자동차 충돌을 포함하고 있다(NCHS, 2003).

1991년 이래로 청소년 출산율이 감소했음에도 불구하고 원치 않은 임신과 성전파감염증(Sexually transmitted infections, STIs)은 청소년기의 주된 건강문제로 계속되고 있다. 약 백만 명의 십대 소녀들이 매년 임신한다. 2000년에 15세에서 24세 사이의 사람들은 미국에서 성 접촉 감염의 모든 새로운 사건의 약 50% 정도가 관련되어 있다(Weinstock et al., 2004). AIDS는 주로 성 접촉 감염으로 일어나고, 성적으로 활발한 청소년들은 AIDS을 일으키는 바이러스인 HIV에 감염될 위험이 있다. 2002년에 HIV 감염은 15세에서 24세 사이의 사람들에게 7번째로 주요한 사망원인이었다(Kochanek & Smith, 2004).

2000년에 65세 이상의 사람들은 미국 인구의 12.4%를 차지했으며, 이 백분율은 급속히 증가할 것으로 예상된다(NCHS, 2003). 미국인들은 더 오래 살게 되었지만, 점점 증가하고 있는 70세 이상의 사람들은 목욕이나 옷을 입는 것과 같은 일상활동을 수행하는 데 어려움이 있다고 보고되고 있다. 더욱이 추락과 자동차 충돌에 때문에 사망하는 수는 이 나이 집단의 구성원에서 증가하고 있다. 15장에서 중장년층 미국인들의 건강에 관련된 관심사에 대해 토의한다.

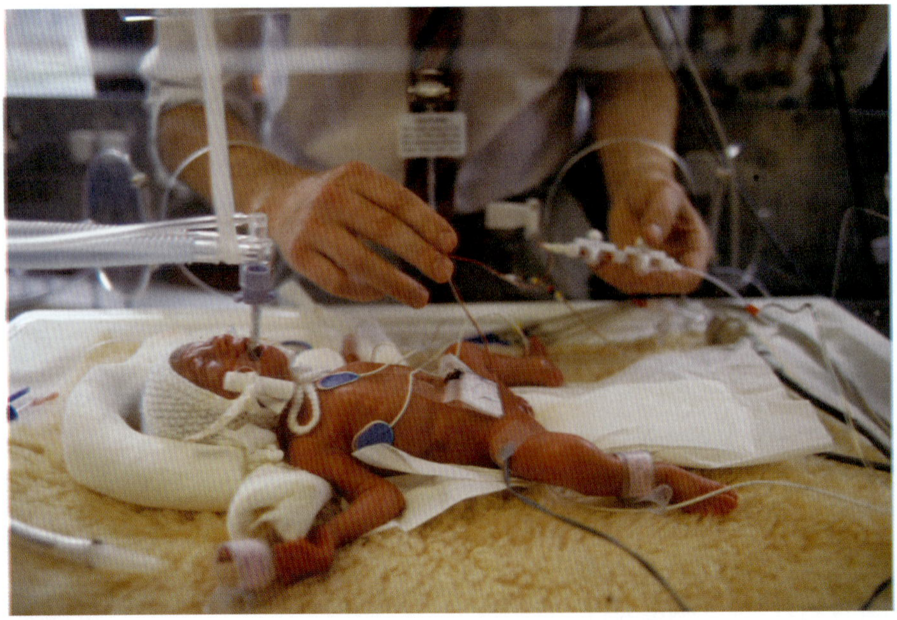

그림 1-9 조산된 신생아. 조산된 영아는 건강하게 날짜를 다 채운 영아들보다 심각한 건강문제를 가졌을 위험이 크다.

이 장의 개요 CHAPTER REVIEW

요 약

삶의 방식은 좋은 건강과 장수를 촉진하거나 방해하는 행동을 포함한다. 건강한 상태는 건강이 최적의 상태에 있는 것이다. 건강의 전체론적 접근법은 신체적, 심리적, 사회적, 지적, 정신적, 그리고 환경적 요소를 통합한다. 건강에 대한 현대적 정의는 어떤 사람이 기능을 어떻게 하느냐는 것만이 아니라, 그 사람이 주어진 자신의 상황에서도 무엇을 성취할 수 있느냐를 나타낸다.

심장병과 암은 미국인들의 주요한 암살자(major killers)이다. 삶의 방식의 선택은 이러한 것이나 다른 많은 삶을 위협하는 질병의 진전에 원인이 된다. *Healthy People 2000*은 2000년까지 미국인들의 전반적인 건강을 향상시키는 것을 주요 목표로 세웠다. *Healthy People 2010*은 미래를 위한 추가적인 목표를 세웠다. 건강문제의 분포는 미국의 다양한 민족과 인종집단 간에서 차이가 있다.

경험, 지식, 필요, 그리고 가치는, 건강에 관련된 행동을 변화시키기 위해, 한 사람의 동기부여에 영향을 준다. 만약, 사람들이 건강에 충분한 위협이 존재하고 있다는 것을 느끼고 그들의 행동 변화 결과가 가치가 있을 거라고 느낀다면, 그들은 행동을 취하도록 동기를 부여받은 것이다.

아무도 좋은 건강을 보장할 수 없지만, 많은 요인들이 건강하고 길고 생산적인 삶을 즐길 수 있는 가능성에 원인이 된다. 몇몇 요인들은 사람들이 아직 젊을 때 질병을 예방하거나 늦추기 위해서, 선택할 수 있는 삶의 방식의 결과물이다. 건강에 관련된 책임 있는 삶의 방식의 선택은 결정을 내리기 위한 체계적인 접근법을 필요로 한다.

사람들은 잘못된 정보를 인식하는 것을 배움으로써, 건강에 관련된 정보, 제품, 그리고 서비스에 대해 좀더 조심스러운 소비자가 될 수 있다. 신뢰성 있는 건강에 관련된 정보를 얻기 위해서 연방, 주, 그리고 지역의 정부기관과 단체의 전문가와 확인해 보라.

전통의학은 현대과학의 원리, 현대기술, 그리고 건강상태를 예방하고 진단하고 치료하기 위한 과학적으로 증명된 방법에 의존한다. 대체의학(CAM)은 정신성, 자가치료, 그리고 환경과의 조화로운 상호작용을 강조하고, 예방, 진단, 그리고 질병을 치료하는 비전통적이고 다양한 체계이다. 전통의학 전문가들은 안전하고 효과적이라고 과학적으로 증명되지 않은 CAM 기술에 대해 회의적이기 쉽다. 뒷받침해 줄 자료가 이용가능할 때까지 소비자들은 CAM 치료법에 대해 신중해야 할 것이다.

삶의 기간 동안에 건강의 관심사는 다양하다. 영아사망의 가장 흔한 원인은 선천성 결함(birth defects), 몸무게 미달(low birth weights), 그리고 조산(prematurity)이다. 예방할 수 있는 부상이 어린이와 젊은이들의 주된 사망원인이다. 청소년기의 추가적인 심각한 공공의 건강관심사는 자살, 살인, 약물남용(drug abuse), 비만(obesity), 임신, 그리고 성 접촉 감염(HIV를 포함한)이다. 미국인들은 더 오래 살고 있지만, 점점 증가하고 있는 70세 이상의 사람들은 목욕이나 옷 입기와 같은 일상활동을 수행하는 데 어려움을 느낀다고 보고하고 있다.

배운 것을 적용하기

1. 당신의 건강을 향상시킬 계획을 발전시켜라. **적 용**
2. 정보의 타당성을 결정하기 위해서 건강에 관련된 광고나 기사를 분석하라. **분 석**
3. 당신이 작년에 이용했던 건강정보의 출처를 확인하라. 각 출처가 왜 신뢰성이 있는지 아니면 없는지를 생각하는 이유를 설명하라. **통 합**
4. 당신이 최근에 내렸던 건강과 관련한 결정을 생각하라. 예를 들어, 당신은 향정신성 약물(mind-altering drug)을 이용하자는 제안을 거절하거나, 오토바이를 탈 때 헬멧을 쓰거나, 몇 파운드를 빼거나, 또는 건강 상태를 치료하기 위해서 허브 제품을 이용할 것을 결정했는가? 당신이 이러한 결정을 내릴 때, 당신은 이 장에 설명되어 있는 결정을 내리는 과정을 거쳤는가, 아니면 그저 충동적으로 행동했는가? 당신은 왜 오늘과 똑같은 결정을 하거나, 또는 하지 않을 것인지 이유를 설명하라. **평 가**

Key

- **적 용** 새로운 상황에서 정보를 사용하는 것
- **분 석** 정보를 구성 성분으로 나누는 것
- **통 합** 다른 출처로부터의 정보를 합치는 것
- **평 가** 숙지한 후 결정을 내리는 것

자신의 건강에 반영하기

반영일지는 당신 생각의 개인적 기록과 당신 느낌의 표현이다. 이러한 일지를 쓰는 목적은 건강에 대해 배웠던 것에 대해 당신 생각을 자극하는 것이고, 건강에 대해 당신 생각과 느낌이 학기 동안 어떻게 바뀌었나를 이해하는 데 도움을 주는 것이다. 새로운 정보에 대해 생각하는 것은, 그것의 유용성을 결정하는 데 도움이 될 수 있으며, 이는 당신의 태도와 행동에 영향을 줄 수 있다.

각 장 끝에 있는 '당신의 건강에 반영하기'의 질문은 당신의 생각을 지도하기 위해 계획된 것이다. 당신이 이 장의 내용과 관련된 다른 것에 대해서 쓰고 싶다면 그런 것을 하기 위해서 자유롭게 느껴야 하지만, 당신의 개방된 문장에서 주제를 확실히 할 것을 분명히 하라. 당신의 일지 도입부에서, 당신 생각을 표현하기 위해, 가까운 친구에게 이야기하는 것처럼, "나(I)"를 첫번째 사람으로 써라. 당신의 철자, 구두법 또는 문법에 대해 걱정하지 말라—당신 생각을 물흐르듯 풀어써라.

몇몇의 강사들은 일지를 쓰는 것을 최적의 활동으로 만든다. 어떤 다른 강사들은 당신이 모든 질문에 대답할 것을 요구하고, 일지를 점수로 매긴다. 또 다른 강사들은 학생들이 과제를 하고 있는지를 단순히 확인하기만 한다. 강의의 개요를 문의하거나, 또는 점수매기는 관행이나 일지에 관련된 다른 지시사항에 대해 강사에게 물어 보아라.

일지에 대한 질문

1. 건강이라는 용어는 당신에게 무엇을 의미하는가?
2. 최적의 건강을 성취하기 위해서, 사람들이 노력해야만 하는 것이 무엇이라고 생각하는가?
3. 정신적 건강이 당신의 행복감에 어떤 영향을 미치는가? 만약, 정신적 건강이 당신에게 중요하다면, 그것이 당신 삶에서 수행하는 역할을 설명하라.
4. 당신은 이 장에서, 사회적 건강이 신체적 건강에 영향을 준다고 동의하는가? 동의하는 이유는 무엇이고, 또는 그렇지 않은 이유는 무엇인가?
5. 어떤 상황에 처했을 때, 당신은 대체치료법을 이용하는 것을 고려하겠는가?

참고 문헌

Arias, E., Anderson, R. N., Kung, H. C., Murphy, S. L., & Kochanek, K. D. (2003). Deaths: Final data for 2001. *National Vital Statistics Reports*, 52(3):1~115.

Barnes, P. M., Powell-Griner, E., McFann, K., & Nahin, R. L. (2004). *Complementary and alternative medicine use among adults: United States, 2002* (CDC Advance Data Reports No. 343). Hyattsville, MD: National Center for Health Statistics.

Barnes, P. M., & Schoenborn, C. A. (2003). *Physical activity among adults: United States, 2000* (PHS Publication No. 2003-1250). Washington, DC: U.S. Department of Health and Human Services, Centers for Disease Control and Prevention, National Center for Health Statistics.

Centers for Disease Control and Prevention. (2004). Surveillance summaries. *Morbidity and Mortality Weekly Report, 53*(SS-2):1~95.

Dangerous supplements still at large. (2004). *Consumer Reports*, 69(5):12~17.

Ernst, E. (2002). The risk-benefit profile of commonly used herbal therapies: Ginko, St. John's wort, ginseng, echinacea, saw palmetto, and kava. *Annals of Internal Medicine*, 136:42~53.

Eskinazi, D. P. (1998). Factors that shape alternative medicine. *Journal of the American Medical Association*, 280(18):1621~1623.

Flegal, K. M., Carroll, M. D., Ogden, C. L., & Johnson, C .L. (2002). Prevalence and trends in obesity among US adults, 1999~2000. *Journal of the American Medical Association*, 288:1723~1727.

Food and Drug Administration, Center for Food Safety and Applied Nutrition. (2002). *Kava-containing dietary supplements may be associated with severe liver injury* [Consumer advisory]. Washington, D.C.: U.S. Food and Drug Administration. Retrieved from http://www.cfsan.fda.gov/~ dms/addskava.html.

Gargiullo, P., Wingo, P. A., Gates, R. J., & Thompson, T. D. (2002). Recent trends in mortality rates for four major cancers, by sex and race/ethnicity-United States, 1990~1998. *Morbidity and Mortality Weekly Report*, 51(3):49~53.

Grunbaum, J. A., Kann, L., Kinchen, S., Ross, J., et al. (2004). Youth risk behavior surveillance-United States, 2003. *Morbidity Mortality Weekly Reports Surveillance Summaries*, 53(2):1~96.

Hedley, A. A., Ogden, C. L., Johnson, C. L., Carroll, M. D., Curtin, L. R., & Flegal, K. M. (2004). Prevalence of overweight and obesity among US children, adolescents, and adults, 1999~2002. *Journal of the American Medical Association*, 291(23):2847~2850.

Hochbaum, G. M. (1979). An alternative approach to health education. *Health Values*, 3:197~201.

Kaptchuk, T. J. (2002). Acupuncture: Theory, efficacy, and practice. *Annals of Internal Medicine*, 136(5):374~383.

Kochanek, K. D., & Smith, B. L. (2004). Deaths: Preliminary data for 2002. *National Vital Statistics Reports*, 52(13):1~48.

Mokdad, A. H., Marks, J. S., Stroup, D. F., & Gerberding, J. L. (2004). Actual causes of death in the United States, 2000. *Journal of the American Medical Association*, 291(10):1238~1245.

National Center for Health Statistics. (2003). *Health, United States,* 2003. Retrieved June 11, 2004, from http://www.cdc.gov/nchs/hus.htm.

National Center for Health Statistics. (2004). Early release of selected estimates based on data from the National Health Interview Survey. Retrieved June 10, 2004, from http://www.cdc.gov/nchs/about/major/nhis/released200403.htm.

National Institutes of Health, Task Force of the National Advisory Council on Alcohol Abuse and Alcoholism. (2002). A call to action: Changing the culture of drinking at U.S. colleges. Retrieved June 8, 2004, from http://www.collegedrinkingprevention.gov.

Norcross, J. C., & Prochaska, J. O. (2002). Using the stages of change. *Harvard Mental Health Letter*, 18(11):5~7.

Office of Minority Health. (2004). Disease burden and risk factors. Retrieved February 1, 2005, from http://www.cdc.gov/omh/AMH/dbrf.htm.

Prochaska, J. O., & Velicer, W. F. (1997). The transtheoretical model of health behavior change. *American Journal of Health Promotion*, 12(1):38~48.

Rados, C. (2004). Ephedra ban: No shortage of reasons. *FDA Consumer*, 38(2):6~7.

U.S. Department of Health and Human Services, Public Health Service. (1991). *Healthy people 2000: National health promotion and disease prevention objectives*. Washington, D.C.: Government Printing Office.

U.S. Department of Health and Human Services, National Center for Health Statistics, Public Health Service. (2001). *Healthy people 2000: Final review*. Washington, D.C.: Government Printing Office.

Vickers, A. (2004). Alternative cancer cures: "Unproven" or "disproven"? CA: *Cancer Journal for Clinicians,* 54(2):110~118.

Wechsler, H., Lee, J. E., Kuo, M., Seibring, M., Nelson, T. F., & Lee, H. (2002). Trends in college binge drinking during a period of increased prevention efforts. *Journal of American College Health,* 50(5):203~217.

Weinstock, H., Berman, S., & Cates, W. Jr. (2004). Sexually transmitted diseases among American youth: Incidence and prevalence estimates, 2000. *Perspectives on Sexual and Reproductive Health,* 36(1):6~10.

Woollery, T., Trosclair, M. S., Husten, C., Caraballo, R. C., & Kahende, J. (2003). Cigarette smoking among adults-United States, 2001. *Morbidity and Mortality Weekly Report,* 52(40):953~956.

World Health Organization. (1948). *Official records of the World Health Organization, no. 2. Proceedings and final acts of the international health conference held in New York from 19 June to 22 July 1946.* New York: United Nations WHO Interim Commission.

World Health Organization. (1986). *Ottawa Charter for Health Promotion.* Copenhagen, Denmark: World Health Organization.

김경신교수_전남대학교 생활과학대학 생활환경복지학과

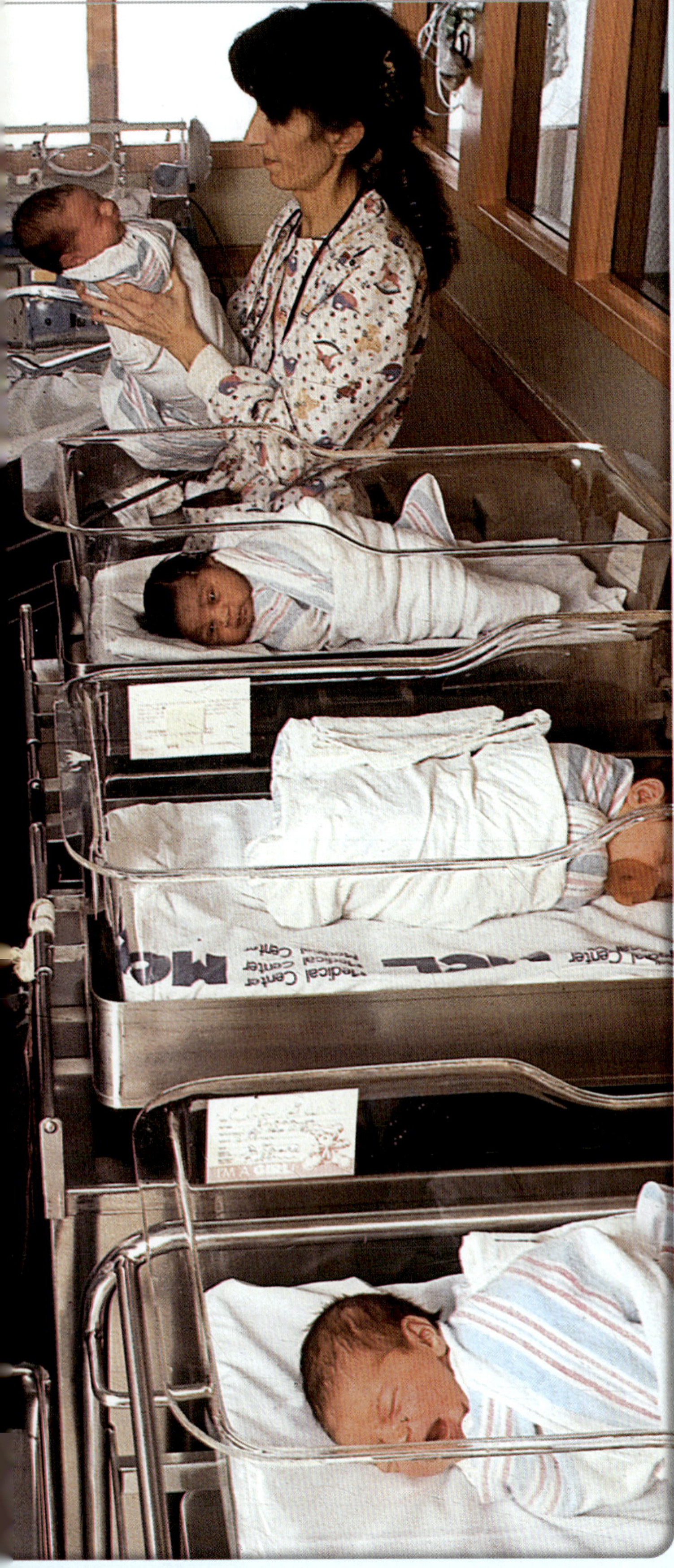

학습할 내용

http://healthyliving.jbpub.com

이 교재의 웹 사이트는 많은 유용한 도구뿐만 아니라, 학생과 교수 모두에게 추가적인 건강정보를 풍부하게 제공한다. 다음 주제에 대한 정보를 얻고자 한다면, http://healthyliving.jbpub.com 사이트를 방문해 보라.

적응과 성장
정신적 질병의 이해
일반적인 심리적 장애
자살

본장의 개관

신경계가 심리적건강에 미치는 영향
생물학적, 사회적, 문화적 영향력과 인성 형성간의 상호작용
심리적 적응과 심리적 성장
일반적인 심리적 장애의 이해
자살행동의 지각과 예방

건강의 이모저모

네이티브 아메리칸: 문화적, 심리적 건강

실생활 건강

정신건강 치료사 찾기

건강관리

인간상호간 갈등을 건설적으로 해결하는 방법

삶 속에서
Across The lifespan

심리적 건강

자가건강 평가서

자가진단 : 자아존중감 척도
건강한 생활습관: 심리적 건강을 향상시키려는 준비가 되어있는가?

알고 있나요?

- 과연 자신이 심리적으로 건강한지?
- 정서란 왜 유용한 것인가?
- 갈등을 건강한 방식으로 해결하는 방법은?

심리적 건강 Psychological Health 2장

병원 신생아실에서 이제 막 태어난 아기들을 관찰하는 일은 흥미있는 경험이다. 어떤 아기는 평화롭게 잠들어 있는 반면, 어떤 아기는 깨어서 부드럽게 고무젖꼭지를 빨면서 주위를 조용히 응시하기도 하고, 또 어떤 아기는 끊임없이 움직이기도 한다. 단단하게 강보에 싸여 있음에도 어떤 신생아는 요람 위에 매달려 있는 무언가에 닿으려는 듯 허공에 손을 뻗치기도 하고, 또한 신경질적인 아기는 굳게 눈을 감고 얼굴을 찡그리면서 발로 차고 젖꼭지를 뱉으며 울부짖기도 한다. 조금 지나 다른 아기들까지 신경질적으로 변하기 시작하면, 합창을 하듯이 울어대는 아기들로 신생아실의 고요함은 깨져 버린다. 보모들은 요람으로 달려가 그들의 관심을 필요로 하는 아기들이 누군지, 그 이유가 무엇인지 알아내려고 한다. 이처럼 같은 환경에서도 신생아들은 왜 서로 다르게 반응하는 것일까?

각각의 신생아는 고유한 존재로서, 모든 유아는 생존에 필요한 신체적인 기본욕구를 가지고 있다. 예를 들어, 영양분이 풍부한 음식, 혹은 안전한 환경에 대한 욕구 등이 그것이다. 또한 아기들은 건강한 성인으로 성장하는 데 필요한 소속감, 애정, 사회적 인정, 그리고 존경 등의 심리적 욕구를 갖는다. 만약, 신생아실에 각각의 아기들의 미래를 예언할 수 있는 수정공이 있다면 어떻겠는가? 이 아기들 중 누가 심리적으로 건강하게 되고 개인적인 성취를 이루게 되며, 그들 자신이나 삶에 만족하게 될 것인가? 또는 누가 정서적인 괴로움에 처하거나 고단한 삶을 살아가게 될 것인가?

> "신생아들은 왜 서로 다르게 반응하는가?"

심리적 혹은 정신적 건강은 역동적이어서 끊임없이 변화하는 환경에 개인이 어떻게 반응하느냐에 따라 긍정적이거나 부정적이 될 수 있다. 많은 사람들은 그들의 삶을 통틀어, 높은 긍정적인 심리적 기능을 유지하려고 노력한다. 긍정적인 정신건강을 유지하는 사람은 생의 심리적 도전을 효과적으로 다루어 나갈 수 있다. 또한 이러한 사람들은 스스로를 받아들일 줄 알고, 생에 대해서 현실적이고 낙관적인 견해를 가지며, 독립적으로 살아가고 인간관계에 만족하며, 변화에 효과적으로 대처할 수 있다(표 2-1). 이 외에도 이들은 중독 성향이나 폭력에 의존하지 않고도 그들의 문제를 해결할 수 있으며, 어떠한 사회적 상황에서도 자신을 주장할 수 있다.

개인의 심리적 건강의 질은 건강의 다른 조건인 사회적, 영적, 신체적 건강 등에 영향을 준다. 이 장은 심리적 건강에 긍정적, 부정적인 영향을 주는 요인들에 관해 논하고자 한다. 3장에서는 심리적 스트레스가 건강에 미치는 영향을 탐색하고, 4장에서는 폭력이 건강에 미치는 영향을 중점적으로 다루고자 한다.

표 2-1 심리적으로 건강한 사람들의 특성

심리적으로 건강한 사람들은

- 자신과 타인들을 수용하고
- 자발적으로 변화하는 상황에 반응하며
- 사생활을 원하고
- 독립적으로 살아가며
- 인간관계를 즐기고
- 창조적인 능력을 보이며
- 적절한 정서적 반응을 보이고
- 현실을 직시하며
- 타인의 욕구에 관심을 가지고
- 생애의 목표를 가진다.

자료출처: Maslow, A. H.(1970). *Motivation and Personality*(2nd ed.). New York: Harper & Row.

심리적 건강의 기초

심리적 건강을 이해하기 위해서는, 신체기능에 대해 연구하는 **생리학(physiology)**과, 인간의 행동에 영향을 주는 정신적(인지적) 과정에 대해 연구하는 학문인 **심리학(psychology)**에 대한 학습이 필요하다. 사고, 의사결정, 기억 등과 같은 인지적 과정은 신경계의 기능에 의존하고 있다. 신경계는 수십억 개의 신경세포와 뉴런을 포함하는 정교한 생물학적 의사소통 조직망이다. 이것은 전기적 혹은 화학적 신호들을 가지고 신체 내에서 메시지를 주고받거나 해석하도록 디자인되어 있다(그림 2-1). 이러한 조직망은 두 개의 상호 연관된 부분으로 되어 있는데, 뇌와 척수로 구성되어 있는 **중추신경계(central nervous system, CNS)**와, CNS와 정보를 주고받으며 연결되어 있는 **말초신경계(peripheral nervous system, PNS)**가 그것이다.

생리학(physiology) 신체기능에 대해 연구.

심리학(psychology) 인간행동에 영향을 주는 정신적 과정에 대해 연구.

중추신경계(central nervous system, CNS) 신경계 주요 부분 중 하나로, 뇌와 척수로 구성.

말초신경계(peripheral nervous system, PNS) 신경계 주요 부분 중 하나로, CNS와 정보를 주고받는 신경들로 구성.

신경전달물질(neurotransmitters) 신경에 의해 생산, 방출되는 화학 물질로, 신경세포간 정보를 운반.

대부분의 신경들은 **신경전달물질(neurotramitters)**을 생산하고 방출하는데, 이들은 신경세포들 간에 정보를 운반하는 아세틸콜린, 도파민, 세로토닌과 같은 화학물질을 말한다. 신경계는 여러 가지 신경전달물질의 수준을 바꿈으로써 정보를 전달하고, 신체적 반응, 사고, 정서 등을 생산해 낸다.

정서는 타인에게 우리의 기분을 전달하는 방법이다. 정서는 전형적인 행동상, 혹은 생리적인 반응과 관련지어 생각할 수 있는데, 여기에는 얼굴 표정 또는 다른 여러 형식의 신체적 언어뿐만 아니라, 말하는 양식의 변화도 포함된다.

행복, 슬픔, 분노, 공포 등은 우리가 흔히 '느낌'이라고 부르는 기본정서에 해당한다. 심리적으로 건강한 사람은 자신의 정서를 적절하게 표현할 줄 안다. 심리적 질병과 관련된 많은 장애들은 상황에 대한 비정상적이고 극한적인 정서적 반응들의 결과로서 생기는 것이다.

집합적으로는 '마음'이라 불리는 뇌의 부분들은 신체의 다른 부분이나 환경으로부터 받은 여러 가지 유형의 정보를 처리한다. 그 결과로 마음은 무엇이 일어났는지 생각하고, 사건의 의미를 발견하여 행동을 고려하며, 의사결정을 하거나 반응의 방향을 잡고 결과를 평가, 기억하며, 미래를 위해 계획을 세운다. 이러한 활동에는 뇌의 신경전달물질이 관여한다. 어떤 상황들은 정상적인 뇌의 화학작용을 방해하거나 신경전달물질의 수준을 바

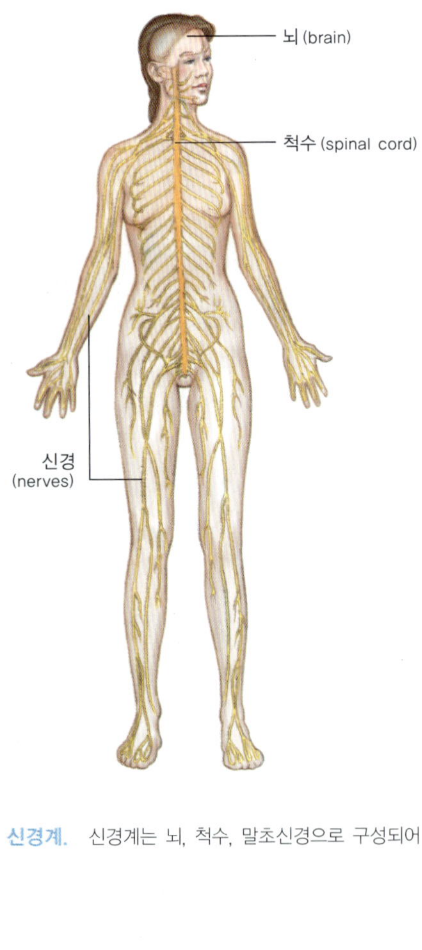

그림 2-1 신경계. 신경계는 뇌, 척수, 말초신경으로 구성되어 있다.

꿈으로써 마음에 부정적인 영향을 주기도 한다. 그 결과로 부적절한 기분, 비현실적인 사고, 비적응적인 행동이 발생한다. 비적응적인 행동은 생산적이거나 사회적으로 상호작용하는 능력, 혹은 일상생활의 요구에 반응하는 능력을 방해한다. 이러한 상태를 다루기 위해서 많은 경우, 왜곡된 사고의 방식을 변화시키는 방법에 대해 학습하게 하거나, 비정상적인 신경전달물질의 수준을 교정하는 약물치료를 하게 된다.

인성 발달

인성(personality)은 정서적 반응을 포함하여 개인이 상황에 반응하는 방식을 보여 주는 일련의 독특한 사고와 행동들이다. 생물학적, 문화적, 사회적, 그리고 심리적 영향력을 포함한 많은 요인들이 인성을 형성하는 데 관여한다.

생물학적 영향 **유전**(heredity)은 유전자 안에 암호화되어 있는 생물학적 정보를 부모에게서 자식에게로 전달하는 것이다. 이러한 정보는 부분적으로 개인의 신체적, 정서적, 지적 특성을 결정한다. 개인의 환경에 대한 예측가능한 반응방식이라 할 수 있는 **기질**(temperament) 중 많은 부분도 유전된다. 자녀가 태어난 후 곧 부모는 자기 자녀가 짜증을 잘 낸다든지, 겁이 많다든지, 명랑하다든지 하는 기질적 특성을 알 수 있게 된다. 자녀가 성장하면 사회적, 문화적 영향이 이러한 기질을 변화시킨다.

인성(personality)
상황에 대한 개인의 반응방식인 일련의 독특한 사고와 행동.

유전(heredity)
유전자 안에 암호화되어 있는 생물학적 정보를 부모에게서 자식에게로 전달.

기질(temperament)
명랑하거나 사교적, 혹은 부끄러움을 타는 등, 상황이나 타인에 대한 개인의 예측 가능한 반응방식.

건강의 이모저모
Diversity in Health

네이티브 아메리칸: 문화적, 심리적 건강

일반적인 미국의 정신건강 전문가는, 기존의 표준에 의하여 정신질환을 진단하거나 혹은 정상적 행동이냐 아니냐를 판단하도록 교육받아 왔다. 따라서 이러한 의료행위자들은 환자가 아메리칸 인디언과 같은 소수집단의 구성원일 경우에도 문화의 중요성을 고려하지 않는 경향이 있다.

전통적인 아메리칸 인디언들의 건강에 대한 개념에는 의술의 바퀴(medicine wheel)라는 개념이 포함되어 있는데, 이것은 건강의 주요 측면을 나타내는 동일한 네 개의 부분들로 나뉘어져 있다. 즉 정황(자연환경과 사회적 배경), 마음, 몸, 영혼이 그것이다. 이러한 의술의 바퀴의 네 가지 요소가 서로 조화를 이룰 때, 사람들은 건강을 누리거나 조화롭게 된다. 반면, 사람들이 자연이나 공동체 혹은 스스로와 조화를 이루지 못할 때 신체적, 심리적 질병을 얻게 된다. 전통적인 아메리칸 인디언의 믿음에 따르면, 정서적으로 교란된 개인은 다른 자연과도 부조화 상태에 놓이게 되며, 절망적인 건강상태에 처하게 된다. 또 다른 인디언 전통에 의하면, 정신질환의 증상은 인간을 조정할 수 있는 초자연적인 힘의 결과이다.

앞서 1장의 [건강의 이모저모]에서는 알콜 중독, 자살, 사고 등 부정적인 정신건강과 관련된 문제를 포함하여, 아메리칸 인디언에게 영향을 주는 주요한 건강관련 관심사를 보여 주었다. 이러한 알콜 남용이나 정신건강 문제는 인디언의 '의술의 바퀴'에서 보면 영혼 요소의 부조화라고 할 수 있다. 영혼의 건강은 심리적 건강과 밀접하게 연결되어 있기 때문에 그 치료는 순전히 영적이어야 하고, 그 예로 기도, 치유움막(sweat lodge), 자연치료사의 정화의식 등이 포함될 수 있다. 영적인 조화를 되찾으려는 노력에는 수공예, 스토리텔링, 북이나 바구니 만들기 등 문화적 정체성이나 자아존중감을 높일 수 있는 활동에 참여하는 것도 포함된다. 이러한 전통적인 치유방법에 의존하는 것 이외에도, 많은 아메리칸 인디언들은 심각한 정신적 건강문제를 다루는 데 있어 관습적인 치유방식을 수용한다.

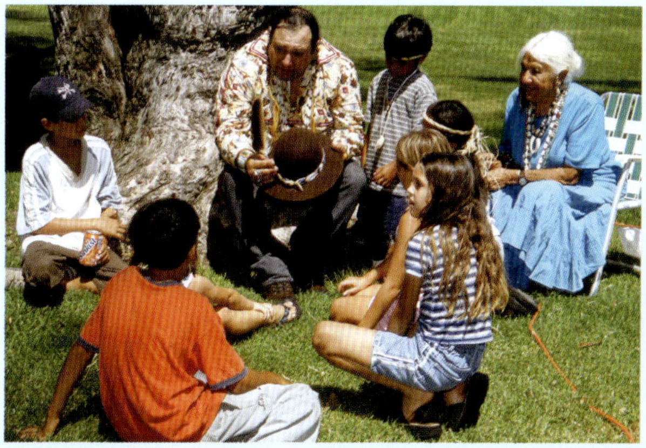

그림 2-A 많은 아메리칸 인디언들에게 있어 스토리텔링은 영적, 심리적 건강을 회복하는 방법이다.

의료전문가는 아메리칸 인디언이나 혹은 다른 개인들을 다룰 때 문화적 전통의 중요성을 인식해야 한다. 특히, 정신건강분야 치료자는 전통적인 치유방법을 배움으로써 다양한 문화적 배경을 가진 환자의 존경과 신뢰를 얻을 수 있고, 결과적으로 환자들이 의료행위자의 전통적인 치료에 대한 충고나 제안을 좀 더 잘 수용하게 될 것이다.

자료출처: Cross,T., Earle,K., Echo-Hawk Solie,H., & Manness,K.(2000). Cultural strengths and challenges in implementing a system care model in American Indian communities. *Systems of care: Promising practices in children's mental health*(2000 series, Vol. 1). Washington, DC: Center for Effective Collaboration and Practice, American Institutes for Research.

사회적, 문화적 영향 태어나는 순간부터 부모나 다른 가족구성원과의 상호작용과 같은 사회적 환경은 개인의 심리적 발달에 영향을 준다. 대부분의 사람들은 어린 시절에 사회적, 문화적으로 수용될 수 있는 방식으로 상황에 반응하는 방법을 배운다. 따라서 상황을 둘러싼 환경은 정서적 표현의 종류와 정도에 영향을 준다.

개인의 문화적, 민족적 배경은 정신건강의 방해물을 지각하거나 상황에 대해 반응하는 데 영향을 준다. 모든 문화권에서 심리적 문제가 사람들에게 영향을 주지만, 이러한 문제의 증상은 문화에 따라 달리 나타난다. [건강의 이모저모]에 있는 "네이티브 아메리칸: 문화적, 심리적 건강"에서는 전통적인 아메리칸 인디언의 건강에 관한 개념, 의술의 바퀴(medicine wheel) 또는 치유의 방법에 관해 말하고 있다.

인성발달의 이론

프로이드(Freud)의 인성 구조 백년도 더 이전에 내과의사인 프로이드는 심리적 장애를 진단하고 치료하는 데 있어 현대적인 접근을 시도하였다. 프로이드는 인간들이 어떠한 생각이나 감정, 충동을 인식하지 못하는 마음의 요소를 가지고 있다는 것을 발견하였다. 그는 마음의 이러한 무의식적 요소가 개인의 행동에 많은 영향을 미친다고 하였다. 무의식적 마음은, 예를 들면 불안과 죄의식을 이겨 내기 위한 억압과 회피 등의 여러 가지 방어기제를 유발한다.

방어기제
(defense mechanisms)
불안이나 죄의식을 줄이거나 제거하는 사고나 행동방식.

방어기제(defense mechanisms)는 개인의 현실지각을 바꿈으로써 불안이나 죄의식을 줄이거나 제거하고자 하는 사고나 행동방식이다. 거의 대부분의 사람들은 심리적 갈등이나 위협에 대항해서 마음을 보호하기 위해 방어기제를 사용한다. 기본적 방어기제인 억압은 불안을 유발하는 느낌이나 생각, 충동을 무의식적으로 잊고자 하는 것이다. 예를 들어, 어린 시절 성적으로나 신체적으로 학대받은 성인은 학대의 기억을 억압하려 한다. 성적이 나쁜 학생은 자신이 수업을 빼먹거나 공부를 하지 않았기 때문이라고 하지 않고 교사를 비난함으로써 합리화의 방어기제를 사용한다. 표 2-2는 억압, 투사 등 몇 가지의 일반적인 방어기제와, 무의식적 마음이 그러한 방어기제를 사용하는 예를 제시하고 있다. 이러한 전략이 마음을 보호하고 단기간에는 불안을 감소시키지만, 문제에 대한 장기적인 해결책은 되지 못한다.

프로이드는 무의식적 욕구나 충동, 특히 *리비도(libido)나* 성충동 등은 심리적 긴장을 유발하여 인간행동을 조정한다고 믿었다. 이러한 긴장에서 벗어나면 즐거운 기분을 느낄 수 있는 것이다. 사회구성원들은 좋거나 나쁜 행동을 판단할 수 있는 도덕적 가치를 수립하는데, 이는 모든 욕구를 충족하려고 하는 인간을 통제하는 기능을 한다. 만약, 사회의 도덕적 가치를 받아들인 개인이 이러한 규율과 대립되는 방식으로 행동하거나 생각하면, 불안과 죄의식을 느끼게 된다. 많은 사람들은 도덕적 가치를 그들의 행동이나 그들 자신, 그리고 타인들을 판단하는 지침으로 사용한다.

표 2-2 일반적인 방어기제

방어기제	행 동	예
억압	불쾌한 생각이나 감정을 봉쇄	어린 시절의 성적 학대에 대한 기억을 억누르는 여성
합리화	쾌한 행동이나 상황에 대해 그릇되거나 자기보호적 핑계를 만듦	실직에 대한 핑계를 대는 남성
부정	불쾌한 상황이나 감정을 인지하지 않으려 함	말기질병을 진단받은 사실을 수용하지 않으려는 젊은 남성
투사	아들일 수 없는 생각, 감정, 충동을 다른 사람의 탓으로 돌림	자신의 외도욕구를 신뢰할 수 없는 남자친구 탓으로 돌리는 여성
감정전이	위협이 적은 목표로 반응이나 감정의 방향을 바꿈	남편의 학대에 직접 저항하는 대신에 자녀를 학대하는 부인
회피	강력한 감정을 유발하는 상황을 방어하는 행동을 취함	사랑에 빠지는 것을 두려워하여 데이트하지 않는 여성
퇴행	좀더 안전함을 느낄 수 있는 미성숙된 행동을 함으로써 불안감소	동생이 태어나자 엄지손가락을 빨기 시작한 6세 아동

표 2-3 에릭슨의 심리사회적 인성발달 단계

갈 등	연령범위
신뢰 대 불신	출생~1세
자율성 대 수치심, 의심	1세~3세
능동성 대 죄의식	3세~6세
근면성 대 열등감	6세~12세
정체감 대 정체감 혼미	12세~18세
친밀감 대 고립감	성인기
생산성 대 침체감	중년기
자아통합 대 절망감	노년기

에릭슨(Erikson)의 심리사회적 발달단계 에릭슨은 사회적 영향이 성충동보다는 인성의 형성에 더 큰 역할을 한다고 제안함으로써 프로이드의 이론을 수정하였다. 에릭슨에 따르면 개인은 평생 동안 8개의 심리사회적 단계를 거친다(표 2-3). 각 단계에는 사람들이 감정적 안녕을 얻기 위해 관리하거나 해결해야 하는 주요한 사회적 위기나 갈등이 있다.

유아는 정상적으로 발달하고 살아가기 위하여 성인으로부터 상당한 정도로 보호받고 양육되어져야 한다. 에릭슨은, 만약 아기들이 그들의 부모나 다른 양육자로부터 기본적인 신체적 혹은 정서적 요구를 충족받게 되면 타인에 대한 신뢰를 배운다고 하였다. 돌봐 주고 사랑하는 성인과의 신뢰하는 인간간계 수립은, 유아로 하여금 생애의 나머지 기간 동안 높은 심리적 안녕감을 발달시키는 과정을 시작할 수 있게 하여 준다.

에릭슨은 젊은이들이 정체감을 발달시킬 수 있는 결정적 시기로서 청년기를 들고 있다. 이 기간 동안 청소년들은 스스로 책임감 있게 의사결정할 수 있게 된다. 그들은 그들의 가족으로부터 독립하기 시작하며, 그들이 누구이고 그들의 미래 역할은 무엇인지 파악하게 된다. 에릭슨에 따르면, 청소년이 명백히 하여야 하는 세 가지 주요 관심영역은 그들의 성, 미래의 직업, 사회적 행위이다. 청소년은 생애에서의 그들의 역할인식과 그에 관련된 감정을 명백히 하기 시작하면서 정체감을 수립한다. 정체감 혼란은 그들이 건전한 자아개념을 발달시키거나 가족과의 독립적인 기능을 수립하지 못하였을 때에 발생한다.

청소년은 젊은 성인으로 성숙되어 가면서, 타인과 가깝게 사랑하는 관계를 형성해야 하는 친밀감이란 과제와 맞닥뜨리게 된다. 일찍이 신뢰감을 발달시키지 못하거나 자신의 정체감을 분명히 하지 못한 성인은 친밀한 관계를 수립하지 못하거나 고립감을 느끼게 될 수 있다. 그리고 중년기 동안 이 전의 발달과업을 완수한 개인은 가족부양, 지역사회 서비스 수행 등과 같은 활동을 통하여 타인의 요구를 맞추게 되는데, 이러한 심리사회적 과업과 관련하여 에릭슨은 생산성이란 용어를 만들어 내었다. 또한 생애의 마지막 단계에서 사람들은 통합성을 추구하는데, 이것은 그들의 삶이 충만되고 완전할 때의 느낌이다.

매슬로우(Maslow)의 욕구위계 매슬로우에 의하면, 인간은 그들의 무의식적 충동에 의하기보다는 자신의 가치에 따라서 행동한다. 매슬로우는 건강한 사람은 자신의 재능과 능력을 개발함으로써 스스로 자유롭게 성취를 이루어나가는 데 가치를 둔다고 하였다. 이러한 자유로움이 인성발달을 촉진시키는 심리적 욕구가 된다. 매슬로우는 인간의 생존에 필요한 가장 기본적인 생물학적 욕구로부터 심리적 만족에 필수적인 자아성취에 이르기까지, 다섯 가지 인간욕구의 위계를 만들었다(그림 2-2). 자아성취를 이루기 위해서는 가장 아래에서

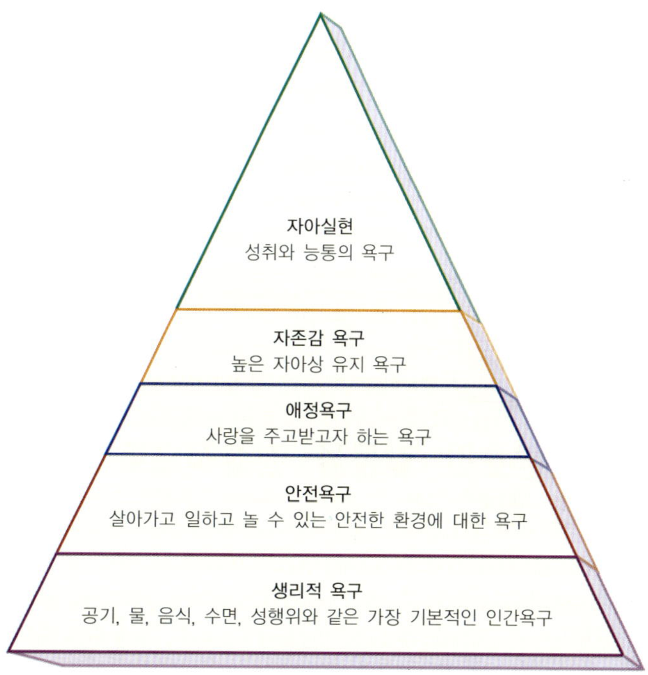

그림 2-2 매슬로우의 욕구 위계. 매슬로우는 인간의 생존에 필요한 기본적인 생물학적 욕구로부터 심리적 민족(자아성취)에 이르기까지 5단계의 인간 욕구 위계를 만들었는데, 자아성취 수립 전에 모든 앞 단계의 욕구를 만족하여야 한다.

부터 최고에 이르기까지 욕구의 각 단계가 차례로 채워져야 한다. 자아성취를 이룬 사람은 심리적으로 건강하고 성숙한 사람이다. 그들은 자유롭게 자신의 창조적이고 지적인 능력을 추구해 나간다. 자아성취는 모든 사람에게 가능하나, 그 이전의 욕구가 채워지지 않는 한 그들의 잠재력은 충분히 실현될 수 없게 된다. 매슬로우에 의하면, 백명 중에 한 명 정도만이 인간욕구의 최고 단계에 이르게 된다고 하였는데, 그럼에도 불구하고 매슬로우는 많은 사람들이 자아성취 없이도 자신들의 삶에 만족할 수 있음을 인정하였다.

건강한 생활습관
Healthy Living Practices

- 방어기제를 사용하여 문제를 피하기보다는 문제에 대한 실천적 해결책을 찾아라.

적응과 성장

매일매일 사람들은 타인의 요구나 물리적 환경, 그리고 스스로에게 반응하며 살아간다. 생애를 통틀어 이러한 요구는 끊임없이 변화한다. 대학에 입학한 것도 특별한 요구에 의해서이지만, 졸업 후 얼마나 더 많은 변화를 겪을 것인가? 졸업 후 십 년, 이십 년, 삼십 년 후에 삶은 어떻게 변할 것인가? 전 생애 동안 어떠한 적응이 일어날 것인가?

변화에 대한 적응(adjustment)이란 생의 요구에 대처하는 인간의 반응을 일컫는다. **심리적 적응(psychological adjustment)**은 과연 어떤 반응이 다른 것보다 효과적으로 개인적 요구에 반응할 수 있는지 학습함으로써 가능하다. 예를 들어, 신입생이 심리적으로 대학에 잘 적응하는 한 가지 방법은 학습, 수강, 일 등 여러 가지 과업에 대해 주별 일정표를 만들고 실천하는 것이다.

심리적 성장(psychological growth)은 개인이 미래를 위해 계획을 세우고 좀더 열심히 학습하는 등, 개인의 자유로움을 고양시키고 스스로와 환경을 조정해 나갈 수 있는 적응전략을 발견할 때 가능하다. 유익한 방법으로 적응하고 심리적 성장을 경험하기 위해서는, 개인은 현실적인 정보를 습득하고 믿을 만한 목표를 수립하며, 이러한 목표를 달성할 효과적인 방법을 계획하고 합리적인 판단과 결정으로 실천하며 자신의 선택결과를 평가하여야 한다.

그리고 이 때 인간상호간 갈등이 효과적으로 관리되지 않으면, 심리적 적응이나 성장이 저해될 수 있다. 이러한 갈등은 흔히 사람들이 의견이나 가치, 욕구, 신념 등을 공유하지 못할 때 일어난다. 이러한 상황에서 많은 사람들은 화를 내거나 공격적으로 반응하기도 한다. 공격적인 반응은 타인에게 신체적, 심리적으로 해를 주기 쉬우므로 사회적 상호작용에 도움이 되지 않는다.

*자기주장(assertiveness)*은 타인의 권리를 침해하거나

건강관리
Managing Your Health

인간상호간 갈등을 건설적으로 해결하는 방법

갈등의 건설적인 해결을 위하여 타협 이외에 다음과 같은 방법들을 사용해 볼 수 있다.

1. 한 가지 논쟁거리에 집중하여, 가능하면 분명하게 문제에 대해 지각한 바를 명확하게 밝혀라.
2. 타인의 감정을 고려하여, 비판, 험담, 위협, 비꼬는 행동을 하지 마라.
3. '나는 느낀다'는 표현을 사용한다. '너' 위주의 표현은 타인을 방어적으로 만든다. 예를 들면, "네가 나를 화나게 만든다"보다는 "나는 네가 … 했을 때 화가 난다"로 표현하라.
4. 다른 사람들이 어떻게 느끼고 무엇을 믿고 어떻게 반응할 것인지 가정하지 마라.
5. 현재의 관심거리를 논하고, 지나간 논쟁은 끄집어 내지 마라.
6. 말하기 전에 생각하라. 혼돈을 피할 수 있는 단어를 신중하게 선택하라.
7. 타인의 말을 신중하게 듣고, 그들이 말하는 동안 방해하지 마라.
8. 합리적인 해결책을 제시하라.
9. 다른 사람들이 당신의 의견을 고려하고 수용, 혹은 거부할 시간을 주어라.
10. 인내심을 가지고, 미래의 의사소통을 위하여 문을 열어 두어라.

피해를 주지 않고 개인의 권리를 유지함으로써 사회적 상황에 반응하는 하나의 방법이다. 만약, 시험문제에 대한 학생 개인의 응답이 인정되지 못한 경우, 강사에게 학생들이 어떻게 반응해야 할 것인가 생각해 보자. 공격적인 학생은 이를 논쟁하기 위해 교사에게 말로 몰아세움으로써 강의시간을 방해하기 쉽다. 그러나 자기주장적인 학생은 강의시간 후에 강사와 만날 약속을 정함으로써 좀더 깊은 생각과 이성적인 방법으로 토론하는 시간을 가지게 될 것이다.

건강한 사람들이 건설적으로 인간상호간 갈등을 해결하는 또다른 방법은 타협하는 것이다. 예를 들어, 어떤 논점에 대하여 친구의 의견에 동조하지 않는 사람이, 우정을 유지하는 것이 논쟁에서 이기는 것보다 오랜 기간 더 가치 있는 것이라고 결론을 내린다면, 이 사람은 자신의 태도를 변화시킴으로써 타협하려 할 것이다. 이 장의 [건강관리]에서는 갈등을 건설적으로 푸는 데 필요한 추가적인 제안이 제시되어 있다.

또한 심리적 성장은 **자율성**(autonomy)을 발달시켜준다. 자율성이 높은 사람은 독립적으로 살아간다. 자율성은 사람들이 스스로를 가치롭고 쓸모 있다고 느끼는 정도인 **자아존중감**(self-esteem)과 연관된다.

자아존중감

자아존중감은 개인의 사고, 행동, 감정에 영향을 미치는 가장 중요한 요소이다. 긍정적 자아존중감은 심리적으로 건강한 사람의 특징 중 하나이다. 긍정적이고 높은 수준의 자아존중감을 가진 사람은 높은 수준의 자율성을 보이며, 자신감이 있고 스스로에게 만족한다. 이러한 사람들은 타인과 더불어 일을 잘 하며, 도전적인 과업이나 책임을 수용하고, 변화에 잘 적응한다. 실수를 했을 때는 타인을 비난하거나 핑계를 대지 않고 행동에 대한 책임을 진다. 반면, 자아존중감이 낮은 사람은 의사결정을 잘 하지 못하며, 행동변화에 거부적이고 건설적인 비판마저도 불쾌하게 여긴다. 이러한 사람들은 스스로를 좀더 낫게 여기거나 좋게 느끼기 위해 다른 사람을 헐뜯는 경향이 있다.

사람들은 자아존중감을 초기 아동기부터 발달시킨다. 부모는 자녀의 자아존중감 수준을 결정하는 데 중대한 역할을 한다. 부모나 다른 가족구성원과 상호작용하면서 어린 자녀는 어떤 행동이 좋고 나쁜지 학습하게 된다. 자녀들은 이 정보를 그들이 스스로를 바라보는 방법인 자아상을 형성하는 데 사용하게 된다. 자녀와 양육자 간의 긍정적인 관계는 어린 자녀가 심리적으로 잘 적응된 성인으로 되어 가는 데 필수적인 요소이다. 긍정적인 자아상을 가진 자녀는 스스로를 좋고 사랑스러우며, 정직성이나 감수성과 같은 가치 있고 훌륭한 특성을 소유한 존재로 보기 때문에 높은 자아존중감을 가진다.

자녀가 학교에 들어가면, 다른 아이들, 교사, 다른 지역사회 구성원들을 포함하여 사회적 환경범위가 확대된다. 이러한 사람들은 자녀의 인성, 자아상, 자아존중감에 영향을 주는 긍정적 혹은 부정적인 새로운 학습경험을 제공한다. 만약, 부정적인 자아상을 가진 아이가 학교에 들어가 이러한 지각을 강화하는 경험을 하게 되면, 이후 성인기까지 지속될 수 있는 정서적 장애가 발생한다. 다른 사람의 도움으로 아이들은 건강한 생애의 기초가 되는 긍정적인 자아개념을 발달시킨다. 따라서 부모나 다른 성인들은 자녀와 시간을 보내고 그들의 관심사를 들어 주고 존중하는 마음으로 그들을 다룸으로써 자녀가 스스로에게 좋은 감정을 느끼도록 도와 주어야 한다.

심리적 적응(psychological adjustment) 환경의 요구에 효과적으로 대처하기 위한 사고, 태도, 행동의 변화.

심리적 성장(psychological growth) 개인의 경험을 통한 학습 과정.

자율성(autonomy) 독립심과 자제력.

자아존중감(self-esteem) 개인이 가치롭고 유용하다고 느끼는 정도.

성인기 동안에도 학교, 직업, 가정, 그리고 인간관계를 포함한 다양한 사회적 요인과의 경험이 자아존중감에 영향을 준다. 보상적이고 가치롭고 만족할 만한 인간관계의 경험은 긍정적 자아존중감에 도움이 된다. 자신에 대한 존경감뿐만 아니라, 높은 자아존중감을 가진 사람은 동료나 타인의 인정과 존경도 받을 수 있다.

자아존중감은 개인에게 뿌리깊게 박혀 있는 부분이다. 자아존중감이 하루 동안 올랐다 내렸다 한다 하여도, 기본적인 특성은 안정적으로 오랫동안 남아 있게 된다. 그러나 지속적으로 낮은 자아존중감을 가진 사람도 스스로에 대한 자신의 부정적인 생각과 감정을 변화시킬 수 있다. 즉 상황을 분석함으로써 자신의 낮은 자아존중감에 관여하는 요인을 파악할 수 있다. 예를 들어, 침체된 직장에서 일하거나 학대적인 관계에 있다 보면 자아존중감에 부정적인 영향을 받게 된다. 이러한 경우에 사람들은 새로운 직업을 찾거나 자아파괴적인 관계를 청산함으로써 자신의 상황이나 자아가치감을 개선할 수 있다.

스스로를 더 좋게 느낌으로써, 낮은 자아존중감을 가진 사람은 자신의 부정적인 특성이나 결점에 초점을 두기보다는 긍정적인 특성이나 능력을 인지하고 가치를 두는 법을 배울 수 있게 된다. 또한 비판이라 하여도 모두가 파괴적이고 냉담한 것은 아니라는 것을 지각하는 것도 도움을 줄 수 있다. 건설적인 비판을 수용하는 것은 개인의 성장을 도와준다. 새로운 취미를 개발한다든지, 나쁜 버릇을 개선한다든지, 자기 주장 훈련강습을 듣는다든지 하는 어느 정도의 생활태도 변화도 개인의 심리적 견해를 개선시켜 줄 수 있다. 또한 낮은 자아존중감을 극복하기 위해서는 개인에게 스스로를 평가할 수 있는 능력을 발달시켜 주고 정확한 자아인지를 가능하게 하는 심리상담도 필요하다.

심리적 건강향상

심리적 건강을 향상시키기 위하여 할 수 있는 일은 무엇인가? 건강의 여러 다른 영역을 향상시키면, 무엇보다 먼저 정신건강의 질이 개선될 수 있다. 예를 들어, 규칙적인 운동은 분위기를 끌어올릴 수 있다(Dunn 등., 2001; Kritz-Silverstein et al., 2001). 충분한 잠을 자는 것, 영양이 풍부한 음식을 먹는 것, 신장에 맞는 건강한 체중을 유지하는 것 등의 신체적 건강을 향상시키는 일도 심리적 건강을 고양시켜 준다. 이처럼 신체적 욕구를 잘 보살핌과 더불어, 가족이나 친구, 동료 등과의 긍정적인 사회적 접촉을 촉진하는 것도 매우 중요하다. 모든 사람들은 일상적인 생활 속에서 다른 사람들과 의사소통하고자 하는 욕구를 가진다. 예를 들어, 적어도 해마다 하나 이상의 새로운 사회적 관계를 만들고 유지하고자 하는 것도 심리적 건강을 향상시키고자 하는 목적이 될 수 있다. 또한 지적인 건강은 도전을 자극하는 책을 읽거나 십자말 풀이나 체스 등의 자극적 게임, 혹은 남을 가르치는 가정교사 일을 하면서도 향상시킬 수 있다. 어떤 사람들은 가장 사적인 느낌의 기록이라 할 수 있는 일지나 일기를 계속 써 나가는 것이 일상생활을 잘 대처해 나가는 데 도움을 준다고 하기도 한다.

그리고 영적인 욕구에 따르는 것 역시 개인의 성취를 가능하게 해준다. 예를 들어, 장애아동을 위한 멘터로 봉사하거나 종교단체에 참여하는 것 등이 그것이다. 마지막으로 환경을 보호하거나 지키는 적극적인 역할을 하는 것 역시 모든 영역의 건강을 지지하는 데 도움이 될 수 있다.

건강한 생활습관
Healthy Living Practices

- 심리적 적응과 성장을 경험하기 위해서는 실천적 목표를 설정하고, 이러한 목표를 달성할 수 있는 효과적인 방법을 수립하며, 합리적인 판단과 결정에 의해 행동하고 선택의 결과를 평가하라.
- 심리적 적응을 촉진하기 위해서는 인간상호적 갈등을 공격적이 아닌 건설적으로 다루는 방법을 배워라. 갈등이 일어나면 협상하고 주장하기 좋은 시기를 결정하라.
- 자아존중감을 향상시키기 위해서는 자신에 대한 부정적인 언급을 피하라. 자신의 장점과 단점에 대해 사실적으로 잘 파악하되, 성과와 긍정적인 특성에 중점을 두라.
- 심리적 건강을 향상시키기 위해서는 건강의 다른 영역의 질을 향상시키려는 노력을 하라.

심리적(정신적) 질병의 이해

'우울한 기분이 든다' 든지 '극도의 두려움을 느낀다' 든지 '염려증이 생긴다' 든지 하는 말을 들으면, 사람들은 그러한 강력한 정서나 불편한 감정을 경험했던 상황을 떠올리게 된다. 때때로 건강한 사람들도 불안한 생각을 하고 불쾌한 기분을 경험하며 부적절한 행동을 하기도 한다.

대부분의 경우, 이것은 불쾌하고 위협적인 상황에 적응하려는 정상적인 반응이라 할 수 있다. 예를 들어, 친구의 죽음에 슬퍼진다거나 발 밑을 지나는 뱀을 보고 두려움을 느끼는 것은 정상적인 것이다. 시간이 지나면, 이러한 강력한 감정적 반응이나 불쾌한 생각, 감정은 사라지며, 다시 안녕감을 회복할 수 있다.

정서적 상태의 신호가 되는 눈에 뜨일 만한 신체적, 행동적 변화를 **정동**(affect) 혹은 기분이라고 한다. 정서를 적절하게 표현하는 능력은 심리적으로 건강한 사람의 특성이다. 따라서 극한적인 혹은 부적절한 정서반응은 심각한 심리적 장애의 징후라 할 수 있다. 정상적인 정서반응과 비정상적인 정서반응을 구별하는 핵심적인 특성은 감정의 강도와 지속성이다. 정신적으로 병든 사람은 지속적으로 일상생활에 지장을 주거나 혹은 심리적 적응과 성장을 방해하는 비정상적인 감정, 사고 또는 행동을 한다.

*정신병(psychosis)*은 이러한 비정상적 행동이나, 고립, 망상, 환각 등을 일으키는 비조직적인 사고 또는 비현실적인 지각이 주특성이라 할 수 있는, 심각한 유형의 정신적 질병이다. **망상(delusions)**은 주로 의사결정 착오를 일으키는 부정확하고 비합리적인 신념이다. 예를 들어, 망상을 겪는 사람은 자신이 날 수 있다고 생각하여 높은 건물에서 뛰어내리기도 한다. **환각(hallucinations)**은 뚜렷한 외부원인이 없는 감각 지각 이상이긴 하나, 정신질환으로 분류된다. 예를 들면, 그림으로부터 명령을 듣는다든지, 유령의 이미지를 보기도 하고, 피부 밑으로 벌레가 기어가는 느낌을 받는 것 등이다. 정신질환의 상태는 점점 심각해지거나 만성적이 될 수 있으며, 이러한 증상은 뇌 손상, 뇌의 화학적 부조화, 중독성 물질남용 등의 결과일 수 있다.

또한 상황이나 문화 역시 행동이 정상적이냐, 아니냐를 판단하는 기준이 될 수 있다. 만약, 내전으로 분단된 나라에 살고 있는 사람이 시장 한가운데서 폭탄을 터뜨린다면, 사람들은 이 사람을 정신질환자로 보기보다는 테러리스트나 영웅으로 볼 수 있다. 그러나 이러한 사건이 미국 쇼핑 몰에서 일어났는데, 개가 지시해서 그랬다고 범인이 말했다 한다면, 아마 사람들은 이 사람이 미쳤다고 생각할 것이다. 사실 오직 소수의 정신질환자만이 폭력적이 되거나 그들의 행동을 제약하는 가족구성원 혹은 타인을 공격하는 성향이 있다.

표 2-4 정신건강 장애 발병율

장 애	발병율*
기분장애	19.3
주요 우울증상 발현	16.2+
불안장애	24.9
공황장애	3.5
단순공포증	11.3
사회공포증	13.3
일반화된 불안장애	5.1
중독성 물질남용/의존	26.6
알콜중독	14.1
기타 약물중독	7.5
정신건강장애	48.0

*Many individuals reported suffering from more than one disorder.
자료출처: Based on Kessler, R. C., et al.(1994). Lifetime and 12-month prevalence of *DSM-III-R* psychiatric disorders in the United STartes: Results from the Natiional Comorbidity Survey. *Archives of General Psychiatry*, 51:8-19.
+자료출처: Kessler, R.C., et al(2003). The epidemiology of major depressive disorder. Results from the National Comorbidity Survey Replication(NC5-R). *Journal of the American Medical Association*, 289(23):3095-3105.

정동(affect) 관찰가능한 기분의 표현.

망상(delusion) 의사결정 착오를 일으키는 부정확하고 비합리적인 신념.

환각(hallucination) 뚜렷한 외부원인이 없는 감각지각이상.

심리적 질병의 영향

심리적 질병에 대해 학습하는 것이 왜 중요한가? 대부분의 미국인들은 심리적인 질병을 앓는 가족구성원이 한 명 이상 있을 것이다. 미국인 다섯 명 중 한 명은 해마다 어떠한 형태로든 정신적인 질병을 앓는다(U.S. Department of Health and Human Services, 1999). National Comorbidity Survey에 의하면, 우울이나 알코올 중독증이 가장 일반적인 미국인의 심리장애이다(표 2-4). 전세계적으로도 정신질환은 널리 퍼지고 있으나 적절히 다루어지지 못하고 있다(Demyttenaere et al., 2004).

개인이나 가족에게 뿐만 아니라, 사회적 측면에서도 정신질환의 높은 정서적, 경제적 비용이 치루어지고 있다. 사람들은 해결되지 않는 정서적 문제나 근본적인 심리장애 때문에 학교를 그만두거나 술이나 약을 먹는다. 정신질환은 빈번히 생활의 질 혹은 생산성에 부정적 영향을 준다.

과거에는 심리적으로 장애를 가진 사람들이 흔히 잘못 이해되거나 취급되어 왔다. 정신질환자는 별난 행위, 폭력적 행동, 정신병원 장기입원 등과 연관되면서 사람들에게 불명예스럽게 인식되어 왔다. 그러나 오늘날 심리적 장애로 진단받는 것은 더 이상 절망적인 상황이 아니다. 왜냐하면 과학자들이 인간의 행동에 영향을 주는 다양한 생물학적, 환경적, 사회적 요인을 좀더 잘 이해할 수 있게 되었기 때문이다. 그러나 이러한 장애는 심장병, 암, 뇌졸중 등과 같은 질병만큼 공중위생 측면의 흥미나 관심을 받지 못한다. 왜? Richard Neugebauer(1999)에 따르면 정신질환이, 이 질환과 관련된 낙인때문에 관심을 못받고, 이것을 예방하는 데 수정될 수 있는 주된 위험인자가 드러나지 않기 때문에 또한 관심을 받지 못한다.

정신장애가 일반적인 현상이 되고 있고 그 손상 정도가 심하다 하여도, 약물치료나 여러 가지 처치를 잘 행한다면 질병이 효과적으로 다루어질 수 있다. Healty

People 2000 파이널 논평(USDHHS, 2001)에 따르면 1993년에 18세 이상의 미국인 중 14%는 그들의 정서적 문제에 대한 치료 노력을 하였으며, 1998년에는 이 비율이 22%로 증가하였다. 2000년의 목표는 이 비율을 적어도 20% 이상 더 증가시키는 것이다. 그런데 정신질환에 대한 부정적인 태도가 지속되고 있기 때문에, 많은 심리장애 환자들이 치료를 받는 것을 두려워하고 자신의 질병을 숨기며 불행하게 살아가고 있다. 전문적인 도움을 받고자 노력하는 것 역시 개인적인 의지가 있어야 가능하다.

심리적 장애의 원인은 무엇인가?

심리적 장애는 여러 가지가 있으나 각 사례마다 하나의 원인만을 단정하는 것은 불가능하다. 사실 뇌의 화학적, 물리적 환경의 변화가 종종 정신질환을 유발한다. 여러 사례에서 보면, 이러한 변화는 신경전달물질의 수준에 부정적 영향을 주는 유전적 결함 때문에 발생한다. 또는 손상이나 종양, 감염 등에 의해 신체적으로 뇌가 해를 입은 경우, 비정상적 행동을 하기도 한다. 코카인과 같은 약물 역시 신체와 접촉하게 되면, 신경전달물질을 생산하거나 사용하거나 제거하는 뇌의 능력을 방해한다. 또한 납, 수은, 비소 등의 독성 무기물이나 살충제 같은 오염물질도 뇌를 손상시킨다.

과학자들은 정신분열증이나 기분장애와 같은 정신질환은 같은 가족 내에서 일어나는 경향이 있다고 하였다. 이것은 발달에 있어 유전적 역할을 증명해 주는 것이다. 그러나 유전적 요인만이 모든 심리장애의 발달과정을 설명해 주지는 못한다. 가족구성원들은 타인에 비해서 동일한 물리적, 경제적, 사회적 환경을 경험하므로 비슷한 정신질환이 나타날 수 있기 때문이다.

심리반응처럼, 수많은 유전적 특성이 실제로 어떻게 나타나는가에는 환경적 조건이 영향을 미친다. 예를 들어, 어린 아이들은 부모를 관찰함으로써 상황에 반응하는 방법을 배운다. 화가 나거나 좌절했을 때 어떻게 반응하였나 생각해 보라. 부모의 반응과 유사한 반응이었을 것이다.

개인적 경험은 심리장애를 유발하기도 하고, 그 정도에 영향을 주기도 한다. 전문가들은 어린아이의 뇌는 나중에 우울 유발위험을 증가시킬 수 있는 극도의 스트레스 상황에 노출되면 변화할 수 있다고 하였다. 심리적으로 건강한 사람들이라 하여도 위협적인 경험을 겪게 되면 심각한 불안장애인 *외상 후 스트레스장애(post-traumatic stress disorder)*를 보이게 된다(그림 2-3). 따라서 연구자들은 생물학적, 사회적, 환경적 요인들이 심리적 건강에 어떻게 상호작용하며 영향을 주는지 완전하게 밝혀 내어야 할 것이다.

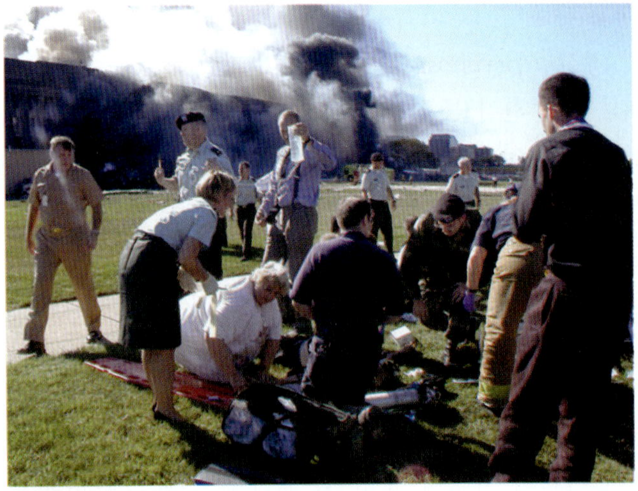

그림 2-3 재난으로부터의 생존. 팬타곤을 공격한 9·11 테러와 같이 생명을 위협하는 상황에서 살아남은 후, 외상 후 스트레스 장애를 겪을 수 있다.

심리적 장애를 다루기

심리적 장애를 가진 사람들 중 많은 수는 치료에 잘 반응한다. 여기서 치료란 개인과 가족, 그리고 특별히 훈련받은 정신건강치료자의 도움이 상호협력적으로 이루어지는 경우를 말한다. 표 2-5는 주요한 정신건강치료자 유형과 자격관련 정보에 관한 내용이다.

많은 사람들이 *지지집단(support groups)*에 참여함으로써 약물중독이나 사랑하는 사람을 잃는 것 등의 심리적 문제에 대처하는 방법을 배운다. 이러한 지지집단은 치료를 위한 비공식적인 접근법이라 할 수 있다. 지지집단 참여자들은 개인적 적응문제를 논할 수 있는 규칙적인 만남을 갖는데, 이것은 전문치료자가 행하는 방법은 아니기 때문에 어떤 경우는 이러한 규칙적인 만남에 참여하는 것 이외에 전문적인 상담을 필요로 하기도 한다.

정신건강치료는 심리적 장애를 가진 많은 사람들이 정상적이고 생산적인 삶을 살아가도록 다양하고 효과적인 심리치료를 행한다. 심리치료는 *인지행동치료(cognitive behavioral therapy)*를 포함하여 상담, 집단치료, 약물치료 등을 행하는 것이다. 인지행동치료는 불안하고 화가 나 있으며, 우울한 사람들이 스스로나 상황에

실생활 건강
Consumer Health

정신건강 치료사 찾기

다음은 자격있는 정신치료 전문가를 발견하고 선택하는 데 도움을 주는 내용들이다.

- 보건소에서 의사나 의료진으로부터 심리적 건강에 대해 진료를 받으라. 이러한 사람들이 건강을 체크해 줌과 아울러 필요하다면 전문적인 정신건강전문가에게 의뢰해 줄 수 있다.
- 심리적 건강에 관한 정보를 얻으려면 지역 정신건강 관련기관과 접촉해 보라. 여기서는 지역 지지집단이나 정신건강서비스에 관한 정보를 줄 수 있다.
- 자격있는 치료자를 알아보기 위해서는 지자체 사회복지과나 지역병원의 사회서비스과 등과 접촉하라.
- 서비스를 받기 전에 치료사와 인터뷰하라.
- 치료에 동의하기 전에 치료사에게 치료원칙, 방법, 보험적용, 치료비 등을 확인하라.

표 2-5 정신건강치료사의 주요 유형

치료사	훈련과 정도
상담 및 임상심리학자	심리학 분야의 M.A., Ph.D., Psy.D.: 심리치료방법론, 연구, 평가분야에서 5년 이상
정신의학자	의학(M.D., 혹은 O.D.) 학위 혹은 정신의학에서 3년 이상 훈련
정신분석가	개인적 정신분석을 받고 정신분석 훈련 7~10년 수료
정신의학 사회사업가	MSW: ACSW의 인증
임상정신건강상담사	석사학위와 2년 이상 상담 경험. NACCMHC 인증
정신의학간호사	정신의학 분야에서 일하기 위해 추가적인 교육과 경험을 쌓은 등록된 간호사
결혼 및 가족치료사	석사학위. 전국 1/2 이상의 주에서 인증, AAMFT 회원
성치료사	석사학위 이상. 관련 분야 인증서, 성교육, 성치료 훈련경험. 성치료에 대한 수퍼비전과 진단치료 경험. AASECT 인증
중독상담자	중독훈련. 간혹 상담자가 중독경험자
성직자	종교적 훈련. 영적 혹은 가족상담훈련

자료 출처: Cornacchia, H. J. & Barrett, S.(1993). Consumer health. St. Louis: Mosby.

대해 생각하고 있는 부정적이거나 부정확한 방법을 변화시킬 수 있게 도와준다. 앞서 언급한 대로 약물치료는 뇌의 신경전달물질의 부조화를 교정할 수 있다. 표 2-6 은 여러 가지 심리장애를 다루는 일반적인 약물치료방법들을 보여 주고 있다.

장애를 줄이고 조정하려면 하나 이상의 치료방법이 필요한 경우도 있다. 또는 심각한 경우에는, 치료를 위해 혹은 자해를 방지하거나 타인에 대한 상해를 막기 위해 입원이 필요한 경우도 있다. 주위에 정신건강치료가 필요한 사람이 있다면, [실생활 건강]의 "정신건강치료사 찾기"가 도움을 줄 수 있을 것이다.

표 2-6 심리적 장애를 위한 약물치료

유 형	약물치료(약품명)	장 애
항불안	Xanax, Librium, Paxil, Buspar, Ativan, Serax, Valium	불안, 강박성신경증, 심신장애
항우울	Elavil, Prozac, Zoloft, Luvox, Wellbutrin, Effexor, Celexa, Lexapro	우울, 섭식장애, 강박성신경증
기분 안정제	Eskalith, Lithane, Trileptal	우울, 특히 양극단장애
항정신병	Thorazine, Haldol, Prolixin, Zyprexa, Seroquel	정신분열증
항각성자극제	Ritalin, Addreal, Concerta	주의결핍장애

건강한 생활습관
Healthy Living Practices

- 많은 심리적 문제들이 잘 치료될 수 있다. 만약, 정신건강문제를 가지고 있다면, 망설이지 말고 가정의나 보건소 의료진의 진료를 받으라.

일반적인 심리적 장애

불안장애

엘리베이터를 타거나 시험장에 들어갈 때 혹은 연설을 해야 할 때 불안해지는가? 이러한 경우, 거의 모든 사람들이 막연하게 불길한 결과를 예상하며, 이로 인한 걱정, 불안이나 불편한 감정 등을 경험한다. 심장박동 수나 호흡 수 증가, 혈압상승 등 신체적 변화는 이러한 불안한 상태와 연관되어 나타난다. 불안을 느끼는 사람은 긴장, 디스트레스, 염려 등의 감정을 느끼기도 하며, 정서적으로 흥분하고 땀을 흘리며 몸을 떨기도 한다. 이러한 불안장애(anxiety disorders)는 일반적인 현상이다(Kessler et al., 1994). National Comorbidity Survey에 의하면 미국인 네 명 중 한 명은 살아가는 동안 이러한 장애를 겪는다고 한다.

범불안장애
(generalized anxiety disorder)
조절 불가능한 만성적 걱정, 신경 과민 상태.

공포증(phobia)
어떤 상황이나 대상에 대한 강력하고 비이성적인 두려움.

공황장애(panic disorder)
정서적 조정을 할 수 없고 예측 불가능하며 극도의 불안사태인 공황발작을 보이는 심리적 상태.

범불안장애　만약, 개인이 위협감을 느낀다면, 신체가 위험을 다루기 위해 불안해지는 것은 당연하다. 만약, 불안이 일상생활을 방해할 정도가 되면 비정상적이라 할 수 있다. 일상생활시간 동안 인구의 5% 정도가 **범불안장애(generalized anxiey disorders)**를 겪는데, 이것은 조절 불가능한 만성적 걱정, 불안, 신경과민 등이다. 이러한 장애를 가진 사람들은 직업이나 자녀, 건강, 하다못해 집 안 수선 등과 같은 사소한 상황에서도 비현실적이고 과도한 관심을 보인다. 이들은 긴장하고 당황하며, 안절부절하고 심지어 수면장애를 겪기도 한다. 이에 대한 치료는 인지행동 치료뿐만 아니라 항불안, 항우울증 약물치료를 실시한다.

공포증　**공포증(phobia)**은 어떤 상황이나 대상에 대한 강력하고 비이성적인 두려움이다. 광장공포증은 개방된 곳이나 공공지역에서 느끼는 두려움이다. 사회공포증은 연설이나 시험과 같이 사람들이 있는 상황에서 무언가를 수행할 때 느끼는 두려움이다. 특수공포증(공식적으로는 단순공포증)은 뱀 혹은 비행기 여행처럼 특정 대상이나 상황에 대한 두려움이다. National Comorbidity Survey 결과에 의하면, 공포증은 미국에서 가장 일반적인 심리장애 중 하나이다. 미국인의 약 13%가 사회공포증을 가지고 있고, 약 11%가 특수공포증을 경험한 것으로 나타나고 있다. 하나 이상의 공포증을 가진 경우도 드문 일은 아니다. 공포증을 겪는 사람들이 그들의 행동이 비이성적이라는 것을 안다 하여도, 그들은 여전히 그러한 공포를 일으키는 상황에서 불안을 느낀다(그림 2-4).

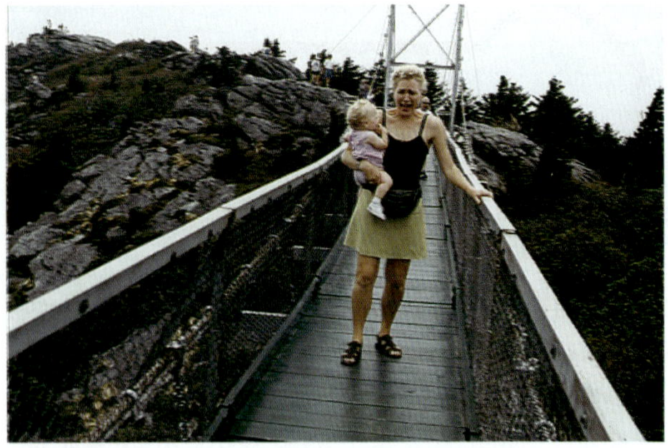

그림 2-4　공포증.　공포증은 일상생활의 수행을 방해하는 어떤 상황이나 대상에 대한 강력하고 비이성적인 두려움이다. 이 여성은 높이에 대한 공포증을 가지고 있다.

대부분의 공포증은 경미하다. 환자는 공포를 일으키는 상황을 피함으로써, 이러한 증상과 더불어 살아가는 방법을 배우기도 한다. 심각한 공포증은 정상적인 사회적 활동을 방해한다. 예를 들어, 광장공포증을 가진 사람은 집을 떠나기를 거부한다. 심각하게 공포증을 앓고 있는 사람들은 비이성적인 감정을 조정하고 불안을 감소시키기 위하여 약물치료나 행동치료를 포함한 전문적 처치를 받아야 하는 경우가 있다.

공황장애　약 3백만 명의 미국인들이 공황발작을 보이는 **공황장애(panic disorders)**를 겪고 있는데, 이것은 정서적 조정을 할 수 없고 예측이 불가능한 극도의 불안사태이다. 공황발작 동안 사람들은 일반적으로 호흡이 짧아지고 몸이 떨리며, 어지럽고 구토가 나며, 심장박동이 빨라지고 두근거리는 증상을 경험한다. 환자는 미치게 되거나 심장발작이 일어날 수 있다고 생각하기에 두려움을 느끼기도 한다. 심각한 공포증, 특정 약물, 깜짝 놀란 경험 등이 공황발작을 일으키기도 하나, 자동적으로 일어나는 것은 아니다.

치료자들은 종종 공황장애를 치료하기 위해 인지행동

치료와 약물치료를 결합시키기도 한다. 공황발작을 일으키는 사람은 흔히 자살의 위험성이 있다고 지적되고 있기 때문에 의료적 도움을 받아야 한다.

외상 후 스트레스 장애 성폭행, 자연재해, 전쟁 등 극한적인 생활경험에서 살아남은 사람들은 *외상 후 스트레스 장애*(*post-traumatic stress disorder, PTSD*)를 보이기도 한다. 어떤 경우는 심지어 자동차사고나 학대적 관계 후에도 이 장애를 보이기도 한다. 미국인 10명 중 1명은 그들의 생애 동안 외상 후 스트레스 장애를 겪는다.

이 증상은 진행되는 데 수개월이 걸리며, 정서적인 마비뿐만 아니라, 일어난 사건의 회상이나 그 악몽을 잊고자 하는 노력도 포함된다. 환자는 외상경험을 이야기하거나 생각하지 않으려 하며, 그 대처방법으로서 폭식, 과도한 흡연, 약물중독 등에 빠지기도 한다. 이 증상의 처치로는 항불안 약물치료 혹은 타인과 더불어 외상경험을 이야기함으로써 생존에 대한 의미를 갖게하는 상담도 필요하다.

강박장애 전문가는 동의하지 않는다 하여도, *강박장애*(*obsessive-compulsive disorder*)는 일종의 불안장애로 분류된다. **강박관념**(**obsession**)은 불안을 유발하는 지속적이고 부적절하며, 반복적인 사고 혹은 충동이다. **강박행동**(**compulsion**)은 강박적 사고나 충동적 욕구 후에 오는 행동이다. 강박행동은 개인의 강박적 불안을 감소시켜 준다. 예를 들어, 어린이들은 가족구성원에게 상처를 입힘으로써 의지하려고 한다. 강박증을 가진 사람들은 불안감소를 위하여 하루에도 수백 번씩 손을 씻고 무수한 장시간의 샤워를 하기도 한다. 또 다른 증상으로는 고양이나 개 혹은 플라스틱 용기처럼 쓸모 없는 물건을 끌어 모으고, 오븐이 꺼져 있는지 빈번하게 체크하는 등 반복적인 행동을 한다. 환자는 자신의 강박적 사고나 행동이 반복적이고 문제가 있음을 알지만, 불안을 더 유발하지 않게 노력하는 것이다. 처치는 약물치료와 상담을 행한다. 강박증이 자리를 잡고 지속되어 온 경우에는 대부분 치료가 어려워진다.

분류되지 않은 충동조절 장애

일부 심리학자들은 상습도박, 문란한 성행동, 섭식장애 등이 강박증의 하위유형이라고 한다. 그러나 이러한 행동들은 환자가 적어도 이러한 지속적 행동이 개인의 안녕, 인간관계 혹은 직업 등을 방해할 때까지는 그 행동을 즐기므로, 엄밀한 의미의 강박행동과 구분된다(Hollander et al., 1999).

표 2-7 도박문제행동의 전형적 양상

- 오로지 도박에 대해서만 생각하고 도박으로 어떻게 돈을 벌지만 궁리하는 경우
- 도박 때문에 가족이나 친구, 직업을 잃는 경우
- 과도한 시간 동안 도박을 하는 경우
- 도박충동을 조정할 수 없는 경우
- 도박 횟수를 줄이면 안절부절 못하고 화를 내고 당황하게 되는 경우
- 우울, 죄의식, 불안 등으로부터 벗어나거나 대처하기 위해 도박을 하는 경우
- 손실을 메우기 위해 계속적으로 도박을 하는 경우
- 행동을 감추기 위해 거짓말을 하는 경우
- 타인들로부터 재정적인 구제를 받는 경우
- 도박할 돈을 만들기 위해 수표위조, 절도 등 불법행위를 일삼는 경우
- 환각제 등 향정신성 약물을 남용하는 경우

도박문제행동 미국의 거의 모든 주가 복권, 경마, 카지노 등 일부 도박을 허용한다. 돈을 거는 대부분의 사람들에게 있어, 이러한 행동은 즐기기 위한 것이고 자주 있는 일도 아니며, 조정이 가능하다. 그러나 미국 성인의 1%에서 4%는 강박적으로 과도하게, 그리고 가족, 직업, 인간관계를 희생하며 도박을 하는 문제성향을 보인다("Problem Gambling", 2004). 남성이 여성보다 강박적 도박에 더 빠져드는 경향이 있다. 우울, 불안장애, 알코올이나 약물중독 등의 심리장애는 종종 도박문제를 동반하나, 도박으로 인한 손실이 장애의 원인이 되거나, 이러한 장애가 강박적 도박을 유발하는지는 잘 알려져 있지 않다. 표 2-7은 도박문제행동(problem gambling)의 전형적 양상을 보여 주고 있다.

대학생들에 있어 도박문제는 흔히 폭음이나 불법약물 섭취 등 위험한 행동을 동반하기도 한다. 한때는 대학생들의 도박문제 발생비율이 지속적으로 증가하였으나, 최근의 조사에 의하면 강박적으로 도박을 하는 대학생들의 비율이 다른 성인의 비율과 거의 동일한 것으로 나타나고 있다(LaBrie et al., 2003).

Gamblers Anonymous는 도박문제가 있는 사람들이 자신의 문제행동을 조정할 수 있게 도와주는 자조집단이

강박관념(obsession) 불안감을 유발하는 반복적인 생각.

강박행동(compulsion) 강박적 사고 후 불안 감소를 위해 행하는 행동.

다. 그러나 많은 사람들이 적절한 치료를 받지 못하고 있다. 이러한 강박적 도박행동을 다루는 데 자격이 있는 상담자들이 있으나, 이러한 상담이 건강보험으로 처리되지 않는 경우가 있다. 따라서 앞으로 이러한 문제를 치료하고 예방할 수 있는 효과적인 방법을 찾아낼 수 있는 연구들이 좀더 이루어져야 한다.

기분장애

수년 전 내 생활을 가장 잘 묘사한 두 단어는 공포와 외로움이었다. 내가 어린 아이였을 때 나는 부모로부터 심리적, 정서적, 언어적 학대를 받았다. 매질이 너무 심했지만 그저 잊을 수밖에 없었다. 나는 역시 나를 신체적으로 학대하는 남자와 결혼하였다. 돈도 없고 대학 졸업장도 없어, 나는 결혼으로부터 벗어날 자신감이 없었다. 나는 갇힌 느낌이 들었고 깊은 우울감에 빠졌다. 또한 오랜 시간 울거나, 요리, 빨래 등 집안일에 대한 책임을 다할 수 없어서 죄의식을 느꼈다. 나는 자살에 대해 생각하였다.

마침내 나는 스트레스로 병원에 입원하게 되었고, 집단치료나 개인치료 시간 중에 타인을 학대하는 사람들에 대해 잘 알게 되었으며, 스트레스를 다루는 방법도 배웠다. 삼주일의 병원생활은 나의 우울증을 치료해 주지는 못하였으나, 나를 치료해 줄 수 있는 것은 바로 고통의 원인으로부터 나 자신을 벗어나게 해 주는 것임을 알았다. 나는 남편과 헤어지고 대학공부를 시작하였다.

경제적으로 힘들었으나, 나는 그것을 해야만 한다고 결정하였고 현재 마지막 졸업학기를 보내고 있으며, 석사과정을 계속하려고 한다. 나에게 있어, 가장 큰 변화는 장애를 극복하고 독립적이 되면서 생긴 자신감이다.

이 중년 대학생의 사례는 우울증의 발생원인을 예시해 주었을 뿐만 아니라, 정서적으로 회복력이 있는 사람이 어떻게 우울로부터 벗어나고 문제를 해결하며 자아존중감을 회복하는지 보여 주고 있다. 그러면 어떻게 일반적인 슬픔과 주요 우울장애의 신호를 구분할 수 있을 것인가?

주요 우울장애(major depressive disorder) 지속적이고 깊은 슬픔, 절망, 무력감, 무가치관을 나타내는 기분장애. 원기부족, 일상생활에 대한 흥미상실, 집중력 상실, 자살충동, 식욕 및 수면장애 유발.

사람들이 상실이나 실망 후에 기분이 처지는 것은 정상적인 일이다. 친한 친구나 친척의 죽음과 같이 중요한 것의 상실 이후에 보통 사람들은 비탄에 빠져 일년여 정도 지속되는 강한 슬픔을 느낀다. 그러나 대부분 비탄에 잠긴 사람들은 그들의 정서적 균형을 쉽게 찾으며, 통상적인 활동을 다시 할 수 있게 된다. 이들이 죄의식이나 낮은 자아가치감, 자살충동을 숨기고 몇 달 동안 고립되거나 위축되는 깊은 슬픔에 빠진다면, 아마도 우울증에 걸린 것일 수 있다. 스트레스성 사건들을 견디는 것은 감수성이 예민한 사람들에게는 우울증의 첫 번째 유발사건이 될 수 있다.

주요 우울장애(major depressive disorder)는 지속적이고 깊은 슬픔, 절망, 무력감, 무가치함 등으로 정의되는 기분장애라 할 수 있다. 우울증에 걸린 사람은 원기부족, 일상생활에 대한 흥미상실, 과업에 대한 집중력 상실, 식욕장애 등을 호소한다. 이러한 증상은 이주일 이상 지속되며, 학교나 직업, 가정과 관련된 책임이나 인간관계를 방해한다. 불면증은 우울증에 걸린 사람들의 주 증상인데, 가장 뚜렷한 초기증상은 아침에 일찍 깨어나는 것이다(Rakel, 1999). 이들은 불안해 하고 짜증을 잘 내게 되며, 가끔 정서적 상태를 바꾸기 위하여 술을 마시거나 불법적인 약물을 섭취하기도 한다. 또한 우울증에 걸린 사람의 2%에서 9%가 자살을 하는 경향이 있다(Bostwick & Pankratz, 2000).

최근의 조사에 의하면 미국 성인의 16%가 생애 동안 우울증을 경험하는 것으로 보고되고 있다(Kessler 등, 2003). 때로 의사들은 환자들의 상태를 진단하는 데 실패하는 경우가 있다. 또 우울증을 겪는 사람들의 반수는 치료를 받지 않는다(Gelenberg, 1999). 이처럼 치료받지 않는 사람들 중 소수는 특별한 어려움 없이 자동적으로 치유되지만, 나머지 치료받지 않은 사람들은 만성적인 우울증을 겪거나 재발성 증상을 겪기도 한다(Glass, 1999).

연구자들은 우울증 환자 뇌의 감성 중추에서 비정상적인 혈류와 화학적 반응을 찾아내었다(Vastag, 2002). 나아가, 정서를 관장하는 인간의 뇌 부분은 우울증 유발사건 동안 상당히 수축하는데, 이것이 왜 사람들로 하여금 기운을 못 차리게 하는지 그 이유를 설명해 준다. 이러한 변화는 종종 지속적이어서, 그 결과로 한 사건에서 회복된 사람이 또 다시 나중에 같은 증상을 겪을 위험성이 있다.

당뇨, 고혈압과 같은 질병처럼 우울증은 만성적이긴 하나 치료 가능하다. 많은 심각하고 만성적인 환자들이 항우울 약물치료를 포함한 처치를 받고 증상이 호전되고 있다. 1980년대 후반과 비교해 볼 때, 좀더 심각한 우울증에 걸린 미국인들이, 특히 항우울 약물치료와 같은 전통적인 치료를 받고 있다. 만성적이고 고질적인 우울증 치료를 위해서는 항우울 약물치료와 인지행동치료를 병행하여야 한다.

미국에서도 대안적 우울증 치료가 일반화되고 있다. 예를 들어, St. John's 약초 등이 경증의 우울증 치료에 효과적이다(Ernst, 2002). SAMe는 몸에서 만들어지는 합성물로 식품보조제로 팔리는데, 역시 항우울 성분을 갖고 있다(Fugh-Berman & Cott, 1999). 그러나 이 두 가지는 일부 처방약과 상호작용하여 부작용을 일으키는 것으로 알려져 있어, 의사의 지시없이 사용해서는 안 된다.

일부 환자는 규칙적인 운동을 통해서 도움을 받기도 하는데, Surgeon General's Report on Physical Activity and Health(Centers for Disease Control and Prevention, 1996)에 의하면, 매일 적당한 양의 운동은 불안이나 우울을 감소시키고 기분이나 행복감을 증진시켜 준다는 것이다.

*양극단적 우울증(bipolar depression)*은 공식적으로는 조울증으로 불리는데, *조병(mania)*으로 불리는 극도의 고조된 기분상태에 이어서 우울증이 오는 경우를 말한다. 조증을 가진 사람들은 과도한 신체행동을 하거나 빠르게 말하거나 거의 잠을 자지 않는 등의 증상과 함께, 일반적으로는 스스로나 자기 업적에 대해 자랑하는 행동을 한다. 또한 무분별한 성적 만남이나 값비싼 쇼핑 등 바람직하지 못한 결과를 만들어 내는 흥겹고 위험스런 행동에 과도하게 빠져들기도 한다. 양극단적인 증상이 나타나는 각각의 기간에 환자의 기분은 점차 극도의 수준까지 도달하며, 정반대의 기분으로 전환하기 전까지 수주일 동안 지속되기도 한다. 이러한 주기적 기분변화는 생애 동안 여러 번 반복되기도 한다. 조증의 치료를 위해서는 리티움 카보네이트와 같은 약물치료와 입원치료가 시행된다.

양극단적 우울증 이외에 다른 기분장애도 주기적으로 일어날 수 있다. *계절적 감정장애(seasonal affective disorder, SAD)*는 가을철 중반이나 말경에 일어나는 우울증으로, 늦은 겨울이나 이른 봄까지 지속된다. 우울해지고 피곤해지는 것 이외에 달콤한 것을 찾고 체중감소가 일어난다. 이러한 증상은 햇볕이 드는 날씨에 시간을 보내거나 낮이 길어지면 해소되므로, 의료전문가들은 이 장애가 밝은 빛에 노출되는 것이 부족하기 때문이라 한다. 따라서 빛 치료는 이 장애의 효과적인 치료방법이다(Terman et al., 2001).

섭식장애

어떤 여대생 운동선수는 습관적으로 아침 식사를 거르고, 점심에는 늘상 체중감량성분이 들어 있는 240ml의 밀크쉐이크를 마시며, 기숙사에서 제공되는 저녁을 먹는다. 이 여학생의 경우, 스스로를 아사 직전이라고 표현하고 있다. 180cm의 키에 체중이 57kg인 한 남자대학생의 경우에도 아침 식사를 거르고, 거의 매일 캠퍼스에서 걸어갈 수 있는 거리의 패스트푸드점에서 치즈버거와 감자튀김으로 식사를 해결하며, 과일이나 야채는 거의 먹지 않는다. 또한 채식주의자인 한 학생은 오로지 현미와 과일만 먹고 차만 마신다. 이러한 행동들이 섭식문제나 장애의 사례인가?

때때로 사람들은 식사를 거른다든지 단식을 한다든지, 약간의 체중을 줄이기 위해 단것을 피하는 등 비일상적인 *섭식장애(eating disorders)*을 하는 경우가 있다. 비정상적 섭식행동은 평소의 정상적인 섭식행동에 일시적인 약간의 변화를 주는 행동이다. 많은 사례에서 건강이나 몸매를 향상시키기 위하여 이러한 행동을 하기도 한다. 그러나 이러한 행동은 섭식장애를 일으킬 수 있다. 섭식장애는 개인의 건강과 안녕감을 해치는 지속적, 비정상적인 섭식형태를 말한다. 주요한 세 가지 장애인 신경성 과식증과 거식증, 폭식성 장애는 매년 오백만 정도의 미국인에게서 나타나고 있다(Becker et al., 1999). 이러한 증상은 청소년이나 젊은 성인들에게서 자주 나타나며, 남성보다는 여성에게서 많이 나타난다. 신경성 식욕부진 환자의 85~95%, 폭식증 환자의 65%가 여성이다.

호르몬이나 유전적, 심리적 혹은 사회문화적 요인들이 이러한 섭식장애에 영향을 준다. 가족사, 아동학대 경험, 우울이나 불안, 낮은 자존감, 가족 갈등 등이 위험인자가 된다(American Psychiatric Association, 2000; Lamberg, 2003). 더불어 동성애 남성도 이성애 남성보다 섭식장애 가능성이 높다(Russell & Keel, 2002).

비만이 몸에 좋지 않은 것은 사실이나, 신체적 매력의 상징으로 마른 것을 강조하는 사회에서는 많은 젊은이들이 정상적임에도 불구하고 각기의 신체에 불만족하거나, 지나치게 관심을 갖게 된다. 이러한 사회적 영향으로, 많은 미국 여성들이 극한적인 섭식생활을 하고 있는 패션 모델이나 배우, 무용수들의 몸매를 선망한다(그림 2-5). 반면, 젊은 남성들은 만화책이나 영화에서 보여 주는 영웅들의 잘 단련된 근육을 선망함으로써 건강과 매력성의 적절한 기준을 수립할 수 있다. 이상적인 몸매를 만들려는 이러한 노력은 파괴적, 강박적으로 체중이나 체격에 대해 몰두하거나 음식을 섭취하거나 또는 지나친 신체활동 등으로 이어질 수 있다. 섭식장애는 음식공급이 제한되거나 굶주림이 일상적인 곳에서는 일어나지 않는다.

흔히, 영양문제로 인식되긴 하나, 섭식장애는 물질중독뿐만 아니라, 기분장애나 강박증과 같은 심리장애와 관련된다. 따라서 이 질병에 대한 상담 목표는 환자로 하여금 회복에 협력하도록 격려하고 음식이나 몸에 대한 불건강한 태도를 교정하게 하는 것이다. 기본적인 심리적, 혹은 가족관련 문제를 다룸으로써 섭식장애를 해결하거나 비정상적인 섭식행동의 빈도를 줄일 수 있다. 그러나 심각한 장애를 가진 많은 사람들은 치료에 잘 반응하지 않는다.

신경성 식욕부진증 때때로 대부분의 사람들은 흥분하거나 열이 나거나 하는 상황에서 식욕이 없으면 식사를 거부하는 경우가 있다. 그러나 **신경성 식욕부진증(anorexia nervosa)**은 신체를 유지하는 데 필요한 음식을 거부하는 심각한 심리적 장애이다. 환자는 살이 찌는 것에 대해 비이성적인 공포를 가지며, 음식섭취를 과도하게 제한하고, 칼로리를 재면서 음식을 준비하는 데 몰두한다. 앞서 언급한 대로, 여성이 남성보다 식욕부진증에 걸리는 비율이 높아, 생애 동안 미국여성의 0.5%에서 3.7%가 식욕부진증을 겪는다(National Institute of Mental Health, 2001).

신경성 식욕부진증(anorexia nervosa)
건강한 체중을 유지하는 데 필요한 충분한 음식을 거부하는 심각한 정신 장애.

폭식증(bulimia)
음식에 대해 결코 만족하지 못하고 강렬한 욕구를 나타내는 섭식장애.

폭식성 섭식장애(binge eating disorder)
불안이나 우울 등의 디스트레스로 인한 과도한 양의 음식섭취 행태.

식욕부진증 환자는 자신의 신체에 대해 왜곡된 이미지를 가진다. 신장에 비하여 체중이 정상보다 15% 이하인 경우에도 자신이 심하게 말랐다는 것을 인정하지 않는다. 전형적으로 여성들은 정상적인 생리주기를 갖지 못하며 여성다운 곡선을 갖지 못한다. 환자들은 신체의 열손실을 방어하는 역할을 하는 지방의 적절한 공급이 불가능하므로 쉽게 추위를 느껴 겹겹이 옷을 입기도 한다.

또한 환자들은 종종 음식섭취를 조정하지 못하여 지나치게 많은 음식을 먹기도 한다. 이럴 때는 체중증가를 막기 위하여 구토를 하거나 관장, 설사제를 과도하게 복용하기도 한다. 더불어 칼로리 소모를 위하여 과도하게 운동한다. 표 2-8은 식용부진증의 전형적인 증상들을 제시하고 있다.

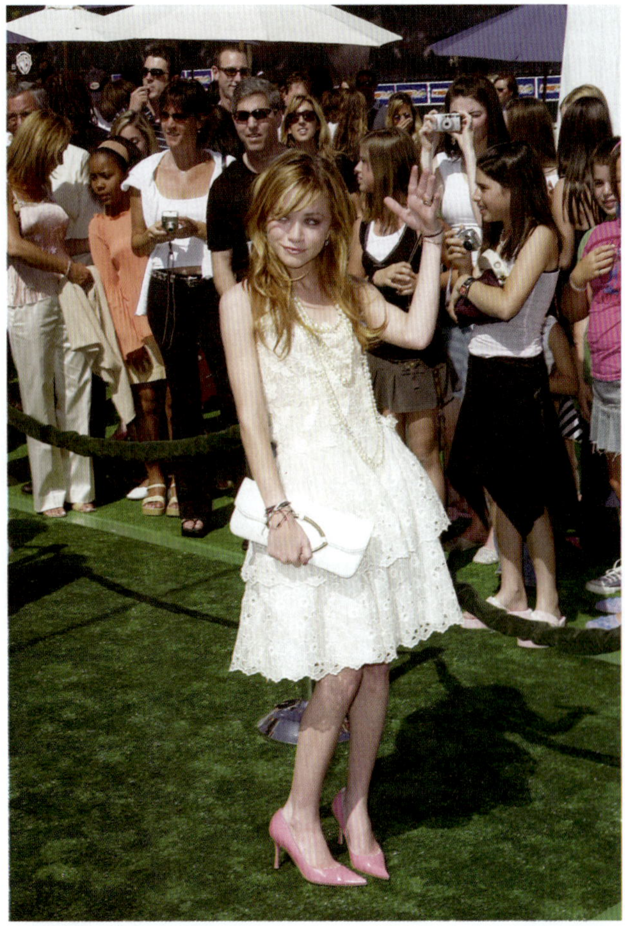

그림 2-5 2004년에 여배우인 매리케이트 올슨은 나중에 신경성 식욕부진증으로 알려진 미상의 건강상태를 개선하기 위해 치료센터에 입원하였다.

식욕부진증의 치료로는 개인과 가족상담이 이루어진다. 항우울증 치료가 이루어지려면 체중이 정상인의 85%에 이르러야 한다. 심각한 경우에는 병원에서 주의 깊게 관찰하고 특별음식을 처방하지 않으면 사망하는 경우가 있다. 이전에는 매우 높은 사망률이 보고되어 왔는데, 5,600명의 환자에 대한 종단의 연구결과에 의하면 5% 정도가 주로 자살 등으로 사망하고 50% 이하가 회복된다고 한다(Steinhausen, 2002). 이처럼 식용부진증 환자들은 회복되거나 만성적인 장애를 겪게 된다.

신경성 폭식증 신경성 식욕부진증 환자는 쉽게 알아볼 수 있을 정도로 마른 반면, 신경성 폭식증(bulimia nervosa) 환자는 체중이 정상적인 경우가 종종 있어 파악하기가 더 어려울 수 있다. 폭식증(bulimia)은 음식에 대해 결코 만족하지 못하는, 강렬한 욕구이다. 환자는

표 2-8 신경성 식욕부진증의 전형적 증상

- 마른 몸매에 대한 강렬한 욕구와 성취욕
- 신체 크기가 변화하는 것을 못 느낌
- 영양실조상태임을 거부
- 몸매에 대해 전혀 만족하지 못함
- 식욕조절능력을 상실하는 것에 대한 두려움
- 적은 양의 음식에도 포만감을 느낌
- 지방, 전분, 설탕이 함유된 음식을 일절 피하는 까다로운 식습관
- 과도한 운동
- 생리불순
- 우울증
- 낮은 자존감
- 완벽주의적 경향

전형적으로 한번에 지나치게 과도한 양의 음식을 먹는다. 이것은 단순히 배가 고파서가 아니라, 우울하거나 불안하기 때문이다. 일부 환자는 폭식 후에 이를 제거하기 위해 단식, 구토유발, 변비약이나 이뇨제 복용, 운동 등을 함으로써 정상적인 체중을 유지하는 경우가 있다. 구토는 음식이나 음료에 있는 영양분의 사용이나 흡수를 막아 주는 역할을 하며, 변비약은 장운동을 촉진시켜 설사를 유발하고, 이뇨제는 소변생성과 배출을 증가시킨다. 이러한 구토 혹은 변비약, 이뇨제 남용은 신체의 정상적인 체액이나 화학적 균형을 깨뜨려 생명을 위협할 수 있다.

폭식증과 관련된 행동들은 체중을 줄이려는 젊은 여성들 사이에 종종 나타나는 현상이다. 생애 동안 신경성 폭식증을 겪는 여성은 1~4% 정도이다(NIMH, 2001).

많은 젊은 여성들 특히 대학생들의 경우, 폭식을 하고 이를 제거하는 행동을 공공연하게 하곤 한다. 그러나 어떤 폭식증 환자들은 자신의 불규칙한 섭식행동, 그리고 이를 가족이나 친구 등 주변에 숨기는 행동을 혐오한다. 일부 환자들은 이러한 행동을 일주일에 두 번씩 하기도 하고, 좀더 심각한 경우에는 하루에도 여러 번 이러한 행동을 하기도 한다. 이들은 먹는 것에 열중하다가 음식을 훔치거나 하여 그 결과로 법적인 문제를 일으키기도 한다. 또한 이런 증상을 가진 대학생들은 수업에 자주 빠지는 등 학업문제를 겪기도 한다.

이들 폭식환자의 40%는 남성이다(Becker et al., 1999). 규칙적으로 많은 양의 음식이나 술을 먹고 토하는 행동을 반복하는 남성은 신경성 폭식증에 걸린 것일 수 있다. 나아가 레슬링이나 체조 등과 같이 저체중 유지가 필요한 젊은 남자 운동선수들 역시 폭식증적 행동을 보이기도 한다.

일반적으로 폭식증 환자는 자존감, 불안, 우울 경험 측면에서 보면 식욕부진증 환자보다는 더 사교적이다. 음식섭취는 폭식증환자의 불안을 일시적으로 경감시켜준다. 항우울제 복용이나 심리치료가 유용함에도 불구하고 폭식증 환자는 도움을 청하지 않는 경우가 있다. 시간이 지나면 호전되는 여성도 있긴 하나, 30%는 진단 후 10년 후까지 증상이 지속된다(Keel et al., 1999).

폭식성 섭식장애 비만인 사람들 중 1/3는 통상적인 폭식행동을 하되, 이를 제거하거나 운동을 많이 하는 경우는 거의 없다(deZwaan, 2001). 이러한 행동을 **폭식성 섭식장애(binge eating disorder)**라고 한다. 일부의 폭식장애환자는 폭식을 했던 기억을 떠올리지 못하는 일종의 기억상실 증상을 보인다. 다만, 비어 버린 음식 그릇이 그 증거로 남을 뿐이다. 신경성 폭식증 환자와 마찬가지로 폭식장애환자는 자존감이 낮고 그들의 행동이나 외모를 혐오하고 우울해 하며 죄의식을 느끼기도 한다. 이러한 감정은 또 다른 과식행동을 유발하기도 한다. *야식증후군(night eating syndrome)*은 정상인보다 비만인 사람들에게 흔하며, 폭식장애의 한 증상이기도 한다. 이러한 현상은 단순히 낮에 배가 고팠기 때문이 아니며, 이들은 밤에 잠들기 어려워 하고 자주 깨며, 잠자리에서 일어나 많은 양의 음식을 먹는다.

만약, 이러한 폭식증이나 폭식장애를 겪는 사람이 주변에 있다면, 이러한 증상을 다룰 수 있는 정신건강전문가에게 진찰을 받도록 해야 한다. 더불어 병원을 통하여 이러한 장애를 가진 사람들을 위한 자조집단의 도움을 받을 필요가 있다.

기타 섭식장애 체조나 레슬링, 피겨스케이팅, 보디빌딩, 장거리 육상선수 등과 같이 저체중이나 마른 체형이 요구되는 운동선수들은 섭식장애를 겪을 위험도가 높다. 여대생 운동선수 중 15~62%는 섭식장애, 무월경, 골다공증 등 여자 운동선수 3대 증상을 겪는 것으로 나타나고 있다(Kazis & Iglesias, 2003). 골다공증은 뼈가 약해지는 것으로, 심각한 척추나 둔부골절을 일으킬 수 있다. 이것은 일반적으로 젊은 여성이 아닌 폐경기 이후 여성에게 나타나는 증상이다.

이처럼 운동선수 3대 증상을 겪는 여성들이 신경성 식

욕부진증이나 폭식증과 관련된 증상을 모두 보이지 않는다 하여도, 폭식, 구토유발 등과 같은 음식관련 습관들은 유사하다. 이러한 증상을 막기 위해서 젊은 운동선수들에게 건강한 섭식습관과 체중에 관하여 교육하는 것이 중요하다. 나아가 부모들은 자녀가 낮은 자존감을 갖거나, 소외되거나, 마른 체격만이 이상적인 몸매라고 생각하거나, 살찐 젊은 선수들을 비난하면서 과도하게 체중감량을 요구하는 코치를 받는 등, 위의 3대 증상에 기여하는 요인들을 경계해야 한다.

미국에서는 많은 남성들이 근육질 몸매를 만드는 것에 대해 사회적 압력을 받고 있다. *근육이상형태증(muscle dysmorphia)*은 여성 보디빌더를 포함하여 역도선수들에게 최근에 나타난 증상이다. 근육이 잘 발달되어 있음에도 불구하고 이러한 환자들은 몸의 크기에 만족하지 못하고, 그 결과로 특히 역기를 드는 운동을 매일 수시간 동안 계속한다. 또한 몸매를 부끄러워하고 바닷가 등 자신의 몸매를 드러내는 공공연한 장소에 가기를 거부한다. 이들은 지방 없는 근육만을 얻기를 바라므로 *아나볼릭 스테로이드(anabolic steroids)*처럼 근육을 증가시켜주는 약물을 남용하거나 섭식장애를 겪는다. 이러한 증상을 치료하는 방법은 아직까지 잘 알려져 있지 않다.

치매

치매(dementia)를 겪는 사람들은, 특히 기억력 상실, 착란, 방향감각상실 등 인지기능에 손상이 온다. 치매는 일시적이거나 지속적일 수 있고 젊은이나 노인 누구에게도 일어날 수 있다. 뇌손상이나 종양, 파킨슨씨 병, 특정약물 노출, 인체 면역결핍바이러스(HIV) 감염 등이 치매를 유발시킨다. 뇌에 충분한 혈액이 공급되지 않거나 발작, 조직파괴에 의한 뇌출혈 등이 노인들의 치매를 유발한다. 노인치매의 50%는 알츠하이머 병이다.

정신분열증

이백만 명의 미국인들이 종종 정신장애의 하나인 **정신분열증**(schizophrenia)을 겪는다. 비전문가들은 정신분열증이란, 성격이 분열되거나 복합적으로 되는 것으로 생각하나, 실제로 정신분열증 환자들은 환각이나 망상 등을 포함한 극도의 무질서한 사고과정을 겪는다. 또한 이들은 특이한 행동을 하거나 부적절한 정서를 표현하곤 한다. 이들은 단어만으로 이어지는 무의미한 문장을 사용하여 말하기 때문에, 이들과 대화하는 것은 매우 어렵다. 정신분열증의 원인은 잘 알려져 있지 않으나, 이러한 증상을 가진 사람들의 뇌에는 많은 의사들이 유전이라고 생각하는 생물화학적, 구조적 결함이 있기도 한다.

치매(dementia)
기억력 상실, 착란, 방향감각 상실, 망상 등의 인지기능 손상.

정신분열증(schizophrenia)
정신병의 한 형태.

정신분열증은 청소년기나 초기 성인기에 잘 나타나는데, 그 비율은 전체 인구의 1% 정도이다(Sawa & Snyder, 2002). 일부 환자는 한번 걸렸다가 회복되기도 하나, 일부는 반복하거나 오랜 치료를 필요로 한다. 특정 약물치료를 받음으로써 많은 사람들이 회복되어 정상적인 사회인으로 살아가기도 하나, 심각한 경우에는 그들의 행동을 통제할 수 없거나 타인에게 위해를 가함으로써 정신병동에서 살 수밖에 없게 된다.

건강한 생활습관
Healthy Living Practices

- 만약 자신이나 주변 사람이 섭식 혹은 심리적 장애를 겪고 있다면, 대학 내의 보건의료센터 혹은 개인 의료진으로 부터 도움을 받아야만 한다.

자살

자살(suicide)은 스스로 삶을 마감하는 것으로서, 정신질환은 아니다. 그러나 이러한 자신에 대한 극도의 폭력행동은 종종 심각한 심리장애의 결과로서 나타난다. 자살을 선택하는 대부분의 사람들은 삶의 다양한 요구에 압도당하는 느낌을 갖는다. 그들은 문제를 해결하거나 상황에 적응할 수가 없는 것이다.

미국에서 자살률은 아주 낮은 편이다. 2001년에는 사망자의 약 1%만이 자살로 분류되었고, 남성이 여성보다 4배 높다(Arias et al., 2003). 그러나 자살은 20세에서 24세 사이의 백인과 아메리칸 인디언에게 있어 두 번째 사망 사유이며, 흑인과 히스패닉계에 있어서는 세 번째 사유이다.

*Healthy People 2000*의 목표는 2000년까지 미국인 10만 명당 10.5의 비율로 자살율을 줄이는 것이었다. *Healthy People 2000*의 최종 보고서(USDHHS, 2001)에 의하면, 자

Analyzing
Health-Related Information
건강관련 정보분석

CRITICAL THINKING

아래의 광고는 기억의 기능을 향상시키기 위해 고안된 CD 시리즈에 관한 것이다. 광고를 읽고 건강관련 정보분석모델을 사용하여 이 광고를 평가하시오. 모델의 주요 논점은 아래와 같고, 모델은 33~35쪽에서 충분히 설명되었다.

1. 어떤 설명이 확인가능한 사실이고 어떤 것이 확인 불가능한 사실이며, 자기 주장인가?
2. 광고를 쓴 사람의 자격은 어떠한가? 작가는 이 주제 영역에 적절한 배경과 학력을 갖추었는가? 작가가 건강전문가인지 말하기 어렵다면, 자격을 판단하기 위해 무엇을 확인해야 하는가?
3. 작가의 동기나 성향은 무엇인가?
4. 광고의 초점은 무엇인가? 광고의 어떤 정보가 상품과 관련되는가? 또 어떤 것이 관련되지 않는가?
5. 출처는 믿을 만한가? 잘못된 정보라는 평판이 있는가? 이 상품에 대한 찬반양론이 모두 존재하는가?
6. 광고가 일반적인 과학자들의 신뢰나 의학적 권위를 공격하는가?

이처럼 스스로의 분석에 기초하여, 이 광고가 건강관련 정보로서 신뢰할 만한 것인지 생각해 보시오. 왜 CD를 사야 하는지, 혹은 사지 않아야 하는지 설명하시오. 결론에 도달한 이유를 요약하시오.

〈광고〉

새로운 요령을 익히기가 쉽지 않습니까?
잊어버리길 잘 하십니까?
기억력 감퇴를 경험하고 있습니까?

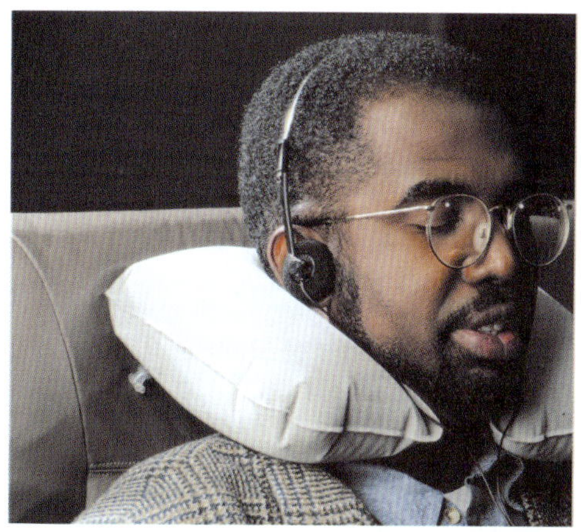

나이가 들면 정신기능이 떨어집니다. 미처 알아채기도 전에 가장 간단한 안내서조차 따라하기 어렵게 되고, 자녀의 나이를 기억할 수 없게 되며, 주의를 기울여야 할 때 집중이 불가능하게 됩니다.

"어떻게 감사해야 할지? 신경기술제품을 세 가지 이상 써보았는데 BRAINFIT만이 효과가 있었습니다."
(B. J., London, England)
"기적의 BRAINFIT CD를 한 질 더 보내주세요. 나의 여동생이 내 것을 가져가서 돌려주지 않아요."
(S. A. New Deli, India)

다행스럽게도 귀하는 기억이 사라져가는 것을 방지하는 방법을 배울 수 있게 되었습니다. 이제 귀하는 뇌의 기능을 경이적으로 향상시켜 주는 잠재력 관련 미세공학 분야의 최신제품의 도움을 받을 수 있습니다. 전세계 과학자들은 이 믿을 수 없는 대발명이 21세기의 가장 위대한 의학적 발견이 될 것이라고 말하고 있습니다.

우리의 이 놀랄 만한 BRAINFIT CD는 잠재적으로 해로울 수도 있는 약물의 도움 없이도 당신의 정신능력을 증강시켜 줍니다. 이 CD를 들으면 학습능력은 35%, 기억력은 28%, 자각능력은 55% 증가하는 것으로, 과학적으로 증명되었습니다. 60개국의 수백 만 명이 BRAINFIT이 효과가 있음을 보고하고 있습니다.

처음으로 BRAINFIT이 미국에서 판매되게 되었습니다. 지금 주문하십시오. 우리는 BRAINFIT가 귀하의 정신기능을 향상시켜 줌을 보장합니다. BRAINFIT는 집에서나 직장에서나 혹은 운전 중 차 안에서도 쉽게 사용할 수 있습니다.

살률은 1987년 이래로 조금씩 줄어들었다.

음주는 자살과 관련된다. 자살 전에 10대의 1/3에서 2/3는 술을 먹은 상태였다. Birckmayer와 Hemenway (1999)에 의하면, 미국에서 법적인 음주가능 연령을 18세로 낮추면 18세에서 20세까지 연령층의 자살률은 10% 정도 증가될 것이라고 한다.

사람들이 어떻게 믿든 간에, 크리스마스 시즌은 자살률이 가장 높은 기간이 아니다. 고의적인 죽음은 겨울철에 낮고 늦은 봄에 높다(Lambert et al., 2003). 여성들은 자살을 시도하는 율은 높지만 실제 자살에 성공하는 율은 남성이 더 높다. 대부분의 사람들은 생을 마치기 위하여 총을 사용하는데, 약이나 자동차를 이용하는 경우도 빈번하다. 매해 자살이 일어나는 수를 정확히 파악하기는 어렵다. 자살은 살아있는 가족에게는 사회적인 낙인이 되기 쉬우므로, 의사들은 자살보다는 고의적이지 않은 죽음으로 판정함으로써 가족을 보호하고 싶어하기도 한다.

자살방지

대부분의 자살자는 심리적인 장애를 겪는데, 특히 알콜중독을 포함한 우울 증상 등이 주로 나타난다(Cheng et al., 2000). 자살을 유발하는 중요한 다른 특성으로는 이전의 자살시도 경험, 가족의 자살력, 사랑하는 사람의 죽음에 대한 과도한 슬픔, 결혼이나 경제적 문제, 정신분열증, 섭식장애, 말기환자 등을 들 수 있다. 심각하거나 혹은 말기 건강문제를 가지고 있는 사람들은 자살하는 데 있어 가족이나 의료진들의 도움을 받고자 한다(15장에서 "죽을 권리"와 의료진의 도움에 의한 자살에 관해 다룬다). 이러한 자살 특성을 가진 개인들을 알거나 다루는 사람들은 자살의 가능성 정도를 잘 알고, 자살을 방지하기 위한 개입방법을 시도하여야 한다.

자살하는 사람들은 강력한 정서적 긴장을 느끼고 죽음에 대한 생각에 사로잡히며, 가끔 다른 사람들에게 자살의지를 이야기한다. 이러한 사람들은 "죽으면 모든 것이 편해진다"거나 "자살하고 싶다"는 등의 말을 하기도 하며, 여러 가지 자살방법의 찬반양론을 탐색하고 성공하지 못하는 자살시도를 하기도 한다. 자살을 결심한 이후에는 명랑해지고 편해지기도 한다. 따라서 주위 사람들은 나중에 자살한 사람의 긍정적인 정서상태를 회상하면서 죽기 전에 아무런 우울증상이 없었다고 말하기도 한다. 표 2-9는 자살하는 사람들의 전조적 행동 징후

표 2-9 자살의 전조 징후

- 자살이나 죽음에 대하여 이야기하고 농담하며, 글을 쓰기도 한다.
- 소중한 소유물을 남에게 준다.
- 마지막으로 주변을 정리한다. 유언을 하거나 장례식을 계획한다.
- 심각한 우울증상을 보인다.
- 희망이 없고 무력하다는 감정을 호소한다.
- 위험한 행동을 한다. 총을 가지고 놀거나 음주운전, 무모한 곡예행동을 한다
- 칼로 베거나 화상, 때리기 등의 자해행동을 한다.
- 일상적이지 않은 방법으로 행동한다. 일상적 행동에 무관심하고 사회적으로 위축된다.
- 자살을 계획한다. 총을 사거나 약을 사서 모은다.
- 다가올 일에 대한 불안을 표현한다. 이혼, 낙제, 실업 등에 대해 근심한다.
- 이전의 자살시도에서 얻은 신체적 증거를 보여 준다. 칼로 벤 손목 상처, 목의 멍 등

를 제시하고 있다.

이러한 자살관련 대화나 행동을 심각하게 받아들이고, 자살방지 상담을 받게 하는 것은 매우 중요하다. 대부분의 대도시 지역에는 24시간 위기개입이 가능한 상담사가 있는 정신건강센터가 있다. 지역 전화번호부에도 흔히 '자살방지센터' 란에 이러한 기관들의 명부가 제시되어 있다.

건강한 생활습관
Healthy Living Practices

- 당신 자신이나 주변의 누군가가 자살하려 한다면, 이를 방지하는 방법에 관한 지도가 가능한 자살방지센터와 즉시 접촉하라.

건강한 생활습관
Healthy Living Practices

삶 속에서
Across The lifespan

심리적 건강

아동이나 청소년들은 긍정적인 자아개념을 발달시킴으로써, 좋은 정신건강의 생애기반을 수립한다. 부모는 그들의 자녀와 함께 시간을 보내고 관심거리에 귀를 기울이고 변화하는 세상에 적응하도록 도움을 줌으로써, 그들의 자녀가 스스로에 대해 좋게 느끼도록 도와준다(그림 2-6).

기능적이지 못한 가족과 함께 사는 학령기 아동들은

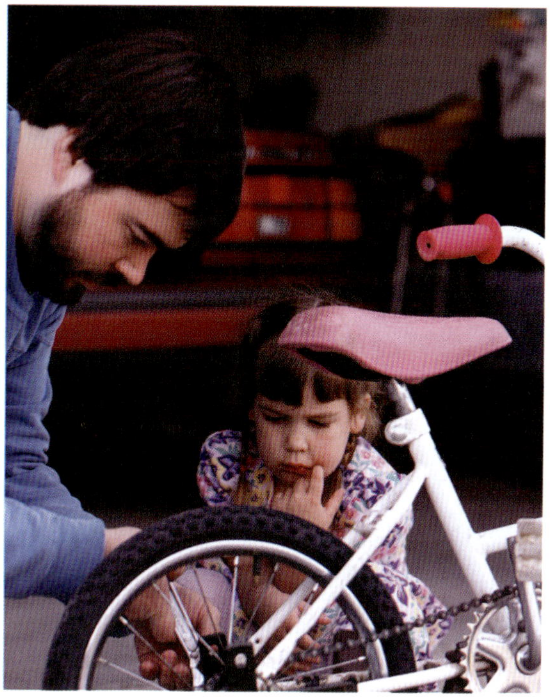

그림 2-6 좋은 정신건강의 수립. 부모는 자녀와 시간을 보냄으로써 자녀가 부모에게 좋은 감정을 느끼도록 도와주어야 한다.

우울이나 학교불안과 같은 정서장애에 취약하다. 아동기 우울은 부모의 이혼, 죽음으로 인한 부모의 상실 등과 같은 외상 사건을 경험할 때 발생한다. 학교 가기를 두려워하는 아동은 아침에 학교 가기 전에 갑자기 두통이나 복통을 호소하거나, 우울한 상태로 집에 돌아와 버리기도 한다. 따라서 부모나 교사는 아동의 불안이나 우울 증상을 파악하여야만 한다. 개인 혹은 가족치료를 받음으로써 많은 우울증 아동들이나 그 가족들이 위기상황을 다루어 나가는 긍정적 방법을 배울 수 있다.

*주의력결핍 과잉행동장애(attention-deficit hyperactivity disorder, ADHD)*는 아동기 행동장애 중 가장 일반적인 증상이다. 대부분이 남아인 미국 학령기 아동의 8%가 이에 해당한다(Barbaresi et al., 2002). 이러한 아동들은 숙제를 하거나 간단한 지시에 따르는 등의 과업에 집중하는 능력이 결여된 상태를 보인다. 또한 과도한 신체행동이나 침착하지 못한 행동을 보이기도 하고, 가만히 앉아 있지 못하고 먹을 것에 달려들며 돌보는 사람들로부터 멀리 달아나기도 하고, 휴식하거나 잠자려고 하지 않는다. 주목하는 시간이 매우 짧고 지도에 따르거나 과업을 수행하는 능력이 결여된다. 더불어 대화를 방해하거나 부적절할 때 이야기를 하기도 하고, 생각하기 전에 행동하는 등 충동적 행동 특성을 보여 준다. 일부 아동들은 공격적이고 논쟁적이며 반항적이다. 이러한 행동들은 종종 청소년기나 성인기까지 지속된다. 이들 아동들은 자존감이 낮고 가족원, 친구, 교사들과 자주 갈등을 일으킨다.

자극제나 다른 약물치료 이외에 많은 의사들이 행동 혹은 가족치료를 권장한다. 최근에는 일부 정신건강 의사들이 ADHD가 지나치게 진단되어 미국에서 너무 많은 아동들이 약물치료를 받고 있다고 하였다. 또한 지나친 자극제 사용이 아동의 성장이나 잠재력에 부정적 영향을 주는 것이 아닌가 하는 의문이 제기되고 있다. 이처럼 몇몇의 연구들이 자극제가 주의력 결핍아동의 성장을 억압한다고 지적하고 있긴 하나, 좀더 장기간의 연구가 필요하다. 다른 한편으로는 자극제 치료를 받은 ADHD 아동이 치료를 받지 않은 아동에 비해 흡연이나 중독성 물질남용의 위험이 적다고 한 결과도 있다(Daley, 2004).

성장기 동안 청소년은 성인이 되기에 필요한 호르몬상의 혹은 신체적, 사회적, 기타 수많은 변화를 겪는다. 많은 젊은이들이 이러한 변화를 별 문제없이 자연스럽게 겪어 나가지만 일부 젊은이들은 정서적인 동요나 가족 갈등을 겪는다. 우울증이나 섭식장애 같은 일부 정신질환은 이 시기 동안 일어난다. 앞서 언급한 대로 자살 역시 주요한 청소년기 사망원인이다.

성인기 후기에 이르기까지 사람들은 가족을 이루어나가고 퇴직을 하며, 친구나 가족간의 네트웍을 유지해나간다. 성취감이 높은 가운데 자신의 생을 다한 노인들은 정서적으로 만족감을 느낀다. 그러나 많은 노인들이 배우자나 친구의 죽음, 가족별리, 경제적 곤궁, 신체적 질병 등이 오면 우울증을 겪거나 수면장애를 겪는다. 따라서 75세 이상 미국 노인의 자살률은 젊은이들보다 더 높다(Arias et al., 2003). 그러므로 노인들과 그 가족들이 우울증상을 인지하고 전문적 도움을 받는 것은 매우 중요하다. 이후 15장에서 노인들의 건강에 관해 자세히 논의하고자 한다.

이 장의 개요 CHAPTER REVIEW

요 약

개인의 심리적 건강은, 신체적 혹은 사회적 건강 등 다른 건강 요소들에 영향을 주거나 영향을 받는다. 심리적 건강은 역동적이어서, 개인이 변화하는 환경에 어떻게 반응하느냐에 따라 건강해지거나 그렇지 않게 될 수 있다. 심리적으로 건강한 사람은 자신을 잘 수용하며 자기주장을 할 수 있고 생에 대하여 현실적이고 낙관적인 생각을 하며, 독립적으로 살아가고 만족스런 인간관계를 수립하며 변화에 잘 대처하고 자신의 문제에 대하여 효과적인 해결책을 찾을 줄 안다.

정신건강을 잘 이해하려면 생리학과 심리학을 잘 알아야 한다. 뇌의 생화학적 변화는 사고, 정서, 행동 등, 무수한 인간의 반응을 이끌어 낸다. 또한 정상적인 뇌의 화학성분이 변화되면 마음이 혼란을 일으켜, 부정적인 분위기나 비정상적인 행동이 나타난다.

인성은 정서적 반응을 포함하여 개인이 상황에 반응하는 방식을 보여 주는 일련의 독특한 사고와 행동들이다. 생물학적, 문화적, 사회적, 그리고 심리적 영향력을 포함한 많은 요인들이 인성을 형성하는 데 관여한다.

백년도 더 이전에, 프로이드, 에릭슨, 매슬로우 등 수많은 심리학자들이 인간행동에 대한 통찰력을 가지고 오늘날과 같은 인성발달 이해의 기초를 수립하였다. 프로이드는 무의식적 충동이 인간 행동을 조정한다고 하였고, 에릭슨은 다양한 사회적 세력이 인성에 영향을 준다는 생애 8단계론을 제시하였다. 매슬로우는 개인의 만족감을 성취하려는 자유로움이 바로 인간행동을 동기화하는 심리적 욕구라고 하였다.

심리적 적응과 성장은 개인이 생각과 태도, 반응행동을 변화시켜 생의 요구에 효과적으로 적응할 때 얻어지는 것이다. 자존감은 자기가치에 대한 감정으로, 인성의 중요 요소이다. 긍정적 자존감은 심리적으로 건강한 사람들의 특성이다.

정상적인 정서 반응이냐 아니냐를 판단하는 기준은 그 강도와 지속성이다. 정신적으로 병든 사람들은, 일상생활을 지속적으로 방해하거나 혹은 심리적 적응과 성장을 저해하는 비정상적인 감정, 사고, 행동을 하게 된다.

심리적 장애는 매우 다양한데, 각각은 또한 복잡한 원인을 갖는다. 뇌의 정상적인 화학적, 물리적 환경의 변화는 종종 정신질환을 유발한다. 이러한 변화는 유전적 결함, 손상, 종양, 감염, 약물이나 오염물질 노출 등의 결과일 수 있다. 또한 가족을 포함한 사회적 상호작용은 개인의 심리적 건강의 질에 영향을 준다.

많은 경우, 약물치료나 행동치료는 정신건강문제를 다루는 효과적인 방법이다. 따라서 사람들은 정신건강 치료사의 도움을 받거나 자조집단에 가입함으로써 다양한 문제들을 극복하는 방법을 배울 수 있다.

누구나 살아가는 동안 공포, 불안, 발작, 기분장애 등을 경험할 수 있다. 많은 경우, 이러한 장애는 미약하여 사회에서 살아가는 데 큰 장애가 되지 않는다. 그러나 편집증과 같은 정신질환은 불안이나 우울증상이 일반화되어 전문적 치료를 필요로 할 정도의 기능손상이 온 것이다.

섭식장애는 주요한 정신질환, 특히 우울증이나 강박증상 중의 하나이다. 자발적 기아, 마른 몸매에 대한 부정은 신경성식욕부진증의 특성이다. 신경성 식욕부진 환자나 일부 폭식증 환자는 폭식과 강제적 제거 행위를 반복한다. 다만 폭식성 장애를 가진 경우에는 폭식하되 이를 제거하는 행동은 별로 하지 않는다.

진행성 치매는 심각한 정신질환이다. 치매는 특히 기억력 상실과 같은 사고과정장애, 착란, 방향감각상실 등의 특성을 나타낸다. 정신분열증 역시 흔히 청소년기나 성인기 초기에 시작되는 심각한 정신질환이다.

자살은 정신질환은 아니나 많은 경우, 약물중독을 포함한 우울증의 결과로 나타난다. 자살을 생각하는 사람들은 자신의 감정과 의도를 다른 사람과 상의하는 경우가 있다. 따라서 누군가가 자살에 관한 대화나 자세를 취할 때, 이를 심각하게 받아들여야 하고 즉각적인 개입방법을 시도하여 이들을 도와주어야 한다.

부모는 자녀와 시간을 보내면서 그들의 관심거리에 귀를 기울이고 이들이 변화하는 사회에 적응하는 것을 도움으로써, 자녀가 자신에 대해 좋은 감정을 느끼도록 도와주어야 한다. 어떤 아동들은 불안이나 우울과 같은 심리적 장애를 나타내는데, 주의력결핍 과잉행동장애 역시 가장 일반적인 아동행동장애이다. 대부분의 청소년은 성인으로 성장하면서 정서적 문제를 그다지 겪지 않지만, 어떤 이에게 십대 시절은 혼돈으로 가득 차 있는 시기이기도 하다. 우울이나 섭식장애와 같은 정신질환의 일부 형태는 이 시기에 발달하는 경향이 있다. 또한 성취감이 높은 가운데 생을 마치는 노인들은 정서적으로 만족감을 느끼는 경향이 높다.

배운 것을 적용하기

1. 자녀의 자존감을 세워 주려는 부모를 위해 해줄 수 있는 충고를 세 가지 이상 제시하라. **적 용**
2. 자신이 매슬로우의 인간욕구 위계 중 어디에 위치해 있는지 알기 위해 자신의 현재 상황에 대해 분석해 보라. **분 석**
3. 많은 사람들이 정신질환을 가진 사람들에 대해 부정적인 감정을 가지는데, 이러한 감정을 갖는 것에 대하여 미디어가 미치는 영향을 설명해 보라. **통 합**
4. 현재 자신의 심리적 건강상태를 생각해 보고 우수, 양호, 적정, 불량 등으로 건강정도를 평가해 보라. 그리고 왜 이러한 판단을 하였는지 설명하라. **평 가**

Key

적 용 새로운 상황에 정보를 사용하는 것

분 석 정보를 구성성분으로 나누는 것

통 합 다른 출처로부터의 정보를 합치는 것

평 가 숙지한 후 결정을 내리는 것

자신의 건강에 반영하기

1. 이 장에서 설명된 대로 자존감은 아동기에 발달되는데, 자신의 아동기에 가족원들과의 상호작용이 자신의 자존감 발달에 미친 영향은 무엇인가?
2. **표 2-1** "심리적으로 건강한 사람의 특성"을 이용하여 자신을 가장 잘 표현한 특성을 찾아보고, 그것을 선택한 이유를 설명하라.
3. 자신의 심리적 건강을 향상시키기 위해 신체적, 사회적, 지적, 영적, 환경적 건강을 개선해 왔다면 그것은 무엇인가? 자신의 행동이 과연 도움이 되었는가?
4. 이 장에서 언급한 대로, 우리는 심리적인 장애를 가진 사람들에게 부정적인 감정을 갖기 쉬운데, 만약 친한 친구나 가족원이 심리적 장애로 진단된다면 그 느낌이 어떠할 것인가? 만약, 친한 친구나 가족원이 심각한 심리적 장애를 가지고 있다면, 자신에게 어떠한 영향을 줄 것이라고 생각하는가?
5. 65세 이상의 노인들은 우울의 위험이 높은데, 자신의 조부모처럼 주위에 잘 알고 있는 노인들의 심리적 건강을 증진시키기 위해 자신이 할 수 있거나 해야 할 일은 무엇이라고 생각하는가?

참고 문헌

American Psychiatric Association Work Group on Eating Disorders. (2000). Practice guideline for the treatment of patients with eating disorders (revision). *American Journal of Psychiatry*, 157(1 Suppl):1-39.

Anderson, R. N., & Smith, B. L. (2003). Deaths: Leading causes for 2001. *National Vital Statistics Reports*, 52(9):1-85.

Arias, E., Anderson, R. N., Kung, H. C., Murphy, S. L., & Kochanek, K. D. (2003). Deaths: Final data for 2001. *National Vital Statistics Reports*, 52(3):1-115.

Barbaresi, W. J., Katusic, S. K., Colligan, R. C., Pankratz, V. S., et al. (2002). How common is attention-deficit/hyperactivity disorder? *Archives of Pediatric and Adolescent Medicine*, 156(3):217-224.

Becker, A. E., Grinspoon, S. K., Klibanski, A., & Herzog, D. B. (1999). Eating disorders. *New England Journal of Medicine*, 340(14):1092-1098.

Binder, R. L. (1999). Are the mentally ill dangerous? *Journal of the American Academy of Psychiatric Law*, 27(3):189-201.

Birckmayer, J., & Hemenway, D. (1999). Minimum-age drinking laws and youth suicide, 1970-1990. *American Journal of Public Health*, 89(9):1365-1368.

Bostwick, J. M., & Pankratz, V. S. (2000). Affective disorders and suicide risk: A reexamination. *American Journal of Psychiatry*, 157(12):1925-1935.

Centers for Disease Control and Prevention. (1996). *Physical activity and health*: A report of the Surgeon General. Atlanta, GA: Author.

Cheng, A. T. A., Chen, T. H. H., Chen, C. C., & Jenkins, R. (2000). Psychosocial and psychiatric risk factors for suicide. *British Journal of Psychiatry*, 177:360-365.

Choi, P. Y. L., Pope, H. G. Jr., & Olivardia, R. (2002). Muscle dysmorphia: A new syndrome in weightlifters. *British Journal of Sports Medicine*, 36(5):375-377.

Daley, K. C. (2004). Update on attention-deficit/hyperactivity disorder. *Current Opinion in Pediatrics*, 16(2):217-226.

Davidson, J. R. T. (2001). Recognition and treatment of posttraumatic stress disorder. *Journal of the American Medical Association*, 286(5):584-587.

Demyttenaere, K., Bruffaerts, R., Posada-Villa, J., Gasquet, I., et al. (2004). Prevalence, severity, and unmet need for treatment of mental disorders in the World Health Organization world mental health surveys. *Journal of the American Medical Association*, 291(21):2581-2590.

de Zwaan, M. (2001). Binge eating disorder and obesity. *International Journal of Obesity and Related Metabolic Disorders*, 25(Suppl 1):S51-S55.

Dunn, A. L., Trivedi, M. H., & OíNeal, H. A. (2001). Physical activity dose-response effects on outcomes of depression and anxiety. *Medicine & Science in Sports & Exercise*, 33(6 Suppl):S587-S597.

Erikson, E. H. (1982). *The life cycle completed*. New York: Morton. (Original work published 1964)

Ernst, E. (2002). The risk-benefit profile of commonly used herbal therapies: ginko, St. Johnís wort, ginseng, echinacea, saw palmetto, and kava. *Annals of Internal Medicine*, 136:42-53.

Fugh-Berman, A., & Cott, J. M. (1999). Dietary supplements and natural products as psychotherapeutic agents. *Psychosomatic Medicine*, 61:712-728.

Gelenberg, A. (1999). Depression is still underrecognized and untreated. *Archives of Internal Medicine*, 159:1657.

Glass, R. M. (1999). Treating depression as a recurrent or chronic disease. *Journal of the American Medical Association*, 281(1):83-84.

Hollander, E., Simeon, D., & Gorman, J. M. (1999). Anxiety disorders. In R. E. Hales, S. C. Yudofsky, & J. A. Talbott (Eds.), *Textbook of psychiatry*(3rd ed., pp. 567-633). Washington, DC: American Psychiatric Press.

Kazis, K., & Iglesias, E. (2003). The female athlete triad. *Adolescent Medicine*,

14(1):87-95.

Keel, P. K., Mitchell, J. E., Miller, K. B., Davis, T. L., & Crow, S. J. (1999). Long-term outcome of bulimia nervosa. *Archives of General Psychiatry*, 56:63-69.

Kessler, R. C., Berglund, P., Demler, O., Jin, R., et al. (2003). The epidemiology of major depressive disorder: Results from the National Comorbidity Survey Replication (NCS-R). *Journal of the American Medical Association*, 289(23):3095-3105.

Kessler, R. C., McGonagle, K. A., Zhao, S., Nelson, C. B., Hughes, M., Eshleman, S., Wittchen, H. U., & Kendler, K. S. (1994). Lifetime and 12-month prevalence of DSM-III-R psychiatric disorders in the United States: Results from the National Comorbidity Survey. *Archives of General Psychiatry*, 51:8-19.

Kritz-Silverstein, D., Barrett-Connor, E., & Corbeau, C. (2001). Cross-sectional and prospective study of exercise and depressed mood in the elderly: The Rancho Bernardo study. *American Journal of Epidemiology*, 153(6):596-603.

LaBrie, R. A., Shaffer, H. J., LaPlante, D. A., & Wechsler, H. (2003). Correlates of college student gambling in the United States. *Journal of American College Health,* 52(2):53-62.

Lamberg, L. (2001). Psychiatrists explore legacy of traumatic stress early in life. *Journal of the American Medical Association*, 286(5):523-526.

Lamberg, L. (2003). Advances in eating disorders offer food for thought. *Journal of the American Medical Association*, 290(11):1437-1442.

Maslow, A. H. (1968). *Toward a psychology of being*(2nd ed.). New York: Van Nostrand Reinhold.

National Institute of Mental Health. (2001). Eating disorders: Facts about eating disorders and the search for solutions. Retrieved June 20, 2004, from http://www.ni,h.nih.gov/publicat/eatingdisorders.cfm

Neugebauer, R. (1999). Mind matters: The importance of mental disorders in public healthis 21st century mission. *American Journal of Public Health*, 89(9):1309-1311.

Olfson, M., Marcus, S. C., Druss, B., Elinson, L., Tanielian, T., & Pincus, H. A. (2002). National trends in the outpatient treatment of depression. *Journal of the American Medical Association*, 287(2):203-209.

Problem gambling. (2004). *Harvard Mental Health Letter*, 20(9):1-4.

Rakel, E. (1999). Depression. *Primary Care*, 26(2):211-224.

Russell, C. J., & Keel, P. K. (2002). Homosexuality as a specific risk factor for eating disorders in men. *International Journal of Eating Disorders,* 31:300-306.

Sawa, A., & Snyder, S. H. (2002). Schizophrenia: Diverse approaches to a complex disease. *Science*, 296(5568):692-695.

Steinhausen, H. C. (2002). The outcome of anorexia nervosa in the 20th century. American *Journal of Psychiatry*, 159(8):1284-1293.

Terman, J. S., Terman, M., Lo, E. S., & Cooper, T. B. (2001). Circadian time of morning light administration and therapeutic response in winter depression. *Archives of General Psychiatry*, 58(1):69-75.

U.S. Department of Health and Human Services. (1999). *Mental health: A report of the surgeon general*. Retrieved May 14, 2002, from http://www.surgeongeneral.gov/library/mentalhealth/chapter1/sec4.html#.

U.S. Department of Health and Human Services, National Center for Health Statistics, Public Health Service. (2001). *Healthy people 2000: Final review*. Washington, DC: Government Printing Office.

Vastag, B. (2002). Decade of work shows depression is physical. *Journal of the American Medical Association*, 287(14):1787-1788.

권인숙교수_한일장신대학교 건강생명정보학부

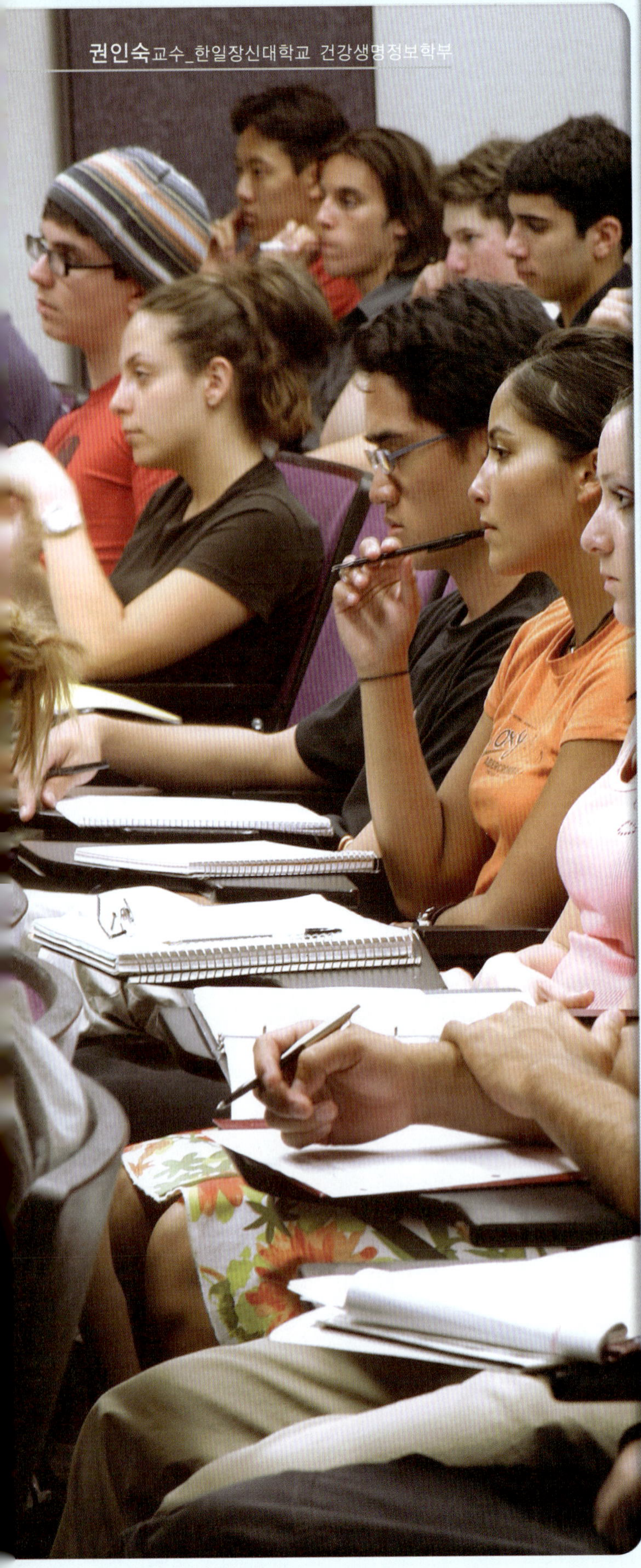

학습할 내용

http://healthyliving.jbpub.com

이 교재의 웹 사이트는 많은 유용한 도구뿐만 아니라, 학생과 교수 모두에게 추가적인 건강정보를 풍부하게 제공한다. 다음 주제에 대한 정보를 얻고자 한다면, http://healthyliving.jbpub.com 사이트를 방문해 보라.

스트레스란 무엇인가?
스트레스가 건강에 미치는 영향
스트레스 관리기술

본장의 개관

스트레스의 다른 의미들
인체가 스트레스에 반응하는 방법
스트레스를 주는 생활사건이 건강에 미치는 영향
스트레스 대처전략
스트레스 관리기술

건강의 이모저모
스트레스와 아시아계 미국인들

실생활 건강
스트레스 증상 치료를 위한 허브 요법

건강관리
점진적 근육이완법

삶속에서
Across The lifespan

스트레스

자가건강 평가서

자가진단: 최근에 스트레스를 얼마나 받았는가?
건강한 생활습관: 스트레스를 줄이는 방법 실행하기

알고 있나요?

• 효과적으로 시간을 관리하는 쉬운 방법은 무엇일까?
• 애완동물을 기르면 스트레스를 줄일 수 있을까?
• 단시간 내에 어떻게 이완할 수 있을까?

스트레스와 스트레스 관리

Stress and Its Management

3장

학생들이 대학생활에서 받는 스트레스는 시험, 기말레포트, 실험레포트, 학자금 대출신청과 그들의 강의시간표에 시간제 일을 맞추어 조정하는 일 등 상당히 많다. 대학생들은 대학시절만큼 그들의 시간, 에너지, 재정 및 그들의 정서적 안녕에 대해 욕구가 많은 시기는 없을 것이다.

건강강좌를 수강하고 있는 세 명의 대학생들은 그들이 과거에 경험했던 사건 중 가장 스트레스가 심했던 상황에 대해 다음과 같이 서술하고 있다.

지난 12개월 동안 저에게 가장 스트레스를 주었던 일은 우리 가정의 생활비를 아내의 월급에만 의존했던 상황에서 아내의 임신으로 인하여 우리 가정의 경제상황이 위기에 처했을 때였어요. 아기가 태어난 후에도 과연 학업을 계속해서 학위를 받을 수 있을까 하는 걱정 때문에 날이 갈수록 스트레스가 심해졌어요.

저는 작년에 대학에 입학했고 강간을 당하게 되었어요. 경찰에게 경위를 설명하고 강간범과 대면하는 것, 그리고 남자친구에게 그 사실을 알리는 것이 정말 고통스러운 일이었지요. 하지만 부모님에게 말하는 것이 가장 스트레스 받는 일이었죠.

저는 6개월 사이에 조부모님 두 분이 돌아가신 일로 가장 스트레스를 받았어요. 특히, 두 분이 돌아가실 때 고통스러워하는 모습이 잊혀지지 않았고, 또한 전공선택을 잘못해서 전공을 변경해야 하는 것도 저에게 상당한 스트레스로 작용하네요.

"대학시절에 학생들은 정신적·시간적으로 많은 부담을 받으며 지낸다…."

이들 학생들은 각기 다른 스트레스 상황에 대처해야 되며 우리도 이와 유사한 어려운 상황에 부딪칠 수 있다. 대학생활에서 시간을 투자하고 신경 쓸 일도 많이 있지만 실제로 스트레스 받는 상황은 대학생활 뿐만 아니라 인생을 살아가는 동안 계속해서 일어날 수 있다.

그렇다면 스트레스란 무엇일까? 스트레스가 우리의 건강과 안녕에 어떤 영향을 미칠까? 스트레스가 우리에게 좋은 영향을 미칠 수 있을까? 어떤 요인이 스트레스 받도록 상황을 만드는 것일까? 스트레스가 건강에 미칠 수 있는 부정적인 영향을 감소시킬 수 있는 것일까? 이와 같이 3장에서는 스트레스의 특성, 스트레스가 우리에게 미치는 영향 및 스트레스 대처기술에 대해 살펴보고자 한다.

스트레스란 무엇인가?

*스트레스(stress)*는 여러 가지 다른 의미를 가질 수 있다. 스트레스는 우리의 정신과 육체에 부담을 주거나 위협하는 상황을 의미한다. 스트레스는 화가 난 개와 마주하는 것과 같이 실제상황에서 받을 수도 있고, 장래에 실직할 가능성에 대해 염려하는 것과 같이 상상 속에서 받을 수 있는 것으로써 어려운 상황에 대한 우리의 반응이라고도 할 수 있다. 사나운 개가 우리를 공격한다고 상상할 때 당신은 어떻게 느끼는가?

전문가들은 **스트레스**를 "인간이 부담스럽거나 위협적인 상황에 반응할 때 일어나는 복잡한 심리적 및 신체적 반응"으로 정의한다. 사람들은 그 상황이 긍정적인 결과를 초래할지 아니면, 부정적이거나 분명치 않은 결과를 초래할지에 대해 평가할 뿐 아니라, 자신의 과거 경험과 성격에 따라 그 상황을 관리 할 수 있는 능력이 달라진다. 따라서 사람은 같은 상황에 대해서도 각기 다르게 평가할 수 있기 때문에 그 결과 스트레스에 대해서도 각기 다른 반응을 나타내게 된다.

스트레스 요인

스트레스 요인(stressors)은 한 개인에게 육체적 또는 정신적인 부담을 줌으로써 스트레스를 유발하는 상황들이다. *생리학적(육체적) 스트레스 요인(physiological [physical] stressor)*은 운동과 결부되어 있는데, 질병, 통증, 부상을 당하는 것뿐만 아니라 위험한 공해물질과 극한 온도변화에 노출되는 것도 여기에 속한다. *심리적 스트레스 요인(psychological stressor)*은 과격한 감정조절, 사회생활에서 발생하는 곤란한 상황을 해결하고 복잡하고 까다로운 생각과 관계를 정리하며, 그에 대처하는 것을 포함한다. 정신적으로 부담을 주는 스트레스는 인생을 충분히 도전적이고 흥미 있게 만들어 줄 수 있지만, 정신적이든 육체적이든 간에 너무 많은 스트레스를 참아 내는 것은 인생을 비참하게 만들 수 있다. 따라서 정신적인 스트레스가 과연 건강과 안녕에 어떤 영향을 미치는 지에 대해 자세히 살펴보겠다.

스트레스(stress)
어떤 상황에 반응할 때 연속적으로 발생하는 육체적, 정신적인 반응, 일련의 정신적, 육체적인 복합적 반응.

스트레스 요인(stressor)
한 개인에게 정신적, 육체적인 부담을 주는 사건.

불쾌스트레스(distress)
원치않는 부정적인 결과를 초래하는 사건이나 조건.

유쾌스트레스(eustress)
긍정적인 효과를 만들어 내는 사건이나 조건. 예를 들어 행복감이나, 도전감이나 성공적이라고 느끼도록 해주는 사건이나 조건.

스트레스 요인이 갖고 있는 특징이 스트레스가 건강에 미치는 영향을 결정하는데 주된 역할을 한다. 사람들은 스트레스를 생각하면 **불쾌스트레스**(distress) 즉, 해결하기 힘든 사건이나 원하지 않는 부정적인 결과를 주로 떠올리게 된다. 불쾌스트레스의 경험은 교육과정 중에 겪는 문제, 그리고 직장에서, 가정에서, 대인관계에서 발생하는 문제들이 포함된다. 하지만 어떤 다른 상황들은 긍정적인 스트레스 또는 **유쾌스트레스**(eustress)를 만들기도 한다. 부모가 되는 경험을 한다거나 운동경기에서 시합을 하거나 또는 원하던 직업을 갖게 되는 일 등은 사람들을 행복하고 도전적으로, 또는 성공했다고 느끼도록 해주는 유쾌스트레스에 속한다. 이러한 육체적이나 정신적으로 긍정적인 결과를 가져오는 스트레스를 경험하는 것은 부정적인 스트레스 요인들이 미치는 건강의 악영향을 줄일 수 있다.

일부 스트레스 전문가들은 유쾌스트레스 역시 육체와 정신에 부정적인 영향을 미친다고 지적하고 있다. 그 이유는 유쾌스트레스라고 할지라도 그것이 육체나 정신에 변화를 주며, 이러한 변화는 결과적으로 육체에 해를 주고 정신을 혼란시킨다. 결국, 소진해 버린다는 것은 너무 과도한 스트레스를 받은 결과이다. 이 장에서는 부정적인 정신적 스트레스를 지칭할 때, 스트레스와 불쾌스트레스가 구분 없이 사용될 것이다.

스트레스에 대한 반응

육체적인 반응

우리의 주위환경은 우리를 끊임없이 스트레스 상황에 노출시킨다. 여기서 살아남기 위해서는 이러한 스트레스 요인에 대해 육체적으로 대처해야만 한다. 위급상황에서 인체의 신경계는 즉시 부신을 자극해서 코티솔(cortisol), 에피네프린(epinephrine, adrenaline)과 노르에피네프린(norepinephrine, noradrenaline) 등의 호르몬을 분비한다. **호르몬**(hormones)은 생체정보를 내분비선에서 다른 세포로 전달하는 화학적 전령사이다. **내분비계**(endocrine system)의 분비샘은 여러 종류의 호르몬을 생성하여 혈류를 통해 생성된 호르몬을 직접 분비한다(그림 3-1). 일부 내분비 호르몬은 생리과정, 성장

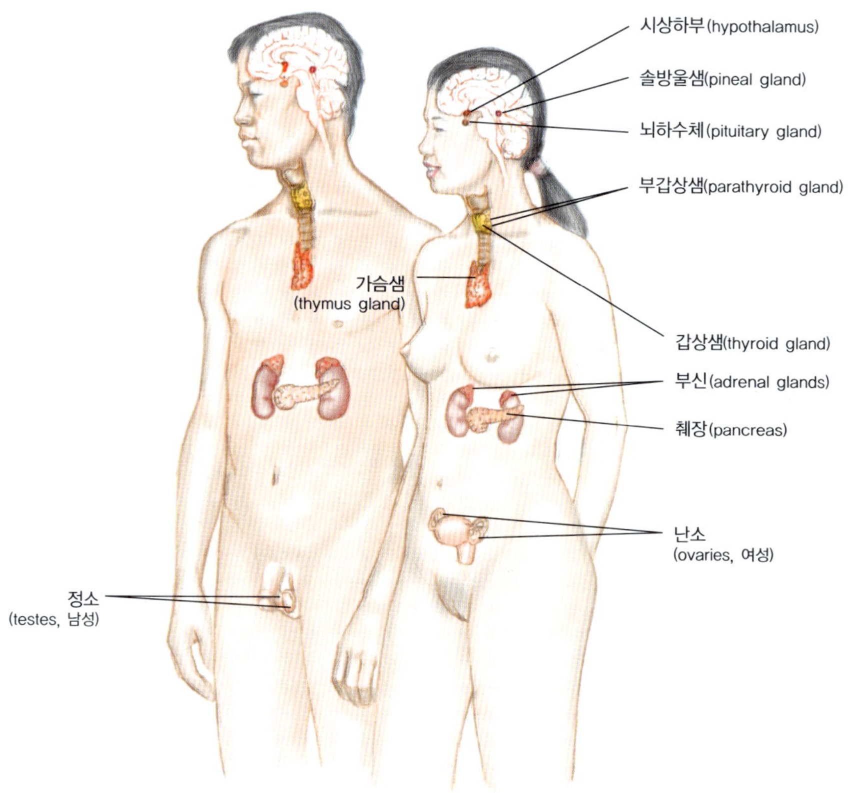

그림 3-1 내분비계. 내분비계의 분비선은 화학 전달물질인 호르몬을 생산한 후 수송관을 통해 혈액으로 분비한다.

과 발달을 조절한다. 그 중에서도 코티솔, 에피네프린과 노르에피네프린은 위험이 닥쳤을 때 인체가 반응하도록 준비시키는 작용을 하기 때문에 "스트레스 호르몬(stress hormone)"이라고 부른다.

스트레스 호르몬은 심장박동 수를 증가시키고 중추신경계의 활동, 심장에 유입되는 혈류, 골격근육과 몸을 움직이는 근육의 움직임을 증가시킨다. 동시에 피부, 신장, 소화기관의 혈액순환을 저하시킨다. 스트레스 호르몬의 영향하에서 일부세포들은 저장된 연료(지방과 혈당)를 혈액에 분비해서 활동 중인 근육과 신경세포로 운반한다. 신경계통은 화학전달물질인 엔돌핀을 생산, 분비해서 뇌가 고통을 감지하는 능력을 차단한다. 따라서 고통을 적게 느끼는 것은 중요한 적응의 결과라고 할 수 있다. 특히, 부상을 당한 사람이 위험한 상황에 속히 대처해야만 할 경우에는 더욱 그렇다. 이러한 몇 가지의 적응력은 인간의 육체가 위험한 상황에서 그와 맞서게 하든지 혹은 그 자리를 즉시 피하게 한다(투쟁 혹은 도주반응). 표 3-1 은 스트레스에 대한 주된 육체적인 적응과 가능한 생존전략적 생리반응을 정리한 것이다.

호르몬(hormones) 화학전달물질로서 인체의 분비선에서 분비되어 다른 세포에 생체정보를 전달한다.

내분비계(endocrine system) 호르몬을 생산하는 내분비선의 집단.

범적응 증후군(general adaptation syndrome, GAS) 인체가 스트레스를 처리하는 경계기, 저항기, 소모기의 3단계 과정.

쎌리에의 범적응 증후군 한스 쎌리에(Hans Selye)의 연구(1976)는 정신과 육체의 관계를 이해하는데 매우 중요하다. 쎌리에는 어떤 어려움이나 부담이 되는 상황에 인간이 육체적 정신적으로 적응하기 위해 대처하는 것을 설명하기 위해 스트레스라는 용어를 처음 사용하였고 스트레스 요인에 대한 육체적 반응을 세 단계로 구분한 **범적응 증후군(general adaptation syndrome, GAS)**으로 설명하였다. 스트레스 처리과정인 범적응 증후군의 세단계를 경계기, 저항기, 소모기로 나누어 각 단계별 인체의 생리상태 변화에 대하여 설명하였다(그림 3-2).

우리가 스트레스를 받게 되면 뇌는 신경계를 통해 경계신호를 부신에 보낸다. 이에 부신은 즉각적으로 스트레스 호르몬을 분비하여 몸이 스트레스 상황에 대처하도록 준비시킨다. 이와 같은 작용은 *경계단계(alarm stage)*에서 일어난다. 경계단계에서 온몸에서 일어나는

표 3-1 스트레스에 대한 육체의 적응

육체의 변화	효과 및 결과
눈동자의 확대	시력향상
에너지를 생산하는 저장된 영양분 분비	근육운동을 위한 연료보급
심장박동 수 증가	혈액공급량과 속도증가
혈압상승	혈류의 압력 증가
혈전생성이 용이해짐	출혈의 방지
골격근육이 긴장하고 운동시간이 연장됨	격투를 하거나 위험으로부터 탈출을 가능하게 함
발한 증가	근육운동으로 인한 지나친 체온상승을 억제함
타액분비억제	체액의 낭비를 막음
호흡기 확장	폐에 공기유출입량 증가, 에너지를 생산하도록 산소 흡입량 증가, 이산화탄소 배출량 증가
소화기관의 움직임 감소	주어진 근육운동 요구를 수행하도록 근육에 혈액공급을 증가시킴
엔돌핀 수치 증가	고통감지 저하

극적인 생리변화가 표 3-1에 나와 있다. 그 예로, 우리가 큰 소음에 얼마나 빨리 반응하는지 생각해 보자.

만약에 우리가 스트레스 초기상황에 성공적으로 대처했을지라도 스트레스 요인이 계속 남아 있으면 인체는 *저항단계(resistance stage)*의 반응으로 들어간다. 저항단계에서 스트레스 요인에 대해 보호생리작용을 유지한다. 위협상황이 완화되면 인체는 정상생리 상태로 회복되는 작용이 일어난다. 일반적으로 휴식을 취하고 추가 스트레스 요인에 노출되는 것을 피하면 인체는 손상받은 것을 복구시킬 수 있다. 그러나 스트레스 상황이 계속 진행되면 신체는 저항을 계속 할 수 없게 되고 결국 *소모단계(exhaustion stage)*로 들어가게 된다. 이 단계에서 스트레스에 대한 생리적 반응은 약화되고 세균 감염에 더욱 취약하게 된다. 이와 같이 스트레스에 계속 노출되면 인체는 대처기능이 고갈되어 죽음에 이를 수 있다. [건강의 이모저모]에서 "스트레스와 아시아계 미국인들"은 미국 내 아시아 이민자들의 육체적·정신적인 건강에 미치는 스트레스의 영향에 대해서 기술하고 있다.

스트레스 반응은 인간이 자신의 육체적인 안녕을 위협하는 데 즉각적으로 반응할 수 있도록 진화되었다. 실제로 사람의 생명이 위협받는 상황에서 살아남기 위해서는 극적인, 생리적인 변화가 필수적일 수 있다. 그러나 육체적인 안녕에 직접적이고 심각한 위협이 되지 않아도 그저 매일 걱정, 근심과 어려움을 당할 때마다 사람에게는 혈액 내에 스트레스 호르몬이 분비되는 극적인 적응상태가 일어난다. 그 결과 매일 근심, 걱정을 하는 사람들은 혈액 내 스트레스 호르몬 수치와 에너지 공급 화합물 수치가 정상보다 높아져서 고혈압 또는 심혈관

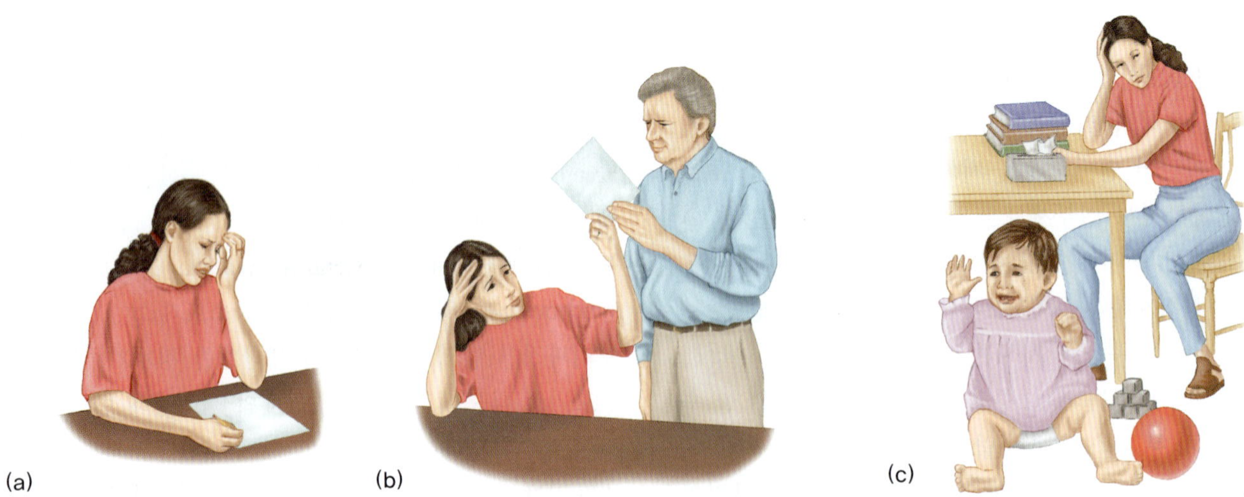

(a) (b) (c)

그림 3-2 범적응 증후군의 세 단계.

(a) 경계단계(경고기)-부신이 스트레스 호르몬을 분비해서 인체가 스트레스 상황에 육체적으로 대처하는 단계
(b) 저항/회복단계-인체가 스트레스 유발요인에 대해 보호반응을 지속하며, 그 후 위협적인 상황이 완화됨에 따라 정상적인 생리상태를 회복하는 단계
(c) 소모단계-스트레스가 지속되어 인체의 방어기능이 약화되는 단계

건강의 이모저모
Diversity in Health

스트레스와 아시아계 미국인들

고국을 떠나기 전 많은 수의 이민자들은 가난과 기근, 정치적인 불안, 종교탄압과 전쟁으로 인한 극도의 스트레스를 경험한다. 외국 생활에 적응하면서 이들은 친구와 가족의 도움을 잃은 것, 낯선 언어를 배우는 것과 매우 다른 문화에 노출되는 것들에 대처해야 한다. 미국에서의 생활은, 특히 아시아계 이민자들에게는 매우 도전적인 것인데, 그 이유는 빈번한 차별과 직업난, 인종에 대한 고정관념, 언어장벽과 사회로부터의 소외를 겪어야 하기 때문이다.

아시아계 미국인들은 일본계, 중국계, 한국계와 월남계인 등을 포함하는 다양한 계통의 소수집단이다. 미국인구의 약 4%가 아시아계 조상을 갖고 있는데, 2020년까지 아시아계 미국인의 인구 수가 거의 두 배에 도달할 것이라고 예측하고 있다(미국 인구통계청, 2001). 최근의 아시아계 미국인 이민자들은 대부분 중국, 필리핀, 인디아, 한국 및 베트남에서 이주해 온 사람들이다.

전통적인 동양식 사고방식을 갖고 있는 아시아계 미국인들은 운명이 그들의 인생을 좌우한다고 생각하면서 슬픔, 실망과 근심 등의 감정을 받아들이지 않으려 하고 이를 숨기려 한다. 더욱이 최근 아시아계 이민자들은 전통적인 성적 역할분담을 하려는 경향이 있어 남성들은 여성보다 중요한 결정을 내리는 역할을 하는 데 익숙하고 그들의 부인이 집안일이나 육아를 하는 것을 당연한 것으로 여긴다. 또한 부인들이 집 밖에서 일은 할지라도 그 수입이 가족의 생계를 꾸려 가는 데는 그다지 많은 부분을 차지하지는 않는다. 그로 인해 상당수의 아시아계 미국여성들은 자신의 사회적 지위가 매우 낮다고 인식하고 있고, 그 결과 많은 정신적 스트레스를 받는다(Ibrahim & Ohnishi, 2001), 하지만 미국에서는 대부분의 사람들이 집이나 직장에서 남녀의 역할이 성별에 관계없이 공평하다고 생각하고 있다.

스트레스를 받는 아시아계 미국여성들은 불안감이나 우울증을 치료하기보다는 전문 의료인에게 식욕부진, 두통과 만성피로와 같은 육체적인 증상에 대해 치료를 받는다. 하지만 이와 같이 스트레스 받은 것을 인식하지 못하여 치료하지 않으면 그 결과는 매우 파괴적이어서 다른 소수민족 또는 다른 소수인종의 여성들과 비교해서 20세와 24세 사이의 아시아계 젊은 여성들의 자살률은 매우 높은 편이다(Anderson, 2001).

고국을 떠나온 이후 아시아계 미국인들은 여러 가지 익숙하지 않은 상황과 새로운 요구에 직면하게 된다. 이러한 문화적인 "충격"은 이민자들에게 상당한 정신적인 갈등을 일으키며, 어떤 민족적 및 인종적인 배경을 갖고 있는 사람이든, 그러한 혼란스러운 감정을 드러내지 않으면 스트레스가 쌓이게 된다. 스트레스는 아시아계 미국인들의 건강과 안녕(well-being)에 심각한 영향을 미치기 때문에 일반 전분 의료인들은 반드시 문화적인 면에 민감해야 하며, 소수집단의 감정적인 스트레스로 인해 발생하는 증상들에 대해서도 알아 두어야만 한다.

계 질환이 생기게 된다는 것이다. 그러나 유전적인 요인과 생활방식을 변화시킴으로써 스트레스에 대처하는 방법을 바꾼다면 건강이 좋아질 수 있을 것이다. 예를 들면, 심장병을 갖고 있는 남자들이 스트레스 해소 프로그램에 참여했을 경우, 스트레스 해소교육을 전혀 받지 않은 남자들보다 합병증 발생이 적었다는 5년간의 연구결과가 이를 증명하고 있다(Blumenthal et al., 2002).

정신적인 반응 스트레스 상황은 육체뿐만이 아니라 정신에 영향을 미치지만, 정신적인 충격은 검사하거나 관찰, 측정하기가 쉽지 않다. 제2장은 스트레스를 주는 생활사건과 직접적으로 연관되어 있는 우울증과 불안증 등을 포함한 여러 가지 정신적인 건강조건에 대해서 기술하고 있다. 스트레스를 받은 사람은 좌절, 두려움, 분노와 같은 심리적인 증상을 더 많이 호소하는 것으로 나타난다. 그런 사람들은 대부분의 경우에 매우 화를 잘 내며, 과식하거나, 약물을 복용한다. 스트레스가 쌓인 사람들은 대개 주의집중을 잘 하지 못하고, 결정을 쉽게 내리지 못하며, 수면을 잘 취하지 못한다.

스트레스가 정신적으로 긍정적인 효과를 줄 수도 있는데, 약간의 심리적인 스트레스는 일에 대한 노력과 집중력을 증가시켜 작업수행능력을 향상시키기 때문이다. 그러나 스트레스의 정도가 증가함에 따라 사람은 작업수행에 대해 지나치게 염려하게 되고, 그것은 사람들로 하여금 작업에 집중하고 작업을 수행하는 능력을 감소시킬 수 있다. 실제로 최고의 베테랑 배우가 무대 공포증 때문에, 그리고 최고로 우수한 운동선수들도 경쟁이라는 압력 때문에 숨이 막히는 경험을 하기도 한다.

시험은 많은 대학생들에게 스트레스를 준다. 시험공포증이 있는 학생들은 시험상황에 감정적으로 지나치게 반응한 결과, 공부한 내용을 잘 기억하지 못하거나 시험문제에 집중하지 못하게 된다. 작업수행과 관련된 공포증으로부터 벗어나기 위해서 학생들은 이번 장 후반에서 스트레스 관리방법을 어떻게 이용하는 지에 대해 배우게 될 것이다.

Analyzing

Health-Related Information

건강관련 정보분석

CRITICAL THINKING

다음과 같은 기사는 FDA Consumer지에 실린 것이다. 기사를 읽은 후 이 정보를 신뢰할 수 있는지, 아니면 신뢰할 수 없다고 생각하는 것에 대해 설명하시오. 당신의 생각을 정리하기 위해 건강정보 분석모형을 이용하시오. 모형의 중요요점은 아래와 같고 모형에 대한 자세한 설명은 33~35쪽에서 볼 수 있다.

1. 어떤 내용이 확인된 사실이고, 확인되지 않은 내용은 어떤 것인가?
2. 기사를 쓰는 기자의 자격조건은 무엇인가 ? 만약, 정보를 얻을 수 있다면, 그 중 기자의 배경과 교육수준에 관한 정보를 가지고 이 분야의 전문가로서의 자격을 가름할 수 있는가?
3. 저자가 이 기사를 쓴 동기와 개인적인 편견이 있었다면 무엇이라고 생각하는가? 그 이유를 쓰시오.
4. 기사의 주제나 핵심에 관련된 정보는 무엇이며, 관련되지 않은 정보는 무엇인가?
5. 이 기사의 출처는 믿을 만한가? 그리고 오보를 낸 평판이 있는가?
6. 이 기사가 전통적인 과학자나 의료계에서 권위 있는 대가들의 믿음을 공격하는 내용을 담고 있는가?

분석결과, 당신은 이 기사를 믿을 만한 건강관련 정보라고 생각하는가? 당신의 결론에 대한 이유를 설명하시오.

잠 못 이루는 사회

Tamar Nordenburg - FDA Consumer 지의 기자

수백만의 미국인들이 가족사와 많은 일거리로 인해 스스로 수면부족을 선택하고 있다. 최근 조사에 의하면 미국인은 평균 7시간의 수면을 취하는데, 이는 1910년대 전기가 보급되지 않아 날이 어두워지면 잠자리에 듦으로써 9시간의 수면을 취하던 때보다 수면시간이 줄어든 것이다.

존스 합킨스 대학의 수면장애 전문가인 다니엘 오헌(Daniel Ohearn)은 "사람들은 잠을 충분히 자는 것을 무시한다"라고 하였다. 사람들은 잠자는 시간을 줄여 일을 하고 가족을 위해 더 많은 시간을 보내면 무언가를 한 것처럼 느낀다. 그러나 사실 이들은 모두 직장에서 자거나 직장으로 출근하는 사이에 자고 있다.

직장에서 조는 것은 단순히 비생산적인 것만이 아니라 최악의 경우, 심각한 산업재해를 초래한다. 그 예로 1989년 발생한 엑산 발데스호가 알라스카에서 원유를 유출한 사건을 들 수 있다. 보고에 의하면, 이 사건은 유조선에서 근무하던 3등 항해사가 수면부족으로 인하여 극도로 피로했기 때문에 일어났다고 한다.

음주운전과 마찬가지로 졸음운전도 치명적이다. 전국 고속도로 교통안전국은 졸음운전으로 인해 해마다 20만 건 이상의 사고와 수천 명이 목숨을 잃는다고 추산하고 있다. FDA 약물조사관 밥 라파포트(Bob Rappaport, MD)는 "사람은 피곤하면 유쾌하지 않은 감정을 갖게 될 뿐 아니라, 완전히 깨어 있지 못하고 반응능력이 떨어진다"라고 하였다.

라파포트는 "수면부족은 기억력과 기분에 영향을 미치고 면역력을 약화시켜 감염과 그 외 질병에 걸릴 수 있는 빈도를 높인다"라고 하였다. 쥐를 이용한 실험에서도 계속해서 수면이 부족할 경우에 쥐가 죽는 것을 볼 수 있었다.

관찰이 가능한 수면부족의 결과 이외에는 인간이나 짐승이 왜 수면이 필요한지에 대해 대부분 신비에 쌓여 있다. 미국 국립 보건연구원(NIH)의 국립 수면장애 연구 센터장인 제임스 켈리(James Kelly)에 따르면, "우리가 자는 동안 뇌에서 어떤 현상이 일어나는지가 연구대상이다. 우리는 왜 우리 생애의 삼분의 일을 자는데 소비해야 하는지 이제 겨우 이해하기 시작했는데, 우리가 알고 있는 것은 잠은 생물학적으로 매우 중요하다는 것과 우리가 자는 사이에 뇌는 매우 활발히 움직인다는 것이다"라고 하였다.

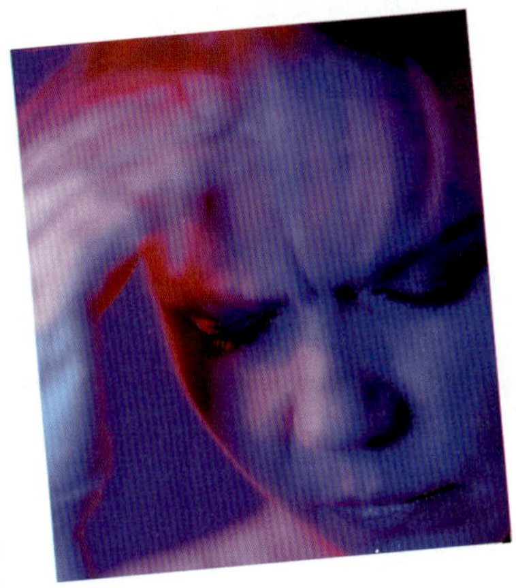

수면에 대한 가장 앞선 이론은 "휴식을 취하고 몸과 정신을 다시 회복하는 것"에 주안점을 두고 있다고 라파포트는 말하고 있다. 수면을 취하는 사이에 뇌는 에너지 저장고를 재충전시키고 단기기억중추(temporary memory)에 저장되어 있는 하루 동안의 정보를 뇌의 장기기억중추(long-term memory)로 옮기는 일을 한다.

그렇다면 사람은 하루 저녁 동안 얼마나 쉬고 회복하는 시간이 필요한가? 그것은 나이와 그 외의 요인에 따라 달라질 수 있다. "비록 대부분의 사람들은 하룻밤에 7.5~8.5시간 정도만 자면 기본적인 육체적 필요는 충족되지만, 이것은 개인차가 매우 커서 수면시간 범위는 4~5시간에서 9~10시간이 된다"라고 라파포트는 덧붙였다.

미네소타 로체스터의 매이오 클리닉(the mayo's clinic of Rochester)에서는 "적합한 수면시간이란, 낮에 충분히 깨어있도록 해주고 편안한 느낌을 주는 시간이다"라고 정의하고, "수면이 충분할 경우, 일어나기 위해 알람이 필요 없을 것이다" 라고 하였다.

자료출처: Nordenberg, T. (1998). sleepless society. *FDA Consumer*, 32(4):11.

스트레스가 건강에 미치는 영향

정신과 육체와의 관계

정신적인 스트레스는 건강에 영향을 미친다(표 3-2). 예를 들어 천식(asthma), 류마티스성 관절염(rheumatoid arthritis), 편두통(migraines) 및 성기헤르페스(genital herpes)와 같은 만성적 병을 앓고 있는 사람들은, 스트레스를 받으면 악화되거나 재발된다고 보고하고 있다(Levenson, 2003). 또한 스트레스는 상처 치료를 지연시키고 감염에 약하게 만들며 필요하지 않을 때 면역 반응을 일으켜 알츠하이머(Alzheimer's disease) 및 심장병(heart disease), 관절염과 관련된 염증을 일으킨다(Kiecoli-Glaser et al., 2002)

불안과 스트레스는 *과민성 대장증후군(irritable bowel syndrome, IBS)*의 증세를 더욱 악화시킨다. 과민성 대장증후군 환자들은 극심한 재발성 장경련, 변비와 설사 및 배변 시 점액을 동반한다. 의학적인 검사나 신체검사로는 이런 증상들의 원인은 찾을 수 없다. 과민성 대장증후군은 미국에서 보편적인 건강문제로서 10~17%의 성인들이 이 증상으로 고통을 당하고 있다(Heitkemper et al., 2004).

과민성 대장증후군은 *섬유근염(fibromyalgia syndrome, FMS)* 증세가 동반되는데, 육체적으로 원인을 찾을 수 없는 극심한 피로와 근육 관절통, 두통과 수면장애가 그 특징이다. 여러 사례에서 스트레스로 인해 섬유근염 증세가 유발되었음이 보고되었으며(Shaver, 2004), 섬유근염으로 고통을 받는 사람들은 대부분 우울증과 불안장애도 가지고 있다. 그러나 이러한 심리학적인 상태는 장애를 유발하는 원인이라기보다는 장애가 가져오는 증상으로 볼 수 있다.

정신신경면역학(psychoneuroimmunology)은 신경계와 면역계간의 관계를 다루는 새로운 분야로서 정신과 육체간의 연관성에 대해 탐구하는 매우 흥미로운 의학 연구 분야이다. 과학자들은 일련의 감정적인 반응이 어떻게 육체건강에 영향을 미치는가를 설명함으로써 신경계와 면역계간의 연관성을 규명하였다.

> **정신신경면역학(psychoneuro immmunology)** 신경계와 면역계간의 관계에 대해 연구하는 학문.
>
> **면역계(immune system)** 감염원을 제거하기 위한 신체의 특이 방어체계.

적색골수(red bone marrow), 비장(spleen), 림프절(lymph nodes), 백혈구(white blood cells), 가슴샘(thymus gland)을 포함하는 **면역계**(immune system)는 질병을 일으키는 인자들로부터 인체를 보호한다(그림 3-3). 백혈구는 인체내부를 탐색하고 특수임무를 수행하는 면역계의 주요 전사들이다. 이 특수세포들은 인체의 건강을 위협하는 여러 인자들을 탐색, 인식해서 파괴시켜 버린다.

표 3-2 심리상태와 연관되어 있는 공통적인 장애

섭식장애	피부 가려움증
긴장성 두통	빠르거나 불규칙한 맥박
편두통	소장궤양
근육경련	메스꺼움과 구토
가슴 통증	잦은 소변
심한 월경통	과민성대장 증후군
여드름	류마티스 관절염
재발성 단순 헤르페스	천식의 발작
PMS	만성피로, 섬유근염

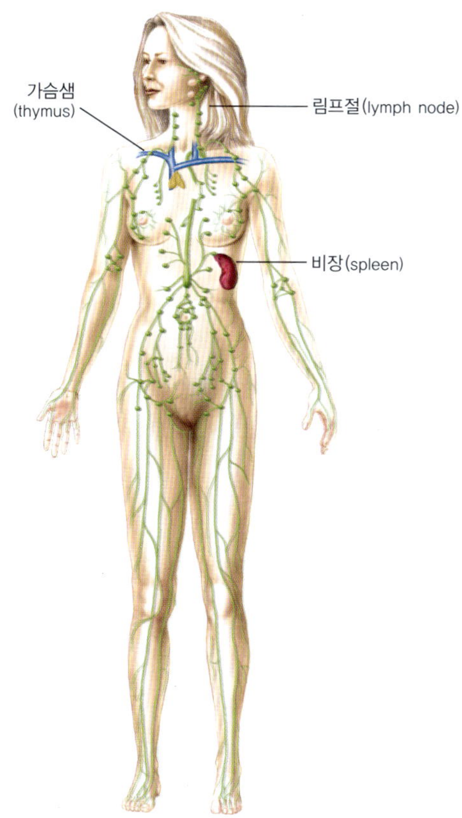

그림 3-3 면역계. 면역계는 질병 유발인자로 부터 몸을 보호한다. 면역기관은 가슴선, 비장과 림프절이 있다.

최근 과학자들은 면역계가 인체 각 부위와 무관하게 독립적으로 작용하지 않는다는 사실을 발견했다. 신경과 신경전달물질을 이용하여 뇌는 개인의 감정 상태에 대한 정보를 백혈구가 생성되고 위치해 있는 신체부위에 전달한다. 이와 같이 특성화된 세포들은 인체의 상태에 대한 정보를 다시 뇌와 내분비계에 전달할 수 있도록 화학전달물질을 생산한다.

스트레스는 면역계의 정상적인 균형과 기능을 변화시켜서 인체가 감염에 약해지도록 하고 인체의 다른 기관들을 손상시킨다. 면역세포는 면역반응을 조절하고 신경계와 교신하는데 이용되는 일련의 화합물인 *싸이토카인(cytokines)*을 생산한다. 의과학 연구자들은 염증을 촉진시키는 싸이토카인에 대한 연구에 특별한 관심을 갖고 있는데 스트레스를 받으면 인체 내에서 이러한 물질의 생산이 증가되기 때문이다. 염증유발 싸이토카인은 류머티스 관절염, 염증성 대장 증후군, 제 2형 당뇨병, 심혈관계 질환, 암 및 골다공증 등과 같은 심각한 질병을 유발시키는데 관련되어 있다(Kiecolt-Glaser et al., 2003; Wong, 2002).

궤양 여러분들은 아마 주위에서 위궤양이나 장궤양을 갖고 있는 사람을 알고 있을 것이다. 인구의 약 10% 정도는 생애 어느 시점에 **궤양(ulcers)**을 앓는다. 궤양은 식도, 위장이나 위장에서 소장으로 가는 소장의 시작부위인 십이지장의 일부에 통증이 있는 것이다(그림 9-1). 궤양은 위장내의 보호벽과 보호점막이 위에서 분비되는 염산을 포함한 정상적인 양의 화학물질을 견뎌 내지 못할 때 발생한다. 궤양은 위의 산성내용물이 지속적으로 식도로 역류할 때 식도 내에서 발생하기도 한다. 위산역류는 식도에서 위로 들어가는 입구부위의 근육이 이완되었을 경우에 자주 나타난다. 그 외에 식사직후 눕거나 과식을 하면 위산역류 발생이 촉진된다. 또한 흡연, 음주, 초코렛, 지방, 페퍼민트 섭취는 위 입구의 근육을 이완시킴으로 위산역류를 일으킬 수 있다. 궤양환자들은 식후에 메스껍고 더부룩함을 느끼거나 식후 30분에서 2시간 후에 속쓰림과 동통을 겪는다.

궤양(ulcer)
소화기관인 식도, 위, 십이지장에 통증이 생기는 병.

일부 사람들은 위 보호벽에 *헬리코박터 파일로리 세균(Helicobacter pylori)*이 만성적으로 감염되어 있으며, 이 세균이 위벽을 약화시켜 궤양을 일으킬 수 있다. 그러나 감염된 사람 모두가 궤양을 걸리지는 않는다. 흡연, 음주와 일련의 약물 등도 위벽을 약화시켜 위궤양을 일으키기도 한다(Levenstein, 2000).

위궤양을 일으키는 위험요소들은 흡연, 지속적인 음주, 아스피린(aspirin)이나 이부프로펜(ibuprofen)과 같은 소염제의 지속적인 복용 등인데, 이와 같은 약물들은 위벽을 손상시키기 때문이다. 피할 수 없는 요인으로는 나이와 가족력으로, 나이가 들수록 궤양발생이 증가하여 대부분의 환자들은 40세 이상에서 위궤양으로 진단된다. 헬리코박터 파일로리 세균 감염 또한 사람들이 감염여부를 자각하지 못할지라도 위험요소로 작용한다.

많은 사람들은, 위궤양에 걸리는 사람이 보통 강한 추진력이 있는 성격과 심한 스트레스를 견디는 사람으로 생각한다. 스트레스가 위궤양이 발생하는 데 영향을 주지만, 위궤양을 발생시키는 성격은 존재하지 않는다. 그러나 스트레스를 받은 사람이 흡연을 하고 폭음을 하며, 충분히 휴식을 취하지 않는다면 면역계에 부정적인 영향을 미침으로써 궤양을 일으키기 쉽게 만든다(Levenstein, 2000).

궤양은 출혈이 있을 경우에는 위험한데, 출혈성 위궤양의 징후와 증상은 진한 타르색의 변과 더부룩함 및 허약증이다. 만약, 출혈성 위궤양 환자가 있다면, 즉시 의료기관을 찾아야 한다.

두통 거의 모든 사람이 한번쯤은 두통(headaches)을 경험했을 것이다. 카페인이 들어 있는 음료를 정기적으로 섭취하는 사람은 그 음료를 마시지 않으면 두통을 경험하게 되며, 코감기와 같은 신체에 병이 생겼을 때 자주 두통을 경험하게 된다. 가장 흔한 두통은 *긴장성(tension-type)* 두통으로, 이러한 두통으로 고생하는 사람들은 그 고통이 마치 앞머리에 꽉 죄는 띠를 감아 놓은 것 같다고 표현한다. 긴장성 두통이 발생하는 기전은 알려지지 않았지만, 많은 경우는 스트레스가 원인이며 흡연 및 머리, 얼굴과 목의 근육이 비정상적으로 긴장되어 있을 때 긴장성 두통을 일으키는 것으로 생각되고 있다(Millea & Brodie, 2002). 전형적인 긴장성 두통은 시력문제, 목이 뻣뻣해짐, 메스꺼움, 구토나 발열 등을 동반하지 않는다.

편두통(migraines)은 또 다른 종류의 재발성 두통이다. 미국 내에서 약 3천만 명이 편두통으로 고통받고 있는데, 지난해 여성인구의 18%와 남성인구의 6%가 편두통을 앓고 있는 것으로 보고되었다(Silberstein, 2004). 편두통은 뇌를 둘러싸서 보호하고 있는 *뇌척수막*

표 3-3 중증 두통 증상 (Serious Headache Symptoms)

만약, 다음과 같은 두통 증상이 있으면 반드시 의사의 지시를 따라야 한다.

- 정신이 혼미해지고 의식불명과 발작이 동반될 때
- 눈과 귀에 통증이 있을 때
- 열이 동반될 때
- 메스꺼움이 있을 때
- 머리를 부딪친 후 두통이 발생한 경우
- 두통이 전혀 없던 사람이 계속적으로 두통을 호소할 경우
- 어린이가 두통을 호소하는 경우
- 두통으로 인해 정상적인 생활을 하지 못할 경우

자료출처 : Farley, D. (1992. 9). *FDA Consumer* , p.31.

*(meninges)*의 신경에 염증이 발생한 것이 원인으로 알려져 있다. 편두통은 보통 한 시간 이내에 사라지는 신경성 증상인 *오라(aura)*가 앞서 오거나 같이 동반되는 경우가 많다. 대부분의 경우, 오라는 섬광증이나 지그재그 선증같은 증세가 다라오며는 따끔거림 증세, 무감각증과 언어장애도 따른다. 편두통증은 경미한 것부터 매우 심한 것까지 있는데, 보통 머리의 한쪽이 쑤시게 된다. 또한 두통으로 인해 장애를 받는 것 외에도 편두통 환자들은 메스꺼움과 구토증상도 보인다. 두통이 불빛, 소음과 일상적인 몸 움직임에 의해서도 더 심해지기 때문에 편두통 환자들은 조용하고 어두운 방에서 회복과 휴식을 취하는것이 좋은데, 보통 두통은 약 4시간에서 72시간동안 지속된다.

첫 번째로 편두통을 막는 방법은 어떨 때 두통이 일어나는 지를 알아내서 피하는 것이다. 그 예로 어떤 사람들은 수면부족시 혹은 수면의 패턴을 저해받았을 때 편두통이 발생한다. 또한 특정한 음식을 먹으면 편두통이 발생하는 사람들의 경우에는 특정 음식을 피하는 것이 매우 중요하다. 이와 같이 편두통을 일으키는 요인들을 피하는 것 외에 편두통 환자들은 여러 가지 일반 판매약과 처방된 약을 먹기도 한다. 일부 두통약은 편두통이 시작되기 전에 투여하여 두통이 발생하는 것을 막아 준다. [실생활 건강]에서 보여준 기사에서는 편두통을 막을 수 있는 자연요법으로서 화란국화(ferverfew)의 효능에 대하여 기술하고 있다.

일반판매용 진통제는 긴장성 두통을 완화시키는 데 효과적이다. 어떤 사람들은 단순히 머리나 목에 온습포를 올려놓거나 마사지를 통하여 편히 이완함으로써 두통을 없애기도 한다. 하지만 반드시 알아야 할 중요한 점은 카페인이 포함되어 있는 두통치료제는 두통을 재발시킬 수 있다는 점이다. 두통은 생명을 위협할 만한 상태를 의미하지는 않지만 두통이 자주 발생한다면 의사의 진찰을 받을 필요가 있다. **표 3-3**은 두통발생시 즉각 의료처치를 받아야 하는 상황을 기록한 것이다.

건강한 생활습관
Healthy Living Practices

- 궤양 발생의 위험을 줄이기 위해서는 금연, 금주하고 식후에 눕지 않으며, 과식하지 않고 만성적인 소염제 사용을 금한다.
- 식후, 복부중앙부에 통증을 느끼고 속이 쓰리며 더부룩하고 메스꺼운 경우, 위궤양 증상일 수 있으므로 의사를 방문하여 진단과 치료를 받아야 한다.
- 긴장성 두통의 발생위험을 줄이려면 이완하는 법을 배워야 하고 두통이 심할 경우에는 의사의 지시를 따라야 한다.

스트레스를 주는 생활사건

1967에 홈즈(Thomas Holmes)와 라헤(Richard Rahe)는 사회재적응 등급 척도(Social Readjustment Rating Scale, SRRS)를 소개하였고, 짧은 시간 동안 중대한 인생 고비를 여러 번 겪은 사람이 병이 나기 쉽다고 발표하였다(Holmes & Rahe, 1967). 홈즈와 라헤는 약 400명을 대상으로 개인이 어떤 상황에 대처하기 위하여 필요하다고 생각되는 사회적 변화의 양을 기초로 인생사를 등급을 매겨서 사회재적응 등급척도를 만들었다. 예를 들어, 배우자의 사망은 스트레스 강도가 가장 큰 사건이므로 최고점수인 100을 주었다(**표 3-4**). 비록 처음에 만들어진 사회재적응 등급척도 중 "주택 대부금이 천만 원 이상일 경우"와 같은 항목은 시대에 뒤떨어진 것이기는 하지만, SRRS는 스트레스 정도를 측정하는 데 많이 이용되고 있다. 그러나 많은 스트레스 전문가들은 등급척도를 가지고 질병발생을 예측하는 것에는 의문을 갖고 있다. 마르크스(Marx)와 그의 동료들은 SRRS를 모델로 해서 대학 신입생들이 겪는 스트레스의 정도를 측정하기 위해 "대학에서 최근에 경험한 일들의 목록"을 만들었다. 신입생들은 대학생활의 생소함과 부담감에 대처하는 데 어려움을 겪기 때문에 이 학생들의 중도탈락율이 높은 것은 그리 놀랄 만한 일은 아니다. 따라서 신입생들이 받는 이와 같은 변화의 충격을 고려하여 대학 당국

표 3-4 사회재적응 등급척도

등급	인생사	점수	등급	인생사	점수
1	배우자의 사망	100	23	자녀의 출가	29
2	이혼	73	24	법적인 문제	29
3	별거	65	25	뛰어난 개인적 업적 성취	28
4	감옥살이	63	26	부인의 취업 및 퇴직	26
5	가까운 가족원의 사망	63	27	입학, 졸업, 휴학	26
6	신체적 부상이나 질병	53	28	생활조건의 변화	25
7	결혼	50	29	개인의 습관교정	24
8	해고	47	30	직장상사와의 문제	23
9	재혼	45	31	근무여건이나 근무시간의 변화	20
10	은퇴	45	32	주거지 변화	20
11	가족의 질병	44	33	학교의 변화	20
12	임신	40	34	여가활동의 변화	19
13	성적인 관계의 곤란	39	35	종교활동의 변화	19
14	새 식구가 생김	39	36	사회활동의 변화	18
15	사업의 재정비	39	37	주택 대부금이나 부채가 천만 원 이하일 경우	17
16	재정상태의 변화	38	38	수면습관의 변화	16
17	친한 친구의 죽음	37	39	함께 사는 가족 수의 변화	15
18	근무부서 변화	36	40	식습관의 변화	15
19	배우자와 잦은 언쟁	35	41	휴가	13
20	주택 대부금이나 부채가 천만 원 이상일 경우	31	42	크리스마스	12
21	저당물이나 차용물에 대한 권리상실	30	43	경미한 위법행위	11
22	직장에서 담당업무의 변화	29			

자료출처: Holmes, T. H. & Rahe, R. H. (1967), The social readjustment rating scale, *Journal of Psychosomatic Research* 11:213-218.

실생활 건강
Consumer Health

스트레스 증상 치료를 위한 허브 요법

고대 이후로 사람들은 약초(herb)와 다른 여러 식물을 이용하여 스트레스 증상을 치료했다. 여러 가지 식물들은 의학적인 효과가 있는 화학물질을 함유하고 있기 때문이다. 최근에 다수의 미국인들이 스트레스 관련 증상들을 치료하기 위해서 카바(kava), 쥐오줌풀(valerian)과 화란국화(feverfew)를 복용하고 있다. 그런데 과연 카바가 이완시키는 효과가 있을까? 쥐오줌풀은 과연 불면증 치료에 효과가 있을까? 화란국화는 편두통을 멈추게 할 수 있을까? 그리고 이런 대체요법은 과연 안전한 것인가?

수백 년 동안 남태평양인들은 불안감소와 근육이완, 수면제로서 카바의 뿌리를 이용하여 의식용 음료를 만들었다. 그러나 의학전문인들은 미국인들 사이에서 이러한 식물의 이용도가 높아지는 것에 대해 우려를 표명하고 있는데, 그 이유는 장기사용시의 안정성과 중독 가능성이 불분명하기 때문이다. 실제로 카바는 다량 복용시 생명을 위협하는 부작용을 일으키는 것으로 알려져 있으며(FDA, 2002), 알코올과 같은 우울증 억제약물의 효과를 강화시키기도 한다. 그러므로 이 식물로 만든 제품을 복용하기 전에 먼저 의사와 상의해야 한다.

고대 로마인들은 쥐오줌풀로 알려진 헬리오트롭(helioptrope) 식물의 의학적 가치에 대해서 알고 있었기 때문에 식물의 뿌리를 말리고 차로 우려내서 진정제로 사용했다. 쥐오줌풀은 정제로도 구할 수 있으며, 알코올에 넣어 팅크제(tincture)로도 만드는데, 이것은 약한 수면제로서 매우 유용하다고 밝혀졌다(Fugh-Berman & Cott, 1999). 그러나 몇몇 연구에서는 이 식물이 치명적인 부작용을 일으킨다고 보고했기 때문에(Wong et al., 1998) 복용하기 전에 반드시 의사와 상의해야 한다.

화란국화는 수세기 동안 두통 및 생리통 치료와 해열제로 사용되었다. 약제로 보급되기 이전에는 잎을 씹었으나, 이 방법은 입에 통증을 유발한다. 실제로 화란국화는 두통을 완화시킬 수 있으며, 용량대로 섭취하면 독성은 없는 것으로 나타났다. 그러나 경우에 따라서는 앨러지 반응을 일으키고, 소수의 사람들에게서는 오히려 두통을 일으키기도 한다고 보고되었다("Herbal Rx", 1999). 따라서 모든 대체요법을 할 때 항상 그렇듯이 화란국화도 의사와 상의한 후에 복용해야 한다. 화란국화가 위장을 자극할 수 있는 것을 고려해서, 만약 부작용이 발생한다면 복용을 중단해야 하며, 이것은 어느 식물제품이든 마찬가지이다.

은 신입생들이 첫해에 받는 스트레스를 덜어 주고자 학업, 사교, 그리고 상담프로그램을 개설하기도 한다.

의학전문가들은 일반적으로 스트레스가 많은 생활 사건들이 질병과 관련이 있다는 생각에는 동의한다. 그러나 스트레스를 주는 사건들이 질병의 발생과 연관이 있다 해서 스트레스가 건강저하의 원인이 된다고는 할 수 없다. 다만, 스트레스를 받는 사람들이 건강하지 못한 생활습관을 가지고 있어, 운동을 하지 않고 영양가가 풍부한 음식을 섭취하지 않으며, 수면을 충분히 취하지 않는다면, 그러한 행위들이 결과적으로 건강을 해치게 할 수 있다는 것이다. 심리학적, 환경적, 그리고 생물학적 동력이 복합적으로 건강에 영향을 미친다. 과학자들이 어떻게 심리적인 스트레스가 인체에 영향을 미치는지 완전히 이해하기 위해서는 그에 대해 더 많은 정보를 수집해야 할 것이다.

성격, 질병과 스트레스

스트레스에 노출되는 것이 사람으로 하여금 질병에 걸리기 쉽게 할 수는 있지만, 같은 사건이라도 사람에 따라 느끼는 스트레스 강도는 달라질 수 있다. 왜 사람들은 스트레스 요인에 달리 반응하는가? 각 개인의 인격적 특성과 배경에 따른 경험의 독특한 조합에 따라 각 개인의 스트레스에 대한 반응은 달라진다.

스트레스 요인의 부정적인 측면만 보는 사람들은 역경을 극복할 수 없다고 생각하며, 그 역경을 긍정적으로 보는 사람들보다 스트레스에 더 취약하다. 결과적으로 스트레스에 취약한 사람들은 더 불안해 하고 화내며 우울해지게 되어 현명하지 못한 결정을 내리는 경향이 있다. 그리고 현명하지 못한 결정 때문에 또 다시 스트레스를 받게 된다. 더욱이 스트레스를 받는 사람은 수면부족, 흡연이나 약물을 남용하는 등 건강을 손상시키는 생활을 하기 쉽다.

스트레스의 부정적인 영향에 덜 취약한 사람은 완충작용을 하는 성격을 가지고 있을 수 있다. 이런 사람들은 일반적으로 인생에 대해 좀 더 긍정적인 견해를 갖고 있으며, 스트레스 요인에 대해서도 긍정적인 결과를 가져올 것으로 평가하는 경향이 있다(Brissette et al., 2002). 스트레스를 잘 견디는 사람들은 스트레스를 도전할 대상일 뿐이며, 생활의 일부라고 받아들인다. 비록, 스트레스를 잘 이겨내는 성격은 어떤 면은 유전된 것일 수도 있지만, 어린아이들의 경우에는 도전적인 상황에서 자신의 친척들의 행위를 관찰하고 따라함으로써 스트레스 상황에 대처하는 방법들에 대해 배워 나간다. 그리고 그들이 성장해서도 스트레스 요인에 대처해야 할 경우, 어릴 때 했던 긍정적인 행동을 계속해서 하게 된다.

인간에게는 심장병 발생위험을 증가시키는 특이한 성격이 따로 있을까? 수년 동안 A형의 성격을 가진 사람들(야망적이고, 휴식을 취하지 않고 경쟁적이며, 성급하고 적대적인 성격유형)은, 일반적으로 이런 성격을 갖지 않은 사람보다 심장병을 일으킬 가능성이 더 많은 것으로 알려져 왔다. 그러나 1980년대에 의학 연구자들은 A형 성격을 가진 많은 사람들이 심장질환을 일으키지 않는다는 것을 확인하였으며, 오히려 최근에는 성격적으로 분노, 적대감, 원한, 의심과 불신과 같은 부정적인 감정을 갖고 있는 사람들이 그렇지 않은 사람들보다 심혈관계 질환이 더 많이 생긴다고 보고하고 있다(Williams et al., 2000; Williams et al., 2001; Williams et al., 2003).

만성적인 스트레스는 심혈관계 질환, 특히 뇌졸중의 위험을 증가시킨다(Ohlin et al., 2004; Iso et al., 2002). 스트레스에 과잉반응하는 사람들은 지나치게 많은 양의 스트레스 호르몬이 혈류로 방출되어 그 결과 고혈압을 일으키고 혈관벽이 손상된다. 또한 스트레스를 받으면 혈액을 응고시키는 작용을 하는 *혈소판(platelets)*이 더 끈적이게 된다(Camachoe & Dimsdale, 2000). 따라서 혈관이 손상되어 출혈이 발생하면 혈소판이 서로 엉겨 붙어서 출혈을 막는 혈병을 만든다. 물론, 사람이 생명을 건 싸움에서 부상을 당하였다면 혈소판이 혈병(blood clots)을 쉽게 형성하는 것은 생명을 구하는 일이다. 그러나 스트레스를 주는 많은 사건들이 출혈이 일어날 위험이 없음에도 불구하고 혈액응고가 빠르게 계속적으로 일어난다면 생명이 위험해질 수 있다. 특히, 혈병이 심근이나 뇌로 가는 혈액의 흐름을 막을 때는 치명적인 결과를 초래한다.

스트레스를 받으면 종양이 되는 세포를 찾아 없애는 기능을 제대로 수행할 수 없게 되어 면역체계가 효과적으로 작용하지 못한다. 그러나 대부분의 연구결과에서 성격과 암발생 간의 상관성이 나타나지 않았으며("Cancer and the Mind", 1998), 암으로 진단을 받은 후에도 낙천적으로 생각하고 암을 이길 수 있다는 정신을 가진 사람들이 그렇지 못한 성격을 가진 사람보다 오래 생존한다고 보고되었다(Faller et al., 1999; Lillberg et al., 2002).

스트레스에 대처하기

스트레스는 살아 있기 때문에 받게 된다. 오늘날 세상에서 많은 사람들이 스트레스의 원인이 정확히 무엇인지를 찾아내고 조절하기가 힘들기 때문에 스트레스로부터 탈출하거나 극복하지 못한다. 또한 스트레스 원인을 알고는 있지만 그들의 상황을 개선할 수 있는 자원이 없는 경우도 있다. 따라서 우리는 스트레스가 건강에 미치는 영향을 완화시키는 방법을 날마다 배움으로써 스트레스와 함께 살아갈 수 있을 것이다. 예를 들어, 효과적으로 스트레스에 대처하기 위해서는 충분한 휴식을 취하고 규칙적으로 운동을 하거나, 정신적으로 충만해질 수 있는 활동에 참여 하는 것과 같이 면역계에 부정적인 영향을 주지 않는 생활을 해야만 한다.

스트레스 대처전략(coping strategies)이란 개인이 스트레스의 원인에 능동적으로 대처하기 위해서 사용하는 행동적인 반응과 사고 과정을 일컫는다. 스트레스에 대처하는 전략은 문제 중심, 감정 중심, 또는 스트레스 상황을 관리하는 사회적 지원 방법에 중점을 둘 수 있다. 여러 가지의 유용한 대처 방법이 있지만 어떤 것들은 건강에 지장을 줄 수도 있다.

문제에 중점을 둔 전략

계획하고 부딪쳐서 문제를 해결하는 행동과 같이, *문제에 중점을 둔 전략(problem-focused strategies)*은 스트레스 요인의 부정적인 영향을 직접적으로 감소시키고 제거할 수 있는 행동이다. 예를 들어 할 일의 우선순위를 정하고, 돈과 시간을 관리하고, 은퇴 후를 계획하고, 직업을 바꾸기 위한 재훈련을 받게 함으로써 스트레스 상황을 보다 잘 조절하고 있다고 느끼도록 하는 방법이다. 사람이 스트레스의 원인을 찾아내고 스트레스 요인을 어느 정도 조절하고 있다고 생각할 때, 스트레스도 덜 받고 건강상의 문제도 줄어들기 때문이다.

대처전략(coping strategies)
사람들이 스트레스 요인에 대처하는 데 이용하는 행동적 반응 및 사고과정.

시간을 관리하라 스트레스를 줄일 수 있는 요령 중에 가장 유용한 것 중 하나는 효과적인 시간 관리이다. 하루에 하는 모든 작업, 학교, 가족 그리고 여가활동의 목록을 만드는 것부터 시작하라. 그리고 목록을 분석해서 우선순위에 따라서 활동의 순번를 정하라. 우선순위가 높은 활동이란 목표달성을 위해서 반드시 실행에 옮겨야만 되는 활동을 의미하며, 우선순위가 낮은 활동들은 하루 스케줄에서 제거될 수도 있다.

활동을 분석하고 순위를 정한 후에는 그 활동을 수행하는데 얼마나 시간이 걸리는지 계산하라. 우선순위가 높은 활동을 하는데 많은 시간을 할애하고 먼저 하도록 하라. 중요한 일을 미루는 것(내일로 미루기)은 종종 실패에 대한 두려움이나 완벽하게 일을 하지 못할 것 같은 두려움 때문이다. 또한 하루 중 당신에게 언제가 가장 좋은 시간인지를 생각해서 가장 힘든 일을 그 시간에 하라. 예를 들어, 대학생활에 성공하려면 모든 강의시간에 참석하고, 각 강의를 준비하며 매일 공부를 하는 일정시간을 두도록 시간표를 짜야한다.

시간을 관리하기 위해서 달력이나 휴대형 단말기에 약속이나 논문마감일, 시험일을 기록하면 매우 도움이 될 것이다. 많은 사람들이 특히 아주 바쁜 날에는 그날 해야 할 일의 목록을 작성한다. 또한 예상치 못한 상황에 대해서도 어느 정도는 시간을 할애해야 한다. 자신을 꽉 짜여진 스케줄에 가둘 필요는 없으며, 반드시 휴식, 식사, 운동, 친교 및 잠을 잘 시간은 필요하다. 매일밤 7~8시간의 수면을 취하도록 해라. 많은 대학생들이 수면이 부족한 상태에서 깨어있기 위해서 카페인 음료를 마신다. 그러나 지나친 카페인 섭취는 이완을 저해하기 때문에 이런 음료는 줄일 필요가 있다.

만약, 학교에 다니면서 직장을 다니고 가족을 부양해야 한다면 보다 주의 깊게 시간을 계획하는 것이 매우 중요하다. 일을 수행하는 시간과 취미활동 시간의 균형이 잘 이루어진 사람이 일에 대한 수행능력이 좋을 뿐 아니라 성취감도 느끼게 되기 때문이다.

일지 쓰기

과거에 내가 정신과 의사였을 때 아무것도 하고 싶지 않을 때가 있었는데, 말하고 싶지 않거나 기분이 좋지 않았을 때였다. 그러나 내 기분과 관계없이 내 인생에 대해서 말할 때 기분이 좋아진다는 것을 알게 되었다. 당신의 감정을 일지에 적어 넣음으로써 당신의 가슴 속에서 그 감정을 없앨 수 있으며, 자신의 감정도 정리할 수 있는 것이다.

만약에 일어난 사건, 생각과 감정을 기록한 일지가 있다면 일상적인 스트레스에 대처하기가 훨씬 수월할 것이다. 생각을 일지에 규칙적으로 담아둔다면 어떤 상황에 대해 당신이 어떻게 감정적으로 반응하는 지를 알 수 있기 때문이다. 일지작성을 어떻게 해야 치료에 효과적인지에 대한 규칙은 없지만 산문체로만 써야하는 것은 아니다. 즉, 자기 감정을 시로 표현하든지, 편지형식으로 쓰든 상관없다. 먼저, 스트레스를 주는 문제나 상황이 무엇인지를 확인하고, 문제의 해결방안이나 문제 상황을 관리하는 방안에 대한 당신의 생각을 기록한다(이 장의 [자신의 건강에 반영하기]를 참조).

감정에 중점을 둔 전략

스트레스 요인에 직접적으로 대처하는 대신, 많은 사람들은 스트레스 상황에 대한 자신들의 감정을 변화시키기 위해 *감정에 중점을 둔 전략(emotion-fucused strategies)*을 사용한다. 실제로 생각을 변화시키면 스트레스 강도가 훨씬 약하게 느껴지기 때문이다. 제2장은 스트레스의 위협으로부터 자신의 마음을 방어할 수 있는 대처전략으로서, 부정(denial)이나 투사(projection)와 같은 여러 가지 방어기작(defense mechanisms)을 기술하고 있다. 방어기작을 사용하는 것 외에도 일부 스트레스를 받은 사람들은 과식을 하거나 음식을 먹지 않기도 한다(Oliver et al., 2000). 또한 어떤 사람들은 알코올을 마시기도 하는데, 이렇게 건강에 좋지 않은 생활을 하는 것이 더 큰 스트레스를 주기도 한다. 감정에 중점을 둔 전략은 스트레스와 함께 생활하고 일해야 하는 사람들에게는 해를 주는 결과를 초래할 수도 있다. 따라서 인간은 스트레스가 생활의 일부라는 점을 인식해야 하며,

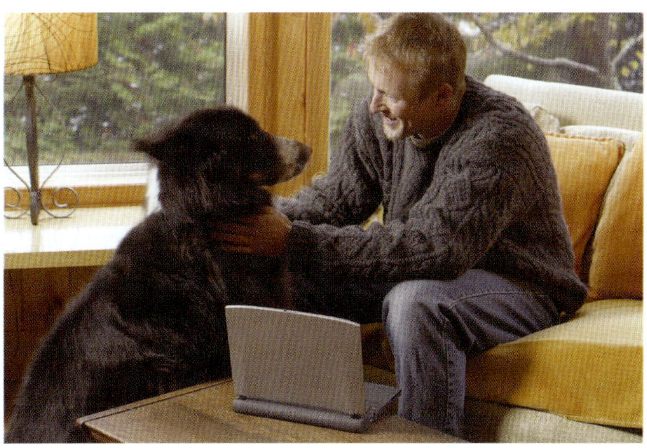

그림 3-4 애완동물 친구. 동물을 사랑하는 사람들은 종종 애완동물과 교제하는 것에서 위안을 얻기도 한다.

아무리 스트레스 요인들을 피하고 스트레스를 관리할 필요성을 부인한다고 해도 스트레스를 받게 되면 장기적으로 건강에 많은 영향을 미친다는 것을 알아야 한다.

감정에 중점을 둔 방법이 모두 비생산적인 것은 아니다. 어떤 방법들은 특히 정신적 이완이나 긍정적인 사고를 북돋아 주는 데 도움을 준다. 유머는 일상적인 싸움, 그리고 인생에서 일어나는 중요한 사건의 충격을 덜어주는 "스트레스 완충제(stresss buffer)" 역할을 할 수 있다(Kelly, 2000). 예를 들어, 집주인이 태풍으로 훼손된 집 앞에 "집 팝니다"라고 광고를 내걸었다면 그것은 집주인이 자신의 스트레스를 완화시키기 위해 유머를 사용한 것이다. 더욱이 스트레스 상황에 대해 파괴적이기보다는 건설적인 평가를 하는 것이 유용한 감정을 중점으로 한 방법이다. 대다수의 성공한 운동선수들은 매번 시합을 자기 스스로에게 도전의 기회로, 그리고 자신의 운동에서 최고가 될 수 있는 기회라고 받아들임으로써 경쟁에서 오는 스트레스에 대처해 나간다. 운동선수들은 경쟁을 위협이 아니라 도전으로 간주함으로써, 경기에 대한 파괴적인 스트레스를 심성적으로나 육체적으로 비교적 덜 겪게 되는 것같다.

사회적 지원을 받는 전략

앞의 방법들 외에 다수의 사람들이 스트레스 상황에 대처하기 위해서 *사회적 지원을 받는 전략(social-support strateigies)*을 이용한다. 사회적인 도움을 받는 방법은 조언, 도움을 받거나 가까운 친구나 친척들의 위로, 지원 단체에 참여, 그리고 성직자나 종교집단으로부터 영적인 도움을 받는 일 등이 있다. 한 지역사회에 큰 재난이 닥쳤을 때 적십자사 같은 구호단체들은 지역주민들이 가능한 재난의 충격을 적게 받도록 귀중한 사회적 · 재정적 지원서비스를 제공한다. 타인들, 심지어 전혀 모르는 사람들이 기꺼이 도움을 준다는 사실을 알게 되면, 어려움을 당하는 사람들은 크나큰 안도와 위안을 얻게 된다. 하지만 인간만이 사회적 도움을 제공할 수 있는 것은 아니고, 동물을 사랑하는 외로운 사람들은 종종 애완동물과의 교제에서 위로를 받는 경우도 있다(그림 3-4).

사람들은 스트레스 요인으로부터 그들의 관심을 멀리하기 위해서 휴식하고 기분전환을 취한다. 기분전환을 어떻게 할 것인지를 배운다면 대부분의 사람들은 생활

에서 보다 효과적으로 스트레스를 관리할 수 있을 것이다. 따라서 다음 절에서는 기분전환과 다른 활동을 통한 스트레스 대처방법에 대해 살펴보도록 한다.

건강한 생활습관
Healthy Living Practices

- 스트레스를 생활의 일부로 받아들이고 스트레스를 받는 상황에서 긍정적인 면을 발견함으로써 스트레스가 건강에 미치는 부정적이고 해가 되는 영향을 줄일 수 있다.
- 미래에 대해 계획하고, 일의 우선순위를 정하며 시간을 잘 관리한다면, 인생을 잘 조절하고 있다는 느낌을 갖게 될 것이다.
- 일지에 생각과 느낌을 기록한다면 스트레스를 관리하는 데 도움이 된다.
- 도전적인 상황을 정신적인 성장을 경험할 수 있는 기회로 보는 것이 스트레스를 관리하는 데 도움이 된다.
- 다른 사람들과의 교제와 사회적 지원을 받게 되면 스트레스를 줄일 수 있다.

스트레스 관리기술

비록, 스트레스를 완전히 없앨 수는 없지만 여러 가지 이완 및 기분전환 기술을 이용함으로써 스트레스가 건강에 미치는 영향을 줄일 수 있다. 이완활동을 하면 내장기능이 정상으로 돌아오고, 호흡과 심박동이 느려지며 혈압이 떨어진다. 이완요법을 실천하면 여러 가지 신체 기능이 정상으로 돌아오고 스트레스로 인해 이미 신체 내에서 진행되고 있는 해로운 반응들도 역행시킬 수 있다. 여러 가지 이완요법의 주요 목적은 정신적으로 긴장되어있는 상태에 있을 때 어떻게 골격근육을 이완시키는지를 배우는 것이다.

심호흡

공황발작(panic attacks)이 있을 때 사람들은 마치 질식할 것 같은 느낌을 받게 되므로 일반적으로 크게 숨을 들이쉬게 된다. 이와 같은 *호흡항진(hyperventilation)*은 혈액의 화학성분을 변화시키며, 그로 인해 심장박동이 빨라지고 어지럼증이 나타난다. 따라서 호흡을 잘 조절해서 숨을 천천히 깊게 쉬게 되면 스트레스가 있는 사람들은 혈액의 화학적 수치가 정상으로 돌아오면서 이완됨을 느낀다. 좀더 깊게 호흡할 수 있도록 집중하면 관심이 스트레스 요인으로부터 호흡활동으로 천천히 옮겨지게 된다.

정상적인 상태에서 호흡 수는 매분당 12~18회가 평균이며, 이완을 위해서는 분당 8~10회 정도 호흡하는 것이 필요하다. 요점은 복부근육을 이완해서 호흡을 수차례

건강관리
Managing Your Health

점진적 근육이완법

1. 조용한 장소를 택하고 편안한 자세로 앉아 손을 몸 옆으로 두고 양쪽 발을 바닥에 닿도록 한다.
2. 두 눈을 감고, 심호흡을 몇 번한다. 가능한 최대로 이완할 수 있도록 하는 데 집중한다.
3. 팔을 몸 옆에 둔 채로 한손으로 주먹을 꽉 쥐고 약 5초간 긴장한 상태를 유지한다. 주먹을 풀고 손에서 근육의 긴장과 이완의 느낌에 집중한다.

이 기본운동을 반복한다. 즉 근육을 긴장시키고 긴장상태를 5초간 지속한 후 몸의 주된 근육들을 이완시켜 나가면서 근육이 긴장상태에 있을 때와 이완상태에 있을 때의 차이점을 느끼는 데 촛점을 맞추는 것이 중요하다. 동작과 함께 호흡은 정상적으로 유지하면서 머리 쪽의 운동을 시작한다.

4. 이마근육과 두피근육을 긴장시키고 5초 동안 같은 자세를 지속하면서 근육이 단단해진 것을 느낀다. 근육을 다시 이완시킨다.
5. 얼굴 근육을 긴장시키고 5초 동안 지속한 뒤 이완한다.
6. 목과 턱 근육을 긴장시키고 자세를 지속한 뒤 이완한다.
7. 등 근육을 너무 단단하지 않도록 긴장시키고 5초 동안 유지한 후 이완한다.
8. 오른쪽 팔 근육을 긴장시키고, 지속 후 이완
9. 왼쪽 팔 근육을 긴장시키고 지속 후 이완
10. 가슴 근육을 긴장시키고 지속 후 이완
11. 배 근육을 긴장시키고 지속 후 이완
12. 엉덩이 근육을 긴장시키고 지속 후 이완
13. 오른쪽 다리를 긴장시키고 너무 단단하지 않게 지속 후 이완
14. 왼쪽 다리를 긴장시키고 너무 단단하지 않게 지속 후 이완

그 후 온몸에 이완되지 않은 근육이 있는지 찾는다. 긴장된 근육을 찾게 되면 이완시킨다. 이 상태로 수분 간 지속하면서 호흡에 집중한다. 이완된 상태에서 고요한 명상과 스스로에게 긍정적인 대화를 한다. 정상적인 육체활동을 다시 시작하려면 눈을 뜨고 일어서서 근육을 펴 준다.

깊게 하고 심호흡이 정상 호흡 형태와 어떻게 다른가를 인식하는 것이다. 연구결과에 의하면, 심호흡은 스트레스가 건강에 미치는 나쁜 영향을 신속하고 간단하게 감소시키는 것으로 나타났다. 따라서 언제든지 흥분되고 스트레스를 받기 시작할 때는 심호흡 기술을 사용할 수 있으며, 다음 시험을 보기 전이나 연설, 입사면접 전에도 그저 간단하게 심호흡을 함으로써 이완시킬 수 있게 된다.

이번 학기에 배운 모든 이완기술 중에서 심호흡 방법이 나에게는 가장 효과적이었다. 아직도 심호흡 기술을 사용했을 때의 상황을 기억할 수 있는데, 학교에서 차를 몰고 귀가할 때였다. 어떤 사람이 바로 앞에서 차를 세웠고, 그 차를 들이받지 않으려고 너무나 힘들게 차를 멈추었지만, 그 사람을 쫓아가려고 차를 돌리지는 않았다. 아마 6개월 전이라면 그랬을 것이다. 그저 간단히 심호흡을 몇 번 한 후 나 자신을 포함해서 아무도 다치지 않은 것에 감사했을 뿐이다.

점진적인 근육이완

어느 정도의 골격근육의 긴장은 편안한 자세를 유지하기 위해서 필요하지만, 지나친 긴장이 이마나 두피, 턱과 목 근육에 가해지면 긴장성 두통을 유발하게 된다. 스트레스를 받은 사람은 꽉 쥔 주먹과 단단해진 얼굴 근육 때문에 긴장되어 보이며, 이들은 휴식을 취할 때조차 지나친 근육긴장을 느낀다고 호소한다. 이를 가는 행위는 일반적으로 수면 중에 나타나는 긴장의 신호로서, 두통을 유발하고 아래턱과 귀 앞쪽의 두개골이 만나는 접합부인 **턱관절**(temporomandibular joint)에 통증을 일으킨다(그림 3-5).

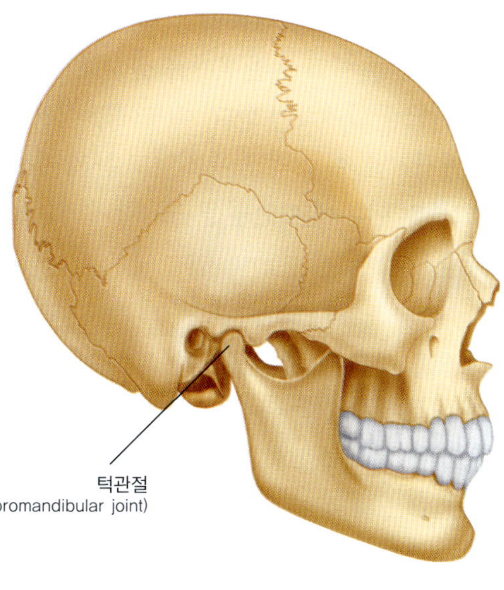

그림 3-5 턱관절. 턱관절은 아래턱과 귀 앞쪽 두개골이 만나는 지점이다. 턱관절의 통증은 수면시, 이를 갈 때(스트레스로 생기는 일반적인 증상)에 생길 수 있다.

*점진적인 근육이완법(progressive muscular relaxation)*에서는 긴장된 근육과 이완된 근육 간의 차이를 인식하는 방법을 배우는 것이다. 이 기술을 통해 어떻게 자의로 긴장된 근육을 이완시키는가를 배우게 되면서 이완된 감각을 느끼게 된다. 골격근육이 완전히 이완되었을 때, 사람들은 부드러워지고 고요함을 느끼게 되므로 이 방법을 잠들기 위한 수단으로 이용하기도 한다. "점진적인 근육이완법"에서는 이러한 특정한 이완방법의 단계에 중점을 두어 건강관리를 하는 것이다.

> **턱관절**
> (temporomandibular jont)
> 하악골이 두개골의 관자놀이 뼈와 만나는 부위.
>
> **명상**(meditation)
> 정신적으로 한 단어, 한사물 또는 한가지 생각에 집중함으로써 이완시키는 활동.

명상과 이완반응

어떤 사람들은 기도와 명상으로 스트레스를 감소시킬 수 있다. **명상**(meditation)은 정신적으로 한 단어나 물체 또는 생각에 집중함으로써 이완을 하는 행동이다. *마음챙김 명상(mindfulness meditation)*이란 자신의 관심에 완전히 집중되어 있어 그 순간에 하고 있는 것과 경험하고 있는 것들을 판단하지 않는 여러 가지 이완방법이다(Proulx, 2003). 한 가지 단어를 반복하거나 한 가지 사물 또는 생각에 대해 사색하는 대신에, 생각의 흐름과 경험하는 것을 생각하고 느끼는 그대로 둘 수도 있다. 어떤 사람들은 정신이 집중된 명상실습의 하나로 심호흡과 요가자세를 들기도 한다. 정신집중을 기본으로 한 스트레스 감소방법은 식사나 걸을 때, 흥미 있는 사진이나 조개껍질을 감상하는 순간에도 행할 수 있다. 이와 같은 이완기술을 정기적으로 실시함으로써 관심을 조절하는 법을 배우고 스트레스에 대한 부정적인 반응을 줄일 수 있다.

스트레스 관리기법으로서의 명상에 대한 의학계의 관심은 1960년대의 초월 명상운동(transcendental meditation, TM)으로부터 시작되었다. 허버트 벤슨(Herbert Benson, 1975)은 TM의 특징을 그의 *이완반응(relaxation response)*에 결합시킨 후, 이 방법이 혈압을 낮추고 마약복용을 끊는 효과가 있다고 주장했다. 벤슨의 방법을 실시하기 위해서는 10~20분 동안 편안히 앉아 있을 수 있는 조용한 장소를 찾아야 한다. 눈을 감고 정상호흡을 하며 간단한 단어를 반복하거나 즐거운 생각을 유지하는 데 집중해야 한다. 발에서 시작해서 몸과 얼굴 쪽으로 올라가면서 점진적으로 근육들을 풀어 준다. 근육 풀기를 마친 다음에 이 자세를 최소 10분간 유지한다. 평상시의 의식으로 되돌아오게 되면 눈을 뜨고 자리에서 일어서서 근육을 당겨 긴장시킨다.

이미지 기법

*이미지 기법(imagery)*은 육체적인 이완을 증진시키기 위해서 점진적인 근육이완운동과 결합되어 있는 정신활동이다. 이 기법은 매우 간단한데 근육을 풀어준 후, 상상력이나 과거의 경험을 이용하여 평화롭고 즐거운 장면을 떠올린다. 사람들이 자신의 마음에 담아 두었던 영상을 보면 다른 느낌도 역시 상상할 수 있게 된다. 예를 들어, 야외활동을 즐기는 사람은 한 작은 시냇가에서 카누를 타고 내려오는 장면을 회상할 것이다. 이 사람은 물 위를 천천히 내려오는 평화로운 느낌을 상상할 것이며 새소리며 물 위에 떠 있는 느낌 또한 상상할 것이다. 이미지 기법 또는 시각법은 마음으로부터 문제를 멀어지게 함으로 창조적이며 즐길 수 있는 방법이 될 수 있다. 자연의 소리와 느린 음악을 넣어 만든 이완 테이프나 CD는 이미지 기법을 쉽게 할 수 있도록 도와준다.

운동선수, 배우와 다른 공연자들은 자신의 스트레스를 줄이고 공연이나 기록을 향상시키기 위해서 이미지 기법을 자주 사용한다. 예를 들어, 시합이 있기 전 장대 높이뛰기 선수는 장애물에 접근해서 장대 위로 뛰어오르는 일련의 동작을 시각화한다. 비록, 이미지 기법이 실제로 연습을 해야 하는 기술을 대신할 수는 없지만 많은 수준급 운동선수들이 유용하게 사용하는 연습방법이다.

운동선수나 배우만이 스트레스를 줄이기 위해서 이미지 기법을 사용하는 것은 아니다. 연설을 한다든지 구직, 면접 보는 것과 같은 스트레스 상황이 있기 전에 그 상황을 상상하라. 그리고 타인들의 반응과 자신의 행동을 상상하라. 정신적으로 상황을 연습하는 것은 준비를 잘했다는 느낌을 갖게 해 주어서 불안을 없애 주기 때문이다.

자신과 대화하기

가끔 사람들은 스트레스 요인에 효과적으로 대처하는 자신의 능력에 무분별하거나 부정적인 생각을 갖게 된다. 자기파멸적인 생각을 찾아 내서 그것을 긍정적인 자기 대화체로 바꾼다면 스트레스를 받는 정도를 줄일 수 있게 된다. 긍정적인 자기대화는 자신감을 증대시키기 때문이다. 그러나 낮은 자존감을 갖고 있는 사람들은 보통 자신의 품위를 떨어뜨리거나 자기 비판적인 생각을 갖고 있으며, 자신의 긍정적인 성격을 인식하는 데 익숙하지 않다.

긍정적인 자기대화를 실행하면 자신의 감정과 업적, 기술, 성격 등에 대한 긍정적인 표현을 생각하게 된다. 자기대화는 개인적인 칭찬("나 오늘 정말 멋지게 보였어"), 격려의 말("나는 이 문제를 해결할 수 있어") 또는 개인적인 강점을 표현하는 말("내가 그 시험에서 일등할 수 있다는 것을 알고 있어")이 될 수 있다. 이와 같이 긍정적인 대화내용을 작은 카드에 적어 매일 볼 수 있는 곳에 둔다. 이 내용을 매일, 그리고 스트레스를 받고 있다고 생각될 때 자신에게 반복해서 말한다. 그 날의 이완활동을 점진적인 근육이완부터 시작해서, 그 다음에 이미지 기법을 실시하고, 긍정적인 자기대화를 반복함으로써 스트레스 관리활동을 마치는 것이다.

대부분의 이완법은 배우기 쉬우며, 각 개인이 실천하고자 하는 동기, 자제력과 의지가 강하다면 매우 효과적인 방법이다. 하지만 각 이완기법을 배운 후, 그 중 어느 것이 가장 효과적인지 판단해야만 하며, 어떤 이완기법을 선택했던 간에, 매일 이완행위를 실시하기위해 10~20분 정도의 시간을 할애해야 한다. 처음에는 이완하는 법을 배우기가 어렵지만, 이 기법 중에 적어도 한 가지를 매일 연습한다면 2주일 이내에 이완법을 습득할 수 있을 것이다.

육체적인 운동

볼룸댄스를 하든지 정원을 가꾸든지 간에 육체적인 활동을 하면, 그 사람의 관심을 스트레스 요인으로부터 멀어지게 하고 육체활동의 즐거운 측면으로 전환시키기 때문에 스트레스를 줄일 수 있다. 이러한 정신적인 이득 외에도 육체활동은, 신체에 주는 스트레스의 충격을 완화시키면서, 스트레스 반응이 일어나는 동안 방출되는 여분의 에너지를 대사시킬 수 있다. 그 외에도 다른 사람들과의 체육활동에 참여하면 사회적 및 정신적인 안녕을 증진시킬 수 있다. 실제 거의 모든 사람들은 그들이 규칙적으로 즐길 수 있는 육체활동을 적어도 한 가지 정도는 가지고 있을 것이다.

국제운동심리학회(International Society of Sport Psychology)(1992)에서 발간된 대차대조표에 의하면 규칙적인 운동은 기분과 자기 이미지를 향상시키고 불안과 스트레스를 줄인다고 보고하였다. 과학자들은 적당한 육체활동과 운동은 면역체계의 기능을 증진시키고 우울증과 불안 증세를 경감시킨다는 것을 발견했다. 그러나 지나친 육체활동은 근육의 피로나 손상을 일으키며 정서적인 스트레스의 원인이 되기도 한다. 따라서 지구력 종목의 운동선수나 지나친 훈련을 하는 선수들은 면역체계의 효율성이 떨어지기도 한다. 달리기와 같이 격렬한 육체활동을 하는 동안 신경계는 엔돌핀(*endorphins*)을 분비하며, 이 엔돌핀이 장거리 주자들이 흔히 경험하는 최고조의 존재감인 "주자의 최고감"을 일으키기도 한다. 그러나 앞에서 지적했듯이 엔돌핀은 면역세포의 활동을 약화시킬 수 있다. 11장에서는 규칙적이고 적당한 운동을 하는 것이 어떻게 대부분의 사람들의 건강에 훨씬 더 이득이 될 수 있는지에 대해서 기술하고 있다.

태극권과 요가 태극권(tai chi)은 무술의 한 형태로 중국에서 기원했으며, 몸이 움직이는 동안 마음의 이완을 강조한다. 부드럽고 완만한 태극권 동작을 하면서 몸의 활동에 주의를 기울이게 되고 다른 모든 생각은 무시하게 된다. 태극권 이외의 다른 무술동작들도 스트레스를 감소시키고 몸을 부드럽게 하며, 자신감을 향상시키는 데 효과적이다. 그러나 태극권은 운동자체가 격렬하지 않기 때문에 노년층에게 적합하다.

요가(yoga)는 수천 년 전 인도에서 시작한 생활철학으로서 건강한 육체와 스트레스 관리를 증진시키기 위해서 특별한 육체운동과 호흡기법, 명상활동과 식이요법을 같이 수행한다(그림 3-6). 요가운동을 하는 동안 골격근육을 잡아당겨 펴주는 자세로 몸을 천천히 움직이게 되고, 이 자세를 지속하고 나면 훈련을 받은 사람들은 이완되고 상쾌한 느낌을 받는다. 장기를 당겨주어서 얻는 건강상의 이익과 양생법에 관한 요가의 가르침은 현대의학적인 개념에 기초를 두고 있지는 않지만, 요가는 몸의 근육을 부드럽게 해주고 스트레스를 감소시키는 효과가 있다.

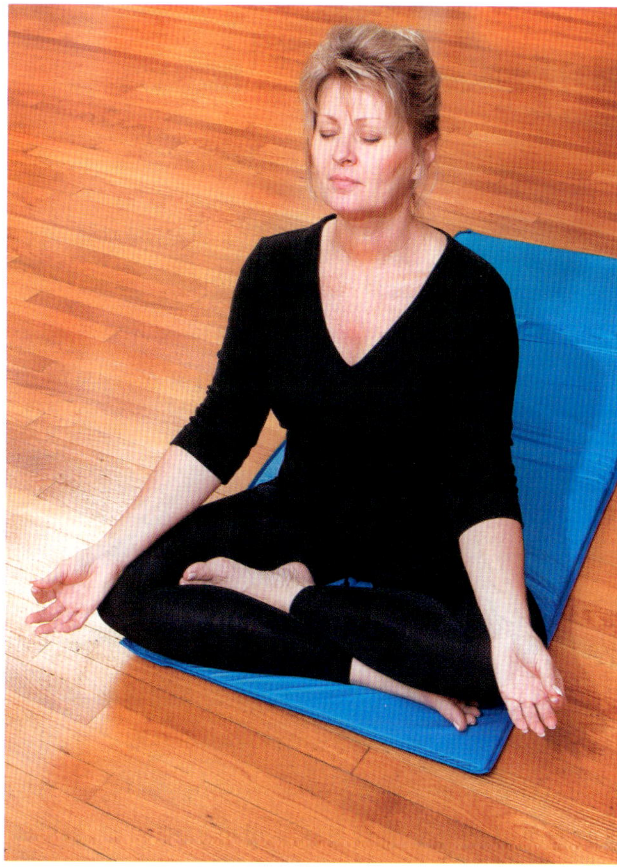

그림 3-6 요가로 스트레스 관리하기. 요가는 건강한 육체를 만들기 위해서 특정한 육체운동, 호흡기법, 명상과 식이요법을 실시한다. 요가를 실시한 후에 훈련자는 보통 이완감과 상쾌한 느낌을 받는다고 한다.

미국 내에서 태극권과 요가에 대한 관심이 점차 증가하고 있는데, 이런 운동을 하기 원한다면 교내의 체육교육과나 지역사회의 YMCA/YWCA에 가서 이런 활동을 하는 반이 있는지 알아보도록 한다. 특히, 무술이나 요가와 같은 새로운 체육활동프로그램을 시작하기 전에는 자격이 있는 건강관리전문가에게서 인증을 받도록 할 것을 권장한다.

건강한 생활습관
Healthy Living Practices

- 만약, 자기에 대한 부정적인 생각이 스트레스가 된다면, 자신의 강점에 대해 생각하고 긍정적인 자신에 대한 진술목록을 만들어서 규칙적으로 반복하라.
- 매일 시간을 내서 본 장에서 서술한 방법을 사용하여 이완과 기분전환을 하라.
- 스트레스를 받기 전이나 받는 동안에 간단하고 효과적인 이완방법으로써 천천히 심호흡을 하라
- 규칙적으로 태극권, 요가, 적당한 운동과 육체적 활동을 하면 스트레스를 감소시킬 수 있다.

삶 속에서 Across The lifespan

스트레스

스트레스를 받는 성인들은 걱정이 없고 태평한 어린 시절의 이미지를 떠올리겠지만 어린이들도 스트레스를 경험한다. 어린이들의 일반적인 스트레스 요인은 이혼이나 사망으로 인해 부모와 떨어지게 되는 것, 새로운 지역으로 이사하는 것, 전학 가는 것과 친족의 질병 등을 꼽을 수 있다.

어린이들은 스트레스를 받을 때 부모에게 더욱 의존한다든지, 또는 부모로부터 떨어지지 않으려는 등의 퇴행적인 행동을 보인다. 또한 스트레스를 받는 어린아이들은 우울증에 빠지거나 집안에 틀어박혀 있고, 수면장애나 두통, 위통으로 고생하기도 하고 학교에서 문제를 일으키기도 한다. 부모들은 자녀들에게 문제해결 기법을 지도하고 이완운동법을 가르쳐 주어 자녀들이 스트레스 상황에 건강하게 대처하는 방법을 배울 수 있도록 도와주어야 한다.

2장에서 언급한 것처럼, 청소년들은 이 시기에 많은 육체적 변화와 사회적 변화를 겪기 때문에 많은 스트레스를 받는다. 스트레스를 받는 청년이 효과적으로 건강하게 스트레스를 대처 하지 못하면 우울증으로 고생하거나 마약복용, 부모와 학교 당국과 문제를 경험하게 된다. 만약에 청소년이 계속해서 스트레스를 받게 되거나, 그 정도가 심하면 상담 전문의와 상담이 필요하다.

노년기에는 상당히 많이 스트레스를 받을 수 있다. 노인들이 가족을 부양하는 책임과 일의 책임으로부터 은퇴했다면, 흔히 무료하고 무능한 느낌을 받는다. 반면에 다수의 노인들은 가정의 소득을 지원해야만 하거나, 어쩔 수 없는 상황에서 손주들을 부양해야 만 하는 것 때문에 스트레스를 받는다. 또한 노인들은 정신이 온전치 못하거나 신체에 병이 있는 배우자를 간호해야만 할 때 스트레스를 많이 받는다.

고독과 친구나 가족의 죽음에 대처하는 것은 자신의 죽음도 가까이 왔다는 현실을 직면하게 되기 때문에 노인들에게 더욱 어려운 일이다. 불치의 병으로 고생하는 것 역시 많은 노인들에게 스트레스를 가중시킨다. 스트레스에 대처하는 데 무기력해진다는 것은 우울증을 증가시키고 고립된 노인들의 자살률이 증가하는 심각한 결과를 초래할 수 있다. 노인들의 복지를 향상시키기 위해서, 지역사회는 노인들 간에 사회적 교류를 증진시키는 프로그램을 열고 있다. 따라서 양노원에 거주하는 노인들은 고립으로부터 오는 스트레스를 제거하는 사교활동과 체육활동에 참여할 수 있다(그림 3-7).

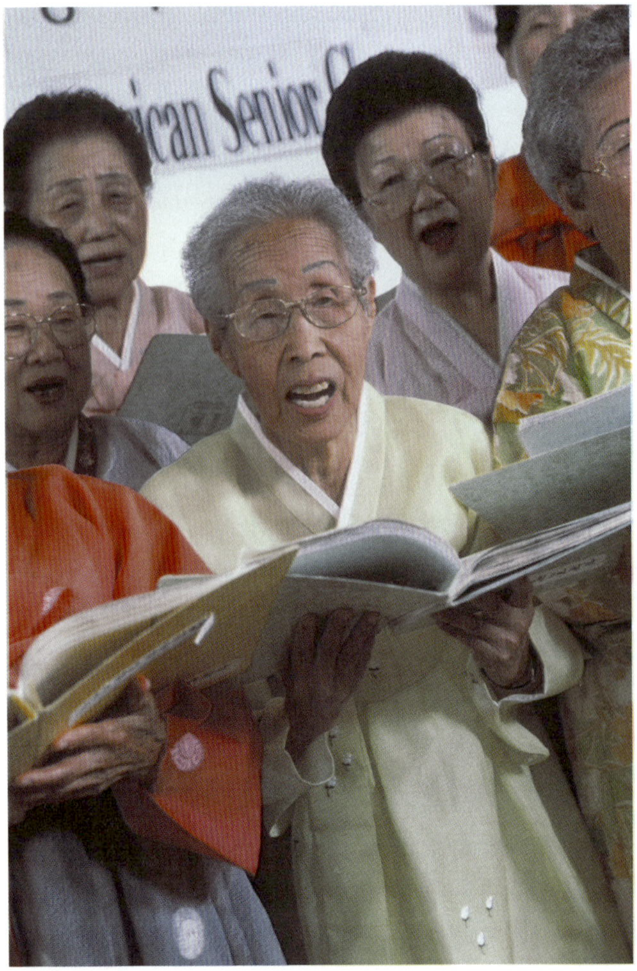

그림 3-7 노인들의 사회적 교류. 노인들의 안녕을 증진시키고 고립으로부터 오는 스트레스를 제거하기 위해서, 지역사회는 노인들 사이에 사회적 교류를 장려하는 프로그램을 제공하기도 한다.

이 장의 개요 CHAPTER REVIEW

요 약

스트레스는 위협적이거나 부담이 되는 상황을 일컫는데, 상황에 대한 개인의 반응이나 개인과 상황 간에 발생하는 상호작용으로 표출된다. 스트레스 요인이란, 스트레스를 일으키는 여러 가지 상황이나 조건을 의미한다. 그러나 같은 상황이라도 개인에 따라 평가가 달라질 수 있다. 원치 않는 상황이나 부정적인 결과는 부정적인 스트레스(distress)를 만들고, 긍정적인 결과는 긍정적인 스트레스(eustress)를 만든다. 스트레스는 인생을 좀더 도전적이고 흥미롭게 만들 수 있지만, 스트레스가 너무 많으면 인생이 비참해질 수 있다.

신경계와 내분비계는 인체로 하여금 위험한 상황에 맞서거나 피할 수 있도록 준비시킨다. 한스 셀리에(Hans Selye)는 인체가 스트레스 요인에 적응하는 육체적인 반응을 세 단계로 나누었다. 스트레스 반응은 면역계의 활성과 효율성에 변화를 일으키므로 생활에서 너무 많은 스트레스를 받으면 병에 걸리기 쉬어진다.

사람들은 스트레스 상황에 능동적으로 대처하기 위해서 문제중심 및 감정중심 대처전략 또는 사회지원 대처전략을 자주 이용한다. 이런 스트레스 대처방법들이 스트레스 요인을 조절하는 데 효과적인 방법이 될 수 있겠지만, 어떤 방법들은 건강에 해가 될 수도 있다. 예를 들어, 스트레스 요인을 피하고 부정하는 방법은 스트레스의 근원을 제거하는 대처방법이 아니다. 오히려 건강한 생활습관을 실천하는 것이 효과적인 스트레스 관리방법이 될 수 있다.

여러 가지 스트레스 관리활동은 인체를 이완시키는 기술을 배움으로써 이루어진다. 이완활동은 스트레스로 인해 육체적으로 손상된 반응을 반전시킬 수 있다. 이완기법에는 심호흡 운동, 점진적인 근육이완, 명상과 정신적인 이미지 기법 등이 있다. 일지쓰기, 효과적인 시간관리, 긍정적인 자기대화와 적당한 육체활동도 역시 스트레스를 줄일 수 있다.

어린이들의 일반적인 스트레스 요인은 이혼과 사망에 의한 부모로부터의 분리, 새로운 지역으로 이사와 전학, 그리고 친족의 질병들이다. 스트레스를 받은 청소년들은 보통 우울증에 빠지고 약물을 복용하며, 부모와 학교당국과 문제를 겪는다. 노인들에게는 고독, 자신의 무능 및 친구나 친족의 사망에 대처하는 것이 가장 큰 스트레스이다.

배운 것을 적용하기

1. 이번 장에서 소개된 기법들을 이용하여 일상생활 중에 행할 수 있는 개인적인 스트레스 감소 프로그램을 만들어 보자. 적용
2. 하루에 두 과목의 기말시험이 있을 때 스트레스를 줄이기 위해서 행할 수 있는 긍정적 및 부정적인 스트레스 대처방법에 대해서 서술하라. 적용
3. 스트레스를 받고 있는 지역사회의 노인들을 도울 수 있는 대처방법 중 사회적 지원을 이용한 프로그램을 계획하라. 통합
4. 자신의 현 상황을 파악하고 자신의 생활에서 스트레스 요인을 찾아내어 목록을 만들어라. 평가

Key

적용 새로운 상황에 정보를 사용하는 것

통합 다른 출처로부터의 정보를 합치는 것

평가 숙지한 후 결정을 내리는 것

자신의 건강에 반영하기

1. 표 3-1 에 있는 스트레스에 대한 육체의 적응에 대해 검토하라. 스트레스 상황에 직면했을 때 표에 나와 있는 변화를 경험하였는가? 어떤 것을 느꼈는가?
2. 스트레스가 긍정적인 결과를 가져올 수 있다는 것을 상기하면서 자신을 행복하고 도전적이며 성공적으로 느낄 수 있도록 만든 스트레스 경험에 대해 숙고해 보라. 왜 그런 경험이 자신을 그와 같이 느끼도록 만들었는가?
3. 각 개인은 같은 상황에 대해 다르게 평가한다. 그래서 어떤 사람에게는 스트레스가 되는 상황이지만, 다른 사람에게는 전율이 될 수도 있다. 자신에게 스트레스가 된 상황을 선택한 후 왜 그 상황이 자신에게 스트레스가 되었는지, 같은 상황이 다른 사람에게도 스트레스를 준다고 생각하는지, 그리고 그 이유는 무엇인지를 설명하시오.
4. 만성적인 스트레스는 건강에 부정적인 영향을 줄 수 있다. 살면서 가장 심한 스트레스를 주었던 상황은 무엇이며, 이 경험이 어떻게 자신의 건강과 안녕에 영향을 주었는지에 대해 설명하시오.
5. 스트레스 상황에 직면했을 때 본인은 어떻게 반응하는가? 그 반응이 긍정적인가, 부정적인가? 본인은 스트레스가 건강에 미치는 영향을 어떻게 줄일 수 있다고 생각하는가?

참고 문헌

Anderson, R. N. (2001). Deaths: Leading causes for 1999. *National Vital Statistics Report*, 49(11):1-88.

Benson, H. (1975). *The relaxation response*. New York: William Morrow & Company.

Blumenthal, J. A., Babyak, M., Wei, J., OíConnor, C., et al. (2002). Usefulness of psychosocial treatment of mental stress-induced myocardial ischemia in men. *American Journal of Cardiology*, 89(2):164-168.

Brissette, I., Scheier, M. F., & Carver, C. S. (2002). The role of optimism in social network development, coping, and psychological adjustment during a life transition. *Journal of Personality and Social Psychology*, 82(1):102-111.

Cancer and the mind. (1998). *The Harvard Mental Health Letter*, 14(9):1-5.

Camacho, A., & Dimsdale, J. E. (2000). Platelets and psychiatry: Lessons learned from old and new studies. *Psychosomatic Medicine*, 62(3):326-336.

Food and Drug Administration, Center for Food Safety and Applied Nutrition. (2002). Kava-containing dietary supplements may be associated with severe liver injury [Consumer advisory]. Washington, DC: U.S. Food and Drug Administration. http://www.cfsan.fda.gov/~dms/addskava.html.

Faller, H., B¸lzebruck, H., Drings, P., & Lang, H. (1999). Coping, distress, and survival among patients with lung cancer. *Archives of General Psychiatry*, 56:756-762.

Fugh-Berman, A., & Cott, J. M. (1999). Dietary supplements and natural products as psychotherapeutic agents. *Psychosomatic Medicine*, 61:712-728.

Heitkemper, M., Jarrett, M., & Bond, E. F. (2004). Irritable bowel syndrome in women: A common health problem. *Nursing Clinics of North America*, 39(1):69-81.

Herbal Rx: The promise and pitfalls. (1999). *Consumer Reports*, 64(4): 44-49.

Holmes, T. H., & Rahe, R. H. (1967). The Social readjustment rating scale. *Journal of Psychosomatic Research*, 11:213-218.

Ibrahim, F. A., & Ohnishi, H. (2001). Posttraumatic stress disorder and the minority experience. In Pope-Davis, D. B., & Coleman, H. L. K. (Eds.), *The intersection of race, class, and gender in multicultural counseling*(pp. 89-126). Thousand Oaks, CA: Sage Publications.

International Society of Sport Psychology. (1992). Physical activity and psychological benefits: A position statement. *The Sport Psychologist*, 6:199-203.

Iso, H., Date, C., Yamamoto, A., & Toylshima, H., et al. (2002). Perceived mental stress and mortality from cardiovascular disease among Japanese men and women. *Circulation*, 106(10):1229-1236.

Kelly, W. E. (2002). An investigation of worry and sense of humor. *The Journal of Psychology*, 136(6):657-666.

Kiecolt-Glaser, J. K., McGuire, L., Robles, T. F., & Glaser, R. (2002). Psychoneuroimmunology and psychosomatic medicine: Back to the future. *Psychosomatic Medicine*, 64(1):15-28.

Kiecolt-Glaser, J. K., Preacher, K. J., MacCallum, R. C., & Atkinson, C., et al. (2003). Chronic stress and age-related increases in the proinflammatory cytokine IL-6. *Proceedings of the National Academy of Sciences*, 100(15):9090-9095.

Levenson, J. L. (2003). Psychological factors affecting medical conditions. In R. E. Hales, S. C. Yudofsky, & J. A. Talbott (Eds.), *Textbook of psychiatry*(3rd ed., pp. 635-661). Washington, DC: American Psychiatric Press.

Levenstein, S. (2000). The very model of a modern etiology: A biopsychosocial view of peptic ulcer. *Psychosomatic Medicine*, 62(2):176-185.

Lillberg, K., Verkasalo, P. K., Kaprio, J., Helenius, H., & Koskenvuo, M. (2002). Personality characteristics and the risk of breast cancer: A prospective cohort study. *International Journal of Cancer*, 100(2):361-366.

Marx, M. B., Garrity, T. F., & Bowers, F. R. (1975). The influence of recent life experiences on the health of college students. *Journal of Psychosomatic Research*, 19:87-98.

Millea, P. J., & Brodie, J. J. (2002). Tension-type headache. *American Family Physician*, 66(5):797-804, 805.

Ohlin, B., Nilsson, P. M., Nilsson, J. A., & Berglund, G. (2004). Chronic psychosocial stress predicts long-term cardiovascular mortality in middle-aged men. *European Heart Journal*, 25(10):867-873.

Oliver, G., Wardle, J., & Gibson, E. L. (2000). Stress and food choice: A laboratory study. *Psychosomatic Medicine*, 62(6):853-865.

Proulx, K. (2003). Integrating mindfulness-based stress reduction. *Holistic Nursing Practice*, 17(4):201-208.

Ro, M. (2002). Moving forward: Addressing the health of Asian American and Pacific Islander women. *American Journal of Public Health*, 92:516 519.

Selye, H. (1976). *The stress of life* (2nd ed.). New York: McGraw-Hill.

Shaver, J. L. (2004). Fibromyalgia syndrome in women. *Nursing Clinics of North America*, 39(1):195-204.

Silberstein, S. D. (2004). Migraine. Lancet, 363(9406):381-391.

U.S. Census Bureau. (2001). Table 8. Foreign-born population by sex, citizenship status, year of entry, and race and Hispanic origin: March 2000. Retrieved May 17, 2002, from http://www.census.gov/population/socdemo/race/api/ppl-146/tab08.txt.

Williams, J. E., Nieto, F. J., Sanford, C. P., & Tyroler, H. A. (2001). Effects of temperament on coronary heart disease risk: The atherosclerosis risk in communities study. *American Journal of Epidemiology*, 154(3):230-235.

Williams, J. E., Paton, C. C., Siegler, I. C., Eigenbrodt, M. L., et al. (2000). Anger proneness predicts coronary heart disease risk. *Circulation*, 101(17):2034-2039.

Williams, R. B., Barefoot, J. C., & Schneiderman, N. (2003). Psychosocial risk factors for cardiovascular disease: More than one culprit at work. *Journal of the American Medical Association*, 290(16):2190-2192.

Wong, A. H. C., Smith, M., & Boon, H. S. (1998). Herbal remedies in psychiatric practice. *Archives of General Psychiatry*, 55:1033-1044.

Wong, C. M. (2002). Post-traumatic stress disorder: Advances in psychoneuroimmunology. *Psychiatric Clinics of North America*, 25(2):369-383.

김경신교수_전남대학교 생활과학대학 생활환경복지학과

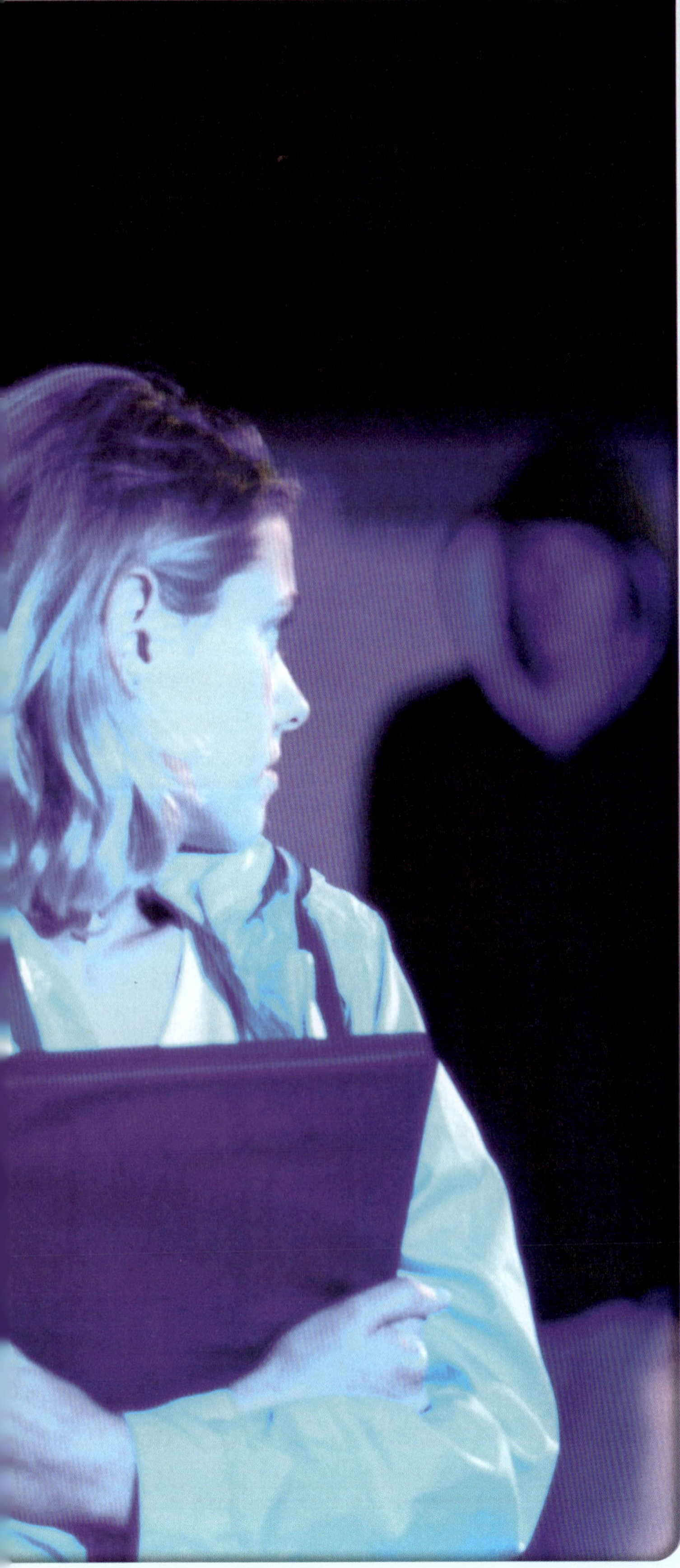

학습할 내용

http://healthyliving.jbpub.com

이 교재의 웹 사이트는 많은 유용한 도구뿐만 아니라, 학생과 교수 모두에게 추가적인 건강정보를 풍부하게 제공한다. 다음 주제에 대한 정보를 얻고자 한다면, http://healthyliving.jbpub.com 사이트를 방문해 보라.

폭력과 학대의 주요 유형
폭력의 예방과 회피

본장의 개관

폭력이 건강에 미치는 영향
폭력을 일으키는 요인
폭력과 학대의 주요 유형
폭력의 피해자가 될 위험성의 측정
폭력의 예방과 회피

건강의 이모저모

배우자 학대: 국제적인 문제

실생활 건강

자연재료를 이용한 방어: 후추스프레이

건강관리

성폭행: 피해자가 되지 않도록 예방하는 법
외출시: 안전요령

삶속에서 Across The lifespan

폭력과 학대

자가건강 평가서

자가진단: 나는 학대적인 관계에 있는가? | 분노의 평가
건강한 생활습관: 당신은 폭력의 위험성을 줄일 수 있는가?

알고 있나요?

- 폭력적인 TV쇼 시청이 시청자를 폭력적으로 만들 수 있는가?
- 파트너가 신체적 폭력을 행하려 한다면 어떻게 말할 것인가?
- 성희롱을 당한다면 무엇을 할 것인가?

폭력과 학대 Violence and Abuse

4장

"대부분의 캠퍼스 보안경고문이 여학생들을 위한 것으로 알고는 있었지만, 나는 고등학교에서 취득한 레슬링 자격증을 가지고 있었기 때문에 별로 염려하지 않았다. 그러나 어느 늦은 밤에 캠퍼스를 지나가다가 길을 잘 찾을 수 없어 헤매고 있을 때, 갑자기 총을 든 남자가 덤불 숲에서 나타나 나에게 돈을 요구하였다. 그에게 시계와 지갑을 주었는데도 그는 총신으로 내 얼굴을 때려서 상처를 여러 바늘 꿰매야만 했다."

연방수사국에 의하면, 2002년도 미국에서는 매 22초마다 폭력범죄가 일어났으며, 매 35초마다 가중폭행이 일어났다. 또한 강간은 매 5.5분마다 일어났으며, 살인은 매 32분마다 일어났다(U.S. Dept. of Justice, 2003).

또한 2002년도에 미국에서 896,000명의 아동이 학대, 방임당하였으며, 그 결과로 1,400명의 아동이 사망하였다(USDHHS, 2004). 또한 부부간 폭력은 미국에서 흔한 일로서, 전 생애 동안 4명 중 한 명의 여성, 그리고 14명 중 1명의 남성이 배우자로부터 성적, 신체적 학대를 당한다. 이처럼 많은 미국인들에게 있어 폭력은 생활의 한 방식이다.

모든 사회가 잘못을 한 자녀의 볼기를 때리거나 운동경기 중 신체적 접촉을 하는 등, 어느 정도 조정 가능한 힘을 사용하는 것에는 관대한 편이다. 이 장에서 말하는 **폭력**(violence)이란, 사회적으로 용인되지 않는 힘을 인간 상호간에 사용하는 경우를 일컫는다. 이러한 폭력은 의도적으로 신체적 힘을, 한 사람 혹은 여러 사람에게 행사하거나 위협하는 경우에 발생한다. 이러한 사건은 흔히 일방적이어서 가해자가 피해자를 공격하는 형태가 일반적이다. 그러나 가끔은 술집에서의 다툼이나 운동장에서의 난투극, 부부싸움처럼 상호적인 폭력인 경우도 있다.

> "2002년도 미국에서는 매 35초마다 가중폭행이 일어났다."

폭력으로부터 예외적인 사람은 없다. 유아, 아동, 청소년, 노인 등 모두가 대상이 될 수 있다. 아프리카계 미국인, 동성애자, 유대인 등 모든 집단의 사람들이 폭력의 목표가 될 수 있다. 최근에 미국인들은 격렬하게 미국을 공격하는 외국인 테러리스트들의 희생자가 되고 있다.

미국에서의 대부분의 신체적 폭력은 사람에 대한 비성적 범죄, 즉 폭행, 강도, 살인을 일컫는다. **폭행**(assault)은 누군가에게 신체적인 해를 가하기 위해 의도적으로 힘을 사용하는 것을 말하며, **학대**(abuse)는 무력적인 위협을 행함으로써 타인과의 관계에서 이득을 취하는 것을 일컫는다. 학대의 예로는 아내학대, 자녀학대, 노인학대, 성희롱 등이 있다.

일반적으로 사람들은 일생에 한번쯤은 폭력의 희생자가 되든지, 폭력적 사건에 간접적으로 개입된다. 어린 시절에 놀이터에서 불량배에 의해 구타를 당하기도 하고, 청소년 시기에 데이트 상대로부터 뺨을 맞거나 밀쳐지거나 성행동을 강요받기도 한다. 또한 성인기에는 무기를 가진 누군가로부터 위협을 당하거나 공격을 당할 수도 있다. 혹은 미래에 언젠가 폭력과 학대의 피해자가 될 수도 있다.

폭력(violence)
사회적으로 용인되지 않는 힘의 인간상호간 사용.

폭행(assault)
신체적으로 타인에게 해를 가하기 위한 의도적인 힘의 사용.

학대(abuse)
무력적 위협으로 타인과의 관계에서 이득을 취함.

1994년 이래 폭력율은 극적으로 감소하여 2002년에는 최저치에 이르렀음에도 불구하고(U.S. Dept. of Justice, 2004), 많은 미국인들이 그들의 미래가 과거보다 더 위험하다고 느낀다. 더욱이 2002년도에 남성, 흑인, 젊은이들은 다른 집단보다 더 높은 율의 폭력범죄를 경험하였다. 이 장은 폭력의 원인과 더불어, 그것이 건강에 미치는 영향에 관하여 밝히고자 한다. 또한 폭력의 희생자가 되는 위험을 감소시키기 위하여 취할 수 있는 방법을 제시하고자 한다.

폭력이 건강에 미치는 영향

병원 응급실을 찾는 환자들 중 많은 수가 폭력의 피해자들이다. 어떤 피해자는 멍(bruises)이나 자상(cuts) 등의 가벼운 치료를 필요로 하는 피해를 입기도 하지만, 어떤 이들은 이빨을 부러뜨리거나 뼈가 부러지거나, 또는 총이나 칼로 인한 상처로 입원이 필요할 정도의 심각한 부상을 입기도 한다(그림 4-1). 또한 강간이나 강간미수 피해자들의 경우에는 성병감염이나 원치않은 임신의 위험을 줄이기 위해 즉각적인 처치가 요구되기도 한다.

어떤 경우에 폭력의 피해자들은 영구적인 신체적 장애, 예를 들어 실명, 뇌손상, 신체마비 등을 겪게 된다. 또한 학대상황에서의 생존과 투쟁으로 인한 스트레스 때문에 면역체계의 기능이 변하여 감염성 질병에 대한 저항력이 약해질 수 있다. 죽음은 폭력의 가장 심각한 결과이다. 살인은 15세에서 34세까지의 미국 흑인남성들의 첫 번째 사망원인이며, 히스페닉 남성들의 두 번째 사망원인이다.

신체적인 손상이 없다 하여도 폭력이나 학대의 피해자들은 불안이나 우울과 같은 심리적 손상을 입게 된다. 이처럼 불안하거나 우울한 사람들은 약물중독, 섭식장애,

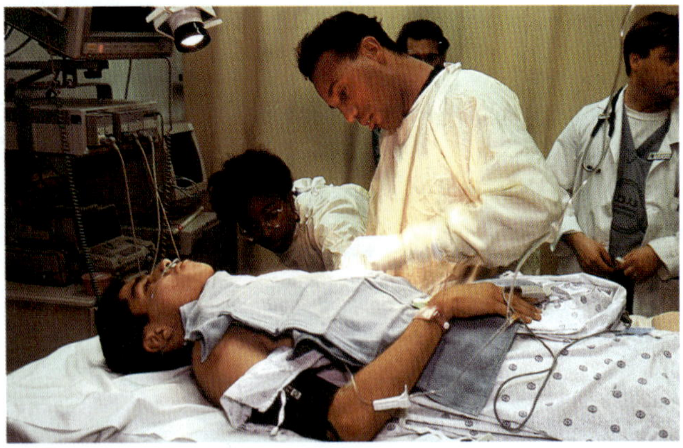

그림 4-1 폭력의 결과. 폭력으로 인한 상처는 때때로 의료적 치료를 필요로 한다.

자살성향을 보이기 쉽다. 또한 사람들이 집 밖에서 폭력을 당한 경우라 하여도 피해자의 가족에게까지 심각한 문제가 생길 수 있는데, 가족관계의 왜곡, 단절, 파괴 등이 발생할 수 있다. 더욱이 가족 내에서 발생하는 폭력은 매우 위험하다. 부부별거나 이혼 등의 경우에는 종종 배우자나 자녀에 대한 폭력이 개입되곤 한다. 폭력의 또다른 사회적 영향은 폭력의 *세대간(intergenerational)* 전달인데, 즉 폭력을 당한 아이들이 성장하여 폭력적인 부모가 된다는 것이다(Pears & Capaldi, 2001). 물론, 이러한 경향은 일부의 아동들에게서 일어나는 것이고, 어떤 아동의 경우에는 장기적인 아동기 학대경험을 완충시켜 줄 수 있는 인성적 요소를 가지고 있는 경우도 있다. 일반적으로 폭력이 신체적, 심리적, 사회적 건강에 미치는 경제적 비용은 산출하기 어렵다. 인간의 고통에 대한 비용은 측정하기 어렵기 때문이다.

폭력적 행동의 원인

폭력은 복합적인 것이다. 원인이 하나이거나 특정 집단에게서만 일어나는 것도 아니다. 빈곤, 약물중독, 총기소지 가능성, 심리적 문제, 낮은 자존감 등 다양한 요인들이 폭력에 영향을 미친다. 또한 많은 사례에서 폭력은 학습된 행동임을 알 수 있다. 해마다 삼백만명 이상의 미국 아동들이 부모 사이의 학대와 폭력을 목격한다(Eisenstat & Bancroft, 1999). 앞서 언급한 대로 가정에서 폭력에 노출된 아동들은 그렇지 않은 아동들보다 성인이 된 후 학대나 폭력에 개입될 비율이 높다.

그러면 텔레비전 프로그램처럼 폭력적 매체에 노출되

는 것도 폭력 행동에 영향을 미칠 것인가? 미국 아동들은 평균 주당 23~27시간 동안 텔레비전을 시청한다(Willis & Strasburger, 1998). 한 종단의 연구에 의하면, 하루에 3시간 이상 텔레비전을 본 14세 소년들이 그보다 덜 텔레비전을 본 아동들에 비해, 성인기 초기가 되었을 때 심각한 싸움을 일으킬 위험이 2배 정도라고 하였다(Johnson et al., 2002). 이처럼 텔레비전 시청과 폭력 간의 관련성은 남아뿐만 아니라, 여아에게서도 마찬가지로 나타난다. 이러한 결과를 보면 텔레비전 시청과 폭력적 행동의 관련성은 성인기까지 지속됨을 알 수 있다. 그러면 이러한 매체들은 어떻게 폭력에 영향을 주는가?

컴퓨터 게임이나 영화 등의 시각적인 매체는 젊은이들에게 폭력을 학습하는 기회를 준다. 예를 들어, 폭력 영화를 감상함으로써 폭력에 간접적으로 참여하는 것이 되며, 폭력과 관련된 정서적 상태를 경험하고, 그 결과를 목격하게 된다. 텔레비전 프로그램이나 영화는 가끔 폭력적이거나 학대하는 사람들을 미화하기도 하고 가해자가 처벌받지 않는 경우도 있다. 만약 개인이 원하는 것을 얻는 효과적인 방법으로 폭력이 묘사된다면, 감수성이 예민한 어린 관찰자들은 유사한 상황에서 폭력을 사용할 것이다.

최신 텔레비전은 특정 프로그램을 어린이들이 보지 못하도록 차단하는 "V-chips" 장치가 설치되어 있다(Muscari, 2002). 또한 텔레비전 프로그램 제작 회사는 부모들이 비폭력적 프로그램을 선택할 수 있도록 등급을 제공하기도 한다. 그럼에도 불구하고 일부 아동들은 오히려 이러한 등급을 폭력적 프로그램을 선택하는 데 이용하기도 한다. 따라서 부모는 자녀들의 시청습관을 감시하고 어떠한 프로그램이 자신의 아이들에게 적절한지 판단하는 능력을 길러야 한다.

폭력과 학대의 주요 유형

성폭력

나의 첫 번째 성경험은 매우 불쾌한 것이었다. 그 일은 내가 1학년인 18세일 때, 그가 25세였을 때 샌 패드로 섬에서 일어났다. 그는 아무도 보거나 들을 수 없는 외진 곳으로 나를 데리고 갔다. 나는 순진하여서 내가 그를 멈추게 할 수 있으리라 생각했는데, 그렇지 못하였다. 나는 결혼할 때까지 혹은 적어도 누군가와 사랑에 빠질 때까지 기다리고 싶었다.

성폭력(sexual violence)은 힘의 사용이나, 이를 사용하겠다는 위협 혹은 강압에 의해 이루어지는 다양한 종류의 성행동을 말한다. **강간(rape)**은 힘에 의하여 강제된, 혹은 12세 이하 아동처럼 합법적인 동의가 불가능한 사람과 성교를 하는 경우를 말한다. 남자 혹은 여자 모두 이러한 강간과 성적 폭행의 가해자가 될 수도, 피해자가 될 수도 있다. 6명의 미국여성 중 1명, 33명의 미국남성 중 1명이 생애 동안 강간 혹은 강간미수의 희생자가 되고 있다(Tjaden & Thoennes, 1998).

성폭력
(sexual violence)
힘의 사용이나 위협으로 이루어지는 성행동.

강간(rape)
힘에 의해 혹은 법적 동의가 불가능한 사람과의 성교.

대학 캠퍼스 역시 여성에게 안전한 곳이 아니다. 최근 조사에 의하면, 여대생 중 3% 정도가 대학재학 중 강간 혹은 강간미수의 피해자가 되고 있다(Fisher et al., 2000). 대부분이 캠퍼스 내 주거시설에서 일어나고, 그 다음에는 동아리방 등에서 발생한다.

대부분의 경우, 여성들은 아는 사람에게서 피해를 당하는데, 특히 현재 혹은 전남편, 현재 또는 전남자친구, 데이트 상대, 학과 친구, *동거인(cohabiting)* 등이다. 남성들은 여자만큼 피해자가 될 확률이 적지만 낯선 사람 혹은 아는 남성에게서 모두 피해를 당할 수 있다(Tjaden & Thoennes, 1998). *부부강간(marital rape)*은 일반적으로 배우자에게 강제로 성행위를 하도록 폭력을 행사하거나 위협하는 경우이다. *면식자 강간(acquaintance rape)*은 서로 알고 지내던 미혼자들 간에 발생하는 강압적 성행동인 경우가 일반적이다. 만약, 교제하는 사이에서의 경우라면 *데이트 강간(date rape)*이 된다. 면식자 강간은, 강간범이 여성에 대한 지배력을 과시하고 싶어하고 동시에 성적인 의도를 가지고 있는 경우에 발생한다. 그 면식자는 자기가 만난 여성과 성관계를 갖는 것이지 여성을 성적으로 공격하는 것은 아니라고 생각한다. 남성들은 흔히 여성이 성적 행위에 있어 더 이상 앞으로 나아가기를 거부할 때 강제적인 수단을 취한다. 또한 저녁식사나 즐거움을 나눈 보상으로 성행위를 기대하는 경우도 있다. 그는 상대가 거부한다 하여도 성행위를 주장할 권리가 있다고 생각한다. 조사결과에 의하면, 강간을 저지른 많은 남성들이 특히 피해자가 아는 사람일 경우에는 자신을 강간범으로 생각하지 않는 경향이 있다고 하였다.

알콜이나 다른 약물의 사용은 개인의 억제력을 약화시키기도 하고 평소의 행동 패턴을 변화 시키기도 한다.

중독되어 있는 동안 남성은 파트너에게 더 성적으로 공격적이 되기 쉽고, 중독된 여성의 경우에는 성적인 공격에 대한 방어력이 약화되기 쉽다. *로힙놀(Rohypnol)*과 같은 소위 데이트 강간약물을 무고한 여성에게 고의적으로 사용하는 것이 최근 미국에서 큰 문제가 되고 있다. 로힙놀은 약물이 사용되는 동안 일어난 일에 대한 기억력이나 의식을 상실시킨다. 7장에서 데이트 강간 약물에 관한 정보가 제공된다.

성폭행 신고 범죄 실태조사 결과에 의하면, 성범죄는 예상치보다 실제로는 더 많이 발생한다. 강간 희생자는 수치심과 당혹감을 느껴 당국에 신고하는 것을 망설이는 경향이 있기 때문이다. 또한 이들은 가해자로부터의 또다른 공격 혹은 가족, 친구나 동료로부터의 부정적 반응을 염려하기도 한다. 어떤 이는 단순히 사법제도에 개입되기 싫다는 이유로 폭행을 신고하지 않기도 한다. 특히, 면식인에 의한 강간의 많은 피해자들이 자신에 대한 책망으로 사건을 신고하지 않으려 한다. 예를 들어 한 여대생의 경우, 자신이 파티에서 술을 좀 덜 먹었더라면 저항이 가능했을 거라고 생각하기도 한다.

성폭행의 피해자는 즉각적인 의료적 처치를 받아야 한다. 병원 응급실에는 이러한 강간사례를 다룰 수 있는 의료진이 있다. 신체적 상해에 대한 처치 이외에 성병감염이나 임신방지 약물처치, 상황에 대처하기 위한 상담 등을 받아야 한다.

만약, 피해자가 가해자를 고소하기 원하면 모든 신체적 증거를 보존하여야 한다. 예를 들어, 몸의 특정 부위를 씻거나 옷을 바꾸어 입지 않아야 하는 경우도 있다. 가해자의 정액이나 체모 등이 범인을 식별하는 데 사용되기도 한다. 가해자에 대해 법적인 조처를 취해야 할지에 대한 확신이 없는 피해자는 성폭력 위기센터의 상담가로부터 조언을 들을 필요가 있다. 대부분의 도시지역에는 성폭력 위기센터가 있고, 이들의 전화번호가 전화번호부의 성폭력 신고센터나 여성상담센터 난에 제시되어 있다. 99쪽의 [건강관리] 항목에 이러한 성폭력 피해가 되는 위험에서 벗어날 수 있는 제안들이 제시되어 있다.

가정폭력
(family violence)
가족구성원이나 친밀한 관계의 커플, 동거 중인 비혈연자 사이에 발생하는 폭력이나 학대.

가정폭력

가정폭력(family violence)은 가족구성원이나 친밀한 관계의 커플, 또는 동거하고 있는 비혈연자들 사이에서 발생하는 신체적 폭행, 심리적 학대나 위협과 같은 행동을 일컫는다. 이러한 폭력의 대상은 배우자, 자녀, 노인 등이 포함된다. 모든 폭력의 30% 정도가 가족 내에서 일어나며, 대부분의 경우, 여성이 피해자가 되고 있다(U.S. Dept. of Justice, 2004). 아동학대나 노인학대 역시 가족학대로 분류되는데, 뒤에서 이에 관한 정보가 제공된다.

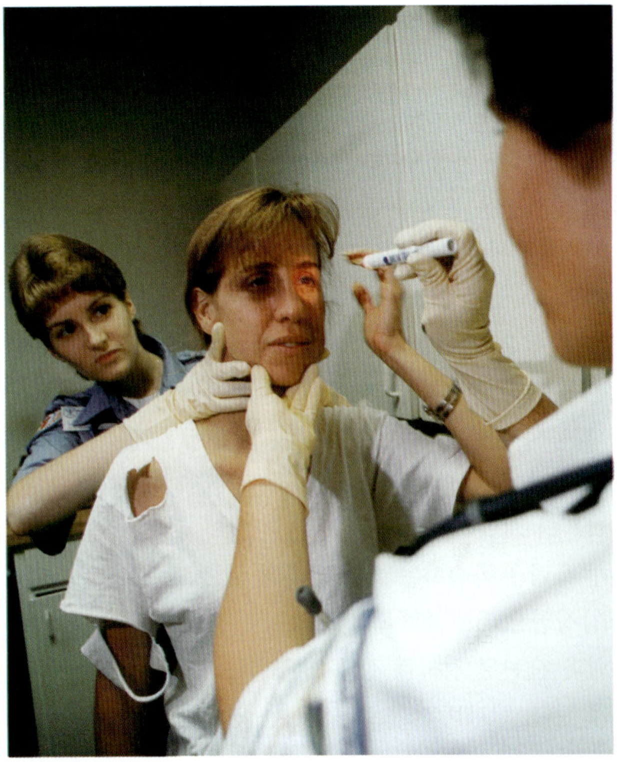

그림 4-2 가정폭력의 사례. 여성은 남성보다 가정폭력의 결과로 심각한 상해를 입는 경향이 훨씬 높다.

부부(파트너)폭력 *부부(파트너)폭력(intimate partner violence)*은 배우자, 전배우자, 연인, 전연인, 혹은 데이트 상대로부터의 정서적, 신체적, 성적 폭력을 당하거나 위협받는 것을 일컫는다. 최근의 조사에 의하면 5쌍 중 1쌍이 지난 1년 동안 적어도 한 번 이상 상호간 폭력을 경험한 것으로 나타나고 있다(Schafer et al., 1998). 동성애 관계의 남성들도 22%가 지난 5년 동안 파트너로부터 신체적 구타를 당한 것으로 보고되었다(Greenwood et al., 2002). 여성동성애자간 가정폭력 발생률도 매우 높아, 여러 조사에 의하면 그들 중 17%에서 52%가 파트너로부터 신체적 학대를 받았다고 응답하였다.

폭력적 행동은 뺨을 때리거나, 밀치거나, 구타하거나 살해하는 등 다양하다. 일반적으로 언어적, 정서적 학대는 신체적 폭력을 동반한다. *데이트 폭력(dating violence)*

건강관리
Managing Your Health

성폭행: 피해자가 되지 않도록 예방하는 법

낯선 이로부터의 성폭행 피해를 막으려면

- 외딴 곳에 혼자 있지 말고, 위협에 대한 신체적 반응이나 의사결정 능력에 영향을 미치는 약물을 사용하는 등의 고위험 상황을 피할 것.
- 빈틈없고 자신감 있어 보일 필요가 있으며, 머리를 똑바로 들고 걸을 것.
- 후추 스프레이를 가지고 다닐 것.
- 주차장에서 차에 탈 때 서 있는 시간을 줄이도록 차에 다가가는 동안 차 키나 자동잠금장치 등을 손에 들고 있을 것. 차에 타기 전에 차 근처나 차 뒷좌석에 누가 있는지 살필 것.
- 차가 시동이 걸리지 않을 경우에도 낯선 사람의 도움은 받지 말 것. 차 유리에 "도와주세요. 경찰을 불러주세요"라고 써서 붙이고 경찰이 올 때까지 차 안에서 기다릴 것. 자동차 편승(히치하이크)을 하지 말 것. 무선 전화기를 휴대하고 비상시에 재빨리 사용할 수 있는 장소에 둘 것.
- 자동차나 집 문은 항상 잠겼는지 확인할 것. 집의 모든 외부 문에는 빗장이나 관찰구멍을 설치할 것.
- 문을 열라고 요구하는 외부인을 경계할 것. 만약, 전화를 좀 쓰자고 한다거나 하면, 대신 전화를 해주겠다고 할 것. 장사 목적으로 방문했다 할지라도 문을 열어 주지 말 것.

만약, 공격을 당했다면

- 다른 사람들의 주의를 끌기 위해서는 "도와주세요"라고 하지 말고 "불이야"라고 소리지르거나 비명을 지를 것. 소리지르는 것을 멈추지 말 것. 큰 소리로 소동을 부리면 공격자가 겁먹고 도망갈 수 있음.
- 다른 장소로 옮겨지는 것을 허락하지 말 것. 차에 강제로 태워지지 않도록 저항할 것. 만약, 원래 공격당한 장소에서 이동하면 좀더 심각하게 해를 당하거나 살해당할 가능성이 커짐.
- 남성 성기 부분을 발로 차지 말 것. 남성은 이러한 수법을 경계하여 성기를 보호하고 조심하기 때문임. 대신에 무릎 부위를 신속하고 강하게 발로 차면 움직이기 어렵게 되어 도망가기가 용이함.
- 만약, 공격자가 무기를 가지고 있다면, 요구에 따르는 것에 상관없이 살해할 의도가 있는 것임. 이러한 경우, 전문가는 토하거나 정신병자처럼 행동하거나 심장발작이 일어난 것처럼 하거나, 기타 생명이 위급한 상황인 것처럼 하여 범죄자를 겁먹게 하거나 혼돈스럽게 할 것을 권고함. 또는 공격자에게 협조적인 것처럼 하여 그의 경계심이 약화될 때를 기다려 예기치 않은 방어행동을 시도할 것.

데이트 성폭력을 피하려면

- 모르는 사람과의 데이트는 붐비는 장소에서 하거나, 개인적으로 만나는 것이 편안해질 때까지는 집단데이트만을 허락할 것.
- 비성적인 사회적 상황에서 공격성, 무례함, 지배성, 적대감 등의 비이성적이고 부적절한 행동을 하는 사람과의 데이트는 경계할 것. 이러한 사람들은 단 둘이 있을 때도 비슷한 행동을 할 가능성이 있음.
- 모호한 성적인 메시지를 보내지 말 것. 원하지 않는 성적 행동에 대해서는 분명하게 "싫다"라고 말할 것.

은 데이트 중에 상대방으로부터 위협을 받거나 폭력을 당하는 것으로 매우 흔히 일어난다. 5명 중 1명의 고등학생, 3명 중 1명의 대학생이 데이트 중에 비성적 폭력을 당한 것으로 보고하였다(Center for Disease Control, 2000).

여성과 비교하여 남성은 파트너를 심각하게 피해를 주거나 살해할 확률이 훨씬 많다(그림 4-2). 2002년에 여성 피살자의 1/3은 파트너부터 살해를 당하였으나, 남성은 오로지 3%만이 파트너에게 당하였다(U.S. Dept. of Justice, 2004). 남성과 여성 둘 다 데이트 상대나 파트너에게 대항하는 과정에서 폭력행동을 하게 되나, 특히 여성은 남성파트너에 대항하여 정당방위 행동으로서의 폭력을 행사하는 경우가 더 많다.

부부나 파트너간의 폭력에 영향을 미치는 요인은 무엇인가? 이러한 폭력은 어떠한 인종이나 민족, 사회경제적 집단, 종교 집단 어디서나 발생한다. 발생비율은 빈곤하거나 실업상태이거나, 혹은 비교적 낮은 계층의 직업을 가진 사람들에게서 높게 나타난다. 또한 부모 사이의 폭력을 목격한 아동들은 나중에 성장하여 자신의 연인을 학대할 위험성이 더 높다. 그리고 어머니를 학대하는 아버지를 목격한 여아는 그 자신이 성장 후 파트너로 부터 학

건강의 이모저모
Diversity in Health

배우자 학대: 국제적인 문제

지구상을 통틀어 모든 문화, 종교, 인종, 사회경제적 집단의 여성은 부부(파트너)로부터 학대를 당한다. WHO의 보고에 의하면, 4개 대륙 24개국의 여성 중 20%에서 50% 정도가 부부관계가 지속되는 동안 남편으로부터 신체적으로 학대당하는 것으로 나타났다(Afkhami, 1999). 심각한 심리적, 언어적 학대 역시 신체적 폭력에 동반되어 나타나며, 피해자들은 자신을 책망한다.

왜 배우자 학대가 지속되는가? 일부 비서구 문화에서는 여성의 낮은 지위 탓이라고 한다. 이러한 사회에 살고 있는 남성은 아내구타나 학대의 여러 형태가 폭력이나 학대가 아니라고 생각한다. 또한 이러한 문화에서는 관습적으로 배우자에 대한 여성의 경제적 의존력을 증가시킴으로써 학대하는 남편을 떠나기 어렵게 한다. 예를 들어, 어떤 사회의 여성은 결혼한 후 상속권을 상실하거나 밖에 나가서 돈을 벌 기회를 얻지 못한다. 이러한 나라에서의 경제적 힘은 남성 우대로 인해 불평등하며, 그 결과로 남편들은 아내나 가족을 조정하도록 권리를 부여받게 된다. 남성지배성은 범국가적으로, 여성으로 하여금 교육이나 정치적 지위를 얻을 수 없게 함으로써 지속되어 간다. 따라서 여성은 지식이 부족하고 정치적 힘이 약화되어 정책을 변화시킬 수 없다. 여성에 대한 폭력을 제거하기 위해서는 전세계적으로 여성의 지위에 부정적으로 작용하는 태도와 행동, 법을 변화시켜야만 한다(Afkhami, 1999).

대의 피해자가 될 위험수준이 더 높다(Coker et al., 2000). 아동기 경험의 결과로, 이러한 여성들은 학대를 친밀한 관계에서의 정상적인 측면으로 생각할 가능성이 있다.

부부(파트너) 폭력을 유발하는 주요한 또다른 요인은 약물사용이다. 폭력이 일어났을 때 종종 커플 중 한 명이 술을 먹거나 향정신성 약물을 복용하는 경우가 있다. 또한 가해자나 피해자 모두 자존감이 낮고 상대방에 대한 의존감이 높은 경향이 있다. 일부 남성 혹은 여성은 화를 내지 않고는 자기 주장을 할 수 없거나, 상대방을 조정하고 의견을 전달하기 위해서 공격적 행동에 의존하는 경우가 있다. 부록의 [자가건강 평가서] 활동의 "나는 학대적인 관계에 있는가?"에서, 파트너가 학대하고 있는지 결정하는데 도움을 줄 것이다. 더욱이 표 4-1은 신체적으로 학대하는 사람들의 행동 혹은 태도 특성을 제시하고 있다. 데이트 폭력은 흔히 부부폭력의 전조이므로, 만약 상대방이 이러한 특성을 보인다면 관계를 끝내는 것이 좋다.

그러면 왜 사람들은 심지어 수십년 동안 학대적 관계에 머무르는가? 여성들은 종종 학대자에 대한 정서적인 애착이나 경제적 의존 때문에 이러한 상황에 남아 있게 된다. 그들은 갇힌 혹은 고립된 느낌을 갖는다(Frank & Rodowski, 1999). 학대자는 폭력행위 후에 사과를 하고 사랑한다고 말함으로써, 피해자에게 폭력이 멈출 것이라는 희망을 불러일으킨다. 배우자 학대는 미국만의 현상은 아니다. [건강의 이모저모]에서 비서구 사회에서의 이러한 행동 특성에 대해 다루고 있다.

표 4-1 관계에서의 위험징후

신체적 학대자가 될 가능성이 있는 파트너는

- 상대방이 원하지 않는 행동을 하도록 주장하거나, 하고 싶어하는 행동을 못하게 막음.
- 어떤 주제에 대해 과도하게 논쟁함.
- 자신의 잘못으로 인한 책임을 받아들이려고 하지 않고 다른 사람을 비난함.
- 상대방이 자기 가족이나 친구와 관계를 가지는 것을 막고, 다른 사람과 상호작용하는 것을 멈추지 않으면 관계를 끊겠다고 위협함.
- 과도하게 질투하거나 소유욕을 보임.
- 상대방의 행동을 조정하려고 함. 예를 들어, 무엇을 입고 머리를 어떻게 하라는 등.
- 언어적 학대를 함. 예를 들어, 공적이거나 사적인 장소에 상관 없이 상대방을 무시하고 비판함.
- 상대방에게 자신이 원하는 대로 무엇이나 완벽하게 하기를 요구하고, 말하지 않은 것도 알아서 하기를 바람.
- 일이 잘못되면 자제력을 잃고 당황하며, 폭력적으로 반응함.
- 양심의 가책 없이 다른 사람이나 동물 등을 잔인하게 대함.

자료출처 : Mariani, C.(1996). *Domestic violence survival guide*. Flushing, NY. Looseleaf Law Publications.

성희롱

성희롱(sexual harassment)은 원하지 않는 성적 행동을 하도록 사람들을 위협하거나 강요하는 행위, 혹은 성적인 표현을 함으로써 괴롭히고 공격하는 의도적인 행위를 일컫는다. 이러한 학대행동에는 데이트 강요, 성적으로 무례한 농담, 음란한 표현, 만지거나 껴안는 행위 등이 포함된다. 다만 성희롱에 대한 정의가 다양하므로 문제의 범위를 명확히 정하는 것은 어려운 일이다. 또한 성희롱은 인식하기가 쉽지 않을 수 있다. 예를 들어 만약, 어떤 사람이 성적으로 무례한 농담을 하여도 어떤 상황에서 이를 성희롱으로 간주할 수 있겠는가?

성희롱은 어디에서나 일어날 수 있다. 예를 들어, 대학강사가 학점을 주는 조건으로 학생에게 성적요구를 받아들이도록 하였다면 성희롱에 해당한다. 성희롱은 학교뿐만 아니라 직장에서도 빈번하게 일어나는데, 이것은 피해자에게 스트레스를 줌으로써 근로자의 직업만족도나 작업능률, 충성도를 떨어뜨린다. 특히, 성희롱을 견디어 내거나 위협적인 사람에게 복종해야만 자신의 성적이나 직업, 경력 등이 유지, 달성될 수 있다고 믿는 사람들에게는 파괴적인 영향을 준다.

그러면 성희롱을 행하는 사람을 다루는 방법은 무엇인가? 어떤 사람들은 괴롭히는 사람을 간단히 피해 버리거나 무시하기도 한다. 또한 어떤 이는 그러한 행위를 멈추게 하기 위해 말을 하거나 글로 써서 보내는 등 가해자에게 대항하는 경우도 있다. 만약, 성희롱이 지속된다면 피해자는 관리자에게 보고하거나 법적 조처를 취하는 등 좀더 적극적인 단계를 밟을 필요가 있다. 많은 교육기관이나 회사에서는 연방정부 평등고용기회 위원회(Equal Employment Opportunity Commission, EEOC)가 공고한 지침에 따라 성희롱 관련 규정을 정해 놓고 있다. 이러한 규정들은 성희롱에 관련된 불만을 처리하는 단계들을 정해 놓고 있다. 실제적인 행동을 취하기 전에, 성적 위협을 당한 사건을 문서화하여 그러한 행위가 일어난 시간과 특성들을 기록하여야 한다. 많은 사례에서 가해자는 또 다른 근로자나 학생을 성희롱하곤 한다. 그러므로 피해자는 다른 피해자들에게 증언해 주도록 요청함으로써 가해자에 대항하는 힘을 길러야 한다.

스토킹

과도하게 공격적이고 집요한 팬에 의하여 심하게 괴롭힘을 당하는 유명인사들에 관한 이야기는, 곧잘 흥미를 유발하여 스토킹(stalking) 행동에 대한 연구소재가 된다. 누구든 스토커의 피해자가 될 수 있다. 스토커는 의도적이고 반복적으로 다른 사람을 따라다니고 괴롭힌다. 예를 들어, 원치 않는 전화를 해대거나 선물을 보내거나, 상대방의 집이나 직장으로 찾아오는 등의 행위를 한다. 전국적인 실태조사에 의하면 미국 여성의 8%, 남성의 2%가 한번쯤 스토킹을 당한 적이 있다고 응답하였다(Tjaden & Thoennes, 1998).

대부분의 스토커는 남성인데, 파트너로부터 거부당해 온 소외되고 정서적으로 장애를 가진 남성인 경우가 많다. 이전에 사귄 파트너가 피하려고 해도 스토커는 관계를 다시 살릴 수 있다는 확신을 갖는다. 많은 경우, 상대방에게 화가 나서 정서적 혹은 신체적으로 해를 끼치려고 한다. 피해자의 1/3 정도는 스토커에 의해 신체적으로 공격을 당한다. 신체적으로 위협당하거나 해를 입지 않아도, 피해자는 극도의 정서적인 스트레스를 받아 가해자를 멈추게 하기 위한 법적 수단을 강구하게 된다. 피해자는 종종 스토킹이 끝난 다음에도 오랫동안 심각한 정서적 장애를 겪어, 우울이나 외상 후 스트레스 장애에 대한 처치를 필요로 하기도 한다.

성희롱
(sexual harassment)
원하지 않는 성적 행동을 하도록 사람들을 위협하거나 강요하는 행위. 또는 성적으로 괴롭히는 표현의 의도적 사용.

사회폭력
(community violence)
공공장소에서 모르는 사람 혹은 아는 사람 사이에 일어나는 폭력.

만약, 스토킹을 당한다면, 스토커를 저지하기 위해 무엇을 할 수 있을 것인가? 전문가들은, 만약 스토커가 이전에 사귄 파트너라면, 그에게 관계가 끝났고 더 이상 새로 시작하려는 뜻이 없다고 잘라 말할 것을 권고한다. 그런 다음, 그와의 모든 의사소통을 끊되 괴롭히는 행동에 대해 잘 기록해 둔다. 만약, 스토커가 계속적으로 전화할 때는 자동응답기를 설치하고, 대신 다른 사람들과의 통화를 위해서 공개되지 않는 전화를 따로 설치한다. 만약, 스토커가 이메일이나 문자메시지를 줄기차게 보낼 경우(*사이버스토킹[cyberstalking]*), 인터넷서비스기관(internet service provider, ISP)에 도움을 요청한다. 나아가 가족, 친구, 이웃, 동료들에게 도움을 요청한다. 마지막으로는 경찰에 신고하여 도움을 청한다.

사회폭력

사회폭력(community violence)은 거리에서나 술집, 공공 장소 등에서 일어나는 폭력이다. 젊은이들 사이에는 사회폭력이 갱 집단의 폭력형태로 일어난다. 많은 사람들이 갱 집단은 최근에 나타난 것이라 생각하지만, 이들은 이미 일세기 이전에 미국 도시들에서 등장하였다. 1880년대 말에 세인트루이스 같은 도시에서 특정의 옷을 입고 갱단임을 표시하고 다닌 청소년 집단이 있었다(Decker, 1997). 오늘날 전형적인 갱 집단은 유사한 인종적, 민족적 배경을 가진 8세에서 24세까지의 남성들로 구성된다. 이러한 갱들은 어떤 도시에서는 매우 일반적인 현상이며, 교외지역까지도 점점 일반화되고 있다.

폭력은 갱 집단의 행동특성 중 하나이다. 갱 단원들은 종종 영역을 방어하기 위해 폭력을 행사한다. 가장 일반적인 갱 폭력의 예는 살인, 살인미수, 폭행, 총격, 강도 등이다. 폭력적인 갱 행동은 주말 밤에 도시의 거리에서 발생하기 쉽다. 예를 들어, 늦은 밤에 총을 쏘며 달리는 것 등이다.

왜 어떤 젊은이들은 갱들에 매혹되어 위험에 몸을 맡기고 심지어 죽기까지 하는가? 청소년들은 사회적 이유, 특히 그들의 사회가 안전한 사회활동의 기회를 제공하지 못할 때 갱단에 합류한다. 나아가 갱단들은 젊은이들에게 집단에 소속되어 무엇이 된 것처럼 느끼게 하는 자아정체감 발견의 기회를 준다. 갱단에 소속되면 살해될 위험은 대단히 커진다. 2001년에 살인은 15세에서 24세 사이의 연령층에 있어 두 번째 사망 원인이며, 같은 연령대 아프리카계 미국인의 첫 번째 사망원인이다(Anderson & Smith, 2003).

시설폭력

학교폭력 **시설폭력**(institutional violence)의 대부분은 학교에서 일어난다. 학생들끼리 서로를 공격하며, 심지어 교사나 교직원에게도 폭력이 일어날 수 있다. 옛날 학생들은 기선을 제압하기 위해 밀치거나 주먹을 휘둘렀다면, 오늘날의 학생들은 총이나 칼을 사용한다.

불과 몇 년 전에도 학생들이 총을 사용하여 친구들과 교사들을 죽인 사건이 뉴스 헤드라인을 장식했다(그림 4-3). 이러한 무서운 사건은 비교적 드문 일이다. 살인의 1% 미만만이 학교공간에서 일어났다. 1990년보다는 학생들이 학교에 총을 가져와 싸움을 일으키는 비율이 줄어들었다(Brener et al., 1999).

그러면 학교에서 폭력의 위험을 줄이기 위해서는 무엇을 해야 하는가? 많은 도시학교들에서는 요사이에는 금속탐지기를 사용하고 있으며, 정복경찰을 고용하고 있다. 또한 초등학교 교사들이나 직원들을 훈련시켜 학급에서의 잠재적 문제아를 파악하도록 한다. 폭력적인 아동은 종종 그들 부모의 공격적 행동을 모방하기도 한다. 이러한 아동은 화를 조정하기 힘들어 하며, 다른 사람을 찌르고 밀치고 괴롭히는 경향이 있고, 충동적으로 행동하거나 다른 아동들을 못살게 굴거나, 혹은 부모나 교사 등의 권위를 거부하는 경향이 있다. 따라서 많은 학교들에서, 사회적으로 수용적인 방법으로 논쟁을 해결하도록 갈등해결 방법에 대한 강의를 실시하고 있다.

대학 캠퍼스에서의 폭력 최근 보고에 의하면, 대학생들은 같은 연령대의 일반인들보다 폭력범죄의 피해자가

시설폭력
(institutional violence)
주로 대학캠퍼스나 직장처럼 시설장에서 일어나는 폭력.

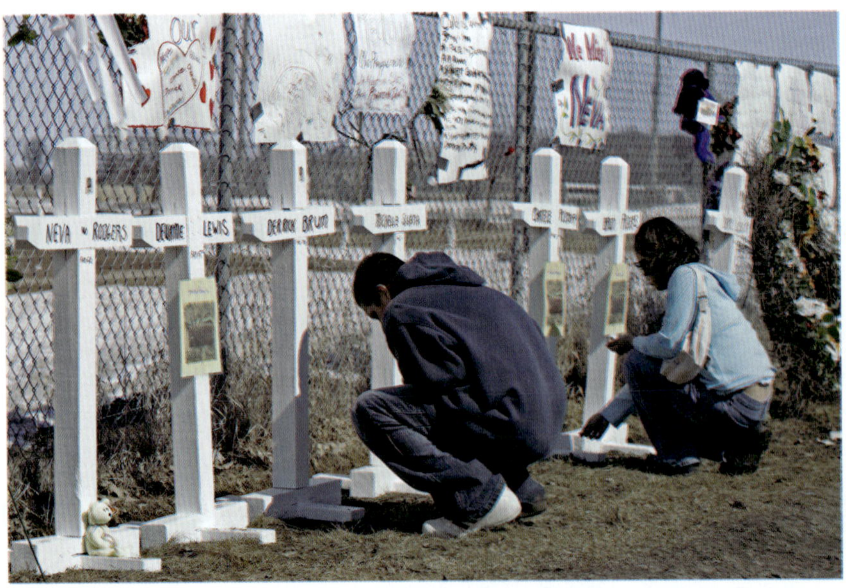

그림 4-3 **학교폭력.** 미네소타 레드레이크 고등학교 학생들이 16세 남학생의 총격으로 사망한 다섯 명의 동료학생, 한 명의 교사 및 경비원을 애도하고 있다. 가해자는 자살하였다. 이러한 사건이 있긴 하나 학교에 무기를 가지고 오는 젊은이들의 수는 1990년에 비하여 줄어들고 있다.

되는 비율이 낮다고 한다(Hart, 2003). 성폭력, 강도, 폭행 등은 주로 캠퍼스 밖에서 살고 있는 학생들에게서 일어난다. 일반인과 마찬가지로 미국 캠퍼스에서의 폭력은 총기 소지나 술과 같은 광범위한 약물사용과 관련되어 있다.

'The Student Right to Know' 와 'Campus Security Act' 는 대학의 경영자로 하여금 살인, 폭행, 성폭력, 혹은 기타 캠퍼스에서 일어나는 특정 범죄에 관한 정보를 보고하는 목적의 연방기금을 받도록 규정하고 있다. 더불어 경영자는 개인의 안전과 캠퍼스 보안에 관하여 학생들에게 교육하는 프로그램을 실시하여야 한다. 캠퍼스에서의 폭력을 줄이기 위하여 많은 대학경영자들이 캠퍼스 건물에의 접근제한, 응급전화 설치, 보도나 주차장의 조명강화, 기숙사 등의 방문시간 제한, 여학생 에스코트 서비스 등의 보안수단을 강구하고 있다.

직장폭력

직장폭력(workplace violence)은 직업 수행과정에서 개인에게 일어나는 폭력이나 학대행동이다. 대부분의 사람들이 정신병원이나 감옥에서 일어나는 것과 같은 극단적으로 위험한 유형의 직장폭력을 경험하는 것은 아니나, 어떠한 직장도 폭력으로부터 안전하지는 않다. 1998년에 살인은 미국 직장에서 일어난 사망사고의 두 번째 원인이었다(Sygnatur & Toscano, 2000). 전형적으로 직장폭력이 불만을 품은 이전 근로자의 복수심 때문에 일어난다는 것은 잘못 알려진 사실이다. 직업관련 살인은 식료품점이나 식당, 술집, 주유소 등 소매점에서 일어나는 강도 사건 때문에 많이 일어난다. 일하는 동안 이러한 위험에 가장 많이 노출되는 사람은 택시 기사, 잡화점 점원, 경찰, 경호원 등이다.

어떤 근로자들은 특히 해고, 실직, 승진탈락 등이 발생할 때 폭력적이 될 위험성이 높다. 직장폭력을 행하는 사람들은, 혼자 살거나 가족문제가 있거나 편집증이 있고, 알코올 혹은 약물중독자 또는 자신의 문제원인을 남의 탓으로 돌리는 25세에서 40세까지의 남성이 많다. 여성은 직장에서의 폭력행동을 행하는 비율은 낮으나 희생자가 되는 비율은 높다.

테러리즘

테러리즘은 극도의 공포, 심각한 재산상 손해, 많은 사상자를 발생시키는 민간인에 대한 의도적 폭력행동이

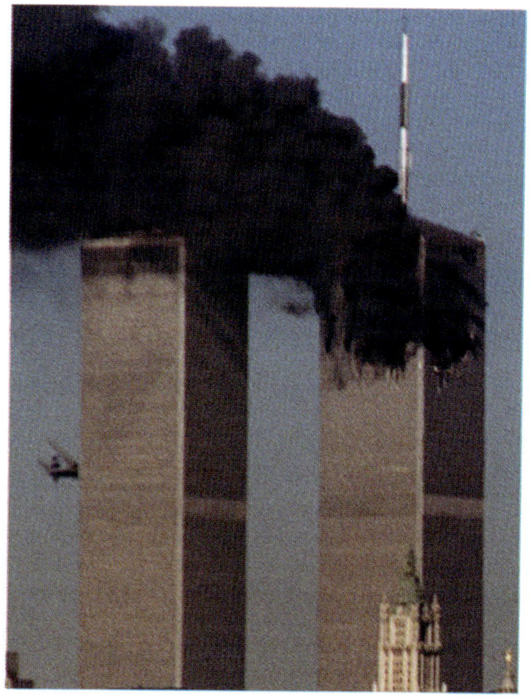

그림 4-4 2001년 9월11일 뉴욕시. 이 날 외국인 테러리스트들이 민간 항공기를 이용하여 세계무역센터와 팬타곤을 공격하였다.

다. 테러리스트는 세계무역센터, 팬타곤 등과 같은 특정 문화적, 정치적 상징이나 혹은 일반 식당이나 항공기, 교회 등 불특정 목표를 공격한다(그림 4-4). 테러리스트들의 공격대상은 그들이 공격하고자 하는 국가의 국민이거나 외국인이거나에 상관없으며, 테러리즘의 주요 목적은 일반인들에게 공포감을 주고 궁지에 몰아넣기 위함이다.

테러리스트들이 폭탄을 사용하는 것은 새로운 일이 아니나, 최근에는 사람들을 죽이거나 건물을 파괴하기 위해 더욱 심각한 방법을 사용한다. 테러리스트들의 무기는 유독화학물이나 탄저병 세균과 같은 치명적 전염병균뿐만 아니라, 비행기 납치, 붐비는 곳에서의 자폭 등 다양하다.

신체적 상해 이외에 테러리스트의 공격으로부터 살아남은 사람들은 외상 후 스트레스 장애(post-traumatic stress disorder, PTSD)나 우울증(depression)과 같은 장기간의 심리적 장애를 겪게 된다. 재난에 대한 집중적인 미디어 방송 등도 직접적인 피해자가 아닌 사람들의 심리적 건강에 간접적 영향을 줄 수 있다. 2001년 9·11 테러 직후 이루어진 조사에서는 미국 성인의 90%가 스트레스 증상을 겪은 것으로 나타났다(Schuster et al., 2001). 이를 극복하려는 개인적 노력은, 다른 사람과 대화하거나 종교적 의식에 참여하거나, 텔레비전, 특히 충격적 장

면을 반복해서 보여 주는 뉴스를 보며 서서히 적응해 나가는 것 등 다양하다. 또한 일부 사람들은 직접적 피해를 받은 사람들에게 헌혈하거나 헌금을 하기도 하였다. 9·11 공격 후 미국 정부관리들은 비행기 보안을 강화하는 등 테러의 위험을 감소시키기 위해 노력하고 있다. 그럼에도 불구하고 많은 미국인들은 또 다른 테러리스트들이 미국을 다시 공격할 것이라고 생각한다(Schuster et al., 2001). 이러한 공포와 더불어 살아가게 되면, 3장에서 논의한 스트레스 관련 건강문제가 커질 수 밖에 없다.

폭력위험의 측정

사람들이 위험에 처하게 되는 경우는 어떠한 경우인가? 성폭력이나 배우자 구타 등 많은 폭력이 경찰에 신고되지 않으므로 그 위험발생 가능성을 판단하는 것은 쉽지 않은 일이다. 그럼에도 불구하고 어떤 이들은 다른 사람들보다 더 치명적 위험에 처하게 되는데, 이처럼 특정한 사람들이 그러한 위험을 겪는 것은 가족상황, 생활수준, 성격, 행동패턴 등 특별한 요인이 작용하기 때문이다.

가족해체는 가족 혹은 사회폭력의 주요 위험인자이다. 별거, 이혼, 유기 등으로 이어지는 부모의 갈등은 범죄 혹은 약물중독 부모가 그렇듯이 가족해체를 일으키게 된다. 고실업과 같은 주변상황 역시 가족해체를 유발하며, 사회적 고립, 특정장애가 있는 자녀, 많은 수의 자녀 역시 가정폭력의 위험인자이다. 또한 학교폭력을 유발하는 요인은 교실에서의 훈육부족, 관리소홀, 규율허술, 학업성취에 대한 학생 혹은 부모의 무관심 등이다.

앞서 언급한 대로, 음주나 다른 약물 복용, 총기 휴대 등은 폭력 상황에서의 중증상해 혹은 사망사고를 증가시킨다. 심각한 범죄를 저지른 사람들 중의 다수가 체포 당시 술, 마리화나, 코카인, 혹은 다른 향정신성 약물에 양성반응을 보이고 있다. 2002년에 폭력범죄자의 7%, 살인범죄자의 70%는 총기를 휴대하였다(U.S. Dept. of Justice, 2004).

어떤 사람들은 폭력이 일어나는 곳이나 상황에 더 쉽게 노출되는 경향이 있다. 연령이 그 변수인데, 25세 이하 미국인이 폭력에 개입하는 율은 그 이상의 연령층보다 높다. 10대는 폭력범죄를 경험하는 비율이 가장 높으며, 18세에서 24세 사이의 연령층은 살인범죄율이 가장 높다(U.S. Dept. of Justice, 2004). 또 다른 요인은 성이다. 가정에서는 여성도 남성과 비슷하게 폭력에 개입되지만, 사회에서는 남성이 훨씬 높다. 남성은 여성보다 폭력범죄로 체포되는 율이 높고, 또 피해자가 되는 율도 높다. 또 여성은 남성에 비해 배우자에 의해 살해되는 비율이 높다.

인종과 민족도 폭력과 관련되는 주요 특성이다. 미국 폭력현상에서 주목할 만한 것은 소수인종에서 발생하는 폭력의 빈도와 집중성이다. 특히, 도시 지역의 젊은 아프리카계 미국인에게서 발생하는 살인범죄가 그 예인데, 흑인은 백인보다 7배 정도 살인범죄율이 높다(Fox & Zawitz, 2001). 또한 대부분의 사례에서 살인범죄자와 그 피해자는 모두 같은 인종이다. *Healthy People 2000*(USDHHS, 1999)의 목적은 1987년의 살인범죄율인 인구 십만 명당 8.5의 비율을 7.2 수준으로 감소시키는 것이었다. 이것은 국가건강지수가 향상되는 하나의 증거라 할 수 있는데, 다행히 2002년에 그 비율은 5.6 수준으로 떨어졌다(U.S. Dept. of Justice, 2003).

폭력의 예방과 회피

많은 미국인들은 폭력이 예방될 수 있을지에 관해서는 의문을 가지고 있으나, 어느 정도는 조정 가능한 것으로 보고 있다. 폭력범죄를 줄이기 위해, 지역사회마다 거리 조명을 더 밝게 하거나 자율 방범대를 조직, 혹은 폐쇄회로 카메라 감시 등의 방법을 강화하고 있다. 많은 대기업들은 직장폭력을 줄이기 위해 보안요원 고용, 사무실 출입제한, 출입증 패용, 상담기관 의뢰 등의 사원지원프로그램 제공 등 특별한 방안을 취하고 있다.

각 개인 역시 자신의 피해위험을 줄일 수 있는 실천방안들을 다수 사용할 수 있다. 이러한 방안들은 많은 경우, 간단하고 비용이 들지 않는 것인데, 이러한 방법이 효과적이려면 일상생활의 한 부분처럼 익숙해져야 한다. 가장 효과적인 방법은 고위험 상황으로부터 멀리 떨어지는 것이다. 예를 들어, 무분별한 음주파티에 참여하지 않는 여성은 데이트 강간을 당하지 않을 수 있으며, 거리 폭력 위험성이 높은 곳을 다니지 않는 남성은 차량 총격을 당하지 않을 것이다. 간단히 말해서, 고위험 장소와 고위험 대상을 피하는 것이 중요하다.

가정에서의 안전수칙에도 역시 그러한 범죄를 예방하고 줄일 수 있는 방법이 있다. 주택침입의 경우, 침입자는 잠그지 않은 문이나 창문을 이용하는 경우가 많다. 따라서 주택이나 기숙사의 안전을 지키는 가장 중요한 방법은 문에 빗장을 설치하고 항상 사용하는 것이다. 또한 집에 사람이 있을 때에도 창문을 항상 잠그는 것이 필요하다. 경찰서나 캠퍼스 보안대가 항상 거주지를 관찰할 수 있도록 이들과 근접, 접촉할 수 있어야 한다.

폭력을 피하는 것이 가장 효과적인 방법이므로, 만약 위험한 이웃들과 살고 있다면 보다 안전한 곳으로 이사할 것을 고려해야 할 것이며, 만약 떠날 수 없다면 적어도 가장 위험한 거리로부터는 떨어진 장소를 찾아야 할 것이다. 새로운 거주지역이 안전한지 어떤지는 기존 거주자들이나 지역경찰에 물어 보는 것이 좋다. 경찰에서는 비교 가능한 지역범죄 통계치를 제공할 수 있기 때문이다.

일상생활을 하다 보면 부득이 피할 수 없는 사람들이나 상황에 둘러싸여 살아가야 하지만, 피해자가 될 가능성을 줄일 수 있는 확실한 방책이 있다. 만약, 일상적인 형편상 위험한 지역을 통과해야만 한다면, 좀 멀리 돌아간다 하여도 보다 안전한 경로로 바꾸는 것이 좋다. 특히 혼자 움직일 때에는 외딴 곳을 피해야 하며, 외딴 건물, 사람들이 자주 이용하지 않는 도서관 구역, 인적이 드문 주차구역 등은 폭력사건이 일어나기 쉬운 곳임을 명심해야 한다.

특히, 성폭행과 같은 폭력범죄의 상당수가 오후 6시부터 자정 사이에 일어난다. 그러므로 만약, 밤에 외출해야 한다면, 혼자 나가지 않아야 한다. 만약, 운전 중에 다른 차에 탄 사람이 위협을 한다면, 멈추지 말고 개방된 환한 장소로 차를 몰고 가야 한다. 이 때, 경찰서나 소방서가 주변에 있다면 최상일 것이다. 또한 다른 사람들의 존재는 폭력위험을 줄이는 데 매우 중요하다. 따라서 부득이 밤에 캠퍼스에 혼자 있게 된 경우, 건물에서 나와 걸어가야 할 때에는 "캠퍼스 경호서비스(buddy system)" 등을 요청하는 것이 좋다.

또한 낮이라 하여도 차에 탈 때는 문을 잠그는 것이 필요하며, 잠깐 차를 비울 때라도 키를 휴대하여야 한다. 또한 낯선 사람을 태우거나 다른 사람을 돕기 위해 차를 멈추지 않아야 한다. 만약, 차에서 많은 시간을 보내야 한다면, 위급상황에서 도움을 청하기 위해 휴대폰을 소지하여야 한다. 경미한 사고가 났을 때에는 경찰이 올 때까지 차 안에서 문을 잠그고 창문을 올리고 있어야 한다. 만약, 다른 사람이 차를 넘겨 주기를 요구한다면, 논쟁하거나 저항하지 말고 차에서 내려서 그 자리를 빨리 피하고 경찰에 연락하는 것이 좋다. 만약, 운전 중에 다른 사람이 공격적으로 운전을 해 온나 해도 화를 내지 말고, 뒷 차가 상향등을 켜고 바짝 붙여 쫓아오면서 난폭한 태도를 취한다 하여도, 멈추어 서서 논쟁하지 않는 것이 좋다. 개인적으로 일대 일로 맞닥뜨리지 말고, 위협적인 태도를 멈추게 하려면 안전하고 환한 곳, 특히 경찰서 같은 곳으로 운전해 가는 것이 좋다. 앞 페이지의 [건강관리]에서 안전을 위한 몇 가지 요령을 제시하고 있다.

개인간 갈등을 처리하는 과정에서 말싸움과 같은 비

건강관리
Managing Your Health

외출시: 안전요령

피해위험을 줄이기 위한 안전규칙 준수사항

- 외출하기 전에 집이나 기숙사가 안전한지, 창문도 잠겼는지 확인하고 집에 누가 있는 것처럼 전등이나 라디오 등을 켜 놓을 것.
- 차를 운전할 때, 항상 문을 잠글 것. 창문도 일 인치 이상 열어 놓지 말 것. 공공 교통수단을 이용할 때는 운전사 근처에 앉을 것.
- 폭력이 근처에서 일어났을 때는 그 자리를 피할 것.
- 항상 경계를 할 것.
- 밝은 장소에 주차할 것. 차에 타기 전에 차 안이나 차 밑을 확인할 것. 공공 교통기관을 이용할 때는 번화한 정류장을 이용할 것.
- 집이나 기숙사에 들어갈 때, 근처에 의심가는 사람이 있다든지, 침입흔적이 있는 경우에는 들어가지 말고 이웃이나 공중전화를 찾아 경찰서에 전화할 것. 갑자기 놀래 킬 경우에는 도둑이 공격자로 변할 수 있음.
- 집이나 기숙사에 들어가면 즉각 문을 잠글 것.

건설적인 반응을 하게 되면, 흔히 신체적 폭력이 유발될 수 있다. 이것은 살인을 유발하는 가장 흔한 요인으로, 2002년에 살인범죄자 10명 중 4명은 말다툼으로 인하여 범죄를 저질렀다(U.S. Dept. of Justice, 2003). 만약, 격앙된 논쟁이나 위협상황에 처한다면, 조용히 있음으로써 폭력상황으로 몰아가는 것을 예방할 수 있다. 숨을 깊게 몰아쉬고 열까지 수를 세면서 말하고 싶은 것을 꾹 참고, 양해를 구하고 그 자리를 떠나는 것이 좋다. 3장에서 언급한 이완 기술법은, 그런 상황에서 냉정을 유지하는 데 도움을 줄 것이다. 부록 [자가건강 평가서] 활동의 4장 "분노의 평가"는 화나게 하는 상황을 확인하는 데 도움이 될 것이다. 만약, 자신이 성급한 성격이라면, 충동조절, 분노관리, 협상기술 등의 갈등관리 방법을 배울 수 있는 상담을 받는 것이 도움이 될 수 있다.

자기방어

무력적인 위협에 처했을 때, 각자의 행동이야말로 사태의 결과에 영향을 줄 수 있다. 예를 들어, 경찰을 부르거나 경보벨을 누르거나 휘파람을 불거나, 비명을 지르는 행위 등은 다른 사람의 도움을 받을 수 있게 하여 준다. 홀로 외진 곳에서 위협을 당했을 때, 사람들은 말로 공격자를 설득하여 상황을 벗어나려고 한다. 만약, 공포감이 커서 도망갈 수 없을 정도가 되면, 저항은 별 소용이 없게 된다. 사실, 위험에 처했을 때 가장 배짱 좋은 행동은 3장에서 언급한 공격도피 반응(flight-or-fight reactions)이다. 때때로 도피는 위협적 상황에서 벗어나는 최선의 방법이다. 반대 반응은 위협에 맞서 싸우거나 상대방을 신체적으로 공격하는 것이다. 많은 미국인들이 자기방어 수단으로 총이나 칼, 화학분무기 등의 무기

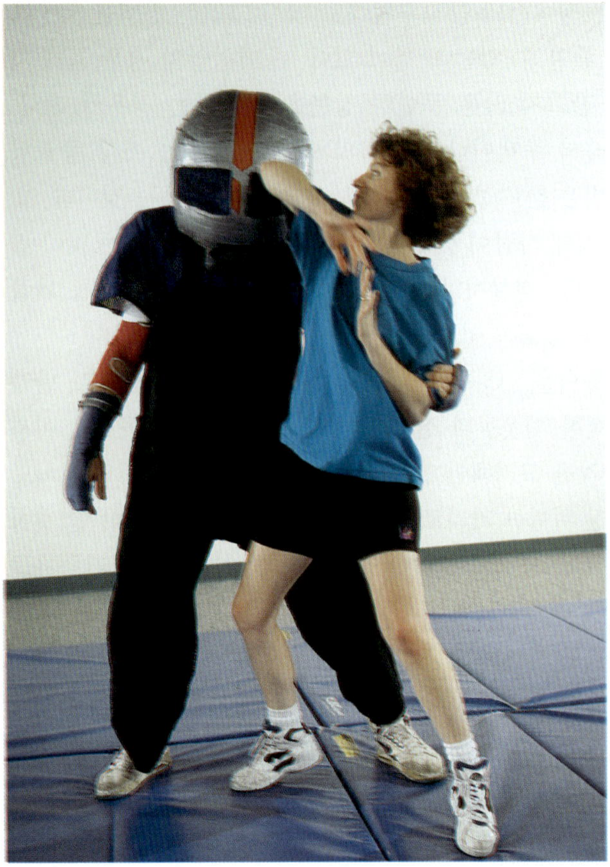

그림 4-5 자기방어. 반격은 폭력상황에 반응하는 하나의 방법이다.

실생활 건강 Consumer Health

자연재료를 이용한 방어: 후추스프레이

공격자에 대해 자신을 방어하기 위한 한 방법으로 후추스프레이를 사용하는 방법이 있다. 후추 스프레이는 매운 칠리 후추의 성분인 캡사이신을 함유하고 있는데, 공격자의 눈에 분사하면 화끈거리는 감각을 느끼게 한다. 그 즉시, 사람들은 눈을 감게 되고 눈물이 흐른다. 스프레이는 공격자로 하여금 숨을 쉬기 어렵게 하고, 따라서 몸의 움직임이 둔화된다. 이러한 효과는 2,30분 정도 지속되므로 상황에서 도망쳐서 경찰을 부를 수 있는 기회를 준다. 후추 스프레이는 공격자를 제압하는 효과적이고 안전한 방법이지만, 격분되거나 마약을 복용한 자에게 영향을 미치려면 몇 초 정도 시간이 필요하다.

총포상이나 잡화점에서 코트 주머니나 지갑에 휴대할 수 있는 작은 통으로 된 후추스프레이를 판매한다. 18세 이하의 사람들은 이것을 소지할 수 없다. 몇몇 주에서는 후추스프레이 사용에 관한 제한을 두기도 한다. 그러므로 제품을 사기 전에 이것의 사용이 합법적인지 법 집행기관에 확인할 필요가 있다. 방어용으로 사용시에는 설명서에 충실히 따르고, 어린이 등의 손에 닿지 않는 곳에 두어야 한다.

자료출처 : Buster, R.W., & van Helden, H. P. M.(1998). Toxicological evaluation of pepper spray as a possible weapon for the Dutch police force. *American Journal of Forensic Medicine and Pathologiy* 19(4):309-316.

를 휴대하거나 가정에 비치한다([실생활 건강] 참조). 위험한 상황에서 어떤 이들은 차 키, 가위, 회중전등 등 임시변통적인 무기를 사용하기도 한다. 또 어떤 사람들은 방어능력을 키우기 위해 총기사용법이나 호신술을 익히기도 한다(그림 4-5).

피해자는 항상 공격자에 대하여 저항하여야만 하는가? 일관된 대답은 불가능하다. 상황마다 어떻게 반응해야 하는지는 피해자가 나름대로 판단하여야 한다. 파트너 학대상황이나 스토킹 상황에서는 가해자와 피해자 간에 접촉을 금지하도록 하는 보호명령이 더 이상의 학대를 막는 데 효과적이다(Wathen & MacMillan, 2003).

폭력신고

만약, 폭력적 공격을 받았다면, 사건을 신고할지를 결정하여야 한다. 아는 사람에 의해서건 모르는 사람에 의해서건, 실패했건 아니건 모든 공격범죄는 반드시 신고되어야 한다. 대부분의 큰 규모의 경찰서에는 공감적이고 효과적인 반응을 해주는 가정폭력 혹은 성폭행 전담부서가 따로 있다. 119 전화를 통하여 적절한 위기서비스 기관에 연결할 수 있다.

어떤 경우에는 자신에게 일어난 사건을 알리는 것을 주저할 때가 있다. 그러한 경우에는 법적 권리나 의료적 입증을 다루어 줄 수 있는 성폭력센터나 여성 자조서비스 기관에 신고하는 것을 고려해 볼 필요가 있다. 전국적으로 24시간 무료 가정폭력 신고전화 1-800-799-SAFE(우리나라에서는, 국번없이 1366)가 가능하므로, 폭력의 극복을 위해서도 이러한 도움을 받는 것이 필요하다.

건강한 생활습관
Healthy Living Practices

- 폭력위험을 줄이기 위해서는 위험한 장소나 사람들을 피할 것.
- 만약, 논쟁이 격앙된 말다툼으로 변하게 되면, 폭력적 상황으로 변하는 것을 막기 위해 조용히 있을 것.
- 긴장과 분노 상황을 줄이기 위해 갈등관리 방법을 사용할 것. 몇몇 대학에서는 이러한 갈등관리 학습과정이 제공되고 있으므로 수강을 고려해 볼 것.
- 안전이 위협받을 때마다 동일한 방법으로 대응하는 것은 불가능함. 각 상황마다 어떻게 반응할 것인지 결정해야 함.
- 만약, 폭력을 당하였다면 경찰에 신고할 것. 또한 신체적 피해 혹은 정서적 디스트레스에 대해 즉각적인 처치를 할 것.

피해자뿐만 아니라, 가족이나 친구에게 미치는 폭력적 사건의 단기 혹은 장기적 영향을 다루는 것도 중요한 일이다. 부부상담, 부부치료, 경제적 · 법적 지원, 가족치료 등이 필요하다. 지역별 자조집단에 관한 정보나 서비스를 이용하려면 대학 내 보건소나 지역사회 서비스 기관을 통해 알아보는 것이 좋다.

삶 속에서
Across The lifespan

폭력과 학대

아동에 대한 신체적 학대(child physical abuse)는 18세 미만 아동을 때리거나, 누르거나, 불에 데게 하거나, 목을 조르거나, 칼로 베거나, 묶거나 몸을 움직이지 못하게 하는 등의 행위를 말한다. 아동에 대한 신체적 학대는 보육원, 학교에서 일어나기도 하지만, 가정에서 일어나는 경우가 훨씬 일반적이다. 대부분의 아동에 대한 신체적 학대는 모르는 사람이나, 어쩌다 만난 사람들로 부터가 아닌, 부모나 혹은 이웃, 보모, 가족의 친구 등과 같이 잘 아는 성인으로부터 일어난다. 2세 이하의 학대받은 아동은, 특히 머리 부상 등으로 인해 치명상을 입게 되는 비율이 가장 높다. 통상적인 경우에는 대부분의 아동들이 그리 심각한 손상을 입지는 않는다.

이러한 폭력은 빈곤한 가족 혹은 특정한 인종이나 민족 집단에게로 한정되어 있는 것은 아니다. 미국에서는 치명적인 경우라도 아동학대로 인정되지 않을 때도 있고, 그 발생률 역시 밝혀지지 않고 있다(Herman-Giddens et al., 1999).

왜 어떤 부모들은 그들의 자녀를 학대하는가? 부모 상호간에 신체적으로 서로 학대하는 경우 자녀를 학대할 확률도 높다. 또한 학대하는 부모는 효과적인 양육 기술을 잘 모르거나 자녀의 행동에 부적절하고 비현실적인 기대를 하는 경향이 있다. 예를 들어 3개월된 영아를 둔 부모가 우는 것을 멈추게 하기 위해 흔들어 대거나, 2세 된 아이가 화장실을 사용하지 않는다고 발로 차는 것 등이다. 학대하는 부모들은 과도한 스트레스 상황에 있거나 충고나 도움을

아동에 대한 신체적 학대 (child physical abuse) 18세미만 아동에 대한 신체적 폭력.

줄만한 사람들로부터 고립되어 있는 경향이 있다. 이러한 부모의 상황에 상관없이, 아동학대나 방임이 목격되거나 의심이 되는 때, 전국 아동학대 구조신고전화 1-800-422-4453(우리나라에서는, 국번없이 1391)를 통하여 신고할 수 있다. 일부 주에서는 아동학대가 의심되는 경우나 해당기관의 부주의 행위는 반드시 신고하도록 되어있다.

여러 연구에 의하면 많은 성인들이 아동기 동안 성적 학대의 피해를 입은 것으로 보고되고 있다. **아동에 대한 성적 학대**(child sexual abuse)는 무력이나 위협에 의하여 혹은 나이가 많은 것을 이용하거나 양육 관계를 이용하여 아동에게 성적인 행동을 취하는 것을 일컫는다. **소아 성도착증**(pedophile)은 아동에게 성적인 매력을 느끼고 아동과의 성적인 접촉을 가지는 것을 공상하는 경우이다. *아동 성희롱자*(*child molester*)는 저항력이 없는 아동과의 성적 행위를 가지고자 하는 충동에 따라 행동하는 사람이다. 학대는 흔히 아동의 몸을 애무하는 경우가 많지만 성기나 항문, 구강성교를 하거나 시도하기도 한다. 15%의 아동이, 특히 여아의 경우에 성적인 학대를 받는다(Weiss et al., 1999). 대부분의 성희롱자는 8세에서 10세 사이의 여아를 대상으로 하는 이성애자 남성들이다.

아동에 대한 성적 학대
(child sexual abuse)
힘이나 위협에 의해 아동에게 행하는 성행동.

소아 성도착증
(pedophile(PEE-doe-file))
아동에게 성적인 매력을 느끼는 사람.

근친상간(incest)
배우자가 아닌 가족 구성원간의 성관계.

노인학대(elder abuse)
노인에 대한 신체적 · 성적 폭력.

많은 사람들이 아동 성희롱자는 정신병자이거나 아동을 납치하여 성폭행하고 살해하고자 하는 의도를 가진 낯선 사람이라고 생각하기 쉽다. 그러나 사실 대부분의 경우, 보모나 가족의 친구, 친척, 교사, 캠프 상담자, 코치, 성직자 등 아동이 잘 알고 믿는 사람인 경우가 일반적이다. 5세 이하의 아동을 살해한 경우, 5%만이 낯선 사람이었다(Fox & Zawitz, 2001). 최근에는 컴퓨터에 접근하는 아동들의 수가 늘어나면서 인터넷 채팅이나 전자게시판 등을 통하여 취약한 아동들과 의사소통하는 불순한 아동 학대자들이 등장하고 있다.

가족구성원간 **근친상간**(incest)적인 성경험은 성학대에서 가장 심각한 경우이다. 여아뿐만 아니라, 남아도 그 피해자가 되고 있다. 근친상간은 폭력적이지 않은 경우라 하여도 힘에 의해 강제되는 것이며, 시간이 지남에 따라 더 심각해진다. 근친상간의 위험요인은 비성적인 학대의 경우와 유사하여 가해자의 어린 시절 학대경험과 가족내의 스트레스 수준이 높은 경우에 발생 위험이 높다.

아동에 대한 성 학대를 예방하기 위해서는 자녀에게 어떤 것이 성 학대인지 알게 하고 또 말해야 할 것인지 가르쳐야 한다. 대부분의 경우 아동이 아는 사람이 개입되므로, 아동에게 모르는 사람과 얘기하지 말라고 하는 것은 충분한 조언이 아니다. 아주 어린 아동에게는 그들 몸의 대부분이 매우 개인적이라는 것을 가르쳐야 한다. 또한 다른 사람이 불편하게 느끼게 하면서 만질 경우 부모에게 말할 것을 가르쳐야 한다.

연구 결과, 학대받은 아동은 성장하면서 매우 공격적으로 행동한다고 한다. 성인기에는 데이트상대나 배우자, 자녀, 나중에는 부모에게까지 폭력적이 될 수 있다. 또한 우울을 겪은 여성들의 많은 수가 아동기에 성적인 학대를 받은 것으로 나타나고 있다(Weiss et al., 1999).

노인학대(elder abuse)는 노인들에게 신체적, 성적 학대를 하는 것을 말한다. 일부 연구자는 이러한 정의에 언어적 위협이나 방임을 포함하기도 한다. 노인에 대한 신체적, 심리적 학대는 병원이나 요양원과 같은 시설뿐만 아니라, 가정에서도 일어난다. 이러한 학대는 모든 인종이나 민족, 사회경제적 집단에서 일어나며, 연간 65세 이상 미국인 중 2백 5십만 정도가 학대를 당한다(Kleinschmidt, 1997). 미국인의 평균수명이 늘어나면서 노인학대 수도 늘어나리라 예측되고 있다.

노인학대의 원인은 복합적이다. 노인들은 그들을 돌보는 배우자나 자녀에 의하여 학대당하는 경우가 많다. 허약하고 나이든 친척을 돌보는 것은 좌절감이나 스트레스를 줄 수 있다. 또한 보호자는 노인의 주택이나 수입에 의존하는 경우가 있다. 이러한 경우, 보호자의 분노가 학대행동으로 이어질 수 있다. 심각한 경우, 노인학대는 정신질환이나 약물(흔히 알콜) 중독과 연관되어 나타나는 경우가 있다. 만약, 노인학대를 발견한다면 지역의 노인보호서비스센터에 신고하여야 한다.

Analyzing *Health-Related Information*

건강관련 정보분석

CRITICAL THINKING

다음의 기사는 사람들의 화를 누그러뜨리는 허브 차에 관한 글이다. 이 기사를 읽고 건강관련 정보를 분석하는 모델로 사용하여 평가해 보라. 모델의 주요 논점은 아래와 같고, 모델에 관해서는 이미 33~35쪽에서 충분히 설명되었다.

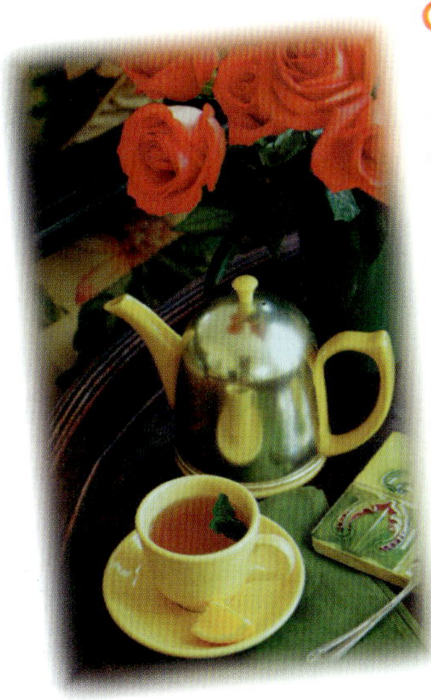

애니 대고모의 평정(平靜) 차

알다시피 나는 여드름에서부터 아연 결핍에 이르기까지 모든 것을 다루는 데 허브를 사용한다. 허브에 관한 대부분의 내 지식은 책이나 인터넷에서 나온 것이 아니라, 애니 대고모님의 일기에서 얻은 것이다. 애니는 집 뒤편에 아주 멋진 허브 정원을 가지고 있었다. 1914년 어느 날 오후 그녀는 매우 놀라운 발견을 하게 되는데, 이것을 그녀의 일기에 나중에 기록하였다. 그녀는 정원에서 컴프리 뿌리를 캐고 페니로얄과 로벨리아 잎을 따고 있었다. 머위도 한창 만개해 있어서, 그녀는 잎들을 따서 늘상 먹는 차에 넣어 먹으면 좋겠다는 생각을 하였고, 여러 가지를 넣은 차를 만들어 두 잔을 마셨다. 차는 맛이 좋았고 매우 부드러웠다.

힌 시간도 채 지나지 않은 시각에 대고모의 남편인 젭이 헛간에서 돌아와 대고모의 새 카펫을 발자국으로 더럽혔다. 이제야 말하지만, 애니 대고모는 성깔이 대단한 사람이었다. 그녀는 150cm도 안 되는 단신이지만 큰 몸집의 남편을 밀어붙이곤 하였다. 말할 것도 없이 평소대로라면 젭은 아내로부터 호된 대접을 받았을 것이다. 그런데 남편에게 화를 내고 발로 차는 대신에, 애니 대고모는 웃으면서 그를 껴안았다. 개박하 밭의 고양이처럼 행복하게, 애니는 더러워진 곳을 청소하였다. 젭은 분명히 애니가 평소에 마시던 차에 다른 것을 섞어 먹었을 것이라 생각하고 그녀에게 무엇을 혼합하여 먹었는지 기억해 내게 하였다. 그녀의 제조법을 사용하여 이후 젭은 차를 만들어 매일 그녀에게 마시게 하였다. 젭이 헛간에서 위스키를 만들거나 친구들과 늦게까지 놀 때도 애니는 불평을 한 적이 없다. 그녀는 다만 흔들의자에 앉아 차를 홀짝거릴 뿐이었다.

만약, 성질 나쁜 누군가에게 애니 대고모의 평정(平靜)차를 마시게 하고 싶다면, 그 제조법을 보내 드릴 수 있습니다. 나는 이 잡지의 편집자이므로 책 표지 안쪽에 있는 주소로 우편료 10달러를 보내시면 됩니다. 또한 이 차를 복용한 후의 경험을 듣고 싶으니, 그 결과를 알려 주시기 바랍니다.

Your friend
Herb
Herb Z. Gardenia

1. 어떤 설명이 확인가능한 사실이고 어떤 것이 확인 불가능한 사실이며, 자기 주장인가?
2. 기사를 쓴 사람의 자격은 어떠한가? 작가는 이 주제영역에 적절한 배경과 학력을 갖추었는가?
3. 이 글을 쓴 사람의 동기나 성향은 무엇인가? 답을 쓰고 그렇게 보는 이유를 제시하시오.
4. 어떤 정보가 기사의 주제나 주요 초점과 관련된 것이며, 또 어떤 것이 관련되지 않는가?
5. 출처는 믿을 만한가? 잘못된 정보라는 평판이 있는가?
6. 기사가 일반적인 과학자들의 신뢰나 의학적 권위를 공격하는가?

스스로의 분석에 기초해 볼 때, 이 기사가 건강관련 정보로서 신뢰할 만한 것인지 생각해 보고, 결론에 도달한 이유를 요약하시오.

이 장의 개요 CHAPTER REVIEW

요 약

폭력은 사회적으로 용인되지 않는 힘을 인간상호간에 사용하는 것을 말한다. 폭력사건은 적어도 한 사람 이상이 다른 사람에게 의도적으로 신체적인 힘을 사용하거나 위협할 때 발생한다. 폭력은 놀랄 만한 신체적, 심리적, 사회적 결과를 만들어 내기 때문에 중요한 사회적 건강문제라 할 수 있다. 많은 미국인에게 있어 폭력은 생활의 한 방식이고 누구도 예외일 수 없다.

폭행은 누군가에게 신체적으로 해를 입히기 위해 의도적으로 힘을 사용하는 것이다. 또한 학대는 누군가를 혹사시켜 그 관계에서 이득을 취하고자 할 때 발생한다. 학대의 예로는 아내학대, 자녀학대, 노인학대, 성희롱 등이 있다.

신체적 상해가 발생하는 것과 상관없이, 폭력의 피해를 입게 되면 반드시 심리적 건강을 해치게 된다. 폭력의 심리적 영향은 불안, 우울, 자살충동 등으로 나타난다. 또한 불안하거나 우울한 사람들은 약물남용이나 섭식장애를 일으킬 위험이 높다. 폭력의 결과로서, 가족관계 역시 왜곡되거나 단절될 수 있다. 나아가 학대받은 아동이 성장하면 자신의 자녀를 학대하는 소위 폭력의 세대간 전달이 일어난다. 따라서 폭력의 심리적 영향을 극복하기 위해서는 보건의료 전문가의 도움을 받아야 한다.

폭력은 복합적인 것이어서 원인이 하나이거나, 특정 집단에게서만 일어나는 것도 아니다. 빈곤, 약물중독, 심리적 장애, 낮은 자존감 등 다양한 요인들이 폭력에 영향을 미친다. 또한 많은 사례에서 폭력은 학습된 행동임을 알 수 있다. 폭력적 매체를 보는 것도 폭력적 행동을 유발하는 하나의 예이다.

성폭력은 성적 각성에 민감한 신체부위를 대상으로 힘의 사용이나, 이를 사용하겠다는 위협 혹은 강압에 의해 이루어지는 다양한 종류의 성행동을 말한다. 대부분의 성폭행은 낯선 사람이 아닌 친구, 가족원, 배우자와 같은 아는 사람에 의해 일어난다. 또한 가정폭력은 친구와 가족구성원 모두를 망라하여 가정에서 일어나는 폭력을 말하며, 사회폭력은 낯선 사람이거나 아는 사람이거나에 상관없이 공공장소에서 일어나는 폭력을 말한다. 시설폭력은 학교, 직장, 교도소 등과 같은 시설환경에서 일어나는 폭력이며, 테러리즘은 극도의 공포, 심각한 재산상 피해, 다수의 사망자를 발생시키는 일반시민에 대한 폭력 행동이다.

폭력의 피해자가 되지 않기 위해서는, 위험스런 상황에 노출되지 않아야 한다. 폭력상황에 처했을 때는 주의를 끌어 다른 사람의 도움을 받거나, 공격자를 설득하여 긴장을 완화시킨 후 탈출하여야 한다. 어떤 경우에는 신체적으로 스스로를 방어할 필요도 있다.

아동에 대한 대부분의 신체적 폭력은 친척, 이웃, 보모 등과 같은 성인에 의해 이루어지며, 가정에서 이루어지는 경우가 일반적이다. 8세에서 10세까지의 여아는 특히 남아에 비하여 성적 학대의 피해자가 되는 비율이 높다. 따라서 부모는 어린 자녀들에게 성적 학대를 어떻게 알아차리고 신고할 것인지 가르쳐야 한다. 폭력을 경험한 아동은 신체적 상해가 치료된 이후에도 정서적, 사회적 손상을 겪게 된다.

노인학대는 인종과 민족, 사회경제적 지위에 상관없이 모든 집단에서 발생하는데, 가족구성원이 학대를 행하는 경우가 대단히 많다. 미국인의 평균 수명이 날로 증가하므로, 이러한 노인학대 역시 날로 증가하리라 예측되고 있다.

배운 것을 적용하기

1. 만약, 친구가 교수에게 성희롱을 당하였다고 말한다면, 어떤 조언을 해주겠는가? **적용**
2. 저녁 시간에 직장이나 학교에 가야 하는 경우, 폭력의 위험을 줄이기 위해 할 수 있는 방법을 적어도 둘 이상 제시해 보라. **분석**
3. 기숙사나 캠퍼스에서 안전을 강화할 수 있는 프로그램을 계획해 보라. 그리고 학생처장처럼 그 계획에 관심을 가질 수 있는 직원에게 보내는 것을 검토해 보라. **통합**
4. 자신의 현재 안전상황을 평가해 보라. 생활하면서 폭력의 위험에 노출될 수 있는 상황이 언제인지 생각해 보고, 이러한 위험을 줄일 수 있는 방법을 모색해 보라. **평가**

Key

- **적용** 새로운 상황에서 정보를 사용하는 것
- **분석** 정보를 구성 성분으로 나누는 것
- **통합** 다른 출처로부터의 정보를 합치는 것
- **평가** 숙지한 후 결정을 내리는 것

자신의 건강에 반영하기

1. 이 장에서 언급된 대로, 시각적 매체는 폭력에 대한 개인의 태도에 영향을 미칠 수 있다. 최근에 본 폭력 영화나 텔레비전 쇼를 하나 선정하여, 폭력에 대한 느낌에 어떤 영향을 받았는지 생각해 보라.
2. 폭력적 컴퓨터 게임을 좋아한다면, 이러한 게임을 하는 것이 자신의 폭력에 대한 태도에 어떤 영향을 주는지 생각해 보라.
3. 친밀한 파트너와의 학대적 관계를 피하기 위하여 할 수 있는 방법은 무엇인가? 이미 학대적 관계에 처해 있다면 파트너에 대한 느낌은 어떠한가? 이러한 상황에서 벗어나기 위해 무엇을 해야 할 것인가?
4. 집에서나 기숙사에서 안전하다고 느끼는가? 안전을 생각할 때, 주변환경에서 가장 염려되는 점은 무엇인가? 거주 조건을 좀 더 안전하게 하기 위해 무엇을 해야 할 것인가?
5. 밤에 혼자 걸어가고 있는데, 누군가 따라온다면 공격의 위험을 줄이기 위해 어떻게 해야 할 것인지 제시해 보라. 밤에 혼자 걷는 것을 위험하다고 생각하는가? 그렇다거나 혹은 그렇지 않다고 생각하는 이유는 무엇인가?

참고 문헌

Afkhami, M. (1999). An AMEWS/MESA special session on violence against women. *Middle East Women's Studies Review*, 13(4):5+.

Anderson, R. N., & Smith, B. L. (2003). Deaths: Leading causes for 2001. *National Vital Statistics Reports*, 52(9):1-86.

Brener, N. D., Simon, T. R., Krug, E. G., & Lowry, R. (1999). Recent trends in violence-related behaviors among high school students in the United States. *Journal of the American Medical Association*, 282(5):440-446.

Centers for Disease Control and Prevention. (2000). *Fact sheet: Dating violence*. Retrieved from http://www.cdc.gov/ncipc/factsheets/datviol.htm.

Coker, A. L., Smith, P. H., McKeown, R. E., & King, M. J. (2000). Frequency and correlates of intimate partner violence by type: Physical, sexual, and psychological battering. *American Journal of Public Health*, 90(4):553-559.

Decker, S. H. (1997, March 27). Getting a grip on gangs. St. *Louis Post-Dispatch*, 119(86):1G-2G.

Eisenstat, S. A., & Bancroft, L. (1999). Domestic violence. New England *Journal of Medicine*, 341:887-892.

Fisher, B. S., Cullen, F. T., & Turner, M. G. (2000). *The sexual victimization of college women*(NCJ 182369). Washington, DC: National Institute of Justice, Bureau of Justice Statistics, U.S. Department of Justice.

Fox, J. A., & Zawitz, M. W. (2001). *Homicide trends in the United States*. Bureau of Justice Statistics, Washington, DC: United States Department of Justice. Retrieved from http://www.ojp.usdoj.gov/bjs/homicide/homtrnd.htm.

Frank, J. B., & Rodowski, M. J. (1999). Review of psychological issues in victims of domestic violence seen in emergency settings. *Emergency Medical Clinics of North America*, 17(3):657-677.

Greenwood, G. L., Relf, M.V., Huang, B., Pollack, L. M., et al. (2002). Battering victimization among a probability-based sample of men who have sex with men. *American Journal of Public Health*, 92(12):1964-1969.

Hart, T. C. (2003). *Violent victimization of college students*(NCJ-196143). Office of Justice Programs, U.S. Department of Justice. Retrieved from http://www.ojp.usdoj.gov/bjs/abstract/vvcs00.htm.

Herman-Giddens, M. E., Brown, G., Verbiest, S., Carlson, P. J., Hooten, E. G., Howell, E., & Butts, J. D. (1999). Underascertainment of child abuse mortality in the United States. *Journal of the American Medical Association*, 282(5):463-467.

Johnson, J. G., Cohen, P., Smailes, E. M., Kasen, S., & Brook, J. S. (2002). Television viewing and aggressive behavior during adolescence and adulthood. *Science*, 295:2468-2471.

Kleinschmidt, K. C. (1997). Elder abuse: A review. *Annals of Emergency Medicine*, 30(4):463-472.

Lamberg, L. (2001). Stalking disrupts lives, leaves emotional scars. *Journal of the American Medical Association*, 286(5):519, 522-523.

Minino, A. M., & Smith, B. L. (2001). Deaths: Preliminary data for 2000. *National Vital Statistics Report*, 49(12):1-40.

Muscari, M. (2002). Media violence: Advice for parents. *Pediatric Nursing, 28(6)*:585-591.

Pears, K. C., & Capaldi, D. M. (2001). Intergenerational transmission of abuse: A two-generational prospective study of an at-risk sample. Child Abuse and Neglect, 25(11):1439-1461.

Rennison, C. M., & Rand, M. R. (2003). *Criminal Victimization*, 2002. Bureau of

Justice Statistics (NCJ=19994). Retrieved from http://www.ojp.usdoji.gov/bjs/pub/press/cv02pr.htm.

Ristock, J. L. (2003). Exploring dynamics of abusive lesbian relationships: Preliminary analysis of a multisite, qualitative study. *American Journal of Community Psychology*, 31(3-4):329-341.

Schafer, J., Caetano, R., & Clark, C. L. (1998). Rates of intimate partner violence in the United States. *American Journal of Public Health*, 88(11):1702-1704.

Schuster, M. A., Stein, B. D., Jaycox, L. H., Collins, R. L., Marshall, G. N., Elliot, M. N., Zhiu, A. J., Kanouse, D. E., Morrison, J. L., & Berry, S. H. (2001). A national survey of stress reactions after the September 11, 2001, terrorist attacks. *New England Journal of Medicine*, 345:1507-1512.

Sygnatur, E. F., & Toscano, G. A. (2000). Work-related homicides: The facts. *Compensation and Working Conditions Online*, *5*(1). Washington, DC: U.S. Department of Labor. Retrieved from http://www.bls.gov/opub/cwc/2000/Spring/art1full.pdf.

Tjaden, P., & Thoennes, N. (1998). *Prevalence, incidence, and consequences of violence against women*: Findings from the National Violence Against Women Survey. Atlanta: National Institute of Justice and the Centers for Disease Control and Prevention.

Tjaden, P., & Thoennes, N. (2000). *Extent, nature, and consequences of intimate partner violence*: *Findings from the National Violence Against Women Survey*(Publication NCJ 181867). Washington, DC: U.S. Department of Justice, Office of Justice Programs.

U.S. Department of Health and Human Services, Public Health Service. (1999). *Healthy People 2000 review 1998-99*(DHHS Publication No. 99-1256). Hyattsville, MD: Public Health Service.

U.S. Department of Health and Human Services, Administration for Children and Families, The Children's Bureau. (2004). *Child maltreatment 2002: Summary of key findings*. Washington, DC: U.S. Government Printing Office.

U.S. Department of Justice, Bureau of Justice Statistics. (1998). *Crime in the United States, 1998: Uniform crime reports*. Retrieved from http://www.fbi.gov/ucr/Cius_98/98crime/98cius29.pdf.

U.S. Department of Justice, Bureau of Justice Statistics. (2003). *Crime in the United States, 2002*: Uniform crime reports. Retrieved from http://fbi.gov/ucr/cius_02/html/web/index.html.

U.S. Department of Justice, Bureau of Justice Statistics. (2004). *Key crime and justice facts at a glance*. Retrieved July 1, 2004, from http://www.ojp.usdoj.gov/bjs/glance.htm.

Wathen, C. N., & MacMillan, H. L. (2003). Interventions for violence against women: Scientific review. *Journal of the American Medical Association*, *289*(5):589-600.

Weiss, E. L., Longhurst, J. G., & Mazure, C. M. (1999). Childhood sexual abuse as a risk factor for depression in women: Psychosocial and neurobiological correlates. *American Journal of Psychiatry*, *156*:816-828.

Willis, E., & Strasburger, V. C. (1998). Media violence. *Pediatric Clinics of North America*, 45(2):319-331.

이종우교수_전주대학교 대체의학대학 건강관리전공

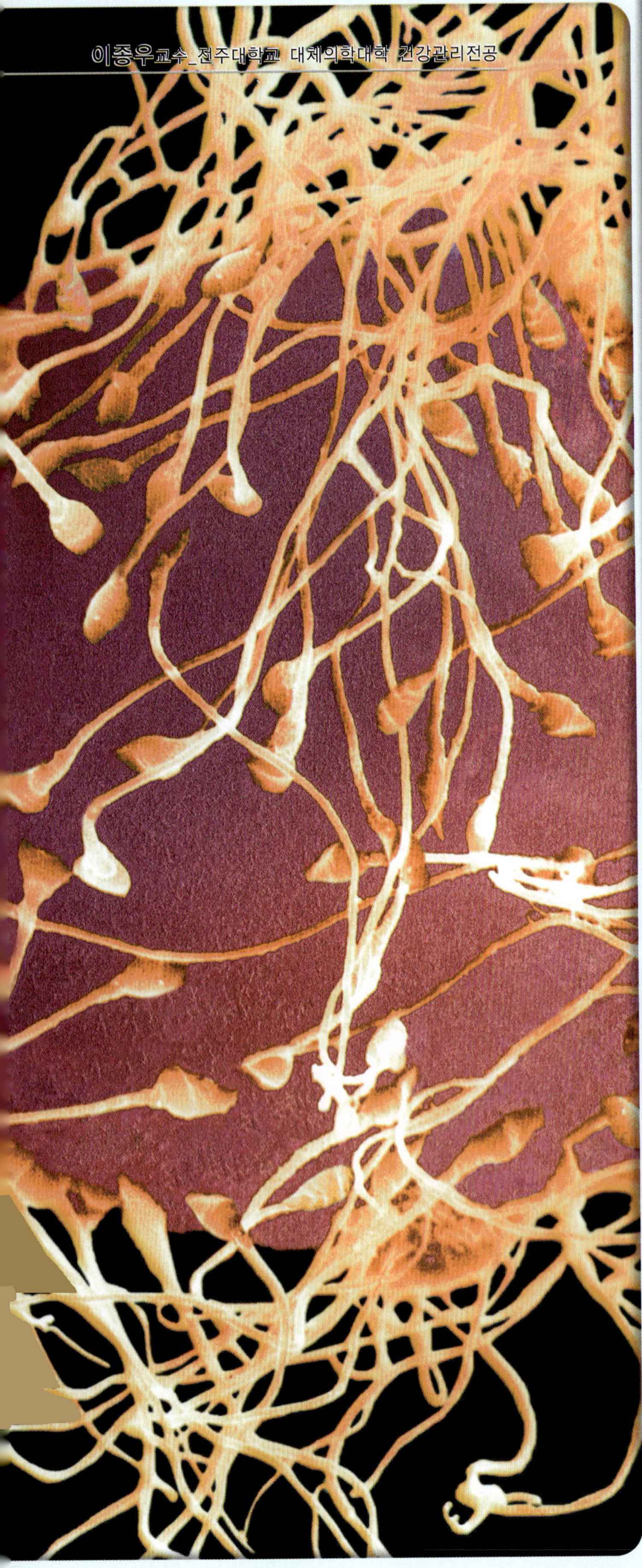

학습할 내용

http://healthyliving.jbpub.com

이 교재의 웹 사이트는 많은 유용한 도구뿐만 아니라, 학생과 교수 모두에게 추가적인 건강정보를 풍부하게 제공한다. 다음 주제에 대한 정보를 얻고자 한다면, http://healthyliving.jbpub.com 사이트를 방문해 보라.

임신과 인간발달
건강관리 : 유전상담과 태아검진
피임
삶 속에서 : 성적 발달

본장의 개관

남성과 여성 생식기의 구조와 기능
생리주기 현상
임신을 위한 여성 몸의 변화
태아 발생과정
임신에서 산후기까지의 산모의 변화
불임의 원인과 치료
피임법의 장단점

건강의 이모저모

폐경기

실생활 건강

가정용 임신검사

건강관리

유전상담과 태아검진 | 전립샘 비대

삶 속에서 Across The lifespan

성적 발달

자가건강 평가서

자가진단: 피임법의 안락감 및 신뢰도 척도 | 부모의 시기에 대한 태도 척도
건강한 생활습관: 자신의 생식건강을 향상시키기 원하나요?

알고 있나요?

- 다른 사람에 비해 피임법에 대해서 잘 알고 있나요?
- 기형아 출생의 원인이 무엇일까요?
- 여성은 언제 임신을 해야 가장 적절할까요?

생식건강 Reproductive Health

5장

이 놀라운 사진은 임신의 과정인 정자가 난자와 수정하는 **유성생식**(sexual reproduction)의 장면을 보여 주는 것이다. 이 사진에서 난자의 바깥 부분은 오렌지색으로 보이고, 정자는 푸른색으로 보인다. 난자에서 연장된 세포층이 그 표면을 덮고 있으며, 난자가 성숙되는 동안, 이 바깥 세포는 젤 같은 물질을 분비하여 난자를 두껍게 덮는다. 이 젤과 바깥 세포는 보호막을 형성하게 되는데, 정자는 머리에 있는 소화효소를 사용해서 이 막을 통과해야 한다. 이 사진에서는 보기 어렵지만, 정자 1마리만 이 바깥층을 통과하여 난자와 수정을 하게 된다.

정자가 난자 안으로 들어가게 되면, 난자의 최종 성숙과정이 촉발된다. 이러한 과정을 통해 정자와 성숙한 난자의 유전물질이 융합해서 새로운 세포인 접합자(zygote)를 형성한다. 이 단일세포는 새로운 개체로 발생할 수 있는 잠재력을 갖고 있다.

아이를 임신할 수 있는 능력인 생식능력(fertility)은 고대문명 때부터 부부에게 중요한 것이었다. 그래서 고대에 풍요제(fertility rite)가 행해졌으며, 이러한 의식이 일부지역에서는 오늘날까지도 행해지고 있다. 큰 가슴이나 임신한 배, 또는 과장된 남근을 조각한 풍요석상(fertility statues)을 주변에서 볼 수 있는데, 이러한 것들이 이러한 고대의식에서 사용되었다. 이러한 많은 고대의식과 관습이 과학적으로도 의미가 있는 것으로 알려졌다. 예를 들면, 불임부부 각 파트너가 특정 관습이 자녀를 얻는 데 효과가 있다고 믿으면, 이러한 믿음이 정서적으로 이들에게 긍정적으로 작용하여 임신을 촉진할 수 있다는 것이다. 다른 예로, 헝가리 농촌여성은 태반이 배출되면 자신의 태반을 물어뜯기도 하고, 중국의 특정지역 여성은 건조된 태반을 먹기도 하는데, 이러한 관습이 여성이 아이를 갖는데 도움을 줄 것이라고 이들은 믿는다. 과학자들의 연구에 따르면, 태반은 배란장애(ovulatory failure)의 치료에 사용하는 호르몬(hormone)을 다량 함유하고 있다(태반은 122쪽에서 논의됨). 따라서 이러한 관습은 이를 믿고 실행하는 여성에게 화학적으로 유익을 줄 수 있는 것이다.

"이 놀라운 사진은 정자가 난자와 수정하는 유성생식의 장면을 보여 주는 것이다."

불임(infertility)이란 부부가 피임하지 않고 1년이 경과했는데도 임신을 하지 못하는 경우를 말한다. 부부는 여러 가지 이유 때문에 임신의 가능성이 낮아질 수 있다. 배우자 중 어느 한쪽이 반드시 문제가 있어서 그런다기보다는, 양쪽 배우자의 임신능력에 약간씩 손상이 있는 요인들이 서로 상호작용하여 불임을 가져오곤 한다. 임신에 부정적인 영향을 주는 요인들로는 낮은 정자 수, 비정상적 모양을 가진 정자의 높은 비율, 여성 생식관(genital tract)에서의 상처, 자궁의 구조적 결함, 그리고 호르몬의 불균형 등을 들 수 있다. 이러한 불임의 치료는 원인에 따라 다르지만, 외과적 수술, 호르몬 요법, 약물치료, 그리고 생활습관의 변화 등을 통해 이루어

유성생식(sexual reproduction) 정자에 의한 난자의 수정.

고환(testes) 정자(남성 생식세포)와 테스토스테론(남성 성호르몬)을 생산하는 남성 생식기.

음낭(scrotum) 고환을 싸고 몸 바깥 사타구니에 매달려 있는 피부 주머니.

진다. 이러한 요법에 추가적으로, 의사가 난자와 정자를 대량으로 확보해서 인위적으로 수정(fertilization)과 착상(implantation)을 시행할 수도 있다.

의사의 도움을 받았든지, 고대의 식과 관습을 따랐든지, 아니면 아무런 도움을 받지 않았든지 간에 수정이 일어났다는 것은 다양한 생리적 과정을 성공적으로 통과한 것을 의미하며, 이러한 생리적 과정을 이 장에서 살펴보고자 한다.

남성 생식기관

남성 생식기관은 정자(sperm)의 발생과 성숙뿐만 아니라 정자를 여성의 질(vagina)로 운반하기에 적합하게 구성되어 있다. 그림 5-1 은 남성 생식관의 후면부(a)와 측면부(b)이다.

남성의 내부생식기

정자 발생 정자는 **고환**(testes)에서 생산되고, 고환은 **음낭**(scrotum)이라 불리는 피부 주머니에 싸여져 몸 바깥 사타구니에 매달려 있다. 고환은 성호르몬인 테스토스테론(testosterone)의 생산과 정자의 생산이라는 2가지의 주요 기능을 가지고 있다. 고환은 *정세관(seminiferous tubules)*이라 불리는 30여 미터의 관으로 꽉 채워져 있으며, 이곳에서 정자가 만들어진다.

성인 남성의 고환은 매일 수억 개의 정자를 만든다. 고환이 정상적인 정자를 만들기 위해서는 여러 조건이 필요한데, 그 중에서도 고환의 온도가 체온보다 낮게 유지되는 것이 필요하며, 음낭이 고환의 위치를 조정하여 고환의 온도를 체온보다 낮게 유지되도록 한다. 꽉 끼는 팬티나 속옷을 입으면, 고환이 몸에 너무 달라붙게 되어서 정세관의 온도가 올라가게 될 것이라고 생각하였으나, 최근의 연구에 따르면 꽉 끼는 속옷이나 팬티를 입은 남성과 헐렁한 속옷을 입은 남성의 음낭온도에는 큰 차이가 없는 것으로 알려졌다(Munkelwitz & Gilbert, 1998). 즉 사타구니의 온도가 상승하면 음낭표면 근처에

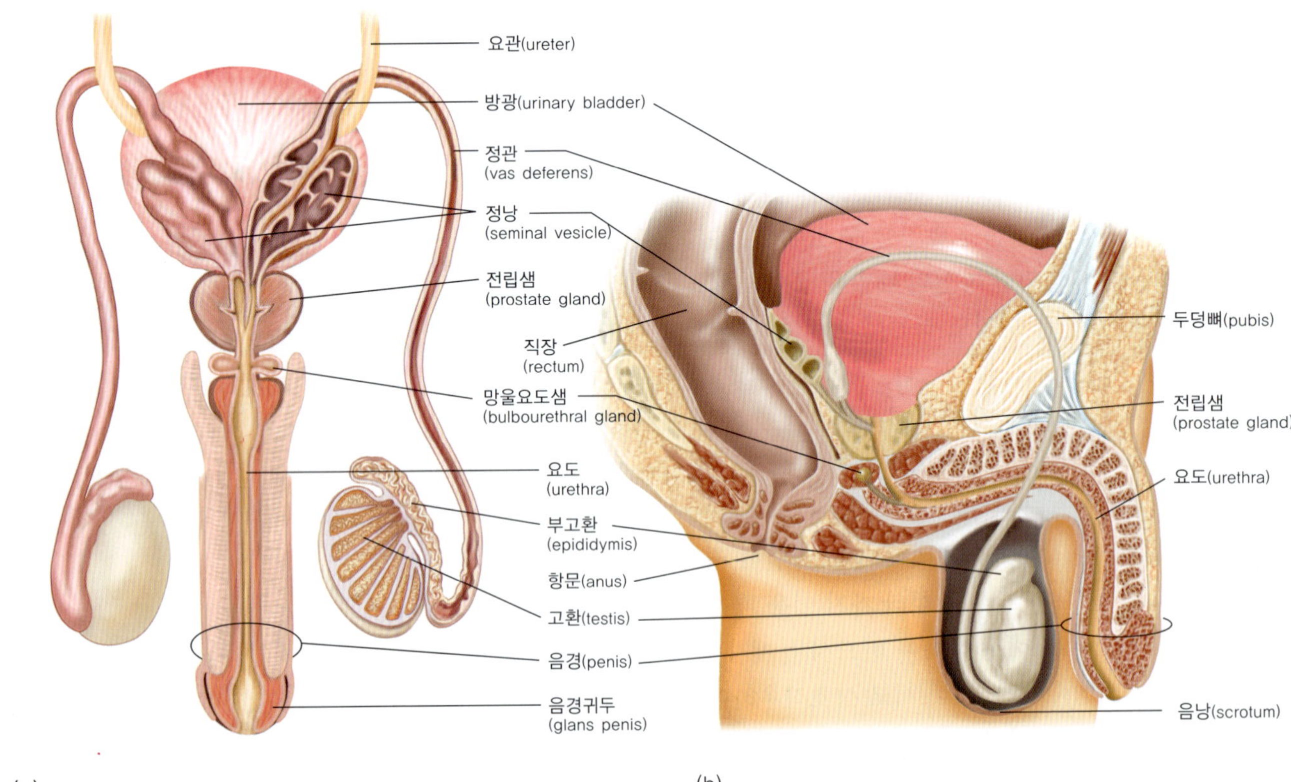

그림 5-1 남성 생식기관. 내부기관의 후면부(a)와 측면부(b).

서의 혈류가 증가되어 열을 발산함으로써 음낭의 온도를 낮춘다는 것이다.

정액생성 정세관에서 정자가 만들어지면, 현탁되어 있는 액체를 따라 부드럽게 이동한다. 정자는 정세관의 그물망을 지나 **부고환(epididymis)**으로 이동한다. 부고환은 고환의 뒤편에 위치한 나선 모양의 관이며, 여기에서 정자가 성숙되어 난자에 헤엄쳐 가서 수정할 수 있는 운동성을 갖게 된다.

부고환의 근육벽이 규칙적으로 수축함으로써 정자는 천천히 **정관(vas deferens)**으로 이동하여, 이곳에서 성숙이 완료된다. 정관은 부고환과 요도(urethra)를 연결하는 관이며, 정자가 이 정관에 저장되어 있다가 성적 흥분기의 최고조인 **극치감(orgasm)**에 도달하면 정자는 음경의 요도를 통해 몸 밖으로 배출된다. 이러한 과정을 **사정(ejaculation)**이라 하며, 정자는 정관에 며칠 간 저장될 수 있다. 만일, 이 기간 내에 정자가 사정되지 않으면, 정자는 죽어서 체내의 백혈구에 의해 소화흡수되고, 새롭게 합성된 정자로 다시 채워지게 된다. 이렇기 때문에, 남성이 정관수술(vasectomy)을 한 후에 자신의 몸에 정자가 쌓인다고 걱정할 필요가 없는 것이다.

정자는 정관에 저장되어 있는 동안에 상대적으로 적은 양의 액체에 현탁되어 있다가, 보조생식샘(accessory sex gland)으로 여겨지는 여러 기관의 액체가 정자에 첨가되어 몸 바깥으로 사정된다. 이러한 액체는 정자가 여성 생식기관을 통과할 때 에너지로 사용할 영양분, 여성 질의 산성을 중화시키기 위한 알칼리성 물질, 그리고 정자의 운동성을 도와주는 또 다른 화학물질로 구성되어 있다. 보조 생식샘의 분비물(정액질, seminal fluid)과 정자는 **정액(semen)**, 즉 *사정액(ejaculate)*을 만들어 낸다.

사정하는 동안 정자는 정관 근육벽의 규칙적인 수축을 통해 빠르게 배출된다. 정자가 요도를 만나는 곳인 두개의 정관이 합쳐지기 바로 직전에, 한 쌍의 **정낭(seminal vesicle)**에서 분비되는 정낭액이 사정액으로 흘러들어간다. 정낭액은 점액성 분비물로 정액의 약 60%를 차지하며, 정자에 영양분을 제공하는 과당(sugar fructose)을 함유하고 있다.

정액이 남성 생식관을 통해 계속 이동하면서 **전립샘(prostate gland)**에서 분비되는 전립샘액이 첨가된다. 전립샘은 호두 모양을 한 단일 분비샘으로 방광 바로 아래에서 요도를 둘러싸고 있으며, 정자를 여성 질 내부의 산성 환경으로부터 보호하는 우유빛 액체를 생산한다.

성적 자극이 이루어지면, *망울요도샘(bulbourethral gland)*이 사정액이 분비되기 전에 점액성 액체를 분비한다. 망울요도샘은 쿠퍼샘(Cowper's gland)이라고도 불리며, 완두콩 정도의 크기를 가진 한 쌍의 분비샘으로 전립샘 바로 아래의 요도 양쪽에 위치한다. 이 분비샘의 분비물은 남성 요도와 여성 질 내부의 산성을 중화시키는 것을 돕는다. 또한, 이 분비물은 성교시에 소량의 윤활액으로도 작용한다. 그러나 이 분비물은 정자를 함유하고 있을 수 있기 때문에 질외사정법(withdrawal method)으로 하는 피임은 실패할 가능성이 있다.

부고환(epididymis) 고환의 뒤편에 위치하며, 여기서 정자가 성숙하는 나선 모양의 관.

정관(vas deferens) 부고환과 요도를 연결하는 관으로 정자가 몸 바깥으로 나가는 통로.

극치감(orgasm) 성적 흥분기의 최고조.

사정(ejaculation) 극치감에 도달하여 음경으로부터 정액을 배출하는 현상.

정액(semen) 사정액(ejaculate)이라고도 하며, 보조 생식샘의 분비물(정액질)과 정자.

정낭(seminal vesicles) 두 개의 정관이 합쳐지기 바로 직전에 위치한 한 쌍의 남성 생식기로 사정액에 첨가되는 점액성의 과당함유 분비물을 생산.

전립샘(prostate gland) 방광 바로 아래에서 요도를 둘러싸고 있는 호두모양을 한 단일 분비샘으로, 사정액에 첨가되는 우유빛 알칼리액체를 생산.

음경(penis) 음낭 앞에 매달린 유성생식을 위한 남성의 원통형 외부 생식기.

난소(ovaries) 난자가 발생하는 여성의 내부생식기.

남성의 외부생식기

음낭과 **음경(penis)**은 남성의 외부생식기(external genitals)이다(그림 5-2). 성적 자극이 이루어지면, 음경의 내부구조인 3개의 해면체 조직이 혈액으로 채워지고, 이로 인해 음경이 확대되고 단단해져서 여성의 질로 삽입되어지기에 용이해진다. 성교시에 음경은 충분히 자극을 받게 되어 극치감에 도달하게 되고, 이 때에 사정이 일어난다.

여성 생식기관

여성 생식기관의 구조는 난자(ova)의 발생과 성숙에 적합하고, 정자를 받아들이고 수정된 난자가 발생하고 성숙할 수 있는 환경을 제공하며, 발생된 태아(fetus)를 분만하기에 적합하게 되어있다. 그림 5-3은 여성 생식기관의 측면부(a)와 후면부(b)를 보여 준다.

여성의 내부생식기

난자 발생 난자는 **난소(ovaries)**에서 만들어지며, 난소는 골반강(pelvic cavity)에 있는 인대(ligament)에 의

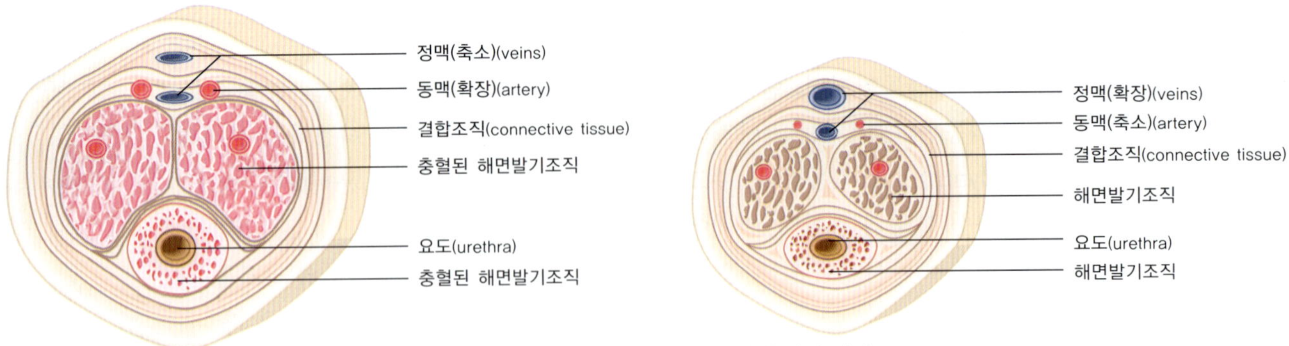

(a) 발기된 음경의 단면

(b) 이완된 음경의 단면

그림 5-2 발기와 이완된 음경. (a) 발기과정에서 혈액이 음경의 해면발기조직을 채운다. (b) 극치감에 도달한 후에 혈액이 이러한 조직으로부터 빠져 나가 음경이 이완된다.

해 매달린 두 개의 달걀 모양의 조직이다. 아몬드 크기의 난소는 여러 발생단계에 있는 미성숙 난자를 함유한 세포 덩어리인 **난포(follicle)**를 함유하고 있으며 (그림 5-4), 각 난포는 하나의 난자를 갖고 있다.

남성의 생식세포와는 달리, 모든 여성의 생식세포는 분만하기 전에 발생하기 시작한다. 이러한 발생과정은 분만 때까지 지속되며, 이렇게 발생한 잠재적인 난자가 어린 시절 동안 휴지상태로 남아 있게 된다. 성적으로 성숙되기 시작한 *사춘기(puberty)* 이후부터 폐경(menopause) 전까지 매달 몇몇 개의 난자가 계속해서 발생한다. 대부분의 경우에 매달 하나의 난자가 하나의 난소에서 성숙하여 **배란(ovulation)**된다. 두 개의 난자가 배란되어 모두 수정된다면, 이란성 쌍둥이(fraternal twin)가 태어날 수 있으며, 수정된 난자가 첫 번째 분열을 할 때 두 개의 세포로 분리되어 독립적인 유기체로 발생한다면 일란성 쌍둥이(identical twin)가 태어난다. 여성은 사춘기에서 평균 50세까지 생식이 가능하며, 이 기간 동안에 약 400개의 난자만 성숙되어 배란된다.

난자가 수정되고 발생하는 장소 배란 과정에서, 난자는 골반강으로 방출된다. 난소 근처에 있으며, 난관(fallopian tube, oviduct)으로도 불리는 **자궁관(uterine tube)**의 술(fringe) 모양의 가장자리를 가진 것을 *자궁관술(fimbriae)*이라고 하는데(그림 5-3), 이것은 자궁관의 난소 근처 끝 부분이 더 넓고, 자궁에 연결된 끝 부분이 더 좁아 약간 나팔처럼 생겼다. 자궁관술이 움직일 때 액체가 흘러나와 난자를 자궁관으로 부드럽게 쓸어내린다. 만일 정자가 이곳에 도착해 있다면, 이 자궁관에서 수정이 일어나고, 수정된 난자는 다시 자궁관을 통해 이동하여 자궁에 도달한다.

난포(follicle)
난소에서 여러 발생단계에 있는 미성숙 난자를 함유한 세포 덩어리. 각 난포는 하나의 난자를 함유하고 있음.

배란(ovulation)
보통 사춘기에서 폐경까지 매달 하나의 난소에서 하나의 난자가 성숙하여 배출되는 현상.

자궁관(uterine tubes)
각 난소에서 자궁까지 연결된 통로.

자궁(uterus)
발생하는 동안 배아/태아를 보호하고 양육하는 속이 빈 근육성의 배 모양의 기관.

자궁목(cervix)
자궁의 좁은 길목.

질(vagina)
약 10cm 정도 길이의 관으로, 성교시 음경을 받아들이고 월경혈이 나오는 통로이며, 태아가 분만하는 통로임.

음문(vulva)
여성 외부생식기에 대한 전체적인 용어로 질구를 둘러싸고 있음.

자궁(uterus)은 속이 빈 근육성의 배 모양의 기관으로, 태아를 보호하고 양육하는 장소이다. 수정란이 이 자궁벽에 착상하고, 임신기간 동안 성장하고 발생한다.

자궁은 자궁의 좁은 길목인 **자궁목(cervix)**을 통해 질로 연결되어 있다. 자궁목은 점액물질을 분비하는데, 이렇게 분비되는 점액의 점도는 매월 특정한 시기에 변하여 배란기 즈음에는 정자가 자궁으로 이동하는 것을 손쉽게 하고, 다른 기간에는 이를 방해한다. 여성의 **질(vagina)**은 약 10cm 정도 길이의 관으로, 성교시 남성의 음경을 받아들이고, 월경혈이 나오는 통로이며, 태아가 분만되는 통로이다.

여성의 외부생식기

여성의 외부생식기를 전체적으로 **음문(vulva)**이라고 부르며, 음문은 질 입구를 둘러싸고 있다. 방광에서 바깥으로 소변이 지나가는 요도가 질 전방에 위치한다.

남성에게는 요도가 비뇨기와 생식기의 기능을 공유하고 있지만, 여성의 요도에는 생식기와 성적 기능이 없다. 요도가 항문 가까이에 있기 때문에 요도는 성교 과정에서 대장균에 감염될 수 있다. 소변을 배출함으로써

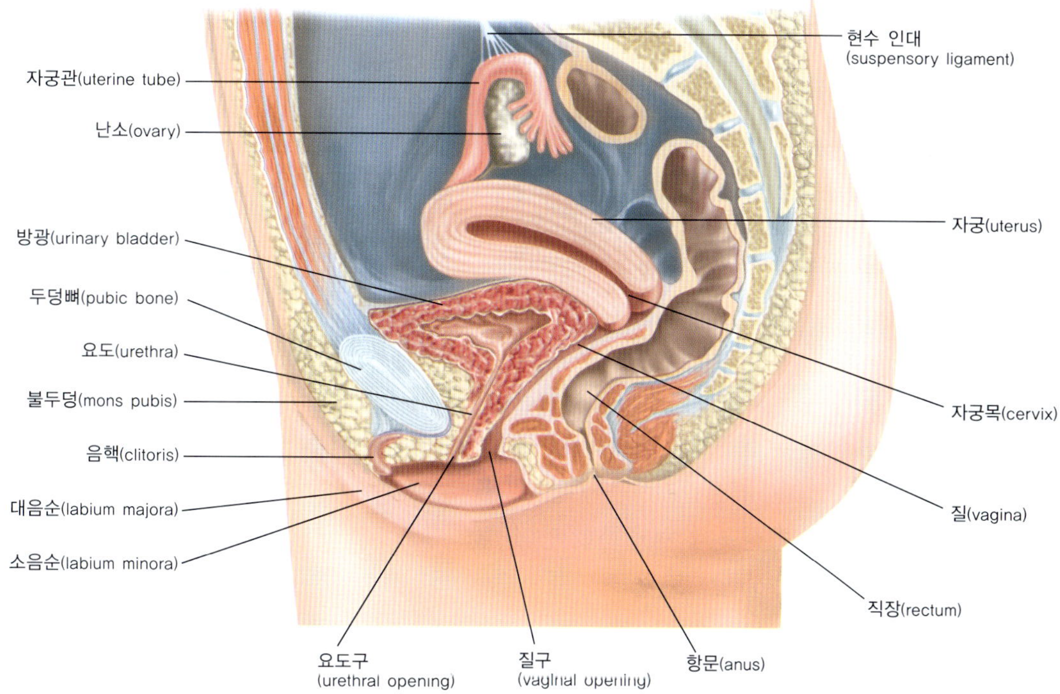

(a)

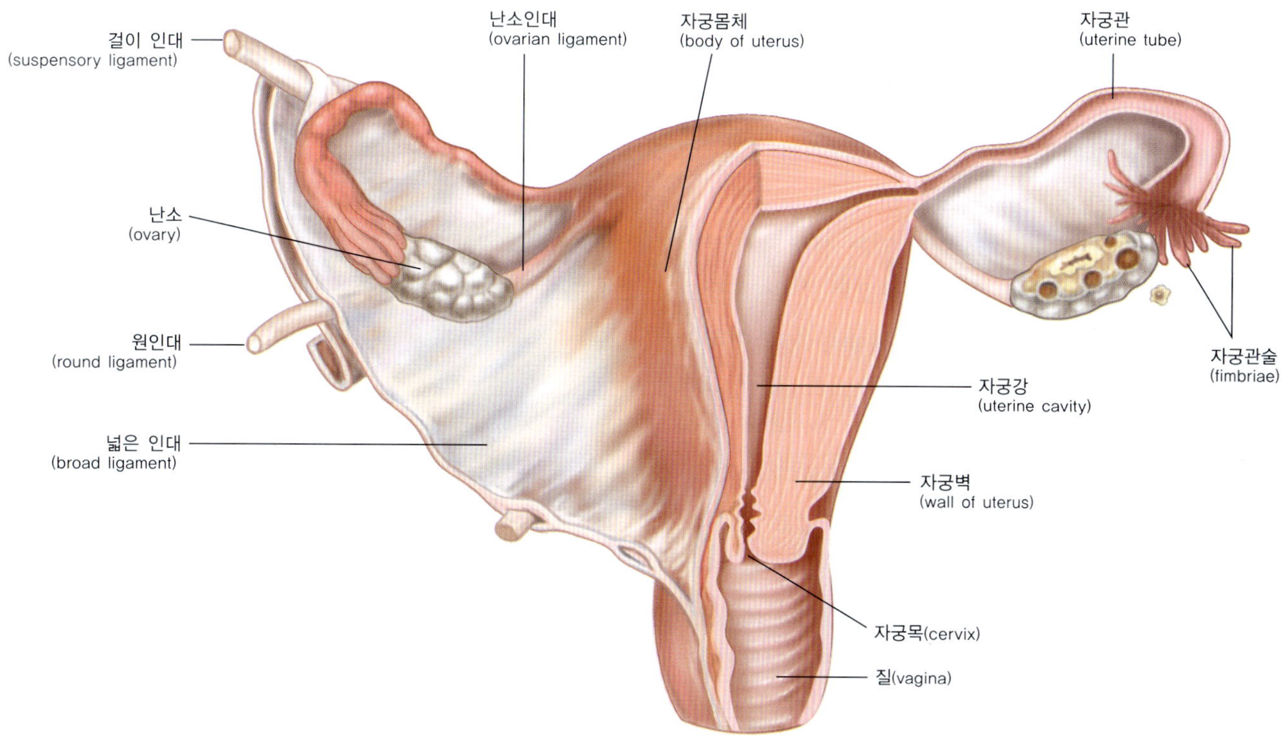

(b)

그림 5-3 여성 생식기관. 내부기관의 측면부(a)와 후면부(b).

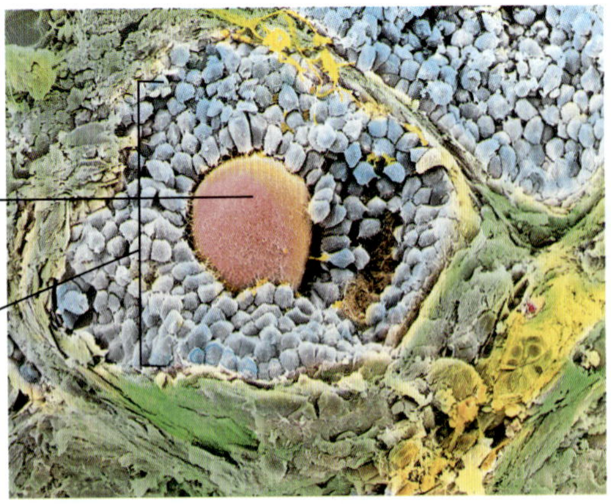

그림 5-4 성숙한 난자를 함유한 성숙한 난포가 크게 확대된 칼라 사진.

요도에 감염된 대장균을 씻어내지 않는다면, 그 세균은 증식하여 요도와 방광을 감염시키는 방광염(cystitis) 또는 요도염(urethritis)을 일으킨다. 건강관리사는 종종 이러한 감염을 경험하는 여성에게 성교 후에 충분한 양의 음료를 섭취하여 소변을 배출하게 함으로써 요도가 깨끗이 씻어지도록 추천한다.

보호막 조직으로 덮여 있는 **음핵(clitoris)**은 요도의 전방에 위치한다. 이 작은 구조는 남성의 음경처럼 해면체 조직으로 되어 있어 성적 자극이 이루어지면 혈액으로 충혈되게 된다. 남성의 음경처럼, 음핵은 많은 신경말단 조직을 가지고 있어서 성교시에 간접적으로 자극을 받으면 성적 흥분신호를 뇌에 보낸다. 그렇지만, 음핵을 직접적으로 문지르는 것은 불쾌감을 야기할 수 있다.

음핵 위쪽에서부터 질 뒤편 부분까지 "작은 입술"이라는 의미의 **소음순(labia minora)**이라고 부르는 두 개의 얇고 털이 없는 접혀진 피부가 질 입구와 요도를 보호하기 위해 덮고 있다. 성교 시 윤활물질을 분비하는 여러 분비샘이, 질과 요도 입구, 그리고 음핵 근처에 있는 소음순으로 연결된 부분 안에 존재한다. 이러한 피부 주름 옆에 털이 있고 보다 더 토실토실하고 두툼한 "큰 입술"이라는 의미의 **대음순(labia majora)**이 있다. 대음순은 앞으로 뻗어져서 **불두덩(mons pubis)**이라 불리는 지방조직의 작은 둔덕에서 합쳐져 있다. 불두덩은 생식기 앞에 있는 골반뼈(pelvic bone)의 한 부분인 두덩뼈(pubic bone)를 덮고 있으며, 여기서 완충작용을 한다.

음핵(clitoris)
여성의 성 자극기관으로 보호막 조직으로 덮여 있고 요도 전방에 놓여 있음.

소음순(labia minora)
음핵 위쪽에서부터 질 뒤편 부분까지 걸쳐 있는 두 개의 얇은 털이 없는 접혀진 피부로, 질 입구와 요도를 덮고 있고 보호하고 있음.

대음순(labia majora)
소음순 옆에 있고 앞으로 뻗어져서 불두덩에서 합쳐져 있는, 털이 있고 토실토실하고 두툼한 피부 주름.

불두덩(mons pubis)
두덩뼈를 덮고 있어서 완충작용을 하는 지방조직의 작은 둔덕.

유방(breasts) 또한 여성의 외부 생식기관이다. 유방은 기본적으로 지방조직과 생식샘 조직으로 구성되어 있다(그림 5-5). 따라서 운동을 한다고 유방의 크기가 커지지 않으며, 단지 아랫부분의 흉근(pectoral muscles)만 발달한다. 유방의 주요 목적이 분만 후에 유아를 양육하기 위한 젖을 생산하는 것이지만, 유방은 성적 자극에도 민감하다. 유두(nipple)는 접촉에 민감한 신경말단을 갖고 있어서, 성적 자극시에 유두에 있는 평활근(smooth muscles)이 수축하여 유두가 발기된다.

생리주기

남성과 달리 여성은 매달 성호르몬의 주기적인 상승과 감소를 경험한다. 이러한 호르몬의 변화는 난소와 자궁의 생리적 변화를 조정한다. 이러한 변화를 총체적으로 **생리주기(menstrual cycle)**라 부르며, 사실상 월경주기(monthly cycle)를 의미한다. 이 주기의 평균 길이는 28일이다.

생리주기의 시작 일은 일반적으로 **월경(menses, menstrual period)**의 첫날을 의미한다(그림 5-6). 월경은 **자궁내막**

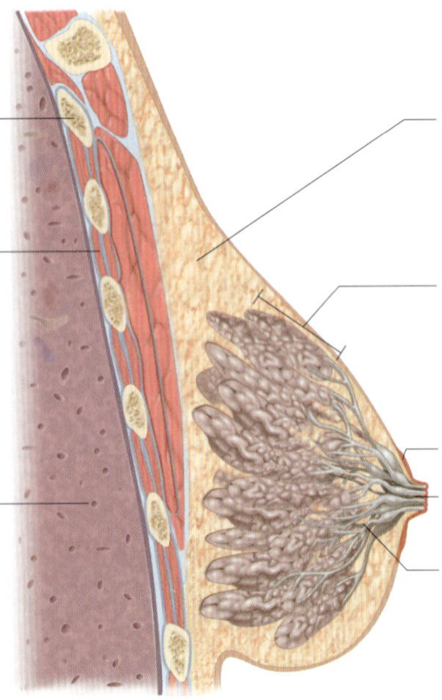

그림 5-5 젖샘의 해부학적 구조. 성과 생식의 외부기관인 유방은 기본적으로 지방조직과 생식샘 조직으로 구성되어 있다.

(endometrium)의 탈락현상이며, 이 자궁내막은 매달 점진적으로 발달하여 수정란의 착상을 준비한다. 만일 수정과 착상이 일어나지 않는다면, 난자는 용해되고 호르몬 변화가 일어나 자궁내막이 몸에서 떨어지게 되고, 다시 새로운 내막이 발달하게 된다.

자궁내막에서 일어나는 변화는 여성호르몬인 에스트로겐과 프로게스테론에 의해 조절된다. **에스트로겐(estrogen)**은 난소의 난포(ovarian follicle)에서 분비되는 호르몬이며, 난포는 난자가 성숙되는 세포의 집단이다(그림 5-4). **프로게스테론(progesterone)**은 **황체(corpus luteum)**에서 분비되며, 황체는 난자를 배출한 난포의 잔여물이다.

여성이 임신 가능한 연령에 이르면, 여성의 몸은 매달 임신을 위해 준비한다. 일반적으로 하나의 난포만이 매 주기에서 발생의 마지막 단계까지 도달한다. 그 주기의 중간 정도에서 호르몬의 변화로 난소로부터 난자가 방출되는 배란이 야기된다. 황체는 많은 양의 프로게스테론과 소량의 에스트로겐을 분비하고, 이러한 호르몬은 자궁내막을 성장시키고 두텁게 하며 수정란의 착상을 준비하기 위한 충분한 혈액공급을 발달시킨다. 만일 수정이 일어나지 않는다면, 황체는 퇴화하고 호르몬 생산을 멈춘다. 이렇게 해서 호르몬의 자극이 없어지면, 자궁내막은 퇴화하고 월경기간에 질을 통해 몸 밖으로 배출된다.

만일 수정이 일어난다면, 황체는 퇴화하지 않고 임신기간 동안 계속해

생리주기(menstrual cycle) 여성 성호르몬의 수치가 매달 변화에 따라 조정되는 난소와 자궁의 생리적 변화.

월경(menses) 생리기간을 의미하며, 자궁내막의 탈락현상.

자궁내막(endometrium) 자궁의 안쪽을 덮고 있는 막.

에스트로겐(estrogen) 난자가 성숙되는 세포의 집단인 난소의 난포에서 분비되는 호르몬으로, 프로게스테론과 함께 자궁내막을 지속적으로 발달시키고 두텁게 하는 것을 촉진함.

프로게스테론(progesterone) 황체에서 분비되는 호르몬으로, 에스트로겐과 함께 자궁내막을 지속적으로 발달시키고 두텁게 하는 것을 촉진함.

황체(corpus luteum) 배란 후에 남겨진 난포의 잔여물.

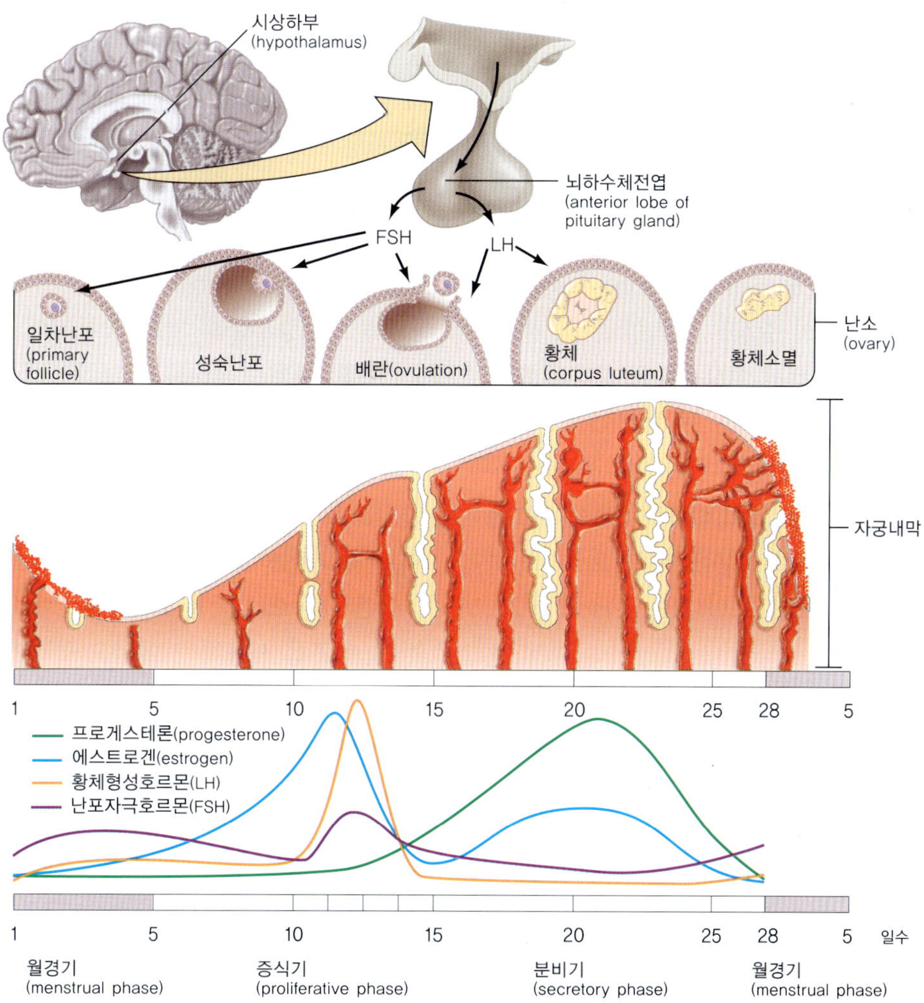

그림 5-6 생리주기. 이 주기는 월경의 첫날에 시작한다. 시상하부에서 분비되는 호르몬이 뇌하수체 전엽에서 난포자극호르몬과 황체형성호르몬의 분비를 조절한다. 에스트로겐은 난포에서 분비되고 프로게스테론은 황체에서 분비된다. 호르몬 양의 상승과 감소는 배란과 관련되고 자궁내막의 형성 및 탈락과 관련된다.

서 에스트로겐과 프로게스테론을 분비하여 자궁내막을 유지하게 된다. 임신이 진행됨에 따라, 이러한 호르몬 분비기능을 **태반(placenta)**이 대신하게 된다. 태반은 모체와 태아의 조직으로 구성된 구조로 임신을 유지하도록 돕는 호르몬을 분비한다. 또한 산소, 영양분, 배설물이 태반과 탯줄을 통해 모체와 태아 사이에서 교환된다.

월경전증후군

임신 적정기에 있는 미국 여성의 약 95%가 성호르몬 수준이 떨어지는 월경이 시작되기 전 주 기간 동안 불편함을 잘 조절하지 못하는 것으로 보고되었다. 40% 정도가 우울, 불안, 과민성, 기분의 현저한 변화, 두통, 부종과 같은 **월경전증후군(premenstrual syndrome, PMS)**을 경험하며, 이로 인하여 자신들의 관계와 일상생활이 방해받는다고 보고되었다. 이러한 증상을 경험하는 대부분의 여성은 긴장감과 불안감을 느낀다고 보고되었기 때문에, 초기에는 *월경전불안증(premenstrual tension syndrome)*이라고 명명되었으나, 현재는 단순히 월경전증후군으로 불린다.

여성의 약 5%는 심각한 장애를 겪는다고 보고되었으며(Daugherty, 1998; Ugarriza et al., 1998), 이러한 장애를 *월경전불쾌장애(premenstrual dysphoric disorder, PMDD)*라 부른다. PMDD의 증상은 병적인 우울, 불안, 과민성 등이 너무 심각해서 일상생활을 심각하게 방해한다. 연구 결과에 따르면, PMDD는 뇌신경전달물질인 감마-아미노부티르산(gamma-aminobutyric acid, GABA)이라는 호르몬 수준의 변화때문에 부분적으로 기인하는 것으로 보인다(Epperson et al., 2002).

월경전증후군을 경험하는 대부분의 여성은 상담 또는 식이요법과 운동요법을 통한 생활습관의 변화, 또는 특정 증상에 대해 처방된 약물치료와 같은 하나 이상의 처치로 완화될 수 있다. Fluoxetin (Prozac)은 뇌신경전달물질인 세로토닌(serotonin)의 적절한 조절과 연관된 증상인 우울과 불안 증상을 감소시켜서 월경전증후군의 증상을 완화시킨다. 또한 많은 여성에게서 소량의 복합경구피임약도 증상을 완화시키는 데 도움을 준다. 저염, 저지방, 저카페인, 저당분의 식이요법도 효과가 있다(Ugarriza et al., 1998). 칼슘 보조제를 섭취하면 월경전증후군의 신체적 심리적 증상이 50% 정도 완화된다(Thys-Jacobs et al., 1998).

태반(placenta)
수정된 난자가 자궁에 착상한 후에 발달하는 모체와 태아의 조직으로 구성된 구조로, 임신을 유지하도록 돕는 호르몬을 분비함.

월경전증후군(premenstrual syndrome, PMS)
월경 전에 발생하여 일상생활을 크게 방해하는 우울과 불안과 같은 증상.

독물쇼크증후군

*독물쇼크증후군(toxic shock syndrome, TSS)*이라는 질병은 여성의 월경과 관계가 있다. 이 병은 높은 흡수력을 가진 탐폰(tampon)을 생리대로 사용한 수백 명의 여성을 불행으로 몰고 갔던 1980년대에 잘 알려졌다. 포도상 구균(staphylococcal bacteria)이 혈액에 젖은 탐폰과 질 조직에서 성장하여 독성물질을 분비하고 이 독성물질이 여성의 혈관으로 들어가게 됨으로써, 독물쇼크증후군을 발생시킨다. 독물쇼크증후군이 월경과 관계없는 다양한 외과적 원인(피부, 뼈, 유연한 조직의 감염)으로 발생하기도 하지만, 모든 사례의 약 3분의 2는 월경 중의 탐폰 사용과 관계되어 있다. 추가적으로, 드물기는 하지만 독물쇼크증후군은 피임용 격막과 피임용 스펀지의 사용으로 발생하기도 한다. 독물쇼크증후군이 흔치 않는 질병이지만, 15세에서 34세의 여성에게서 가장 많이 발생하며, 이로 인한 제반증상으로 약 3%가 사망한다(Rivlin,2000).

독물쇼크증후군의 가장 공통적인 증상은 발열, 근육통, 두통, 현기증, 설사, 구토, 햇빛에 탄 것 같은 발진 등이다. 이 질병이 발병한 지 1~2주가 지나면, 손바닥, 손가락, 발가락, 발바닥의 피부가 벗겨지기 시작한다. 일반적으로 독물쇼크증후군 환자는 입원해서 수액과 항생제로 치료받는다.

탐폰 사용으로 독물쇼크증후군에 걸리는 것을 예방하려면, 탐폰을 사용하는 여성은 월경기간 동안 자주 탐폰을 교환하고 패드형 생리대와 번갈아 가면서 사용해야 한다. 높은 흡수력을 가진 탐폰은 시장에서 사라졌지만, 적절한 흡수력 정도만을 가진 탐폰을 사용해야 하며, 탐폰을 사용하는 동안 발열, 발진, 현기증 또는 설사 등의 증상을 보이면 곧바로 탐폰을 제거하고 의사에게 진찰을 받아야 한다.

임신과 인간발달

임신(pregnancy)은 수정에서 분만까지 새로운 생명체가 발생하는 과정을 말한다. 여성은 임신을 위해 무엇을 준비해야 할까? 여성은 건강한 아이를 분만하기 위하여 임신기간 동안 무엇을 해야 할까?

임신전 관리와 산모관리

약물남용, 술, 바이러스, 흡연, 영양결핍과 같은 환경적인 영향인자인 여러 **기형발생물질**(teratogen)이 태아에 손상을 줄 수 있다. 태아의 발생이 기형발생물질에 아주 민감한 기간은 여성이 임신이라는 사실을 알기 전인 임신 첫 8주간이다. 그러므로 당신이 임신을 하려고 시도하고 있다면, 태아가 잘못되는 것을 피하기 위해서는 마치 자신이 지금 임신한 것처럼 자신을 돌봐야 한다. 149쪽에 소개된 [건강관련 정보분석]에서 배아의 적절한 신경관 발생에 중요한 비타민 B인 엽산(folic acid)에 대해서 논의한다. 표 5-1은 여러 기형발생물질이 배아나 태아에 미치는 유해 효과를 보여 준다.

임신을 준비하는 여성은 풍진(German measles)에 대한 항체가 충분히 있는지를 병원에서 검사해야 한다. 또한 에이즈(AIDS)를 포함한 성병(sexually transmitted infection, STI)에 대해서도 검사를 해야 하고, 고양이 배

표 5-1 선천성 결함을 야기하는 것으로 알려진 선별된 기형발생물질

기형발생물질	설 명
산모 감염성 또는 비감염성 질병	
사이토메갈로 바이러스(cytomegalovirus)	태반을 지나서 배아에 감염할 수 있는 헤르페스 유형 바이러스. 신생아의 약 1%에서 발견됨. 대부분의 결손은 신경계에 영향을 줌. 임신초기에 감염된 후 뇌 손상의 위험이 50%임. 10명의 감염태아 중 1명이 사망함.
당뇨병(diabetes mellitus)	심각한 기형의 위험이 약 18%임. 심장 기형과 신경관 결손이 가장 빈도가 높음. 조절되지 않았거나 잘못 조절된 당뇨에서 위험이 가장 큼.
치료되지 않은 페닐케톤 요증(phenylketonuria, PKU)	결함 있는 유전자가 아닌 과다한 페닐알라닌이 정신지체와 심장기형과 같은 선천성 결손을 야기함.
풍진(rubella)	풍진 바이러스는 태반을 지나서 배아에 감염할 수 있음. 임신초기인 임신 3개월에서의 감염은 귀먹음, 심장 결손, 정신지체와 같은 이상을 가져옴.
약물, 그 외 화학물질, 그리고 방사성물질	
알코올(alcohol) (만성적 알코올 중독-1일 6온스이상-위험수위)	하루 30ml 이상 음주하는 만성 알코올 중독(chronic alcoholism)은 위험이 높음. 산모의 만성 알코올 중독에 의해 야기된 선천성 결손의 주특징은 성장부족, 과민성, 산만함, 작은 머리, 뇌의 발육부전, 정신지체 등임. 적당한 산모의 음주는 자손의 IQ와 학습능력에 영향을 줌.
항경련약물(anticonvulsant) 복용	선천성 결손의 가능성이 약물의 종류, 복용량, 임신 단계에 따라 달라짐.
화학요법 약제(chemotherapeutic agent)	항암제는 배아 또는 태아에 해로움.
코카인(cocaine)	임신 중에 코카인을 복용했을 때 몇몇 가능한 선천성 결손은 뇌에서의 출혈, 뇌 조직의 일부 사멸, 미분화된 머리와 뇌, 조산, 발작 등임.
디에틸스틸베스트롤(diethylstilbestrol, DES)	유산의 위험이 있었던 여성에게 예전에 처방된 약물임. 이 약물이 일부 여자 아이에게 영향을 주어 사춘기가 시작될 때에 질, 자궁목, 자궁의 비정상적인 변화를 야기함. 특정형태의 질과 자궁목 암을 발생할 위험을 증가시킴.
전리 방사선(ionizing radiation)	암치료를 위한 X-선이나 방사선의 아주 높은 노출은 배아나 태아에 영향을 주어 미분화된 머리와 뇌를 가져옴.
아큐텐(accutane)	비타민 A의 이런 합성물질은 특정형태의 여드름을 치료하기 위해 사용함. 임신 중에 구강 섭취한 약물로부터 발생할 수 있는 선천성 결손은 귀, 뇌, 심장의 기형임. 임신 중에 비타민 A를 과량(10,000 I.U. 이상) 복용하는 것을 피하도록 함.
탈리도마이드(thalidomide)	1960년대에 입덧에 처방된 약물임. 임신 후 20~36일 사이에 이 약물을 복용하는 것은 팔 다리와 심장의 심각한 해부학적 기형을 가져옴.

임신(pregnancy)
잉태과정으로 수정에서 분만까지 새로운 생명체가 발생하는 과정.

기형발생물질(teratogen)
임신초기에 배아나 태아에 손상을 미칠 수 있는 약물, 술, 바이러스, 영양결핍과 같은 여러 가지 환경적인 영향인자.

설물에서 발견되는 기생충에 의해 감염되는 톡소플라스마증(toxoplasmosis)에 걸리는 것을 예방하기 위하여, 고양이의 변기통을 갈아 주는 것을 피해야 한다. 더욱이 임신을 준비하는 여성은 약물사용에 대하여서도 의료진의 조언을 들어야 한다.

임신을 기대하는 여성은 태반이 확립되기 전에 전배아(pre-embryo)와 배아(embryo)가 필요로 하는 영양분과 혈액의 공급을 충분히 확보하기 위하여 균형잡힌 영양분을 함유한 식사를 하는 것이 중요하다(우리 몸은 단기간과 장기간 영양분을 저장하는 능력을 가지고 있다). 제9장에서 임신 전 식단을 위한 몇몇 영양학적 기준이 제시될 것이다. 여성은 임신기간 동안 적절한 영양공급에 대해서 건강관리사나 의료진의 조언을 들어야 한다. 임신한 여성은 두 사람 분을 먹어야 한다는 생각에 음식을 두 배로 섭취해서는 안 된다. 칼로리, 단백질, 칼슘에 대한 자신의 필요량은 임신 전 필요량보다 약간 더 클 뿐이다. 임신기간 동안 과체중이 되면 임신 후에도 과도한 체지방이 오랫동안 유지되게 된다. 특정 영양분(신경관 결함을 예방하기 위한 엽산과 같은)이 특별히 중요하지만, 임신한 여성은 의사가 처방한 비타민 보조제 정도면 충분하다. 비타민 A와 같은 몇몇 영양분은 기준 양을 초과하면 오히려 기형을 유발할 수 있다.

임신을 준비하는 여성과 임신 중인 여성은 음주, 흡연, 그리고 처방되지 않은 약물섭취를 피하는 것이 매우 중요하다. 만성적인 음주섭취는 태아알코올증후군(fatal alcohol syndrome)을 야기하여, 정신지체, 성장결핍, 활동과다와 같은 선천성 결손(birth defect)을 가져올 수 있다. 매일 한 갑 이상의 담배를 피우면, 약하고 작은 뇌를 가지며 병에 잘 걸리는 저체중아를 분만할 수 있다. 만일, 임신한 여성이 약물중독이라면 갓난아이도 중독되어서 태어날 것이다. 게다가 이 여성은 임신 동안에 더 많은 합병증으로 고생하게 되고, 심각한 선천성 결손을 가진 아이를 낳게 될 것이다. 또한 약물을 복용하고 술을 마시는 것은 때때로 배아나 태아에 손상을 줄 수 있다. 이러한 기형발생물질의 안전한 수준은 아직 알려지지 않았다.

35세 이상 된 여성은 정신지체를 가져오는 유전적 기형인 다운증후군(Down syndrome)을 임신할 위험이 젊은 여성보다 훨씬 높다. 나이 든 여성은 태아의 유전병이나 다른 기형을 검사하기 위해 양수천자(amniocentesis)와 융모생체검사(chorionic villus sampling)와 같은 임상진단을 받을 수 있다. 추가적으로, 임신 전에 유전상담을 종종 받기도 하는데, 만일 부부의 가족 중 누군가가 유전병을 가지고 있다면 유전상담을 받는 것이 바람직하다. [건강관리]에서의 "유전상담과 태아검진"은 태아검사와 상담에 대해 설명한다)

많은 여성은 임신 중에 운동하는 것이 태아에 해로운지 궁금해 한다. 일반적으로, 만일 여성이 임신 전에 운동을 하고 있었다면, 임신 중에도 계속 운동을 해도 상관없을 것이다. 그러나 의사는 임산부의 식단표를 조정할 수도 있다. 또한, 이전에 좌식습관에 익숙한 산모는 분만을 위한 체력보강을 위해 가벼운 운동을 시작하는 것이 좋다. 11장의 [삶 속에서]에서 운동과 임신에 대하여 더 자세히 설명한다.

임신진단

자신 또는 배우자가 임신했는지 어떻게 알 수 있을까? 특징적인 신체신호를 주의 깊게 관찰하면, 이러한 상태를 인식할 수 있다. 임신한 여성은 월경을 하지 않게 되므로, 무월경(amenorrhea)이 임신의 첫 번째 신호가 될 수 있다. 그러나 임신한 여성은 예상되는 월경 약 1주일 전에 *착상출혈(implantation bleeding)*을 경험하기도 한다. 수정란이 자궁벽에 잘 착상되면 자궁에서 소량의 출혈이 일어나는 것이다. 여기에 더해서, 유방은 욱신욱신 쑤시고, 산모는 특정시간 때나 하루 종일 구토를 하게 되며, 피곤하거나 우울한 기분을 느끼게 된다. 이러한 신호는 임신기에 변화된 호르몬 수치에 따른 신체의 반응이다.

만일 자신이 임신한 것으로 여겨진다면, "가정용 임신검사(home pregnancy test)"를 통해 알아보거나 산부인과를 방문할 수 있다. 131쪽의 [실생활 건강]에 있는 "가정용 임신검사"는 임신검사기의 원리와 사용법을 설명한다.

여성이 한 번 이상 월경을 걸렀고 임신이 아닌 것이 확실하다면, 병원의 진단을 받아야 한다. 월경의 비정상적 장애인 *무월경*은 주로 스트레스, 체중감소, 또는 격렬한 운동

건강관리
Managing Your Health

유전상담과 태아검진

당신과 당신의 배우자는 지금 아이를 가질 때라고 결정했다. 양자가 모두 유전적 질병이 한쪽 가족에 유전되었을지도 모른다고 걱정되어진다(유전적 질병은 유전물질에 생긴 문제로 야기된다). 또한 엄마의 분만연령이 35세를 훨씬 넘어서 유전병의 가능성이 더 높아졌다면, 당신은 선천성 결함의 위험에 대해서 걱정할 수 있다. 당신 자녀의 유전적 건강을 어떻게 확신할 수 있는가?

당신이 해야 할 첫 번째 단계는 산부인과 의사와 당신의 걱정에 대해서 의논하는 것이다. 의사는 가족 내에서의 유전병 발생률을 검사해서 유전적 결함이 있는 아이를 가질 가능성을 결정하기 위해서 당신 모두를 유전상담자에게 보낼 수 있다.

유전상담(genetic counseling)을 하는 많은 이유가 있다. 유전병을 가진 아이를 가진 부모는 다음 아이가 영향을 받을 가능성을 진단하기 위해서 종종 유전상담을 받는다. 흑인과 겸상적혈구성 빈혈(sickle cell anemia) 또는 동유럽계의 유대인과 테이새크스병(Tay-Sachs disease)과 같은 특정 유전병에 대한 위험이 높은 집단에서의 가족이나 예비부모는 유전검사센터를 방문해서 선별검사를 받는 것이 좋을 것이다. 일단 선별검사가 실시되어서 질병보유자인지 미보유자인지가 확인되면, 유전상담자는 문제의 유전자가 자손에 나타날 가능성에 대해 조언해 줄 수 있다.

아이를 임신했으나 분만 전인 경우에, 아이가 어떤 유전질환을 가지고 있는지를 확실히 알 수 있는 방법으로 여러 가지가 유용하다. 태아(또는 관련 조직)에 시행하여 건강상태를 결정하는 검사를 태아검진(prenatal diagnoses)이라고 한다. 자주 사용되는 방법으로 초음파(ultrasound), 양수천자(amniocentesis), 융모생체검사(chorionic vilus sampling, CVS)가 있다. 이러한 방법은 전부는 아니지만 많은 경우, 태아의 기형을 검진할 수 있다.

초음파검사법(ultrasound scanning, sonography)은 1960년대 이후에 사용되어 온 태아검진의 일반적이고, 통증이 없고, 안전하고, 상대적으로 비싸지 않은 방법이다. 초음파는 고주파를 사용하여 발생 7주 정도 되는 태아를 시각적으로 보여준다. 초음파 탐침이 여성의 복부 위를 움직이면서 음파를 보내고, 이 음파가 자궁을 지나 태아의 구조에서 반사된다. 반사된 음파가 태아의 밀도와 구조에 반영되어 모니터 화면에 보여지고(그림 5-A), 보여지는 패턴이 의사에 의해서 해석되어진다. 이러한 기술을 사용하면, 의사는 많은 구조적인 기형을 검진하고, 태아의 나이를 판단하고, 쌍생아가 있는지를 확인하고, 태아의 위치를 확증할 수 있다. 추가적으로, 초음파는 종종 양수천자, 태아혈액검사, 융모생체검사를 실시할 때 바늘의 위치를 안내하기 위한 보조수단으로 사용된다.

또 다른 형태의 태아검진은 1960년대에 개발되어서 1970년대에 널리 사용되어 온 **양수천자(amniocentesis)**이다. 양수천자는 태아를 둘러싸고 있는 양수의 일부를 채취한다. 이러한 액체는 아이를 외부충격으로부터 보호하고, 태아로부터 유래한 배설물과 몇몇 세포를 함유하고 있다. 유전학자는 여기서 얻은 세포를 관찰해서 태아가 유전적 기형을 가지고 태어날 것인지를 결정한다. 추가적으로 임상기술자는 이 액체를 검사하여 신경관 결함(neural tube defect)과 Rh 병(엄마와 태아의 혈액 불일치 문제)과 같은 여러 질병의 지표에 해당하는 물질의 존재여부를 결정할 수 있다.

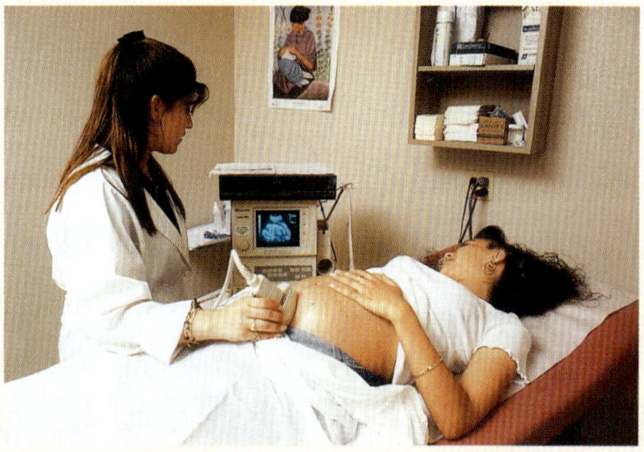

그림 5-A 임신에서의 초음파검사. 초음파 탐침은 음파를 발생하고, 그 음파가 태아조직에서 반사된다. 탐침이 임산부의 복부를 가로질러 움직일 때, 이미지가 화면에 보여져서 태아의 위치, 크기, 신체적 상태에 대한 정보를 제공한다.

태아주변으로부터 양수와 세포의 일부를 채취하기 위해, 의사는 가늘고 긴 바늘을 산모의 복부와 자궁벽을 통과하여 양막주머니(amniotic sac)를 관통할 때까지 찔러 넣는다(그림 5-B). (의사는 초음파를 사용해서 태아에 상해를 입히지 않도록 주사바늘을 안내하고, 국부 마취제로 복벽을 마취한다.) 양수가 채취된 후에, 세포를 약 4주 정도 배양한다. 이 기술은 임신 11주 정도에 시행되어지지만, 일상적으로 15~18주에 수행되어 진단이 보통 19~22주에 완료된다. 의사는 훨씬 더 일찍 양수천자를 시행할 수 있도록 연구하고 있으며, 이러한 과정이 안전한 것으로 여겨지지만, 양수천자로 인한 유산의 위험이 0.25~0.5%(200~400명당 1명) 정도 존재한다.

태아혈액검사(fetal blood sampling)는 1970년대에 개발되었다. 태아로부터 혈액을 채취하는 것은 위험하다. 그러나 탯줄의 정맥에서 혈액을 안전하게 채취할 수 있다. 이러한 기술로 의사는 겸상적혈구성 빈혈(sickle cell anemia)과 혈우병(hemophilia)과 같은 여러 혈관계질환을 검진할 수 있다. 이러한 기술로 인한 유산의 위험은 2%(100명당 2명) 정도 된다. 이 기술은 임신 18~21주에 시행될 때 위험이 최소화된다.

융모생체검사(chorionic villus sampling) 또한 1970년대 즈음에 개발되었으나, 1980년대에 널리 사용되었다. 융모막(chorion)은 영양물질, 가스, 그리고 태아와 엄마간의 노폐물과 같은 다른 물질들의 교환을 촉진하는 태아막(fetal membrance)의 가장 바깥쪽이다(그림 5-c).

양수천자(amniocentesis)
* 일반적으로 임신 15~18주에 수행되는 태아검진으로, 태아를 둘러싸고 있는 양수의 일부를 채취하여 태아가 유전적 기형을 가지고 있는지의 여부를 검사함.

융모생체검사(chorionic villus sampling)
일반적으로 임신 9~11주에 시행되는 태아검진으로, 태아의 배체외(extra-embryonic) 조직일부를 채취하여 태아가 유전적 기형을 가지고 있는지의 여부를 검사함.

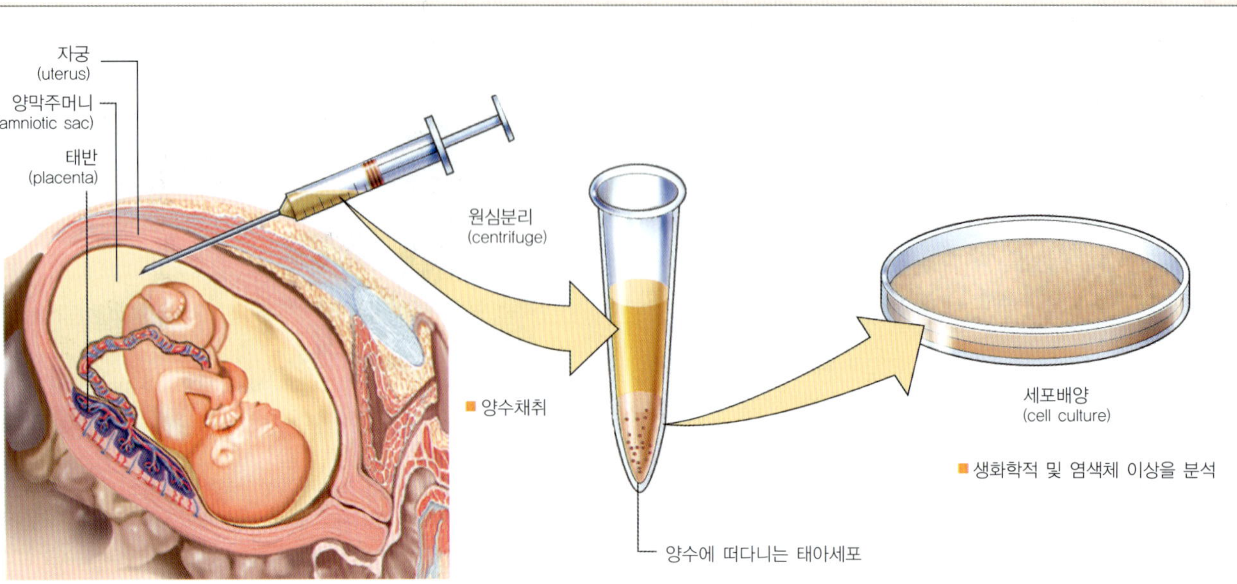

그림 5-B **양수천자.** 양수천자 과정에서 길고 가는 바늘이 산모의 복벽과 자궁을 관통하여 양수를 채취한다. 이 양수에 떨어져 나온 태아 세포가 존재하며, 이 세포가 분석되어 태아의 성과 나이, 염색체 이상을 알아낸다.

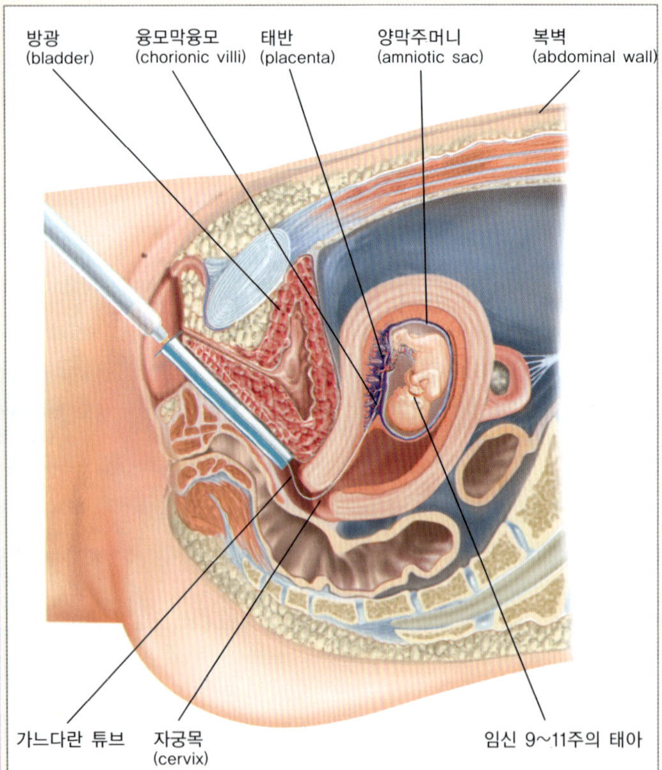

그림 5-C **융모생체검사.** 카테터(catheter)라는 관이 질에서 자궁목을 지나 자궁까지 삽입된다. 이 관으로 융모막이라 불리는 외부 태아 조직의 일부(태아의 일부는 아님)인 융모막 융모의 조각을 채취한다. 이러한 세포는 염색체 이상을 위해 분석된다.

탯줄이 태아에서 융모막으로 뻗어져 있고, 융모(villi)라 불리는 손가락처럼 생긴 돌출부가 융모막에서 태반(엄마와 태아가 연결되어있는 팬케이크 모양의 융모막 부분)에 있는 엄마 조직으로 뻗어져 있다. 태아의 혈액은 융모막과 융모에 있는 혈관을 통해 순환하고, 이러한 방법으로 엄마의 혈관과 가까이 접촉하게 된다(그러나 섞이지는 않는다). 융모생체검사를 수행하기 위해 의사는 얇은 관이나 바늘을 질에서 자궁까지 집어넣는다. 이 기구를 통해 융모의 미세한 조직을 진공으로 흡입하여 채취한다. 이 기술은 초기(9~11주) 검사가 가능하고 세포의 분석이 빠르다(세포배양이 불필요함)는 이점을 가지고 있지만, 유산의 위험이 2~4%(100명당 2~4명)나 된다. 추가적으로 1990년대 초에 의학자들은 융모생체검사가 팔 다리의 선천성 결함을 야기한다는 것을 알아냈다. 이 과정이 임신 10주 전에 수행되면 그 위험은 20%가 되지만, 임신 10주 후에는 7%로 떨어진다. 융모생체검사가 10주 후에 시행되면 이 결손이 손가락과 발가락에만 나타난다.

오늘날, 이러한 관이나 바늘을 삽입하는 과정이 초음파의 도움을 받아 이루어지면, 의사는 태아의 피부와 특정 다른 조직을 채취할 수 있다. 추가적으로 몇몇 시술이 분만 전에 수행될 수 있다. 놀랍게도 태아는 자궁에 있는 동안에도 수혈을 받을 수 있다. 매우 위험하지만 생명을 확실히 구할 수 있는 시술인 개복태아수술(open fetal surgery)이 오늘날 새롭게 시도되고 있다. 이제 남은 선택은 임신을 여기서 종료할 것인지, 분만을 통해 태아를 낳을 것인지이다. 만일, 후자를 선택한다면, 갓난아이가 태어난 순간부터 가능한 모든 의료적 지원을 제공하기 위해서는 태아검진이 매우 절실할 것이다.

양생법에 의해 야기된다. 그러나 호르몬 불균형이나 종양의 성장과 같은 보다 더 심각한 원인이 있을 수 있다.

건강한 생활습관
Healthy Living Practices

- 임신을 준비하는 여성은 산전검사를 하고, 균형있고 영양가 있는 식사를 하고, 음주와 흡연 또는 약물복용을 피해야 한다.
- 아이의 유전적 결함을 걱정하는 여성과 남성은 임신하고자 할 때 유전상담을 받는 것이 좋다.

임신과 태아발달

임신은 보통 38주, 즉 9개월간 지속된다. 수정은 보통 생리주기 중간에 일어나기 때문에 분만일은 여성의 마지막 월경일로부터 40주인 것으로 계산되어진다. 전형적으로 임신은 삼분기(trimester)로 설명되며, 각 삼분기마다 특징적인 현상이 나타난다(1개월은 4주 이상이기 때문에 여기에서 주어진 개월과 주의 상관관계는 대략적인 것이다).

제1삼분기는 몸의 모든 기관이 형성되고 기능을 갖는 발생의 중요한 시기이다. 태아의 세포들은 중요한 발생 위치로 이동하고, 사람의 형상을 취하도록 모양을 갖춘다. 반면에 제2삼분기와 제3삼분기는 성장기이고 기관들을 정교하게 다듬는 시기이다. 그림 5-7에서 그림 5-11은 **전배아기**(pre-embryo, 발생의 첫 2주), **배아기**(embryo, 3주~8주), **태아기**(fetus, 9주~38주)의 발생을 보여준다. 또한, 그림 5-7에 자궁 이외의 곳에 배아가 착상하는 자궁외임신(ectopic pregnancy)이 설명되어 있다.

태아가 9개월에 걸쳐 발생하고 변화하고 성장하는 동안, 산모의 몸에도 변화가 일어난다. 그림 5-12에 이러한 변화가 요약되어 있다. 추가적으로, 임신한 여성은 제1삼분기 동안에 메스꺼움, 구토, 빈뇨, 다리 경련, 피로, 변비를 경험한다. 메스꺼움과 구토 그리고 다리 경련은 보통 제2삼분기 즈음에는 사라지고, 대신에 다른 추가적인 변화가 일어난다. 마지막 두 삼분기에서 임신한 여성은 계속되는 질 분비물, 빈뇨, 피로, 변비에 추가적으로 다리와 발에서의 부종, 정맥류, 요통, 가슴앓이, 숨참 등을 경험한다. 표 5-2에는 임신 중에 일어날 수 있는 여러 가지 문제 상황의 목록을 나타내었다.

전배아기(pre-embryo) 임신발생의 첫 2주.
배아기(embryo) 임신발생의 3주~8주.
태아기(fetus) 임신발생의 9주~38주.
분만(labor, parturition) 출산의 과정.

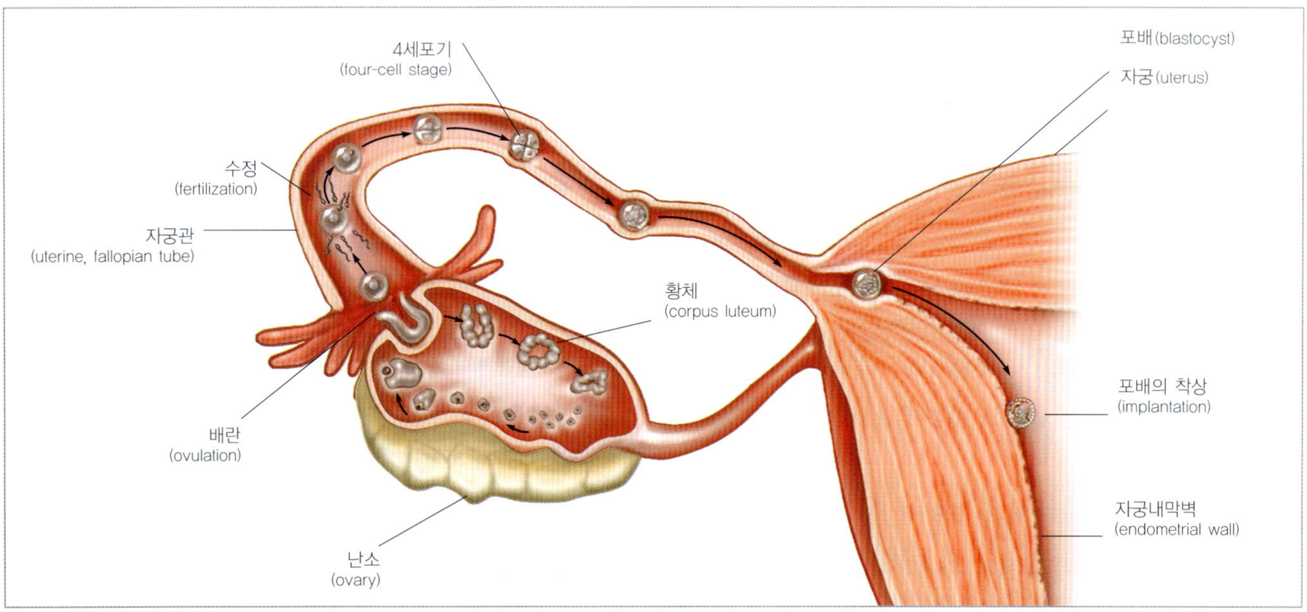

그림 5-7 수정과 착상. 인간발생의 첫 번째 사건은 자궁관에서 일어나는 수정이다. 수정된 난자는 그 관을 따라 자궁으로 이동하면서 분열하기 시작하여 전배아가 된다. 수정 4일 후에 발생 중인 세포 덩어리는 체액으로 채워지기 시작하며, 이 단계는 포배라 불리는 전배아 발생단계이다. 수정 약 6일 후에는 포배가 자궁 몸체 벽에 착상한다. 착상하는 동안, 배아는 자궁내막에 견고히 부착한다. 이 그림은 자궁관에서 자궁으로 수정란이 여행하는 과정을 보여 준다. 때때로 착상이 자궁 밖에서 일어나며, 이러한 것을 자궁외임신이라고 한다. 전배아가 난소, 창자, 자궁관에 착상하기도 하는 것이다. 모든 자궁외임신은 산모의 생명을 위험하게 한다.

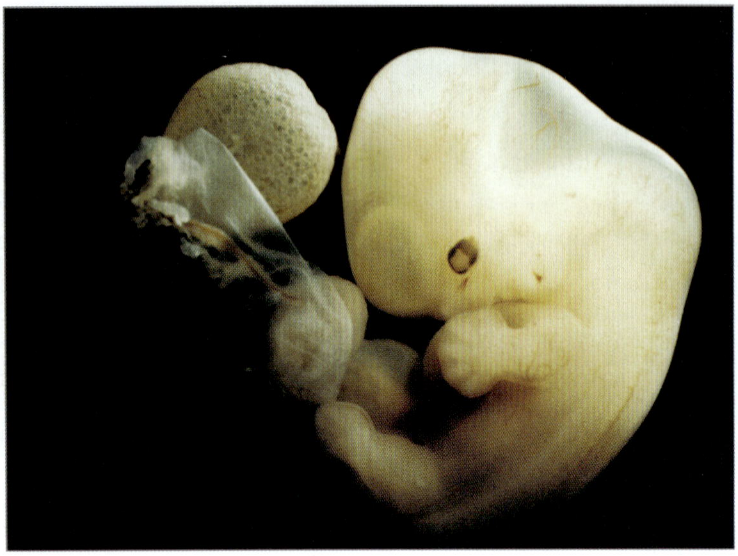

그림 5-8 발생 4~5주의 인간배아. 임신 3주가 되면, 전배아의 길이가 2mm 정도밖에 안 된다. 편평한 전배아는 원통형의 배아로 발달한다. 심장과 같은 몇몇 기관이 발달하기 시작한다. 4.5주 정도 된 배아는 몸에 있는 대부분의 주요 기관을 발생하기 시작한다. C-자 모양의 몸에서 덜 발달된 머리, 몸에서 불룩 나온 심장과 간을 가진 몸통, 그리고 꼬리를 볼 수 있다. 5주가 되면, 배아는 4mm에서 8mm로 길이가 두 배가 된다. 뇌는 빠르게 성장한다. 손목, 손가락, 귀가 발생 6주를 지나면서 형성되기 시작한다. 발달이 빠르게 진행되지만, 성장은 그렇지 않다. 만 6주 즈음에도 배아의 길이가 1.2cm 정도에 불과하다.

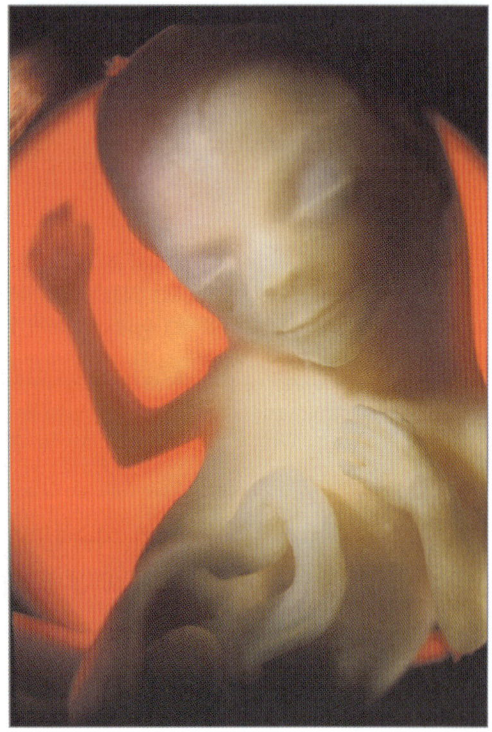

그림 5-9 발생 11~12주의 인간태아. 7주가 되면, 눈꺼풀이 눈을 덮기 시작하고 얼굴이 어느 정도 사람처럼 보이기 시작한다. 배아기의 마지막 주인 8주 즈음에는 배아는 대략 2.5cm 정도로 성장한다. 이 때 즈음에 대부분의 몸이 제 기능을 하게 된다. 9주에 태아기가 시작되어 임신의 나머지 기간에 걸쳐 지속되며, 기관들의 성장과 기능적 성숙이 진행된다. 9주에서 13주(임신 3개월)에 걸쳐 얼굴 모양이 보다 잘 발달하게 되어서 눈을 완전히 덮고 있는 감겨진 눈꺼풀을 가지게 된다(눈이 가느다란 눈꺼풀을 통해 보여질 수 있다). 생식기가 발달하기 시작하고 심장이 이제 4심실 구조를 갖게 된다.

분만과정

분만(labor, parturition)의 시작을 알리는 신호 중 어떠한 것도 정해진 것은 없다. 분만은 자궁목 확장(cervical dilation), 태아분만(fetal delivery), 태반방출(placental delivery)로 이어지는 세 단계로 일어난다. 분만과정은 초산부인 경우에 정상적으로 약 13시간 정도 걸리지만, 경산부의 경우에는 그 시간이 상당히 짧아져서 약 8시간 정도 걸린다.

자궁목의 확장시에 두 개의 주요 작용이 일어난다. 즉, 자궁근육의 주기적인 수축이 자궁목의 확장과 수축을 야기한다. 임신하지 않은 상태에서의 자궁목은 단단하고 아주 좁은 통로를 가진 튜브 모양이지만, 분만 첫 단계에서의 자궁목은 부드럽게 된다. 자궁목이 넓어지고 조직이 늘어나서 첫 단계의 끝 무렵에는 자궁목의 통로가 9~10cm 정도 넓어져서 관 모양의 자궁목은 더 이상 존재하지 않게 된다. 즉 자궁목이 편평해 지고 자궁의 하단 부위와 연속적이 된다(그림 5-13). 이러한 기간 동안(또는 어떤 경우에는 분만 전에) 양막주머니(amniotic sac)가 파열되어서 양수가 흘러나온다(파수). 양수는 태아가 발생하는 과정에서 완충역할을 한다. 갓난아이는 파수가 일어난 지 24시간 이내에 분만되어야 하며, 그렇지 않으면 심각한 감염이 일어 날 수 있다.

분만초기에 여성의 자궁수축은 15~20분 간격으로 30초 동안 지속된다. 분만이 진행됨에 따라, 수축은 더 강해지고, 더 길어지며, 더 자주 일어난다. 분만 제1기의 끝 부분인 전이(transition)라 불리는 기간에는 수축이 1~2분 간격으로 일어나고 매번 1분 정도 지속된다.

일부 여성은 분만과정이 아닌 준비적인 수축을 경험하

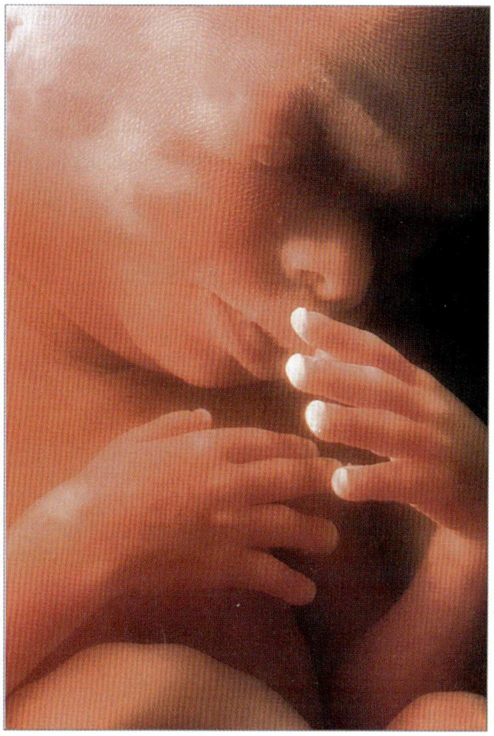

그림 5-10 발생 약 5개월(20주)의 인간태아. 제2삼분기는 발생 4~6개월(14~26주)이다. 제1삼분기에서 발달했던 기관들이 이 삼분기에서 성숙되고 성장한다. 4개월째가 지나가면, 생식기가 완전히 형성된다. 감각기관이 거의 발생을 완료하고 몸 구조가 세심히 다듬어진다. 사진에서 보여진 태아의 발생단계인 임신 5개월 즈음에는 산모가 태동을 느끼게 된다. 지방축적이 일어나는 만 5개월이 되면, 태아는 보다 더 어린아이처럼 보이기 시작한다. 30cm 정도의 길이와 450g 정도의 무게가 나가며, 아직은 스스로 생존할 수는 없다. 그러나 만 6개월 즈음에 분만되면 태아는 특별한 의료적 관리에 의해 생존할 가능성이 존재한다.

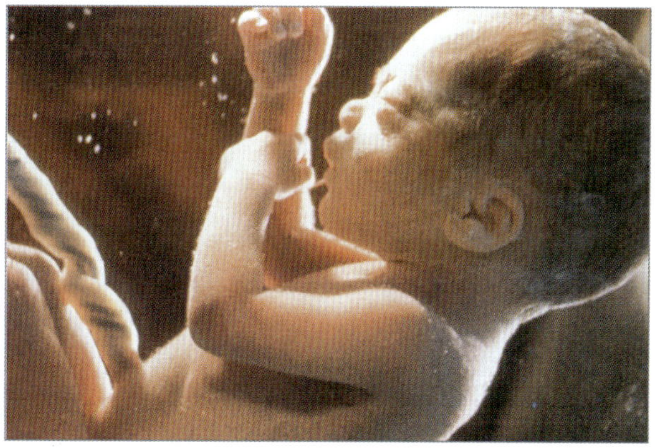

그림 5-11 8~9개월의 거의 만삭이 된 인간태아. 제3삼분기인 발생 7~9개월(27~38주)에 태아는 기본적으로 몸무게가 늘어난다. 폐가 더 충분히 발달하고, 눈꺼풀이 열리고, 신경계가 보다 더 발달한다. 그러나 신경계가 충분히 발달되지 않고, 분만 후에도 계속 성숙된다. 제3삼분기가 끝날 무렵에는 태아의 평균 몸무게가 약 3.4kg이 되고 길이는 50cm가 된다.

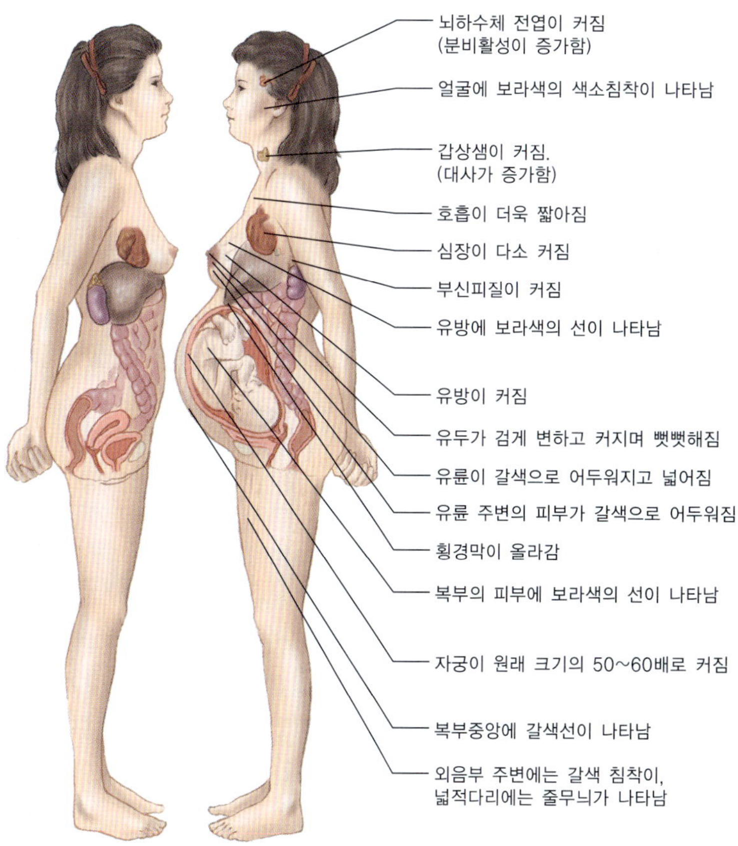

그림 5-12 임신기간에 나타나는 육체적 변화. (왼쪽) 임신하지 않은 여성의 몸. (오른쪽) 임신 30주 즈음에 나타나는 변화.

표 5-2 임신문제와 증상

질병 이름 [다른 이름 또는 이전 이름]	정 의	원 인	증 상	치 료
자궁외임신 (ectopic pregnancy)	수정란이 자궁 이외의 부분에 착상함. 대부분이 자궁관에 착상함.	아마도 골반염증 또는 자궁 수술에 기인한 자궁관의 해부학적 문제. 자궁내 삽입장치(IUD)의 사용.	월경소실, 골반이나 복부 통증, 비정상적인 질 출혈.	배아의 수술적 제거. 특정 상황에서 비수술적 치료가 사용되기도 함.
임신성 고혈압(pregnancy-induced hypertension, PIH) [자간전증(preeclampsia)] [임신중독증(toxemia)]	일련의 대사 혼란.	알려지지 않음.	제3삼분기에서 발생하는 고혈압, 수분저류, 고단백뇨. 주로 첫 임신의 질병. 청소년기 여성과 35세 이상의 여성에서 더 자주 발생.	침대에서 휴식. 혈압을 떨어뜨리고 발작을 막기 위한 약물복용. 보통 분만 후에 상태가 호전됨.
자간(eclampsia)	PIH가 발작이나 혼수 또는 양자의 시점까지 확장.	알려지지 않음.	PIH에서부터 혈압의 증가, 복부통증, 흐릿한 시야, 두통, 흔들림. 제3삼분기 또는 산후기에서 발생함.	경련과 고혈압은 약물로 치료함. 환자가 안정되자마자 분만을 시도함.
임신 관련 당뇨병 (diabetes mellitus) [임신당뇨병(gestational diabetes mellitus, GDM)]	높은 혈당을 가져오는 대사 질환(9장 참조). 임신 중에 혈당 조절을 잘못하면 태아 이상을 가져옴.	종종 임신에 의한 호르몬의 변화가 당뇨의 위험인자를 가진 여성에게 당뇨현상을 가져옴.	표 9-3 참조. 당뇨의 위험인자(비만과 가족력)를 가진 여성은 임신 전과 임신 중에 당뇨병에 대해 진단되어야 함.	식이, 그리고/또는 인슐린 주사로 혈당조절.

자료출처: Rivilin, M.E., & Martin, R.W.(Eds.).(2000). *Manual of clinical problems in obstetrics and gynecology* (5th ed). Philadelphia, PA: Lippincott, Williams & Wilkins. Zuspan, F.P., & Quilligan, E.J.(1998). *Handbook of obstetrics, gynecology, and primary care*. St. Louis, MO: Mosby.

브랙스톤-힉스 수축 (Braxton-Hicks contractions) 가진통이라 불리며, 분만의 일부가 아닌 준비적인 수축.

융모생식샘자극호르몬 (human chorionic gonadotropin, hCG) 임신여성에서 태반이 될 배아 조직으로부터 분비되는 호르몬으로, 임신검사는 혈액에 있는 이 호르몬을 검출하는 것임.

골반위분만 (breech birth) 태아의 머리가 먼저 나오는 일반적인 분만이 아닌 태아의 발이나 엉덩이가 먼저 나오는 분만.

회음절개술(episiotomy) 질을 통해 분만을 하는 동안 질 입구를 넓히기 위하여 질 입구 주변조직을 절개하여 주변의 피부와 조직이 덜 손상받도록 하는 시술.

는데, 이를 Braxton-Hicks **수축** 또는 *가진통(false labor)*이라 불린다. 가진통은 불규칙적으로 일어나며, 수축간격이 짧아지지 않고, 수축강도가 증가하지 않는다는 면에서 실제 진통과 구분된다. 이러한 가진통을 보이는 여성은 의사의 진찰을 통해 실제 진통이 아니라는 것을 확인해야 한다.

분만 제2기에서는 갓난아이가 태어나며, 이 단계의 평균시간은 30~60분이다. 자궁수축이 계속되고 태아는 산도(birth canal)인 질(vagina)로 이동한다. 산모는 진통의 주기에 맞추어 요령 있게 복압을 가하여야 분만을 수월하게 진행할 수 있다. 여성은 이러한 과정을 도우면서 밀어내어 아이를 낳는다. 일반적인 분만에서는 보통 머리가 먼저 나오지만, 몇몇 태아는 **골반위분만**(breech birth)으로 발이나 엉덩이가 먼저 나온다. 골반위분만은 아주 복잡한 난산이어서, 제왕절개술(cesarean section)을 통해 산모의 복벽으로 아이를 꺼낼 수도 있다. 질을 통한 분만(vaginal delivery)을 하는 동안 의사는 질 입구를 넓히기 위하여 질 입구 주변조직을 절개하는 **회음절개술**(episiotomy)을 수행하기도 한다(이러한 절개는 보통 항문방향으로 이루어진다). 이러한 외과적인 절개를 하지 않으면, 절개를 하는 경우보다 피부와 주변조직이 더 많이 손상 받아서 회복이 더 어려울 수 있다.

태아가 태어난 후에는 갓난아이의 코와 입 안에 있는 점액물질을 흡입기로 제거한다. 탯줄(umbilical cord)은 양쪽에서 집게로 단단히 조여서 출혈을 방지한 후에 집게 사이를 절단한다. 분만 후 1분과 5분 후에 갓난아이가 자궁 밖에서 잘 생존할 수 있는지를 점검해야 한다.

태아가 분만된 후에도 자궁은 계속해서 수축하고 15~30분 이내에 태아의 태반조직이 산모의 자궁에서 분리된다. 이러한 태반은 분만 제3기에서 자궁으로부터 떨어져 나와 배출된다. 그림 5-13은 분만과정을 요약한 분만의 3단계를 보여 준다(a-d).

실생활 건강
Consumer Health

가정용 임신검사

대부분의 임신검사(pregnancy tests)는 **융모생식샘자극호르몬(human chorionic gonadotropin, hCG)**을 검출하는 것이다. 이 호르몬은 태아와 산모 사이에 영양분, 가스, 배설물의 교환이 일어나는 태반이 될 배아조직에서 생산 및 분비된다. hCG를 검출하는 임신검사는 혈액이나 소변으로 시행된다. 소변이 혈액보다 채취하기가 더 쉽기 때문에 소변검사가 hCG를 검출하기 위해 가장 자주 사용되어지며, 이것이 가정용 임신검사의 일반적인 형태이다.

임신검사가 작동하는 원리는 hCG가 검사용기에 있는 특정 단일 항체와 결합하는 특성을 이용한 것이다. 만일 여성이 임신하지 않았다면, hCG가 소변에 존재하지 않을 것이고, 이에 따른 항원-항체 결합이 일어나지 않아서 검사결과가 음성으로 나올 것이다. 만일 여성이 임신했다면, hCG가 소변에 존재하게 되고 항원-항체 결합이 일어나게 되어 검사결과가 양성으로 나올 것이다.

가정용 임신검사는 사용하기 쉽다. 이러한 검사기구는 소변이 흘러갈 수 있는 흡착부위를 가진 플라스틱 막대나 소변 방울이 놓일 흡착물질을 함유한 통로를 가진 플라스틱 기구로 구성되어 있다. 여성이 기다리는 동안 소변은 내부의 흡착물질을 따라 이동하고, hCG가 존재한다면 항체에 결합하게 되어 푸른색이나 적색을 띠게 된다. hCG-항체 복합체가 또 다른 창으로 이동하고, 거기에서 선이나 원형으로 흡착물질에 부착된 두 번째 항체에 결합하게 된다. 그래서 여성의 소변에 hCG가 존재하면 색깔을 띤 선이나 원이 나타나서, 두 개의 항체가 모두 hCG에 결합하고 여성이 임신했음을 나타내게 된다.

가정용 임신검사의 지시사항을 주의 깊게 따르고 충분한 시간 동안 기다린 후에 결과를 확인하여야 한다. hCG가 아침에 일어난 후의 첫 소변에 가장 농축되어 있기 때문에 아침의 첫 소변을 검사하는 것이 가장 좋다. 그러나 최근의 가정용 임신검사는 아주 민감해서 아무 때나 소변을 검사해도 좋다. 가정용 검사를 무월경기 이후에 수행하면, 그 결과는 99% 정확하다. 이 검사 키트의 유효기간을 반드시 체크해서 유효기간을 지나지 않도록 해야 한다. 오늘날 시판되는 모든 검사기구는 사실상 믿을 만하지만, 어떤 검사기구를 선택해야 할지 잘 모르겠다면 약사에게 도움을 요청하는 것이 좋다. 양성결과를 보인 여성은 확실한 검사(드물게 양성반응이 오류를 범하기도 하기 때문)와 적절한 태아보호를 위하여 곧바로 의사에게 진찰을 받아야 한다.

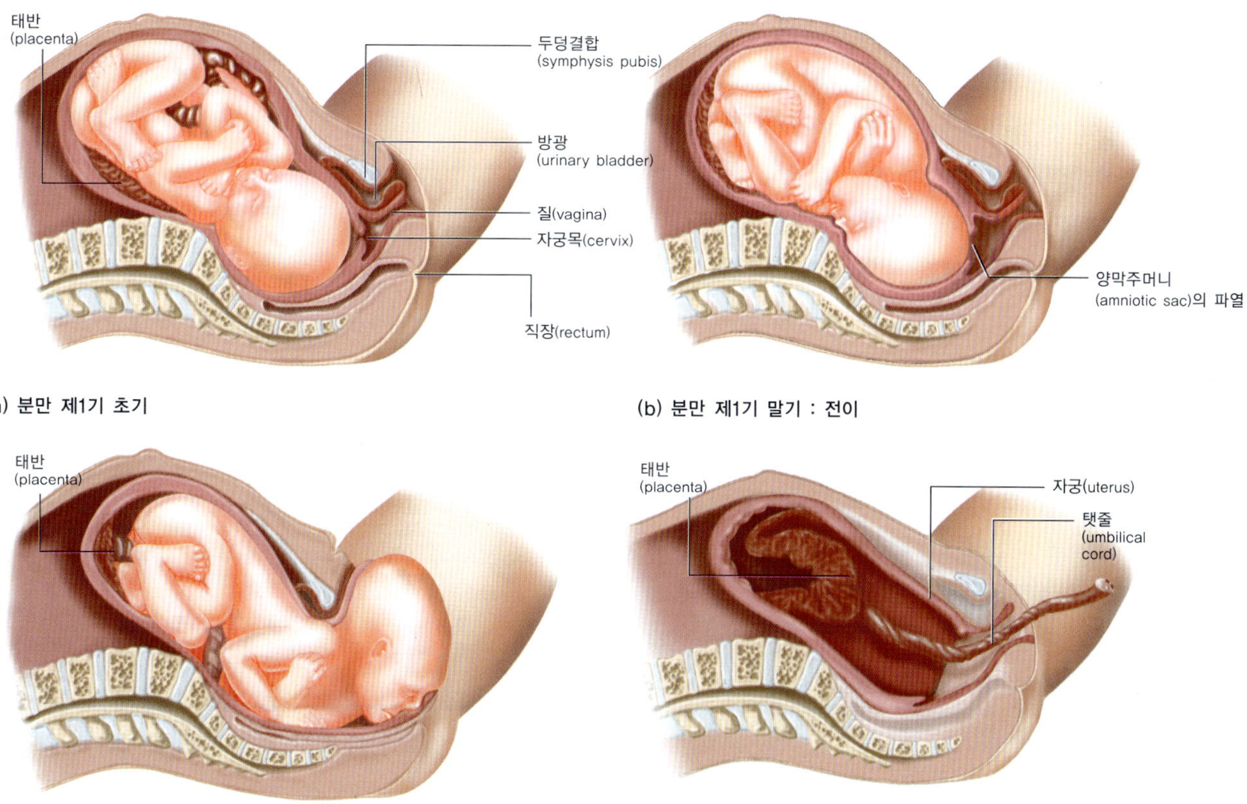

그림 5-13 분만의 단계. (a)분만초기의 태아위치, (b)자궁목 확장(자궁목이 넓어지고 얇아짐), (c)태아의 출산, (d)태반방출.

포경수술

자료가 충분하지는 않지만, 남자 신생아의 약 45~70%가 미국에서 *포경수술(circumcision)*을 받는다고 한다(American Academy of Pediatrics, 1999). 유대교인과 이슬람교인과 같은 몇몇 집단에서는 할례(포경수술)가 종교적이고 문화적인 관습에 따라 이루어지기 때문에 할례 비율이 거의 100%이다. 포경수술은 음경의 귀두를 덮고 있는 피부 주름인 포피(foreskin)를 외과적으로 제거하는 수술이다. **그림 5-14**의 사진은 포경수술을 하지 않은 음경과 포경수술을 한 음경을 모두 보여 준다.

현재의 과학적 증거에 따르면, 남자 신생아를 포경수술하는 것은 의학적으로 매우 유용하여 생후 1년 이내인 유아의 경우에 요로감염을 낮추고, 음경암(penile cancer)의 위험도 낮추며, 매독(syphilis)과 에이즈(HIV)와 같은 성병감염의 위험을 낮춘다. 또한 포경수술은 자궁목암의 발생과 관련된 유두종 바이러스(papillomavirus)의 전염 가능성을 낮출 수도 있다(Adami & Trichopoulos, 2002). 그러나 미국 소아과학회의 정책 성명서에 따르면, 이러한 위험의 차이는 작으며, 남자 신생아에게 무조건 포경수술을 하라고 권장하기에는 자료가 충분하지 않다고 한다. 추가적으로, 포경수술도 외과수술이기 때문에 드물고 보통 경미하지만 어느 정도의 합병증 위험이 있으므로, 미국 소아과학회는 부모가 소아과의사와 잘 상의해서 최선이 무엇인지를 결정해야 한다고 제안한다. 만일 포경수술을 하기로 결정했다면, 유아에게 진통제를 먹일 것을 강력히 추천한다(AAP, 1999).

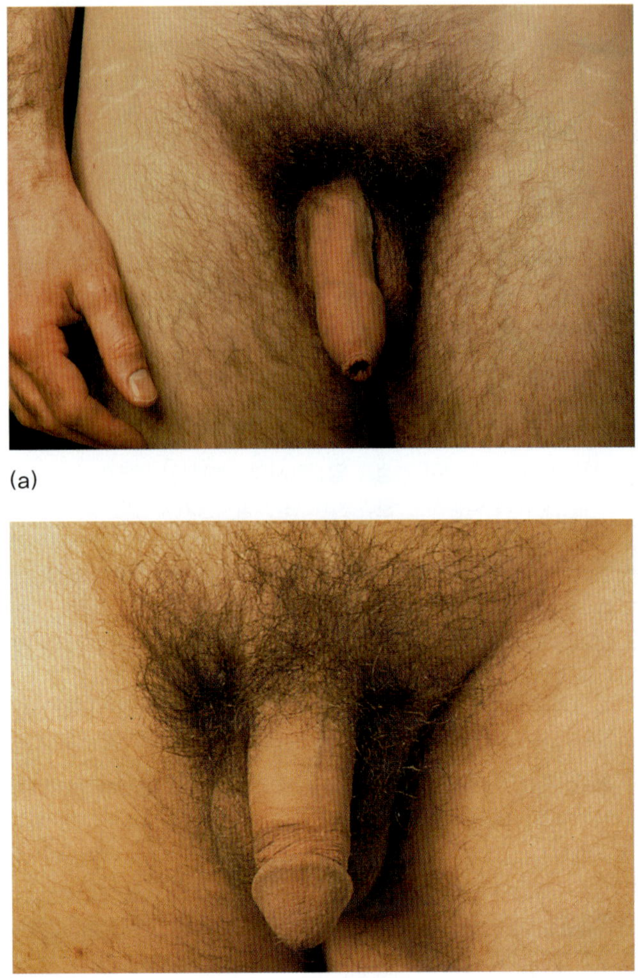

(a) (b)

그림 5-14 포경수술. (a)포경수술을 하지 않은 음경. (b)포경수술을 한 음경.

산후기

*산후기(postpartum period)*는 산모의 몸이 임신 전 상태로 돌아가는 기간이며, 보통 분만 후 6주간을 말한다. 아주 크게 영향을 받은 신체 부위 중 하나는 당연히 생식기이다. 자궁은 거의 초기 크기로 돌아가고, 2주 내에 자궁목 입구는 작은 틈새로 닫히며, 분만 중에 손상된 조직은 회복된다. 신생아가 통과하면서 외상을 입고 확장되었던 질은 약 3주 후에 정상 상태로 돌아온다. 회음절개술로 절개된 조직과 질 입구 주변의 또 다른 찢겨진 조직은 1주 내에 회복된다.

임신기간 동안 변했던 산모의 여러 다른 기관과 조직이 산후기 이상의 기간을 거쳐 임신 전 상태로 회복된다. 예를 들면, 골반부위의 근육이 6개월에 걸쳐 점진적으로 원래 상태로 회복된다. 분만 후 처음 며칠 동안, 여성은 방광의 좌상, 마취효과, 요관(신장에서 방광으로 연결된 관)의 확장 때문에 소변을 보는 데 어려움을 겪을 수 있다. 배뇨(urination)에 따른 문제가 단지 며칠간만 지속되지만, 요관은 3개월까지 확장된 상태로 남아있을 수 있다. 분만과 태반 배출과정에서 여성은 혈액을 많이 손실하게 된다. 산모의 혈장과 적혈구 양은 산후기 후반부 즈음에 이르면 보통 정상적인 임신 전 상태로 돌아오지만, 몇 주 더 걸리기도 한다. 호르몬의 변화는 비교적 분만 후 빨리 회복된다. 일부는 산후기 첫날 즈음에 정상수준으로 돌아오지만, 어떤 경우에는 1~2주 정도 걸리기도 한다.

산모의 40~85% 정도가 분만 후 그 주 안에 "baby blues"라는 경미한 *산후우울증(postpartum depression)*

을 경험한다. 종종 기분의 현저한 변화와 함께 오는 이러한 경미한 우울증은 분만하는 동안 일어나는 여러 가지 분만의 육체적 변화(호르몬의 변화 포함)뿐만 아니라, 분만의 육체적 정신적인 스트레스 결과로 여겨진다. 증상으로는 슬피 우는 것, 불면증, 식욕저하, 혼란 등이다. 슬픔은 보통 산후기의 두 번째 주 정도가 되면 진정되며, 심각한 우울증은 드물다(Glass & Bruner, 2000). 수면장애를 경험한다면, 이러한 불면증이 우울증에 영향을 주기 때문에 보통 가벼운 진정제를 복용하는 것이 좋다.

또한 산후기 초기에 많은 여성은 유아에게 모유를 먹이기 시작한다. 모유의 잇점은 9장의 [삶 속에서] 단원에서 다룬다.

불임

불임(infertility)은 1년간 피임하지 않았는데도 임신하지 못하는 부부의 경우를 말하며, 미국 인구의 약 10%가 여기에 속한다(Mitchell, 2002). 몇몇 불임전문가는 부부가 불임에 대한 어떤 처치를 하기 전에 한 2년간은 더 기다려 보라고 제안한다. 불임은 부부 중 한 명에게 반드시 어떤 문제가 있어서 발생하는 것은 아니다. 부부 각자가 임신에 약간 불리한 인자를 가지고 있는 것이 서로 상호작용하여 불임을 가져올 수 있다.

남성 불임의 한 원인으로 불완전한 정자의 생성을 들 수 있다. 정상적인 경우에, 정액 1ml에는 약 8천~1억 2천 마리의 정자가 함유되어 있다. 사정된 정액은 2~8ml 정도 되므로 사정된 총 정자의 수는 약 2억~8억 마리가 된다. 정자의 수가 정액 1ml 당 2천 마리(사정된 총 정액에서 4천~1억 6천 마리) 이하가 되면 임신 가능성이 낮아진다.

건강한 생활습관
Healthy Living Practices

- 당신이 여성이고 월경을 걸렀는데, 때때로 구역질이 나고 가끔 피곤함을 느끼고 침울한 기분이 든다면, 임신의 가능성이 있으므로 의사에게 검진을 받아 보아라.
- 무월경 이후에 가정용 임신검사를 통해 임신여부를 확인할 수 있으며, 의사는 정밀 임상검사를 통해 임신을 확정할 수 있다.

낮은 정자 수에 추가적으로, 비정상적인 모양을 한 정자의 높은 비율(보통 40% 이상)이 남성 불임을 야기한다. 두 개의 머리를 가졌거나 비정상적인 머리나 꼬리를 가진 것과 같은 비정적인 모양을 한 정자 그림 5-15는 잘 헤엄쳐 움직일 수가 없어서, 이러한 손상된 정자는 난자를 만날 기회가 감소된다.

남성 불임은 종종 여러 환경적인 요인과 질병과도 관련된다. 흡연, 만성적 알코올 중독, 여러 가지 약물복용, 열을 수반한 오래 된 질병 등이 모두 정자생성에 영향을 준다. 볼거리바이러스(mumps virus)의 감염도 남성에게 불임을 가져올 수 있다.

또한 어떤 남성은 정자 운반에 문제가 있을 수 있으며, 이러한 경우에는 정자의 수가 임신에 적당하더라도 불임을 야기할 수 있다. 특정 성병의 감염은 정관을 막고 손상시킬 수 있다. 또한 발기기능장애로 남자가 사정할 수 없다면, 이 발기기능장애가 불임의 일반적인 원인이 된다.

여성에서는 불임의 원인이 다양하다. 몇몇 경우에서는 처녀막막힘증(intact hymen)이나 질경(vaginismus) 때문에 질 안으로 음경이 삽입될 수가 없다. 선천적이거나 성병이나 외상으로 인한 손상으로 비정상적인 질 구조를 가진 경우에는 부분적으로만 음경이 삽입될 수 있다. 기타 잘 모르는 복잡한 문제로 음경의 삽입에 문제가 있는 부부는 종종 살정작용이 있

불임(infertility)
1년간 피임하지 않았는데도 임신하지 못하는 상태.

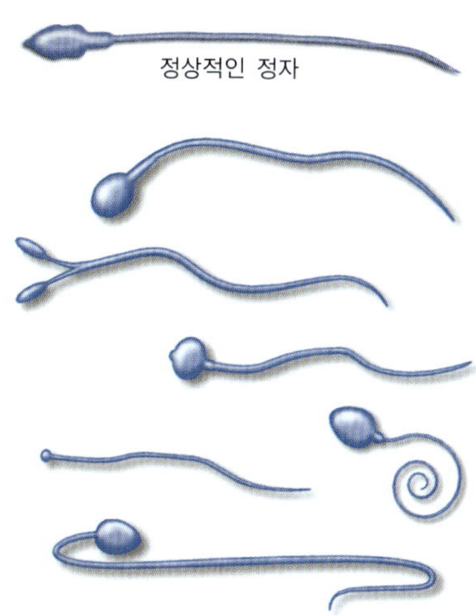

그림 5-15 비정상적인 정자. 비정상적인 정자는 여러 형태의 기형을 가지며, 정상적인 정자가 맨 위에 보여진다.

는 윤활제를 사용한다. 예를 들면, 널리 보급된 K-Y 젤리와 같은 윤활제는 살정능력을 가지고 있다.

일단 정자가 질 내부로 이동하게 되면, 자궁과 자궁관에 도달하기 위해서는 자궁목을 통과해야만 한다. 자궁목에서 분비되는 점액물질은 정자의 운동성에 중요하다. 감염은 점액을 분비하는 분비샘을 손상시키거나 백혈구의 접근을 가져온다. 여성의 에스트로겐이 결핍된다면, 이러한 점액물질의 양과 질이 변화되어 난자에 도달하려는 정자의 능력을 손상시킬 수 있다.

자궁의 구조적 결함은 보통 불임을 야기하지는 않지만 반복된 유산을 가져온다. 그러나 자궁관의 결함은 또 다른 불임을 유발한다. *N. gonorrhoeae*나 *C. trachomatis*(14장 참조)의 감염은 심각한 조직손상을 가져오고, 완전히 자궁관을 폐쇄시켜서 불임을 가져올 수 있다. 맹장염(appendicitis)이나 자궁내 삽입장치(IUD) 합병증과 같은 다른 원인으로 인한 감염은 덜 심각한 자궁관 폐쇄를 가져와서 임신을 가능하게는 하지만 자궁외임신(ectopic pregnancy)의 가능성을 높인다. 복부에서의 비정상적인 조직의 성장인 자궁내막증식증(endometriosis)도 불임이나 자궁외임신 또는 두 가지 모두를 야기시킨다.

난소도 불임의 원인일 수 있다. 호르몬 불균형은 배란을 방해하고, 볼거리, 방사선 조사, 화학치료가 난소를 손상시킬 수 있다. 추가적으로 여성이 나이가 먹을수록 난소의 기능은 저하되고, 임신능력도 감퇴된다. 또한 영양결핍과 주당 16km 이상 조깅하는 것과 같은 격렬한 운동은 난소기능에 영향을 준다.

불임을 치료하기 위해서는, 부부병력을 신중하게 잘 검토해야 한다. 그런 후에 불임의 일반적인 원인을 점검하기 위하여, 정자 수와 같은 상대적으로 단순한 일련의 검사를 시행한다. 보다 더 정밀한 다른 물리적 검사가 불임원인을 진단하기 위해 시행될 수도 있으나, 어떤 경우에는 원인이 밝혀지지 않을 수도 있다. 불임의 원인을 알게 되면 치료가 이루어질 수 있는데, 외과수술, 호르몬요법, 약물치료, 생활습관의 변화 등의 방법으로 이루어진다. 근래에는 식이요법에 대한 연구가 이루어지고 있으며, 이러한 연구결과에 따르면 황산아연(zinc sulfate)과 엽산(folic acid)을 함유한 영양보조제의 처방으로 정자의 총 수가 정상적으로 증가했다(Wong et al., 2002).

이러한 요법에 추가적으로, 의사가 난자를 배양하고 수정과 착상을 위해 정액(semen)을 보관할 수 있다. 예를 들면, 정자가 자궁목에 도달하는 데 문제가 있거나, 정자에 적합하지 않은 자궁목의 조건을 가지고 있거나 또는 정자 자체의 건강성에 문제가 있다면, 미국에서 50년 이상 시술되어져 온 인공정액주입(artificial insemination)을 시도할 수 있다. 이러한 과정에서, 배란기에 정액을 자궁목 입구에 주입하여 고농도의 정자가 자궁 내로 들어갈 수 있도록 하는 자궁내정액주입(intrauterine insemination)을 시술한다.

자궁관이 없거나 외과수술로 치료할 수 없을 정도로 자궁관이 폐쇄된 여성은 임신을 위해서 시험관내수정(in vitro fertilization, IVF)을 종종 선택한다. 시험관내수정은 실험실 유리 시험관에서 난자를 정자로 수정시켜서, 그 수정란을 여성의 자궁에 착상시키는 시술이다. 시험관 아이의 첫 출생은 1978년에 이루어졌다.

1992년에 세포질내정자주입(intracytoplasmic sperm injection, ICSI)이라는 새로운 시험관내수정 기술이 난자를 직접 수정시키기 위해 개발되었다. 초기의 시험관내수정 기술은 난자와 정자를 한군데 섞어 놓고 정자가 난자로 헤엄쳐 가서 수정하도록 하는 것이었다. 1980년대 말에는 소수의 정자를 난자와 난자벽 사이의 공간으로 주입해서 수정의 가능성을 증가시키는 기술이 개발되었다. 새로운 세포질내정자주입 기술은 한 개의 정자를 난자에 직접 주입하는 것이다. 남성이 매우 낮은 수의 정자나 운동성이 없는 정자, 또는 난자를 보호하고 있는 화학적 장벽을 침투할 수 없는 정자를 갖고 있을 때, 이 기술이 사용된다.

정자와 난자 모두를 몸 밖에서 다루는 불임치료법을 통틀어서 보조생식기술(assisted reproductive technology)이라고 한다. 보조생식기술이 유용하지만, 몇몇 심각한 문제점이 밝혀졌다. 보조생식기술의 이용은 다산(multiple birth)과 단산(single birth) 모두에서 저체중아(2.5 kg 이하)의 분만을 증가시킨다(Schieve et al., 2002). 저체중아(low-birth-weight infant)는 정상체중아보다 신체적이고 발생학적인 문제를 모두 가지고 있을 가능성이 높다. 추가적으로, 보조생식기술로 분만한 유아는 자연적으로 임신한 유아보다 선천성 결손이 발생할 가능성이 2배 높게 나타난다.

피 임

대부분의 경우, 사람들은 임신을 원하지 않으면서 성교를 한다. 임신할 상황이 아닐 수도 있고, 또는 더 이상의 자녀를 원하지 않을 수도 있다. 그러므로 부부는 보통 몇 가지 **피임**(birth control, contraception)을 사용해야 한다. [자기건강 평가서]에 있는 "자가진단"을 사용해서 자신이 부모로서 적절한 시기인지에 대한 자신의 태도를 평가할 수 있다.

부부와 개인은 여러 가지 요인들을 고려해서 피임법을 선택해야 한다. 비용, 효과성, 취소 가능성, 부작용의 위험성, 수월성, 편리성, 성병 예방효과 등을 고려해야 한다. 또한 자신의 나이와 성교의 빈도도 고려해야 한다. 많은 사람은 피임법이 성교에 방해가 되는 점과 적합한 점에 대해서 관심을 갖는다. 몇몇 사람은 피임법을 선택할 때 종교적인 고려를 하기도 한다.

여성은 30~35년 정도(10대부터 평균적으로 50세까지) 지속되는 긴 생식기간을 가지고 있기 때문에 자신의 인생단계에 따라 필요를 충족시킬 수 있는 피임법을 선택해야 한다. 오늘날에는 피임법이 다양하며, 각 피임법은 그 방법에 따른 위험요소와 장점, 그리고 효과성을 가지고 있다. 대부분의 피임법은 여성의 생리주기에 기초하고 있어서 여성이 선택해야 하는 방법들이지만, 많은 방법은 배우자 모두의 도움이 필요하며, 사랑을 키워 가는 과정에 포함된다.

피임법의 효과성은 고려해야 할 중요한 요소이다. 피임법의 *이론적 효과성*(theoretical effectiveness)은 1년 동안 정해진 한 가지 피임법을 지속적으로 올바르게 사용한 100명의 부부 중에서 임신하지 않은 여성의 수로 계산한다. 예를 들면, 한 피임법이 80%의 효과성이 있다면, 이 피임법을 사용한 100명의 여성 중 80명이 1년 동안 임신하지 않았고, 20명이 임신한 것이다. *실제적 효과성*(actual effectiveness)은 일상의 조건에서 한 가지 피임법을 사용한 100명의 부부 중 임신하지 않은 여성의 수로 계산한다. 많은 사람은 피임법을 사용하는 것을 잊어버리거나 부적절하게 사용해서 효과성이 떨어진다. 피임을 하지 않은 성교는 15%의 효과성을 가지고 있어서 아무런 처치를 하지 않는 것으로는 피임의 효과를 기대할 수 없다. 표 5-3은 여러 형태의 피임법에 대한 효과성 목록을 보여 준다.

[자가건강 평가서]에 있는 "피임법의 안락감 및 신뢰도 척도"는 자신이 사용하고 있거나 고려하고 있는 피임법이 자신에게 효과적인지 아닌지를 평가하는 데 도움을 줄 것이다.

피임(birth control, contraception) 임신을 피하는 방법.

금욕(abstinence) 질 성교를 억제하는 피임의 한 방법.

금욕과 자연피임법

피임에 대한 관점으로 본다면, **금욕**(abstinence)은 질성교(vaginal intercourse)를 억제하는 것을 의미한다. 정자가 인위적으로 여성의 생식관 안으로 주입되지 않는 한 이러한 질성교가 없다면 여성은 임신할 수 없을 것이다. 금욕은 100% 효과성을 가지고 있어서 아직 성관계를 가질 준비가 되지 않았다고 느끼는 젊은 남성과 여성에게 아주 좋은 방안이 된다. 또한 사람은 여러 가지 이유로 해서 자신의 삶 속에서 다양한 기간 동안 성관계를 금욕하기도 한다.

이전에는 *리듬주기법*(rhythm method)이라고 불리었

표 5-3 여러 가지 피임법의 효과성

피임법	실제 효과성(%)	이론적 효과성(%)
금욕	–	100
가임인식법	75	91~99
성교중단법(질외사정법)	73	96
살정자제	79	85
피임용 격막	84	94
피임용 스펀지 (출산 경험 없는 여성)	80	91
피임용 스펀지(경산부)	60	80
자궁경 캡 (출산경험 없는 여성)	84	91
자궁경 캡(경산부)	68	74
남성용 콘돔	85	98
여성용 콘돔	79	95
복합경구피임약	92	99.7
황체호르몬피임약(미니필)	97	99.5
피임용 패치	92	97.7
피임용 질 고리	92	97.7
주사용피임제	97	99.95
데포-프로베라	97	99.7
자궁내 삽입장치(IUD)	99.2~99.9	99.4~99.9
여성 영구피임법	99.5	99.5
남성 영구피임법	99.85	99.9

자연가족계획법(natural family planning), 가임인식법(fertility awareness) 이전에 리듬 주기법으로 불리었으며, 여성이 가장 임신할 가능성이 높은, 매달 특정기간 동안 부부가 성교하는 것을 절제하는 피임법.

던 **자연가족계획법**(natural family planning) 또는 **가임인식법**(fertility awareness)은 여성이 가장 임신할 가능성이 높은 매달 특정기간 동안 부부가 성교하는 것을 절제하는 피임법이다. 배란 후 수정이 될 수 있는 시기를 결정하는 것이 종종 어렵기 때문에, 이 방법의 실제적 효과성은 약 80% 정도 된다.

배란은 보통 여성의 생리주기의 중간 정도에서 일어난다. 만일, 여성이 배란되기 72시간 전에 성관계를 맺었다면, 정자는 대략 72시간 이상을 생존하기 때문에 이 여성은 임신할 수도 있다. 난자는 24시간 생존하기 때문에 수정은 배란 후 하루 동안만 일어날 수 있다. 다시 말해서 수정은 배란 전 3일에서 배란 후 1일 까지 일어날 수 있는 것이다.

배란시기는 여성의 생리주기의 길이에 따라 다양하고, 안정된 길이의 주기 내에서도 다양할 수 있다. 사실, 여성은 자신의 생리주기 중에 아무 때라도 배란할 수 있어서, 월경기간에서조차 임신할 수 있다. 100% 확실하지는 않지만 배란이 일어나는 시기를 결정하는 4가지 방법이 있다 : 체온측정법, 달력방법, 점액관찰법, 점액체온법이다. 달력방법을 제외한 모든 방법이 배란기 즈음에서 여성 몸에서 일어나는 변화를 기초로 하고 있다.

*체온측정법(temperature method)*을 사용하기 위하여 여성은 특별히 제작된 기초체온계를 사용하여 몇 달 동안 아침에 잠자리에서 일어나기 전에 자신의 체온을 측정해야 한다. 체온은 배란 바로 직전에 내려갔다가 배란 바로 직후에 올라가기 때문에(그림 5-16), 몇 달 동안 기초체온표를 그리면 배란이 규칙적일 경우에 언제 배란이 일어날지를 결정하는데 도움이 될 수 있다.

*점액관찰법(mucus inspection)*을 사용하기 위해서는 여성은 자신의 자궁목 점액의 점도가 변하는 시기를 주시해야 한다. 배란 4일 전에 질로 흘러나오는 자궁목 점액이 보다 더 투명하고 점도가 높아진다. 이러한 시기부터 다시 점액이 흐려지고 점도가 떨어질 때까지 성관계를 피해야 한다. *점액체온법(mucothermal method)*은 점액관찰법과 체온측정법을 혼합한 것이다.

*달력방법(calendar method)*을 사용하기 위해서 여성은 월경 첫 날부터 시작하는 자신의 생리주기의 길이를 1년 동안 기록해야 한다. 자신의 가장 짧은 주기와 가장 긴 주기의 길이를 결정한 후에, 도표를 사용하거나 수식을 사용하여 매달 어느 날이 임신할 수 있는 날인지 결정한다 표 5-4. 이러한 방법은 여성의 생리주기의 길이가 일정할 때 가장 잘 맞는다. 만일 여성의 생리주기가 크게 변한다면, 생리주기 중의 피임 가능기간은 생리주기가 보다 더 규칙적일 경우보다 더 짧을 것이다.

성교중단법(coitus interruptus) 또는 **질외사정법**

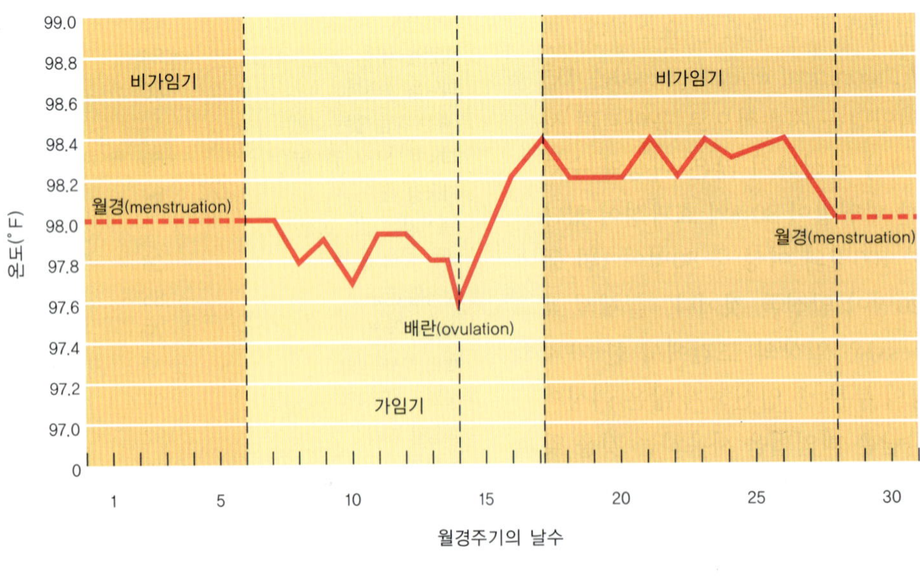

그림 5-16 생리주기에 따른 기초체온의 변화. 이 그래프에서 보는 바와 같이 기초체온이 생리주기 과정에서 변한다. 배란 직전에 기초체온이 떨어지고 3일 후에 상승하는 것을 주목함으로써 배란시기를 결정할 수 있다. 대부분의 배란주기는 여기서 보여지는 것처럼 규칙적이지 않다는 것을 기억하라. 피임 가능기간이 여성에 따라 크게 변하고, 각 개인의 생리주기에 따라서도 크게 변할 수 있다. 배란이 일어날지 아닐지 아직 모르기 때문에 배란 전 기간은 임신 가능기간으로 생각해야 한다.

(withdrawal)은 또 다른 자연피임법 중의 하나이다. 이 방법을 사용하기 위하여 남성은 사정에 가까운 시기를 감지해 내서 자신의 음경을 여성의 질과 생식기 주변에서 빼내어 성교를 중단해야 한다. 그러나 이 방법에는 많은 문제가 있다. 남성은 자기 통제력에 충분한 신뢰감을 가질 때까지 많이 연습해서 자신이 원할 때 음경을 여성의 질에서 빼내어야 한다. 또한 남성은 사정 전에 자신의 음경을 빼내기에 충분히 여유 있는 순간을 감지할 수 있어야 한다. 추가적으로 최근의 사정으로 인해 정자가 요도에 존재할 수 있고, 사정 전에 분비되는 쿠퍼샘액을 통해 정자가 음경의 끝으로 운반될 수 있어서, 이로 인해 임신이 될 수 있다. 사정 전 단계에서 정자가 배출될 가능성을 줄이기 위하여, 남성은 사정 후에 소변을 배출하여 음경에 있는 모든 정액을 깨끗이 제거해야 한다. 이 방법을 잘 사용한다면 질외사정법은 96%의 효과성을 보이지만, 실제 상황에서는 이 피임법은 단지 81%의 효과성을 보인다. 이러한 어떤 자연피임법(natural method)도 성병의 감염을 예방하지는 못한다.

화학적 및 차단방법

살정제(spermicide)는 정자를 죽이는 화학물질이다. 미국에서 판매되는 살정제에서 가장 일반적인 활성을 가진 성분은 노녹시놀-9(nonoxynol-9)이다. 살정제의 운반자 역할로 불활성 성분을 사용하며, 거품, 크림, 젤리, 필름, 좌약, 알약 등의 형태로 판매된다(살정제는 여러 형태의 콘돔에 첨가되기도 한다). 이러한 운반자는 살정제를 질 내부에 골고루 퍼뜨리는 역할을 한다. 성교 직전에 도구를 사용해서 거품, 크림, 젤리를 자궁목 근처의 질 내부 깊숙이 주입한다(그림 5-17a). 필름으로 된 살정제는 자궁목 근처에 주입하고, 좌약과 알약은 질 안에 주입한 후에 시간이 경과하면 용해된다. 살정제의 올바른 위치와 주입시기는 살정제의 효과성에 매우 중요하다. 살정제가 올바르게 정확히 사용되면 94%의 효과성을 보인다.

살정제 사용의 장점은 부작용이 적고, 피임이 필요할 때만 사용할 수 있고, 구입하기 편하다는 것이다. 단점은 낮은 효과성과 노녹시놀-9에 의해 빈번하게 야기되는 생식기 외상 등이다. 이러한 생식기 외상은 에이즈바이러스(HIV)에 감염된 배우자와의 성관계 시에 에이즈(AIDS)에 걸릴 위험을 높인다(Wilkinson et al., 2004; Lech, 2002).

피임의 **차단방법**(barrier methods)은 정자가 난자에 도달하기 위해 지나가야 하는 경로를 차단하는 것이다. 이러한 피임법에는 남성용 콘돔, 여성용 콘돔, 피임용 격막과 자궁경 캡 등이 있다(그림 5-17b-c). 살정제를 함유하고 있고 피임용 격막처럼 사용하는 일반의약품 **스펀지**(sponge)인 투데이 피임용 스펀지(Today Vaginal Contraceptive Sponge)는 1995년 미국 시장에서 사라졌다. 미국 식품의약품안정청(FDA)은 이 제품의 스펀지가 세균에 전혀 오염되지 않았지만 제조과정에서 사용한 물이 설사를 일으키는 세균에 오염되었다는 것을 발견하였다. 뉴저지 제약회사는 1990년에 투데이 스펀지(Today Sponge)를 원제조자로부터 구입하였고, FDA는 투데이 스펀지의 미국 판매를 2005년 4월에 승인하였다.

정관절제술(vasectomy)을 제외하고 현재 남성이 사용할 수 있는 유일한 피임법인 **남성용 콘돔**(male condom)은 미국에서 사용하는 가장 일반적인 피임법이다. 남성

표 5-4 가임기간 계산표

가장 짧은 월경주기의 날 수	가임기 첫날	가장 긴 월경주기의 날 수	가임기 마지막 날
21*	3번째 날	21*	10번째 날
22	4번째 날	22	11번째 날
23	5번째 날	23	12번째 날
24	6번째 날	24	13번째 날
25	7번째 날	25	14번째 날
26	8번째 날	26	15번째 날
27	9번째 날	27	16번째 날
28	10번째 날	28	17번째 날
29	11번째 날	29	18번째 날
30	12번째 날	30	19번째 날
31	13번째 날	31	20번째 날
32	14번째 날	32	21번째 날
33	15번째 날	33	22번째 날
34	16번째 날	34	23번째 날
35	17번째 날	35	24번째 날

*제1일 : 월경출혈의 첫날

성교중단법(coitus interruptus), 질외사정법(withdrawal) 남성이 사정하기 전에 자신의 음경을 여성의 질과 생식기 주변에서 빼내어 성교를 중단하는 피임의 한 형태.

살정제(spermicides) 정자를 죽이는 화학물질.

차단방법(barrier methods) 정자가 난자에 도달하기 위해 지나가야 하는 경로를 차단하는 피임의 유형으로, 이러한 피임의 형태에 남성용 콘돔, 여성용 콘돔, 피임용 격막, 자궁경 캡이 있음.

스펀지(sponge) 피임용 격막처럼 사용되는 살정제를 함유한 일반의약품의 한 종류.

남성용 콘돔(male condom) 성교시에 임신이나 성병을 방지하기 위해 음경을 싸는 덮개.

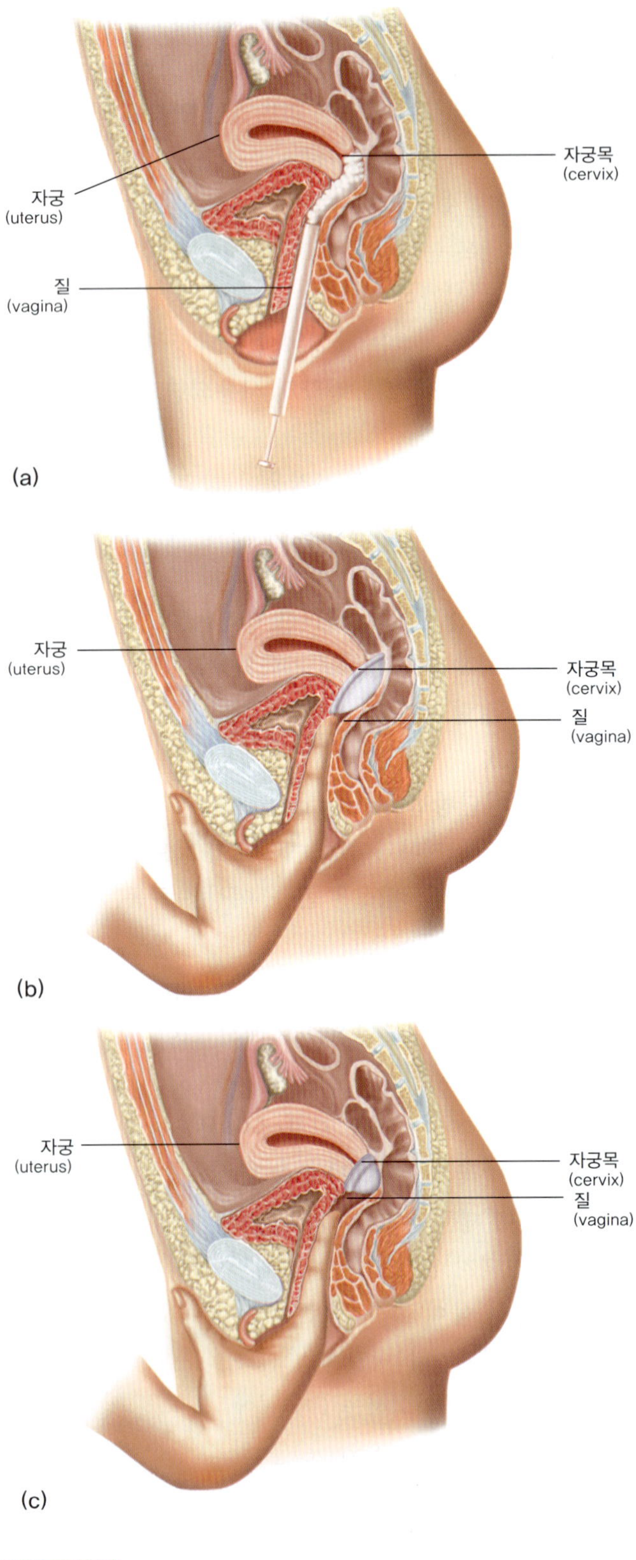

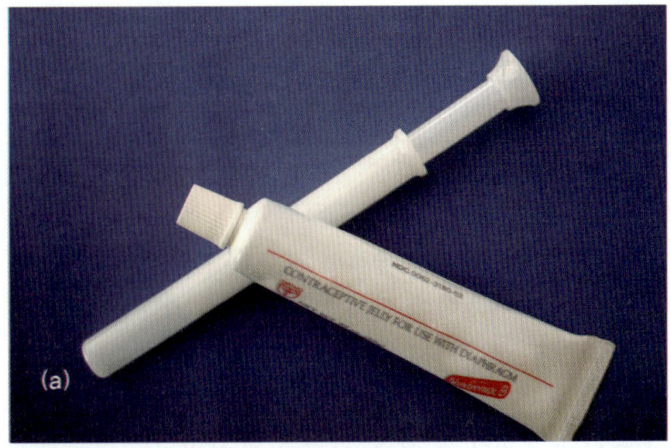

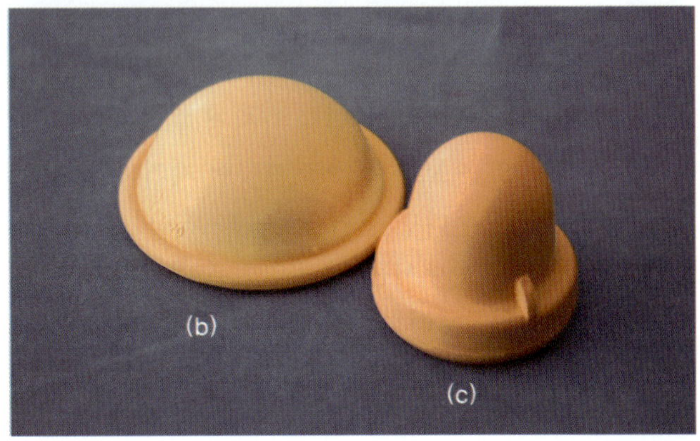

그림 5-17 거품 또는 젤리 타입의 살정제, 피임용 격막, 자궁경 캡.
(a) 거품 또는 젤리 형태의 살정제는 막대 피스톤 모양의 기구를 사용해서 질 내부 깊숙이 넣어서 자궁목을 덮는다. 이러한 기구와 살정제가 사진에 보여진다. (b) 사진에서 보여지는 피임용 격막은 삽입 전에 살정제로 가장자리 주변을 묻힌다. 그런 후에 피임용 격막을 꼭 쥐어서 좁게 만들고 질 내부 깊숙이 넣어서 자궁목을 덮는다. (c) 사진에서 보여지는 자궁경 캡은 삽입 전에 3분의 1을 살정제로 가득 채운다. 그런 후에 삽입하여 자궁목을 덮는다.

용 피임법의 사용은 14장에서도 설명된다. 피임을 위한 콘돔의 실제 효과성은 86%이고, 적절히 잘 사용한다면 97%의 효과성을 보인다. 과학자들은 현재 정자의 생산을 멈추게 하는 호르몬 피임약(hormonal contraceptives)(Swerdloff et al., 1998)과 염증을 치료하기 위해 전통 한방에서 사용하는 식물인 *Tripterygium wilfordii*에서 분리한 트립토라이드(triptolide) 피임약(Lue, 1998)을 포함한 남성을 위한 새로운 피임법을 개발하고 있다.

그림 5-18은 남성용 콘돔을 사용하는 올바른 방법을 보여 준다. 음경이 발기된 후 배우자와 생식기 접촉이 있기 전에 콘돔으로 음경을 씌운다. 콘돔의 끝 1cm를 잡고 비틀어서 공기를 제거한다. 이러한 공간은 정액이 고이도록 하기 위한 것이다. 만일 이 공간에 있는 공기를 충분히 제거하지 않는다면, 정액이 콘돔 끝에 모일 수가 없게 된다. 둘둘 말려진 콘돔을 음경귀두 위에 올려놓는다(그림 5-18a). 콘돔의 끝을 붙잡고 있는 상태에서 콘돔을 풀어서 음경의 아랫부분까지 덮어씌운다(그림 5-18b-c). 콘돔과 음경 사이에 남아 있는 공기를 부드럽게 제거한다. 사정 후에, 아직 발기된 음경을 자신의 배우자 몸에서 빼내는 과정에서 미끄러져 빠지는 것을 방지하기 위

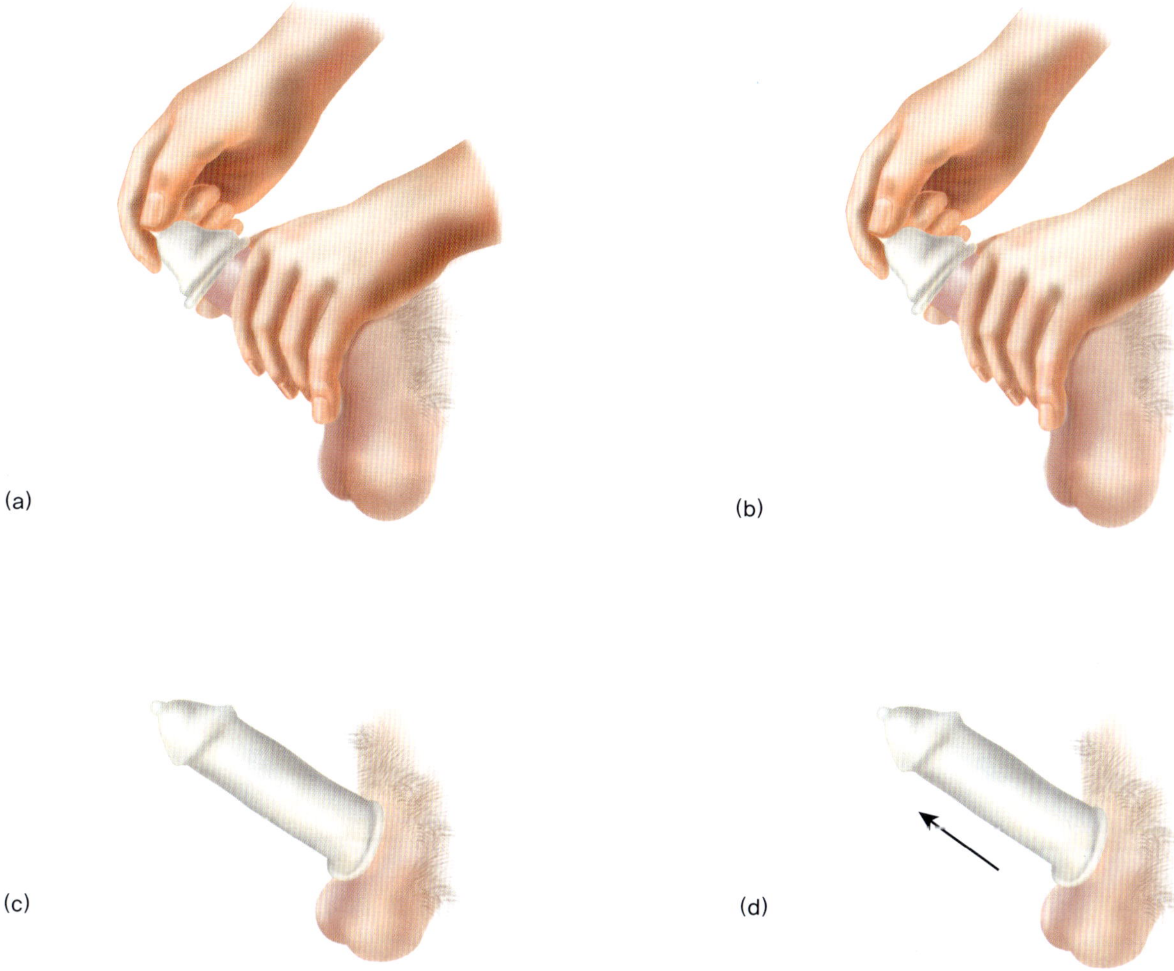

그림 5-18 남성용 콘돔을 사용하는 방법. 각 단계가 본문에 설명되어 있다.

해서 콘돔 아랫부분을 단단히 잡는다. 정액이 자신의 파트너의 몸에 흘리지 않도록 주의하면서 음경에서 콘돔을 제거한다(그림 5-18d). 또한 콘돔의 바깥 부분이 감염된 파트너로부터 오염되었을지도 모르는 경우에는 콘돔의 바깥 부분이 자신의 생식기 주변에 닿지 않도록 주의하면서 콘돔을 제거한다. 사용한 콘돔을 버린다.

1993년 FDA에 의해 승인된 **여성용콘돔(femal condom)**은 페미돔(femidom)이라고도 불리며, 양쪽 끝에 고리를 가진 폴리우레탄으로 만들어진 덮개 모양의 콘돔으로 질 안쪽을 대도록 되어 있다. 이것의 사용에 대해서는 14장에서도 설명된다. 페미돔이 피임법으로 적절히 잘 사용된다면 약 95%의 효과성을 보이지만, 이것의 실제 효과성은 79%이다.

그림 5-19는 페미돔과 그것을 삽입하는 올바른 사용법을 보여 준다. 페미돔의 막힌 한쪽 끝을 잡고 페미돔 내부의 고리를 꽉 쥐어서 편평하게 만들어 질 내부로 삽입될 수 있도록 한다(그림 5-19a). 편평한 고리와 페미돔을 여성의 질 내부로 삽입하고(그림 5-19b), 부드럽게 자궁목까지 밀어넣는다(그림 5-19c). 그 고리가 두덩뼈를 지나서 자리를 잡고 있다는 것을 느낄 수 있어야 한다. 페미돔이 비틀어져 있다면, 질 안쪽을 대고 있는 페미돔 부분을 똑바르게 되도록 한다. 바깥 고리는 그림 5-19d에서 보여 준 것처럼 음순을 덮어야만 한다. 성관계 후에, 우선 페미돔을 비틀어서 질 입구 부위를 막아 정자와 병원균이 자신의 생식기 부위에 접촉하지 못하도록 한다. 그런 다음 부드럽게 잡아당겨서 페미돔을 제거하고 버린다. 여성용과 남성용 콘돔은 일회용으로 만들어졌다.

피임용 격막(diaphragm)은 미국에서 60년 이상 동안 사용되어져 왔다.

여성용 콘돔 (female condom) 성교시에 임신이나 성병을 방지하기 위해 질 안을 감싸도록 양쪽 끝에 고리가 있는 폴리우레탄 덮개.

피임용 격막 (diaphragm) 테두리가 유연성 있는 스프링으로 둘러싸인 반구형 모양의 고무컵으로, 자궁목과 그 주변을 덮도록 고안되어 있어서 성교시에 임신을 방지함.

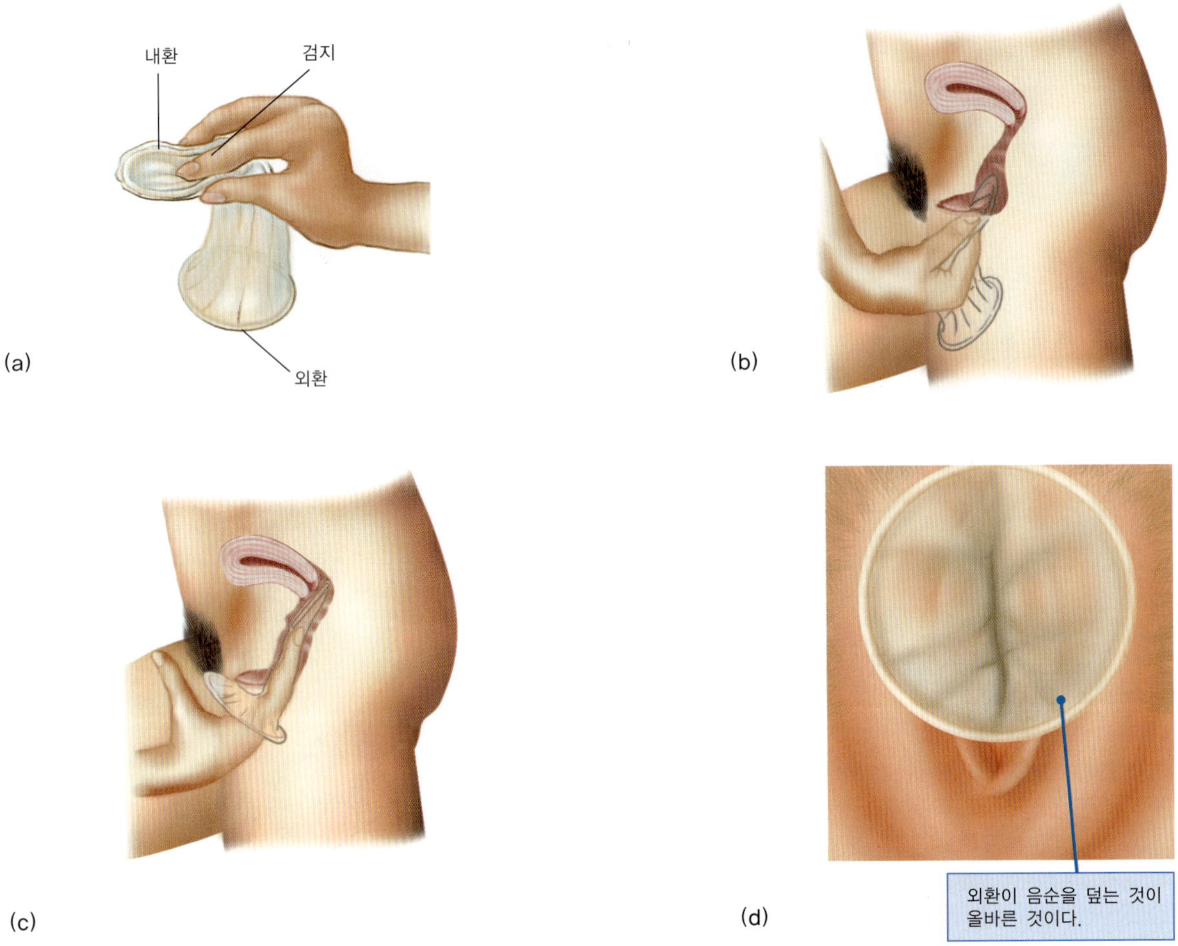

그림 5-19 여성용 콘돔을 사용하는 방법. 각 단계가 본문에 설명되어 있다.

그림 5-17b에서 보여진 것처럼, 피임용 격막은 반구형의 덮개 모양을 한 테두리가 유연성 있는 스프링으로 둘러싸인 고무 컵으로 자궁목과 그 주변을 덮도록 고안되었다. 이러한 피임용 격막의 크기는 의사에 의해 알맞은 크기로 조정되어야 한다.

피임용 격막을 삽입하기 전에 가장자리 주변과 측면에 살정제를 묻힌다. 스프링을 압축해서 피임용 격막을 접은 후에 질 내부로 삽입한다. 피임용 격막이 자궁목 주변에 도달하면 그 스프링은 확 펴져서 반구형 덮개 모양을 하게 되고 자궁목 위를 단단히 덮게 된다.

삽입 후에 피임용 격막은 6시간 동안 효과적이므로 여성은 성관계를 갖기 전에 피임용 격막을 잘 삽입해 놓을 수 있다. 그러나 살정제는 매번 사용할 때마다 첨가되어야 한다. 마지막 성관계 후에 피임용 격막은 적어도 6시간 동안 그대로 놔 두어야 하나 24시간 이상 착용하면 감염의 위험이 있다. 적절히 잘 사용한다면, 피임용 격막은 94%의 효과성을 보인다. 현재 일회용 피임용 격막이 개발 중에 있다.

자궁경 캡(cervical cap)은 피임용 격막과 많은 부분 같은 방법으로 작용하지만, 더 작아서 자궁목만 덮는다(그림 5-17c). 자궁경 캡은 상대적으로 최근까지 미국에서 사용되지 않았으나, 프랜티프(Prentif) 자궁경 캡은 1988년 FDA에서 승인되었다.

자궁경 캡을 삽입하기 전에, 살정제로 자궁경 캡의 1/3을 가득 채운다. 위치를 잡게 되면, 자궁목 기저 부분 주위에 꼭 맞게 되어서 48시간 동안 피임효과를 주게 된다. 피임용 격막과 달리 반복되는 성관계에 따라 살정제를 추가할 필요가 없다. 자궁경 캡은 91%의 효과성을 보여 주지만, 분만을 경험한 여성에게서는 효과성이 74%로 떨어진다. 미래에는 살정제가 필요 없는 실리콘 고무로 만들어진 자궁경 캡이 출시될 것이다.

몇몇 여성은 **세정(douching)**을 피임법으로 사용한다.

세정은 질을 깨끗이 씻기 위해 특별히 제조된 용액을 사용하며, *피임법으로는 효과적이지 않다*. 여성이 성관계를 가진 후에 세척할 때 즈음에는 정자가 이미 자궁목과 자궁에 도달해서 씻겨질 수가 없게 되기 때문이다. 추가적으로, 만일 여성이 살정제를 함유한 피임도구를 사용했거나 살정제만을 사용했다면, 세정은 그 살정제를 씻어내어서 불활성화시킬 수도 있다.

호르몬 피임법

호르몬 피임법(hormonal method)은 배란을 억제함으로써 임신을 막는 것으로, 6종류의 호르몬 피임상품이 있다. 복합경구피임약, 피임용 패치, 피임용 질 고리, 임플라논, 데포-프로베라, 그리고 미니필이 있다.

복합경구피임약(combined oral contraceptives, the pill)은 에스트로겐과 프로게스틴(progestin; 프로게스테론의 합성 형태)의 복합작용을 통해 배란을 억제하며, 월경기간 동안에는 약을 복용하지 않는다.

피임약은 여러 가지 장점이 있다. 효과성이 높고, 생리통을 감소시키고, 월경기간과 월경량을 감소시키고, 골반감염증을 예방하고, 난소암과 자궁내막암의 위험을 감소시키고, 유방의 양성종양(암이 아님) 위험을 감소시키고, 골다공증(뼈가 성겨짐)을 예방한다. 피임약은 즉시 피임을 중단할 수 있으며, 1965년 이후로 피임하는 미국 여성의 25%가 꾸준히 피임약을 이용한 피임법을 선택해 왔다(Jones,1999).

피임약은 거의 45년간 유용하게 사용되어 왔고, 가장 잘 연구된 처방약 중의 하나이다. 피임약에 포함된 에스트로겐과 프로게스틴의 양은 해를 거듭하면서 감소되어서 오늘날의 피임약은 과거의 피임약보다 훨씬 더 안전하게 되었다. 심혈관 질환은 피임약의 가장 심각한 합병증이다. 복합경구피임약의 사용으로 이러한 합병증이 발생할 위험이 높은 여성은 50세 이상이거나 35세 이상의 흡연여성이다. 좌식습관을 가지고 있고 과체중인 여성이 고혈압, 당뇨, 혈청 콜레스테롤의 높은 수치 등을 보이는 경우에도, 이러한 합병증의 위험은 높아진다.

경구피임약을 복용하는 여성에서의 자궁목암 발병 위험에 대한 연구결과에 따르면, 피임약의 사용기간이 장기화됨에 따라 자궁목암의 위험이 증가하는 것으로 나타났다(Smith et al., 2003). 이러한 연구는 복합경구피임약과 황체호르몬피임약을 복용한 여성을 포함한 것이다. 연구결과에 따르면, 피임을 위한 호르몬 처방을 중지하면 자궁목암의 위험도 감소하지만, 이러한 결론을 내리기 위해서는 더 많은 자료가 필요하다고 전문가들은 말한다.

최근에 에스트로겐과 프로게스틴의 복합작용을 이용한 4개의 제품이 개발되었다. 뉴필(new pill), 패치(patch), 질 고리(vaginal ring), 주사용 피임제(monthly birth control shot)가 그것이다. 시즈널(Seasonale)이라 불리는 뉴필은 2003년에 FDA의 승인을 받았다. 이러한 경구 피임약은 과거의 피임약에 비해서 더 적은 양의 호르몬을 함유하고 있다. 보통 21일 동안 피임약을 복용하고 난 후 월경기간인 7일간 피임약을 복용하지 않는데, 이 새로 개발된 피임약은 84일 동안 복용한다. 일반적인 피임약의 경우에는 연간 13번의 생리주기를 갖게 되는데, 이 뉴필을 복용하면 연간 4번, 즉 계절별로 한 번의 생리주기만 갖게 된다. 이 뉴필은 배란을 억제하는 것은 물론, 자궁내막이 발달하는 것을 막아 월경도 가볍게 한다.

피임용 패치(contraceptive patch)인 오소-에브라(Ortho Evra)는 2001년에 FDA의 승인을 받았고, 2002년 4월 말경에 출시되었다. 패치는 호르몬을 1주일 동안 피부를 통해 주입한다. 3주에 걸쳐 3개의 패치를 사용하고 제거하면 월경이 시작된다. 과거의 피임약에 비해서 이 패치의 기본적인 장점은 편리성이다. 즉 매일 피임약을 복용하는 것을 기억하는 것 대신에 일주일에 한 번만 패치를 교환한다는 사실을 기억하면 된다. 실제로 조사를 해 보면, 여성들이 피임약 보다 패치를 더 많이 사용하는 것으로 나타났다(Dittrich 2002).

2001년에 FDA는 피임용 질 고리(contraceptive vaginal ring)인 누바링(NuvaRing)을 승인했고, 이 질 고리는 2002년 중반에 시판되었다. 도넛 모양의 이 기구는 피임용 격막과 유사하게 질 내에 착용하지만, 프로게스틴과 에스트로겐을 분비함으로써 작용한다. 매일 피임약을 복용하는 것 대신에, 3주 동안 고리를 제자리에 잘 착용하고 있다가 1주 동안 제거해서 월경을 하게 하면 된다. 패치처럼, 피임용 질 고리는 편리성을 제공한다. 즉 3주 후에 고리를 제거하고 이 상태로 1주일

자궁경 캡(cervical cap)
피임용 격막보다 작은 반구형 모양의 고무컵으로, 자궁목을 덮도록 고안되어 있어서 성교시에 임신을 방지함.

세정(douching)
질을 깨끗이 씻기 위해 특별히 제조된 용액을 사용하는 방법으로 효과적인 피임법이 아님.

복합경구피임약(combined oral contraceptives)
에스트로겐과 프로게스틴의 복합작용을 통해 배란을 억제하는 경구피임약("the pill").

을 지낸 후에 다시 새 것을 삽입하는 것만 기억하면 되는 것이다.

루넬(Lunelle)은 주사용 피임제로 2000년에 FDA의 승인을 받았다. 이 피임법은 에스트로겐과 프로게스틴 모두를 함유하고 있고, 경구피임약과 유사하게 작용하며, 유사한 위험을 가져온다. 게다가, 이러한 호르몬을 계속 섭취한다면 연간 1.8 kg 정도를 섭취하게 되는것이다. 루넬은 집에서 먹는 약물이나 패치를 사용하는 것이 아니어서, 피임에 대한 사생활이 공개됨에도 불구하고, 루넬을 사용하려면 매달 병원을 방문하거나 워싱턴 주에서는 약국을 방문해서 주사를 맞아야 한다.

임플라논, 데포-프로베라, 그리고 미니필은 모두 황체호르몬 피임약(progestin-only contraceptives)이다. 프로게스틴은 복합경구피임약과 같은 방법으로 배란을 억제하도록 작용한다.

임플라논(Implanon)은 성냥개비 크기의 피하이식 피임법이다. 이것은 상완부위의 피부 아래에 외과적으로 삽입된다. 그 곳에서 프로게스틴이 천천히 분비되어서 3년 이상 동안 배란을 억제할 수 있다. 이러한 피하이식 피임법은 유럽, 영국, 호주 등지에서 널리 사용되지만 미국에서는 아직 시판되지 않고 있다.

1992년 이래로 미국에서 사용되어 온 **데포-프로베라(Depo-Provera)**은 프로게스틴의 주사제로 3개월 동안 배란을 억제한다. **미니필(mini pills)**은 황체호르몬제제로서 계속 섭취하기 때문에 월경이 일어나지 않으며, 미국에서 약 25년 동안 사용되어 왔다.

황체호르몬 피임약은 매우 높은 효과성을 가지고 있지만, 몇몇 심각한 부작용을 가지고 있다. 이러한 피임약은 여성의 생리주기를 바꾸는데, 즉 무월경이 오거나 가벼운 출혈의 긴 월경기간 또는 많은 양의 출혈을 보이는 긴 월경기간으로 서로 상반되는 현상이 일어난다. 이러한 변화를 여성들은 마음에 안 들어 하기도 한다. 또 다른 단점으로는 황체호르몬 피임약을 장기 복용하면 낮은 에스트로겐으로 인한 골다공증이 야기되기도 한다.

데포-프로베라(Depo-Provera) 3개월 동안 배란을 억제하는 프로게스틴의 주사제.

미니필(mini-pills) 지속적으로 섭취하는 황체호르몬 경구피임약으로, 월경이 일어나지 않음.

자궁내 삽입장치(intrauterine device, IUD) 구리로 싸여 있거나 프로게스틴의 저장기를 가지고 있는 작은 피임기구로 자궁에 삽입함.

영구피임법(sterilization) 외과 수술을 요구하는, 영구적으로 시행되는 피임법.

자궁관결찰술(tubal aligtion) 자궁관을 자르고 묶어서 정자와 난자가 만나지 못하게 하는 여성 영구피임법.

정관절제술(vasectomy) 정관을 자르고 묶어서 정자가 사정액에 포함되는 것을 막는 남성 영구피임법.

자궁내 삽입장치

자궁내 삽입장치(intrauterine device, IUD)는 의사가 자궁내로 삽입하는 작은 기구이다(그림 5-20). 가는 실이 자궁 내 삽입장치 아랫부분에 달려 있어서 질을 지나 바깥으로 나와 있다. 이러한 실의 존재는 아직 자궁내 삽입장치가 제자리에 있다는 표시이다. 자궁내 삽입장치의 활성부위는 이 장치를 덮고 있는 구리이거나 장치 내의 저장기에 포함된 프로게스틴이다.

자궁내 삽입장치가 98~99.9%의 높은 효과성을 가지고 있지만, 이들이 작동하는 방법은 논쟁거리이다. 몇몇 연구결과에 따르면, 자궁내 삽입장치가 여성의 생식관(reproductive tract)을 통한 정자의 이동을 방해하는 것으로 보인다. 자궁내 삽입장치가 수정란이 착상하기 어렵게 만들어서 결국 유산된다는 제안에 대해서는 거의 증거가 없다(Dardano & Burkman, 1999).

구리를 함유한 자궁내 삽입장치는 골반염증(pelvic inflammatory disease, PID)을 야기해서 불임을 가져온다고 오랫동안 생각되어 왔다(골반염증에 대해서는 14장에서 다시 논의한다). 그러나 만일 자궁내막이 세균에 감염되었다면, 자궁내 삽입장치가 삽입되는 과정에서 골반염증의 발병위험이 가장 높다는 증거가 제시되었다. 자궁내 삽입장치를 사용한 첫 달 이후로는 골반염증 발병위험이 자궁내 삽입장치를 착용하지 않은 여성과 같다고 제시됨으로써, 구리를 함유한 자궁내 삽입장치의 사용이 이전에 생각했던 것보다 훨씬 더 안전한 것으로 나타났다. 성병의 위험이 없는 여성은 구리를 함유한 자궁내 삽입장치를 안전하게 사용할 수 있으며, 이러한 피임법이 가장 안전하고 가장 효과적이며 가장 작은 고급의 재사용 가능한 피임법이라고 전문가들은 평가한다. 일단 자궁내 삽입장치를 삽입하고 나면, 사용하는 자궁내 삽입장치에 따라서 1~8년간 아무런 조치를 취할 필요가 없다.

영구피임법

영구피임법(sterilization)은 영구적으로 시행되는 피임법이다. 과거에는 영구피임법이 외과적 수술로만 가능했으나, 2002년에 *에슈어(Essure)*라 불리는 비수술적인

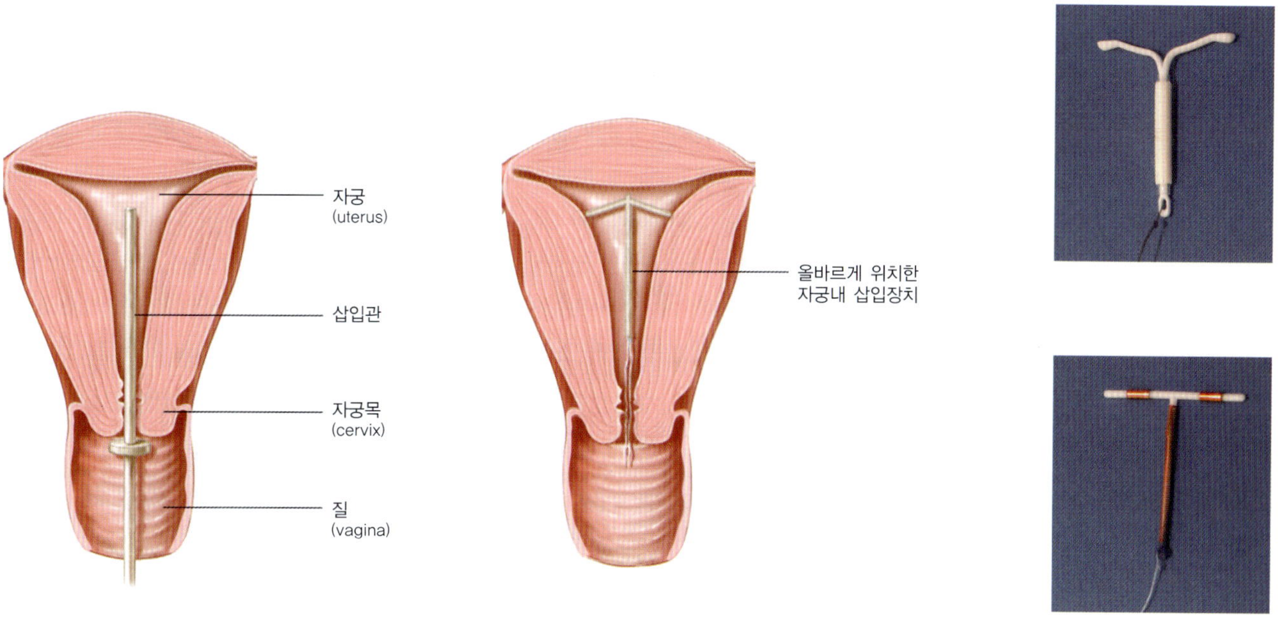

그림 5-20 자궁내 삽입장치(IUD)는 자궁내로 삽입되어지는 작은 기구이다. IUD의 활성 성분은 구리이거나 프로게스틴이다.

취소 불가능한 여성 영구피임법이 FDA의 승인을 받았다. 부분마취를 한 후에 의사가 조그마한 스프링을 질과 자궁을 통과해 양쪽 자궁관에 삽입한다. 3개월에 걸쳐 그 스프링은 자궁관을 자극해서 상처를 내어 자궁관을 폐쇄한다. 3개월 후에 의사는 염료를 자궁으로 주입하여 자궁관까지 올라가게 한다. 염료가 주입된 부분을 X-선으로 촬영함으로써, 자궁관이 충분히 폐쇄되었는지의 여부를 확인할 수 있다.

여성 영구피임법의 수술적 방법은 **자궁관결찰술(tubal ligation)**로, 클립으로 조이거나 링을 끼우거나 태우는 방법으로 자궁관을 자르고 묶어서 정자와 난자가 만나지 못하게 하는 방법이다. 남성 영구피임법은 **정관절제술(vasectomy)**로서 정관을 자르고 묶어서 사정액에 정자가 포함되지 않도록 하는 방법이다. 자궁관결찰술은 정관절제술보다 의학적으로 좀 더 복잡하고 훨씬 더 값비싼 시술이지만, 두 시술 모두 높은 효과성을 보인다. 아주 드물지만 잘못된 시술이 이루어졌거나 절단된 정관이나 자궁관이 자연적으로 다시 연결되는 경우에는 피임이 실패할 수 있다. 그림 5-21 은 자궁관결찰술과 정관절제술을 보여 주고 있다.

영구피임법의 외과적 시술은 다시 회복할 수 있으나, 시술 방법, 정관이나 자궁관의 건강상태, 시술받은 사람의 건강과 나이 등과 같은 요인에 따라 임신율이 다양하게 영향을 받는다. 현미외과기술(microsurgical technique)의 발달에 따라 성공률이 아주 좋아졌다.

건강한 생활습관
Healthy Living Practices

- 원하지 않는 임신을 방지하는 가장 효과적인 수단은 금욕과 영구피임법이다. 바로 다음 순서로는 호르몬 피임법과 자궁내 삽입장치이다.
- 성병 감염의 위험을 줄이기 위해서는 성관계 시에 콘돔을 사용하라. 성병으로부터 자신을 보호하는 가장 좋은 방법은 금욕하는 것이다.

낙태

때때로 피임이 실패해서 계획하지 않은 임신이 되는 경우에 여성이나 부부는 임신의 종결을 선택하기도 한다. 때때로 임신은 심각하게 여성의 건강을 위태롭게 해서 임신의 종결만이 산모의 생명을 살리는 유일한 방법일 때가 있다. 또한 수많은 다른 이유로 여성과 부부는 임신의 종결을 선택한다.

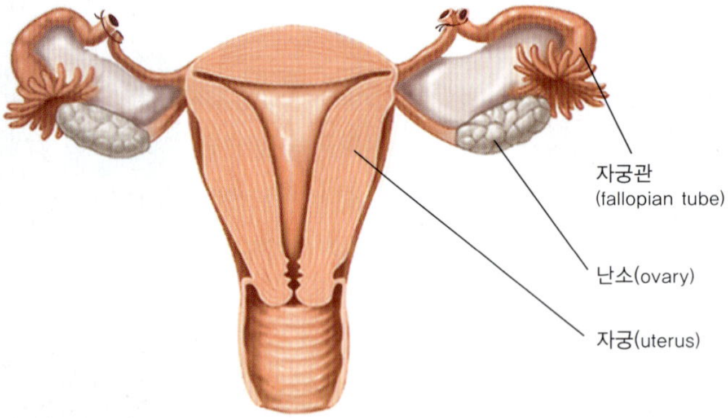

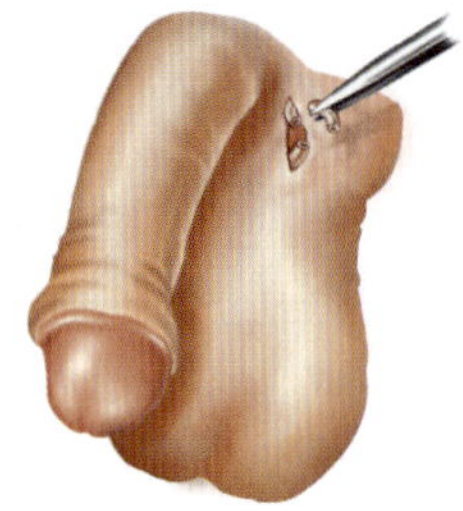

그림 5-21 **영구피임법.** 여성 영구피임법인 자궁관결찰술(a)은 자궁관을 자르고 묶는 것이다. 남성 영구피임법인 정관절제술(b)은 정관을 자르고 묶는 것이다.

1973년의 미국 대법원은 인공유산이 합법적인 의료행위라는 판결을 내려 논란이 이루어졌었다*(로 대 웨이드 사건)*. 국가는 산모의 건강을 보호하기 위하여 제2삼분기에서의 낙태는 통제할 수 있지만, 제1삼분기에서의 낙태 결정은 당사자인 여성과 담당의사의 사적인 문제라는 것이다.

낙태(abortion)는 배아나 태아가 스스로 살 수 있는 능력을 갖기 전에 자궁으로부터 분리해 내는 행위이다. *자연유산(spontaneous abortion)*시에는 보통 심각한 유전적 결함이나 다른 원인 때문에 몸이 자연적으로 배아를 배출해 낸다. 자연유산은 일반적으로 제1삼분기에서 일어나며, 임신된 아이의 10~20%는 자연유산으로 사망한다.

*인공유산(induced abortion)*의 경우에는 의사가 배아나 태아를 자궁에서 분리하는 의학적인 시술을 수행한다. 인공유산를 시술하는 3개의 주요한 방법이 있다: 자궁진공흡입법, 자궁경관확장 배출술, 유도분만술. 어떤 방법으로 시술할 것인가는 배아나 태아의 발생단계에 따라 다르다.

낙태를 시행하는 가장 안전한 시기는 임신 7~10주 사이이다. 만일 낙태가 6~7주 이전 또는 10주 이후에 시행된다면, 합병증의 위험이 높게 된다. 그럼에도 불구하고, 미국에서 낙태를 한 여성은 1% 미만만이 심각한 합병증을 경험한 것으로 나타났다.

낙태(abortion) 배아나 태아가 스스로 살 수 있는 능력을 갖기 전에 자궁으로부터 분리해 내는 행위.

자궁진공흡입법 (vacuum aspiration) 제1삼분기 초기에 시행되는 인공유산의 한 방법으로, 흡입기를 사용하여 배아조직을 자궁 밖으로 끄집어 냄.

미페프리스톤 (mifepristone, RU486) 제1삼분기 초기에 낙태를 유도하는 약물로, 자궁내막의 적절한 발달과 착상에 필요한 프로게스테론의 작용을 차단함.

배아가 발생 8주 이하일 때 사용하는 낙태시술은 *소파시술(suction curettage)*이라고도 불리는 **자궁진공흡입법**(vacuum aspiration)이다. 이 방법은 부분마취한 후에 수술실에서 약 10~20분이면 시술된다. 자궁진공흡입법을 시술하기 위하여, 의사는 가늘고 속이 빈 관을 여성의 질과 자궁목을 통해 자궁 안으로 삽입한다. 이 튜브는 흡입펌프에 연결되어 있어서, 자궁에 있는 조직을 밖의 용기로 빨아낸다(그림 5-22). 이러한 시술이 완료된 후에, 좁은 금속 막대기가 튜브를 통해 삽입되어져서 모든 조직을 완전히 제거하기 위하여 자궁벽을 긁어낸다. 자궁진공흡입법은 시술되는 낙태의 50%를 차지하며, 이때 배아의 길이는 2.5cm 보다 작다.

이전에는 **RU486**이나 프랑스 유산약(French abortion pill)으로 알려진 **미페프리스톤**(**Mifepristone**)은 임신시기의 초기 제1삼분기에 시행되는 낙태방법이다. 1996년 7월에 FDA 자문위원회인 생식건강의약회(Reproductive Health Drugs)에서 미페프리스톤이 안전하고 효과적이라고 판단하여, FDA는 이 약물을 2000년 말 임신초기의 낙태를 위한 약으로 승인을 하였다. 피임을 하지 못하고 성관계를 가진 경우, 3주 이내에 이 약을 복용하면 자궁내막의 적절한 발달에 필수적인 프로게스테론의 작용을 차단함으로써 임신한 여성의 95%에서 낙태를 유발한다. 자궁내막이 발달하지 못하면, 착상이 일어나지 못하게 되고, 결국 임신이 이루어지지 않게 된다. 최근의 연구결과에 따르면, 미페프리스톤을 사용하여 초기낙태를 시행한 경우에는 차후의 임신에 좋지 않은 영향을 미치

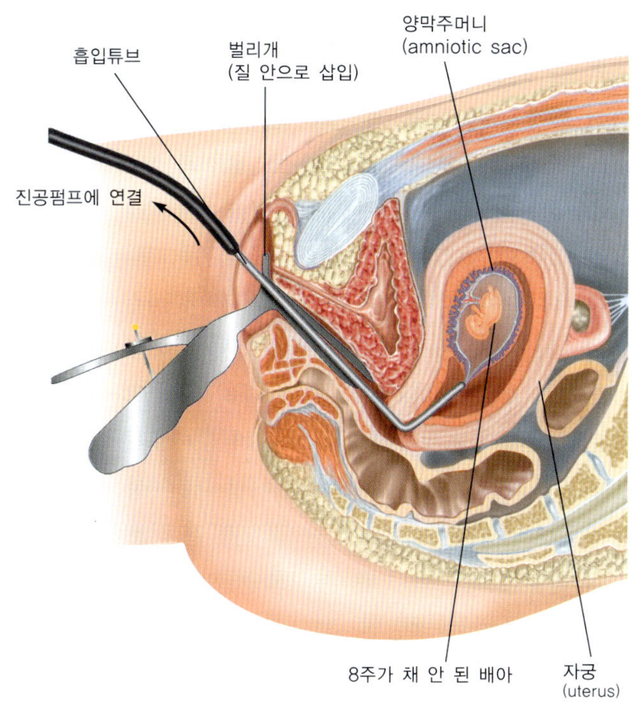

그림 5-22 소파시술. 이러한 시술 동안에, 가늘고 속이 빈 관을 질과 자궁목을 지나 자궁 안으로 삽입한다. 흡입펌프를 통해 자궁에 있는 조직을 밖의 용기로 빨아낸다.

지 않는 것으로 나타났다(Chen et al., 2004).

발생 8~12주에 수행되는 낙태로 자궁진공흡입법(소파시술)을 사용하지만, 자궁에 대한 손상의 위험을 감소시키기 위해 자궁목을 넓게 확장해야 한다. 소파시술의 이러한 변화를 *경관확장 자궁소파술(dilation and curettate, D&C)*이라고 부른다. 때때로 이러한 시술을 위해 전신마취가 시행된다. 모든 낙태의 40%가 이러한 방법으로 시행된다. 결국, 낙태의 90%는 소파시술이나 경관확장 자궁소파술에 의해서 제1삼분기에 시행된다.

제2삼분기의 초기에서의 낙태(13~16주)는 **자궁경관확장 배출술(dilation and evacuation, D&E)**로 수행되며, *외과적 낙태(surgical abortion)*라고도 한다. D&E는 D&C와 어느 정도 같게 수행되나 D&E의 경우에는 자궁목을 더 많이 확장해야 하고 더 큰 흡입기가 사용되어야 한다. 추가적으로 의사는 태아의 조각을 제거하기 위해 특별히 제작된 겸자(forceps)를 사용한다.

유도분만술(induction)은 발생 16~24주 사이에 사용되지만, D&E 방법이 이러한 임신단계에서 더 안전하고 더 빠르고 덜 비싼 낙태법으로 채택되어져 유도분만술을 대신한다. 유도분만술은 분만을 인위적으로 유도(시작)하는 것이다. *식염수 주입법(saline abortion)*은 유도분만의 한 방법이다. 의사는 복벽을 통해 양막 주머니까지 긴 바늘을 삽입한다. 식염수가 양막 주머니 안으로 주입되고, 태아는 곧 죽음을 맞게 된다. 자궁은 12~24시간 안에 수축하기 시작하고, 죽은 태아를 분만한다. 이러한 과정은 부분마취를 하고 시행된다. 다른 종류의 용액과 자궁수축을 야기하는 호르몬 유사 물질인 프로스타글란딘(prostaglandin)도 유도분만술에 사용된다.

자궁경관확장 배출술(dilation and evacuation, D&E) 외과적 낙태로 제2삼분기 초기에 낙태를 하는 시술로, 자궁목을 확장하고 태아 조직을 자궁으로부터 흡입하여 끄집어 냄.

유도분만술(induction) 임신 16~24주에 시행되는 낙태시술로, 분만을 인위적으로 유도함.

준분만낙태(partial birth abortion)라고 불리는 D&E 방법의 특별한 형태가 24주 후의 태아를 낙태하기 위해 사용된다. 낙태의 1%만이 이러한 임신말기에 수행된다. 미국의 부시 대통령은 2003년 11월에 이러한 낙태 방법을 법률로 금지하는 준분만낙태 금지시행령을 통과시켰다. 많은 주(State)의 의사들은 그 법의 합법성에 이의를 제기했다. 캘리포니아, 뉴욕, 네브라스카 출신 3명의 연방정부 재판관이 그 법률 제정은 많은 합법적인 결함이 있어서 그 금지령을 기각한다고 판결을 내렸다. 이 법의 합법성에대한 판결을 위해 이 법은 결국 미국 대법원으로 송치되어야 한다고 법률 전문가는 제안한다.

삶 속에서 Across The lifespan

성적 발달

개인의 젠더(gender)는 수정하는 순간에 부모로부터 받은 성염색체(유전자)에 의해 결정된다. 여성은 2개의 X 염색체를 가지고 있고, 남성은 한 개의 X 염색체와 한 개의 Y 염색체를 가지고 있다.

발생 7주가 되면, Y 염색체를 가진 배아는 고환를 발생시키기 시작한다. 발생된 고환는 *안드로겐(androgen)*이라 불리는 남성호르몬을 분비한다. 이러한 호르몬은 남성 생식기가 발생되도록 지시한다. Y 염색체가 없는 배아와 태아는 9주경에 난소를 발생시키기 시작한다. 안드로겐이 존재하지 않으면 여성 생식기로 발생하게 된다.

분만 후에 남자 아이에서 안드로겐과 테스토스테론의

분비가 거의 멈추게 되고, 성적 성숙기인 사춘기 때까지 다시 분비되지 않는다. 여성 생식기도 그 때까지 활성화되지 않는다.

사춘기(puberty)는 내분비계(호르몬)와 생식계가 성숙되는 발생단계이다. 사춘기는 10~11세 정도에 시작하며 약 5~6년 후에 끝난다. 여자 아이는 남자 아이보다 보통 2년 정도 일찍 사춘기에 들어간다. 무엇이 이러한 발생과정을 시작시키는지는 아직 과학적으로 알려져 있지 않다.

유년시절에는 남성과 여성호르몬의 분비를 자극하는 호르몬의 생산이 억제되어 있다. 사춘기가 시작되면, 그 억제가 멈추게 되고 뇌는 남성에게서는 테스토스테론을, 여성에게서는 에스트로겐을 생산하도록 조절하는 호르몬을 분비하기 시작한다. 사춘기가 진행됨에 따라, 뇌는 이 호르몬을 점점 더 많이 분비하게 되고, 결국 점점 더 많은 양의 테스토스테론이나 에스트로겐이 분비된다. 이러한 호르몬들이 사춘기의 신체적 변화를 자극한다. 이에 따라 골격의 성장에 따른 빠른 성장, 음모와 겨드랑이 털의 발생, 생식기의 성장과 성숙 등의 변화가 일어난다.

사춘기(puberty)
내분비계(호르몬)와 생식계가 성숙되는 성적 발달단계.

초경(menarche)
처음 경험하는 월경.

폐경(menopause)
월경의 종료를 의미하는 것으로, 여성이 생식능력이 있는 나이에서 생식능력이 없는 나이로 접어드는 과도기 몇 년을 의미하는 것으로, 널리 사용하는 용어임.

남성의 경우에 테스토스테론의 분비는 고환과 음경을 확대시키고, 후두의 확대로 인해서 목소리를 굵게 하고, 수염이 나게 하고, 어깨가 넓어지게 하고, 팔·가슴·다리의 근육이 커지게 한다. 테스토스테론의 자극에 따라, 정세관이 정자를 만들기 시작한다. 사춘기 소년의 중요한 발달결과는 수면 중에 정액을 방사하는 몽정(nocturnal emission, wet dream)이다. 초기에는 정액 내에 정자가 존재하지 않는다.

여성의 경우에 에스트로겐의 분비로 유방이 발달하고, 엉덩이가 둥그렇게 되고 통통해진다. 여성은 12살 즈음에 **초경(menarche)**을 경험하는데, 8~15세 사이에 경험하는 초경은 정상이다. 당뇨와 같은 만성질병을 가진 여성, 거식증(anorexia nervosa)과 같은 영양상태에 영향을 미치는 질병을 가진 여성, 올림픽 우승을 노리는 선수처럼 격렬한 훈련을 받는 여성에게서는 초경이 늦어지기도 한다.

여성이 45~55세가 되면, 난소의 난포가 대부분 성숙되어서 남아 있는 난포가 노화하게 된다. 몇 달 동안 이러한 노화된 난포는 성숙하지 못하게 되고 배란이 일어나지 않게 된다. 성숙된 난포가 없게 되면, 에스트로겐과 프로게스테론의 정상적인 주기적 분비가 일어나지 않게 되어 월경이 불규칙하게 된다. 결국에는 모든 난포가 성숙하는 것을 멈추게 되고, 에스트로겐과 프로게스테론이 더 이상 분비되지 않게 되어 월경이 멈추게 된다. 이러한 월경의 종료를 **폐경(menopause)**이라 부른다. 이러한 용어는 마지막 월경을 의미하지만, 여성이 생식능력이 있는 나이에서 생식능력이 없는 나이로 접어드는 과도기 몇 년을 의미하는 것으로 널리 사용된다. [건강의 이모저모]에서 폐경증상과 문화에 따른 태도를 다룬다.

폐경에 따른 호르몬 변화가 일어날 때, 여성은 보통 피부의 홍조와 같은 증상과 얇은 질벽과 질 건조와 같은 생리적 변화를 경험한다. 추가적으로, 에스트로겐의 소실로 골다공증과 심장병의 위험이 증가한다. 그러므로 이러한 증상을 경감시키기 위해서 호르몬 치환요법(hormone replacement therapy, HRT)이 사용되기도 한다. 처방된 호르몬은 에스트로겐만 함유하고 있거나 프로게스틴이 복합처방된 에스트로겐을 함유한다. 프로게스틴과 복합처방된 에스트로겐은 유방암과 심혈관질환의 위험을 증가시키고, 난소암의 위험을 증가시킨다(Writing Group for the Women's Health Initiative Investigators, 2002; Beral et al., 2002; Anderson et al., 2003). 에스트로겐 단일약물이나 프로게스틴과 복합처방된 에스트로겐은 65세 이상의 여성에서 인식기능에 해로운 효과를 나타낼 수 있다(Espeland et al., 2004; Shumaker et al., 2004). 그러나 낮은 용량의 에스트로겐은 폐경 후 여성에게 부작용을 최소로 하면서 골밀도를 증가시키는 것으로 나타났다(Prestwood et al., 2003). 호르몬 치환요법에서 프로게스틴의 추가는 자궁내막암(endometrial cancer)의 위험을 감소시킨다.

남성도 중년기에 이르면 자신의 생식기에 변화를 겪는다. 건강하고 활력이 있는 정자의 수가 나이에 따라 감소하기는 하지만 남성은 일생을 통해서 항상 생식능력을 갖고 있다. 중년기의 남성은 테스토스테론의 감소된 양, 사정액의 감소된 힘과 양을 경험하고, 극치감 후 발기를 회복하는 데 더 많은 시간이 걸리며, 전립샘이 대부분 비대해진다. [건강관리] 단원에서의 "전립샘 비대"를 참조하라.

남성과 여성이 모두 중년기에 자신의 생식기에서 변화를

건강의 이모저모
Diversity in Health

폐경기

폐경기(menopause)는 50대에 이른 모든 여성이 보편적으로 겪는 변화기이다. 폐경기의 증상과 이에 대한 태도는 여성과 문화에 따라 매우 다양하게 나타난다. 왜 이러한 차이가 나타날까?

하나의 가설에 따르면, 사회가 폐경기를 긍정적인 시기로 여긴다면, 여성들에게 나타나는 폐경기 증상의 빈도와 심각성이 감소한다. 이 가설을 지지하는 특별한 증거가 있다. 예를 들면, 남인도의 라지 푸트족 여성은 사회적으로 억압받고 있어서 임신적령기에 마을 내에 자유롭게 돌아다닐 수가 없다. 폐경이 되면 이러한 제약에서 자유롭게 된다. 흥미롭게도 이러한 여성은 폐경기의 증상이 전혀 나타나지 않는다. 유사하게 마야족 여성은 폐경을 분만의 짐을 덜어 주는 것으로 여긴다. 이들에게도 북미 여성들에게 전형적으로 나타나는 일과성 열감(hot flash)이나 식은 땀(cold sweat)과 같은 증상이 나타나지 않는다. 추가적으로 야노마모족 여성(브라질과 베네수엘라 경계지역 근처에 사는 삼림 주민)은 폐경을 간절히 기다리는데, 그 이유는 폐경기가 사회적으로 높은 지위와 의사결정권을 갖는 "어른 세대"의 시기로 여겨지기 때문이다.

많은 연구자들의 지적에 따르면, 폐경과 같은 용어의 정의가 문화에 따라 다르기 때문에 문화에 따른 증상과 행동에 대해 결론을 내리는 것은 어렵다고 한다. 일부 문화에서는 특정 폐경기 증상을 설명하는 단어가 없거나 폐경이라는 단어 그 자체가 없다. 또한 몇몇 증상은 서구의학 문헌에서 폐경의 신호로 기록되지 않았으나 비서구 문화에서는 폐경여성에게서 자주 보고되었다. 예를 들면, 일본 여성은 공통적으로 어깨 결림(shoulder stiffness)과 현기증(dizziness)을 폐경기 증상으로 나타내며, 나이지리아 여성은 관절통(joint pain)을 자주 보인다.

여러 문화의 폐경여성들의 증상과 경험의 다양성은 문화적 신념의 차이만으로 나타나는 것이라 할 수 없다. 또한 이들의 폐경기 증상과 경험은 죽음과 질병의 위험인자가 다르다는 배경에서 평가되어져야 한다. 다른 문화권의 사람들은 자신의 건강에 영향을 미치는 다른 생활습관을 가지고 있는데, 이러한 것이 문화에 따른 폐경의 증상과 인식에서의 몇몇 차이를 설명할 수 있을지도 모른다.

폐경기는 여성의 삶에서 중요한 시기여서, 이러한 변화에 대한 자신의 태도와 신체적 반응은 질병과 삶의 질, 그리고 노화의 민감성에 결정적이다. 현재, 의학연구자는 건강한 노화를 위한 폐경기의 중요성을 논쟁하고 있다. 난소기능의 감소가 폐경의 생리적이고 심리적인 증상에 영향을 주는 정도에 대해서 전문가의 견해가 일치하지 않는다. 이러한 중년변화기에 대해 막 시작한 우리의 많은 질문에 답을 얻기 위해서는 더 많은 연구가 필요하다는 견해에서는 전문가들이 이의가 없다.

자료출처: Mercer, C.(1999). Cross-cultural attitudes to the menopause and the aging female. *Age and Ageing*, 28(S2):12-17.
Lock, M.(1994). Menopause in cultural context. *Experimental Gerontology*, *29*:307-317.
Woods, N.F.(1994). Menopause-challenges for future research. *Experimental Gerontology*, *29*:237-243.

경험하지만, 이러한 변화 때문에 노후에도 건강하고 즐거운 성생활을 가질 수 있는 능력이 훼손되지는 않는다.

건강관리
Managing Your Health

전립샘 비대

남성이 45세 이상이 되면, 전립샘이 천천히 비대해진다. 아직 45세가 안 되었다면, 앞으로 전립샘 비대(prostate enlargement)가 발생할 수 있다. 이러한 비대과정은 중년의 성인남성에게 일반적이다. 그래서 이것은 노화과정의 일부분이며, 걱정할 일이 결코 아닐 수 있다. 그러나 60대 남성의 약 50%와 70~80대 남성의 약 90%가 전립샘 비대증(prostatic hyperplasia)이나 양성 전립샘 비대증(benign prostatic hypertrophy, BPH)으로도 알려진 전립샘 비대로 야기되는 문제를 불편해 한다.

전립샘 비대가 건강에 어떠한 영향을 미칠까? 그림 5-1 을 살펴보면, 전립샘은 방광 아랫부분에 위치한 요도를 둘러싸고 있다. 전립샘 비대는 요도를 압박하고 요도를 통한 소변의 흐름을 방해한다. 그래서 BPH에 의해 처음 나타나는 증상은 배뇨곤란, 배뇨의 힘 감소, 배뇨 후 소량의 소변 누출, 배뇨 후 방광의 가득 찬 느낌, 배뇨 후 5~10분 만에 느끼는 배뇨감 등이다.

전립샘이 요도를 점점 더 압박하게 되면, 단단히 조여진 요도를 통해 소변을 강하게 밀어내기 위해서 방광벽의 근육이 더 두꺼워진다. 그러나 이렇게 두꺼워진 방광은 쉽게 자극받고 보다 더 즉시 수축한다. 그래서 다음과 같은 증상이 나타난다: 배뇨의 긴급성, 그리고/또는 소변의 누출, 특히 야간의 빈뇨, 통증성 배뇨. 결국에는 소변의 흐름이 막혀서 응급처치가 필요하게 되기도 한다.

BPH에 대한 몇몇 치료법이 있다. 증상이 심각해지면 보통 수술이 행해진다. 수술을 통해 요도를 압박하고 있는 전립샘의 일부를 제거한다.

한 치료방법으로 풍선확장술(balloon dilatation)이 있다. 이러한 과정에서 팽창성의 기구를 음경 끝의 요도구를 통해 요도로 삽입한다. 이 기구는 수축된 부위에서 팽창되고, 차후에 제거된다. 이러한 과정을 통해 요도가 넓어져서 증상이 완화된다. 여러 가지 약물이 또한 BPH의 증상을 경감시킨다.

전립샘 비대는 또한 전립샘암에 의해 유발될 수도 있다. 이 암은 남성들에게 두 번째(첫 번째가 폐암)로 가장 일반적인 암 사망 원인이다. 그러나 55세 이하의 남성에서는 보통 나타나지 않으며, 일반적으로 이 암은 느리게 성장한다. 이 암의 증상이 BPH의 증상과 유사하며, 배뇨곤란, 빈뇨, 배뇨시 통증, 소변에서의 혈흔 등이 나타난다.

BPH와 전립샘암의 증상은 단지 귀찮은 것 이상이다. 소변의 흐름의 제한이나 막힘은 신장을 손상시킬 수 있다. 또한 전립샘암은 전이되어서 죽음에 이르게 한다. 그러므로 이러한 상태의 고통과 가능한 심각한 결과를 피하기 위해서는 전립샘을 정규적으로 검사해야 한다. 미국 암학회에서는 50세 이상의 남성은 매년 직장손가락검사(digital rectal examination)를 받아 볼 것을 추천한다. 이러한 검사에서 의사는 일회용 장갑을 끼고 윤활액을 묻힌 손가락을 직장으로 집어넣는다. 전립샘은 직장 옆에 위치하고 있기 때문에 (그림 5-D), 의사는 전립샘의 크기를 촉진(살짝 눌러봄으로써 느낄 수 있음)할 수 있다.

더 새로운 진단 기술로 경직장초음파검사(transrectal ultrasound)가 있으며, 이 방법에서 의사가 초음파 탐침을 직장으로 삽입해서 모니터상에서 전립샘의 영상을 볼 수 있다.

전립샘암을 진단하기 위한 혈액검사가 개발되었다. 이러한 검사를 전립샘 특이항원(prostate specific antigen, PSA)검사 라고 하며, 다른 방법으로는 진단되어지지 않는 많은 전립샘암을 발견하는 데 도움이 되었다. 전립샘암과 PSA 검사에 대해서는 13장에서 자세히 설명될 것이다.

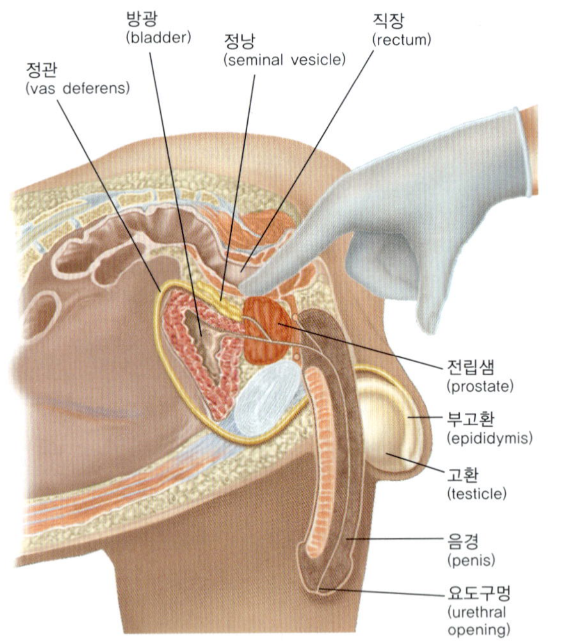

그림 5-D 전립샘의 직장손가락검사. 의사는 장갑을 낀 손가락을 직장으로 집어넣어서 전립샘의 비대를 촉진한다.

Analyzing Health-Related Information

건강관련 정보분석

당신이 생각하기에 이 웹사이트에서 제공하는 엽산(folic acid)에 대한 정보가 신뢰할만한지 그렇지 않은지 그 이유를 설명해 보라. [건강관련 정보분석]에 대한 모델을 당신의 판단을 위한 안내서로 사용하라. 이 기준의 핵심을 아래에 기록하였다. 이 기준은 33~35쪽에 충분히 설명되었다. 만일, 당신이 이 웹사이트를 방문하기를 원한다면, http://www.cdc.gov/node.do/id/0900f3ec80010af9를 클릭해 보라.

1. 어떤 설명이 입증할 수 있는 사실이고, 어떤 것이 입증되지 않는 설명 또는 가치 주장인가?
2. 이 웹사이트를 만든 기관의 자격이 어떻게 되는가? 만일, 이러한 정보가 유용하다면 이 기관이 이 분야의 전문기관으로 인정할 만한가?
3. 이 웹사이트를 만든 기관의 동기와 목적이 무엇인가? 당신의 대답에 대한 이유를 설명하라.
4. 이 웹사이트의 어떤 정보가 주제에 적절하고, 어떤 정보가 적절하지 않은가?
5. 자료출처가 믿을 만한가? 그 출처가 잘못된 정보를 제공한다는 평판을 받고 있는가?
6. 이 웹사이트가 전통적인 과학자나 의학전문가들의 신뢰도를 공격하는가?

당신의 분석에 따르면 이 웹사이트가 믿을 만한 건강 관련 정보를 제공한다고 생각하는가? 이러한 결론에 도달하게 된 이유를 요약해 보라.

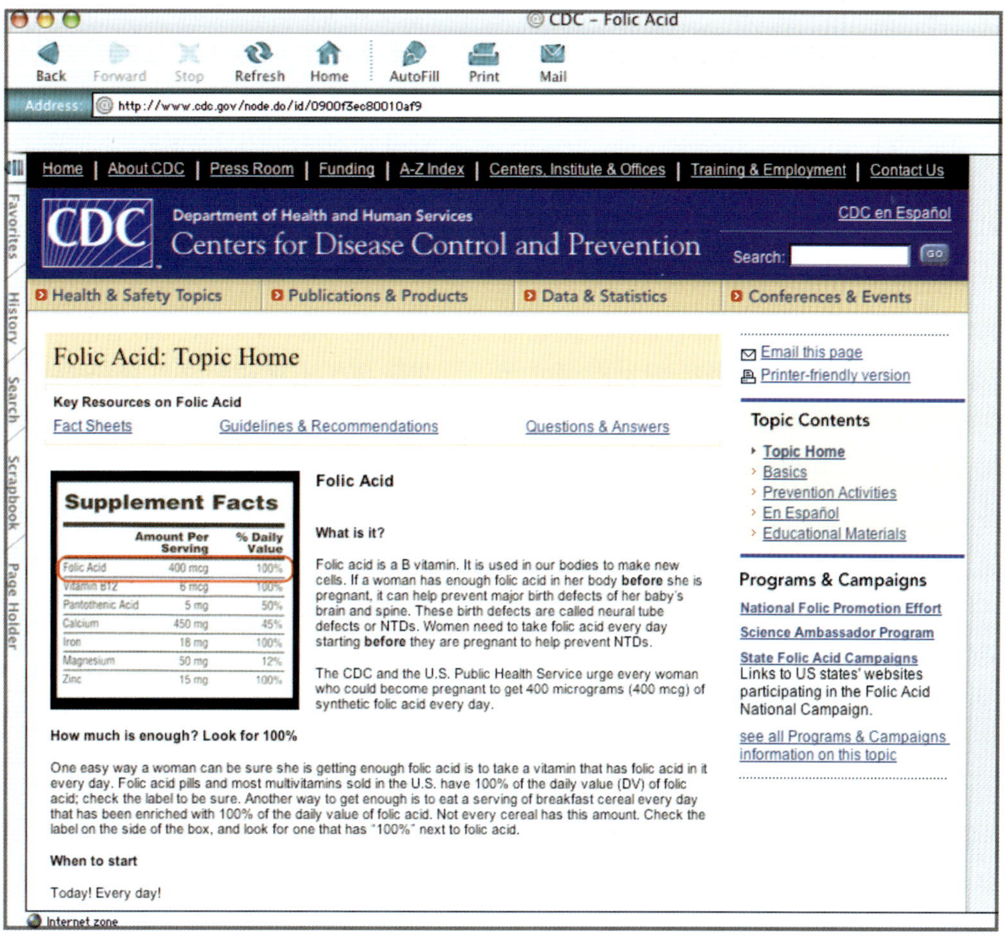

CDC – Folic Acid
Back Forward Stop Refresh Home AutoFill Print Mail
Address: http://www.cdc.gov/node.do/id/0900f3ec80010af9
Home | About CDC | Press Room | Funding | A-Z Index | Centers, Institute & Offices | Training & Employment | Contact Us
CDC
Department of Health and Human Services
Centers for Disease Control and Prevention
CDC en Español
Search: GO
Health & Safety Topics
Publications & Products
Data & Statistics
Conferences & Events
Folic Acid: Topic Home
Key Resources on Folic Acid
Fact Sheets
Guidelines & Recommendations
Questions & Answers
Supplement Facts
Folic Acid
What is it?
Folic acid is a B vitamin. It is used in our bodies to make new cells. If a woman has enough folic acid in her body before she is pregnant, it can help prevent major birth defects of her baby's brain and spine. These birth defects are called neural tube defects or NTDs. Women need to take folic acid every day starting before they are pregnant to help prevent NTDs.
The CDC and the U.S. Public Health Service urge every woman who could become pregnant to get 400 micrograms (400 mcg) of synthetic folic acid every day.
How much is enough? Look for 100%
One easy way a woman can be sure she is getting enough folic acid is to take a vitamin that has folic acid in it every day. Folic acid pills and most multivitamins sold in the U.S. have 100% of the daily value (DV) of folic acid; check the label to be sure. Another way to get enough is to eat a serving of breakfast cereal every day that has been enriched with 100% of the daily value of folic acid. Not every cereal has this amount. Check the label on the side of the box, and look for one that has "100%" next to folic acid.
When to start
Today! Every day!
Email this page
Printer-friendly version
Topic Contents
Topic Home
Basics
Prevention Activities
En Español
Educational Materials
Programs & Campaigns
National Folic Promotion Effort
Science Ambassador Program
State Folic Acid Campaigns
Links to US states' websites participating in the Folic Acid National Campaign.
see all Programs & Campaigns information on this topic
Internet zone

이 장의 개요 CHAPTER REVIEW

요 약

유성생식은 정자에 의한 난자의 수정인, 새로운 개체를 위한 첫 세포를 형성하는 것을 수반한다. 남성 생식기관은 정자(남성 생식세포)를 생성하고 이들을 여성의 질로 운반한다. 정자는 고환에서 생성되고, 보조 생식샘에 의해 분비된 정액과 함께 남성 생식관을 따라 이동하여 사정된다.

난자(여성 생식세포)는 여성 생식기관에서 발달하여 성숙하며, 이곳을 통해 정자가 받아들여지고 수정된 난자가 발생할 수 있는 환경이 제공된다. 난자는 난소에서 성숙하게 되고 자궁관에서 수정되며, 임신기간 동안 자궁에서 발생한다.

여성은 매월 주기적인 호르몬의 변화를 겪으며, 이러한 변화는 난소와 자궁에서 일어나는 생리적 변화를 조정한다. 이러한 변화를 총체적으로 생리주기라고 한다. 생리주기 동안에 난자가 성숙되고 난소로부터 분비되며, 동시에 자궁내막이 두꺼워져서 수정된 난자의 착상을 준비하게 된다. 임신이 되지 않으면, 자궁내막이 월경기간 동안 탈락된다.

수정이 일어나면, 배아 또는 태아가 여성의 자궁에서 발생한다. 이러한 발생과정을 임신이라고 한다. 약물, 알코올, 바이러스, 영양결핍과 같은 여러 환경요인(기형발생물질)들이 임신초기에 배아나 태아에 손상을 줄 수 있다. 임신을 준비하는 여성은 의학적 검진을 해야 한다. 균형이 잘 잡히고 영양가 있는 음식을 먹고 음주와 흡연, 그리고 약물복용을 피하고, 가능한 한 유전상담을 받도록 하라.

임신을 한 여성은 무월경, 메스꺼움, 피로, 우울과 같은 임신에 대한 신체적 신호를 느낄 수 있다. 여성은 무월경이 있은 후에 가정용 임신검사를 실시하거나 임신 여부를 결정하기 위해 임상검사를 실행해야한다.

임신은 약 38주간 지속되며, 전형적으로 3개월 기간이라는 의미의 삼분기(trimester)라는 용어로 묘사된다. 제1삼분기에는 몸의 모든 기관이 형성되고 기능적이 된다. 제2와 제3삼분기는 기관이 성장하고 다듬어지는 기간이다.

분만과정은 3단계로 일어난다: 확장, 태아분만, 태반방출. 확장기에는 자궁근육이 수축하여 자궁목이 넓어지고(확장) 얇아지게 된다. 분만의 2번째 단계에서 아이가 태어난다. 태아분만 후 15~30분 내에 태반이 자궁으로부터 배출된다.

커플들은 종종 여러 가지 이유로 임신을 피하기를 원해서 산아조절을 위해 몇몇 피임법을 선택한다. 피임법은 다양하며, 5가지 분류로 묶을 수 있다: 금욕과 자연피임법, 화학적 및 차단방법, 호르몬 피임법, 자궁내 삽입장치, 영구피임법. 각 방법은 다른 장단점과 효과성을 가지고 있다. 금욕과 영구피임법은 가장 효과적인 피임법이며, 다음으로 효과적인 피임법은 호르몬 피임법과 자궁내 삽입장치이다. 콘돔을 사용하거나 금욕을 연습하는 것이 성병감염과 동시에 임신을 방지하는 가장 좋은 방법이다.

때때로 피임은 실패하고 계획하지 않은 임신이 발생해서 여성이나 상대 남성은 낙태를 선택한다. 여성과 상대 남성이 산모의 건강문제와 같은 또 다른 이유로 낙태를 선택한다. 낙태는 배아나 태아가 혼자서 생존할 수 있기 전에 이들을 자궁에서 제거하는 것이다. 오늘날 미국에서 낙태를 선택하는 여성의 권리에 대해서 상당한 논쟁이 있다. 낙태의 90%는 제1삼분기에 소파시술이라는 과정을 통해 시행된다. 또한 제1삼분기에 유산을 야기하는데 효과적인 RU486이라는 약물은 2000년 FDA의 승인을 받았다.

개개인의 성별은 수정하는 순간에 부모에게서 받은 성염색체(유전자)의 종류에 의해 결정된다. 남성과 여성의 생식기관은 임신기간 동안 발생한다. 대략 10~11세에 시작해서 약 5~6년 후에 종료하는 성적 성숙기인 사춘기까지는 더 이상의 성숙이 지속되지 않는다. 남성과 여성 양자는 중년기에 생식기능에 변화를 겪는다. 여성에서는 생리적이고 호르몬의 변화에 따라 월경이 멈추게 되어 더 이상의 생식기능을 가질 수가 없게 된다. 남성에서는 평생 동안 생식이 가능하지만, 중년에 테스토스테론과 성적 기능에서의 감소가 일어난다.

배운 것을 적용하기

1. 여성이 42세이고 미혼이며, 한 명의 성파트너와 정규적으로 성관계를 갖고 있다. 이 여성은 자궁내 삽입장치를 사용해왔으나, 가장 최근에 자궁내 삽입장치로 인해 감염이 있었다. 이 여성은 다른 피임법으로 바꿔야만 하는데, 당신이 이 여성이라면 당신은 어떤 피임법을 선택하겠는가? 당신의 선택이 현명하다는 증거를 제시하라. 적용
2. 이 장에서 여러 종류의 피임법에 대한 이론적이고 실제적인 효과성에 많은 설명이 있었다. 당신이 표 5-3 을 봤을 때, 의사결정을 하는 데 있어서 어떤 칼럼에 보다 더 많은 비중을 두겠는가? 이론적 효과성인가, 실제적 효과성인가? 당신의 답에 대한 이유를 제시하라. 분석
3. 당신이 합법적 낙태의 찬성 및 반대에 대한 건강강좌에서 토론을 인도하라고 요청받았다. 이러한 논쟁에서 이 장의 어떤 정보를 토론할지도 모른다(또한 이 장에서 언급되지 않은 주제가 추가될지도 모른다). 당신이 토론하려고 하는 주제를 나열하고, 낙태의 논쟁에 대한 각각의 중요성을 짧게 묘사하라. 통합
4. 낙태에 대한 사람들의 태도를 평가하는 것을 돕기 위한 평가지를 고안하라. 당신의 평가도구가 이러한 태도를 정확하게 평가할 것이라고 당신이 생각하는 이유를 설명하라. 평가

Key

- 적용 새로운 상황에 정보를 사용하는 것
- 분석 정보를 구성 성분으로 나누는 것
- 통합 다른 출처로부터의 정보를 합치는 것
- 평가 숙지한 후 결정을 내리는 것

자신의 건강에 반영하기

1. 성병에 걸리는 것은 건강과 임신능력을 위태롭게 한다. 당신의 삶 속에서 책임 있는 성행동과 생식건강 사이의 관계는 무엇인가?
2. 당신이 남성이라면, 이번 장에서 당신에게 새로웠던 여성의 생식건강에 대해서 배운 것은 무엇인가? 만일 당신이 여성이라면, 이번 장에서 당신에게 새로웠던 남성의 생식건강에 대해서 배운 것은 무엇인가? 이러한 새로운 지식이 이성에 대한 자신의 행동에 어떻게 영향을 줄 것인가? 당신의 태도에 어떠한 영향을 줄 것인가?
3. 대부분의 피임법은 여성 생식기관에 맞춰져 있다. 이러한 초점 때문에 여성은 피임에 대한 일차적인 책임을 져야 하는가? 왜 그렇다고 생각하는가? 아니면 왜 아니라고 생각하는가?
4. 미국에서 낙태를 선택하는 여성의 권리(준분만낙태는 제외)가 법으로 보호되어 있다. 그 법이 일반적으로 낙태를 처벌하도록 바뀌어야 한다고 생각하는가? 그렇다면 왜 그런가? 낙태가 특정 경우에만 합법적이어야만 하는가? 그렇다면 언제 그런가?
5. 표 5-1 에 선별된 기형발생물질이 나열되어 있다. 여성이 고의로 배아나 태아를 알코올과 같은 기형발생물질에 노출시켰다면, 그녀는 사법기관에 기소되어야 하는가? 왜 그런가? 아니라면 왜 아닌가?

참고 문헌

Adami, H.-O., & Trichopoulos, D. (2002). Cervical cancer and the elusive male factor. *New England Journal of Medicine, 346*:1160-1161.

American Academy of Pediatrics (AAP). (1999). *Circumcision policy statement. Pediatrics, 103*:686-693.

Anderson, G. L., Judd, H. L., Kaunitz, A. M., Barad, D. H., Beresford, S. A., Pettinger, M., Liu, J., McNeeley, S. G., & Lopez, A. M., for the Womenís Health Initiative Investigators. (2003). Effects of estrogen plus progestin on gynecologic cancers and associated diagnostic procedures: The Womenís Health Initiative randomized trial. *Journal of the American Medical Association, 290*(13):1739-1748.

Beral, V., Banks, E., & Reeves, G. (2002). Evidence from randomized trials on the long-term effects of hormone replacement therapy. *Lancet, 360*(9337):942-944.

Chen, A., Yuan, W., Meirik, O., Wang, X., Wu, S., Zhou, L., Luo, L., Gao, E., & Cheng, Y. (2004). Mifepristone-induced early abortion and outcome of subsequent wanted pregnancy. *American Journal of Epidemiology, 160*:110-117.

Dardano, K. L., & Burkman, R. T. (1999). The intrauterine contraceptive device: An often-forgotten and maligned method of contraception. *American Journal of Obstetrics and Gynecology, 181:1-5.*

Daugherty, J. E. (1998). Treatment strategies for premenstrual syndrome. *American Family Physician, 58*:183-192, 197-198.

Dittrich, R., Parker, L., Rosen, J. B., Shangold, G., Creasy, G. W., & Fisher, A. C. (2002). Transdermal contraception: Evaluation of three transdermal norelgestromin/ethinyl estradiol doses in a randomized, multicenter, dose-response study. *American Journal of Obstetrics and Gynecology, 186*:15-20.

Epperson, C. N., Haga, K., Mason, G. F., Sellers, E., Gueorguieva, R., Zhang, W., Weiss, E., Rothman, D. L., & Krystal, J. H. (2002). Cortical g-aminobutyric acid levels across the menstrual cycle in healthy women and those with premenstrual dysphoric disorder: A proton magnetic resonance spectroscopy study. *Archives of General Psychiatry, 59*:851-858.

Espeland, M. A., Rapp, S. R., Shumaker, S. A., Brunner, R., Manson, J. E., Sherwin, B. B., Hsia, J., Margolis, K. L., Hogan, P. E., Wallace, R., Dailey, M., Freeman, R., & Hays, J., for the Womenís Health Initiative Memory Study Investigators. (2004). Conjugated equine estrogens and global cognitive function in postmenopausal women: Womenís Health Initiative memory study. *Journal of the American Medical Association, 291*(24):2959-2968.

Glass, C. A., & Bruner, J. P. (2000). Postpartum depression. In M. E. Rivlin & R. W. Martin (Eds.), *Manual of clinical problems in obstetrics and gynecology*, 5th ed, pp. 204-208.

Hansen, M., Kurinczuk, J. J., Bower, C., & Webb, S. (2002). The risk of major birth defects after intracytoplasmic sperm injection and in vitro fertilization. *New England Journal of Medicine, 346*:725-730.

Hubacher, D., Lara-Ricalde, R., Taylor, D. J., Guerra-Infante, F., & Guzm·n-Rodrĺgues, R. (2001). Use of copper intrauterine devices and the risk of tubal infertility among nulligravid women. *New England Journal of Medicine, 345*:561-567.

Jones, K. P. (1999). Oral contraception: Current use and attitudes. *Contraception, 59*(1 Suppl):17S-20S.

Lech, M. M. (2002). Spermicides 2002: An overview. *European Journal of*

Contraception & Reproductive Health Care, 7(3):173-177.

Mitchell, A. A. (2002). Infertility treatmentómore risks and challenges. *New England Journal of Medicine, 346*:769-770.

Munkelwitz, R., & Gilbert, B. R. (1998). Are boxer shorts really better? A critical analysis of the role of underwear type in male subfertility. *Journal of Urology, 160*:1329-1333.

Prestwood, K. M., Kenny, A. M., Kleppinger, A., & Kulldorff, M. (2003). Ultralow-dose micronized 17[beta]-estradiol and bone density and bone metabolism in older women: A randomized controlled trial. *Journal of the American Medical Association*, *290*(8):1042-1048.

Rivlin, M. E. (2000). Toxic shock syndrome. In M. E. Rivlin & R. W. Martin (Eds.), *Manual of clinical problems in obstetrics and gynecology*, 5th ed, pp. 306-310.

Schieve, L.A., Meikle, S. F., Ferre, C., Peterson, H. B., Jeng, G., & Wilcox, L. S. (2002). Low and very low birth weight in infants conceived with use of assisted reproductive technology. *New England Journal of Medicine*, *346*:731-737.

Shumaker, S. A., Legault, C., Kuller, L., Rapp, S. R., Thal, L., Lane, D. S., Fillit, H., Stefanick, M. L., Hendrix, S. L., Lewis, C. E., Masaki, K., & Coker, L. H. (2004). Conjugated equine estrogens and incidence of probable dementia and mild cognitive impairment in postmenopausal women: Womenís Health Initiative memory study. *Journal of the American Medical Association*, *291*(24):2947-2958.

Smith, J. S., Green, J., Berrington de Gonzales, A., Appleby, P., Peto, J., Plummer, M., Franceschi, S., & Beral, V. (2003). Cervical cancer and use of hormonal contraceptives: A systematic review. *Lancet*, *361*:1159-1167.

Swerdloff, R. S., Bagatell, C. J., Wang, C., Anawalt, B. D., Berman, N., Steiner, B., & Bremner, W. J. (1998). Suppression of spermatogenesis in man induced by Nal-Glu gonadotropin releasing hormone anatagonist and testosterone enanthate (TE) is maintained by TE alone. *Journal of Clinical Endocrinology and Metabolism*, *83*:3527-3533.

Thys-Jacobs, S., Starkey, P., Bernstein, D., & Tian, J. (1998). Calcium carbonate and the premenstrual syndrome: Effects on premenstrual and menstrual symptoms. Premenstrual Syndrome Study Group. *American Journal of Obstetrics and Gynecology*, *179*:444-452.

Ugarriza, D. N., Klingner, S., & O'Brien, S. (1998). Premenstrual syndrome: Diagnosis and intervention. *Nurse Practitioner*, *23*(9):40-45, 49-52.

Wilkinson, D., Ramjee, G., Tholandi, M., & Rutherford, G. (2002). Nonoxynol-9 for preventing vaginal acquisition of HIV infection by women from men. *The Cochrane Database of Systematic Reviews*, issue 4. Article No. CD003936. Chichester, UK: John Wiley & Sons.

Wong, W. Y., Merkus, H. M. W. M., Thomas, C. M. G., Menkveld, R., Zielhuis, G. A., & Steegers-Theunissen, R. P. M. (2002). Effects of folic acid and zinc sulfate on male factor subfertility: A double-blind, randomized, placebo-controlled trial. *Fertility and Sterility*, *77*:491-498.

Writing Group for the Womenís Health Initiative. (2002). Risks and benefits of combined estrogen and progestin in healthy, postmenopausal women: Principal results from the Womenís Health Initiative randomized controlled trial. *Journal of the American Medical Association*, *288*:321-333.

엄혜정교수_배재대학교 학생생활상담연구소

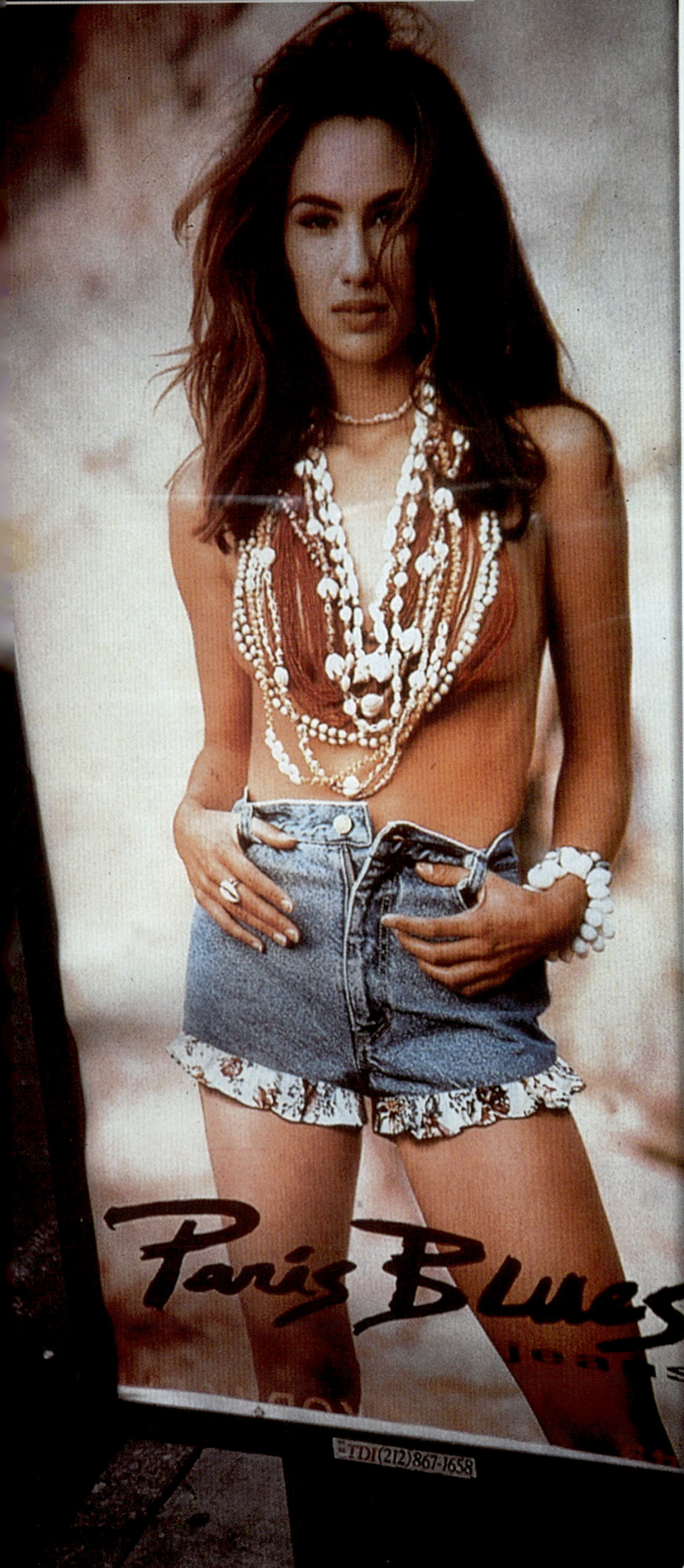

학습할 내용

http://healthyliving.jbpub.com

이 교재의 웹 사이트는 많은 유용한 도구뿐만 아니라, 학생과 교수 모두에게 추가적인 건강정보를 풍부하게 제공한다. 다음 주제에 대한 정보를 얻고자 한다면, http://healthyliving.jbpub.com 사이트를 방문해 보라.

인간의 성행동
성기능장애
성적 지향성
낭만적 관계
삶 속에서 : 섹슈얼리티

본장의 개관

성행동에 영향을 미치는 생물학적 심리적 요인
성반응주기의 단계
성기능장애의 증상과 치료
섹슈얼리티에 대한 문화의 영향
성적 지향성에 대한 천성 대 양육의 논쟁
성행동의 다양성
사랑과 책임의 정의와 이론

건강의 이모저모
처녀성의 가치

실생활 건강
인삼과 정력

건강관리
주의해야 하는 성 예절 | 행복한 성을 위한 비결

삶 속에서
Across The lifespan
섹슈얼리티

자가건강 평가서

자가진단: 사랑의 태도 척도 | 의사소통 패턴 질문지
건강한 생활습관: 행동변화가 당신의 관계를 향상시켰는가?

알고 있나요?

- 사회 일반적인 성적 관습에는 무엇이 있을까요?
- 동거가 미래의 결혼에 어떻게 영향을 미칠까요?
- 어떻게 해야 효과적으로 대화할 수 있을까요?

관계와 섹슈얼리티

Relationships and Sexuality

6장

섹스(sex)는 어디에서나 우리 사회에 존재한다. 영화, 책, TV 쇼, 웹, 대중음악의 가사에서 성적으로 노골적인 사진과 정보를 우리 주변에서 흔하게 볼 수 있다. 만일 당신이 잡지를 둘러보거나 광고판을 자세히 살펴보면, 옷, 향수, 자동차 등의 광고에서 매혹적인 젊은 남성과 여성의 사진을 볼 수 있을 것이다. 이들 상품이 영화든지 진바지든지 간에, 프로모터와 광고주는 이런 것이 "성 상품화"라는 것을 안다. 섹스는 우리에게 어떤 것일까?

섹스라는 용어는 성관계와 생식기를 수반한 다른 친밀한 육체적 행위뿐만 아니라, 사람의 젠더(gender, 남성이나 여성)를 의미한다. 그러나 **섹슈얼리티(sexuality)**는 젠더나 생식기 그 이상을 의미한다. 섹슈얼리티는 개인의 성적 생각, 느낌, 태도, 그리고 행동을 둘러싸고 있는 개성의 한 단면이다. 각 개인은 자신에게만 있는 사적이고 공적인 성경험을 통해 자신의 섹슈얼리티 모양을 갖는다.

수많은 생물학적, 심리학적, 사회적, 그리고 문화적인 힘이 상호작용하여 개인의 성적 발달과 성적 건강, 그리고 상호간의 관계에 영향을 미친다(그림 6-1). 섹슈얼리티는 인간 삶의 모든 면에서 서로 얽혀져 있다. 섹스는 개인의 정체성, 자아존중감, 정서, 개성, 관계, 생활습관, 그리고 전반적인 건강에 영향을 미친다.

> "프로모터와 광고주는 이런 것이 '성 상품화'라는 것을 안다."

섹슈얼리티에 대해 아는 것은 좋은 건강과 최적의 웰빙(well-being)을 유지하는 데 중요하다. 잘못된 정보는 우연한 임신이나 성병과 같은 심각한 결과를 가져올 수 있다. 추가적으로, 섹슈얼리티에 대한 정보를 잘 가지고 있는 사람은 의사와 성 파트너와 함께 생식적이거나 성적인 관심에 대해서 효과적으로 서로 대화할 수 있다.

세상을 살아가면서 성과 관련된 다양한 의사결정을 하곤 한다. 예를 들면, 누구하고 친밀한 성적 관계를 가져야 하는지를 결정해야 한다. 그러한 결정은 상대편뿐만 아니라, 자신의 건강과 웰빙에 심각한 영향을 미친다. 자신의 행동이 자기자신과 자신의 성 파트너에 어떻게 영향을 미치는지를 생각함으로써 우리는 보다 더 성적으로 책임 있는 사람이 될 수 있다.

인간의 성행동

대부분의 다세포 동물들의 생식기능은 구애와 교미로 불리는 공통적 행동을 갖는다. 이런 동물들과 달리, 사람은 자손의 번식과 꼭 관계없는 여러 가지 복잡한 성행동(sexual behavior)을 보인다. 사람은 종종 즐거움과 휴식을 위해서, 또는 친밀한 관계의 정서적 유대감을 유지하기 위해서 성행동을 취한다. 그러나 몇몇 개인은 다른 사람을 지배하고 착취하고 해치기 위해서 자신의 섹슈얼리티를 사용한다. 인간의 성행동에 영향을 미치는 요인에는 무엇이 있을까?

생물학적 성행동

성적인 행위나 성충동(libido)은 성호르몬에 의해 조절되는 본능적인 행동이며, 내분비계의 분비샘인 난소(ovaries)와 고환(testes)이 이러한 화학적 신호인 성호르몬을 분비한다. 내분비계는 호르몬을 분비하는 난소와 고환과 같은 내분비샘으로 인해서 붙여진 이름이다. 분비샘은 물질을 분비하는 독특한 개별세포이거나 세포집단이다. 이들은 땀처럼 몸 바깥으로 물질을 분비하지 않고 몸 안에서(endo-) 물질을 분비하기 때문에 내분비(endocrine)라고 불린다.

이러한 내분비계는 성기능에 중요한 역할을 한다. 뇌에 위치한 뇌하수체(pituitary gland)와 고환 및 난소는 성기능에 영향을 미치는 호르몬을 생산한다(그림 6-2). 추가적으로, 뇌하수체 위에 위치한 시상하부(hypothalamus)는 뇌하수체 호르몬의 분비를 촉발하는 호르몬을 생산한다. 남성의 사춘기 때에 뇌하수체 호르몬은 남성 생식구조의 성숙과 남성호르몬인 테스토스테론(testosterone)의 증가된 분비를 활성화시킨다. 테스토스테론은 남성 생식구조의 성숙에 기여하고 정자의 발생을 자극하며, 수염과 굵어진 목소리와 같은 이차성징의 발달을 촉발하고 유지한다. 여성의 사춘기 때에 뇌하수체 호르몬은 난소의 성숙을 야기해서 여성호르몬인 에스트로겐(estrogen)과 프로게스테론(progesterone)을 분비하기 시작한다. 에스트로겐은 자궁과 질의 성숙, 유방의 발달과 같은 여성의 이차

섹슈얼리티(sexuality) 개인의 성적 생각, 느낌, 태도 그리고 행동을 둘러싸고 있는 개성의 한 단면.

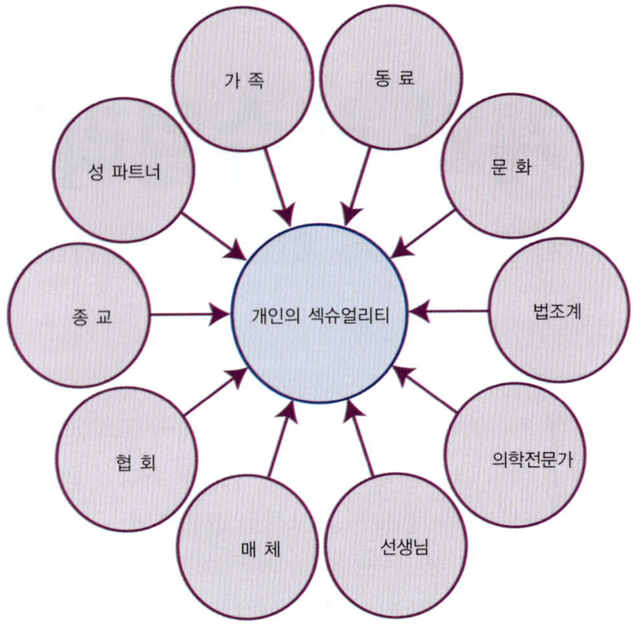

그림 6-1 섹슈얼리티 모델. 수많은 생물학적, 심리학적, 사회적, 그리고 문화적인 힘이 상호작용하여 성적 발달과 성적 건강, 그리고 상호간의 관계에 영향을 미친다.

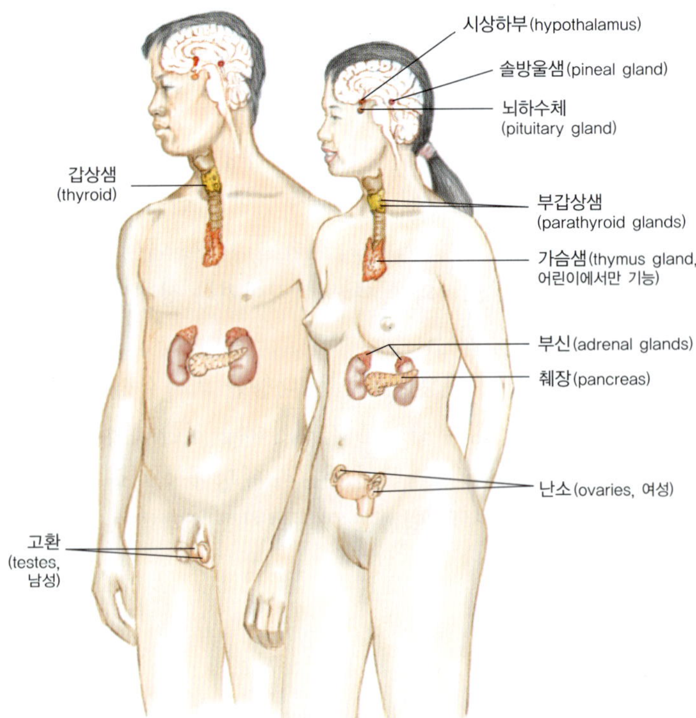

그림 6-2 내분비샘. 뇌하수체와 난소 및 고환은 성기능에 영향을 미치는 호르몬을 생산한다. 시상하부는 뇌하수체 호르몬의 분비를 촉발하는 호르몬을 생산한다.

성징 발달, 그리고 체지방의 분포변화를 자극한다.

중년에 이르면 성호르몬의 생산이 감소한다. 40세 이후의 남성은 감소된 테스토스테론의 분비로 정자를 더 적게 생산하지만(Feldman et al., 2002), 이러한 감소에도 불구하고 중년 남성은 아직도 자손을 볼 수 있는 능력을 가지고 있다. 여성은 보통 45~55세 즈음에 폐경(menopause)을 경험하게 되는데, 이 때가 되면 에스트로겐과 프로게스테론의 분비가 급격히 감소하여, 더 이상 자손을 낳을 수 없게 된다. 그러나 대부분의 건강한 중년 남성과 여성은 성에 대한 관심과 성행동을 지속적으로 유지할 수 있다. 미국은퇴자협회(American Association for Retired Persons)에서 수행한 연구에서, 45~59세의 남녀 중 약 50%가 적어도 일주일에 1회의 성관계를 갖는다고 보고되었다. 60~74세인 경우에는 남성의 30%와 여성의 24%가 일주일에 적어도 1회의 성관계를 갖는다고 보고되었다(Jacoby, 1999). 2003 종합사회조사(General Social Survey)에서 수행한 연구에 따르면, 70세 이상의 남녀 가운데 39%가 현재도 성적으로 왕성하다고 보고되었다(Smith, 2003).

성과학자(sexologist) 인간의 섹슈얼리티를 연구하는 과학자.

테스토스테론(testosterone) 정자를 기능적으로 성숙하게 발생시키는 역할을 하고, 굵어진 목소리와 수염의 성장과 같은 남성의 이차성징의 발달과 유지에 관여하는 남성호르몬(안드로겐).

심리학적 성행동

특정 생각, 느낌, 정서는 성호르몬처럼 성행동을 조절한다. 이러한 심리적 상태를 포함해서, 자신의 신체에 대한 만족감, 건강한 신체와 정서, 성반응이나 즐거움에 대한 자유로움, 이전에 경험한 긍정적인 성경험, 높은 자아존중감과 같은 요인들이 성적 행동에

실생활 건강 Consumer Health

인삼과 정력

잡지나 텔레비전 또는 웹사이트에서 인삼(ginseng)에 대한 광고를 본 적이 있는가? "인삼은 기력과 정력을 향상시켜 줄 것이다", "인삼은 전반적인 건강과 활력의 유지를 위해 수세기 동안 사용되어져 왔다" 또는 "인삼은 스트레스와 노화를 감소시켜 줄 것이다"와 같은 광고 문구가 써 있을 것이다. "정말 그럴까?"라고 호기심이 생길 것이다. "악령이라도 그것을 먹을지 몰라. 내가 손해 볼 게 뭐 있어?"라고 생각할 것이다.

인삼은 야생에서 자라거나 동아시아와 북미에서 재배되는 약용식물(herb)의 일종이다. 인삼이 사람 몸처럼 생겼다는 이유로, 수백 년 동안 인삼 뿌리는 아시아에서 약용과 정력제로 사용되어 왔다. 그러나 인삼에 대해 얼마나 알고 있는가? 인삼이 당신을 성적으로 강력하게 만들어 줄 것인가? 인삼이 당신의 건강에 해로울 것인가? 아니면 건강을 향상시켜 줄 것인가?

긍정적인 면을 본다면, 정자를 인삼액기스로 배양했을 때 정자의 운동성이 향상되었다는 연구가 대만에서 이루어졌다. 그렇다면 과연 인삼을 복용한 남성에서도 정자의 운동성이 향상될 것인가? 아직 이러한 질문에 대한 답을 내릴 수가 없다. 인삼은 성흥분 또는 성능력에 영향을 줄 것인가? 인삼은 수컷 쥐와 생쥐의 성충동과 교접행동을 크게 향상시키는 것으로 알려졌다. 이 약용식물은 교접능력을 향상시키는 작용을 하는 음경조직에 직접적인 효능이 있는 것으로 보인다. 그럼에도 불구하고, 이러한 효능이 사람에 대해 연구되지는 않았고, 과학자들은 수컷의 성충동을 촉진하는 인삼의 효과에 대해 많은 연구가 필요하다고 한다.

부정적인 면을 본다면, 의학자들은 약물들이 많은 약용식물들과 상호작용한다는 것을 지적한다. 특히, 인삼은 작은 상처에서 흐르는 피가 멈추는 데 걸리는 시간인 혈액응고시간을 변경시킬 수 있다. 또한 인삼은 혈액의 응고능력을 감소시키는 항혈액응고제와 상호작용한다. 따라서 항혈액응고제와 인삼을 같이 복용해서는 안 된다. 인삼은 또한 심박동의 힘과 속도에 영향을 미치는 심부전치료제인 디곡신(digoxin, 디기탈리스[digitalis])의 작용을 방해할 수 있다.

항혈액응고제와 디곡신과의 상호작용에 더해서, 인삼은 에스트로겐(estrogen) 또는 코티손(cortisone)과 같은 코티코스테로이드(corticosteroid)에 첨가효과를 보이기 때문에, 이러한 약물을 복용하는 사람에게는 사용되어서는 안 된다. 또한 인삼은 혈당수준에 영향을 미치므로, 당뇨병(diabetes mellitus)이 있는 사람도 섭취해서는 안 된다. 항우울제인 phenelzine sulfate(Nardil)에 대한 작용 때문에, 인삼은 극단적인 흥분상태를 불러일으킬 수 있다. 일반적으로 두통과 불수의적 근수축과 같은 부작용이 있을 수 있다.

정력을 향상시키기 위해 인삼을 섭취해야 하는가? 이 약용식물은 사람의 성기능장애를 치료하기 위해 아시아에서 통상적으로 사용된다. 추가적으로, 인삼이 그러한 치료에 유용하고 수컷의 성충동과 교접행위를 향상시킨다는 동물 실험결과가 있다. 그러나 사람의 성행동에 미치는 인삼의 효과에 대한 임상실험은 이루어지지 않았으며, 약물 상호작용의 가능성은 존재한다. 그러므로 행복한 침실을 위해 인삼을 섭취하는 것은 아직 시기상조일 수 있다.

자료출처: Chen, J.C., Xu, M.X., Chen, L.D., Chen, Y.N., & Chiu, T.H.(1991). Effect of *Panax notoginseng* extracts on inferior sperm motility in vitro. *American Journal of Chinese Medicine, 27*:123-128.

Ernst, E.(2002). The risk-benefit profile of commonly used herbal therapies: Ginkgo, St. John's wort, ginseng, echinacea, saw palmetto, and kava. *Annals of Internal Medicine, 136*:42-53

Miller, L.G.(1998). Herbal medicinals: Selected clinical considerations focusing on known or potential drug-herb interactions. *Archives of Internal Medicine, 158*: 2200-2211.

Murphy, L.L., & Jer-Fu Lee, T.(2002). Ginseng, sex behavior, and nitric oxide. *Annals of the New York Academy of Sciences, 962*:372-377.

혈관충혈(vasocongestion)
성충동으로 음경과 음핵의 해면조직이 혈액에 의해 팽창한 상태.

근육긴장(myotonia)
성충동으로 몸 전체에 걸친 근육 긴장감의 증가.

긍정적으로 영향을 미친다.

사람의 섹슈얼리티를 연구하는 많은 **성과학자(sexologist)**들의 견해에 따르면, 높은 자아존중감을 가진 사람이 낮은 자아존중감을 가진 사람보다 자신의 섹슈얼리티에 대해서 더 높은 긍정적인 태도를 갖는다. 그러나 사람은 대중매체에서 보이는 비현실적인 신체적 매력과 성적 능력을 기준으로 자신의 신체와 성적 능력을 자주 판단한다. 이러한 결과로 일부 사람들은 자신이 성적으로 매혹적이지 않거나 서투르고 무능하다고 느끼면서 성적 무능감과 낮은 자아존중감을 갖게 된다. 이러한 감정을 가진 사람은 자신의 섹슈얼리티를 인정할 수 없고 친밀한 관계를 잘 형성하지 도 못한다.

성반응

남성과 여성의 성반응(sexual response)은 기본적으로 호르몬보다는 신경계에 의해서 지배를 받는다. 호르몬은 몸의 한 영역이 다른 영역에 영향을 주기 위해 분비하는 화학물질이다. 남성호르몬인 **테스토스테론(testosterone)**은 남성과 여성 모두에게 분비되어, 성충동을 유지하도록 한다.

성충동시에 일어나는 두 개의 주요한 신체변화는 **혈관충혈(vasocongestion)**과 **근육긴장(myotonia)**이다. 혈관충혈은 혈액이 성기관으로부터 빠져 나가는 것이 감소하면서 일어나며, 음경과 음핵의 해면조직이 이러한 혈액에 의해 팽창하여 발기하게 된다. 근육긴장은 몸 전체를 통해서 일어난다.

남성과 여성은 이러한 변화보다 더 광범위한 반응을 보인다. 이러한 패턴의 반응을 "*성반응 주기(sexual response cycle)*"라고 한다. 이러한 주기는 Masters와 Johnson에 의해 처음 정의되었으며, 흥분기, 고조기, 극치기, 그리고 해소기의 4단계로 구성된다(그림 6-3).

성반응 주기의 *흥분기(excitement)*에서 남녀는 모두 성적 자각이 높아져서, 특정 생각, 시각, 촉각, 심지어는 소리 또는 냄새에 반응하여 여성은 음핵과 질 입구로, 남성은 음경으로 혈액이 모이게 된다.

남성의 경우, 음경으로 모인 혈액이 기둥 모양의 해면조직 내의 공간을 채움으로써 음경이 확대된다. 결과적으로 음경이 발기(erection)하게 되고, 이러한 조직의 팽창은 정맥혈관을 압박한다(그림 5-2). 결국, 음경으로의 혈액유입이 증가함에 따라 음경에서의 혈액유출이 감소하게 되어서 음경의 발기상태가 유지된다.

여성의 경우, 음문주변에 있는 분비샘이 점액성 액체를 분비한다. 음문주변과 질에서의 혈액충혈은 음순을 부풀게 하고 질벽을 통해 질분비액이 흘러나오게 한다. 이러한 질분비액은 성관계를 위한 윤활제 역할을 한다. 혈액은 유방으로도 흘러들어가서 유방이 부풀게 되고, 평활근이 수축함으로써 유두가 발기하게 된다. 또한 많은 여성은 혈액의 흐름이 증가함에 따라 피부의 *홍조(sex flush)*가 나타난다.

흥분기가 지속된 후에 *고조기(plateau)*가 시작하게 된다. 심박동, 혈압, 호흡속도, 근육 긴장도가 모두 증가한

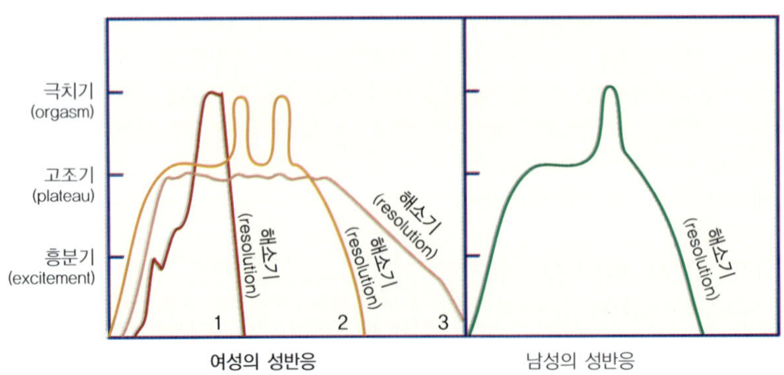

그림 6-3 **여성과 남성의 극치기 반응.** 그림에서 보여 지는 세 개의 여성 극치감 패턴과 한 개의 남성 극치감 패턴에서 알 수 있는 것처럼, 여성의 성반응은 남성의 성반응보다 훨씬 더 변화가 풍부하다.

다. 고조기에서 남성의 음경은 성교(항문이나 질 성교), 자위, 구강성교에 의해서 규칙적으로 자극을 받아 발기가 강력해진다. 남녀 모두 촉감으로부터 오는 감각적인 자극은 성적 감각을 강화한다. 여성의 질 아래 1/3 부분이 남성의 음경주위를 조이게 되고, 자궁과 자궁목이 치켜 올라가 질의 위쪽 2/3 부분이 넓어져서 정액을 위한 공간이 생긴다. 남성의 음경과 여성의 음핵에 계속되는 자극으로 성반응의 다음 단계인 극치기가 시작된다.

*극치기(orgasm)*의 남성에게는 사정(ejaculation)이 일어난다. 신경계가 정관과 요도벽의 근육이 수축하도록 신호를 보낼 때, 이러한 무의식적인 반응(남성은 이러한 과정을 어느 정도 의식적으로 조절할 수 있다)이 나타난다. 동시에 정낭과 전립샘은 정액을 분비하도록 하는 신호를 받는다. 또한, 골반 근육은 규칙적으로 수축한다. 극치기의 여성에게는 골반 근육과 질벽의 규칙적인 수축이 특징적으로 일어난다. 남성과 여성은 극치기(오르가즘기)에서 최고조의 성적 쾌락을 경험한다. 발기와 사정은 남성 성반응의 2개 주요 구성요소이다. 여성의 음핵은 성행동시에 발기하고, 극치기에 노날하나 남성처럼 사정하지는 않는다.

*해소기(resolution)*에서는 몸이 흥분 전 단계로 돌아간다. 심박동, 혈압, 호흡이 느려지고, 근육이 이완된다. 남성은 경우 발기가 사라져서 음경이 흐늘흐늘해지고, 때로는 피로가 밀려온다. 남성의 나이에 따라 다르지만, 몇 분에서 몇 시간까지 발기를 다시 시작할 수 없게 된다. 이러한 기간을 *무반응기(refractory period)*라고 한다. 남성과 달리 여성은 연속해서 또는 고조기로 돌아간 후에 바로 극치기에 다시 도달할 수 있는 능력(다중오르가즘, multiple orgasm)을 가지고 있다.

성기능장애

*기능장애(dysfunction)*는 육체적으로 손상된 과정이나 행동으로 인해 건강한 관계를 발달시키거나 유지할 수 없는 상태를 말한다. *성기능장애(sexual dysfunctions)*는 성반응을 방해하는 심리적이고 육체적인 상태와 관계된다.

발기기능장애(발기부전)

남성(특히, 중년 이상인 남성)에게서 일어나는 성반응에 따른 공통적인 문제는 *발기부전(impotence)*이다. **발기기능장애(erectile dysfunction)**가 더 적절한 표현이지만, 발기부전은 남성이 여성 질 내로 삽입하기에 충분한 발기상태를 견고히 발달시키거나 유지시키는 능력이 없는 것을 말한다. 발기부전은 남성이 나이가 듦에 따라 시작되는데, 18~29세의 남성에서는 7%, 50~59세의 남성에서는 18%가 발생한다고 한다(Laumann et al., 1999). 어느 정도의 발기기능장애를 가진 몇몇 남성들은 적당한 자극만 있다면, 극치감에 도달하고 사정할 수 있다.

지난 10여년까지만 해도 유명한 성치료사인 Masters와 Johnson의 연구결과에 따라, 발기기능장애를 기본적으로 심리적인 문제라고 생각되었다. 그러나 의학적 연구에 따르면, 발기부전 사례의 약 70~80%가 기질적 문제에 기인하는 것으로 발견되었다. 기질적인 것으로부터 발생한 발기부전의 가장 공통적인 원인은 혈관질환이다.

발기를 유도하고 유지하기 위하여, 혈액이 음경의 해면조직에 채워지고 음경으로부터 혈액이 빠져나가는 정맥혈관이 수축되어야 한다. 만일 남성 음경의 동맥이 지방침전물로 막혀 있다면, 음경으로의 혈액유입이 불충분해서 발기를 유도하고 유지시킬 수가 없을 것이다. Viagra(sildenafil), Levitra(vardenafil), Cialis(tadalafil)와 같은 약물은 음경의 혈관을 확장하여 혈액의 유입을 증가시키는 작용을 한다. 또한 rub-on cream(Alprox-TD)도 음경의 혈관을 확장하지만, 아직 미국에서 시판되고 있지 않다. 중년 이후의 남성들은 성적 능력을 유지하기 위하여 저지방식품을 먹고 규칙적으로 운동하고 금연하는 것이 바람직하다 (Esposito et al., 2004).

발기기능장애(erectile dysfunction, ED) 남성이 여성 질 내로 삽입하기에 충분한 발기상태를 견고히 발달시키거나 유지시키는 능력이 없는 성기능장애. 발기부전이라고도 불림.

또한 발기부전은 당뇨, 척수신경이나 발기와 관련한 다른 신경계통의 손상, 음경으로 혈액을 유입하는 동맥의 손상, 고혈압이나 불안 또는 우울증을 조절하기 위해 복용한 특정 약물, 음경을 손상시키는 질병이나 상해, 그리고 호르몬 불균형과 같은 여러 다른 조건에 의하여 야기될 수도 있다. 최근의 연구결과에 따르면, 호르몬 불균형의 증상이 나타나는 50~70세의 남성이 테스토스테론 패치를 사용하면 성기능을 개선시킬 수 있다.

알코올(alcohol)과 마리화나(marijuana), 헤로인(heroin), 코카인(cocaine)과 같은 불법 마약도 음경의 기능에 부정적으로 작용한다. 또한, 스트레스도 발기부전의 원인이 될 수 있다. 스트레스를 받을 때 몸에서 분비되는 에피네프린(epinephrine, adrenaline)은 남성의 발기를 방해한다.

의사의 경고에 따르면, 아주 사소한 기질적 문제가 남성의 발기에 문제를 야기하여 고민에 빠지게 하고, 발기에 대한 심리적인 문제를 가져올 수 있다. 발기부전의 기질적 원인과 심인성 원인을 구별할 수 있도록 하는 중요한 관찰은 남성이 파트너와 성관계를 가질 때가 아니라 잠자는 동안 정상적인 패턴의 발기를 하고 있는지를 보는 것이다. 남성의 발기부전 치료를 위해서는 바로 의사의 진단을 받아서 저변에 있는 심각한 기질적 손상을 진단하고 신속하게 치료해야 한다. 만일, 기질적 문제가 원인이 아니라면, 주변 사람들과의 관계와 심리적인 안정에 어떠한 문제가 있는지를 조사해 봐야 한다.

조기사정

조기사정(premature/rapid ejaculation)은 남성에게 일반적으로 발생하는 또 다른 성기능장애이다. 조기사정은 지속적으로 남성이 성교를 시작하자마자 바로(50% 이상이 2분 이내) 극치감에 도달하거나 극치감에 도달하기 원하는 시기 이전에 극치감에 도달하는 것을 의미한다. 이러한 성기능장애의 발병률을 조사하기는 어렵지만, 남성의 약 1/4에서 1/3이 조기사정을 경험하는 것으로 조사되었다(Grenier & Byers, 2001; Laumann et al., 1999).

조기사정의 원인은 성관련 질병을 연구하는 의료 연구자와 심리학자 사이에 논쟁의 여지가 있는 논제이다. 하나의 가설에 따르면, 조기사정은 불안과 관련되어 있다. 또 다른 가설에 따르면, 조기사정을 보이는 남성은 기질적으로 성적 자극에 더 민감하다. 그러나 다른 연구결과는 이러한 주장을 반박한다(Paick et al., 1998).

조기사정 (premature/rapid ejaculation) 남성이 성교를 시작한 직후나 극치감에 도달하기를 원하는 시기 이전에 반복적으로 극치감에 도달하는 일반적인 남성 성기능장애.

원인이 무엇이든지 간에 조기사정은 보통 약물치료를 포함한 적절한 치료를 받으면 극복될 수 있다(Evanoff & Newton, 1998). 가장 일반적인 치료는 남성이 극치감을 지연하도록 배우는 "압박기술(squeeze technique)"이다. 이러한 기술을 사용하기 위하여 남성의 파트너는 자신의 손가락을 사용하여 귀두(glans)와 몸통(shaft)이 만나는 음경의 앞과 뒤(옆이 아님) 또는 남성이 사정할 것같이 느껴질 때 음경의 밑부분을 꽉 쥐었다가 몇 초 뒤에 손가락을 풀어 놓는다. 30초를 기다리고 나서 극치감이 다시 한 번 느껴질 때까지 성행위를 시작하고, 다시 압박을 시도한다. 이러한 과정을 남녀 커플이 원하는 만큼 반복한다. 이러한 기술을 몇 회기 반복한 후에는 남성은 보통 파트너의 도움 없이도 사정을 지연할 수 있다(Greenberg et al., 2004). 그러나 이 압박기술은 장기적으로는 성공적이지 않다(Evanoff & Newton, 1998). 몇몇 경우에, 부부는 성적 기술을 조정하도록 돕거나, 그 문제와 관련한 다른 문제점에 대해 이야기할 적합한 성치료사와 상담할 필요가 있다. 조기사정이 성적인 만족감을 감소시키지만, 이것이 전반적인 관계와 개인의 역할에 영향을 주지는 않는다(Byers & Grenier, 2003).

성욕감소장애

성욕감소장애(hypoactive sexual desire disorder, HSDD)는 섹스에 낮은 관심을 보이는 증상이다. 이러한 장애는 여성에게 더 자주 발생하지만, 남성과 여성 모두에게 발생한다. *불감증(frigid)*이라는 용어가 성욕감소장애를 겪는 여성에게 이전에 사용되었으나, 부정적 의미 때문에 이제는 더 이상 사용되지 않는다.

성적 욕망의 비정상(또는 정상) 정도를 정의할 기준이 아직 명확하지 않기 때문에, 성욕감소장애의 발병률을 정확히 평가하기는 어렵다. 더군다나 성욕은 사람에 따라 파트너에 따라 다양하고, 나이가 들어감에 따라 감소한다. 그러나 미국의 National Health & Social Life Survey(NHSLS)의 보고에 따르면, 18~59세 여성의 약 30%와 남성의 약 15%가 전년에 비해 섹스에 대한 흥미를 잃는 것으로 나타났다(Laumann et al., 1999; Warnock, 2002).

성욕감소장애는 성에 대한 억압된 시각, 문란한 성 경험, 인간관계의 문제, 류마티스성 관절염과 같은 특정 만성 질환, 피로, 스트레스, 질병, 비정상적 호르몬 수치 등과 같은 다양한 심리적이고 기질적인 원인으로부터 발생한다. 원인을 진단하고 경감시킴으로써 치료가 이루어진다. 인간관계에서의 문제나 오래 간직된 고질적인 감정과 신뢰에서의 뿌리 깊은 문제는 이를 해소하기 위한 상담을 통해 치료될 수 있다. 또한 휴식, 긴장완화, 호르몬 치료, 섭취하고 있는 약물의 변화를 통해 치료가 이루어지기도 한다(Warnock, 2002). 추가적으로, Masters와 Johnson에 의해 개발된 성치료의 한 방법인 *감각집중법(sensate focus)*이 효과적일 수도 있다. 이러한 기술은 사랑하는 사람의 애무, 터치, 상호간의 몸에 대한 성감대 찾기 등을 통해 즐거움을 일으키고, 신뢰와 상호대화를 촉진하고, 불안을 경감시킨다. 어떤 파트너도 섹스를 위해 다른 쪽을 압박해서는 안 된다.

여성성적 흥분장애

여성성적 흥분장애(female sexual arousal disorder, FSAD)는 여성이 성적인 자극으로부터 어떠한 성적 즐거움도 느끼지 못하고, 성교 중에 흥분과 윤활에 도달하거나 이를 지속적으로 유지할 수 없는 상태를 말한다. 감염, 의학적 조건, 약물치료, 외과수술, 스트레스, 우울, 알코올, 마약, 흡연 등이 성적 흥분에 영향을 미치지만, 이러한 장애는 기본적으로 호르몬 변화에 기인한 폐경 후 여성에게 나타난다. 비의료적 치료전략은 에로틱 물질의 사용, 관능적인 마사지, 체위변화, 윤활제의 사용 등으로 이루어진다. 의료 및 약물치료는 심리치료, 에스트로겐 교체요법, 테스토스테론 요법, 음핵부위에 혈액의 유입을 증가시키도록 고안된 작은 진공펌프인 EROS 음핵 요법 기구 등으로 이루어진다. 또한 Berman 등(2001)에 의한 연구에 따르면, Viagra(sildenafil)가 여성성적 흥분장애 치료에 효과가 있고 여성 성반응을 개선시킨다고 한다.

질경련

질경련(vaginismus)은 성교, 탐폰(tampon) 삽입, 골반검사가 시행될 것으로 느껴지면, 질 통로의 아래 1/3 부분의 근육이 무의식적으로(종종, 아프게) 수축하여 음경의 삽입을 막게 되는 여성의 성기능장애이다. 질경련을 보이는 여성은 보통 다른 성기능장애를 가지고 있지 않아서 음핵을 자극함으로 극치감에 도달할 수 있다. 질경련은 기질적이고 심리적인 원인으로 나타난다. 문헌고찰(Reissing et al., 1999)에 따르면, 질경련은 여성의 건강과 관련된 문제였으나 무시되어 왔고, 1861년에 이름이 붙여진 이후로도 제대로 연구되지도 않았다.

여러 가지 기질적 문제가 성교 중에 통증(*성교통, dyspareunia)*을 야기해서 질경련을 가져올 수 있다. 출산 중에 질 입구를 넓히기 위해 절개한 회음절개(episiotomy)가 불완전하게 회복된 경우, 질이나 음문의 감염이나 종기 또는 외상, 성병, 성교 중 부족한 질분비액 분비 등이 성교통의 원인이 된다. 만일 여성이 하나 이상의 이러한 원인 때문에 성교통을 경험한다면, 남성의 성기가 삽입된 후 곧 통증이 발생할 것을 몸이 인지하여 스스로 자신을 보호하기 위해 무의식적인 질수축이 일어날 수 있다. 만일 통증의 원인이 완전히 치유되었다 하더라도, 그 질수축은 조건반사적으로 계속 발생할 수 있다.

> **질경련(vaginismus)** 성교시에 질의 아래 부분이 무의식적으로 수축하여 음경의 삽입을 막게 되는 여성의 성기능장애.
>
> **가치(value)** 생각이나 물질 또는 행동이 값어치가 있다고 생각하는 신념.

*심인성 질경련(psychogenic vaginismus)*은 보통 기질적인 원인이 없어도 발생한다. 연구결과에 따르면, 이러한 형태의 질경련은 아동 성적학대와 같이 몸이 통증이나 폭행을 지각한 보호반사로 일어난다(Greenberg et al., 2004).

확장기를 사용한 운동을 통해 민감성을 떨어뜨리는 것과 같은 질경련의 치료는 높은 성공률을 보인다(Schnyder et al., 1998). 기질적 원인을 치료하는 것이 그 상태를 해소할 수 있으며, 심리적인 원인이 존재한다면 행동치료와 상담과 같은 방법으로 보통 치료가 이루어진다.

문화와 섹슈얼리티

어떤 성행동은 사회에서 허용되고 어떤 것은 허용되지 않음으로써 일반인들의 성태도와 성행동이 사회에 의해 크게 영향을 받는다. 예를 들면, 어떤 문화권에서는 혼전순결을 가치롭게 여기지만, 다른 문화권에서는 아동기의 성적 경험을 가치롭게 여긴다. **가치(value)**는 생각이나 물질 또는 행동이 값어치가 있다고 생각하는 신념이다. [건강의 이모저모]에 소개된 "처녀성의 가치"는 혼전순결의 가치에 대한 문화간의 차이를 보여 준다.

각 개인은 보통 성인이 되기 전에 개인적인 가치체계를 형성한다. 가치체계는 개인이 좋고 나쁨을 인지하고 분류하도록 돕는 신념의 모음이다. 이러한 가치체계가 성적 의사결정을 하는 근거와 행동을 결정한다.

많은 미국인은 유대인의 기독교 종교 가르침을 성적 가치의 기준으로 삼는다. 그러나 문화적으로 다양한 미국 사람들은 다양한 성적 가치의 기준을 가지고 있으며, 이러한 기준 중에는 전통적인 유대인의 종교적 가르침에 반한 것도 있다. 미국 사람들이 보편적으로 받아들일 수 있는 일련의 성적 가치기준은 없다.

보편적으로 받아들일 수 있는 가치는 사람들이 행동기준을 결정하는 데 도움이 되지만, 이러한 기준은 종종 시간과 문화에 따라 달라진다. 예를 들면, 1차 세계전쟁 이전에는 예의바른 미국 남성이나 여성이 공공장소에서 신체의 많은 부분을 노출하는 것이 사회적으로 받아들여지지 않았었다. 오늘날, 대부분의 미국 사람은 사람들이 신체의 많은 부분을 노출시키는 옷을 입는 것을 용납하며, 특히 더운 날씨에는 허용이 된다. 그러나 몇몇 문화권에서는 공공장소에서 몸을 노출하는 옷을 입으면 크게 비난을 받기 때문에 수백 년 동안 사회에서 허용하는 스타일의 옷만을 입고 있다(그림 6-4).

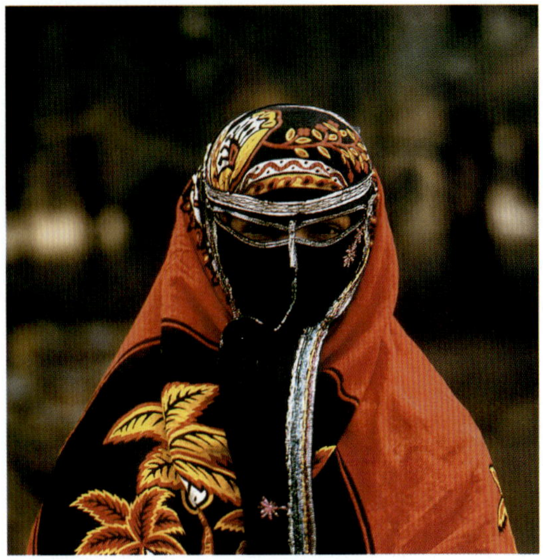

그림 6-4 문화적으로 적절한 의복. 대부분의 이슬람교 나라에서 사회적으로 허용하는 유일한 여성 의복 스타일은 눈과 손을 제외한 모든 몸을 덮는 것이다.

젠더 정체성과 역할

젠더(gender)는 해부학적이고 유전적인 특성을 포함한 많은 기준에 근거해서 사람의 성(sex)을 분류한 것이다. **젠더 정체성(gender identity)**은 자기자신을 남성이나 여성으로 인식하는 개인의 인식이다. 여러 생물학적이고 사회학적인, 그리고 환경적인 영향이 아이들의 젠더 정체성을 결정한다.

출생 전에는 유전적이고 호르몬적인 요인이 배아 뇌의 성분화에 영향을 준다. 출생 후에는 사회적 요인이 젠더 정체성에 주요한 영향을 미친다. 아이들이 사람들과 상호작용하면서 성역할과 성적 고정관념을 관찰하고 배운다. **젠더역할(gender role)**은 특정 문화권에서 전통적으로 여성답거나 남성답다고 생각되는 행동, 태도, 개성에 따라 달라진다. **성적 고정관념(sexual stereotype)**은 한 성에 대해 널리 보급되어 연상되는 특정 인식이다. 이러한 성적 고정관념의 예로는, 남성은 푸른색이고 여성은 핑크색이라는 생각, 또는 여성은 수동적이고 남성은 공격적이라는 생각이 있다.

젠더(gender) 해부학적이고 유전적인 특성을 포함한 많은 기준에 근거해서 사람의 성을 분류한 것.

젠더 정체성(gender identity) 자기자신을 남성이나 여성으로 인식하는 개인의 인식.

젠더 역할(gender role) 특정 문화권에서 전통적으로 여성답거나 남성답다고 생각되는 행동, 태도, 개성의 양상.

성적 고정관념(sexual stereotype) 한 성에 대해 널리 보급되어 연상되는 특정인식.

전세계에서 이성간의 명백한 생물학적 차이가 전통적인 성역할에 대한 기초가 되었다. 예를 들면, 많은 문화권에서 여성은 일상적으로 아이를 기르고 집안일을 하는 책임을 가지고 있다. 이러한 전통적인 성역할은 아이를 낳고 돌보는 여성의 생물학적 역할로부터 유래했을 것이다. 또한 일반적으로 남성은 육체적으로 여성보다 더 강하기 때문에 남성의 통상적인 역할은 특히 수렵채집이나 농업사회에서 가족을 보호하고 부양하는 것이다.

생물학적인 요인에 더해서, 문화(종종 인종과 민족성)와 종교도 성태도와 성행동에 크게 영향을 준다. 많은 문화권에서 남성은 성적으로 공격적이라고 배우고 여성은 성적으로 수동적이라고 배운다. 이러한 성적 고정관념에 따라 남성은 항상 섹스를 간절히 바라기 때문에, 자신의 마음이 끌리는 대로 적극적으로 성적 접촉을 시도한다. 여성은 남성보다 섹스에 흥미가 없기 때문에 남성이 성적 접촉을 시도하면 이것을 기꺼이 받아들이는 수동적인 태도를 취한다.

미국에서 부모, 친구, 선생님, 그리고 매체가 아이들의 성역할 인식에 영향을 미친다. 예를 들면, 엄마가 딸들의 사회화를 위한 일차적인 중개자인 것으로 나타난다.

건강의 이모저모
Diversity in Health

처녀성의 가치

일부 미국 부모는 자녀들에게 처녀성을 결혼 첫날밤에 파트너에게 주는 선물이라고 가르친다. 미국 젊은이의 대부분이 10대에 성관계를 갖기 때문에, 결혼 전 처녀성의 중요성이 소멸되고 있다. 그러나 많은 사람들에게 처녀성은 아직도 매우 가치 있게 여겨지고 있다.

고대 이래로, 여러 문화권의 사람들은 신부의 처녀막 상태를 성적 내력을 대변하는 것으로 사용해 왔다. 이러한 문화권에서 처녀막의 존재는 처녀성의 표시로 여겨졌다. 처녀막의 생물학적 기능이 알려져 있지 않지만, 이러한 얇은 막 조직은 보통 질 입구의 일부를 덮고 있다. 대부분의 처녀막에는 월경혈이 배출될 수 있는 넓이의 구멍이 적어도 하나 이상 존재한다. 많은 경우에, 이러한 구멍은 너무 좁아서 남성의 음경이 삽입되면 처녀막은 파열된다.

구약성경에 따르면, 신부가 결혼 첫날밤에 처녀가 아니었음을 알게 된 신랑은 동네 사람들로 하여금 신부를 돌로 쳐 죽이도록 하는 권한을 가졌다. 일부 고대사회에서, 자신의 처녀성을 증명할 수 없었던 새신부는 자신의 고향에서 추방당하거나 고문당하거나 죽임을 당하곤 했다. 상대 남성이 누군지 밝혀진다면, 그 사람도 같은 처벌을 받았다. 오늘날, 특히 인도, 인도네시아, 중국, 대만, 이란, 터키, 아랍 국가에서 처녀성은 아직도 파트너를 선택하기 위한 중요한 기준이 되고 있다. 그러나 이러한 대부분의 국가에서 성관계를 가졌던 새신부는 보통 과거보다 덜 가혹한 처벌을 받는다. 이 신부는 남편에게 거절당해 "중고상품"으로 가족에게 돌려보내지기도 한다. 신부의 가족은 이웃으로부터 낭패와 조롱을 당하게 되어서 그녀와 의절하기도 한다.

이슬람 전통에 따르면 여성의 처녀성은 자신과 자신의 가족, 그리고 미래의 신랑과 신랑의 가족에 대한 명예의 기반이다. 이슬람교도는 여자 아이들이 처녀인 신부로 사춘기에 접어들도록 일찍 결혼을 준비한다. 아프리카 국가인 모로코의 사회학자 패티마 메르니시(Fatima Mernissi, 1987)의 견해에 따르면, 이슬람교도 남자는 부인들, 딸들, 여자 형제들의 성을 통제함으로써 자신의 존중과 긍지를 유지한다고 한다. 많은 이슬람교도 지역사회에서 낯선 남자가 있을 때나 공공장소에서의 젊은 여성은 엄격하게 베일로 가려지도록 강요된다(그림 6-4). 이들이 베일로 가리지 않으면, 심하게 처벌받거나 자신의 외모로 남성들을 성적으로 유혹한다고 해서 창녀로 불린다. 나이 먹은 이슬람교도 여성은 이제 더 이상 성적으로 유혹적이지 않다고 여겨져 종종 공공장소에서 베일을 벗는다.

아프리카, 아시아, 지중해 섬나라의 시골 지역에는 신부가 결혼 첫날밤에 처녀성을 잃었는지를 증명하려는 몇몇 종교적 의식을 행하는 결혼관습이 있다. 그리스의 일부지역에서는 신랑 친구가 결혼식 다음 날 아침에 신부가 이제 처녀가 아니라는 소식을 듣기 위해 신혼집 창문 밖에 모인다. 신랑이 기대했던 발표를 하면 모여 있던 친구들은 하늘을 향해 총을 쏘며 축하한다. 이슬람교도들이 거주하는 많은 중동 마을에서는 증거로서 신랑이 신부의 속바지나 혈흔이 묻은 시트를 보여 주는 관습이 있다.

처녀성의 사회적 가치는 너무 강력해서 일본과 이탈리아에서는 성관계를 가진 혼전 여성에게 처녀라는 느낌을 줄 수 있도록 하는 처녀막 재생수술이 일상적으로 시행된다. 일부 사회에서는 새신부가 소량의 닭피를 손에 쥐고 있다가 결혼 첫날밤에 시트에 문지르거나 질 입구 근처에 작은 상처를 내어서 성관계를 갖는 동안 피가 흐르도록 한다.

또한 경제적인 요인이 혼전 처녀성의 가치를 영속시키는 데 중요한 역할을 한다. 많은 문화권에서 재산이 아버지에게서 아들로 상속된다. 그러므로 가족은 남성 가문을 위해 처녀인 신부를 구함으로써 자신의 재정적 이익과 상속계통을 보호하려고 애쓴다. 처녀가 아닌 미혼여성은 또 다른 가족에 속한 남성의 남자 아이를 임신할 수 있다. DNA 검사를 할 수 없는 상황에서 아이의 부계를 확인하기 위해 저개발 지역의 시골 사람들은 처녀막의 존재를 처녀성의 표시로 인식한다. 여성을 재산으로 보는 견해와 더불어, 성적 순결, 여성의 처녀성, 순결한 혈흔, 가족의 명예 등의 문화적 규범도 여성의 행동을 통제하는 데 기여한다.

일부 사회에서는 혼전 처녀성을 증명하기 위해서 의사들이 처녀성을 검사한다. 문화적, 역사적, 경제적, 그리고 다른 요인들이 처녀성 검사를 영속시킨다 하더라도, 터키 의사협회는 이러한 검사를 성폭력의 한 형태로 생각했다. 5명의 10대 소녀가 처녀성 검사를 받는 것 대신에 쥐약을 먹고 자살한 이후인 1999년 터키에서 처녀성 검사가 금지되었다. 또 다른 여자가 투신자살을 하였다. 그러나 2001년에 터키 보건부 장관이 간호학생들에 대한 처녀성 검사를 정식으로 허가했다. 처녀성을 잃은 것으로 밝혀진 사람들은 학교에서 추방되었다. 이러한 검사에 대한 대중들의 강력한 항의가 있었고, 2002년 2월에 터키 정부는 학교장이 여학생들이 처녀인지를 검사하도록 허락했던 문구를 법조항에서 완전히 삭제하였다.

자료출처: Mernissi, F.(1987). Beyond the veil: Male-female dynamics in modern Muslim society. Bloomington, IN: Indiana University Press.

아이와 결혼과 직업에 대한 시간에 따른 엄마와 딸들의 태도 연구결과에 따르면, 딸이 소녀에서 청소년인 어린 10대가 되었을 때 엄마와 딸의 태도는 유사한 것으로 나타난다. 딸이 성인이 되었을 때에도 이들의 성역할 태도가 자신의 어머니와 아직도 아주 유사한 것으로 나타난다. 즉 양 집단의 태도가 시간에 따라 유사한 패턴으로 변하는 것이다.

이들이 대학생일 때, 성역할에 대한 이들의 인식이 어떻게 변할 것인가? Bryant(2003)는 일반적으로 미국 전역의 대학생들은 입학할 때보다는 졸업한 후에 남성과 여성의 역할을 덜 전통적인 방법으로 인식한다는 것을 발견했다. 그럼에도 불구하고, 대학 입학시와 4년 후에 여성은 남성보다 평등주의자로서의 성역할 태도(성평등)를 간직한다. 학문적인 일, 동료, 여성의 학습 진로에 대한 경험으로 성역할에 대한 학생의 인식이 적절하게 모양을 갖추게 된다.

성차별(sexism)
한쪽 성에 대한 차별과 편견.

성전환자(transsexual)
자신의 생물학적 성에 만족하지 않는 사람.

성적 지향성 (sexual orientation)
동성이나 이성에 대한 사람의 낭만적인 생각, 느낌, 매력의 방향.

이성애자(heterosexual)
반대 성의 사람에게 성적으로 끌리는 사람.

전통적인 성이 **성차별(sexism)**을 가져오고, 이를 촉진한다는 이유로 일부 미국인은 이러한 성에 대한 고정관념을 거부한다. 한쪽 성에 대한 차별과 편견인 성차별은 많은 사회에서 공통적으로 나타난다. 미국과 다른 나라의 많은 여성에 대해서 성차별 주의자의 관습은 직장, 학교, 집에서 이들의 지위와 건강에 영향을 미친다. 여성에 대한 성희롱과 성폭력은 성차별의 양태들이다. 백인 미국 남성은 일터에서 고용기준이 여성에게 유리할 때 종종 성차별을 받고 있다고 느낀다.

과거 20여 년에 걸쳐 여성에게 적절한 행동을 보다 관대하게 받아들이도록 미국 사회규범이 변했다. 여성은 이제 남성에게 데이트를 요청하기가 훨씬 더 편안해졌다. 남성과 여성은 성행동을 시작하거나 거절하기가 자유로워졌다. 추가적으로, 비전통적인 일을 선택하고 성역할에 대해 유연해지는 데 자유롭게 느끼는 미국 사람의 수가 증가하고 있다. 몇몇 가족에서는 전통적인 성역할이 뒤집어지기도 한다. 예를 들면, 여성이 집 밖에서 일하고, 반면에 남성은 집에 머물면서 아이들을 돌보고 집안일을 한다.

성전환증

몇몇 경우에 사람의 젠더 정체성은 자신의 생물학적 성과 혼동되는데, 이러한 상태를 *젠더 혼란(gender dysphoria)*이라 한다. 이러한 장애를 가진 사람은 반대 성을 가진 몸 안에 갇혀 있다고 느끼며, 이러한 사람을 **성전환자(transsexual)**라 한다. 자신의 자아개념을 만족시키기 위하여, 이러한 성전환자는 종종 반대 성처럼 옷을 입거나 행동한다. International Foundation for Gender Education에 따르면, 1,000명이나 10,000명 중 1명이 성전환자라고 한다. 이러한 최근의 조사에 따르면, 대략 절반이 남성에서 여성으로의 성전환자이고, 나머지 절반은 여성에서 남성으로의 성전환자이다(Greenberg et al., 2004).

성전환자는 자신의 젠더 정체성의 갈등을 치유하기 위하여 자주 심리치료와 호르몬 치료를 받는다. 또 다른 부류는 성적인 외모를 바꾸기 위하여 성전환수술을 받기도 한다. 성전환수술은 보통 생식기를 제거한 후에 반대 성의 생식기를 만들어 붙이지만, 이러한 수술을 통해 새롭게 만들어진 생식기는 원래의 생식기와 같은 기능을 수행하지는 못한다.

건강한 생활습관
Healthy Living Practices

- 섹슈얼리티에 관한 책임 있는 결정을 하기 위해서는 자신의 성행동이 자기자신과 다른 사람에게 어떠한 영향을 미칠지를 생각하라.

성적 지향성

인간의 섹슈얼리티 중에서 가장 감정적으로 민감한 부분은 사람의 낭만적인 생각, 느낌, 매력의 방향인 **성적 지향성(sexual orientation)**이다. 유럽과 미국의 연구자료에 따르면, 사람의 약 90~95%가 자기자신을 **이성애자(heterosexual)**로 인식하여 반대 성의 사람에게 성적으로 끌린다(Sell et al., 1995; Smith, 2003; Greenberg et al., 2004). 그리고 그 나머지가 자기자신을 **동성애자(homosexual)**나 **양성애자(bisexual)**로 인식하고 있다. 동성애자는 성적으로 같은 성의 사람에게 끌리고, 양성애자는 남녀 모두에게 성적 행동을 보인다.

통계치가 빠르게 변하기는 하지만, 동성애자 중 약 65~75%가 남성이고 나머지가 여성이다(Greenberg et al., 2004). 남성 동성애자와 여성 동성애자는 일반적으로 *게이(gay)*라고 불리는데, 특히 여성 동성애자는 *레즈비언(lesbian)*이라고도 불린다. 성과학자인 Alfred Kinsey의 제안에 따르면, 성적 지향성은 양쪽 끝에 놓여진 이성애자와 동성애자를 연결하는 연장선 위에 양성애 정도에 따라 위치되어진다(Kinsey et al., 1953)(그림 6-5). 성적 지향성은 사회인구 통계학적 집단에 따라서 크게 달라지지 않는다(Smith, 2003)

천성적인 것인가, 양육된 것인가?

동성애자를 포함한 많은 사람들은 자신의 성적 지향성을 스스로 선택하는 것일까? 최근까지 동성애는 학습된 행동이어서 어릴 때부터 일찍이 동성애자와 개인적인 접촉을 하고 성적인 경험을 함으로써 동성애자가 된다고 생각했다. 요즈음 어린아이가 성인이 되었을 때 어떤 성적 지향성을 가질지를 예측할 수 있는 공통점을 찾지 못하였다. 어린아이들은 같은 성의 다른 아이들과 어울리지만, 대부분은 이성애자로 성장한다. 몇몇 게이와 레즈비언은 어린 나이 때부터 자신들이 남다르다는 것을 알지만, 10대나 20대 초반이 될 때까지 자신이 동성애자라는 것을 인식하지 못한다. 오늘날 전문가들의 의견에 따르면, 일반적으로 동성애자는 자신의 성적 지향성을 선택한 것도 아니고, 전부는 아니지만 게이들이 자신의 성적 선호도를 바꾸는 것도 쉽지 않다고 한다.

또한 동성애의 생물학적 원인에 대한 연구가 오래 전부터 이루어져 왔다. 1990년대 초의 연구결과에 따르면, 뇌 시상하부에 있는 작은 세포집단에서 이성애자와 동성애자 남성 사이에 기질적인 차이가 있다고 보고되었다(LeVay,1991). 1993년에 분자유전학자인 Dean Hamer와 그 동료(1993)의 연구에 따르면, 남성 동성애자의 X 염색체의 특정 영역이 남성의 성적 지향성에 어느 정도 관여하며, X 염색체의 이러한 특정 부분을 "게이 유전자(gay gene)"라고 한다. 그러나 보다 더 최근의 결과에 따르면, 성적 지향성에 영향을 주는 유전자가 존재하지 않는다고 한다(Rice et al., 1999; Wickelgren, 1999).

많은 과학자들의 가설에 따르면, 태아의 뇌가 남성 호르몬에 노출되는 것이 동성애와 관계된다고 한다. 또한 오른손잡이든 왼손잡이든 한쪽 손을 쓰는 경향이 이러한 노출과 연결되어 있어서, 한쪽 손을 쓰는 경향이 성전환자와 동성애자의 성적 지향성과 관련된다고 보고되었다. 즉 이성애자보다 성전환자와 동성애자에서 훨씬 더 많은 사람들이 왼손잡이라는 것이다(Green & Young, 2001; Lalumiere et al. 2000). 이러한 결과를 포함한 다른 연구결과에 따라, 성적 지향성 발달의 열쇠로 뇌가 주목받고 있지만, 현재 성적 지향성과 성정체성 발달에 대해 어떤 일관성 있는 이론이 없으며, 아마도 여러 요인들이 복합적으로 관계되어 있을 것으로 생각된다.

동성애와 사회

고대 이래로 대부분의 사회에서 동성애자가 있어 왔다. 동성애자는 모든 인종, 민족, 사회경제, 종교, 그리고 직업 집단에 존재한다. 많은 동성애자가 자신의 성적 지향성을 자신의 친구와 이웃에게 숨겨 왔고, 일부 동성애자는 자신의 성적 선호도를 공개하는 커밍아웃(comming out)을 결정했다.

호모혐오(homophobia)란 동성애자에 대한 강한 두려움이나 적개심을 나타내는 것을 말하지만, 동성애(homosexuality)에 반대하는 모든 사람들이 다 게이들을 두려워하거나 적대감을 갖지 않으므로, 이들을 호모혐오적*(homophobic)*이라고 하는 것보다

동성애자(homosexual) 자신과 같은 성의 사람에게 성적으로 끌리는 사람.

양성애자(bisexual) 남녀 모두에게 성적 행동을 보이는 사람.

호모혐오(homophobia) 동성애자에 대한 강한 두려움이나 적개심.

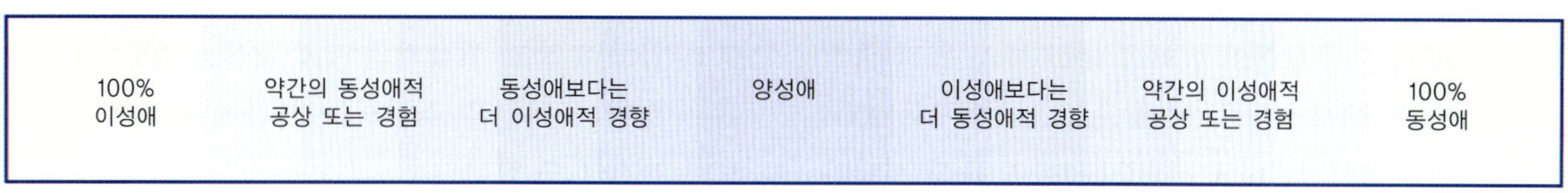

100% 이성애
약간의 동성애적 공상 또는 경험
동성애보다는 더 이성애적 경향
양성애
이성애보다는 더 동성애적 경향
약간의 이성애적 공상 또는 경험
100% 동성애

그림 6-5 Kinsey의 성적 지향성의 연속체. 성 연구가인 Alfred Kinsey는 성적 지향성은 양 끝에 완전한 이성애와 동성애 지점을 가지고 있고, 그 사이에 양성애가 정도에 따라 존재하는 연속체라고 생각했다.

는 *반동성애(antihomosexual)*라고 표현하는 것이 더 적절한 것으로 보인다.

많은 이성애자는 게이의 성행동이 자연스럽지 않거나 자신의 종교적 신념과 상반되기 때문에 동성애를 받아들이지 않는다. 또 어떤 사람들은 게이가 에이즈(acquired immune deficiency syndrome, AIDS)와 관련되어 있기 때문에 게이와의 접촉을 두려워한다. 연구결과에 따르면, 일반적으로 여성이 남성보다 동성애자에 대해서 조금 덜 부정적인 태도와 신념을 보이고, 조금 덜 반동성애적 행동을 보인다(Johnson et al., 1997; Whitley & Kite, 1995).

성교(sexual intercourse) 음경을 질에 삽입하는 것.

성교행위(coitus) 음경을 질에 삽입하는 행위로 종종 질성교(vaginal sex)를 의미.

애무(petting) 질성교의 대용이나 전희를목적으로 하는 성행위.

동성애자는 자신의 가족과 사회 구성원으로부터 적대감과 거부감을 받기 때문에 자신이 고립되었다고 느끼고 낮은 자아존중감을 가지곤 한다. 가족상담을 통해 동성애 자녀와 부모 사이의 관계가 개선될 수 있으며, 또한 게이는 다른 동성애자와 사회적 네트워크를 형성함으로써 자아개념을 향상시킬 수 있다.

1996년 미국 대통령 Bill Clinton은 "결혼보호(Defense of Marriage)" 법안을 통과시켰다. 이 법안은 동성애자끼리의 결혼을 인정하지 않고, 다른 주에서 시행된 동성간의 결혼을 인정하지 않을 수 있도록 하였다(Carney, 1996). 그러나 게이 부부는 종종 동거생활을 하고, 가족적 협력관계(domestic partnerships)라 불리는 평생서약을 이행한다. 이와 같은 가족적 협력관계에 있는 사람은 종종 가사의 경제적 부담과 재산을 공유하고 아이들을 양육하기 때문에 배우자가 사망할 경우, 보험금을 요청할 수 있는 법적 권리와 보호를 이성애자의 결혼한 부부와 똑같이 갖기를 원한다.

2000년 7월 1일, 버몬트(Vermont)주에서 게이 간의 동성결혼(civil union)이 인정되었다. 샌프란시스코(San Francisco)와 시애틀(Seattle)과 같은 몇몇 도시와 일부 주에서 이전의 결혼에서 낳은 아이를 양자로 입양할 수 있는 권리와 같은 동성간의 협약에 대한 특정 법적 관점이 인정되었다. 매사추세츠(Massachusetts)주에서 2004년 5월 17일에 게이결혼(gay marriage)이 법률상 정당하다고 인정되었다. 캘리포니아(California)주에서 남녀간의 결혼만을 인정함에도 불구하고, 2004년 초에 샌프란시스코 시장인 Gavin Newsom이 게이 커플들에게 4,000개의 결혼 인증서를 발행했다. 그러나 2004년 8월 캘리포니아 주 대법원에서 샌프란시스코 시장이 월권을 한 것이라고 만장일치로 판결이 내려졌으며, 시청에 의해 허용되었던 게이와 레지비언 커플들의 결혼이 원초적으로 무효이며, 법적으로도 무효라고 공표되었다. 그리고 나서 2005년 3월 캘리포니아에서 내려진 게이 결혼 금지령이 샌프란시스코 고등법원에서 다시 뒤집어졌다. 이 글을 쓰고 있는 지금, George W. Bush 대통령이 주축이 된 게이 결혼의 반대자는 게이와 레지비언의 결혼을 금지하도록 미국 헌법을 개정하려고 하고 있다.

건강한 생활습관
Healthy Living Practices

- 만일, 자신의 성적 지향성이 혼란스럽거나 괴롭다면 전문 상담자를 찾아가 볼 것을 고려하라.

성행동의 다양성

배우자간의 일반적인 성행위

대부분의 이성애자는 남성의 음경을 여성의 질에 삽입하는 질성교(vaginal sex)를 친숙한 **성교(sexual intercourse)**로 인식한다. 질성교, 즉 **성교행위(coitus)**는 이성애자 성인이 행하는 친밀한 성행동의 가장 일반적이고 대중적인 형태이다. 평균적으로, 미국 성인은 대략 일주일에 일회정도 질성교를 한다고 알려졌다. 결혼한 사람은 미혼자나 이혼자 또는 미망인보다 질성교 횟수가 높고, 부부가 결혼한지 오래 되면 될수록 질성교 횟수가 감소하는 것으로 나타났다(Smith, 2003).

부부는 종종 질성교의 대용이나 전희를 목적으로 **애무(petting)**를 한다. 애무는 키스와 유방 쓰다듬기에서부터 구강성교에 이르기까지 여러 가지 성행위를 포함한다. 또한 이성애를 하는 부부는 남성의 음경을 여성의 질 내로 삽입하지 않고 생식기를 서로 문지르기도 한다. 임신이나 성병의 위험을 걱정하는 사람에게 애무는 질성교보다 안전할 수 있다.

질성교만큼 보편적이지는 않지만, 구강성교(oral sex)도 일반적인 성행위가 되어 가고 있다. **커니링구스**

(cunnilingus)는 입과 혀를 사용하여 여성 생식기를 자극하는 행위이고, **펠라치오**(fellatio)는 남성 생식기를 구강으로 자극하는 행위를 말한다. 금세기 초기에 결혼한 사람조차도 이성애자가 구강성교를 하는 경우는 거의 없었으나, 1970년대 즈음에 성관련 도서들이 구강성교를 일상적인 성행위로 포함하기 시작했다. 미국 남성과 여성의 75% 이상이 구강성교를 받아 보았거나 시행해 보았으며(Michael et al., 1994), 질성교를 통해 극치감을 느낄 수 없었던 여성이 종종 구강성교로 극치감을 느낀다고 한다.

몇몇 부부는 항문 주변을 음경이나 입 또는 손가락으로 자극하는 항문성교(anal sex)가 좋았다고 한다. 항문성교가 게이 남성들의 일반적인 성행위이긴 하지만 이성애의 부부가 이러한 성행위를 시도하는 숫자가 증가하고 있으며, 이성애자의 10~20%가 적어도 한 번은 항문성교를 해 본 적이 있다고 보고되었다(Michael et al., 1994). 그러나 여성들이 선호하는 성행위 순위에서 항문성교는 여성들이 가장 선호하지 않는 순위의 성행위이다.

항문성교는 통증을 수반하기 때문에 많은 여성들이 항문성교를 선호하지 않는다. 항문입구 주변의 근육은 자극을 받았을 때에도 단단하게 죄어져 있기 때문에 큰 단단한 물체가 항문으로 들어가는 것이 어렵다. 따라서 이러한 물체를 억지로 항문으로 삽입하면 항문의 연약한 조직이 찢어져서 통증을 유발할 수 있다는 것이다.

또한 항문성교는 감염을 퍼뜨릴 수 있다. 만일, 항문성교 후에 질성교가 이루어진다면, 세균이 직장에서 질이나 요도(소변이 방광으로부터 운반되는 관)로 감염될 수 있다. 이러한 세균은 질과 방광의 감염을 야기시킨다. 이러한 세균의 감염을 예방하기 위해서는 항문성교 후에 질이나 다른 사람의 직장으로 음경이나 손가락을 삽입하기 전에 이들을 깨끗이 씻어야 한다. 여성은 질성교 후에 소변을 배설하여 요도로 들어온 세균에 의한 방광 감염을 최소화할 수 있다. 또한 항문성교는 감염된 배우자로부터 에이즈나 다른 성병의 감염위험을 증가시킨다. 항문성교시에 라텍스 콘돔을 사용하면 이러한 위험을 완전하지는 않지만 감소시킬 수 있다.

혼자하는 성행동

성을 통해 즐거움을 얻기 위해서 반드시 배우자가 필요한 것은 아니다. 성적 자극에 민감한 자신의 성감대(특히, 생식기)를 쓰다듬고 문지르는 자위행위(masturbation)를 통해 극치감에 도달할 수도 있다. 자위행위를 행함으로 사람들이 죄의식을 느끼거나 부끄럽게 느낄 수도 있지만, 이러한 행위는 일반적이다. National Health and Social Life Survey(NHSLS)의 조사에 따르면, 18~59세의 연령층의 응답자에서 남성의 60%와 여성의 40% 정도가 과거에 적어도 한번은 자위행위를 경험했다고 보고했다(Michael et al., 1994). 다른 연구의 자료에 따르면, 거의 모든 남성은 특정 발달단계에서 자위행위를 경험한 것으로 나타났다.

사람들은 청소년기의 소년과 미혼 남성만이 자위행위를 한다고 생각하지만, 여성과 결혼했거나 동거하는 사람 또한 자신들의 파트너가 여의치 않을 때 자위행위를 행한다. 몇몇 여성은 질성교로는 극치감을 느끼지 못하기 때문에 자위행위를 하기도 한다. 이러한 여성은 자신의 가장 민감한 성감대나 가장 자극적인 성체위에 대해서 자신의 배우자와 대화하기를 꺼리기도 한다. 자위행위를 하는 이유가 무엇이든지간에, 자위행위를 통해 성적 긴장감을 아무 문제없이 완화시킬 수 있다. 자위행위는 생리적으로 아무런 해가 없으며, 성관계에 부정적 영향을 끼친다는 어떠한 증거도 없다(Greenberg et al., 2004).

커니링구스(cunnilingus)
입과 혀를 사용하여 여성 생식기를 자극하는 행위.

펠라치오(fellatio)
입과 혀를 사용하여 남성 생식기를 자극하는 행위.

금욕/성적 절제(celibacy/sexual abstinence)
보통 스스로의 선택에 의해서 성교를 억제하는 것.

금 욕

금욕(celibacy)이라는 **성적 절제**(sexual abstinence)는 보통 스스로의 선택에 의해서 성행위를 억제하는 것이다. 몇몇 종교의 성직자는 성적 절제를 연습하여 금욕의 삶을 살기도 한다. 몇몇 금욕하는 사람은 애무와 자위행위와 같은 성행위로 성적 욕구를 해소하기도 한다. 여성의 최대 임신가능시기에 일시적으로 금욕하는 것은 자연피임법의 하나이다(5장 참조). 임신 말기에 성행위가 너무 거북하고 불편하다면 질성교를 피할 수도 있다.

금욕은 해롭지 않으며 임신과 성병을 예방하는 가장 효과적인 방법이어서, 결혼 전인 10대에게 추천할 만하다.

건강한 생활습관
Healthy Living Practices

- 직장(rectum)에 사는 세균이 당신 몸의 다른 부분으로 퍼지지 않기 위해서는 항문 주변을 접촉한 후에는 깨끗이 씻어라.
- 에이즈 바이러스가 전염될 위험을 줄이기 위해서는 질성교나 항문성교시에 라텍스 콘돔을 사용하라.
- 성적 절제는 임신과 성병을 피하는 가장 확실한 방법이다.

낭만적 관계

사랑의 정의

사랑을 주고받는 것은 개인의 웰빙에 너무 중요해서 사회과학자는 사랑에 대해 깊이 숙고하고 그것의 기원, 특징, 단계에 대해 연구해 왔다. 사랑이란 무엇인가? 왜 사람은 사랑에 빠지는가?

사랑은 사람에 따라 다른 의미로 받아들여지기 때문에 정의하기가 어렵지만, 한 정의에 따르면 *사랑(love)*은 다른 사람을 향한 심리적인 매력과 연동된 행동, 생각, 그리고 정서의 복합체이다. 사랑의 종류나 정도가 무수히 많고, 사랑과 연결된 다양한 감정들이 존재한다. 관계, 다정함, 호의, 매력, 심취, 욕망 등이 사랑과 관련된 감정이다. 또한, 두 친구 사이의 사랑은 부모 자녀 사이의 사랑이나 부부간의 사랑과 아주 다를 수 있다. Maters와 Johnson이라는 성과학자에 따르면, 사랑의 모든 형태는 사람들의 웰빙에 대한 관심의 표현인, **돌봄(caring)**이라는 요소를 포함한다.

사랑의 의미를 측정하기 위한 질문지를 개발한 최초의 심리학자 중의 한사람인 Zick Rubin은 사랑하는 것과 좋아하는 것을 구별짓고자 하였다. 이에 따르면, 좋아하는 것은 애정과 존중의 특징을 가진 반면에, 사랑은 친밀, 애착, 돌봄, 책임의 특징을 갖는다(Rubin, 1973). **친밀(intimacy)**은 자신의 가장 개인적인 생각과 감정을 신뢰하는 상대에게 드러내는 것이다. **애착(attachment)**은 정서적인 지지를 주고 받기 위하여 함께 시간을 보내기를 바라는 것이다. **책임(commitment)**은 시간을 내기가 어려울 때조차도 관계를 유지하고자 결정하는 것이다. **애정(affection)**은 다른 사람을 향한 다정한 느낌이다. **존중(respect)**은 다른 사람이 가치롭고 배려해 받을 만하다고 느끼는 것이다.

돌봄(caring)
누군가의 안녕에 대한 관심의 표현.

친밀(intimacy)
자신의 가장 개인적인 생각과 감정을 신뢰하는 상대에게 드러내는 것.

애착(attachment)
정서적인 지지를 주고 받기 위하여 함께 시간을 보내기를 바라는 것.

책임(commitment)
시간을 내기가 어려울 때조차도 관계를 유지하고자 결정하는 것.

애정(affection)
다정함.

존중(respect)
다른 사람이 가치롭고 배려해 줄 만하다고 느끼는 것.

대부분의 사람은 정서적인 필요를 채워 주고자 다른 사람과 사랑하는 관계를 갖기를 열망하며, 그 보답으로 충족된 사랑을 얻는다. 즉 한 사람이 다른 한 사람을 사랑할 때, 당사자는 보답으로 사랑을 받는다. 사랑에 빠져있는 사람은 자아실현을 성취하는 데 얽매이지 않는다고 느낀다(2장 참고). 왜냐하면 이들의 관계가 정서적으로, 사회적으로, 정신적으로 성장할 뿐만 아니라, 상호간의 독립심을 불러일으키기 때문이다.

사랑에 대한 심리학자의 이론

1922년 Sigmund Freud로부터 시작해서, 많은 심리학자가 사랑의 현상을 설명하고자 하였다. 초기에 Freud와 같은 "사랑 이론가"는 정신적이거나 정서적인 문제와 무력감을 진단하고 치료하고 연구하는 임상심리학자였다. 이들 이론의 기본생각은 사람이 자기 자신을 위해 다른 사람을 사랑한다기보다는 자신의 문제나 부족함을 치료하고자 다른 사람을 사랑한다는 것이다.

최근 10여 년 간, 사회심리학자는 사랑에 대한 이론을 정립했다. 이러한 전문가들은 개성을 설명하려고 하면서도 사회적 배경하에서의 개인을 조사함으로써 의문점을 탐구했다. 여기서 개성(personality)이란 개인을 특징짓는 행동, 생각, 동기, 정서의 구별적 패턴을 말한다.

1956년에 Eric Fromm은 사랑에 대한 자신의 생각을 "*사랑의 기술(The Art of Loving)*"이라는 책에 서술했다. 제목에서 보여진 것처럼 Fromm의 기본적인 생각은 사랑이 기술이고, 따라서 배우고 연습해야 한다는 것이다. Fromm은 또한 어머니의 사랑과 애욕적인(erotic) 사랑처럼 사랑의 유형을 구분했다.

1973년 John Alan Lee는 6가지 종류의 사랑을 정립하였다. 그의 이론은 다른 연구자들에 의해서 지지되었다. 표 6-1에 보여 준 사랑의 목록에서 사랑의 이름(그리스어에서 인용), 의미와 특징을 볼 수 있다. 당신이 어떤 형태의 사랑을 선택해 왔는지를 보려면, [자가건강 평가서]에서 제공된 "사랑의 태도 척도"을 검사해 보는 것이 도움이 될 것이다.

1986년에 Robert Sternberg는 (그림 6-6a)에서처럼 삼각

표 6-1 Lee의 사랑의 6가지 유형

이 름	의 미	특 징
루두스(ludus)	유희적인 사랑	사랑의 즐거움을 "쫓지"만 "잡지" 않는 것을 좋아함.
에로스(eros)	낭만적이고 열정적인 사랑	"진짜" 사랑이지만 "순간"적임.
스토르지(storge)	애정어린 친구 같은 사랑	사랑은 친구관계에서 성장한다고 믿음.
마니아(mania)	소유적이고 의존적인 사랑	애인의 관심이 제일 중요하다고 믿음.
프라그마(pragma)	논리적이고 실용적인 사랑	가장 좋은 애인은 정해진 기준에 적합할 것이라고 생각함.
아가페(agape)	헌신적인 사랑	애인의 짐을 짊어져서 애인이 고통받지 않기를 원함.

자료출처: Lee, J.A.(1973). *The colours of love*. Ontario, Canada: New Press.

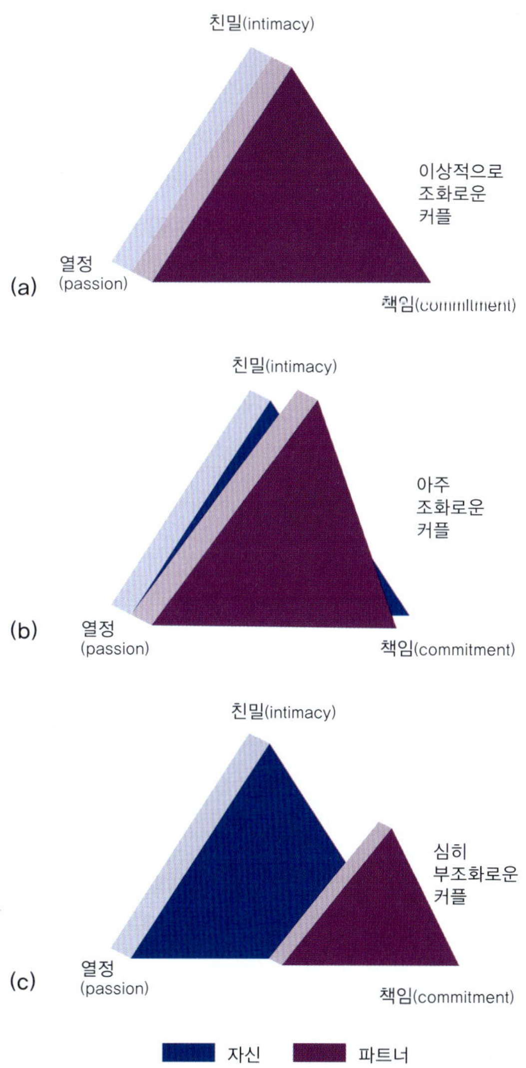

그림 6-6 Sternberg의 사랑의 삼각형. 심리학자인 Robert Sternberg는 사랑의 3가지 요소(친밀, 책임, 열정)를 삼각형의 꼭지점에 통합한 모델을 제안했다. 동일한 "사랑의 삼각형"을 가진 커플(a)이 유사한 삼각형을 가진 커플(b)이나 많이 불일치한 삼각형을 가진 커플(c)보다 성적 감정과 태도를 훨씬 더 많이 공유하므로 더 만족스러운 상호관계를 가진다.

형의 꼭지점을 형상화한 3개의 요소(친밀, 책임, 열정)가 통합된 "사랑의 삼각형 이론"을 발달시켰다. 친밀이라는 요소는 따뜻함의 감정을 불러일으키는 행동을 포함하는 반면에 책임이라는 요소는 관계를 지속하는 것은 물론, 사랑하기로 결정하는 것이다. 열정은 성적인 열정뿐만 아니라, 열렬한 반응을 이끌어 내는 필요의 실현과 관련된다. 이러한 3개 요소의 균형이 삼각형의 모양을 결정하고, 사랑의 양은 삼각형의 면적에 해당된다.

사랑 관계에 있는 사람은 종종 서로 다른 친밀, 책임, 열정의 감정을 갖는다. 두 사람이 서로 상호작용하여 사랑에 빠져 있다 하더라도, 한 사람이 사랑받는 것보다 상대를 더 많이 사랑하고 사랑의 3요소가 서로 다르게 균형을 이루고 있다면, 사랑의 삼각형은 서로 일치하지 않을 것이다. Sternberg에 따르면 사랑의 삼각형 모양이 유사한 부부가 자신들의 관계를 보다 더 만족스러워 한다고 한다. 왜냐하면 그림 6-6c에서의 불일치한 삼각형을 가진 부부보다 그림 6-6b에서의 거의 일치한 삼각형을 가진 부부가 사랑과 관련된 감정과 태도를 더 많이 공유하기 때문이다. Sternberg는 사랑의 삼각형 이론에 따라 사랑을 측정하는 척도를 개발했다(Sternberg, 1997, 1998).

최종적으로 Sternberg의 주장에 따르면, 사랑의 요소가 단지 3개만 존재하지만, 이러한 3개의 요소는 여러 방법으로 조합되어 7가지 유형의 사랑이 나타난다(Sternberg, 1998). 예를 들면, 3개의 요소가 모두 없다면 사랑하지 않는 것이고, 3가지 요소가 모두 존재한다면 완전한 사랑을 나타낸다. 표 6-2의 목록은 Sternberg의 사랑의 종류와 각각의 구성요소를 보여 준다.

사랑의 애착

부모와 자녀들 사이에 형성된 초기의 애착은 자녀가 성인이 된 후, 이들과 긴밀하고 안정된 관계를 형성하는 데 영향을 준다. *애착(bonds, attachments)*은 어린아이가 놀라거나 피곤하거나 배고프거나 아플 때, 부모와 같은 특정 사람과 밀착하려는 본능적 욕구이다. 어린아이는 이러한 사람과 가깝게 유지하기 위하여 시선 마주치기, 미소, 울부짖음, 매달리기와 같은 애착을 표현하는 행동을 한다. 이들이 아이에게 어떻게 반응하느냐에 따라 어린아이가 형성하는 애착의 종류(안전, 양면성, 또는 회피)가 결정된다.

예를 들면, 어린아이가 배고플 때, 애착 대상자(예를 들면, 엄마나 아빠)로부터 돌봄을 받기 위하여 울부짖는 것과 같은 애착행동을 나타낸다. 이러한 요구에 따른 돌봄의 반응은 보통 접촉, 시선 마주치기, 미소, 우유 먹이기 등이다. 어린아이가 이러한 돌봄의 반응을 지속적으로 받으면 신뢰가 쌓인다. 어린아이가 이러한 반응을 지속적으로 받지 못하면 아이는 불신을 키우고 애착행동을 멈출 수도 있다. 시간이 지나감에 따라 시선 마주치기의 결핍, 파괴적인 행동, 부적절한 친구 관계와 같은 증상이 나타난다. 자신의 부모와 부족한 애착을 경험한 몇몇 아이들은 정서적으로 성인들과 가까워지는 것을 피하려고 한다.

전문가들의 견해에 따르면, 정서적으로 거리가 있고 무관심한 부모를 가진 아이는 *불안한 연인(anxious lover)*으로 성장하기도 한다. 불안한 연인은 종종 자신의 성적 관계의 질에 대한 불안감이 크고 자신의 배우자를 신뢰할 수 없으며, 오랜 기간 책임을 지려고 하지 않는다. 그러나 부모가 자녀의 정서적인 요구를 충족시켜 주고 자주 그들에 대한 애정을 표현한다면 아이들은 안전한 연인(secure lover)으로 성장한다. 안전한 연인은 불안한 연인보다 다른 성인들과 신뢰와 책임 있는 관계를 더 잘 형성한다.

표 6-2 Sternberg의 사랑의 7가지 유형

사랑의 종류	사랑의 요소		
	친밀	열정	책임
사랑이 아님	−	−	−
좋아함	+	−	−
도취성 사랑	−	+	−
공허한 사랑	−	−	+
낭만적 사랑	+	+	−
우애적 사랑	+	−	+
얼빠진 사랑	−	+	+
완전한 사랑	+	+	+

자료출처 : Sternberg, R.J.(1998). *Cupid's arrow: The course of love through time*. Cambridge, UK:Cambridge University PRess. p.17. Reprinted by permission of the author.

시간에 따른 사랑의 변화

육체적인 매력이 가장 크게 다가오고 상호간에 알고 있는 것이 거의 없을 때인 관계의 초기단계에는 열정이 높다. 서로에 대한 성적 욕망에 푹 빠져있다면 정열적인 연인들은 자신의 배우자만 생각하고 항상 함께 있기를 원한다.

몇몇 사람들은 정열적이지만 비현실적인 매력인 *심취(infatuation)*를 경험한다. 심취된 개인은 종종 상대의 단점은 무시하는 반면에 장점은 과장한다. 어느 한쪽이나 양쪽 모두 상대방의 약점을 인지하고 이를 받아들일 수 없다면, 이러한 심취의 관계가 유지되지 못하게 된다.

결국, 로맨틱한 초기단계의 강렬한 성적 매력이 사라지게 된다. 만일 이들이 성행위를 하는 관계라면, 보통 초기단계보다 성행위 빈도수가 줄어든다. 이들은 함께 있는 것을 좋아하지만, 서로 독립적인 것을 인정하며, 교제가 종종 깊어진다. 사랑의 이러한 단계에 있는 배우자들이 갈등을 겪지만, 책임 있는 연인들은 보통 자신들의 문제를 해결하려고 노력한다.

모든 연인이 다 이러한 순서로 사랑의 단계를 경험하는 것은 아니다. 친구가 연인이 되는 경우처럼, 때때로 열렬한 사랑은 로맨틱한 동료간의 관계로부터 발전하기도 한다. 그러나 로맨틱한 관계의 과정이 무엇이든지 간에 성장과 변화의 단계가 있을 것이다. 만일 당신이 친밀한 관계를 유지하고 있다면, 다음의 [건강관리]의 "주의해야 하는 성 예절"과 174쪽에 있는 "행복한 성을 위한 비결"을 참조한다면 연인과의 관계를 보다 친밀하게 유지하는 데 도움이 될 것이다.

건강관리
Managing Your Health

주의해야 하는 성 예절

다음의 기준은 여러분이 성행동에 대한 사회적 책임이 있는 결정을 하는 데 도움을 줄 것이다.

1. 어떠한 상황에서도 다른 사람에게 섹스를 절대 강요하지 마라.
2. 관계의 어떤 상황에서 상대가 "싫어"라고 말한다면, 그것은 "싫다"는 것을 의미하는 것이지 "좋다"나 "글쎄"라는 것을 의미하지 않는다는 것을 이해해야 한다.
3. 책임 있는 성행위를 결정하는 능력이 손상된 상황, 특히 음주를 하고 마약을 하는 상황을 피하라.
4. 피임이나 성병예방을 준비하라. 위험한 성행위를 하지 마라. 성교할 때마다 새로 나온 라텍스 콘돔을 사용해서 자신과 자신의 파트너를 보호하라.
5. 임신과 성병의 위험에 대한 자신의 의견을 파트너와 서로 나눠라.
6. 피임과 성병예방에 대해서 자신의 파트너와 함께 책임을 져라.
7. 당신 파트너와 상호간의 관계에 대한 성적 비밀을 존중하라.
8. 상대를 성적으로 희롱하거나 폭행하지 마라.
9. 자신의 파트너를 조심스럽고 귀하게 다뤄라.

Hatcher, R.A., Sanderson, C.A., & smith, K.L. (1990). Sexual etiquette 101. *SIECUS Report, 18*:9.

로맨틱 책임의 확립

여러분은 사랑에 빠져 본 적이 있는가? 여러분은 왜 그 사람과 사랑에 빠졌는가? 두 사람이 서로 로맨틱한 관심을 갖게 하는 가장 중요한 정보가 육체적 매력이라는 사실이 연구 보고되었다. 사람은 자신의 파트너를 선택하기 위해 종종 사회적 지위, 직업, 재산과 같은 다른 기준을 갖기도 한다. 놀랄 일은 아니지만, 미국 사람들은 성적 매력(sex appeal)을 위해 화장품, 보석, 옷, 고급 승용차를 구매하는 데 매년 수백만 달러를 소비한다.

초기에 서로 육체적으로 끌린 두 사람은 보통 시선 마주치기를 하면서 서로의 눈 속으로 빠져 들어간다. 연인들은 이러한 행동을 "첫눈에 반하는 사랑"이라고 말한다. 두 사람이 서로의 육체적 매력을 찾은 후에는 자신들이 서로 잘 맞아서(compatible) 함께 조화롭게 지낼 수 있는지를 결정해야 한다. 오랫동안 만족스럽고 적합한 관계를 유지하기 위해 어떤 것들이 중요할까? 이런 관계에 있는 각 개인은 보통 동년배이고, 인종, 민족, 종교, 교육적인 면에서 유사한 배경을 갖고 있다(그림 6-7). 아주 다른 배경이나 특징을 가진 연인들이 만족스러운 지속적인 관계를 형성하기도 하지만, 이러한 경우는 앞의 경우보다 일반적이지 않다.

오랫동안 만족스럽고 적합한 관계를 확립하는 데 성적인 만족이 또한 관계된다. 몇몇 연구에 따르면, 성적 만족도와 결혼생활의 전반적인 만족도가 서로 관련되어 있다. 결혼 전 이성커플의 성적 만족도와 관계만족도 사이의 상호연관성에 대한 연구결과에 따르면(Sprecher, 2002), 성적 만족도는 시간의 경과에 따라 남녀 모두의 관계 만족, 사랑, 책임에 긍정적으로 연관되었다. 시간의 경과에 따라 성적 만족도에 변화가 일어나면 관계만족, 사랑, 책임감에도 변화가 일어났다. 전체적으로, 성

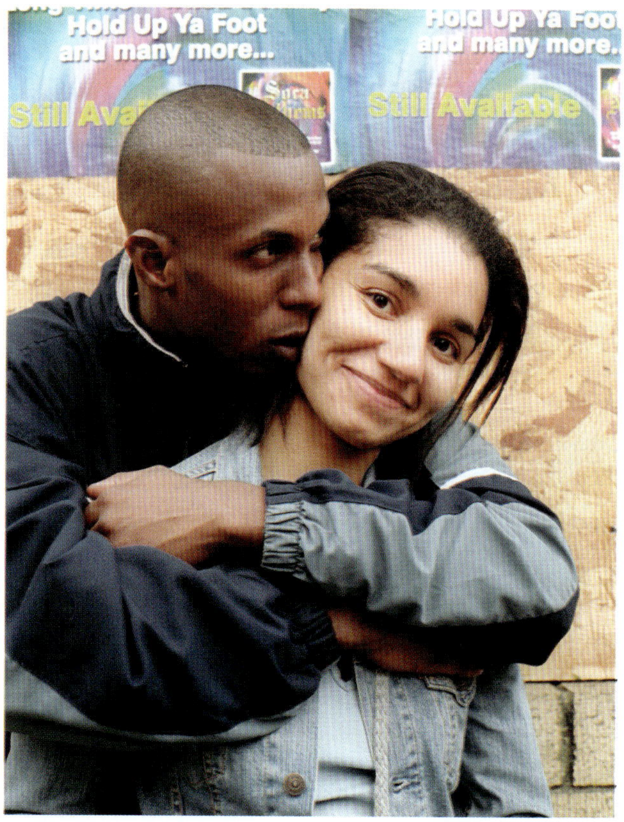

그림 6-7 많은 개인적인 특징이 조화로움에 기여한다. 이 남성과 여성이 같은 인종적인 배경을 공유하지 않았음에도, 이들은 나이가 비슷하고 커플로서의 조화로움을 촉진하는 다른 유사성을 가지고 있다.

적 만족도는 여성보다는 남성에서 관계만족도에 더 강하게 연결되었다.

로맨틱 책임의 종류

동거 20세기 후반부에 미혼남녀가 자신의 이성파트너와 함께 살기로 결정한 숫자가 증가하였다. 1960년에 43만 9천 명의 연인들이 함께 살았고, 2000년에는 그 수가 거의 460만명으로 증가하였다(U.S. Bureau of the Census, 2000). 미혼남녀가 함께 사는 이러한 관습을 **동거(cohabitation)**라 한다.

왜 사람들이 결혼 대신에 동거를 선택할까? 젊은 사람들은 자신들이 정말로 사이좋게 지낼 수 있는지 알아보는 방법으로 동거가 적격이라고 생각한다. 동거를 통해 결혼의 실패와 이혼을 피할 수 있다고 생각하는 것이다(National Marriage Project, 2004). 그러나 연구결과에 따르면, 결혼 전에 동거한 사람(결혼을 약속하고 결혼 날짜를 잡은 사람은 제외함)이 동거하지 않은 사람보다 행복한 결혼생활을 더 오래 지속하지 못하는 것으로 나타났다. 미국, 스웨덴, 캐나다에서의 자료에 따르면, 결혼 전에 동거한 부부들 사이의 이혼율이 그렇지 않은 사람보다 더 높았다. 연구결과에 따르면, 이렇게 높은 이혼율은 자기선택(self-selection)에 기인한 것으로 보인다. 즉 관계를 오래 유지할 수 없는 사람이 바로 결혼하려고 하기보다는 결혼 전에 자신의 파트너와 먼저 살아보고 결정하려고 하는 것이다(Lillard et al., 1995). 또한, 동거경험이 많은 사람은 더 좋은 인간관계를 갖기 위해 어떻게 해야 하는지를 알지 못한다. 실재로, 동거경험이 많은 사람이 동거하지 않은 사람보다 미래의 인간관계를 더 많이 실패하였다. 동거경험이 결혼생활의 안정감에 어떻게 해서 나쁜 영향을 미치는지가 완전히 이해되지 않았지만, 동거경험이 결혼생활에 도움이 되지는 않는 것 같다(Popenoe & Whitehead, 2002).

동거(cohabitation)
미혼남녀가 함께 사는 것.

혼외성관계 (extrarelational sex)
배우자 또는 일차 성파트너가 아닌 사람과의 성관계.

동거경험과 결혼생활 안정감 사이에 역 상관관계가 있음에도 불구하고 동거는 젊은 성인의 주요한 경험으로 나타나고 있고, 최초의 생활공동체(living-together union)였던 결혼을 대신하고 있다. 미국에서 25~39세에 있는 미혼여성의 25%가 현재 이성파트너와 동거를 하고 있다고 연구자들은 평가했다. 한 때, 약 50%가 동거하는 것으로 평가되기도 하였다.

결혼 미국을 포함한 대부분의 나라에서, 결혼(marriage)은 성인남성과 성인여성 사이의 법적으로 묶여진 책임관계(commitment)이다(매사추세츠주는 동성 사이의 결혼을, 버몬트 주는 동성결혼(civil union)을 허락하고 있다). 대부분의 미국 사람은 일생 동안 사랑하는 배우자 관계로서 결혼을 원하고, 성적 정숙함, 정서적인 지지, 상호간의 신뢰, 지속적인 책임 등을 기대한다(Popenoe & Whitehead, 1999). 그러나 연구결과에 따르면 1970년대 이래로 결혼의 만족도가 약간 감소하였다(그림 6-8).

결혼 만족도의 감소와 더불어, 미국 사람은 최근 10년 전보다 오늘날 결혼을 약간 더 늦게 하고 있다. 1960년 결혼 평균연령이 여성은 20세였고 남성은 23세였다. 2004년 즈음에는 결혼 평균 연령이 여성은 25세, 남성은 27세로 상승하였다. 또한 미국사람은 결혼을 더 기피하고 있다. 즉 1970년에서 2002년까지 1천 명의 15세 이상의 미혼여성 중 연간 결혼하는 인구 수가 약 40% 정도 감소하였다(National Marriage Project, 2004).

어떤 요인이 결혼을 성공적으로 만들까? 성공적인 결혼생활을 하는 부부들은 종종 긍정적인 문제 해결능력과 상호 대화능력을 가지고 있다. 갈등이 발생했을 때, 이러한 능력을 가진 부부는 해결점을 찾기 위해 자신의 감정을 공개적으로 이야기하고, 협상하고, 양보한다. 또한 성공적인 결혼생활을 하는 부부들은 기본적인 가치를 공유하고, 공동의 관심사를 가지고 있고, 높은 육체적 친밀감을 가지고 있다.

혼외성관계 몇몇 사람은 배우자 또는 일차 성파트너가 아닌 사람과 성관계를 갖는다. 대부분의 미국 사람은 이러한 **혼외성관계(extrarelational sex, extramarital sex, adultery)**를 찬성하지 않으며, 더욱이 결혼한 부부가 관련된 경우에는 더욱 찬성하지 않지만, 최근의 연구조사에 따르면 40~59세의 사람이 다른 연령대의 사람보다 혼외성관계를 훨씬 더 많이 경험한 것으로 나타났다(Smith 2003). 결혼한 대부분의 미국 사람은 자신의 배우자를 신뢰하는 것으로 나타났으나, 사람들이 혼외성관계 사실을 공개하려 하지 않기 때문에 실제 혼외성관계의 숫자를 정확히 알아내기는 어렵다. 그럼에도 불구하고 최근 국가에서 실시한 조사결과에 따르면, 미국에서 배우자의 약 20%가 혼외 성관계를 하는 것으로 조사되었다(Atkins et al., 2001; Smith, 2003).

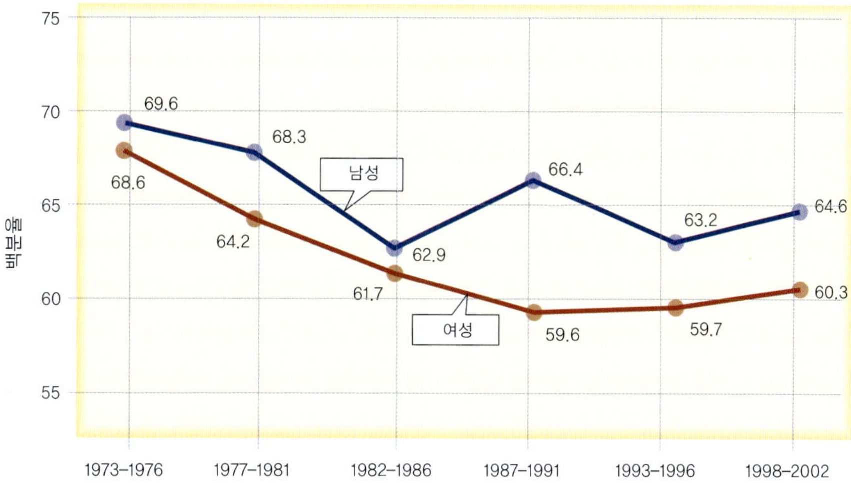

그림 6-8 18세 이상의 결혼한 미국 사람 중 자신의 결혼생활이 "매우 행복하다"고 말하는 사람의 기간별 백분율.

자료출처: 시카고대학의 미국립조사연구소에서 수행된 "General Social Survey".

별거와 이혼 결혼식에서 행복하고 성공적인 삶에 대한 높은 기대를 가졌음에도 불구하고, 많은 부부는 별거(separation)나 이혼(divorce)이라는 파경을 맞는다. 최근 초혼의 거의 절반이 이혼을 하였고, 너 젊은 사람의 이혼율이 최근 증가했다(Kreider & Fields, 2002). 게다가 이혼과 다름없는 영구적으로 별거한 사람의 수는 정확히 파악할 수가 없다. 특히, 10대의 결혼은 쉽게 파경을 맞는데, 20세 이하에 결혼한 여성은 적어도 20세가 되어서 결혼한 여성보다 결혼생활에 실패할 가능성이 훨씬 높다(Bramlett & Mosher 2001).

20세기 초기에, 이혼은 일반적인 현상이 아니었다. 1940년 미국의 이혼율은 1천 명당 2명이었다. 2차 세계대전 동안 이혼율이 상승해서, 전쟁이 끝날 무렵에는 1천 명당 4명 이상으로 최고치를 기록했다. 1950년대에 이혼율은 거의 전쟁 전 수준으로 감소했다가 1960년대와 1970년대에 다시 증가했다. 1979년부터 1981년을 지나서, 미국의 이혼율은 1천 명당 5명을 약간 넘는 20세기에서 가장 높은 수치를 나타내었다. 이후로 이혼율의 감소가 상대적으로 소강상태를 보였고, 2003년에는 1천 명당 3.8명에 이르렀다(그림 6-9). 현재 미국에서 100만 명 이상이 매년 이혼하고 있다.

사람들은 여러 가지 이유로 결혼에 실패하는데, 종종 별거나 이혼의 이유로 배우자와의 문제, 특히 혼외성관계, 정서적 미숙, 알코올 중독 등이 제기된다. 또 다른 요인으로 상호대화나 상호이해의 실패(예를 들면, 성역할의 불일치; 개성, 흥미, 가치의 차이; 보다 더 많은 개인적 자유의 욕망)를 들 수 있다. 대부분의 경우, 한 가지 이상의 요인에 의하여 결혼이 파경에 이른다.

이혼한 후에 많은 사람은 새로운 배우자를 찾기 시작하고, 결국에는 (남자가 여자보다 높은 비율로) 재혼을 한다. 재혼이 초혼보다 성공적인 결혼생활을 더 보장하

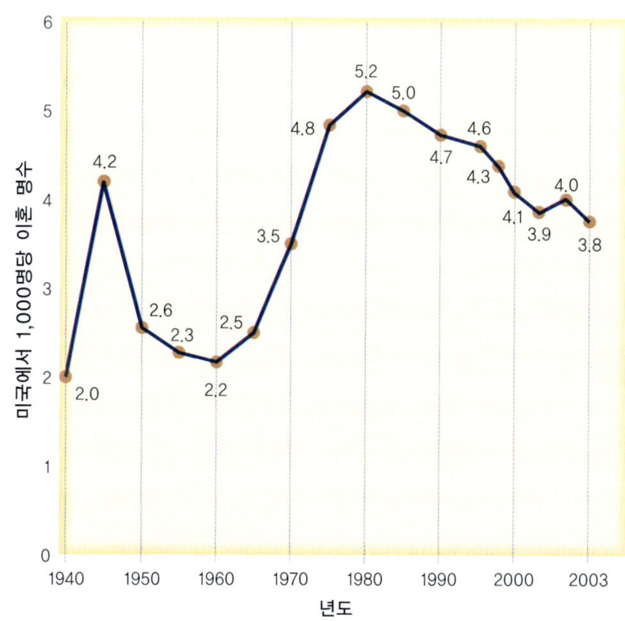

그림 6-9 미국 이혼율: 1940–2003. 1981년 이후로 이혼율이 미국에서 감소되었다.

자료출처: 미 국세조사국 국립보건통계센터.

건강관리
Managing Your Health

행복한 성을 위한 비결

1. 서로의 관계를 위해 성적이지 않은 영역을 개발하라. 음악, 캠핑, 스포츠와 같은 공통 관심사를 공유하는 것이 침실 이외에 파트너와의 관계를 유지하는 데 도움을 줄 수 있다.
2. 자신의 파트너와 의사소통을 하라. 상호간에 욕망을 최소로 하고 기쁨은 최대로 하는 성적 행위와 관련한 자신만의 특성을 전달하라. 만일 당신이 자신의 유방에 키스를 해주거나 자신의 엉덩이를 쥐어짜게 하는 것을 원하지 않는다면, 그렇게 말하라.
3. 섹스를 다양한 상황에서 함으로써 섹스를 보다 흥미롭게 만들어라. 독창적이도록 해라. 색다른 장소를 찾고, 도발적인 잠옷이나 속옷을 입고, 새로운 체위를 시도하라.
4. 섹스를 위해 충분한 시간을 가져라. 성교를 갖기 전에 이야기하고, 접촉하고, 애무하고, 키스하는데 시간을 보내라. 이러한 행동은 보다 더 만족할 만한 성관계를 위한 전희일 수 있다.
5. 극치감이나 성적 능력에 대해 걱정하지 말라. 극치감을 갖거나 매번 성행위 때마다 성적으로 만족한 성교를 갖는 것이 필수적인 것은 아니라는 것을 알아야 한다.
6. 자신의 요구 이전에 상대 연인의 요구를 충족시키는 것에 대해 생각하라. 만일 그 순간에 성적 자극을 받는 것에 관심이 없다면, 자신의 연인을 만족시키는데 집중하라. 다른 날에 당신의 파트너가 보답할 것이다.
7. 완벽한 섹스에 대한 비법은 없다는 것을 인식하라. 기술보다는 성경험을 수반하는 마음과 감정에 집중하라.
8. 자신의 파트너가 가끔 섹스에 흥미가 없거나 성행위에 무능한 것에 대해서 논쟁하는 것을 피하라. 가장 좋은 관계에서 조차도, 섹스하기에 좋은 상태가 아닌 그럴 때가 있는 것은 정상이다. 그러한 문제가 지속된다면, 전문가의 도움을 받아라.

지 않는다. 이혼한 후에 재혼한 사람이 차후에 이혼할 가능성이 초혼의 경우보다 더 높다(Ceglian & Gardner, 1999).

건강한 생활습관
Healthy Living Practices

- 아이들에게 어른처럼 안정되고 믿을 만한 관계를 형성할 수 있는 기회를 증가시키기 위해서는 그들의 감정적인 요구를 보다 잘 경청하는 방법을 고려하라. 즉 애정을 자주 표현하라.
- 행복하고 장기간의 결혼생활을 유지할 가능성을 증가시키기 위해서는 책임을 결단하기 전에 동거하는 것을 피하고 배우자와 가능한 한 효과적으로 의사소통하라.

관계에서의 의사소통

효과적인 의사소통(communication)은 개인의 상호관계와 성적 관계의 기본이다. 효과적으로 의사소통을 하기 위하여 사람은 자기자신을 가능한 한 정확하고 명확하게 표현해야 하지만, 또한 주의 깊고 열린 마음으로 인내력을 가지고 들어야 한다. 자기자신을 정확하고 명확하게 표현하기 위해서, 첫 번째로 자신이 의도하는 것을 정확히 말해야 한다. 예를 들면, 만일 자신이 다른 사람의 감정에 상처를 주지 않으려고 직접적으로 표현하는 것을 꺼려 한다면 상대방은 당신이 전달하고자 하는 바를 이해하지 못할 것이다. 두 번째로, 자신의 표현이 애매하지 않고 구체적이어야 한다. 예를 들면, 자신의 파트너에게 '당신이 보다 더 자발적인 것이 좋아요' 라고 말한다면, 아마도 당신이 정말로 의도하는 것이 무엇인지 상대방은 의아하게 생각할 것이다. 당신은 상대방이 항상 자발적으로 행동하기를 원하는 것인지, 상대방은 결코 자발적인 적이 없다는 것인지, 또는 상대방이 어제 마지막 파티 초대를 받아들여서 하고 있는 일을 바로 멈추고 옷을 갈아입고 당신과 외출하기를 원했다는 것인지 혼돈스럽게 되는 것이다. 세 번째로, 혼합된 메시지를 보내는 것을 피해야 한다. 예를 들면, 그녀가 당신이 어떤 행동과 표현 때문에 기분이 상했는지를 이야기하려고 할 때 당신은 '괜찮아' 라고 말해서는 안 된다. 또는 '나는 당신을 걱정시키고 싶지 않지만, 나는 성병에 걸린 것 같아' 라고 말해서도 안 된다.

파트너와 논쟁할 때, 효과적인 의사소통을 위해 "나" 전달법을 사용해서 자신의 감정을 표현하는 것이 바람직하다. 그런 후에 그 감정을 유지 또는 변화하기 위해 자신이 노력하고자 하는 것을 계속 말하는 것이다. 특히, 말하는 사람이 듣고 있는 사람의 행동을 비난하고 있거나 어떤 일에 대해서 나무라고 있다면, "너"라는 말로 시작하는 말들은 상대방과의 솔직한 의사소통을 방해할 수 있다. 예를 들면 "당신은 항상 친구들과 너무 많은 시간을 보내"라고 말하는 것 대신에, "당신이 친구와 함께 외출하고 있을 때, 나는 외롭고 당신이 너무나 그리워.(감정을 표현하라) 당신이 친구와 함께 있을 때 나도 함께 할 수 있다면 우리가 더 많은 시간을 함께 보낼 수 있을 텐데. 그것이 가능할까?(개선책을 말하라)"라고 말할 수 있다. 그러나 "잘못된" 나 전달법의 함정에 빠지지 않도록 조심해라. "나는 당신이 친구들과 너무 많은 시간을 보낸다고 느껴."라고 말하는 것은 실재로 "너" 전달법인 것이다.

자기자신을 명확히 표현하는 것에 추가해서 효과적인 의사소통을 위해서는 잘 듣는 기술도 필요하다. 정보를 정확하고 완전하게 듣지 못한다면 오해가 생겨서 갈등을 가져올 수 있다. 토론할 때, 잘 듣는 사람이 자신의 파트너가 말한 것을 고쳐 말하거나 말을 바꿔서 설명할 수 있다. 필요하다면, 이러한 과정을 통해 말하는 사람이 자신이 말한 것을 정정하거나 명확히 하도록 할 수 있다. 예를 들면, 당신의 파트너가 "당신은 친구와 있을 때나 가족과 함께 있을 때, 항상 나를 무시해."라고 말한다면 당신은 "나는 당신이 그러한 상황에서 무시당했다고 느끼는 줄 몰랐어. 내가 어떻게 하면 당신이 보다 더 인정받고 있다고 느낄 수 있을까?"라고 말함으로써 반응할 수 있다. [자가건강 평가서]에 있는 "의사소통 패턴 질문지"를 사용해서 당신의 의사소통패턴을 평가하는 것이 도움이 될 것이다.

말과 함께 사람은 자신의 생각을 표현하기 위하여 몸의 자세(바디 랭귀지)와 얼굴 표정과 같은 비언어적인 의사소통을 사용한다(그림 6-10). 접촉은 친밀한 성적 감정의 중요한 정보를 전달할 수 있는 비언어적 의사소통의 한 형태이다. 파트너에게 끌어안기는 것, 키스받는 것, 마사지받는 것, 애무받는 것은 성교만큼이나 성적으로 기쁜 것이라고 많은 사람이 인정한다. 생식기 접촉이 아닌 파트너의 등을 부드럽게 마사지하는 것으로도 상대에게 자신의 사랑하는 마음을 전달할 수 있다.

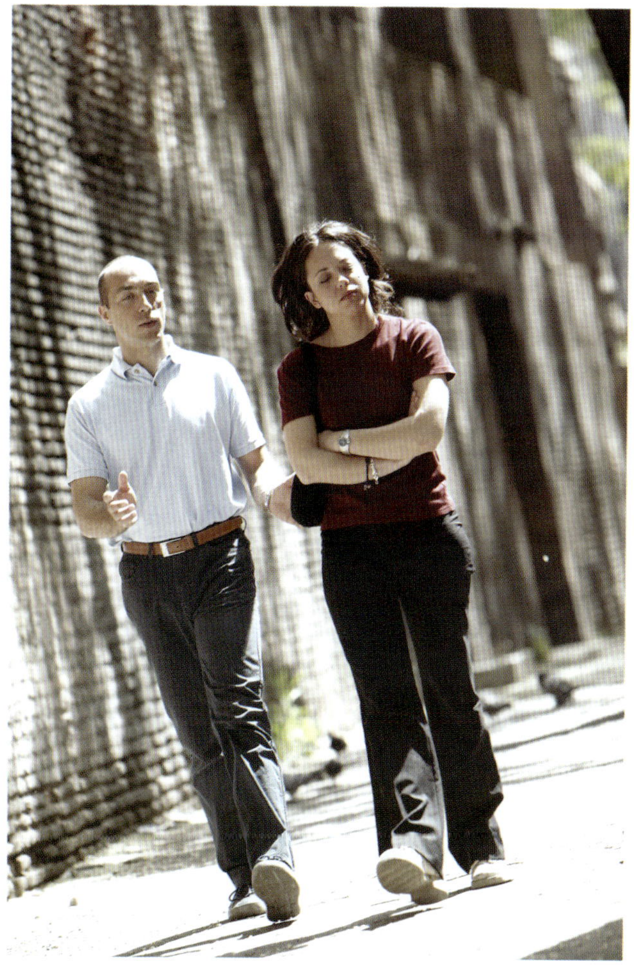

그림 6-10 비언어적 의사소통. 몸의 자세와 얼굴 표정과 같은 비언어적 의사소통을 통해 생각을 전달할 수 있다. 이 커플의 비언어적 신호는 무엇을 말하고 있을까요?

건강한 생활습관
Healthy Living Practices

- 관계에 관한 문제에 대해서 당신과 파트너 사이에 의견이 잘 교류되기 위해서는 "너" 전달법을 피하고 자신의 감정을 표현하는 "나" 전달법을 사용하라. "너" 전달법은 파트너를 화나게 하거나 무시할 수 있다.
- 대화하는 동안 파트너의 말을 주의 깊게 들어라. 오해가 생기지 않도록 파트너가 말하는 것을 반복하라. 만일, 파트너가 당신의 질문에 불명확하게 빈응한다면 더 자세하게 물어 봐라.

삶속에서
Across The lifespan

섹슈얼리티

대부분의 취학 전 아동은 자위행위를 한다. 자위행위

가 성적으로 건강하고 정상적인 것으로 생각하는 부모는 자신의 자녀에게 그 행위가 일반적으로 적절한 것은 아니지만 개인적으로는 그 행위를 그만두려고 하지 않아도 된다는 것을 알게 한다. 취학전 아동은 전형적으로 놀이를 하면서 어른들의 성역할을 흉내 낸다. 이런 연령에서 아이들은 성별에 따른 차이를 배우게 된다. 아이들은 성에 대해 호기심이 강해서 "의사놀이"를 통해 서로의 생식기를 살펴본다. 또한 어린 아이들은 종종 "내가 어디에서 태어났지?"와 같은 질문을 한다. 만일, 부모가 이와 유사한 성과 관련한 질문에 대해 어떻게 답변을 해야 할지 잘 모른다면 도서관에서 아이들과 함께 읽을 만한 아동용 성관련 도서를 찾아보는 것이 좋을 것이다. 물론, 아이들과 함께 책을 읽기 전에 부모가 먼저 그 책을 읽어 봐야 한다.

초등학생들이 어른들의 성행동을 따라하는 상호간의 성역할놀이를 하는 것은 이상한 것이 아니다. 이런 성역할놀이가 장난으로 가끔 이루어지며, 강제성을 띠고 있지 않다면 성전문가는 그런 놀이를 정상적인 행동으로 여긴다.

사춘기가 되면 이들은 생식능력을 갖기 시작한다. 많은 10대들은 임신, 성병감염, 자아존중감이나 부모 신뢰의 상실 등을 두려워하기 때문에 이들은 성관계를 피한다. 그러나 미국 젊은이들은 미디어를 통해 부모의 가치와 상반되며, 성적 경험을 부추기는 매우 야한 영상물에 노출된다. 또한 동료나 선배들의 강요로 10대들이 성관계를 경험할 수도 있다. 젊은이들이 자신의 절제력을 잘 유지하도록 부모와 교사는 이들에게 어떻게 성적 자기주장을 할 수 있는지, 그 방법을 잘 가르쳐야 한다.

10대들의 절제를 돕고자 하는 노력에도 불구하고 4명의 미국 10대들 중에서 한두 명 정도의 아이들만 성관계를 자제한다. 미국에서 10학년 여학생들의 약 44%가 성관계를 가지며, 12학년에서는 약 62%가 성관계를 가진다(Centers for Disease Control and Prevention [CDC], 2004).

노스웨스트 대학교 의학대학의 Michael Benson과 시카고의 로욜라대학교의 Edward Torpy는 6~8학년의 도시학생 1천 명을 대상으로 익명조사를 실시하였다. 이 조사를 분석한 결과, 무엇보다 성별과 사춘기 연령, 그리고 인종이 순결상실과 연관된다고 Benson과 Torpy(1995)는 결론을 내렸다. 성교육, 종교활동, 학교 성적, 자아존중감이 순결에 긍정적이든 부정적이든 연관되지 않은 변수들이었다.

성별과 인종에 대한 질병통제방지센터(CDC)의 2003년 연구결과에 따르면 약 13세 남자아이들이 여자 아이들보다 성적으로 더 활동적이다. 남자흑인 학생들의 32%가 성적으로 활동적이며, 이 수치는 라틴 아메리카계 학생들보다 거의 3배에 달하는 것이며, 백인학생들보다 6배 이상 되는 것이다. 전체적으로 흑인학생의 19%, 라틴 아메리카계 학생들의 약 8.3%, 백인학생의 4.2%가 13세 이전에 성관계를 경험했다(CDC, 2004).

1991년에서 2003년까지의 젊은이들의 행동경향을 비교한 질병통제방지센터(CDC)에 따르면 성관계를 경험한 고등학생들의 비율이 1991년 약 54%에서 2003년 약 47%로 감소하였다. 또한 콘돔 사용비율이 증가하여 1991년에 약 46%가 최근의 성관계에서 콘돔을 사용한 반면에 2003년에는 63%가 콘돔을 사용하였다(CDC, 2004).

10대의 출산율이 1991년에서 2002년으로 가면서 감소

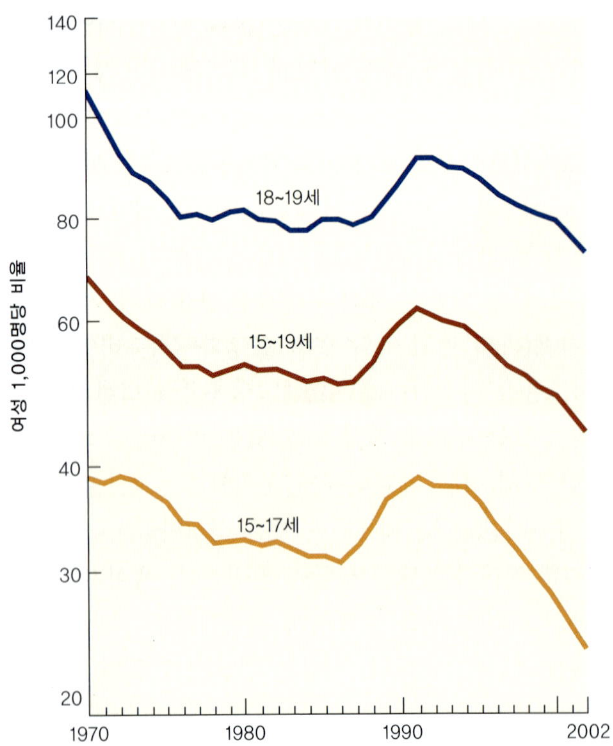

주의 : 비율은 log 눈금으로 그려진 것이다.

그림 6-11 연령에 따른 10대들의 출생율: 미국, 1970~2002.

Martin, J.A., et al.(2003). Births, final data for 2002. *National Vital Statistics Reports, 52*(10). Hyattsville, MD: National Center for Health Statistics.

하였다(그림 6-11). 20대 여성에 비해 임신한 10대는 저체중 조산아의 출산뿐만 아니라, 임신과 출산과정에서 심각한 문제를 가질 위험이 훨씬 더 크다. 조산아는 임신 37주 이전에 태어난다. 저체중 조산아 출산의 위험은 특히 10~14세 청소년 산모에게서 높게 나타난다. 저체중 조산아의 건강손상과 발달장애의 위험이 임신 37~41주에 태어난 정상체중아보다 더 크게 나타난다.

낙태하지 않고 아이를 낳은 미혼 10대 소녀의 대부분이 입양보다는 아이를 키운다. 젊은 엄마는 나이든 엄마보다 더 결혼을 못하고 가난하며 덜 교육받는다. 많은 10대 엄마는 자신이 성인이 되었을 때, 교육과 사회경제적 수준을 향상시키기 어렵다.

몇몇 미혼 10대 아빠는 아이에 대한 금전적이고 정서적인 지원을 제공함으로써 부모로서의 책임감을 다하고자 한다. 이러한 많은 아빠들은 아이의 엄마와 같이 살거나 결혼을 한다. 이러한 동거나 결혼이 장기적으로 유지되지는 않는다. 한 연구에 따르면, 10대 아빠의 약 16%만이 출산 후 15개월간 아이와 아이의 엄마하고 함께 사는 것으로 나타났다(Hardy et., 1989).

노인에게도 섹스는 당연히 중요하다. 사람이 늙었다고 해서 섹슈얼리티가 끝나는 것은 아니다(Pfizer, 2002)(그림 6-12). 1998년 미국전국노인회(NCOA)에 의한 조사에 따르면, 미국 60대 노인의 거의 절반이 적어도 매월 1회의 성관계를 갖는 것으로 나타났다(NCOA, 1998). 이러한 연구결과에 따르면, 인생 후반부에서 성적 활동의 결여는 욕구의 부족이라기보다는 의료적인 불편함 또는 성 파트너의 부재 때문인 것으로 나타났다.

노인은 점차적으로 성기능의 감퇴를 경험한다. 그러므로 노인은 성반응이 젊었을 때와 다른 것 같다고 인지한다. 예를 들면, 노인이 섹스 전에 성적으로 적절하게 자극받는 데 더 오랜 시간이 걸리고, 극치감이 덜 강렬하다. 당뇨와 심장질환과 같은 만성 질환으로 노인들은 성반응이나 섹스에 대한 흥미에서 더 제한받는다. 어떤 항

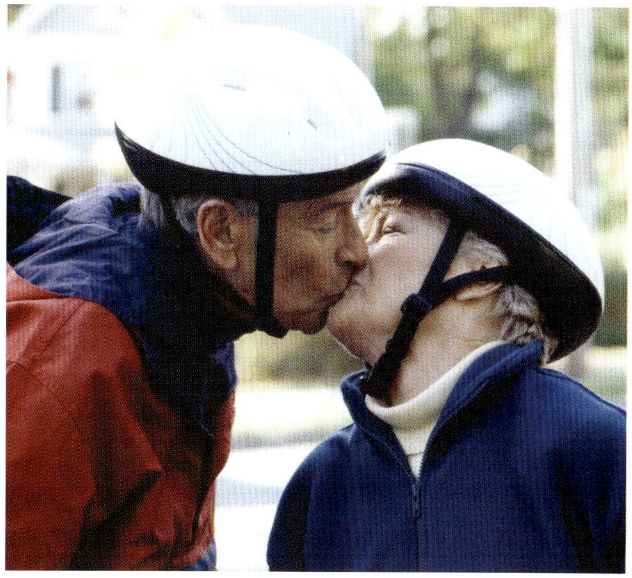

그림 6-12 섹슈얼리티에는 나이의 한계가 없다.

고혈압성 약물과 항우울성 약물의 부작용으로 성기능이 손상받는다. 이렇게 약물의 영향을 받은 사람은 성적 문제에 대해서 의사와 상의를 해야 한다. 종종 약물을 바꾸면 도움이 될 수 있다. 몇몇 경우에는 성기능을 향상시킬 수 있는 약물처방이 유효하기도 하다. 이런 처치에 효과가 없는 성기능장애를 가진 노인은 키스, 애무, 포옹, 구강성교와 같은 비성교적인 성적 표현으로 즐거움과 만족감을 얻을 수 있다. 사실, 200명의 결혼한 노인 커플에 대한 연구에 따르면, 애정이 깊은 행동이 섹스보다 훨씬 더 행복감을 준다고 한다(Mathias-Riegel, 1999).

물리적인 요인 이외에 파트너의 사망이나 요양원 입주와 같은 주요한 사회적 변화가 노인들의 섹슈얼리티에 부정적인 영향을 줄 수 있다. 과부와 홀아비는 성파트너를 만나는 데 어려움을 가질 수 있다. 노인 요양원 거주자는 사생활 보호의 부족으로 자신의 섹슈얼리티를 표현하는 데 자유롭게 느끼지 않을 수 있다. 미국 노인들의 수가 증가함에 따라 노인집단에서 성적 요구를 제기하는 것이 점점 더 중요한 논쟁거리가 되고 있다.

Analyzing Health-Related Information

건강관련 정보분석

아래에 복사된 웹사이트가 믿을 만한 정보를 제공하고 있는지, 그렇지 않은지 그 이유를 설명해 보라. 건강관련 정보를 분석해서 올바른 판단의 기준으로 사용하라. 이 기준의 핵심은 오른쪽에 기록되어 있다. 이 기준은 33~35쪽에 충분히 설명되었다.

1. 어떤 설명이 입증할 수 있는 사실이고, 어떤 것이 입증되지 않는 설명 또는 가치 주장인가?
2. 이 웹사이트에 게시된 정보를 쓴 사람의 자격이 어떻게 되는가? 만일, 이러한 정보가 유용하다면 이 저자의 배경과 교육수준이 이 분야의 전문가로 인정할 만한가?
3. 이 웹사이트에 정보를 쓴 사람의 동기와 목적이 무엇인가?
4. 이 웹사이트의 어떤 정보가 주제에 적절하고, 어떤 정보가 적절하지 않은가?
5. 자료출처가 믿을 만한가? 그 출처가 잘못된 정보를 제공한다는 평판을 받고 있는가?
6. 이 웹사이트가 전통적인 과학자나 의학전문가들의 신뢰도를 공격하는가?

당신의 분석에 따르면, 이 웹사이트가 믿을 만한 건강관련 정보를 제공한다고 생각하는가? 어떤 결론에 도달했다면, 이러한 결론에 도달하게 된 이유를 요약해 보라.

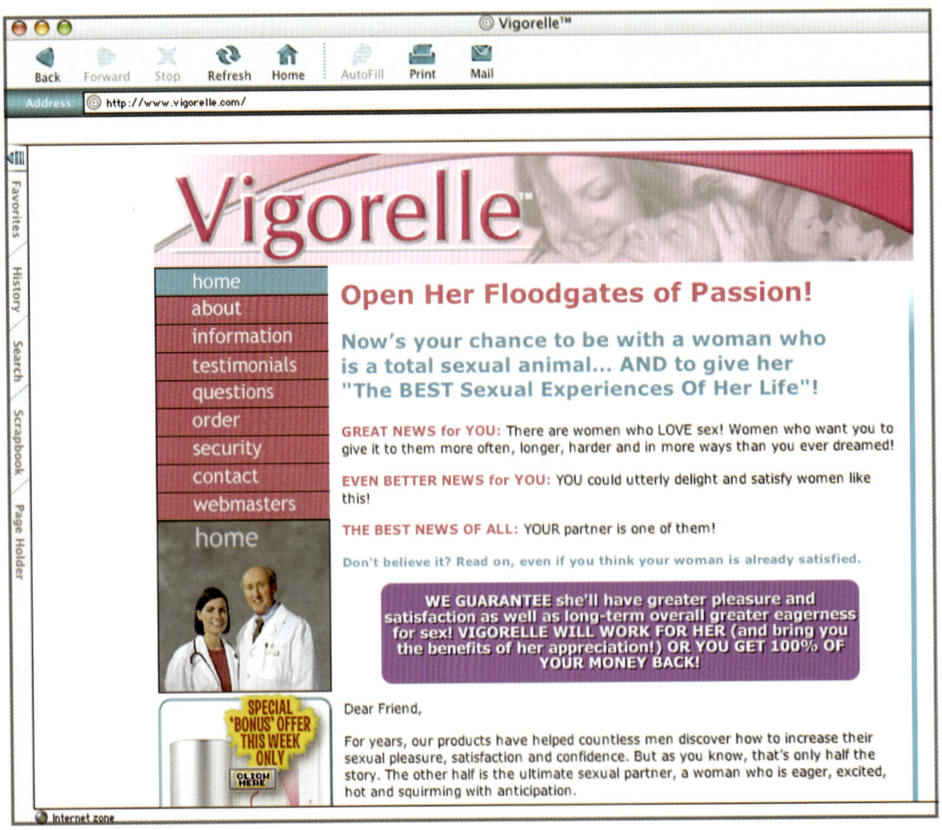

Vigorelle™
Back Forward Stop Refresh Home AutoFill Print Mail
Address: http://www.vigorelle.com/
Vigorelle™
home
about
information
testimonials
questions
order
security
contact
webmasters
home
Open Her Floodgates of Passion!
Now's your chance to be with a woman who is a total sexual animal... AND to give her "The BEST Sexual Experiences Of Her Life"!
GREAT NEWS for YOU: There are women who LOVE sex! Women who want you to give it to them more often, longer, harder and in more ways than you ever dreamed!
EVEN BETTER NEWS for YOU: YOU could utterly delight and satisfy women like this!
THE BEST NEWS OF ALL: YOUR partner is one of them!
Don't believe it? Read on, even if you think your woman is already satisfied.
WE GUARANTEE she'll have greater pleasure and satisfaction as well as long-term overall greater eagerness for sex! VIGORELLE WILL WORK FOR HER (and bring you the benefits of her appreciation!) OR YOU GET 100% OF YOUR MONEY BACK!
SPECIAL 'BONUS' OFFER THIS WEEK ONLY
CLICK HERE
Dear Friend,
For years, our products have helped countless men discover how to increase their sexual pleasure, satisfaction and confidence. But as you know, that's only half the story. The other half is the ultimate sexual partner, a woman who is eager, excited, hot and squirming with anticipation.
Internet zone

이 장의 개요 CHAPTER REVIEW

요 약

인간의 섹슈얼리티는 성별뿐만 아니라, 생식과 관련한 생각, 감정, 태도와 행동이 복잡하게 혼합된 개념이다. 수많은 생물학적, 심리학적, 사회학적, 문화적인 힘이 상호작용하여 섹슈얼리티에 영향을 미친다. 섹슈얼리티는 정체성, 자아존중감, 정서, 개성, 관계, 생활습관, 건강을 포함한 개개인 생활의 모든 면에 영향을 미친다. 섹슈얼리티에 대해 아는 것은 건강과 최적의 웰빙을 유지하는 데 중요하다.

성행동에 따른 개개인의 성반응은 보통 단계별로 진행된다. 흥분기에는 남녀 모두 성적 자각이 높아진다. 고조기에는 심박동, 혈압, 호흡속도, 근육긴장도가 모두 증가하고, 남성의 발기가 강력해진다. 극치기에 남성은 사정하고, 여성의 질벽은 규칙적으로 수축한다. 해소기에는 몸이 성적 흥분 이전상태로 돌아온다.

몇몇 사람은 성반응을 방해하는 성기능장애를 가지고 있다. 일반적인 성기능장애로 발기기능장애, 조기사정, 성욕감소장애, 질경련이 있다. 발기기능장애는 남성이 여성 질 내로 삽입하기에 충분한 발기상태를 견고히 발달시키거나 유지시키는 능력이 없는 것을 말한다. 조기사정은 성관계를 시작한지 얼마 되지 않거나 남성이 사정하길 원하기 전에 반복적으로 극치감에 도달하는 것을 말한다. 성욕감소장애는 섹스에 낮은 관심을 보이는 증상으로 남녀 모두에게 발생하나 여성에게 더 자주 발생한다. 질경련은 질성교가 예상될 때 질 통로의 아래 1/3 부분의 근육이 무의식적으로 수축하는 여성 성기능장애이다.

본능, 느낌, 호르몬이 생식행동을 유발하지만, 사회적, 문화적, 종교적 인자가 사람의 성적 태도, 가치, 행동에 크게 영향을 미친다. 성적으로 책임 있는 사람은 자신의 성행동이 자기 자신과 다른 사람에게 어떻게 영향을 미칠지를 생각한다.

젠더는 해부학적이고 유전적인 특성을 포함한 많은 기준에 근거하여 분류된 사람의 성이다. 젠더 정체성은 자기자신을 남성이나 여성으로 인식하는 개인의 인식이다. 여러 가지 생물적, 사회적, 환경적 요인이 아이들의 젠더 정체성을 결정한다. 성역할은 특정 문화권에서 전통적으로 여성스럽거나 남성스러운 것으로 여겨지는 행동, 태도, 개성의 패턴에 의해 결정된다. 오늘날 미국에서 성역할은 심각한 변화를 겪고 있으며, 과거보다 더 유연해지고 있다.

사람의 낭만적 생각, 느낌, 매력의 방향인 성적 지향성은 동성으로 향할 수도 있고, 이성으로 향할 수 있으며, 또는 양성 모두에게로 향할 수 있다. 유전학적인 것과 같은 생물학적 요인과 어린 시절의 경험과 같은 환경적인 영향이 성인이 되어서 형성되는 성적 지향성에 기여하는 것 같다.

성파트너는 질성교, 구강성교, 항문성교뿐만 아니라, 애무를 포함한 여러 가지 친밀한 행위를 하곤 한다. 그러나 즐거운 섹스를 위해 꼭 파트너가 필요한 것은 아니다. 대부분의 사람들은 인생주기의 특별한 기간에 자위행위를 한다. 몇몇 사람은 건강이나 종교적인 여러 가지 이유로 성행위를 삼가하기도 한다. 성행위를 삼가는 것은 해롭지 않으며, 임신과 성병을 막는 효과적인 수단이다.

사람은 최적의 건강과 웰빙을 위해 다른 사람과 만족스러운 애착을 형성하고 유지하려고 한다. 높은 자아존중감을 가지고 있고, 자신의 육체에 만족하고, 건강한 상태에 있고, 자신의 섹슈얼리티에 대해 긍정적인 느낌을 가진 사람은 만족스러운 친밀한 관계를 잘 형성한다. 사랑은 정의하기가 어렵긴 하지만, 사랑하는 관계에 있는 사람은 돌봄, 존중, 애착, 책임, 친밀의 감정을 공유한다.

여러 심리학자는 사랑에 대한 이론을 발달시켜 왔다. 그러나 전문가에 따르면, 사랑은 시간에 따라 변한다. 신체적인 매력이 가장 크고 서로에 대해 잘 모르는 관계의 초기단계에서 그들의 열정은 높다. 결국, 이러한 초기단계의 낭만적 관계를 특징짓는 강한 성적 매력이 가라앉게 된다. 교제와 같은 관계의 다른 면이 종종 깊어진다. 조화롭고 화목하게 지내는 것은 서로 간의 정서적인 매력을 건강하게 발전시키데 결정적으로 중요하다. 비슷한 관심, 사고방식, 가치를 공유하는 것은 화목한 관계를 확립하는 데 보통 중요하다.

많은 커플들이 결혼 전에 동거하는 것을 선택하고 있지만, 이러한 동거를 한 사람들의 이혼 가능성은 그렇지 않은 사람보다 더 높다. 결혼의 만족감이 약간 감소하였고, 최근 10년 전 보다 결혼이 늦어지고 있다. 만족스럽고 성공적인 결혼과 친숙한 관계를 유지하기 위해서는 효과적인 의사소통이 필수적이다.

아이들은 성(sex)에 대해서 호기심이 있다. 그래서 그들은 자주 다른 아이들과 의사놀이를 하고 부모한테 성에 대해서 질문을 한다. 아이들의 성역할 놀이는 그것이 장난이고 가끔 하는 것이며, 강제성을 띠지 않는다면 정상적인 것으로 볼 수 있다.

오늘날 10대는 이전 세대들보다 더 이른 나이에 성적으로 활동적이며, 더 많은 성파트너를 가지고 있다. 10대 출산율이 감소하고는 있지만 아직도 높은 상태이다. 20대 여성과 비교했을 때, 10대 임산부는 조산과 저체중아를 출산할 뿐만 아니라 임신과 출산에서 더 심각한 합병증의 위험에 노출되어 있다. 추가적으로, 10대 미혼모는 적절한 나이에 출산을 한 산모보다 결혼할 가능성이 낮고 가난하며 교육을 받을 기회가 더 낮다. 많은 10대 미혼모는 이들이 성인이 되었을 때, 교육수준과 사회경제 수준을 개선시키기 어렵다.

섹슈얼리티는 특정 연령에서 끝나는 것이 아니다. 대부분의 건강한 노인들은 성행동에 계속 관심을 갖고 참가한다. 그러나 성기능은 나이에 따라 감소하고, 노인들의 성반응은 젊었을 때와 다르다. 미국 노인인구가 증가함에 따라, 이러한 연령집단에서 섹슈얼리티 요구를 요청하는 것이 점차적으로 중요한 화두가 되고 있다.

배운 것을 적용하기

1. 관계에서 자신의 느낌을 전달하는 방법을 개선하기 위한 계획을 세워라. **적용**
2. 당신의 현재 또는 과거의 친밀한 관계를 분석하라. 당신 생각에 그것이 왜 단기적인 관계 또는 장기적인 관계가 되었는지를 설명하라. **분석**
3. 당신이 적절한 파트너를 선택하기 위해 사용할 수 있는 특징을 기록한 점검목록을 제안하라. 이러한 특징이 왜 중요한지를 설명하라. **통합**
4. 안전한 성의 대안으로서 자위행위를 행하는 것과 관련한 입장을 제시하라. 당신의 입장을 어떻게 변호할 것인가? **평가**

Key

적용 새로운 상황에 정보를 사용하는 것

분석 정보를 구성 성분으로 나누는 것

통합 다른 출처로부터의 정보를 합치는 것

평가 숙지한 후 결정을 내리는 것

자신의 건강에 반영하기

1. 당신의 성적 가치의 뿌리(예를 들면, 자신의 부모, 종교적인 교훈 등)가 무엇인가? 당신은 자신의 그런 가치에 편안함을 느끼는가? 그렇다면 왜 그렇게 느끼며, 아니라면 왜 아니라고 느끼는가? 당신은 당신의 동료가 당신이 생각하는 가치의 일부 또는 전부를 공유하는 것처럼 느끼는가? 아니면 당신의 가치를 바꾸라고 협박하거나 강요하는 것으로 느끼는가?
2. 전통적인 성역할이 오늘날의 사회에 적절하다고 생각하는가? 만일, 일부는 적절하고 일부는 적절하지 않다고 생각한다면 각 경우에 대한 한 가지 예를 들고, 그것의 적절성 또는 부적절성에 대한 자신의 느낌을 설명해 보라.
3. 미국 학교에서의 성교육에, 자위행위에 대한 지침을 포함시켜야 한다는 전 공중위생국장 Jocelyn Elders의 견해에 동의하는가? 그렇다면 왜 그렇다고 생각하는가? 아니면 왜 아니라고 생각하는가?
4. 당신이 경험했던 현재 또는 이전의 친밀한 관계를 생각해 보라. 당신이 겪었던 그 사랑이 Lee의 6가지 종류의 사랑 중에 어떤 것과 일치하는가? 또는 Sternberg의 사랑의 유형 중에 어떤 것과 일치하는가? 그렇게 생각하는 이유는 무엇인가?
5. 당신에게 중요한 사람들(예를 들면, 부모 또는 배우자)과 어떻게 대화를 나눴는지 생각해 보라. 이번 장에서 제안된 방법을 사용한다면, 그 사람들과 어떻게 보다 더 효과적으로 대화할 수 있는가?

참고 문헌

Atkins, D. C., Baucom, D. H., & Jacobson, N. S. (2001). Understanding infidelity: Correlates in a national random sample. *Journal of Family Psychiatry, 15*:735-749.

Benson, M. D., & Torpy, E. J. (1995). Sexual behavior in junior high school students. *Obstetrics and Gynecology, 85*:279-284.

Berman, J. R., Berman, L. A., Lin, H., Flaherty, E., Lahey, N., Goldstein, I., & Cantey-Kiser, J. (2001). Effect of sildenafil on subjective and physiologic parameters of the female sexual arousal response in women with sexual arousal disorder. *Journal of Sex and Marital Therapy, 27*(5):411-420.

Bramlett, M. D., & Mosher, W. D. (2001). *First marriage dissolution, divorce, and remarriage: United States*. Advance data from *Vital and Health Statistics* No. 323. Hyattsville, MD: National Center for Health Statistics.

Bryant, A. N. (2003). Changes in attitudes toward womenís roles: Predicting gender-role traditionalism among college students. *Sex Roles, 48*(3/4):131-142.

Byers, S. E., & Grenier, G. (2003). Premature or rapid ejaculation: Heterosexual couplesí perceptions of menís ejaculatory behavior. *Archives of Sexual Behavior, 32*(3):261-270.

Carney, D. (1996). GOP bill restricting gay unions clears... but does not yield political dividends. *Congressional Quarterly Weekly Report, 54*(36):2598-2599.

Ceglian, C. P., & Gardner, S. (1999). Attachment style: A risk for multiple marriages? *Journal of Divorce and Remarriage, 31*:125-139.

Centers for Disease Control and Prevention.(2004). Youth Risk Behavior SurveillanceóUnited States, 2003. *Morbidity and Mortality Weekly Report, 53*(SS-2).

Esposito, K., Giugliano, F., Di Palo, C., Giugliano, G., Marfella, R., DíAndrea, F., D'Armiento, M., & Giugliano, D. (2004). Effect of lifestyle changes on erectile dysfunction in obese men: A randomized controlled trial. *Journal of the American Medical Association, 291*(24):2978-2984.

Evanoff, A., & Newton, W. P. (1998). Treatment of premature ejaculation. *Journal of Family Practice, 46*:280-281.

Feldman, H. A., Longcope, C., Derby, C. A., Johannes, C. B., Arauho, A. B., Coviello, A. D., Brenner, W. J., & McKinlay, J. B. (2002). Age trends in the level of serum testosterone and other hormones in middle-aged men: Longitudinal results from the Massachusetts male aging study. *Journal of Clinical Endocrinology and Metabolism, 87*:589-598.

Fromm, E. (1956). *The art of loving*. New York: Harper.

Green, R., & Young, R. (2001). Hand preference, sexual preference, and transsexuals. *Archives of Sexual Behavior, 30*:565-574.

Greenberg, J. S., Bruess, C. E., & Haffner, D. W. (2004). *Exploring the dimensions of human sexuality* (2nd ed.). Sudbury, MA: Jones & Bartlett.

Grenier, G., & Byers, E. S. (2001). Operationalizing premature or rapid ejaculation. *Journal of Sex Research, 38*:369-378.

Hamer, D. H., Hu, S., Magnuson, V. L., Hu, N., & Pattatucci, A. M. (1993). A linkage between DNA markers on the X chromosome and male sexual orientation. *Science, 26*:321-327.

Hardy, J. B., Duggan, A. K., Masnyk, K., & Pearson, C. (1989). Fathers of children born to young urban mothers. *Family Planning Perspectives, 21*:159-163.

Jacoby, S. (1999). Great sex: Whatís age got to do with it? *Modern Maturity, 42*(5):40.

Johnson, M. E., Brems, C., & Alford-Keating, P. (1997). Personality correlates of homophobia. *Journal of Homosexuality, 34*:57-69.

Kinsey, A. C., Pomeroy, W. B., Martin, C. E., & Gebhard, P. H. (1953). *Sexual behavior in the human female*. Philadelphia: Saunders.

Kreider, R. M., & Fields, J. M. (2002, February). *Number, timing, and duration of marriages and divorces: 1996* (Current Population Reports P70-80). Washington, DC: U.S. Census Bureau.

Kunelius, P., Lukkarinen, O., Hannuksela, M. L., Itkonen, O., & Tapanainen, J. S. (2002). The effects of transdermal dihydrotestosterone in the aging male: A prospective, randomized, double blind study. *Journal of Clinical Endocrinology and Metabolism, 87*:1467-1472.

Lalumiere, M., Blanchard, R., & Zucker, K. (2000). Sexual orientation and handedness in men and women: A meta-analysis. *Psychological Bulletin, 126*:575-592.

Laumann, E. O., Paik, A., & Rosen, R. C. (1999). Sexual dysfunction in the United States: Prevalence and predictors. *Journal of the American Medical Association, 281*:1537-1544.

Lee, J. A. (1973). *The colours of love*. Ontario, Canada: New Press.

LeVay, S. (1991). A difference in hypothalamic structure between heterosexual and homosexual men. *Science, 253*:1034-1037.

Lillard, L. A., Brien, M. J., & Waite, L. J. (1995). Premarital cohabitation and subsequent marital dissolution: A matter of self-selection? *Demography, 32*:437-457.

Mathias-Riegel, B. (1999). Intimacy 101: A refresher course in the language of love. *Modern Maturity, 42*(5):46.

Michael, R. T., Gagnon, J. H., Laumann, E. O., & Kolata, G. (1994). Sex in America. Boston: Little, Brown.

National Council on Aging. (1998). *Healthy sexuality and vital aging* [Executive summary]. Washington, DC: Author.

National Marriage Project. (2004). *The state of our unions: The social health of marriage in America*. Piscataway, NJ: Rutgers University.

Paick, J. S., Jeong, H., & Park, M. S. (1998). Penile insensitivity in men with premature ejaculation. *International Journal of Impotence Research, 10*:247-250.

Popenoe, D., & Whitehead, B. D. (1999). *The state of our unions*. New Brunswick, NJ: National Marriage Project.

Popenoe, D., & Whitehead, B. D. (2002). *Should we live together? What young adults need to know about cohabitation before marriage. A comprehensive review of recent research*. Piscataway, NJ: Rutgers University and The National Marriage Project.

Reissing, E. D., Binik, Y. M., & Khalife, S. (1999). Does vaginismus exist? A critical review of the literature. *Journal of Nervous and Mental Disease, 187*:261-274.

Rice, G., Anderson, C., Risch, N., & Ebers, G. (1999). Male homosexuality: Absence of linkage to microsatellite markers at Xq28. *Science, 284*:665-667.

Rubin, Z. (1973). *Liking and loving*. New York: Holt, Rinehart, & Winston.

Schnyder, U., Schnyder-Luthi, C., Ballinari, P., & Blaser, A. (1998). Therapy for vaginismus: In vivo versus in vitro desensitization. *Canadian Journal of Psychiatry, 43*:941-944.

Sell, R. L., Wells, J. A., & Wypij, D. (1995). The prevalence of homosexual behavior and attraction in the United States, the United Kingdom, and France: Results of a national population-based sample. *Archives of Sexual Behavior, 24*:235-248.

Smith, T. W. (2003). *American sexual behavior: Trends, socio-demographic differences, and risk behavior*. Chicago, IL: National Opinion Research Center.

Sprecher, S. (2002). Sexual satisfaction in premarital relationships: Associations with satisfaction, love, commitment, and stability. *The Journal of Sex Research, 39*(3):190-196.

Sternberg, R. J. (1986). A triangular theory of love. *Psychological Review, 93*:119-135.

Sternberg, R. J. (1997). Construct validation of a triangular love scale. *European Journal of Social Psychology, 27*:313-335.

Sternberg, R. J. (1998). *Cupid's arrow: The course of love through time*. Cambridge, UK: Cambridge University Press.

U.S. Bureau of the Census. (2000). *Marital status by sex, unmarried partner households, and grandparents as caregivers: 2000*. Retrieved from http://www.census.gov.

Warnock, J. K. (2002). Female hypoactive sexual desire disorder: Epidemiology, diagnosis and treatment. *CNS Drugs, 16*(11).745-753.

Whitley, B. E. Jr., & Kite, M. E. (1995). Sex differences in attitudes toward homosexuality: A comment on Oliver and Hyde (1993). *Psychological Bulletin, 117*:46-154, discussion 155-158.

Wickelgren, I. (1999). Discovery of "gay gene" questioned. *Science, 284*:571.

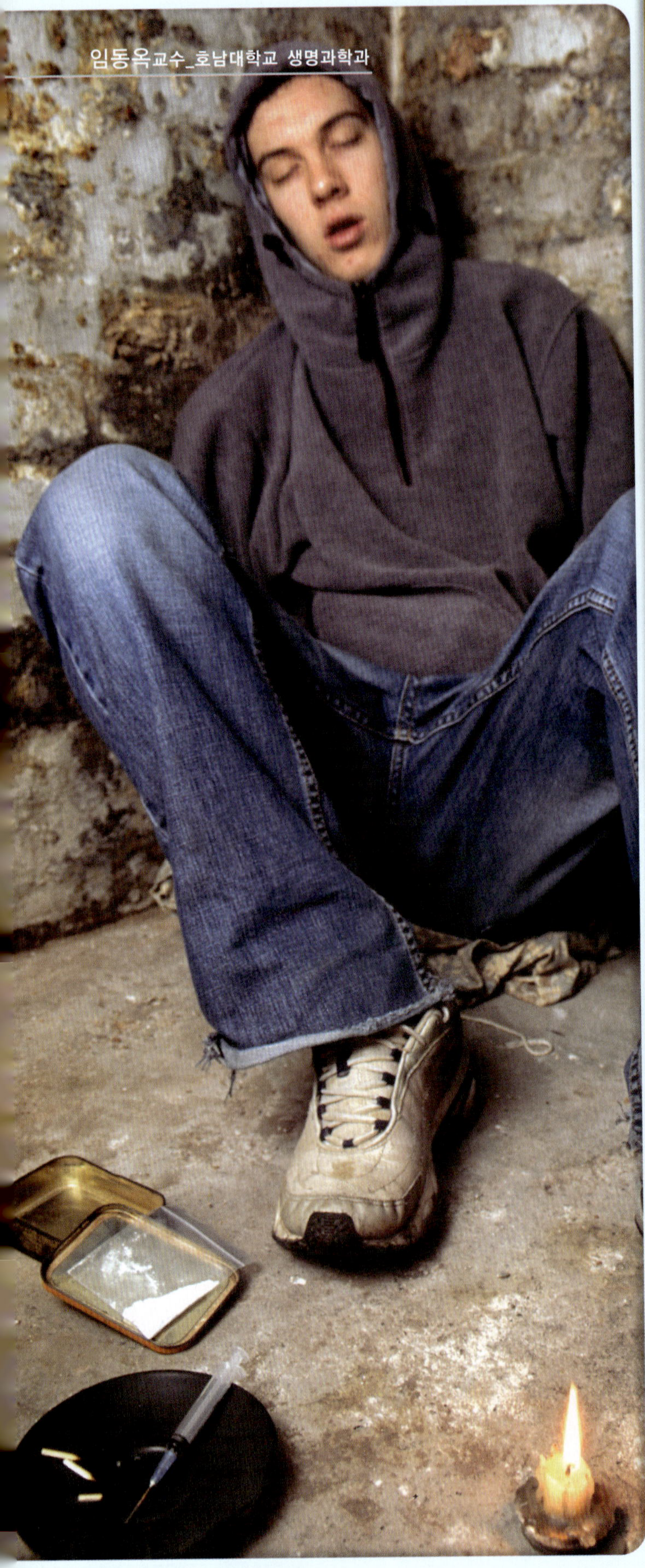

임동옥교수_호남대학교 생명과학과

학습할 내용

http://healthyliving.jbpub.com

이 교재의 웹 사이트는 많은 유용한 도구뿐만 아니라, 학생과 교수 모두에게 추가적인 건강정보를 풍부하게 제공한다. 다음 주제에 대한 정보를 얻고자 한다면, http://healthyliving.jbpub.com 사이트를 방문해 보라.

약물사용, 오용 및 남용
미국에서 비합법적인 약물사용
약물의존성
억제제
약물치료와 예방

본장의 개관

약물사용, 오용, 그리고 남용 간의 차이
신체와 정신에 미치는 향정신성 약물의 효과
왜 사람은 향정신성 약물들을 사용하는가?
미국에서의 약물사용패턴
어떻게 신체적이고 정신적인 약물의존으로 발전하는가?
약물 의존성의 위험요소
약물남용의 장기효과
FDA는 대중 약들을 어떻게 조절하는가?
약물치료와 예방을 위한 목표와 전략

건강의 이모저모
카트

실생활 건강
일반의약품: 안전과 식품의약품안전청

건강관리
처방없이 숙면하기

삶 속에서
Across The lifespan

약물사용과 남용

자가건강 평가서

자가진단: 당신은 약물에 의존하는가?
건강한 생활습관: 당신은 부당하게 약물을 사용하고 있는가?

알고 있나요?

• 약물이 두뇌에 어떤 영향을 줄 수 있는가?
• 과연, 대마초를 피우는 것이 담배를 피우는 것보다 더 안전한가?
• 살 빼는 보조제에 위험할지도 모르는 어떤 약물이 들어 있는가?

약물사용과 남용 Drug Use and Abuse 7장

약물. 많은 사람들은 이 말로부터 비밀리에 불법적인 위험한 혼합약물들을 정맥주사하는 부정적인 생각을 떠올린다. 또한 약물이란 말은 판자를 둘러친 마약거래점을 연상하게 할지도 모른다, 젊은이는 헤로인 주사를 맞은 다음, 이 소년을 좋아한다고 하거나 여성에게 데이트 강간, 즉 약물을 복용하게 한 후 성폭행을 하는 등의 일탈을 하기도 한다. 다른 의미로 약물은 병의 징후와 증상을 경감하기 위하여 약들을 처방하는 의사들과 같은 긍정적인 생각을 초래한다. 한편, 다른 이미지는 암환자의 치명적인 비정상 세포들을 제거하기 위하여 강한 화학요법들을 처방받거나, 치과에서 마취한 후 의자에 기분 좋게 앉아서 치료받는 것을 의미할지도 모른다. 약은 무엇일까? 왜 약은 음성적이거나 양성적인 양면성을 갖는 것일까?

약물(drugs)은 사람의 생각, 느낌, 기능 및 행동을 바꾸는 음식이 아닌 화학물질이다. 수천 년 동안, 사람은 자연에서 의약혜택 또는 향정신적 효과를 가진 약을 얻어 왔다. 거의 모든 사람은 여러 가지 이유로 약을 사용한다. 즉 대부분의 사람들은 두통에 복용하는 아스피린이나 **각성효과**(psychoactive effects)를 가진 한 잔의 커피, 카페인이 첨가된 청량음료 또는 축하 자리나 식사 중 반주로 마시는 알코올 음료 등도 다른 진정제에 해당한다. 이런 친숙한 물질들은 유익하게 이용하면 약이 되지만, 잘못 사용하면 개인의 건강과 행복에 부정적인 효과를 줄 수 있다. 또한 불법적인 마약복용은 범죄, 실업, 그리고 가정폭력과 가정해체와 같은 우리 사회를 병들게 하는 많은 사회문제들을 낳기도 한다.

> "약물… 부적절하게 사용할 때 약은 개인의 건강과 웰빙에 심각한 음성적인 결과를 초래할 수 있다."

이 장은 두뇌의 기능, 약물사용과 남용의 일반적인 사례, 이런 화학물질과 관련된 여러 문제에 있어, 약물의 효과를 다룬다. 뇌기능에 영향을 미치고 각 예에 해당하는 주된 형태의 약을 표 7-1 에 정리하였다. 많은 미국인들이 알코올 음료와 담배를 이용하기 때문에 8장에서 건강과 각각의 제품들이 어떤 효과를 갖는가를 다루었다. 어떤 사람들은 젊음을 과시하기위해서 스테로이드 호르몬을 맞는다. 스테로이드 호르몬들이 건강에 미치는 효과에 관한 더 많은 정보는 11장을 참조하시오.

표 7-1 신체에 미치는 향정신성 약물효과

약물분류	상품명 또는 일반명	육체적 의존	심리적 의존	내성	가능한 부작용	약물남용 효과	금단증상
흥분제 (stimulants)	카페인, 코카인(스노우, 빅 C), 메탐페타민, 크리스탈 메쓰(크리스탈), 프레루딘, 리탈린, 데싸드린 또는 "덱스" 흑진주, 블랙홀리스	가능	높음	있음	각성상태, 행복감, 심박 및 혈압증가, 불면증, 식욕감퇴	고열, 환각작용, 경련, 죽음	취침증가, 성미가 급함, 우울증, 걱정, 변덕, 두통들
진정제 (depressants)	알코올, 바비투레이트(굽볼스), 발륨, 할시온, 쿠알루드, GHB(감마하이드록시부티레이드), GBL, 루프스(로히프놀)	다양	다양	있음	불명료 언어, 취한 행동	호흡억제, 만취행동, 혼수, 죽음	우울증, 걱정, 불면증, 경련, 죽음
아편제 (opiates)	헤로인(차이나화이트), 모르핀, 코데인 함유제품, 메타돈, 데메롤, 옥시코틴, 비코딘, 다르본, 페르코단	보통 이상	보통 이상	있음	행복감, 졸림, 호흡억제, 메스꺼움	호흡저하, 경련, 혼수, 죽음	눈물나는 눈, 코물나는 코, 하품, 전율, 걱정, 복부경련
대마초 (marijuana) (마리화나)	포트, 하쉬, 헤쉬쉬 오일, 아카풀코 골드, 블런트, 버드, 코롬보, 잡초	미상	보통	가능	행복감, 행동의 자유, 식욕증가, 시간감각상실	걱정, 편집증	걱정, 우울증
환각제 (hallucino-gens)	LSD 블로터, 메스칼린, STP, 실로시빈, PCP의 다량투여, 선인장, 환각 버섯, 케타민	아님 또는 미상	미상	있음	행복감, 환각작용, 시간감각상실	걱정, 정신병자 행동	보고되지 않음
흡입제 (inhalants)	휘발유, 페인트 희석제, 아세톤, 프레온가스, 에어졸, 용매	아님	가능	아님	행복감, 졸림, 혼란, 불명료한 언어	두뇌, 신장 및 간의 손상; 두통; 죽음	불안증세
혼합효과를 가진 약	니코틴, PCP, MDMA(엑스터시)	미상	높음(PCP) 미상 (MDMA)	있음	환각작용과 변화된 인식 (PCP)	정신병, 사망위험 (PCP) 증가	미상

자료출처: *Drugs of abuse*(1996). Washington, DC : U.S.Department of Justice, Drug Enforcement Administration; Goldberg, R.(1997). *Drugs across the spectrum*. Englewood, CO : Morton Publishing Co.; and Hanson et al.(2004). *Drugs and society*. Sudbury, MA : Jones & Bartlett Publishers.

약물사용, 오용 및 남용

전형적인 미국인 가정은 진통제, 감기약, 진해 시럽들, 그리고 다른 치료약들을 가지고 있다. 이런 *치료약물(medications)*들은 병을 치료하거나 생리적인 이상을 고치는 유용한 약이다. 그렇지만 종종 의료용 약물은 오용된다. **약물오용(drug misuse)**은 합법적인 약을 일시적으로 부당하게 이용하는 것이다. 표 7-2는 약물의 전형적인 오용들을 목록화한 것이다.

처방은 가장 강하고 잠재적 위험이 매우 큰 약물들을 합법적으로 구입하기 위하여 필요하다. 의사의 처방전이 필요한 약들은 대부분 활성제로서 안전과 효과 면에서 과학적으로 검증받아 왔다. 그렇지만, 사람들은 일반적으로 의사의 처방 없이 팔리는 대중약(OTC)으로 부르는 수많은 약들을 살 수 있다. 비록, 사람들이 대중약이 모두 안전하다고 생각할지라도, 부적절하게 사용하면 약물효과가 있는 어떤 물질은 위험할 수 있다. 예를 들면, 아스피린이나 항히스타민제는 많은 양을 복용할 때 유독하다. 이 장의 뒷부분에서 어떤 대중약의 이용과 관련된 문제를 다루고 있다.

음식물들은 약으로 취급하지 않지만 많은 음식들은 신체에 영향을 미치는 카페인과 같은 물질이 포함되어 있다. 또한 약간의 비타민들과 영양염류들을 다량 섭취하면 이들은 체내에서 약물과 같은 활성을 나타낸다. 예를 들면, 의사들은 가끔 환자들의 혈중콜레스테롤 수치를 더 낮게 하기 위하여 니아신(비타민 B)을 다량 처방한다. 그러나 이들 영양소는 섭취해도 항상 안전하다고 생각하기 때문에 많은 사람들은 의사의 처방 없이 비타민들과 영양염류를 대량으로 복용하는 경우가 있는데, 이는 유독하다. 제9장과 제16장은 영양보충 물질들의 다량섭취와 연관된 위험들에 대해 설명하고 있다.

몇몇 예로, 약물사용은 계획적, 부도덕 및 비의료적 사용으로 약물남용이 된다. **약물남용(drug abuse)**은 약물의 사용이 사용자의 건강과 웰빙뿐만 아니라, 가정이나 사회에 부정적인 영향을 미치게 된다. 사람들은 다른 약제들보다 향정신성 약물들을 더 많이 남용하고 있다.

정부는 향정신적 약물의 남용 가능성 때문에 대부분의 향정신성 약물의 사용을 제한한다. 1970년대에 포괄적인 약물남용 방지와 규제는 일반적인 규제물질로 다루고, 이는 미국에서 마약류 시행규칙의 법률적인 근거가 되고 있다. 많은 향정신성 약물은 남용과 의학적 유용성의 잠재력에 따라 5개로 분류한다(표 7-3). I번 약물은 일반적으로 남용되고 의약적인 가치가 매우 낮은 약물이다. 미국에서 이 약물을 이용, 소유 및 판매를 하는 것은 불법이다. V번 약물은 가끔 남용되지만 중요한 약물로 사용된다. 그리고 II, III, IV 및 V번 약물은 처방약으로 이용된다.

약물시행관리(DEA)를 하는 관리들은 규제약물로서 약을 분류하기 전에 미국 공공의료에 사회복지시설(HH)국으로부터 의학적이고 과학적인 정보를 평가한다. 어떤 약을 5개 약물 가운데 하나에 포함시키는 것이 반드시 약물남용이 되거나 해로운 효과를 낳는다는 것은 아니다. 헤로인, PCP, 그리고 대마초는 I 약물이지만 헤로인이나 PCP를 남용한 결과는 대마초를 남용하는 것보다 더욱 심각하다. 알코올과 니코틴은 지정된 약물로 취급하지는 않

약물(drugs) 비식이성 화합물로서 개인의 사고, 느낌, 기능 및 행동을 바꾸는 것.

각성효과(psychoactive effects) 약물로 마음을 바꾸거나 분위기를 바꾸는 효과.

약물오용(drug misuse) 합법약을 일시적으로 부적절하게 사용.

약물남용(drug abuse) 어떤 약물의 정도에서 벗어난 부적절한 사용 또는 비의료적 사용.

표 7-2 전형적인 약물 오용 행동

행 동	예 시
장기처방 환자가 일찍 처방약물을 중지함	증상들이 사라질 때까지만 항생물질을 복용
혼합약	파티에서 바비투러이트를 복용하고 알코올을 마심(이런 억제제의 혼용은 치명적일 수 있음)
처방된 양보다 더 많은 복용	복합비타민과 영양염류를 하루에 1개 대신에 10알을 복용
유효기간이 지난 약물의 이용	5년 전에 조제된 진통제의 복용
공용약물	친구에게, 나에게 처방된 알레르기 약을 주는 것

표 7-3 약물 목록

목 록	상품명	설 명
I	헤로인, LSD, 메스칼린, 메타콸론, 선인장, 실로시빈, THC, 헤쉬쉬, 대마초, 로히프놀(루피스 또는 데이트 강간 약)	현행 의료적 사용 금지 ; 남용 잠재력이 높음
II	리탈린, PCP, 페르코단, 디라우디드, 코카인, 메타돈, 마르놀, 데메롤, 몰핀, 엠페타민, 바비투레이트	현행 의료적 사용을 허용 ; 남용 잠재력이 높음
III	진통제 애너볼릭 스테로이드, 코데인함유 타이레놀, 비코딘, 아편	현행 의료적 사용을 허용 ; 남용 잠재력이 보통
IV	발륨, 리비움, 세락스, 할시온, 다르본, 플라시딜, 페노바르비탈, 미타운	현행 의료적 사용을 허용 ; 남용 잠재력 낮음
V	코데인함유 APC, 로비투신 A-C, 로모틸, 페너간	현행 의료적 사용을 허용 ; 남용 잠재력 매우 낮음

자료출처 : *physicians desk reference*. (1996). oradell, NJ: medical economics company. inc; and *drugs of abuse*. (1996). washington, DC: U.S. department of justice. drug enforcement administration.

지만, 이 중독성인 물질의 광범위한 남용은 모든 규제약물을 합한 사용보다 매년 더 많은 사람들을 무능력하게 하거나 죽음으로 내모는 원인이 되고 있다.

사람들은 불법적인 약물인 코카인을 남용하고, 합법적인 알코올, 몇몇 의사의 처방약들, 그리고 장외 거래 치료들과 같은 향정신성물질들을 남용한다. 많은 개인들은 합법적이거나 비합법적인 약물의 통합사용으로 약물남용을 한다. 약물은 합법적일지라도 전적으로 안전한 것은 아니다. 약물이 갖는 아주 심각한 이차적인 위험은 약의 종류, 약을 이용한 지속시간 및 약을 이용한 사람의 건강에 달려 있다.

건강한 생활습관
Healthy Living Practices

- 어떤 약도 완전히 안전하지 않기 때문에, 약물을 이용하기 전에 약이 당신의 건강과 웰빙에 효과가 있는지를 생각하라.

향정신성 약물: 신체와 정신에 효과

향정신성 약물은 뇌에 어떻게 영향을 주는가?

향정신성 약물들은 환경으로부터 받은 정보를 뇌가 감지하고 분류하는 신경계, 즉 신체의 통신망에 영향을 준다. 제2장은 중추신경계에서 양방향으로 메시지를 전하는 중추신경계(CNS)인 두뇌와 척수, 그리고 말초신경계인 감각기관에 대해 설명하였다.

향정신성 약물은 1개의 신경에서 다른 신경으로 메시지들을 운반하는 화학적 전달물질의 활성을 바꾸는 등 뇌에서 신경세포들과 상호작용을 한다. 결과적으로 이 약물은 사고과정, 느낌, 그리고 행동 등에 영향을 미친다. 일반적으로 많이 남용된 약물은 뇌의 특정부위에 영향을 미치고, 무드나 기분전환에 확실한 영향력을 가지고 있기 때문에 보상센터라고도 부른다. 결과적으로 이런 약물은 처음 사용될 때, **행복감(euphora)**을 아주 높게 느끼는 도취증을 일으킨다, 비록 두뇌의 정상적인 내부 화학환경을 바꾸는 것이 사람의 분위기와 행동에 영향을 줄지라도, 외적 조건들은 이들 반응을 변경할 수 있다.

행복감(euphoria)
흔히 행복한 느낌이 아주 강한 상태.

해독작용(detoxification)
유해한 물질을 덜 위험한 화합물로 바꾸는 과정.

중독상태(intoxification)
약물이나 다른 독물질에 의해 도취되는 상태.

혼합남용(polyabuse)
한번에 한 가지 이상의 약물을 복용.

시너지효과(synergism)
어떤 약물을 혼합복용하여 몇 배의 효과를, 약효과를 갖는경우.

약물이 신체에서 무슨 일을 일으키는가?

향정신성 약물은 복용하면 혈액을 통해 결국 두뇌에 도달하게 되어 특정한 효과를 나타낸다. 우리 몸에서 적은 양의 약물은 온몸으로 순환될 때 소변이나 대변 또는 날숨으로 제거할지도 모른다. 대부분의 경우에 잔류약물들은 시간이 지나면서 **해독작용(detoxification)**이 되는데, 이런 유해한 물질들은 배설될 수 있는 덜 위험한 화합물로 변형시키는 과정이다. 해독작용은 대체로 간에서 일어난다. 신체는 섭취한 약물을 수 일에서 수 주일까지 지방에 저장하였다가 서서히 해독작용을 하게 된다. 특히, 신체에서 완전히 해독할 때까지 그 물질은 혈액이나 소변에서 탐지할 수 있을 것이다.

중독상태(intoxification)는 물질의 양이 신체에 해로운 수준에 도달한 경우에 일어난다. 이 도취수준은 개인차가 있다. 그러나 유전성인자 체격, 육체적 건강, 그리고 이전 약물노출 등은 약물을 대사하거나 해독하는 개인의 능력에 영향을 미친다. 도취의 징후와 증상은 어눌한 말, 빈약한 근육 상호작용, 그리고 정신적인 혼동을 포함한다.

*과량복용(overdose)*은 과도한 양의 약이 혈액으로 순환하고 빠르게 물질을 해독하거나 제거할 수 있는 신체의 능력을 초과할 때 일어난다. 장외거래 약, 처방약, 그리고 비합법적인 약물의 과량복용은 신체조직을 손상시킬 수 있거나 파괴할 수 있다. 몇몇 경우, 약물 과량복용들은 치명적일 수 있다. 표 7-1(189쪽)은 다양한 향정신성 약물들의 과량복용의 몇몇 징후와 증상을 설명한다.

흔한 예로 한 번에 1개 이상의 약물을 남용하는 것은 **혼합남용(polyabuse)**이다. 예를 들면, 그들이 헤로인, 바비투레이트, 코카인, 또는 다른 약제들을 사용하는 동안에 개인들은 흔히 알코올 음료를 마신다. 사람들이 유사작용을 가지는 다른 약물을 복용할 때, 각각의 약의 효과는 몇 배 더 커질 수 있다. 이런 현상을 **시너지 효과(synergism)**라 부르고 사망을 야기할 수도 있다. 예를 들면, 알코올과 바비투레이트는 중추신경계의 작용을 느리게 하는 억제제이다. 만약, 사람이 몇 잔의 술과 바비투레이트를 섭취하면, 이 물질의 혼합효과는 호흡을 심하게 억제하여 혼수상태나 죽음을 일으킨다. 혼합남용은 약물 상호작용으로 시너지 효과를 불러일으키는 원인이 될 수 있고, 심각하거나 심지어 치명적일 수 있다. 많은 사람들은 몇 잔의 술을 마시는 동안 아세트아미노펜, 즉 타이레놀과 같은 대중약인 진통제들에 포함된 혼합물들이 간부전이나 죽음의 원인이 될 수 있다는 것을 인식하고 있지 않다.

건강한 생활습관
Healthy Living Practices

- 시너지 효과나 상호작용을 하는 약물의 효과를 피하라. 알코올과 대중약들을 포함한 혼합복용을 피하라. 전문의사 또는 등록된 제약사의 의견을 물어 보지 않고 약물의 혼합복용을 하지 마라.

미국에서 비합법적인 약물사용

비합법적인 약물사용의 만연

연구원들은 미국에서 불법 약물복용이 널리 퍼지는 것을 평가하기 위하여 직접 설문조사를 시행한다. 예를 들면, 2003년도 약물사용과 건강에 대한 국가조사는 12세 이상의 미국인 67,784명을 대상으로 설문을 실시하였다. 이 조사결과로부터 2003년 미국인들 가운데 1,950만 명이 한 달 내에 불법약물을 사용한 것으로 추정된다(물질남용과 정신적인 보건사업국[SAMHSA], 2004). 2003 그림은 2002년과 2003년 사이에 불법약물 사용자들 수에 어떤 변화도 나타내지 않는다고 결론을 내렸다. 그럼에도 불구하고 이 물질을 사용하고 있는 미국인은 1970년대 말보다 상당히 줄어들었다는 것이다. 1979년도에는 2,500만 명의 미국 사람들이 비합법적인 약을 사용하였던 것으로 추정하였다.

2003 약물사용과 건강에 대한 국가조사에 따르면, 여성들보다(6.5%) 남성들이(10%) 불법약물을 복용하고, 미국 인구의 특정한 그룹이 다른 그룹보다 불법약물들을 더 많이 사용한다고 보고하였다. 실직한 성인들 중 18% 이상이 2003년에 불법약물들의 상습사용자들이었다. 직장인들의 거의 8%는 이 물질을 복용하였다. 18세 이상의 사람들 사이에 2003년도에 고졸이하 학력자의 약 9%가 불법약물 사용자였으나, 대학 졸업생들은 5.2%로 낮게 나타났다(SAMHSA, 2004).

불법약물 사용률은 십대와 20대에서 특히 높다(그림 7-1). 미시간 대학의 사회연구소에서 미국 고등학생과 대학생들의 약물사용 빈도를 1975부터 매년 모니터링을 하였다. 2003년 조사결과에서 전일제 대학생 중 1992년에는 30.6%였었는데, 2000년에는 약 37%가 불법약물을 사용한 것으로 나타났다. 2003년에, 대마초 흡연은 대학생들 중 34%로 나타나서 1992년 약 28%보다 더 높게 나타났다. 또한 LSD의 사용은 1989년부터 90년대 중반까지 꽃을 피웠다가 그 후부터 떨어지기 시작하였다. 2003년에, 대학생들 중 1.4%는 지난 12개월 동안에 LSD를 섭취했다고 보고한 반면, 1994년에는 약 5%, 1989년에는 3.4%이었다(Johnston et al., 2004b).

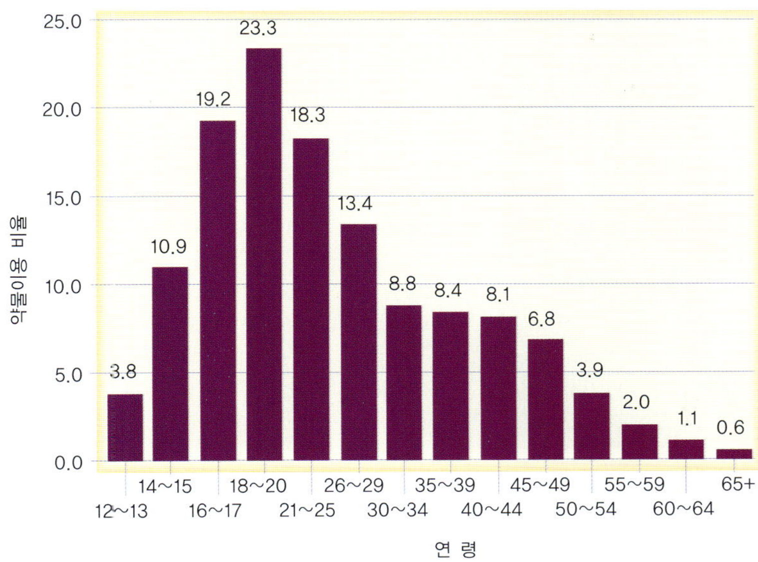

그림 7-1 미국에서 2003년 나이에 따른 불법적인 약물이용자들의 비율.

자료출처: Substance Abuse and Mental Health Services Administration(2004). *Results from the 2003 National Survey on Drug Use and Health*(DHHS Publication No. SMA 04-3964). Rockville, MD: National Clearinghouse for Alcohol and Drug Information.

왜 사람들은 향정신성 약물을 사용하는가?

약물 사용자들은 왜 그들이 향정신성 물질을 섭취하게 되었는지, 그 동기에 대해 많은 이유를 들어 설명하곤 한다. 대부분의 사람들은 비의학 목적으로 분위기를 바꾸는 약물을 찾기 시작한다. 몇몇 개인들은 단지 쾌감을 즐기기 위해 알코올 또는 타 약제들을 사용한다. 다른 사람들은 그들의 심리적인 문제를 해결하기 위하여 스트레스를 풀고, 저하된 기분을 상승시키기 위해 약물을 사용한다. 10대나 20대는 호기심으로 자주 약물을 접하는 동기가 된다. 예를 들면, 영화와 광고에서 시가를 피우거나 즐거운 파티에서 참여하는 동안에 술을 마시는 사색적이고 매력적인 사람들을 보면 나도 해 보고 싶다는 호기심을 자극할지도 모른다(그림 7-2). 부가적으로, 십대는 새로운 행동경험을 맛보기 위해, 우울한 중압감을 경감하거나, 사회 활동을 향상시키기 위해서 약물을 사용하는 경우도 있다(Hanson et al., 2004).

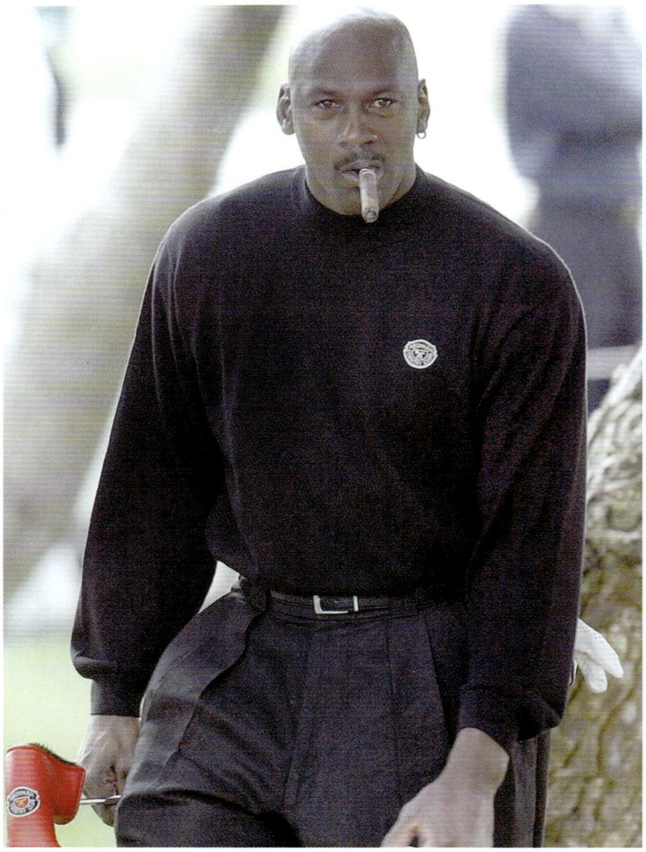

그림 7-2 농구스타였던 마이클 조던이 골프를 치면서 시가 흡연. 종종 연예활동에 종사하는 스타들이 약물을 사용하는 장면이 방송되곤 한다. 몇몇 젊은이는 이런 건강을 해치는 행동을 모방한다.

향정신성 약물 사용패턴

약물실험과 불법사용은 주로 18세에서 20세에서 가장 많다(그림 7-1). 이 연령대에서 대부분 약물남용은 담배를 피우고, 맥주나 포도주 같은 술을 마시면서 시작한다. 몇몇 젊은이들은 그들의 기분전환 효과를 맛보기 위하여 부탄가스나 본드와 같은 화학물질들을 흡입한다. 알코올, 니코틴, 대마초 및 흡입제 등은 청소년들이 다른 향정신성 약물을 사용하기 전에 이 물질을 처음 사용하기 때문에 '게이트 웨이' 약물이라고 자주 부른다(Hanson et al., 2004).

많은 청소년들은 알코올 또는 니코틴을 사용한 후에 새로운 약물경험을 멈춘다. 만약, 10대들이 약물경험을 계속 시도한다면 다음은 대마초를 이용할 것이다. 2003년에 미국에서 대마초 흡연은 8학년, 10학년 그리고 12학년들 사이에 대략 2% 줄어들었다. 8학년들 중 대략 13%, 10학년들 중 28%, 그리고 12학년들 중 거의 35%가 2003년에 대마초를 시도하였던 것으로 보고하고 있다(Johnston et al., 2004a).

흥분제, 진정제 및 환각제의 어떠한 결합은 대마초 사용과 연관될지도 모른다. 이 대마초를 시도한 후에, 몇몇 젊은이는 아편제들을 사용하기 위하여 움직인다. 그러나 모든 젊은 약물사용자가 다음 단계의 약물을 실험하는 디딤돌패턴을 따르지는 않는다. 예를 들면, 알코올 또는 대마초를 경험한 많은 십대는 다른 향정신성 약물들을 시도하지 않는다.

불법적인 약물의 오락적인 사용은 일반적으로 결혼, 출산, 경력 및 사회적응 등의 전통적인 성인으로 부르는 20세 후반부터 점점 나이에 반비례하여 감소한다. 나이를 먹어감에 따라 많은 개인들은 불법약물의 남용은 자신을 파멸시킬 수 있다는 것을 인식하게 된다. 그럼에도 불구하고, 더 나이가 많은 성인들은 10대를 포함한 청소년들보다 의사에 의한 처방약물의 남용으로 더 큰 위험에 직면해 있다(Simoni-Wastila & Strickler, 2004).

약물의존성

알코올이나 대마초와 같은 향정신성 약물의 사용은 대부분의 사람들은 즐겁거나, 느슨해지거나, 사회적인 환경에 안락감을 느끼기 위해 이용한다. 이런 용도의 약물을 *'쾌락약물 사용(recreational drug use)'* 으로 부른다. 당신의 약물사용에 대한 평가는 "당신은 약물에 의존하는가?"라는 학생 학습지도 요령집의 질문들에 답을 하면 많은 도움을 얻게 된다.

약물의존성(drug dependence) 또는 **중독**(addiction)은 사용자가 육체적이거나 정신적으로 충동적인 필요를 느낄 때 약물을 습관적으로 섭취하는 경우에 일어난다. *의존성*과 *중독*이란 용어는 흔히 자신의 건강, 일, 그리고 대인관계를 방해하는 어떤 강박감에 사로잡힌 행동을 설명하기 위하여 사용된다.

약물의존자들은 사용하고 있는 약을 피할 수 없다. 이들은 대부분 약물의존을 멈추고자 하는 시도를 실패한 경험을 가지고 있다. 약물의존자들은 시간이 흐르면서 자신의 행동이 본인이나 다른 사람들에게 해로운 것임을 인식하면서도 약의 늪에서 헤어나지 못하고 있다. 약물 의존자들은 가정이나 일에 대한 책임감을 다루는 것 같은 그들 생활의 다른 면은 덜 중요하다고 하고 약물을 얻고 이용하는 것이 필요하다는 선입견을 갖고 있다.

신체적 의존성과 정신적 의존성

사람들이 장기간에 걸쳐 어떤 향정신성 약물을 계속해서 섭취했을 때, 그들의 몸은 가능한 한 정상적인 기능을 위해 다양한 생리적인 조절을 한다. 예를 들면, 극적인 화학변화들은 만성적인 약물중독자의 뇌에서 일어나서 그들의 사고과정들과 행동을 좌우하게 된다. 결과적으로, 이런 개인들은 약물내성과 금단증상이라도 *신체적 의존(physical dependence)* 또는 *신체적 중독(physical addiction)*에 독특한 징후와 증상을 나타낸다.

어떤 약에 만성 노출되면, 신체는 약물 **내성**(tolerance)을 갖게 되는데, 이는 많은 약물에 견디는 능력인 반면에 감소되면 반대의 효과를 나타낸다. 이런 증상이 나타날 때, 사용자는 평소에 투여한 약 용량으로는 더 이상 육체적 또는 심리적인 바람직한 효과를 얻을 수 없음을 알게 된다. 원하는 효과를 얻기 위하여 더 많은 양의 약을 복용해야 되는데, 이는 내성을 증가시킨다. 이런 상향적 정신세계는 약물 과잉복용의 위험을 증가시키면서 각각의 성공적인 수준에서 그치는 것은 매우 어렵다.

금단증상(withdrawal)은 어떤 약의 복용을 멈출 때 일시적으로 나타나는 육체적이거나, 심리적인 상태를 말한다. 금단증상의 징후와 증상은 떨림, 걱정 및 고통 등이다. 바비투레이트의 중독자가 약물을 끊으면 금단증상이 너무 심해서 사망의 원인이 될 수 있다. 표 7-1 은 내성, 금단증상, 그리고 중독을 일으키는 향정신성 약물의 잠재성을 나타낸다.

약물의존성/중독(drug dependence/addiction) 약물복용을 습관적인 행동으로 발전한 상태에서 약물 이용, 내성 및 금단증상을 보이는 증세.

내성(tolerance) 더 이상 육체적이거나 정신적인 예상된 정도의 효과를 나타내지 않은 약물에 적응.

금단증상(withdrawal) 어떤 약물을 중단했을 때 일시적으로 나타나는 육체적이거나 정신적인 상태.

*정신적 의존(psychological dependence)*은 규칙적으로 그들의 즐거운 효과를 얻고, 권태, 걱정 또는 스트레스를 경감하기 위하여 어떤 향정신성 약물들을 사용하고자 하는 욕구이다. 정신적 의존자들은 이 약물에 대한 강한 열망으로 약을 찾는 행동을 한다. 그렇지만 신체적 의존성과 정신적 의존성을 구별하는 것은 매우 어렵다. 앞에서 언급한 것처럼, 향정신성 약물들은 행동에 영향을 미치는 두뇌에서 생리적인 변화를 일으킨다. 따라서 이런 변화는 향정신성 약물들을 갖고자 하는 욕구를 느끼는 사람의 감정반응에 영향을 줄지도 모른다.

습관적으로 향정신성 물질들을 사용하거나 남용한 모든 사람이 약물사용에 의존하지는 않는다. 예를 들면, 술집이나 파티에서 술을 많이 마신 후 운전하는 개인들이 모두 알코올 중독환자는 아니다. 언제 향정신성 물질의 습관적인 사용으로 의존성이 되는지를 결정하는 것은 어렵다. 따라서 과학자들은 어떤 사람이 약물의존성과 중독에 더 민감한 것처럼 보이는지에 대한 이유를 찾고자 한다.

약물의존에 대한 위험요소

많은 다른 건강상의 문제처럼, 약물의존성에 있어 하나의 위험요소도 없다. 물질중독은 생물학적, 개인적, 사회적 및 환경적 요인들 가운데 복잡한 상호영향에서 기인한다.

약물남용 국가연구소(NIDA, 2003)에서 수행한 연구의 결과는 아이들이 약물남용을 하게 되는 가장 큰 위험요소는 가정의 특정한 상태라고 말하고 있다. 그런 요인에는 부모들이 약물남용을 하거나 정신병으로 고통받는 주거환경들이 포함된다. 즉 사리분별력이 없는 부모 밑에서 자라는 아이로 가정교육이 어렵고, 또는 행동장애를 갖는 경우, 그리고 아이들 간의 접촉이나 부모 보살핌이 없는 경우 등이 있다. 집 밖에서 아이의 행동과 관련이 있는 약물남용의 위험요소는 교실에서 너무 부끄러워하거나 공격적인 행동을 하기도 한다. 즉 학교생활에 적응을 못하고, 사회성이 결여되어 있고, 약물사용한 동료들과 어울리는 행동을 보이고, 또한 부모, 학교, 동료 및 사회가 약물복용을 지지할 것으로 믿고 있는 것이다. 반대로, *보호요소(protective factors)*는 약물남용에 대한 잠재력을 줄이기 위한 것과 관련되며, 건강한 가정과 학교의 보살핌, 분명한 행동법칙과 아이에 대한 부모님의 관심과 배려, 학교에서 학구적인 지도, 그리고 부모, 학교, 동료 및 사회가 약물사용을 지지하지 않는다는 믿음 등이다.

건강한 생활습관
Healthy Living Practices

- 약물의존이나 중독의 파괴적인 효과를 피하라. 당신은 의사의 처방 없이 향정신성 물질들을 사용하지 마라.

흥분제들

전세계에서 사람들은 피로를 경감하기 위하여 식욕을 억누르고, 분위기를 향상시키기 위하여 수천 년 동안 다양한 각성제들을 사용하였다. [건강의 이모저모]의 "카트"를 참조한다. 흥분제들은 감동, 취침, 관심, 그리고 학습에 영향을 미친 두뇌의 일부분에 화학적인 활동을 향상시킨다. 흥분제를 섭취한 뒤 수 분 내에, 사용자들은 더 빈틈없고, 흥분하기 쉽고, 침착하지 못한 상태에 도달한다. 흥분제는 혈압과 심장박동 수를 증가시킨다.

암페타민과 메탐페타민들

합성 흥분제들은 암페타민, 메탐페타민, 그리고 비암페타민 등이다(표 7-1). 데세드린(dexedrine)과 같은 암페타민(amphetamines)은 에너지와 예민성을 증가시키고 수면욕구를 감소시키며, 도취증을 일으키고 식욕을 억제한다. 1980년대 초에, 대학생들 중 21%에서 22%가 암페타민을 사용하였다고 보고하였다. 또한 1983년에서 1992년까지 매년마다 많이 감소하여 대학생들 중 오직 3.6%만이 이 약을 사용하는 것으로 보고하였다. 1993년에서 2000년까지, 다시 상승하여 1993년 4.2%에서 2001년에는 7.2%까지 상승하였다. 그리고 2003년에 대학생들 중 7.1%는 암페타민을 사용하였고 , 2.6%는 메탐페타민을 사용한 것으로 보고하였다(Johnston et al., 2004c).

메탐페타민(methamphetamines: 일명 '스피드')은 거의 의학적으로 승인받지 못한 아주 강력한 암페타민 형태다. 메탐페타민은 알약으로 먹거나 분말은 코에 분무하기도 한다. 또는 주사 맞거나 담배처럼 피울 수도 있다. 소량 투여하면 메탐페타민은 행복감을 느끼고, 식욕이 떨어지고, 땀이 많이 나며, 그리고 심장박동이 심해진다. 더 많은 양을 투여할 경우에는 갑자기 놀라며, 흉통이나 불규칙한 심장박동과 열이 나고, 환각이나 경련을 일으킬 수 있다. 메탐페타민에 노출된 상태에서 운전하는 사람은 도로에서 파도를 타거나 표류하는 것과 같은 기분을 느낀다. 또한 그 운전자는 제한속도를 초과하고 고속충돌에 연루되는 경향이 있다. 그럼에도 불구하고, 워싱턴 대학 연구결과에서 메탐페타민들과 같은 흥분제들은 상업적인 견인 트레일러 운전사들이 차를 운전하면서 가장 많이 사용하는 약으로 알려졌다(Couper et al., 2002).

메탐페타민의 과다복용은 심장혈관을 붕괴시키거나 손상을 입히기 때문에 죽을 수도 있다. 또한 임산부가 복용할 때, 약은 언청이와 구개파열증, 그리고 심장결함과 같은 선천적 결손증을 일으킬 수 있다. 또한 태아성장도 저해한다. 메탐페타민의 사용을 금하면 흔히 걱정, 피로, 불면, 편집증, 미망들 및 심각한 우울증 등의 금단증상이 일어난다.

1980년대에 한국, 대만, 필리핀으로부터 마약공급자들은 메탐페타민의 비합법적인 결정체를 소개하였다. 이는 *크리스탈메스(crystal meth)*, *메스*, *크랭크(crank)*, *아이스(ice)* 또는 *글래스(glass)*라고도 부른다. 크리스탈 메스의 사용은 과격한 행동을 낳을 수 있고, 간, 신장 및 허파를 손상시킬 수 있다. 미국에서 이 약물수요를 충족시키기 위하여, 아마추어 화학자들은 그들의 집들에서 조잡한 실험으로 크리스탈메스를 만들고 있다. 이렇게 "집에서 만든 약"은 매우 위험하다.

클럽 약 암페타민과 메탐페타민들은 *클럽 약(club drugs)* 또는 *파티 약(party drugs)*이라고 부른다. 또한 클럽 약도 또한 알코올, GHB, GBL, 그리고 로히프놀(진정제), 환각제인 LSD와 ketamine(특별한 K), 그리고 혼

건강의 이모저모
Diversity in Health

카트

어떤 향정신성 약물이 결혼식이나 주말과 관련이 있습니까? 만약 당신이 알코올이라고 답하면, 아마 틀릴 것이다. 결혼식과 다른 스페셜 이벤트들을 경축하기 위하여 소말리아와 에티오피아와 같은 동아프리카 나라에서는 자생식물인 *Catha edulis*의 잎이나 눈인 카트(Khat)를 씹는다. 수세기 동안, 이런 문화를 가진 사람들은 사회통념과 기분전환을 위해 카트를 씹거나 피우거나, 또는 차로 마시기도 하였다. 소말리아에서 많은 가정 집에는 가족과 친구들이 모여서 환담을 나누면서 카트를 씹어 먹기 위한 특별한 방이 있다. 미국인들에게 아주 친숙한 알코올과 다른 향정신성 물질들처럼, 카트는 쾌락과 해로움을 모두 줄 수 있는 화학물질이 들어 있다.

카트는 카티오닌(cathionine)과 카틴(cathine)이라는 화학적으로 암페타민과 유사한 혼합물을 포함한다. 카트는 암페타민과 다른 흥분제들에 의해 일어나는 심리학적이고 생리적인 유사한 반응을 만든다. 카트을 사용한 후에, 사람들은 행복감과 긴장감을 느끼고, 식욕이 없고, 잠을 못 자고 섹스에 매달린다. 부가적으로, 카트 사용자들은 혈압과 심장박동 수가 증가한다. 또한 카트 사용자들은 흥분되고 감정적인 상태가 지나고 나면 걱정하고 아주 예민한 성격을 보인다.

카트는 정신을 집중하거나 판단력을 흐리게 한다. 그러므로 카트를 하고 난 후 운전은 아주 위험할 수 있다. 규칙적으로 카트를 사용한 사람들은 영구적인 발기부전이 될지도 모른다. 임신 동안에 카트를 사용한 여성들은 체중미달인 신생아들을 낳을 위험성이 있다. 시간이 경과하면서 씹어 먹는 카트는 치아손상을 가져와서 치아가 썩게 된다. 소말리아의 내란 동안에, 서방세계에 알려진 보고서에는 카트를 씹은 의용군들은 매우 적극적이고, 편집적이고, 정신병적인 행동을 보였다고 기록하고 있다. 이런 결과는 대체로 카트라는 약물 과잉복용에서 기인한다.

1990년대 초에 수천 명의 소말리아 사람과 에티오피아 사람들은 자국에서는 불안을 느끼고 영국과 미국을 포함한 서방국가에서 피난처를 찾았다. 서방국가에 정착한 후에, 대부분의 이민자들은 카트을 사용하는 습관을 계속 유지하였다. 그들의 요구를 응하기 위하여, 이민자들은 동아프리카로부터 미국이나 영국으로 카트 잎을 들여오고 있다.

미국 마약단속국의 관리들은 카트가 중추신경계에 미치는 영향을 걱정하였기 때문에 1988년에 규제약물의 목록에 카틴을 추가하였다. 1993년에 식품의약청은 카트를 하는 관습을 막기 위해 카트를 수입하지 못하도록 법제화하였다. 그러나 더 많은 동아프리카의 이주자들이 미국에 정착하면서 비합법적인 카트 사용은 미국에서 더 널리 퍼지게 될지도 모른다.

자료출처: Belew. M..Kevede, D Kassaye, M Enquoselassie, F(2000). The magnitude of khat use and its association with health, nutrition and socioeconomic status. *Ethiopian Medical Journal*, 38(1): 11-26; Hassan, N.A. Gunaid, A,A..EI Khally, F.M..Murray-Lyon, I, M(2002). The effect of chewing khat leaves on human mood. *Saudi Medical Journal*, 23:850-853; and Mwenda, J.M..Arimi,M.M..Kyama, M,C..Langat, D.K.(2003). Effects of khat(*Catha edulis*)consumption on reproductive functions:Areview. *East African Medical Journal*, 80:318-323.

합효과를 가진 엑스터시인 MDMA들이 포함되어 있다. 청소년들, 십대, 그리고 20대 후반의 청소년들은 밤샘 파티에서 정열적으로 날뛰거나, 걱정을 줄이고 행복감을 느끼기 위해서, 또는 다른 사회적인 입장에서 도취중을 맛보기 위해서 춤추거나 파티를 여는 동안 계속해서 에너지를 만들기 위하여 이 약을 사용한다. 그러나 이런 약은 두뇌에서 장기간에 걸쳐 부의 효과를 가져올 수 있기 때문에 해롭다. 이 장에서는 약물에 대해 설명하고 알코올은 8장에서 설명한다.

최근 연구결과, 상습적인 메탐페타민 남용이 다른 약물들보다 더욱 더 두뇌의 특정부분을 손상시킨다고 알려졌다. 그림 7-3은 메탐페타민에 의한 뇌손상을 보여준다. 즉 빨간색 부분은 조직 손실이 가장 많다. 갈망, 보답, 무드 및 감동을 불러오는 약은 대뇌 주변부분의 조직 중 11%를 상실하게 한다. 기억을 되돌리는 데 포함된 해마는 대뇌조직 중 8%를 잃었다. 이 연구에 참여한 사람들은 10년 동안 메탐페타민을 사용한 30대였다. 대부분은 하루걸러 1주일에 4그램의 끽연을 했다고 한다

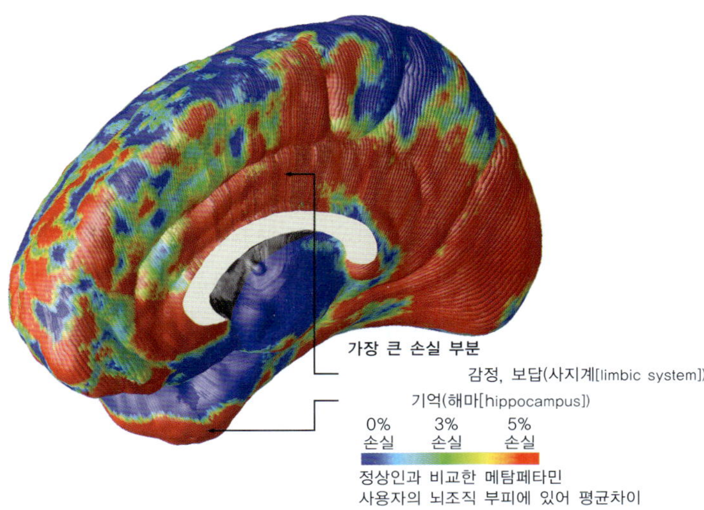

그림 7-3 메탐페타민 이용에 의한 뇌파괴. 메탐페타민 이용자의 MRI 사진으로 뇌의 부피가 줄어듦.

(Thompson et al., 2004).

그림 7-3 은 메탐페타민 사용으로 야기된 두뇌 파괴, 두뇌 반구의 MRI 이미지는 메탐페타민 사용자에 두뇌 부피손실의 부분을 나타냈다.

리탈린과 또다른 의학적으로 유용한 흥분제들 암페타민과 화학적으로 관계있는 흥분제들은 의약적인 사용은 거의 없다. 약으로서 유용한 흥분제 중 하나는 리탈린(ritalin)으로, 주의장애를 가진 사람들에게 처방된다. 리탈린 남용은 고등학교 상급학년에서 널리 퍼져서 1992년에 0.1%였던 것이 1997년에서 2.8%로 증가하였다. 남용 수준은 1997년부터 2002년까지 6년 동안은 다소 안정된 상태였으나 2003년에는 2.3%였다. 대학생들의 Ritalin 남용수준은 4.7%로서, 같은 또래인 비진학자들(3%)보다 훨씬 높게 나타났다(Johnston et al., 2004b, 2004c). 또한 의사들이 낮 동안에 비정상적으로 곤히 잠드는 기면발작을 치료하기 위하여 흥분제들을 처방할지도 모른다. 비록, 의학처치가 토론의 여지가 있을지라도 몇몇 의사들은 체중을 줄이려고 하는 사람들의 식욕을 억제하기 위하여 암페타민을 처방한다. 이 흥분제들은 식욕을 억제하기는 하지만, 그 효과는 길게 가지 않는다.

코카인

코카인(cocaine)은 코카나무의 잎에서 추출한 흰색의 가루 물질이다. 이는 코코아와 초콜렛의 원료인 카카오나무와는 다른 종이다. 크랙은 코카인의 단단한 결정체인데, 가열한 증기를 흡입한다. 가열하면서 나는 날카로운 소리에서 이름이 유래하였다. 코카인 가루는 코로 흡입하거나 물에 녹여 마시거나 주사로 투입한다. 대부분 사람들은 코카인을 주사보다는 코로 흡입한다.

이 강력한 흥분제는 **마취제(anesthetic)**인데, 이는 정상적인 감각을 마비시키는 물질로서, 특히 의료적 사용을 하고 있다. 그러나 코카인은 1970년대 말과 1980년대 초 미국에서 가장 널리 사용된 비합법적인 흥분제였다. 또한 많은 건강관리사들은 코카인 사용의 위험성이나 그 중독성을 이해하지 못하였다. 결과적으로 코카인은 매력적인 것으로 보았으며, 수백만의 미국인 뿐만 아니라, 다른 많은 명사들에 의해 사용되었다. 코카인의 인기는 이 약에 대한 지식과 그 위험성을 알고 공감하게 되었던 1985년에서 1992년 사이에 현저하게 떨어졌다(Hanson et al., 2004). 코카인 사용수준은 1992년 이후에는 큰 변화는 없었다. 그럼에도 불구하고 전문가들은 약 230만 미국인들이 2003년도에 코카인을 사용한 것으로 추정하고 있다(SAMHSA 2004).

마취제(anesthetics)
정상적인 감각을 마비시키는 약물.

코카인은 높은 탐닉성을 가진다. 약리학적 연구에서 동물들은 생식행동을 하거나, 먹이를 먹는 것보다 오히려 코카인 먹기를 더 좋아한다. 코카인 의존성인 많은 사람들은 유사한 대답을 한다. 코카인 남용자들은 자주 그들의 가족, 친구, 그리고 동료들로부터 관계를 끊는다.

상습적인 코카인 남용은 심각한 건강상의 문제를 일으킨다(표 7-1). 규칙적으로 코카인을 코로 흡입하는 사람들은 비강에 만성자극으로 고통받고 있다. 이런 자극은 코피의 원인이 되고 코의 격벽을 헐게 함으로써 결국 콧구멍 사이에 있는 연골조직을 파괴할 수 있다. 또한 코카인 흡입이나 크랙 흡연자들은 허파조직에 해롭고, 호흡기 감염을 증가시킨다.

오랫동안 코카인의 사용은 정상적인 성기능을 방해할지도 모른다. 규칙적으로 코카인을 사용한 사람들은 똑바로 서는 것이 어렵고, 성적 충동이 감소하는 것을 경험한다. 만성적으로 사용한 여성들은 성적 오르가즘이 어렵고, 생식불능이나 월경문제를 경험할지도 모른다.

코카인 사용은 치명적인 결과를 초래할 수도 있다. 간염 또는 에이즈에 걸린 사람들이 사용한 주사 바늘을 감염되지 않은 자들이 함께 이용하면 전염될 수 있다. 또한 코카인 사용은 돌연사의 위험을 증가시킨다. 즉 심장박동이 불규칙하거나 빠르며, 혈압이 높고 발작 및 심장통증을 증가시킨다. 코카인을 알코올과 헤로인과 같은 향정신성 물질과 함께 섭취하면 죽을 수 있다. 지난 20년 동안 몇몇 유명인들이 코카인을 사용한 결과, 사망하였다(그림 7-4).

코카인을 흡입한 경우, 몇몇 개인들은 편집증을 포함하여 격렬한 행동을 초래할지도 모를 심각한 정신병자와 같은 증상을 경험한다. 코카인 남용자들은 흔히 피부에서 이가 지나가고 있는 것 같은 착각을 하게 되는 것이 일반적이다. 또한 코카인에 취한 심리학적인 증상으로 자살시도를 하고 많은 수가 결국 죽게 된다.

카페인

카페인(caffeine)은 세계적으로 가장 널리 사용되고 있는 향정신성 물질이다(Nehlig, 1999). 카페인이나 유사한 화학물질들은 커피, 차, 및 코코아와 같이 우리들이 음식들과 음료들을 만들어 사용하는 몇몇 식물에 함유되어 있다. 카페인이 함유된 청량음료를 마시거나 의사의 처방 없이 팔리는 약물들을 복용할 때 사람들은 카페인을 섭취할지도 모른다. 표 7-4는 어떤 음료, 음식, 그리고 합법적으로 거래된 산물들에 포함된 카페인의 양을 목록으로 제시하고 있다.

카페인은 일반적으로 한정된 의존을 일으켰던 흥분제로 알려졌다. 흥분제는 작업능력 향상이나, 집중력과 분위기를 개선하기 때문에 사람들은 하루에 250밀리그램 이하의 카페인을 섭취하는 것이 건강에 이롭다. 그러나 반나절 동안 카페인을 섭취하지 않으면, 두통, 피곤함, 성질을 내거나 우울증과 같은 금단증상을 느끼게 되는 경우도 있다.

미국인은 매일 2잔의 커피나 5잔의 콜라 음료에 포함된 약 200mg의 카페인을 섭취한다. 매일 카페인이 함유된 몇 잔의 음료를 마시는 사람들은 아프지 않는다. 그러나 매일 600mg 이상의 카페인을 섭취하는 사람을 카

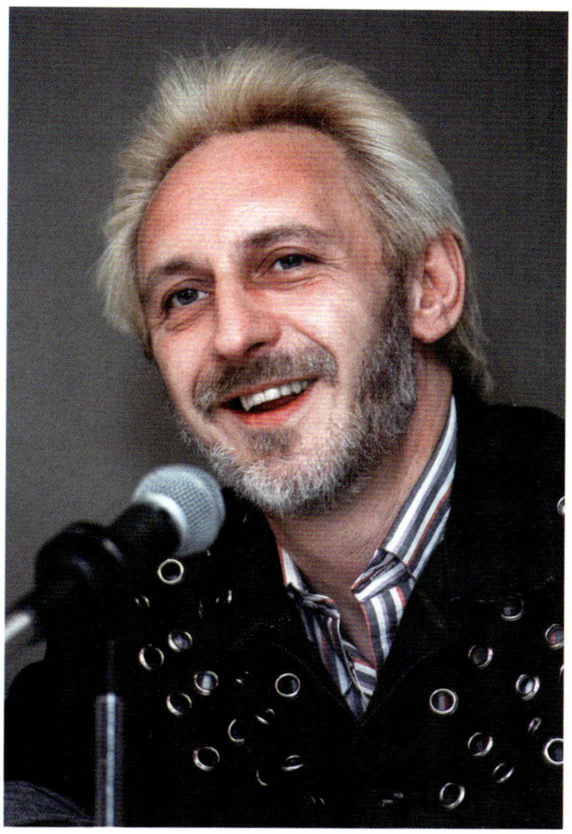

그림 7-4 코카인을 사용한 결과로서 죽은 유명인들. 코카인 사용은 순환계의 생명을 위협하는 불법행위로, 갑작스런 돌연사 위험을 증가시킨다. 불규칙하고 빠른 심장박동, 맥박 및 심지어 심장마비를 일으킨다. 지난 20년 동안에, 코카인에 의해 죽은 몇몇 명사로는 배우 John Belushi, 배우 River Phoenix, 코미디언 Chris Farley, 그리고 록 밴드 The Who의 멤버 John Entwistle(위 사진) 등이 있다.

표 7-4 인기있는 음료, 음식 및 제품들에 포함된 카페인 양

음식, 음료 또는 식이제품	전형적인 양/범위(mg)
커피	
카푸치노(2 oz)	100
에스프레소(2 oz)	100
액상 방법(5 oz)	60~180
여과 양조물(5 oz)	40~170
인스턴트(5 oz)	30~120
카페인이 제거(5 oz)	2~5
카페인이 제거, 인스턴트(5 oz)	1~5
차	
양조된 미국 상품(5 oz)	20~90
양조된 수입 상품(5 oz)	25~110
인스턴트(5 oz)	25~50
냉차(5 oz)	28~32
코코아 제품들	
코코아(5 oz)	2~20
초콜렛 우유(5 oz)	1~4
우유 초콜렛(1 oz)	1~15
덜단 진한 초콜렛(1 oz)	5~35
초콜렛 향 시럽(1 oz)	4
알코올 없는 음료(12 oz)	
닥터 페퍼	40
콜라형의 음료	
보통	30~46
다이어트	2~58
무카페인	0
Mountain Dew	52
Jolt	75~100
일반의약품	
Vivarin(1 알약)	200
Nodoz(1 알약)	100
Anacin, Empirin, Midol(2 알약)	64
Excedrin(2 알약)	130

자료출처: Based on Caffeine:Grounds for concern?(1994). University of California at Berkeley Wellness Letter. 10(6):5; Goldberg.R.(1997). Drugs across the spectrum. Englewood, CO : Morton Publishing Co; and Sizer.F., Whitney.E.(1997) Nutritionm, concepts and controversies. Belmont. CA : Wadsworth Publishing Co.

진정제(sedative)
진정효과를 가진 약물.

최면제(hypnotic)
무아의 경지 같은 효과를 가진 약물.

페인 중독으로 부르며, 심리학적이거나 육체적인 카페인 중독의 증상으로는 신경과민, 전율, 위경련, 다뇨, 설사, 발한, 그리고 빠른 심장 박동수 등을 포함한다. 그렇지만 규칙적으로 카페인을 섭취하지 않거나 카페인에 매우 민감한 사람들은 매일 250mg 정도의 약을 먹은 후에 카페인 중독에 걸릴지도 모른다.

대부분의 연구데이터는 카페인을 적당하게 소비하는 건강한 사람들은 해롭지 않은 것으로 나타난다(Hanson et al., 2004). 또한 최근 데이터는 임신부들이 적당량의 카페인을 마셔도 정상체중인 신생아를 출산한다고 보고하고 있다(Clausson et al., 2002).

건강한 생활습관
Healthy Living Practices

- 만약, 당신이 너무 많이 카페인을 마심으로써 걱정과 불면증 같은 고통을 호소한다면, 단계적으로 두통과 같은 금단증상을 피하기 위해서 카페인 섭취를 금해야 된다.

억제제

진정제들은 졸음뿐만 아니라, **진정제**(sedative)와 **최면제**(hypnotic)와 같은 효과를 낳는다. 이 약은 사고력을 갖은 뇌의 부분인 대뇌 피질 활동을 느리게 한다. 억제제들은 알코올, 페노바비탈(phenobarbital, Luminal)과 같은 바르비투르산염(barbiturates), 그리고 디아제팜(diazepam, Valium)과 같은 정신안정제 등이 포함된다.

사람들이 진정제들을 오용할 때 이차적인 위험이 수반될 수 있다. 이런 모든 진정제들은 투여나 과잉복용으로 심장쇠약과 호흡을 느리게 하여 사망할 위험에 빠뜨린다. 디아제팜섭취 후 술을 마시는 혼합 진정제는 상승효과를 불러와서 생명이 위태로울 수 있다.

약물 내성과 의존은 진정제들의 규칙적인 사용으로 일어난다. 이 약을 끊으면 *정신착란(delirium)*(정신적인 혼동과 방향감각의 상실)과 *급발작(seizures)*(근육운동을 제어 못하는 간질발작)의 원인이 될 수 있다. 어떤 중독자는 진정제를 끊는 과정에서 죽는 경우도 있다.

진정제들과 정신안정제

의사들은 종종 불면증이나 마음 걱정으로 고생하는 사람들을 위해 진정제나 소량의 정신안정제(trangailizers)를 처방한다. 많은 경우, 환자들은 간단한 진정제 처방으로 그들의 걱정이나 불면증을 치료할 수 있다. 개인의 근심걱정은 3장에서 기술한 이완요법을 시행함으로써 스트레스를 경감시킬 수 있다(3장 참조). [건강관리]의 "처방없이 숙면하기"는 진정제나 다른 약을 먹지 않고 잠자는 것을 권한다. 불안이나 불면증에 처방하는 약들이 자주 남용된다. 2003년에, 1800천 명이 정신안정제를, 225천 명은 진정제를 남용하였다(SAMHSA, 2004).

건강관리 *Managing Your Health*

처방없이 숙면하기

만약, 당신이 밤에 불면증에 시달렸다면, 불면증을 위한 다음과 같은 자가처방을 해 보도록 한다.

1. 취침 전에 따뜻한 물로 목욕이나 샤워를 한다.
2. 침대에 있는 동안 점진적인 근육이완을 실행해 본다.
3. 저녁에는 많은 식사나 음료를 먹지 않는다. 취침시간 전에 소량의 스낵은 먹어도 되지만, 알코올과 카페인은 피한다.
4. 낮 동안이나 취침 전 2시간 이상 전에 규칙적인 유산소운동을 한다.
5. 만약, 당신이 잠이 안 오면 침대에 머무르지 않는다. 침대에서 나와 지루한 책을 읽거나, 마음을 비울 수 있는 TV쇼를 보도록 한다. 그렇게 해서 졸음이 올 때 침대로 되돌아간다.
6. 오직 시판되는 수면제류는 마지막 수단이라고 생각해야 한다. 이 약물 치료제는 대부분 항히스타민제가 포함되어 있으므로 계속 규칙적으로 사용해야 되는 의존성이 있음을 알아야 한다.
7. 카페인이 포함된 시판되는 진통제들은 취침시간에 투여하지 않는다.

로히프놀

*로히프놀(rohypnol)*은 흔히 루피(roofi)로 부르는데, '데이트 강간 약물' 중의 하나이다(GHB와 GBL참조). 로히프놀을 섭취한 여성들은 강간범에게 저항할 수 없으며, 약물에 취해 있는 동안에는 그들에게 무슨 일이 있었는지를 기억해 낼 수 없다. 로히프놀은 또 다른 최면–진정약으로 남용하고 있어서, 미 의회는 약물을 이용한 데이트 강간을 줄이기 위해 1996년 "약물유도 강간방지 처벌법령"을 통과시켰다.

1996년 이후, 로히프놀의 사용은 감소하였는데, 2003년에 고등학생의 1.3%와 대학생은 0.4%가 이용하였다(Johnston et al., 2004b).

비록, 미국에서는 인정하지 않을지라도 이 약은 불면증 치료제로 멕시코, 콜롬비아, 유럽에서 널리 이용하고 있다. 다른 진정제들처럼 그것은 외과수술, 근육이완, 그리고 걱정 감소 등에 이용한다. 그것은 12시간 이상 지속되고, 현기증이나 운전을 할 수 없는 상태, 불명료한 언어, 혼란, 그리고 위경련 등의 원인이 된다.

GHB와 GBL

*GHB*로 잘 알려진 gamma hydroxybutyrate는 수면을 유도하고 근육강화를 위해 식이 보조제로서 건강식품 가게에서 이전에 판매되었다. 그러나 시중판매는 1990년에 FDA에 의하여 금지되었다. 이 GHB가 장시간 취침하게 하므로 인간의 증가된 근육덩어리와 연결되어 있는 성장호르몬의 분비를 촉진하는 것으로 여겨진다. 어떻든 GHB 사용자들은 오심과 멀미 같은 불쾌한 부작용을 보고하였다. GHB가 더 더욱 위험한 것은 몇몇 사용자들에게서 발작과 혼수상태를 야기하였다(Kam & Yoong, 1998). 2000년 2월에 통과된 법률제정으로 GHB는 제 I 급 약물로 분류하였다.

1999년 1월에 FDA는 소비자들에게 GHB와 관련된 약인 GBL에 대해서 경고를 하였다. GBL은 gamma butyrolactone이며 섭취하면 체내에서 GHB로 전환된다. GBL이 함유되었다는 다이어트 식품은 근육형 몸, 육체노동 능력, 강한 성 기능 등을 향상시키고, 스트레스를 줄여 주고, 잠을 잘 오게 한다고 주장한다. 그러나 GBL을 포함한 다이어트식품들은 발작, 구토, 느린 호흡율, 그리고 혼수상태 등의 55가지나 나쁜 건강 효과가 있다는 보고가 있다. 또한 FDA 경고에는 GBL로 인해 1명이 사망한 기록도 있다. FDA는 GBL을 승인되지 않은 약으로 취급한다. FDA 경고가 있은 후, GBL 관련제품을 생산하는 한 공장을 제외한 모든 업자들이 이 약을 회수하고 향후 생산과 공급을 하지 않을 것을 동의하였다.

건강한 생활습관
Healthy Living Practices

- 위험한 약이 들어 있을 수 있으므로, 알지만 변덕쟁이나 낯선 사람으로부터 술을 받아 마시지 않는다.
- 이런 약물이 당신의 사고력이나 근력에 악영향을 줄 수 있기 때문에 억제제를 섭취한 상태에서는 기계를 작동시키거나 조작하면 안 된다.
- 다른 진정제를 먹는 동안에는 알코올을 마시면 안 된다. 이 혼합물들을 결합시키는 상승효과는 죽음을 초래할 수 있다.

아편류

아편류(opiates)는 양귀비의 꼬투리(그림 7-5)에서 추출한 물질을 건조시킨 *아편(opium)*과 이것에서 유래한 코데인(codein), 모르핀(morphine), 헤로인(heroin), 그리고 페르코단(Percodan)과 같은 물질을 포함한다. 합성 아편제로는 다르본(Darvon)과 데메롤(Demerol)이 있다. 이 혼합물들은 진정제, 진통제, 그리고 마취제로 의료행위에 매우 중요하게 사용되고 있다. **진통제(analgesics)**들은 고통을 경감시키고, **마취제(narcotics)**들은 고통의 증상을 바꾸어서 도취하게 하여 잠들게 한다. 많은 사람들은 마취제라는 용어를 어떤 불법적 약을 표현하는데 잘못 사용하고 있다.

아편류는 고통을 경감할 뿐만 아니라, 장관(intestinal tract)의 활동을 느리게 하기 때문에, 심한 설사를 치료하는데 이용된다. 종종 의사들은 심한 기침을 하는 경우, 코데인이 들어 있는 시럽들을 처방한다. 이런 의료행위에도 불구하고 아편류는 제대로 처방하지 않고 사용하면 매우 위험하다. 이들 약은 중독성이 높아서 매일 아편류를 사용한 사람은 몇 주 내에 의존성과 내성을 유발한다.

사용하고 있는 아편류, 특히 헤로인은 여러 가지 심각한 건강상의 문제뿐만 아니라, 사망의 원인이 될 수 있

진통제(analgesics) 고통을 경감하는 약물.

마취제(narctics) 고통스런 느낌을 바꿀 뿐만 아니라, 도취증이나 졸음을 야기하는 약물.

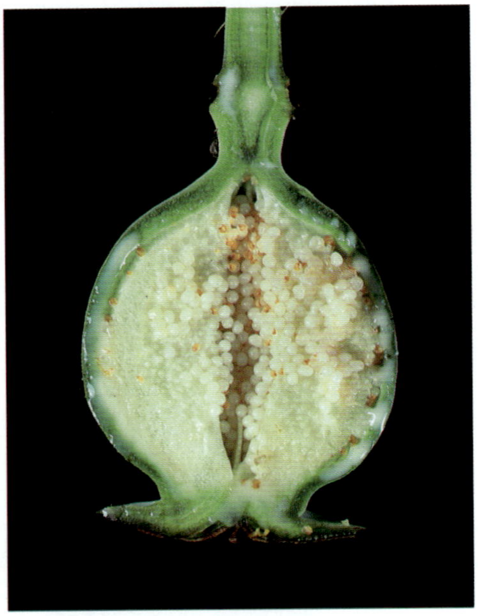

그림 7-5 **양귀비 꼬투리의 종단면.** 양귀비 꼬투리를 상처낸 후 흰 수액이 산화된 갈색덩어리는 마취성 아편으로 사용.

다. 아편류의 과량 복용은 중추신경계를 억제하고, 호흡을 이완시키며, 정신을 혼미하게 한다. 약물과잉복용자들은 즉각적인 병원 치료가 필요하다. 헤로인을 투여하기 위한 주사 바늘을 공동으로 사용하는 것은 에이즈와 간염과 같은 생명을 위협하는 세균성 감염이나 바이러스성 질병의 원인이 될 수 있다.

아편과 헤로인

마약 밀매인들은 아편(opium)을 밀반입한 뒤에 헤로인으로 바꾼다. 또한 그들은 약의 농도를 묽게 하기 위하여 퀴닌 또는 옥수수 녹말가루와 같은 다양한 물질을 첨가한다. 약의 농도를 묽게 한 물질을 *불순물(adulterants)* 이라고 부른다.

헤로인 남용자들은 밀매업자가 화학적 조성을 얼마나 바꿨는지를 알지 못하기 때문에 그들은 합성마약을 과잉복용하거나 알레르기성 반응을 일으키는 위험에 처하게 된다.

헤로인(heroin)은 세계적으로 가장 널리 사용되는 불법마약 중의 하나이다(Hanson et al., 2004). 콜롬비아나 멕시코로부터 수입한 헤로인은 기존의 주사용보다 더 값이 싸기 때문에, 10대들은 그것을 주사하는 것보다 오히려 헤로인을 코로 흡입할 수 있다(Schwartz, 1998). 조사자료에 의하면 미국 고등학생들이 0.8%가 헤로인을 사용하였으며, 이 비율은 1980년대에서 1990년대 초로 가면서 더 높게 나타났다. 1993년 이후 고등학생들 사이에 헤로인 사용이 2000년까지 증가하였으나, 감소하기 시작하였을지도 모른다(Johnston et al., 2004b).

옥시콘틴과 비코딘

2001년에 시간에서 해방되는 아편성 진통제를 남용한다는 뉴스 보도는 일반화되었다. 옥시콘틴(OxyContin)은 만성적이고 아주 심한 고통을 받는 최후 암환자나 다른 환자에게 1차적으로 처방하는 약물이다. 2002년까지, 옥시콘틴 남용으로 수백 명의 사람들이 죽었다. 연구원들은 고등학생, 대학생 및 성인들이 옥시콘틴을 얼마나 사용했는지에 대한 데이터를 모으기 시작했다. 2003년에 고등학생은 8학년, 10학년, 12학년, 19세 대학생과 45세 성인들이 옥시콘틴을 사용한 비율은 각각 1.7%, 3.6%, 4.5%, 2.2%, 그리고 2.6 %이었다. 이 수치는 2002년의 것보다 더 높았고, 대학생들보다도 10 학년과 12학년에서 가장 많이 사용한 것으로 나타났다(Johnston et al,. 2004b).

옥시콘틴은 합성 아편제인 옥시코돈(oxycodone)과 함께 시간 해방성(time-release) 마약이다. 이 처방약물을 남용한 사람들은 알약을 씹거나, 환제를 용해시켜서 그것을 주사하거나, 흡입 또는 경구 투여한다. 그 결과, 이런 약물을 의사의 처방에 따라 사용하는 것이 아니라 앞에서 언급한, 위험한 섭취가 빠르고 강한 도취감에 이르게 된다. 또한 남용자들은 옥시콘틴과 다른 알약, 대마초 또는 알코올을 함께 섭취하므로서 심각한 상해를 입거나 사망할 수도 있다.

비코딘(vicodin) 역시 고통을 줄이기 위한 처방약이다. 이 약의 남용은 옥시콘틴의 남용보다 더 많다. 2003년에, 고등학생인 8학년, 10학년 및 12학년, 19세 대학생, 그리고 45세 성인들이 비코딘의 남용비율은 각각 2.8%, 7.2%, 10.5%, 7.5%, 그리고 8.6%이었다. 옥시콘틴의 결과와 같이 비코딘의 사용도 2002년보다 높게 나타났으며, 12학년에서 가장 높은 사용률을 보였다.

대마초

대마초(marijuana)는 미국에서 가장 널리 사용되고 있는 불법약물이다. 2003년에 12세 이상의 미국인 중 계산상 1,460만 명이 대마초를 사용하였다(SAMHSA 2004).

*삼(Cannabis sativa)*은 향정신성 물질인 delta-9-tetrahydrocannabinol(THC)을 가지고 있다. *해쉬쉬(hashish)*는 삼 잎으로 만든 것보다 THC 함량이 더 많은 꽃을 말려서 만든 수지이다. 삼 꽃에서 추출한 해쉬쉬 오일은 해쉬쉬보다 THC 함량이 더 높다. 담배에 해쉬쉬 오일을 몇 방울 떨어뜨리면 대마초를 피우는 것과 같은 향정신성 효과를 보인다.

사람들이 대마초나 해쉬쉬를 피울 때 THC는 빠르게 뇌로 들어간다. THC는 근육운동의 조화나 사고력을 저하시킨다. 즉 정신집중, 문제해결, 시간감각, 순간의 기억등을 저하시킨다. 단지, 이런 효과가 어린이들에게 교육성과를 감소시킬 뿐만 아니라(Fergusson et al., 2004), 운전자에게 심각한 결과를 가져올 수 있다. 대마초가 운전자에게 미치는 효과는 운전시 평형감이나 급브레이크를 잡는 능력에 영향을 미친다는 연구결과도 있다(Liguori et al., 1998). 또한 치명적인 사고를 당한 운전자들의 혈액이나 소변의 분석에서 약 52%가 마약 복용 후 운전한 것으로 나타났다. 혈액에서 발견된 가장 흔한 약물은 대마초이고, 15 세에서 30세까지가 가장 많았다(Logan Schwilke, 1996).

대마초와 해쉬쉬는 담배로 피우는데, 그 연기는 기관지와 허파를 손상시킬 수 있다. 이 자극물질에는 담배연기에서 발견된 것과 동일한 발암물질이다(Fung et al., 1998). 담배를 피운 필터와 비교한 대마초의 필터에 혈액 내 CO의 양은 5배, 타르는 3배가 증가하고, 호흡기도에 타르의 삼분의 일이 남아 있다(Wu et al., 1988). 또 다른 연구에서 대마초를 피우는 것은 허파 감염과 폐암의 위험을 증가시키므로 호흡계에 영향을 미친다(Barsky et al., 1999; Baldwin et al., 1997).

대마초를 피운 사람들은 자신들의 성반응을 향상시킨다고 생각할지라도, 어떤 연구결과는 약이 성적 기능을 저해하는 것으로 보고하였다. 대마초를 사용한 사람들은 정상적인 테스토스테론 레벨의 일시적인 감소를 경험할지도 모른다. 테스토스테론은 성적 충동을 일으키고 정자생산을 하는 성호르몬이다. 대마초 흡연자는 정액 수의 감소와 수정 이상을 가져올 수 있는 비정상적인 정자생성을 증가시키며, 태아기형의 확률을 증가시킨다(Hanson et al., 2004).

대마초를 피운 대부분의 미국인들은 사회 통념상 가끔 약을 사용한다. 비록, THC 양이 아주 적은 삼이 신체적 의존성이 떨어질지라도, 정신적 의존성을 일으킬 수 있다. 정신적으로 중독된 사람들은 정신적으로 THC로 인한 행복감을 맛보기를 열망한다. 즉 고조된 느낌을 맛보고, 환시, 환청, 냄새나 맛의 왜곡을 경험하며, 무드 변화나 느린 반응시간을 가진다(Hanson et al., 2004).

대마초의 의료적 사용에는 녹내장을 가진 사람들의 눈의 안압을 줄이는 것이다. 그러나 대부분 의사들은 녹내장을 치료하기 위해 다른 약물치료법을 권한다. 합성 THC을 포함한 약인 Marinol은 자주 암치료 동안에 화학요법에 첨가시킨 오심과 구토의 부작용을 완화시키며, 다른 약제들은 이런 부작용을 제어하기 위하여 이용할 수 있다. 또한 대마초는 에이즈 환자들에 소모성 증후군의 증상들을 완화시키기 위하여 사용된다. 근육경화증과 같은 근육경련이나 편두통과 같은 고통에도 사용한다. 그것은 또한 발작을 조절하는 것을 도울 수 있다(Taylor, 1998).

대마초는 미국 11개 주에서 의료적 사용을 승인했다, 즉 캘리포니아, 콜로라도, 오리건, 네바다, 마이네, 워싱턴, 알래스카, 몬타나, 버몬트, 아리조나, 그리고 하와이주 등이다. 또한 이들 주의 법은 대마초의 경작, 소유, 그리고 사용을 위하여 주 수준의 형벌들을 삭제하였다. 그러나 2005년 6월에 미국 대법원은 연방정부 당국이, 의사들이 의료적 대마초 처방을 받은 환자들을 기소할지도 모르고, 주법에 의해 약에 대한 연방금지령으로부터 사용자들을 보호하지 못한다는 것을 판결하였다.

의료목적으로 대마초 흡연을 반대하는 사람들은 알약이나 주사약으로 만든 해쉬쉬 함유 약의 사용은 반대하지 않았다. 대마초 흡연을 의료적 사용에 찬성하는 사람들은 합성 해쉬쉬의 사용을 반대하기 때문에 지지동기가 과학적이거나 의학적이지는 않지만 오히려 법률화의 은밀한 수단이라고 제안한다(Dupont, 1999).

건강한 생활습관
Healthy Living Practices

- 대마초 흡연은 당신의 사고력이나 운전할 능력을 손상시키고, 폐에 손상을 주고 당신의 수정능력을 감소시키며, 일하고자 하는 동기를 감소시킬 수 있다. 따라서 이런 심각한 결과를 피하기 위하여 대마초 끽연은 그만두어야 한다.

환각제

환각제(hallucinogens)를 복용하면 일그러지고 명확하게 채색된 이미지들을 보는 것과 같은 비정상적이고 현실감 없는 *환각작용(hallucination)*을 일으킨다. 환각제를 사용하는 동안에 많은 사람들은 그들의 몸들로부터 초연한 유쾌함을 느낀다거나 그들의 환경과 일치한다는 느낌을 말한다. 어떻든 환각제는 걱정, 우울증, 그리고 마음을 못 잡는 느낌과 같은 굉장한 심리학적인 반응을 일으킬 수 있다. 환각제의 육체적 부작용은 고혈압을 유발하거나 동공산대시키며, 체온을 증가시킨다. 비록, 이 약의 만성사용자들은 정신적 의존성과 내성, 육체적 중독을 일으키고 복용중지를 못한다.

미국에서 가장 유력하고 많이 남용되는 환각제는 LSD, 메스칼린, 실로시빈, PCP, 그리고 케타민이다. 이런 약물들은 의료적 사용이 허용되지 않으며, 쾌락적인 사용은 비합법적이다. 그러나 아메리카 인디언은 어떤 종교의식에 메스칼린을 포함한 선인장에서 추출한 환각제인 페이어트(peyote)를 사용하도록 허용하고 있다.

LSD

LSD(lysergic acid diethylamide)는 무색, 무취, 무미의 매우 효능이 뛰어난 혼합물로서, 알약, 용액이나 가루로 제조한다. 아주 소량을 섭취해도 12시간이나 지속될 수 있는 생생한 환각작용을 한다. LSD를 섭취하는 동안에 어떤 사람들은 편집증 환자의 망상과 같은 심한 정신병적 반응을 보인다. 부가적으로, LSD를 섭취한 사람은 며칠에서 수주일 동안 약한 환각을 경험하는 "환각의 재현"을 경험할지도 모른다. 보통 개업의들은 플래시백들이 해롭지 않은 것이고 시간이 지나면서 진정되고, 장기간의 정신적인 문제는 환각제를 이용한 결과로 여긴다(halpern & Pope, 1999). 비록, LSD의 사용과 태아 이상과 연관된 어떤 과학적인 증거는 없을지라도, LSD는 자궁수축을 자극할 수 있기 때문에 임신부들은 그것을 피해야 한다(Goldberg, 1994).

1980년대 초반에 LSD를 사용한 대학생들은 1982년에 6.3%였던 것이 1985년에는 2.2%로 많이 감소하였다. 그러나 1992년까지 대학생들 사이에 LSD의 사용은 5.7%까지 올랐고 1995년에는 6.9%로 최고로 높았다. 1990년대 후반을 지나면서 감소하다가 2002년과 2003년에 가파른 감소를 보였다. 2003년에 대학생들의 LSD의 사용은 오직 1.4%에 그쳤다(Johnston et al., 2004b).

메스칼린

멕시코나 텍사스에서 자라는 작고 둥글며, 가시가 없는 선인장은 환각제인 메스칼린(mescaline)이나 페이어트(peyote)를 만든다(그림 7-6). 선인장을 먹은 후 1~2시간 지나면 환각작용을 일으킨다. 이런 '환각여행' 은 LSD의 것보다 더 온화하고 더 쉽다. 밀매용의 순수한 메스칼린은 만들기 어렵기 때문에, 향정신성 물질로 LSD를 첨가한 것들이 거리에서 판매된다.

실로시빈

실로시빈(psilocybin)은 멕시코산 버섯에서 얻어지는 LSD 비슷한 환각제를 말한다. 이런 *요술 버섯(magic mushrooms)*으로 부르는 독버섯들을 먹으면, 사람들은 혈압, 체온, 그리고 맥박 수가 높아진다. 실로시빈은 행복감과 환각작용을 하지만, 이런 향정신적 효과는 LSD를 섭취한 만큼 강력하거나 장기간에 지속되지 않는다.

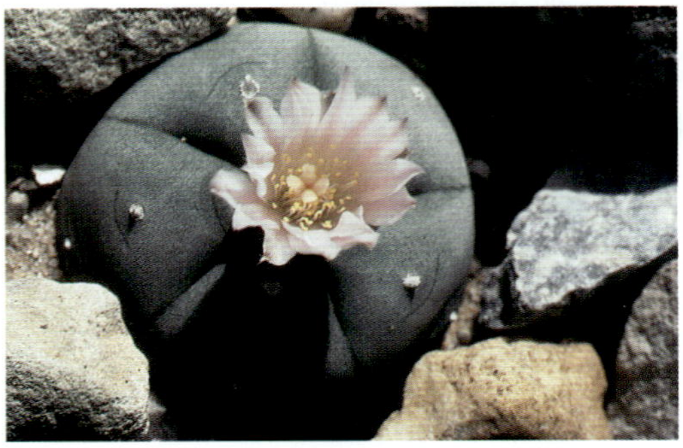

그림 7-6 선인장. 멕시코와 텍사스에서 자생하는 작고 둥글고 가시가 없는 선인장은 환각제인 메스칼린 또는 페이어트를 만든다.

실로시빈 섭취로 불쾌한 반응은 폭넓은 기분변화나 팔다리의 움직임을 제어할 수 없다. 실로시빈의 치명적인 과다복용은 보고되지 않았을지라도, 만약 독이 있는 다른 야생 독버섯을 먹으면 죽을지도 모른다.

PCP

PCP는 일반적으로 *합성 헤로인(angle dust)* 또는 *로켓 연료(rocket fuel)*로 부른다. PCP는 환각제, 진정제, 흥분제, 또는 마취제로 효과를 가지기 때문에 어느 하나로 분류하기 어렵다. PCP를 복용한 사람은 몇 분 내로 향정신성 효과를 경험하기 시작하여 6시간이나 지속될 수 있다.

다른 환각제와 달리, PCP의 과다복용은 심한 독작용을 일으킬 수 있다. PCP 1~5mg 복용은 정신착란이나 근육 수축이완이 상실되고, 또한 사용자들은 몸이 따뜻하고, 땀이 나고, 늘어지고, 행복감 등을 느낀다. 섭취량이 약 10mg까지 증가하면 사용자들은 당황하고, 편집적이고, 흥분하게 된다. 즉 그들은 술 취한 행동이나 환각증상 및 팔과 다리에 마비증상을 호소한다. 10mg에서 25mg 섭취는 몽환의 경지나 정신병적 행동을 보이는 PCP 독성의 징후와 증상을 일으킨다. 25mg에서 50mg 섭취를 하는 경우에는 열, 경련, 혼수, 혈압상승이나 죽음을 불러 올 수도 있다. 자주 PCP의 강한 독작용에도 살아남은 사람들은 죽기 직전에 겪을 수 있는 혼란과 방향감각의 상실과 같은 뇌손상의 징후를 보일 수 있다.

케타민

1960년대 제약연구원들은 케타민(ketamine)을 만들었다. 이는 PCP보다 고통스럽지 않은 PCP **유사약물(analogs)**로서 화학적으로 유사하고 유사한 증상을 나타내거나, 그렇지 않는 경우도 있다. 합법적으로 만든 케타민과 유사한 케탈라(Ketala, ketamine hydrochloride)는 마취제로서 인간이나 가축에 의료적 사용을 제한하고있다.

10대와 청년들은 꿈 같거나 환각적인 결과 때문에 케타민을 가장 많이 남용하고 있다. 또한 약은 삼키거나, 피우거나, 마시거나 주사로 맞을 수 있다. 케타민 주사는 많은 사람이 한 개의 주사기로 흔히 단체로 주사를 맞기 때문에 아주 위험하다. 이런 행위에는 C형간염과 HIV 등과 같은 전염성 질병감염 위험이 있는 것으로 알려졌다. 케타민의 과다복용은 정신착란, 고혈압, 그리고 잠재적인 치명적인 호흡곤란을 야기할 수 있다. 이들 효과는 술과 같은 진정제들을 함께 마시면 그 결과는 배가된다.

유사약물(analogs)
화학적으로 유사하지만 신체에 다른 효과를 갖는 약물.

건강한 생활습관
Healthy Living Practices

- 야생 버섯은 먹으면 안 된다. 어떤 종은 유독하고 죽음의 원인이 될 수 있다.

흡입제들

흡입제(inhalants)들은 흡입 후에 행복감, 현기증, 혼란, 그리고 졸음을 일으키는 가스다. 많은 가정용품들은 가스를 배출하는데, 이것들에는 페인트, 손톱 매니큐어를 지우는 아세톤이나 불을 지피는 부탄가스 등이 있다(표 7-5). 프레온가스는 예전에 냉각제로 에어컨디셔너에 사용하였는데, 매우 유독한 가스이다.

흡입제들은 눈, 입, 코, 목, 그리고 폐 등의 점막에 염증을 일으키기도 한다. 흡입제 남용자들은 자주 눈물이 어리거나, 눈이 붉게 충혈되거나, 계속해서 기침을 하기도 한다. 또 다른 경험자들은 사물이 둘로 보이거나 메스꺼움, 구토, 기절, 그리고 귀 울림 등이라고 말한다. 많은 10대들은 흡입제들의 심각한 보건영향들을 알지 못한다. 즉 뇌 손상, 불규칙한 심장박동, 빈혈증, 간 손상, 신부전, 혼수, 또는 죽음에 이르는 경우도 있다.

표 7-5 유독한 흡입제들을 포함한 일반적인 제품들

아교
연무질
클리닝 용액들
매니큐어와 이를 지우는 아세톤
화석연료
페인트와 페인트 희석제들
PVC 접착제
헤어스프레이
타이프 수정액

흡입제 사용은 5학년 정도의 어린 나이에 시작하고, 점차 나이가 들면서 감소한다. 흡입제는 2번째로 널리 퍼진 불법약물로 8학년 이상은 대마초를, 10학년에서 4번째로 널리 퍼진 것은 대마초, 암페타민 그리고 비코딘 등이 사용되고 있다. 흡입제 사용은 매년 널리 퍼지는데, 2003년에 8학년은 8.7%, 10학년은 5.4%, 그리고 12학년은 3.9%이었고, 대학생들은 가장 낮은 사용을 하고 있다(Johnston et al., 2004b).

건강한 생활습관
Healthy Living Practices

- 페인트, 아교, 그리고 등유나 휘발유 등과 같은 화학물질의 흡입을 피하기 위하여 공기유통이 잘 되는 곳에서 가정용품들을 사용해야 한다.

디자이너 약물 : 혼합효과를 가진 약물

몇몇 화학자들은 규제약물로 분류되지 않은 새로운 화합물을 만들기 위하여 규제약물의 화학구조를 바꿀 수 있다. *디자이너 약물(designer drug)*이라고 부르는 새로운 화합물은 대체로 향정신성 반응을 보인다. 디자이너 약물들은 생산하기가 대체로 쉽고 비용이 적게 든다. 따라서 이런 유사한 약을 만드는 사람들은 팔아서 상당한 경제적 이익을 얻는다.

DEA와 관리들은 디자이너 약이 남용될 가능성 있다고 판단하였으므로 규제약물로 디자이너 약을 분류할 수 있다. 그러나 음성적인 화학자들은 계속 성분을 바꾸고, DEA가 규제하지 않은 약을 생산함으로써 법망을 피 해 간다.

표 7-6은 가장 유명한 디자이너 약물로서 향정신성 영향과 건강을 위협하는 잠재력이 있다.

디자이너 약들은 원래 유도한 혼합물들보다 더욱 유독한 경우도 있다. 예를 들면, 헤로인(China white)은 전신마취용 또는 상습적으로 사용하였던 원조 약인, 펜타닐이나 강력한 합성마약보다 1,000배 이상 효능이 있다. 헤로인과 다른 펜타닐 유사약물들은 적어도 100명을 죽게 할 정도로 강력하다(Hanson et al., 2004).

엑스터시

비합법적인 디자이너 약물인 *엑스터시(ecstasy)* 또는 *MDMA*(3,4-methylene dioxymetham-phetamine)는 1985년에 규제 약물로 포함시켰다. 화학적으로 메스칼린과 메탐페타민과 유사한, 엑스터시는 환각작용과 흥분효과가 있다. 엑스터시 사용자들은 약이 그들을 자만에 빠뜨리고 다른 사람과 개인적인 접촉을 하고 싶은 욕망을 증진시키는 것으로 알려졌다. 그러나 사용자들은 돌연한 공포와 걱정, 환각들, 전율, 빠른 심장 박동 수, 근육운동의 부조화, 그리고 정신병자 행동을 경험할지도 모른다. 더욱 심한 경우 불규칙한 심장박동, 고혈압, 열, 기억 상실 및 발작과 같은 더 심각한 부작용을 일으키며, 1980년대 이후 몇몇 사람들은 약을 섭취한 후 죽었다.

고등학생, 대학생 및 청년에 의한 엑스터시 사용은 1998년부터 2001년 사이에 급속히 증가하였다. 2002년과 2003년에 그 사용은 3그룹에서 감소하였다. 2003년 연간 보급률은 8학년, 10학년 및 12학년에서 각각 2.1%, 3.0%, 그리고 4.5%로 나타났다(Johnston et al., 2004b; strote et al., 2002).

표 7-6 인기 있는 디자이너 약물

디자이너 약	원래 상품명	정신에 영향을 미친 효과	가능한 건강 위험
MPPP MPTP	메페리딘(데메롤)	헤로인 같은 행복감(진정제)	파킨슨병 증후군 : 침 흘림, 골격근 움직임 조절 불가, 근육 경직
헤로인	펜타닐(섭리마제)	행복감, 호흡 억제	호흡 부전으로 죽음
엑스터시, XTC, Adam, m&m, MDMA	메스칼린 메탐페타민	행복감, CNS 흥분제, 환각제	돌연한 공포, 걱정, 편집증, 심장 박동수 증가와 비정상, 고열, 고혈압, 뇌손상, 발작, 죽음
최음제(환각제)	메스칼린 메탐페타민	행복감, 수다, 친구들을 만들 필요 증진	고열, 빠른 심장 박동수, 고혈압, 발작, 죽음

실생활 건강
Consumer Health

일반의약품 : 안전과 식품의약품안전청

식품의약품안전청(Food and Drug Administration, FDA)은 미국인들이 처방 없이 이용하는 약은 매년 약 30만 개로 총비용은 180억 달러 이상이라고 보고한다. 미국 제약협회에 의하면, 사람들은 처음에 모든 병중 60%에서 90%를 치료하기 위해 자신의 판단으로 일반의약품을 사용한다. 진통제와 감기, 부비동, 그리고 진해제들은 베스트셀러 일반의약품들이다. 이런저런 일반의약품은 미국 사람들이 자신의 건강관리를 실천하면서 들어가는 비용을 절감하기 위해서 더 많이 찾게 된다.

몇몇 일반의약품들은 유용하지만 다른 것들은 쓸모가 없다. 소비자들을 보호하기 위하여, FDA는 시험, 생산, 마케팅, 그리고 처방이나 처방 유도용 라벨을 넣도록 조정한다. 그 라벨에 식품안전과 화장품의 안전에 대한 정확한 정보를 기재하도록 규정하고 있다. 미국에서 판매되는 의료기기나 일반의약품은 설명서에 따라서 이용하면 건강안전에 효과적이다.

또한 FDA는 일반의약품들에 유효성분이 안전과 유용함을 위해 평가받은 것을 요구한다. 유효성분은 신체에 영향을 준다. FDA는 일반적으로 안전하고 효과적이고 정직한 성분 라벨을 부착하는 조건으로 일반의약품의 제조를 허용하고 있다. FDA에서 고용한 연구자들은 일반의약품의 라벨에 표시된 성분정보를 재검토하며, 만약 안전하지 않거나 효과가 없는 성분들을 포함한 제품들은 팔지 못하게 조치를 한다.

1998년에 FDA는 일반의약품을 위해 보기 쉽고 이해하기 쉬운 라벨 모양을 제안하였다. 그림 7-A 는 일반의약품의 라벨에 표시해야할 정보를 보여 준다. 라벨은 약의 안전한 사용에 관한 경고문을 분명하게 표시하게 하였다. 항상 어떤 일반의약품의 라벨에 지시된 내용에 따라 사용하기를 바란다.

개인, 의사 및 건강관리 시설의 직원은 약이나 영양제를 사용하면서 해를 입은 것을 보고할 수 있다. 만약, 당신이 약물치료 중 부작용 같은 어떠한 문제가 생기면 FDA의 지역약물감시센터(1-800-332-1088)로 보고해야 한다.

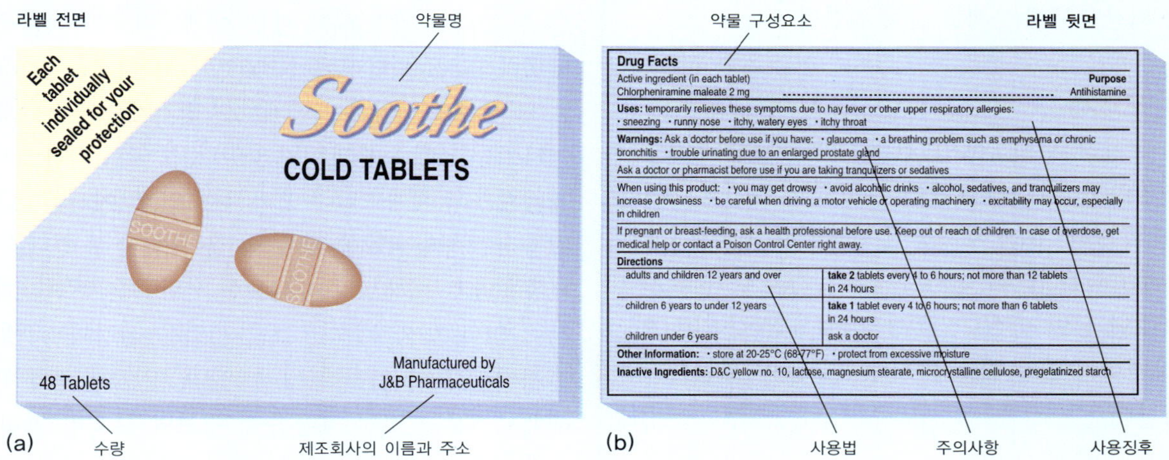

그림 7-A 일반의약품 라벨. 대중 약물생산에 대한 정보가 라벨에 나타나야 된다.

일반의약품

만약, 당신이 약국에 가면, 의사의 처방 없이 팔리는 일반의약품들(OTC, over-the-counter medicines)을 볼 것이다. 이 제품들에 대한 TV 광고에서 여러 가지 시판약들은 "치질을 치료한다", "균형잡힌 몸매를 촉진한다.", 또는 "병원균을 죽인다."라고 외쳐 댄다. 이런 약의 수요는 그들의 건강관리 비용들을 줄이기 위하여 미국인들이 자신의 건강 돌봄을 실천하는 만큼 증가하고 있다.

FDA는 미국에 처방약과 비처방약의 생산과 판매를 조정한다. 이 국가에서 팔기 위하여, 일반의약품은 사람들이 포장 안에 또는 라벨에 있는 제품정보를 따를 때 더욱 효과적이고 안전하다. 비록 FDA가 판매되는 모든 일반의약품의 안전이나 효과를 평가하지는 않을지라도, 대리점은 제품의 유효성분이 신체에 대한 안전성 평가를 받을 것을 요구한다. 유효성분은 신체에 효과를 가지며, 비활성 물질은 신체에 영향을 미치지 못한다. 안전하지 않거나 효과가 없는 성분들을 포함한 제품 또는 정직하지 않은 라벨을 붙인 약품들은 팔릴 수 없다. 건강식품 가게에서 식품 보조제로 판매되는 식품들은 FDA에 의하여 규제받지 않는다. 이 제품들 가운데는 약물작용이 있거나 독이 있다(203쪽의 [실생활 건강]을 참조).

일반의약품들의 오용과 남용은 일반적이다. 앞에서 언급한 것처럼, 이 약물치료법들의 적절치 못한 사용은 해로울 수 있다. 또한 시판되는 약은 심각한 향정신성 효과를 갖는 알코올과 같은 물질을 포함한다.

외관유사 의약품

각성제 알약들의 유효성분은 카페인이다. 몇몇 제조업자들은 처방 암페타민과 같은 처방 흥분제와 관련된 카페인이 함유된 알약들을 만든다. 이와 같은 외관유사 의약품의 생산과 판매는 조절하기 어렵다. 종종, 이상한 약을 판매하는 자는 의심하지 않는 사용자에게 암페타민과 같은 외관유사 흥분제를 잘못 전한다.

체중감량 보조제

체중을 줄이려고 시도했던 거의 대부분의 사람들은 그것에 실망하고 있고 배고픔이 끊임없는 것처럼 보이는 것을 알고 있다. 많은 과체중인 사람들은 체중감소를 촉진하고 배고픔을 줄이는 다양한 알약, 가루약, 음료 및 음식들을 수년 동안 마셨다. 10장의 [실생활 건강]은 이들 약의 잠재력이 있는 해로운 효과나 그들이 포함한 약효를 설명한다.

에페드린

천식발작 동안에, 환자는 기관지를 넓히기 위하여 에페드린(ephedrine)이나 유사성분이 함유된 합법적인 대중 약을 자주 사용한다. 에페드린과 유사 에페드린은 약한 흥분제로서 작용하기 때문에, 몇몇 개인들은 각성제와 같은 혼합물에 포함시킨 약들을 오용한다. 에페드린과 유사 에페드린은 고혈압, 불면증, 불규칙하고 빠른 심장 박동 수, 그리고 침착하지 못한 행위를 일으킬 수 있으며, 너무 많이 복용하는 경우에는 정신병자와 같은 증상을 보일지도 모른다.

2004년에, FDA에서 에페드린은 위험한 부작용 효과가 있기 때문에 에페드린이 함유된 다이어트 식품의 판매를 금지하였다. 체중감소, 근육형 몸, 그리고 동적인 행위를 할 수 있다고 광고를 해 왔던 에페드라 첨가식품을 금지하였다. 그러나 법정에서 2005년 4월 에페드린 10mg 또는 그 이하를 포함하는 에페드린 첨가제품들을 FDA가 금지하려는 조례가 통과되지 않았다. 중국의 식물인 마황속 에페드라에 에페드린이 많이 들어 있고, 여전히 미국에서 전통적인 동양의약에 에페드린을 사용할 수 있다.

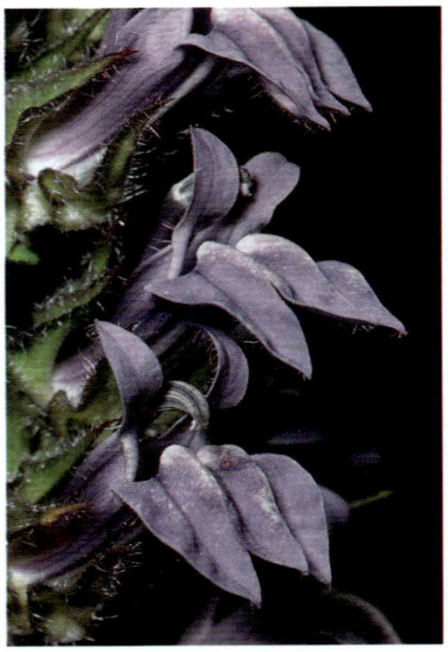

그림 7-7 위험한 약초인 로벨리아. 많은 식물들은 유독할 수 있으며, 이 로벨리아는 구토를 하게 한다; 약물 과잉복용은 경련이나 자각상실 및 사망할 수도 있다.

흥분제로 에페드라를 사용한 사람들은 안전하며 중독성이 없다고 생각한다. 그러나 약은 심장마비, 발작 및 심지어 죽음의 원인이 될 수 있다. 1997년 이후 FDA는 에페드린을 포함한 제품들에 경고와 복용량 제한을 요구하였다. 또한 에페드라뿐만 아니라, 댕강나무, 컴프리, 요힘빈(꼭두서니과 식물의 수피와 꽃에 함유물), 은행나무 및 범의귀 종류 등을 보조식품이나 차로 섭취하면 해로운 부작용을 일으킬 수 있다(그림 7-7).

건강한 생활습관
Healthy Living Practices

- 시판약물을 사용할 필요에 대하여 당신 의사에게 알아본다. 만약, 당신이 이런 약을 복용할 필요가 있다면, 안전한 사용을 위해 라벨에 적힌 용량을 따라야 한다. 제약사는 시판 약의 안전한 사용에 관한 믿을 만한 정보를 제공한다.
- 당신이 그것들을 섭취하기 전에 초본 추출액의 안전과 효과에 관한 믿을 만한 정보를 얻도록 한다.

약물치료와 예방

약물의존성 치료

어떤 사람이 약을 복용하다가 문제를 느끼게 되면, 특별한 처방프로그램의 도움 없이 자발적으로 약물남용을 중지한다. 다른 사람은 그들이 자발적으로 물질을 남용하는 것을 그만둘 수 없다는 것을 깨달은 후에 치료를 하게 된다. 많은 개개인들은 안전하게 증상이나 징후를 멈출 수 있는 특별한 임상적 소견에 의료감독을 요구한다. 몇몇 예에서, 사람들은 약물사용을 너무 만족하거나 약에 대한 문제를 부정하기 때문에 약물남용에 대한 치료를 원하지 않는다. 약물남용이 범죄활동에 연루될 경우, 법정은 중독자가 완전한 약물치료를 하던지 징역형을 선고할 수도 있다.

약물치료의 목표는 남용자들이 이전에 약물을 복용했던 상황으로 되돌아갈 가능성을 감소시키는 것이다. 현재, 장기간 약물남용 치료에 있어 세 가지 주요한 형태는 메타돈의 지속적 복용, 외래환자의 약 처방 없는 프로그램, 그리고 숙박설비가 있는 신경정신과 병원에 입원치료하는 것이다.

메타돈 치료약은 아편 중독자 치료에 사용된다. 메타돈은 이 마약에 대한 열망을 줄여 준다. 다른 처방시도들이 실패한 후에 이 논쟁거리가 되는 치료약은 일반적으로 사용된다.

대부분의 남용자들은 *외래환자의 약 처방 없는 프로그램(outpatient drug-free program)*을 좋아하는데, 이는 환자가 가족들과 함께 살고 직장에서 일하는 상태에서 다양한 카운슬러와 정신치료가 가능하기 때문이다. 이런 프로그램에는 메타돈(methadone)의 사용은 포함되지 않는다.

자가 치료그룹들은 전문적인 외래환자 약물치료에 인기가 있고 유용한 방법이다. 약물의존성으로부터 개인회생은 전에 약물을 남용한 다른 사람들로부터 격려와 사회적인 지원을 받기 위하여 규칙적인 상담에 참석해야 한다. 알코올 중독자들(AA)은 가장 오래 되고 가장 효과적인 자립프로그램 중의 하나이다(8장 참조). 마취제와 같은 마약의 남용을 치료하는 또 다른 자활프로그램은 AA를 모방하여 행하고 있다.

심한 경우에, 약물남용자들은 해독을 경험할지도 모르고, 그 다음에 숙박설비가 있는 신경정신과 병원이나 요양원이라고 불린 격리된 환경에서 몇 개월 동안 치료를 한다. 이런 시설에 격리하는 것은 환자들이 약에 노출될 가능성을 줄이는 반면, 그들은 깨닫거나 일반사회에 다시 적응하게 된다. 요양원에 있는 동안 환자들은 치료, 사회복지, 그리고 심리학적인 카운슬링을 받는다. 그들이 숙박설비가 있는 신경정신과 병원들을 떠난 후에, 개인들은 다시 약물남용을 하는 재발을 막기 위해 사회복지 단체나 병원에서 실시하는 카운슬링에 참석한다. 건강보험이 부족한 사람들에게 비싼 치료비는 신경정신과 병원에서 치료받는 데 주요한 장애물이다.

90일보다 적게 지속되는 대부분 약물치료는 장기효과를 제한한다(NIDA, 1999a). 연구의 결과는 약물치료에 시간의 길이가 긍정적인 후처리 결과들 중에서 가장 좋은 단일 예언자인 것을 보여 준다(DesJarlais & Hubbard, 1999). 많은 약물 의존자들은 3개월 이상의 외래진료를 필요로 한다. 또는 제어된 환경에 살면서 약물로 인해 일어나는 이상행동이나 태도를 바꾸기 위하여 노력한다. 또한 자주 어떤 습성에 탐닉하는 사람들을 회복하는 것은 약을 먹지 않는 생산적인 사회인이 되기 위하여 치료하는 동안에 직업 숙련을 몸에 익혀야 한다.

상당수의 치료를 마친 환자들이 절제하는 동안 수 주 또는 수 개월 내에 재발한다. 전에 한번 중독된 자는 심각한 정신병이나 약에 다중남용을 가지고 있거나, 불법약물들을 이용하는 집단과 접하면 더욱 재발하기 쉽다. 약물중독에서의 탈피는, 그들이 결혼하여 가족 사랑으로 마음이 안정될 때 가능할 것이다. 2003년에, 180만 미국인이 약물복용에 대해 치료를 받았다(SAMHSA, 2004).

약물오용과 남용예방

미국 정부는 불법약물들의 공급량을 줄이기 위해서 약물 금지노력을 많이 하고 있다. 이 노력은 첫째, 삼과 코카나무와 같은 농작물 재배를 금지하는 것이다. 둘째, 미국 국경들을 통하여 비합법적인 물질의 유입을 막는 것이다. 그리고 불법으로 약을 제조하여 팔거나 구매하는 개인들을 기소하는 것 등이다. 그러나 이런 법안은 미국에서 불법약물에 대한 요구를 효과적으로 줄이지는 못한다. 많은 사람들은 가난과 실업을 줄이는 사회 경제적 프로그램이 비합법적인 약의 수요를 줄일 수 있다고 생각한다. 또한 아이들과 10대 후반의 청소년들 사이에 특히 약이 없는 생활습관을 촉진하는 교육프로그램은 약물남용의 유행을 줄이는 데 도움이 될 수 있다.

약물남용에 대한 국가연구소는 어떤 약물방지프로그램이 장기간 가장 높은 효과를 갖는가를 결정하기 위하여 20년 동안 연구를 수행하였다. 그들은 다음과 같은 성공적인 방지프로그램을 발견하였다.

- 보호요소를 확대시키고 알려진 위험요소를 줄인다.
- 열열한 토론그룹에 적극참여한다.
- 모든 형태의 약물이용을 표적으로 삼는다.
- 주어진 약에 저항할 수 있는 기술을 가르친다.
- 약물복용에 대해서 인격적 위임들을 강화한다.
- 사회적인 기술과 단호함을 증가시킨다.
- 그리고 약물복용에 반대하는 태도를 키운다.

또한 부모, 대중매체, 그리고 사회를 포함한 약물교육프로그램은 교실에서 교육활동을 제한하는 프로그램보다 더 성공적이다. 일반학생들을 위한 연구에 근거한 프로그램은 STAR(Life Skills Training Program) 프로젝트와 가족프로젝트를 포함한다(NIDA, 1999b).

건강한 생활습관

Healthy Living Practices

- 당신이나 당신이 알고 있는 어떤 사람이 약을 남용하고 있다면, 국소적인 물질남용 프로그램 또는 당신의 건강관리사로부터 도움을 받아야 한다.

삶 속에서

Across The lifespan

약물사용과 남용

임신한 부인의 약물사용은 유산, *자궁외(ectopic)* 임신이나 사산위험이 있다. 임신 동안에 규칙적인 코카인, 아편제, 암페타민, 또는 대마초를 사용하였던 여성들로부터 태어난 아기들은 조산아가 매우 많고, 정상분만하더라도 유아는 더 작다. 다른 유아들과 비교해서, 조산이나 저체중 신생아들은 살아가는 데 건강상의 문제가 심각한 것으로 나타났다. 또한 약에 노출된 신생아들은 머리 둘레가 정상보다 더 작은 경향이 있다. 임신부들은 어떠한 약을 먹기 전에 산부인과 의사들의 의견을 물어봐야만 한다.

공중보건에 대한 하버드 대학의 연구에 의하면, 담배회사는 대학생에게 마케팅하여 돈을 버는 것을 목표로 한다. 나이트클럽 파티를 후원하거나 대학캠퍼스에서 담배를 무료로 나누어 주고 젊음을 위하여 흡연하기를 권장한다.

연구자들은 119명의 미국 대학생에게 설문조사를 한 바 담배회사의 후원행사에 한 학교에서 18~24세의 학생들 가운데 27% 이상 참여한다고 하였다. 119명 가운데 8.5%의 학생들은 담배회사의 후원행사에 참여한 적이 있다고 하였다. 담배에 대하여 연구하고 있는 센타의 소장이며 매사추세츠종합병원 치료실장인 낸시 리고티 의사는 이러한 파티들이 존재한다는 것에 놀라웠다고 말했다.

회사는 이러한 바와 클럽 판촉행사를 통하여 젊은 성인들을 목표로 하고 있다. 나는 대학이 캠퍼스 또는 인근지역에서 일어나고 있는 이러한 상황을 알 필요가 있다고 생각한다.

연구결과에 의하면, 이러한 유형의 담배 판촉행사는 비흡연자로서 대학에 들어온 사람들에게 강력한 효과를 나타낸다고 하였다. 설문에 응한 19세 전에 규칙적으로 담배를 피우지 않은 학생들 가운데 흡연자가 된 23.7%는 담배회사의 후원행사에 참여했었다고 하였다.

미국 암협회의 여성의장인 데브라 라치만은 연구결과를 듣고서 실망하였다.

지금 고등학생들을 변두리로 밀어 내는 불안한 상황이다라고 라치만은 담배회사에게 말했다. 도심지역에 있는 상점주인들은 어제 반대집회를 하였다. 고등학생에게 판촉을 할 때에는 조 카멜에게 돌아가자고 하였고, 이러한 것은 놀랄 만한 것이 아니다라고 콜레트 트윅이 말하였다. 대학교에 다니는 학생들은 18세이지만, 아직은 매우 감수성이 강한 학생이다.

그들의 임무는 어린이들이 중독되지 않도록 하거나 일생을 돌보아 주는 사람이어야 한다. 그것은 불행이다라고 에머슨 대학을 졸업한 메레디트 코헨이 말했다.

뉴스 대중매체는 많은 아이들이 출생 전에 약물에 노출되었을 경우, 정상적인 몸 동작의 손상이나 학습지연과 같은 다양한 발생학적인 문제를 보고하였다. 몇몇 연구자들은 그러한 문제가 이 아이들이 길러진 환경의 결과라고 생각한다. 사회 경제적인 배경이 낮은 아이들은 여러 가지 이유로 발생학적인 문제를 가지고 태어날 위험이 있다. 아이가 태어나기 전에, 어머니들은 부적절한

Analyzing
Health-Related Information
건강관련 정보분석

아래 그림은 어떻게 중독성인 논쟁거리를 제거하는지를 설명한 책 광고다. 광고를 읽고 건강관련 정보를 분석하기 위해서 사용된 모형을 평가해 보도록 한다. 모형의 주요 사항은 아래와 같고, 그 모델은 33-35쪽에서 모두 설명하였다.

1. 어떤 보고서가 입증할 수 있는지, 어떤 것이 진실되지 않은지, 또는 가치 있는 주장인가?
2. 광고를 썼던 사람을 무엇으로 신임할 수 있는가? 만약, 이 정보가 유용하다면, 저자의 배경과 교육은 그 분야에서 그들을 전문가로 보겠는가?
3. 광고를 썼던 사람의 동기와 편견은 무엇이라도 좋은가? 주정부는 당신의 대답을 위해 추론한다.
4. 광고의 어떤 정보가 제품과 관련이 있으며, 어떤 정보는 무관한 것인가?
5. 출처는 믿을 만한 것인가? 잘못된 정보를 발표하는 것으로 잘 알려져 있는가?
6. 광고는 전통적인 과학자나 의학적 권위의 신빙성을 공격할 수 있는가?

당신의 분석에 근거하여, 당신은 이 광고가 건강관련 정보의 믿을 만한 소스로 생각하는가? 왜 당신은 그 책을 사거나 사지 않는지를 설명해 본다. 결론에 도달하는 것에 대한 당신의 이유는 무엇인지를 요약하여 말해 본다.

탐닉이란 개인 감옥으로부터 탈출하기

Dr. W.S Davis-Crocker

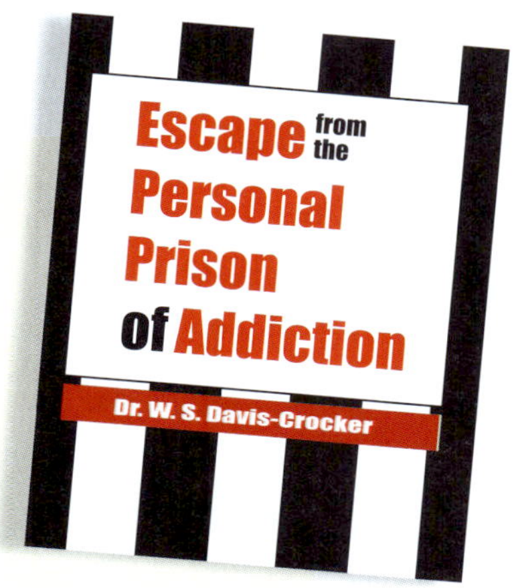

당신의 삶은 화학적인 탐닉에 의하여 파괴되고 있습니까? 약에 '아니오' 라고 말하고 약에 집착하는 것은 놀랄 만하지 않습니까?
지금 당신은 당신의 파괴적인 행동을 조절하기 위하여 단순한 기술을 배울 수 있습니다.

Dr. W.S. Davis-Crocker는 몇 년간 과학적인 연구를 통해 탐닉에 대한 신경생화학적인 비밀을 밝혔다. Dr. Davis-Crocker의 최근 저서인 '탐닉이란 개인 감옥으로부터 탈출하기' 에서 어떻게 고통 없이 자신에게서 탐닉을 자유롭게 하는지를 설명한다.
최종적으로, 탐닉에도 희망이 있다. Davis-Crocker의 책에 따라 단지 3일간의 실행으로도 알코올, 담배, 헤로인 및 초콜릿 등에 대한 열망이 사라질 것이다. 특별한 약물치료 또는 비싼 정신요법을 사용할 필요도 없다.

'탐닉이란 개인 감옥으로부터 탈출하기' 를 지금 구입하십시오.
또한 당신 지역에서 Dr. Davis-Crocker의 다음 세미나에 참석하기 위해 등록하세요. 등록은 제한됩니다. 그래서 당신의 자리를 마련해 두기 위하여 지금 무료 장거리 전화 번호로 전화하세요. 그러면 당신에게 우리들의 교육 팸플릿인 "왜 나?" 를 무료로 보내 드릴 것입니다.

태아기 의료치료를 원치 않는다. 산전간호의 부족은 그녀의 건강이나 유아의 건강에 영향을 줄 수 있는 임신 동안에 가지는 문제로 여성의 위험을 증가시킨다. 또한 가난한 부모들은 그들의 유아원 아이들을 위해 효과적인 지능을 요한 자극을 제공하기 위한 재원 또는 부모의 역할을 제대로 하지 못할지도 모른다.

연구는 임신부들의 약물복용을 모니터하고 몇 년 동안 그들의 아이들을 따라가기 위해 필요하다. 장기간 연구결과는 임신 중 약물노출은 태아의 정신 및 육체적인 발달에 영향을 미친다(Eyler & Behnke, 1999; Tronick & Beehly, 1999). 최근 연구에서 출생 전 코카인에 노출된 아이들은 심각한 인식력이 부족하고, 발달지연은 정상 아이보다 두 배나 느리다고 보고하였다(Singer et al., 2002).

어떤 특성을 가지고 있는 청소년들은 정상적인 가정의 청소년들보다 알코올과 다른 약물을 더 많이 사용하는 것 같다. 이 약물복용 위험요소는 성, 가계수입, 부모의 약물사용, 아버지의 엄한 상태, 그리고 동료의 마약복용 등을 포함한다. 청소년기의 남자들은 더 많이 향정신성 약물을 사용하기 쉽고, 같은 또래의 여성들보다 그 수가 더 많다. 대체로, 저소득 가정의 십대는 고소득 가정의 아이들보다 향정신성 물질을 더 많이 사용할 수 있다. 부모들이 정신변화를 가져오는 약을 사용한 가정의 청소년들은 그렇지 않은 가정의 아이들보다 이 물질을 사용할 위험이 더 높다. 그들이 방과 후 집에 돌아올 때 엄하지 않은 가정의 아이들은 엄한 가정의 아이들보다 약을 사용할 위험이 더 높다. 절친한 친구가 약물사용자인 10대들은 더 많이 향정신성 약물을 사용할 가능성이 높다. 표 7-7은 아이들과 10대들 사이에 불법약물 사용과 관련된 위험요소를 목록화한 것이다. 2003년에 고등학생들 중 약 51%는 때로는 불법약물을 사용하였다(Johnston et al., 2004b).

많은 젊은이들은 약물 사용과 남용을 장려하는 상황에서 생활하고 있지만, 향정신성약물을 복용 하지 않는다. 고등학교생이 규칙적으로 학급에 동참하여 좋은 친구관계와 부모 말을 잘 따르는 십대는 약물이용을 하지 않는 편이다. 이런 아이들은 탄력적(resiliency)이라고 부르는 개인적 특성을 가진다. 탄력적인 아이들은 책임을 받아들이고, 변화에 순응하고, 스트레스를 조절하고, 문제를 해결해서 성취나 성공하는 경향이 있다. 탄력적인 젊은이는 비록 그들 가족들이 기능적이 못 되고 지지를 못해 줄지라도 심리학적, 사회적 및 정신적으로 건강한 상태를 유지할 능력을 가지고 있다.

표 7-7 청소년들의 약물이용에 대한 위험요소

마약사용 위험을 증가시킨 경험
- 학구적인 실패
- 이른 반사회적 행동
- 초기약물 실험법

마약사용 위험을 증가시킨 개인적인 특성
- 반항
- 낮은 자가평가
- 약물 의존성

마약사용 위험을 증가시킨 환경상황
- 가족해체
- 약물이용의 가족력
- 쉬운 약물이용
- 친구들/동료들 사이에서 마약복용
- 소속집단의 사회 경제적인 인식이 빈약한 상태

자료출처: Based on Gilchrist, L. D. (1991). Defining the intervention and target population. In C. G. Leukefeld & W. J. Bukoski (Eds.). *Drug abuse prevention intervention research: Methodological issues* (NIDA Research Monograph No. 107) Wasington, DC.: U.S. Government Printing Office.

불법약물들의 남용은 미국의 어른들 사이에서 널리 퍼져 있는 문제는 아니다. 그러나 많은 사람이 나이가 들면서 불면증, 우울증, 고혈압 및 심장병과 같은 질병을 치료하기 위하여 여러 가지 약물을 처방받는다. 이러한 나이든 개인들은 젊은 사람만큼 효과적으로 물질을 해독하거나 제거하지 못하기 때문에 약물중독의 위험이 더 높다. 더 많은 연구가 나이든 개인들을 위해 안전하고 효과적인 약물치료 수준을 결정하는 데 필요하다.

심각한 약물 상호작용이나 시너지 효과는 처음 투약자보다 노인들 사이에서 높다. 대체로 중년이 지난 사람들은 알츠하이머병으로 고통당하거나, 실제로 그들의 혼란과 약함은 많은 처방약의 부작용이 나타날 때 심하게 억제된다.

건강한 생활습관
Healthy Living Practices

- 당신은 의사의 승인 없이 임신 동안에 어떠한 종류의 약도 사용해서는 안 된다.

이 장의 개요 CHAPTER REVIEW

요 약

약은 사람의 생각, 느낌, 기능 및 행동을 바꾸는 비식품성 화학물질이다. 많은 약은 의약품으로서 유익하지만, 적절치 못하게 사용하면 사람들의 건강과 행복에 심각한 악영향을 가져올 수 있다. 사람들은 흔히 향정신성 약물이나 분위기 전환 약을 남용한다. 약물남용은 범죄, 실업, 그리고 가정 폭력과 해체와 같은 우리 사회를 괴롭히는 많은 사회문제들을 야기한다.

뇌의 신경세포와 상호작용을 함으로써 향정신성 약물은 인지, 사고과정, 느낌, 그리고 행동에 영향을 미친다. 또한 환경요인은 사람들이 향정신성 약물영향 동안에 어떤 행동과 느낌을 나타나게 할 수 있다.

대부분 간은 약물을 덜 위험한 화합물로 바꾸어서 소변이나 대변 및 호흡으로 제거한다. 신체가 제독할 수 없거나 빠르게 과도한 양의 약물을 제거할 수 없을 때, 약물 독성 증상들이 일어난다. 약물남용과 혼합남용은 심각하며, 심지어 사망하는 결과를 초래할지도 모른다.

2003년에 12세 이상인 미국인 가운데 1950만 명이 비합법적인 약물사용자들이었다. 비합법적인 약물복용의 비율은 10대와 10대 후반의 청소년들 사이에서 특히 높았다. 이들은 일반적으로 알코올, 니코틴 또는 흡입제들을 처음 접했다. 다음에는 대마초로 옮겨갈지도 모른다. 어떤 사람들은 대마초를 피운 후에 다른 불법적인 약을 경험한다. 대체로, 불법적인 약물복용은 20세 이후에 감소한다.

약물의존과 탐닉은 사람의 건강, 일, 그리고 대인관계를 방해하는 어떤 습관적인 행동을 말한다. 약물의존과 탐닉은 사용자들이 대체로 그 물질을 강하게 사용할 충동을 느껴 약물복용 양상으로 발전될 때 나타나며, 약물에 대한 내성, 그리고 약물투여 중지를 했을 때 금단증상이 수반된다. 복용한 약물이 의존성으로 발전되는지의 여부는 사람의 사회적 환경, 개인적 특징, 그리고 유전학적인 소인에 의해 영향을 받는다.

알코올과 바비투레이트와 같은 진정제들은 졸음뿐만 아니라 대뇌 피질의 활동을 느리게 하며, 진정효과 그리고 최면효과를 보인다. 이처럼 사람들은 진정제들의 영향력에서 벗어나야 될 것이다. 진정제의 오용은 사망을 초래할 수 있다.

흥분제들은 두뇌의 화학적인 활동을 향상시켜서 감동, 취침, 집중 및 학습에 영향을 미친다. 카페인은 일반적으로 가장 많이 사용되는 합법적인 흥분제이다. 흥분제인 리탈린이나 코카인과 같은 물질은 의료적 사용을 거의 하지 않는다. 코카인은 중독성이고 종종 남용된다. 미국에서 비합법적인 메탐페타민의 사용은 빠르게 늘어나고 있다.

아편제는 진통제나 마취제로서 중요한 의약품으로 사용하고 있다. 오용될 때, 아편제들은 중독성이 높고 매우 위험하다.

중요한 향정신성 화합물로서 THC을 포함한 대마초는 미국에서 가장 널리 사용되고 있는 불법약물이다. 비록, 대마초가 신체적 의존성을 보이지 않을지라도, 어떤 사람들은 강제적인 사용자들이 된다. 대마초 연기는 기관지와 폐를 손상시킬 수 있는 많은 자극물질을 포함하고 있다. 이 혼합물질 중 벤조피렌은 암을 일으키는 원인 물질이다.

환각제는 비정상적이고 실재하지 않은 감각들을 낳고, 감각 정보를 감지할 두뇌의 능력을 바꾼다. 미국에서, 가장 유력하고 일반적으로 남용된 환각제는 메스칼린, 실리시빈, LSD, 케타민, 그리고 PCP이다. PCP와 케타민의 많은 투여는 죽음을 불러 올 수 있다.

흡입제인 많은 일반적인 가정용품들은 정신에 영향을 미칠 수 있는 해로운 연기를 배출한다. 십대들은 다른 향정신성 물질로 이동하기 전에 흡입제를 사용할지도 모른다. 흡입제는 호흡을 억제하고, 결국 혼수상태나 죽음을 불러 올 수 있다. 아마추어 화학자들은 규제약물의 화학구조를 바꾸는 것으로 유사마약들을 만든다. 몇몇 예에서 이런 유사약물들이 원래의 혼합물들보다 더 더욱 유독한다.

FDA는 미국에서 모든 약물생산과 판매를 조절한다. 약간의 건강식품과 일반의약품은 해로운 물질을 포함하거나, 또는 특히, 그들이 오용이나 남용되었을 때 향정신성 효과를 미친다.

약물치료의 우선적인 목표는 남용자가 약을 끊도록 도와주는 것이다. 약물치료는 대체로 외래환자 처방프로그램과 자가치료그룹들을 돕게 된다. 약물방지프로그램의 목적은 학생들에게 약에 대하여 정보를 제공하고 약물저항성과 거절기술을 가르치는 데 있다.

임신 동안에 약물이용은 조산, 자궁 외 임신, 그리고 사산을 증가시킨다. 임신 동안에 규칙적으로 코카인, 아편제, 암페타민, 그리고 대마초를 복용한 여성들은 그렇지 않은 임신부들보다 조산아와 저체중아를 낳을 수 있다. 임신 중 약물노출이 아이들의 장기간 지능발육이나 육체적인 발달에 영향을 미치는지는 분명하지 않다.

미국 고등학교 고학년 중 약 51%는 불법약물을 경험하였다. 비록, 마약의 남용이 노인들 사이에는 드물지라도, 이런 어른들은 의사의 처방약을 복용함으로써 해로운 효과를 경험할지도 모른다. 이유는 나이 먹은 사람들이 더 젊은 사람들만큼 효과적으로 약물을 해독하거나 제거하지 못하기 때문이고, 또는 그들이 약물오용이나 복합처방약에 의하여 시너지 효과를 갖기 때문이다.

배운 것을 적용하기

1. 왜 사람들은 코카인과 같은 약물을 남용하고, 아스피린과 같은 다른 약물은 남용하지 않는가? **적 용**
2. 당신은 부적절하게 약물을 사용하였던 적이 있는가? 만약, 당신의 대답이 예이면, 당신의 약물오용을 설명하라. **분 석**
3. 불법 약물사용을 단념시킨 5학년 학생들을 위해 교육프로그램을 계획하라. **통 합**
4. 당신의 친구들 중의 누군가는 대마초가 안전하고, 그 이용이 허용되어야 한다고 생각하는가? 만약, 대마초가 합법화되면, 인류 보건영향들을 고려함으로써 이 사람의 지위를 평가하라. **평 가**

Key

- **적 용** 새로운 상황에서 정보를 사용하는 것
- **분 석** 정보를 구성성분으로 나누는 것
- **통 합** 다른 출처로부터의 정보를 합치는 것
- **평 가** 숙지한 후 결정을 내리는 것

자신의 건강에 반영하기

1. 당신은 약물을 의무적으로 이용하는가?
2. 어떤 상황에서 친구가 약물남용을 멈추도록 개입하겠는가?
3. 현재 당신은 불법약물을 사용하고 있지 않은가? 또는 당신 친구가 불법약물을 사용하지 못하게 무엇을 하는가?
4. 당신은 어떤 종류의 시판 약을 이용하는가? 이런 약의 이용이 당신 건강에 어떻다고 생각하는가?
5. 만약, 당신이 약물을 남용한다면, 당신의 행동에 의해 자신의 건강이나 다른 사람의 건강에 영향을 미친다는 것을 생각해라. 그 이유는 무엇인가?

이 장을 읽고 불법약물이 건강에 미치는 영향을 배운 후에 당신은 약물남용을 멈춘 동기가 되었는가? 그 이유는 무엇인가?

참고 문헌

Baldwin, G. C., Tashkin, D. P., Buckley, D. M., Park, A. N., Dubinett, S. M., & Roth, M. D. (1997). Marijuana and cocaine impair alveolar macrophage function and cytokine production. *American Journal of Respiratory & Critical Care Medicine*, 156:1606-1613.

Barsky, S. H., Roth, M. D., Kleerup, E. D., Simmons, M., & Tashkin, D. P. (1998). Histopathic and molecular alterations in bronchial epithelium in habitual smokers of marijuana, cocaine, and/or tobacco. *Journal of the National Cancer Institute*, 90:1198-1205.

Clausson, B., Granath, F., Ekbom A., Lundgren, S., Nordmark, A., Signorello, L. B., & Cnattingius, S. (2002). Effect of caffeine exposure during pregnancy on birth weight and gestational age. *American Journal of Epidemiology*, 155:429-436.

Couper, F. J., Pemberton, M., Hughes, M., & Logan, B. K. (2002). Prevalence of drug use in commercial tractor-trailer drivers. *Journal of Forensic Science*, 47:562-567.

DesJarlais, D. C., & Hubbard, R. (1999). Treatment for drug dependence. *Proceedings of the Association of American Physicians*, 111:126-130.

DuPont, R. L. (1999). Examining the debate on the use of medical marijuana. *Proceedings of the Association of American Physicians*, 111:166-172.

Eyler, F. D., & Behnke, M. (1999). Early development of infants exposed to drugs prenatally. *Clinics in Perinatology*, 26:107-150.

Fergusson, D. M., Horwood, L. J., & Beautrais, A. L. (2004). Cannabis and educational achievement. *Addiction*, 99:650-651.

Fung, M., Gallagher, C., & Machtay, M. (1999). Lung and aero-digestive cancers in young marijuana smokers. *Tumori*, 85:140-142.

Goldberg, R. (1994). *Drugs across the spectrum*. Minneapolis/St. Paul: West Publishing Company.

Halpern, J. H., & Pope, H. G. (1999). Do hallucinogens cause residual neuropsychological toxicity? *Drug & Alcohol Dependence*, 53:247-256.

Hanson, G., Venturelli, P. J., & Fleckenstein, A. E. (2004). *Drugs and society*. Sudbury, MA: Jones and Bartlett Publishers.

Johnston, L. D., O'Malley, P. M., Backman, J. G., & Schulenberg, J. E. (2004a). *Monitoring the Future national results on adolescent drug use*: Overview of key findings 2003 (NIH Publication No. 04-5506). Bethesda, MD: National Institute on Drug Abuse.

Johnston, L. D., O'Malley, P. M., Backman, J. G., & Schulenberg, J. E. (2004b). *Monitoring the Future national survey results on drug use, 1975-2003: Volume 1, Secondary school students* (NIH Publication No. 04-5507). Bethesda, MD: National Institute on Drug Abuse.

Johnston, L. D., O'Malley, P. M., Backman, J. G., & Schulenberg, J. E. (2004c). *Monitoring the Future national survey results on drug use, 1975-2003: Volume 11, college students and adults ages 19-45* (NIH Publication No. 04-5508). Bethesda, MD: National Institute on Drug Abuse.

Kam, P. C., & Yoong, F. F. (1998). Gamma-hydroxybutyric acid: An emerging recreational drug. *Anaesthesia*, 53:1195-1198.

Liguori, A., Gatto, C. P., & Robinson, J. H. (1998). Effects of marijuana on equilibrium, psychomotor performance, and simulated driving. *Behavioral Pharmacology*, 9:599-609.

Logan, B. K., & Schwilke, E. W. (1996). Drug and alcohol use in fatally injured drivers in Washington State. *Journal of Forensic Sciences*, 41:505-510.

National Institute on Drug Abuse. (1999a). Principles of drug addiction treatment: *A research-based guide* (NIH Publication No. 99-4180). Washington, DC: National Institutes of Health, National Institute on Drug Abuse.

National Institute on Drug Abuse. (1999b). *The sixth triennial report to Congress from the secretary of Health and Human Services. Drug abuse & addiction research: 25 years of discovery to advance the health of the public.* Washington, DC: National Institutes of Health, National Institute on Drug Abuse.

National Institute on Drug Abuse. (2003). *Preventing drug use among children and adolescents: A research-based guide* (2nd ed.). Washington, DC: U.S. Government Printing Office.

Nehlig, A. (1999). Are we dependent upon coffee and caffeine? A review on human and animal data. *Neuroscience and Biobehavioral Reviews*, 23:563-576.

Plessinger, M. A. (1998). Prenatal exposure to amphetamines: Risks and adverse outcomes in pregnancy. *Obstetrics and Gynecology Clinics of North America*, 25:119-138.

Schwartz, R. H. (1998). Adolescent heroin use: A review. *Pediatrics*, 102:1461-1466.

Simoni-Wastila, L., & Strickler, G. (2004). Risk factors associated with problem use of prescription drugs. *American Journal of Public Health*, 94(2):266-268.

Singer, L. T., Arendt, R., Minnes, S., Farkas, K., Salvator, A., Kirchner, H. L., & Kliegman, R. (2002). Cognitive and motor outcomes of cocaine-exposed infants. *Journal of the American Medical Association*, 287:1952-1960.

Strote, J., Lee, J. E., & Wechsler, H. (2002). Increasing MDMA use among college students: Results of a national survey. *Journal of Adolescent Health*, 30:64-72.

Substance Abuse and Mental Health Services Administration. (2004). *Results from the 2003 National Survey on Drug Use and Health* (DHHS Publication No. SMA 04-3964). Rockville, MD: National Clearinghouse for Alcohol and Drug Information.

Taylor, H. G. (1998). Analysis of the medical use of marijuana and its societal implications. *Journal of the American Pharmaceutical Association*, 38:220-227.

Thompson, P. M., Kayashi, K. M., Simon, S. L., Geaga, J. S., Hong, M. S., Sui, Y., Lee, J. Y., Toga, A. W., Ling, W., & London, E. D. (2004). Structural abnormalities in the brains of human subjects who use methamphetamine. *Journal of Neuroscience*, 24:6028-6036.

Tronick, E. Z., & Beeghly, M. (1999). Prenatal cocaine exposure, child development, and the compromising effects of cumulative risk. *Clinics in Perinatology*, 26:151-171.

Wu, T. C., Tashkin, D. P., Djahed, B., & Rose, J. E. (1988). Pulmonary hazards of smoking marijuana as compared with tobacco. *New England Journal of Medicine*, 318:347-351.

이미경교수_우석대학교 보건복지대학 제약공학과

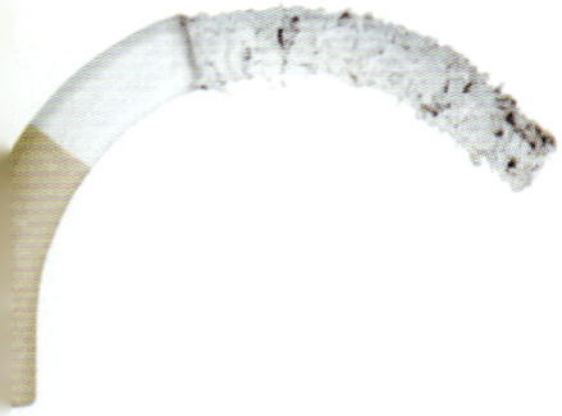

경고

흡연은 당신을 발기부전으로 만들 수 있다.

담배는 성기로 가는 혈류량을 감소시켜 성적 불능을 초래할 수 있다. 담배는 발기가 되지 않도록 할 수 있다.

캐나다 보건부(Health Canada)

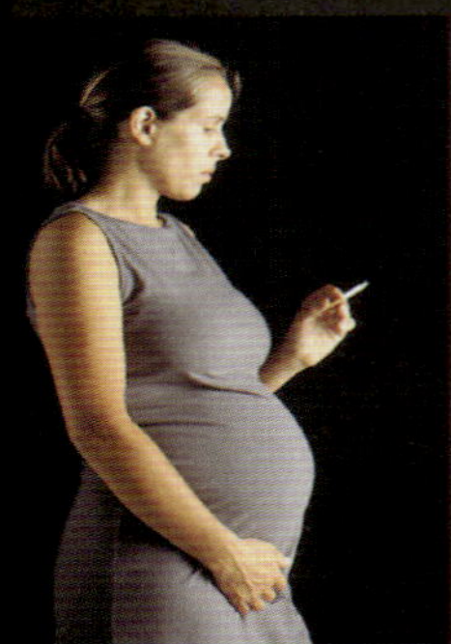

경고

담배는 아기를 다치게 한다

임신기간 동안 담배를 피우면 태아의 성장을 감소시킨다. 이들 저체중아들은 출산 후 성장이 정상적으로 되지 않을 수 있으며, 유아시기의 질환, 장애 및 사망 가능성이 증가한다.

캐나다 보건부(Health Canada)

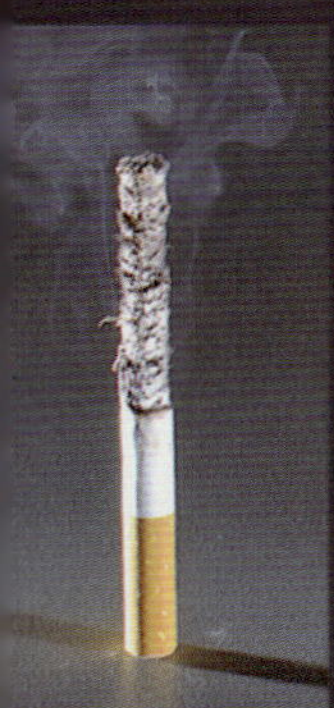

경고

당신만이 담배를 피우고 있는 것이 아니다.

담배로부터 나오는 연기는 흡연자만 들이마시는 것이 아니다. 이 연기는 간접흡연이 되며, 이 연기에는 암을 유발하는 물질이 50가지 이상 함유되어 있다.

캐나다 보건부(Health Canada)

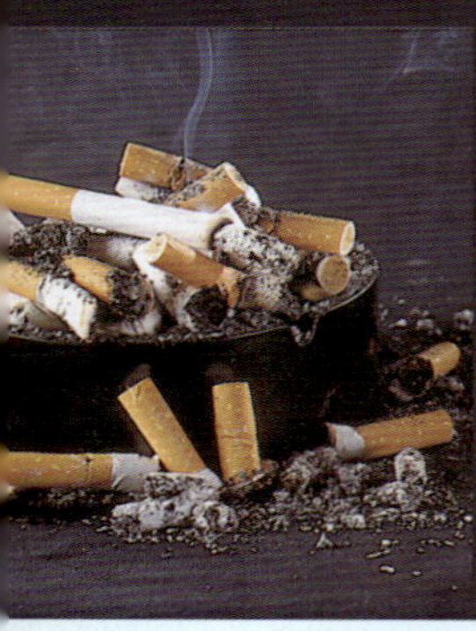

경고

담배는 중독성이 강하다.

여러 연구들에 따르면 담배는 헤로인이나 코카인보다 중단하기가 더 어려울 수 있다고 한다.

캐나다 보건부(Health Canada)

학습할 내용

http://healthyliving.jbpub.com

이 교재의 웹 사이트는 많은 유용한 도구뿐만 아니라, 학생과 교수 모두에게 추가적인 건강정보를 풍부하게 제공한다. 다음 주제에 대한 정보를 얻고자 한다면, http://healthyliving.jbpub.com 사이트를 방문해 보라.

알코올
담 배
건강관리: 금연을 위한 요령들
삶 속에서: 알코올과 담배의 영향

본장의 개관

알코올 남용과 의존성에 따른 결과와 관련된 여러 가지 사실들
대학생들에게 있어서 알코올이 미치는 영향
어떻게 알코올 소비를 통제할 것인가?
알코올 중독은 어떻게 진단하고 치료하는가?
누가, 그리고 왜 담배를 피우는가?
흡연이 건강에 미치는 단기간 및 장기간 영향
금연의 이득과 금연 과정

건강의 이모저모
마시는 담배

실생활 건강
크레텍과 비디: 진실을 밝힌다

건강관리
음주와 데이트 강간 약물 | 안전한 음주를 위한 가이드라인 | 간접흡연 거절방법 | 금연을 위한 요령들

삶 속에서
Across The lifespan

알코올과 담배의 영향

자가건강 평가서

자가진단: 담배를 피우는 이유는 무엇인가? | CAGE 설문
건강한 생활습관: 흡연이나 음주 습관을 바꾸기 원하는가?

알고 있나요?

- 정향 담배가 보통 담배보다 더 안전한가?
- 대학생들이 술을 마시는 주 이유는 무엇인가?
- 흡연이 여러분의 성생활에 어떠한 영향을 미칠 수 있는가?

알코올과 담배 Alcohol and Tobacco 8장

캐나다에서는 세계 최초로 담배 제품 포장에 강력한 시각적 경고 그림을 넣도록 법을 시행하였다. 이처럼 이미지를 이용하도록 하는 이 법은 2000년 6월에 법률화되어 2001년 초에 시행되었다. 이들 메시지들은 각 담배포장 부위의 50% 이상을 차지하고 있으며, 미국의 담배 갑에 인쇄되어 있는 보건당국의 4가지 경고문보다 더 크고 분명한 이미지와 문구들로 되어 있다. 담배 갑에서 담배를 빼서 불을 붙일 때마다 이러한 경고를 무시하기는 힘들다. 또한 담배에 의한 심각한 질병과 사망률을 감소시키고자 하는 캐나다 정부의 포괄적인 정책의 일부로서 캐나다 정부는 바깥쪽을 따라 인쇄된 상세한 독성 자료와 함께 건강정보가 담긴 설명서를 담배 갑 안에 집어넣도록 하고 있다. 캐나다 정부는 또한 2001년 말 담배 제품에 대한 세금을 인상하였으며, 동시에 캐나다 각 지방정부들도 담배 제품의 세금을 인상하였다.

1991년부터 2001년 사이 캐나다의 15세 이상 흡연자 비율은 30%에서 23%로 줄어들었으며, 계속 감소하여 2003년 21%로 나타났다. 15세부터 19세 사이의 캐나다 청소년의 흡연율은 1991년부터 1999년 사이에 21%에서 28%로 증가하였으나, 2001년 상반기에 23%까지 줄어들어 2003년에는 18%로 감소하였다. 매일 담배를 피우는 것으로 답한 비율은 12%이었다(Health Canada, 2001, 2004). 미국 청소년의 흡연율도 유사한 양상으로 증가하였다가 감소하였다. 중학교 2학년(8학년)과 고등학교 1학년(10학년)의 흡연은 1991년부터 1996년 사이에 증가하였으며, 고등학교 3학년(12학년)의 경우는 1991년부터 1997년 사이에 증가하였다. 흡연율은 모든 연령대에서 지속적으로 감소하였으며, 2003년 매일 담배를 피운다고 답한 비율은 중학교 2학년생(8학년)은 4.5%, 고등학교 1학년생(10학년)은 8.9%, 그리고 고등학교 3학년생(12학년)은 15.8%로 나타났다(Johnston et al., 2004a).

> "이 메시지들이 각 담배갑의 50%이상을 차지하고 있다…."

흡연과 음주는 종종 청소년기에 시작되는 행위들이다. 대부분의 청소년들은 이러한 행위를 용인되는 행위라고 생각하고 있으며, 이는 그러한 생각을 부추기는 광고, 특히 그림 8-1a에 나와 있는 조 카멜 광고와 같은 이 연령대를 주 대상으로 하는 광고 때문이다. 1987년 출시된 조 카멜 광고는 청소년뿐만 아니라, 어린이들에게도 매우 매력적인 것이었다. 청소년 흡연이 조 카멜 광고 이전에 12년간 감소하였지만, 이러한 감소추세는 그 광고의 도입으로 멈추었으며, 14세에서 17세 사이의 흡연율이 증가하였다(Pierce, 1998). 조 카멜 광고는 결국 1998년 금지되었다(Ebnet, 1998).

미국의 1998년 금지조치에서는 담배 회사가 담배 관련 제품의 광고, 판촉 혹은 판매에 청소년들을 대상으로 직접적 혹은 간접적으로 어떠한 행위를 하는 것을 금지하였다. 그럼에도 불구하고 2004년 담배 회사들은 트위스타 라임(Twista Lime)과 미드나이트 베리(Midnight Berry)와 같은 과

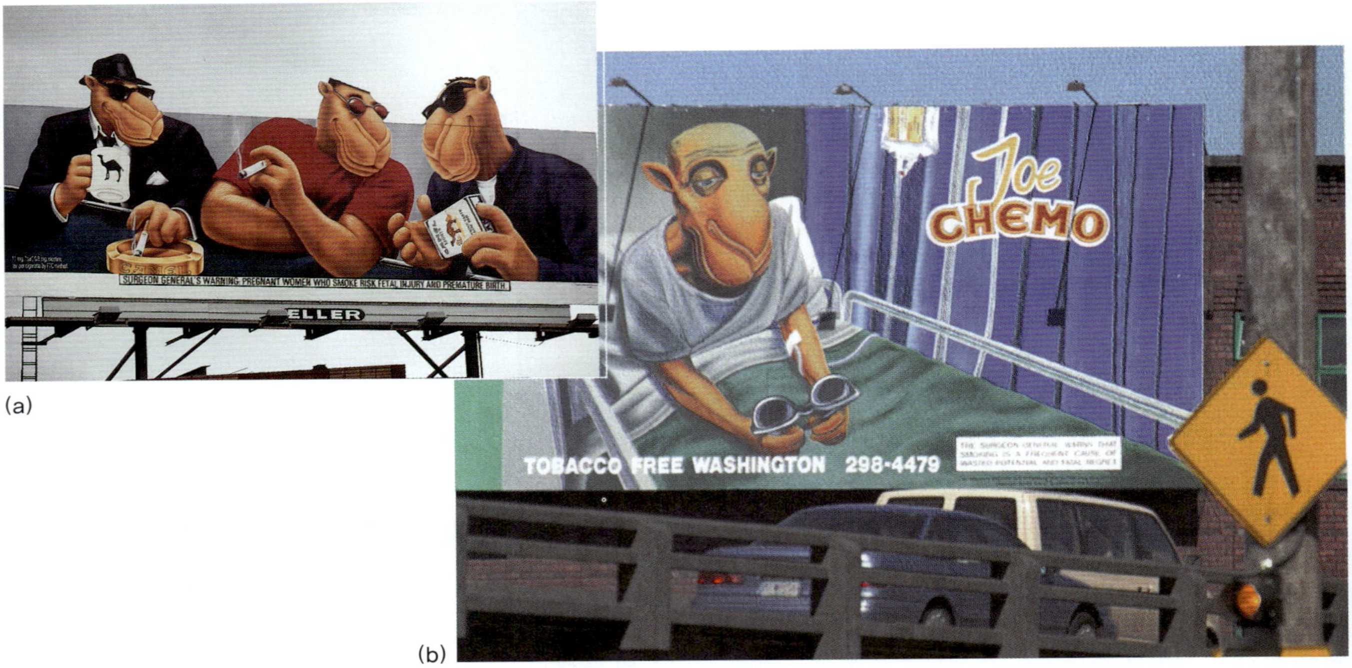

(a)

(b)

그림 8-1 조 카멜(Joe Camel). (a) 조 카멜과 같은 광고는 이들 광고들이 초등학생과 십대들을 표적으로 하고 있는 것으로 보이기 때문에 비판을 받고 있다. (b) 조 카멜 광고에 대항하기 위하여 담배 없는 워싱턴(Tabaccol Free Washington)이라는 단체는 조 키모(Joe Chemo) 광고판을 차량통행이 많은 번잡한 시애틀의 고속도로 위에 설치하였다. 이 광고에서는 흡연자의 상징인 조(Joe)가 암환자가 되었음을 나타내고 있다.

일향이 나는 캔디 담배를 판매하기 시작하였다. 사과, 바닐라, 그리고 체리향이 나는 씹는 담배도 판촉행사를 하였다. 담배 상품 중 하나는 힙합 음악을 사용하여 광고를 하였다. 그러한 제품들과 판매전략은 청소년, 십대 및 젊은 성인층을 겨냥한 것으로 보인다.

많은 의학연구자 및 의료관계자들은 술과 담배와 같은 약물관련 제품에 대한 광고가 모든 약물의 사용을 부추기는 것으로 생각하고 있다. 술과 담배 사용을 촉진하는 행위들은 이 두 가지가 주요한 관문격의 약물이기 때문에 특히 위험하다. 즉 대부분의 약물 중독자들은 술 혹은 담배로부터 마리화나로, 그리고 이어서 환각제와 같은 약물을 사용하는 경향을 보이기 때문이다(Hanson et al., 2004).

담배와 술은 둘 다 건강에 심대한 영향을 미칠 수 있다. 이 장을 시작하기 전에 스스로 술이나 담배에 대한 자가진단을 해 보는 것이 도움이 될 것이다. 임상의료진들은 알코올 남용이나 알코올 중독을 판별하기 위해 CAGE 검사를 이용한다. 미국 국립보건원의 질문지인 "담배를 피우는 이유는 무엇입니까?" 도 여러분의 흡연 습관이 어디에서 유래했는지를 이해하는 데 도움이 될 것이다. 여러분이 담배를 피우지 않거나 술을 마시지 않는 경우, 가족이나 동료, 혹은 친구 중에 자가진단을 해 볼 필요가 있는 사람이 있으면 보다 더 건강한 생활을 위해 해 볼 것을 권하는 것도 좋을 것이다.

알코올

알코올 섭취, 남용 및 의존성

음주는 생각하는 것보다 훨씬 더 일반적으로 일어나는 일이다. 미국 내의 연간 알코올 소비량을 설명하기 위해서, 14세 이상의 모든 남성, 여성 및 청소년이 술을 마신다고 가정하였을 경우에 일인당 12온스짜리 맥주 캔 600개를 연간 소비한 셈이 된다. 물론, 14세 이상의 모든 사람이 주류를 소비하지는 않는다. 그러므로 술을 마시는 사람 중 일부는 이 양보다 훨씬 더 많은 양을 마시는 셈이고, 또 다른 일부는 이 양보다는 덜 마신다.

미국의 2003년도 약물사용과 건강에 대한 국가조사(National Survey on Drug Use and Health)에 따르면, 12세 이상의 미국인 50.1%가 현재 술을 마시고 있으며, 이는 이 조사에 참여하기 전달에 적어도 1회 이상 술을 마셨다는 것을 의미한다. 이 그룹에는 *폭음자(binge*

표 8-1 주간 표준 음주량에 의한 음주 정도 구분

표준음주량	정도
금주	평생 12잔 미만 혹은 전년도에 전혀 음주를 하지 않은 경우
가벼운 음주	주당 3잔 이하
중등도 음주	여성의 경우, 주당 3잔 초과 7잔 이하 남성의 경우, 주당 3잔 초과 14잔 이하
과도한 음주	여성의 경우, 1일 1잔 초과, 남성의 경우, 1일 2잔 초과

*One standard drink is 0.5 oz absolute alcohol, 1 oz beer, 5 oz wine, or 1.5 oz 80proof liquor.(Amounts for beer and wine vary depending on their alcohol content.
자료출처: National Institute on Alcohol Abuse and Alcoholism.

표 8-2 알코올 의존성 증후군

1년 동안 다음 증상들 중 3개 혹은 그 이상을 나타내는 경우 대개 알코올의존성 증후군을 가지고 있는 것으로 간주한다.

- 술에 대한 강한 열망 혹은 강박관념
- 마시는 술의 양 및 마시는 시간을 제어하기 힘들다.
- 술을 마시지 않을 경우 금단증상이 나타나거나, 혹은 금단증상을 피하기 위해 술을 마신다.
- 내성이 나타나는 경우, 즉 원래 더 적은 양으로도 얻을 수 있었던 효과를 얻기 위해 더 많은 양의 술을 마셔야 하는 경우
- 술을 구하거나 마시기 위해, 그리고 술에 의한 영향에서 회복되는 데 많은 시간을 소비하면서, 음주 때문에 다른 것에 대한 관심을 점차 무시하는 경우
- 음주자에게 뚜렷한 신체적, 정신적 피해가 있다는 명백한 증거가 있음에도 계속 술을 마시는 경우

alcohol users)와 *상습적 과도음주자(heavy alcohol users)*도 포함된다. 조사를 위해서 *폭음자*는 조사 전월에 적어도 1회 이상 해당 술자리에서 5잔 이상 술을 마신 경우로 하였으며, 상습적 과도음주자는 조사 전월에 적어도 5일간 동일 술자리에서 5잔 이상 술을 마신 경우로 하였다(Substance Abuse and Mental Health Services Administration [SAMHSA], 2004a). (모든 폭음자는 또한 상습적 과도음주자이기도 하였다.) **표 8-1**에 주간 표준 음주량에 따라 음주정도(drinking level)를 가벼운 음주자(light drinker)로부터 좀더 과도한 음주자(heavier drinker) 로 분류하여 나타내었다.

술을 마시는 대부분의 사람들은 책임감 있게 알코올을 소비한다. 책임감 있게 술을 마시는 사람들은 술이 신체적 혹은 정신적으로 건강을 해치거나 다른 사람들과의 관계에 영향을 미치도록 허락하지 않는다. 또한 술을 마시는 동안의 행동도 다른 사람의 건강이나 안전에 위협이 되지 않는다.

고의로 신체 및 정신적 건강을 해치면서 술을 마시는 경우, 음주는 해로운 행위가 된다. 예를 들어, 음주시의 사고에 의해 다치거나 혹은 술을 마시면 우울해지는 경우가 **해로운 음주(harmful use)**에 포함된다.

알코올 남용(alcohol abuse)은 해로운 음주의 증상들을 다 포함할 뿐만 아니라, 사회적인 문제도 포함한다. 술을 마실 때 알코올 남용자는 가족이나 이웃 및 직장동료들과의 상호작용에 문제를 가지고 있다. 일반적으로 남용자는 운전 중과 같은 신체적으로 위험한 상황에서 술을 마신다. 그러나 약물에 대해 내성을 나타내지 않지만 술을 마시지 않을 경우, 금단증상들(withdrawal symptoms)을 나타내거나(제 7장 참조), 혹은 강박적으로 술을 마신다. 해로운 음주행위와 알코올 남용은 둘 다 행동 유형으로서 일회성이 아니며, 대개 그 행위가 적어도 1개월 혹은 더 장기간에 걸쳐 일어나는 경우에 해로운 음주행위나 알코올 남용으로 간주한다.

알코올 남용은 **알코올 의존성(alcohol dependence)**으로 되거나 혹은 **알코올 중독 (alcoholism)**으로 되며, 이 때 *알코올 의존성 증후군(alcohol depen-dence syndrome)*으로 알려져 있는 일부 다른 증상들이 나타난다. **표 8-2**에 이 증후군에 나타나는 증상들을 나열하였다. 대개 1년간에 걸쳐 3가지 혹은 그 이상의 증상을 보이는 사람의 경우, 의존성이 있는 것으로 진단한다. 대략 10% 정도의 음주자가 음주와 관련된 문제를 경험한다. 이들 음주자가 미국 내에서 소비되는 전체 알코올의 약 50%를 소비한다. 현재 1천 4백만 명의 미국인이 알코올에 의존성이 있으며, 약 75,000명이 매년 과도한 알코올 섭취에 의한 위해효과 때문에 사망하며, 이 사망은 평균적으로 30년 조기사망으로 나타났다(Center for Disease

해로운 음주 (harmful use)
신체적 및/혹은 정신적인 건강에 해를 미친다는 것을 알면서도 술을 마시는 행위.

알코올 남용 (alcohol abuse)
해로운 음주를 포함하는 개념이다. 그러나 남용자의 경우에는 술을 마실 때 장기간에 걸친 사회적인 상호관계에서의 문제점을 드러내며, 신체적으로도 위험한 상황에서 술을 마신다.

알코올 의존성/알코올 중독 (alcohol dependence/ alcoholism)
다음 중 적어도 3가지 이상의 증상을 갖는 증후군을 말한다: 술에 대한 강박증, 음주량을 조절하기가 어려움, 술을 마시지 않을 경우에는 금단증상 경험, 알코올 내성에 대한 증거들이 보임 술 때문에 점차 다른 관심사들을 무시함 신체적 및 정신적 영향이 있음에도 불구하고 술을 계속해서 마심.

Control and Prevention[CDC], 2004a).

알코올 남용과 의존성에 미치는 인자들

100년 전 알코올 중독자는 단순히 나약한 성격을 가지고 있거나, 혹은 도덕적 해이로 고생하는 것으로 여겨졌었다. 이후, 특히 지난 50년간 과학자들은 알코올 중독이 다양한 기원과 생물학적인 요소가 있다는 증거를 수집하여 왔다. 게다가 연구결과, 알코올 중독으로 발전하게 되는 데에는 유전적 형질, 뇌의 영향, 그리고 심리적, 사회적, 그리고 발달인자들 간의 상호작용이 중요하다는 것을 보여 주었다. 그러나 알코올 중독의 원인은 밝혀져 있지 않다.

유전적 형질 수세기 동안 사람들은 알코올 중독이 가족력으로 나타난다는 것을 관찰하였다. 연구자들은 알코올 중독으로 진행되는 데 있어서 어떤 인자들이 중요한지를 결정하기 위해 알코올 중독의 환경적 및 유전적인 요인들에 관한 연구를 하였다.

알코올 중독에 대한 가족력을 연구함으로써 과학자들은 알코올중독자와 가장 가까운 친족관계(즉 부모, 형제, 자매)에 있는 사람들이 일반 사람들보다 알코올 중독에 빠질 위험성이 더 높다는 결론을 얻었다. 이 위험성은 약 4~7배 정도 높은 것으로 추정된다. 알코올 중독인 아버지를 둔 아들은 위험성이 더 높다. 그리고 입양아, 쌍둥이, 그리고 동물실험으로부터 얻은 결과에 따르면 알코올 중독에는 유전적인 요소가 있음을 알 수 있다.

연구자들은 또한 알코올 중독 위험성이 높은 사람들(알코올 중독자와 부모,형제 관계인 사람들)의 반응을 위험성이 없는 사람들과 비교 연구하였다. 일반적으로 위험성이 높은 사람들은 알코올 소비에 대해 위험성이 없는 사람들과 동일한 강도로 반응하지 않았다. 몇몇 연구자들은 알코올 중독성이 있는 사람들은 알코올 중독성 위험이 없는 사람들보다 훨씬 더 많은 양의 술을 마실 때까지 취하고 있다는 것을 인지하지 못하는 것으로 생각한다.

유전과 관련된 다른 2가지 인자들, 즉 기질과 행동양식은 알코올 중독으로 진행되는 데 영향을 미치는 것으로 생각된다. *행동양식(behavior)*은 사람들이 행동하는 방식, 즉 무엇을 하느냐는 것이다. *기질(temperament)*은 경향, 즉 사람들이 주변의 사건이나 사람들에 대해 감정적으로 반응하는 특징적인 방식을 말한다. 기질과 행동양식은 환경과의 상호작용에 의해 변화되는 유전적인 성질이라고 여겨지고 있다(제2장 참조). 기질과 행동양식의 어떤 특성들, 즉 과잉행동(hyperactivity), 충동성(impulsivity), 공격성(aggression), 짧은 주의력(short attention span), 감정의 빠른 변화, 그리고 스트레스 후 느린 진정 능력, 스릴을 찾는 행위, 만족을 늦추는 능력의 부재와 같은 것들은 알코올 중독에 대한 위험성을 높이는 것과 관련이 있는 것으로 보인다.

뇌에 미치는 영향 술을 마시면 일반적으로 **'중독상태(intoxication)'**, 즉 중추신경계 (뇌와 척수)의 기능장애로 인한 다양한 행동학적 변화가 일어난다. **표 8-3**에 술을 더 많이 마실수록 나타나는 특징적인 변화들을 나열하였다. 체중과 관련된 음주량이 혈중알코올 농도를 결정하기 때문에 이 표에서는 알코올 소비량과 혈중알코올 농도를 범위로 나타내었다. 즉 일반적으로 몸집이 큰 사람일수록 특정 혈중알코올 농도에 도달하기 위해서는 마시는 술의 양이 더 많아야 한다. 혈중알코올 농도는 또한 남성보다 여성에서 더 빨리 증가한다. 이러한 현상에 대한 설명 중 한 가지는 여성은 남성에 비해 비례적으로 체내에 지방이 더 많고 수분량은 더 적기 때문이라는 것이다. 알코올은 지방보다 물에 더 잘 녹는다. 그러므로 여성이 남성과 같은 양의 술을 마시면 일반적으

표 8-3 알코올 소비가 음주경험이 없는 사람에게 미치는 영향들

표준음주량	혈중알코올 농도*	효과
1~2	0.02 ~ 0.06%	자아도취; 불안감 감소
3~5	0.08 ~ 0.15%	판단, 운동 협조, 및 감정조절의 장애; 비자발적인 빠른 안구 움직임; 시야 이중으로 보임; 언어장애; 알코올 농도가 증가함에 따라 공격적인 행동이 수반될 수 있음.
7~8	0.20 ~ 0.25%	정효과; 정보 습득과 기억 능력의 장애
12~18	0.40 ~ 0.50%	적절한 호흡 소실; 위험할 정도의 낮은 혈압; 위험할 정도의 낮은 체내온도; 혼수 혹은 사망할 수 있음.

* 혈중알코올농도는 %로 나타내었음. 혈중알코올농도 0.05%는 알코올 농도가 혈액 10,000 ml 당 5 ml이 있음을 의미한다.

로 몸이 남성보다 작고 수분이 적기 때문에 혈액과 같은 수분이 많은 조직 중의 알코올 농도는 더 높게 나타난다. 또한 혈류 중으로 도달하기 전에 알코올을 분해하는 위내 효소(stomach enzyme)의 활성도 남성에 비해 여성이 더 낮다.

술을 마시면 체내에서 특정 변화들이 왜 일어나는 것일까? 해답은 알코올이 뇌의 신경세포들 사이의 상호작용에 어떻게 영향을 미치는가와 관련이 있다. 제7장에서 본 바와 같이 정신신경계 약물(알코올 포함)은 신경세포들 사이의 통신점에 작용한다. 정신신경계용 약물은 하나의 신경세포로부터 다른 신경세포로 신경자극을 전달하는 화학물질의 정상적인 활동을 간섭한다. 이러한 간섭의 양상은 약물마다 다르다.

알코올은 골격근 움직임을 조화롭게 하는 뇌의 부분뿐만 아니라, 추진(drives)과 감정(emotion)에 관여하는 뇌의 부분에 작용한다. 또한 알코올은 뇌의 '사고(thinking)' 부분과 보상 중심부(reward centers)에 영향을 미친다.

많은 사람들이 취하기 위해 술을 마신다. 그러나 다른 요인들도 종종 과도한 알코올 소비에 기여한다. 예를 들어, 마음이 불안한 사람들은 불안을 해소하기 위해 알코올을 이용한다. 연구자들에 따르면, 알코올 중독증에 대한 가족력이 없는 사람들은 불안해서 술을 마시고 싶어하는 경향이 더 강한 반면에 가족력이 있는 사람들은 기분이 좋아지기 위해(to get high) 술을 마시고 싶어하는 경향이 있다.

고용량에서는 알코올은 또한 불쾌한 영향을 나타낸다. 즉 사람들은 충분히 불쾌해져서(오심 및 구토와 같은) 종종 술에 대한 욕구를 잃게 된다. 의식을 잃는 것과 같은 심각한 불쾌효과는 사람이 계속 술을 마실 수 없게 한다. 그러므로 불쾌효과는 과도한 알코올 소비를 제한하는 데 도움이 된다.

만성적인 약물 복용자는 약물에 대한 **내성**(tolerance)을 나타내게 된다. 즉 이전에는 더 적은 양으로도 나타나던 효과를 얻는 데 더 많은 양의 알코올이 필요하게 된다. 내성은 약물을 사용하면 약물이 간의 효소를 자극하여 더 빨리 그 약물을 분해하도록 하기 때문에 나타난다. 또한 뇌세포는 시간에 따라 그 약물에 덜 반응하게 된다. 내성은 알코올 소비에 의한 유쾌 및 불쾌효과 모두에 대해서 나타나며, 그러므로 만성 음주자는 이따금 마시는 음주자만큼 빨리 불쾌효과를 경험하지는 않게 된다. 그러므로 알코올 소비가 신속하게 제한을 받지는 않게 된다.

심리학적, 사회학적 및 발달학적 인자들 사람들은 기분이 좋아지거나 혹은 불안감을 해소시키기 위한 '뇌효과(brain effect)'를 경험하기 위한 것 외에도 다른 이유들로 술을 마신다. 마찬가지로 사람들은 오심과 구토증상을 자극할 수 있는 불쾌한 뇌효과 외의 이유 때문에 음주를 자제하거나 금주를 한다. 이들 이유 중 많은 것들이 생각, 느낌, 태도 및 알코올에 대한 기대 등과 관련이 있는 *심리학적인 것(psychological)*들이다. 또 몇 가지 이유들은 친구, 친척, 및 동료들과의 상호작용과 관련된 *사회적인 것(social)*들이다. 또 다른 이유들은 시간에 따른, 그리고 성장함에 따른 개개인의 심리학적, 사회적 및 생물학적인 변화들과 관련된 *발달에 관한 것(developmental)*들이다.

중독상태(intoxication)
알코올과 같은 유독성 물질을 마신 결과로 일어나는 중추신경계 기능의 장애를 말한다.

내성(tolerance)
약물을 만성적으로 사용하는 사람들에서 나타나는 생리학적인 반응으로서, 이전에는 적은 양으로도 나타나던 효과를 얻기 위해 더 많은 양을 필요로 하는 것이다.

사람들은 종종 술을 마심으로써 사회적인 상호작용을 증진시키거나 기분 좋은 효과를 느끼거나, 혹은 진정효과를 얻는 등의 긍정적인 심리학적인 효과를 기대하기 때문에 술을 마신다. 사람들은 경험, 관찰, 그리고 들은 바로부터 알코올과 관련된 기대를 가지게 된다. 사실 알코올에 대한 사람의 믿음들은 그들의 미래의 음주습관을 예측할 수 있게 한다. 과도한 음주자들은 알코올의 긍정적인 효과로서 자극을 주는 것으로 보는 경향이 있으며, 반면에 가벼운 음주자들은 긍정적인 효과로서 진정을 시켜 주는 것으로 보는 경향이 있다.

개개인들은 종종 사회적인 관계를 부드럽게 하거나 혹은 특정 사회집단에서 그렇게 하는 것이기 때문에 술을 마신다. 청소년과 젊은이들은 친구끼리 서로 술을 마시도록 압력을 가하기도 한다. 술과 대학생이란 부분에서는 친구들에 의한 압력이 대학생들의 음주양상에 미치는 영향을 논할 것이다. 문화적인 요소도 술을 마시는 중요한 사회적인 이유 중의 하나이다. 많은 문화에서 사람들은 식사 중에 술을 마시거나 혹은 다른 전통적인 사회활동들의 한 부분으로서 술을 마신다.

알코올 남용적이고 의존적인 음주유형은 종종 청소년기에 시작된다. 다양한 요인들이 어린이들이 성장함에 따라 영향을 미치고 술을 마시는 유형의 발달에 영향을 미친다. 알코올 남용과 의존성에 대한 가장 큰 초기 위험인자는 부모가 알코올 중독이거나 알코올 남용자인 것이다. 알코올 중독자의 아이들은 비알콜 중독자의 아이들에 비하여 알코올 중독자가 될 가능성이 2배 내지 4배 정도 높다(Hanson et al., 2004). 또한 알코올 중독자의 가족에서 자라난 아이들은 그러한 환경에서 자라지 않은 아이들에 비해 알코올 중독자로 발전될 위험성이 50% 더 높다(Pullen, 1994).

부모들이 자녀들에게 영향을 미칠 수 있는 또 다른 방법은 자녀양육방법이다. 부모들로부터 수준 높은 양육과 지지를 받고 자란 십대들은 또한 부모의 관심과 지지를 거의 받지 못하고 자란 아이들에 비해 알코올과 관련된 문제를 더 적게 일으키는 것으로 보고되어 있다. 부모와 가깝게 느낀다고 답한 십대들은 부모와 가깝게 느끼지 않는다고 대답한 십대들에 비해 술을 마시는 빈도가 적었다. 부모들이 자녀들의 활동에 참여하지 않거나, 훈육이 부재하거나 일관되지 않은 경우 및 부모가 자녀에 대한 교육적인 열의가 낮을 때 아이들이 알코올 중독자가 될 가능성이 더 높았다.

심리학적, 사회학적 및 발달학적인 인자들은 모두 유전적인 인자들과 상호작용하여 행동으로 나타난다. 이들 상호작용은 왜 알코올 중독자 모두가 알코올 중독의 가족력을 가지고 있지는 않으며, 왜 알코올 중독 가족력이 있는 사람이 모두 알코올 중독이 되지 않는지를 설명해 준다. 이들 역동적인 상호작용은 다른 시기마다 유전 및 환경의 기여도가 변화하면서 일생에 걸쳐 일어난다.

알코올과 대학생

알코올 남용은 종종 대학시절 시작되거나 가속화되는 것으로 보이는 심각한 문제이다. 실제 대학생들 사이에서 가장 많이 남용되는 약물은 알코올이다. 대학생에 의한 알코올 사용에 대한 대부분의 연구들은 여기에서도 다룰 내용인 심리학적 및 사회적인 문제를 다룬다. 그러나 연구자들은 대학생 알코올 사용에 대한 경제적, 정치적, 그리고 대학캠퍼스와 주변 동네의 음주환경과 같은 환경적인 요인 등을 연구할 것을 주장한다(Dowdall & Wechsler, 2002). 연구들에 따르면, 대학생들은 매우 다양한 이유 때문에 술을 마신다. 표 8-4에 학생들이 왜 술을 마시는지를 설명하는 주된 이유들을 나열하였다.

그러나 중등도(moderate)와 과도한(heavy) 음주자들 사이에 술을 마시는 이유에 있어서 차이를 보였다(Klein, 1992).

알코올을 남용하지 않는 중등도의 음주자들은 술을 왜 마시는 지에 대해 많은 이유를 언급하지 않았다. 이들은 중요한 일을 축하하거나 술의 맛을 즐기기 위해서 마신다. 취하기 위해서와 같은 마음 속의 어떤 목적을 위해 마시지는 않는다.

그러나 알코올을 남용하는 과도한 음주자들은 종종 술을 마시는 이유에 대해 표 8-4에 나열한 것들을 포함해서 많은 이유를 언급하지만, 이들의 음주는 현실을 도피하고 목적지향적인 경향이 있다. 남자 대학생들은 여자 대학생들보다 이 범주에 들 가능성이 더 크다.

학생들의 몇 가지 특성들은 알코올 남용과 연관성이 있다. 어떤 학생이건 알코올을 남용할 수 있긴 하지만 자부심이 낮고 불안감이 높고 자기주장이 약한 성격, 그리고 적어도 부모 한쪽이 알코올 중독인 어린 학생이 더 그런 경향이 있다. 대학 신입생과 2학년생이 알코올 남용을 나타내기가 가장 쉬운 학년이다. 또한 학점이 2.0보다 낮은 학생들이 높은 학생들에 비하여 알코올을 남용할 가능성이 높다(Glindermann et al., 1999; Pullen, 1994)

대학시절 술을 마시는 것은 학생들로 하여금 음주운전을 하거나 학업에 뒤처지거나 혹은 캠퍼스 경찰이나 지역경찰과 문제를 일으키는 등의 많은 위험에 처하게 한다(Wechsler et al., 2000). 사실상 술을 마시지 않는

표 8-4 대학생 : 술을 마시는 주된 이유

대학생들은 다음의 이유로 술을 마신다고 대답하였음.

- 특별한 일을 축하하는 데 도움이 된다.
- 술의 맛을 즐긴다.
- 긴장감을 해소하기 위해서
- 휴식을 취하는 데 도움이 된다.
- 사회집단에서 보다 더 편안하게 느끼는 데 도움이 된다.
- 취하고 싶다.
- 지루하지 않게 해 준다.
- 단지 해야 할 일처럼 보이기 때문에
- 학교 일을 잊고 싶어서

자료출처: Klein, H. (1992). Self-reported reasons for why college students drink. *Journal of Alcohol and Drug Education*, *37* (2): 14-27.

건강관리 Managing Your Health

음주와 데이트 강간약물: 여성을 위한 안전가이드

- 손댄 흔적이 남도록 되어 있는 병이나 캔에 든 것을 마시도록 하고, 자신이 마개를 열겠다고 주장하도록 한다.
- 술집의 유리잔에 든 술을 마실 때는 주의하라.
- 자신의 술잔을 방치하지 않도록 하며, 춤을 추거나 화장실을 사용하기 위해 자리를 비울 때에는 믿을 만한 사람에게 술잔을 봐 줄 것을 부탁하도록 한다. 친구라 할지라도 다른 데 주의를 팔 수 있다.
- 술집이나 클럽에서 바텐더나 서빙하는 사람에게서만 술을 받도록 한다. 할 수 있다면 술이 준비되는 과정을 지켜보도록 한다.
- 술을 서로 교환하거나 공유하지 않도록 한다.
- 여러 사람이 마시도록 하는 펀치 볼에 든 술은 마시지 않도록 한다.
- 맛이나 모양이 이상한 것은 마시지 않도록 한다.
- 약을 술과 섞지 않는다.

학생들은 그러한 위험으로부터 피하고 싶어서 금주를 한다. 알코올은 또한 데이트시 강간용 약물을 먹이기 위한 수단이 되기도 한다([건강관리]의 "음주와 데이트 강간 약물: 여성을 위한 안전 가이드" 참조). 표 8-5 에 일부 학생들이 왜 금주를 하는지에 대한 주 이유를 나열하였다.

폭음과 술마시기 게임 남학생 동아리에 속해 있는 남학생들, 특히 동아리 하우스에 사는 경우, 음주파티를 하는 학생군을 이룬다. 남학생 동아리에서의 음주는 다른 여성 동아리를 포함한 캠퍼스 동아리에서의 음주처럼 구성원들 사이의 일체감과 친밀도를 증진시키는 것으로 인식되어 있다.

2001년 혼자서 혹은 룸메이트와 캠퍼스 밖의 집에서 사는 학생들의 55%, 기숙사(residence hall)에 사는 학생들의 45%, 부모와 캠퍼스 밖에서 사는 학생의 30%, 배우자와 캠퍼스 밖에서 사는 학생의 27%가 과도하게 음주를 한 반면, 남학생 동아리와 여학생 동아리 하우스에 사는 약 75%의 대학생들이 폭음을 한 것으로 보고된 바 있다. 또한 남학생 혹은 여학생 동아리 하우스에 살고 있는 많은 비음주 학생들이 함께 살고 있는 폭음학생들의 행동 때문에 공부나 수면이 방해를 받는다거나, 술 취한 학생들을 돌보아야 하는 등의 부정적인 경험을 하였다. 그럼에도 불구하고 남학생 및 여학생 동아리 하우스 파티에 참석하고 과도하게 술을 마시는 것은 1993년부터 2001년까지 현저히 감소하였다(Wecgsler et al., 2004b).

남학생 혹은 여학생 동아리 하우스에 거주하는 학생들만 폭음을 하는 것은 아니다. 사실 21세가 가장 폭음을 많이 하는 나이이며, 이 연령대의 50.2%가 폭음을 하는 것으로 보고되어 있다(SAMSA, 2004b).

폭음은 종종 술 마시기 게임을 동반한다. 대학캠퍼스에서 술 마시기 게임은 매우 일반적이며, 남학생의 약 76%, 여학생의 약 50%가 그러한 활동에 참여한 적이 있다고 대답하였다(Johnson & Sheets, 2004). 표 8-6 에 술 마시기 게임을 하는 동기를 나열하였다. 이 표와 표 8-4 를 비교하여 보면 유사점을 발견할 수 있다. 술 마시기 게임을 하는 동기가 그 게임들에만 해당되는 것처럼 보이지만(예를 들어 경쟁), 최근의 연구결과 술 마시기 게임을 하는 것은 술을 마시는 일반적인 동기와는 별개의 것인지에 대해서는 아직 확실히 않다(Johnson & Sheets, 2004).

술 마시기 게임에서는 참가자가 언제 얼마나 마셔야

표 8-5 대학생 : 술을 마시지 않는 주된 이유

대학생들은 다음의 이유로 금주를 한다고 대답하였음.

- 찬성하지 않음/ 관심이 없음 (종교적/도덕적 신념에 반함)
- 위험성과 부정적인 효과 (숙취/알코올중독/약물과의 상호작용)
- 사회적인 책임감 (일/가족/학교/관계들에 방해가 됨)
- 제어력 상실 (기분에 부정적으로 영향을 미침/유쾌하지 않은 효과)
- 이용가능성이 없음 (비용/구하기 어려움)
- 건강상의 이유 (훈련중/살 찌게함/건강에 해로움)

자료출처: Adapted from Johnson, T.J., & Chen, E.A. (2004), College students' reasons for not drinking and playing games. *Substance Use & Misuse, 39*: 1139-1162.

하는지를 정하고, 그리고 어떤 언어적, 신체적 및 기억능력을 요구하는 규칙을 따르게 된다. 참가자가 실수를 하게 되면 술을 마셔야 한다. 게임 참가자들이 많이 마실수록 실수도 많이 하게 되고 소비하는 술의 양은 늘어난다. 의식불명, 혼수, 그리고 죽음과 같은 위험이 알코올 소비가 증가함에 따라 증가한다.

취한 사람이 심각한 의료적인 결과 혹은 죽음에 이르는 것을 피하도록 돕기 위해서는 무엇을 할 수 있는가? 발음이 불분명해지고, 걸음이 비틀거리고, 시야가 흐려지고 혼수상태가 된 경우에는 술을 중단하게 하고 술에서 멀리 떼어 놓아야 한다. 말이 논리에 맞지 않고, 실금하고, 호흡이 불규칙적이고, 반복적으로 토하고, 후려친다든가 하는 강한 자극으로 깨워지지 않는다든가 하는 보다 심각한 취한 증상이 나타나면 즉시 응급실로 데리고 가도록 한다.

우리 몸은 어떻게 알코올을 처리하는가?

술을 마시면 술 중의 알코올은 위 및 장관으로부터 혈류 중으로 흡수된다. 혈액은 알코올을 우리 몸의 '해독화 센터(detoxification center)' 인 간으로 운반한다. 간은 약물과 같은 해로운 물질을 분해하여 보다 안전하고 배설하기 쉬운 형태로 바꾸어 준다.

간은 알코올을 얼마나 섭취하건 간에 단지 시간당 일정량의 알코올만 분해할 수 있다. 그 속도는 부분적으로는 간에서 알코올을 분해하는 효소의 농도에 의존하며, 이 효소의 농도는 개인마다 다르다. 그럼에도 불구하고 알코올은 간에 의해 분해되는 속도보다 더 빨리 혈중으로 흡수되고, 과다한 알코올은 혈중에 그대로 남게 된다. 그러므로 알코올이 혈중에 쌓여서 그 결과 혈중알코올 농도가 증가하지 않도록 알코올 섭취를 조절할 필요가 있다.

위에서도 약간의 알코올이 분해된다. 술을 마시는 동안 음식을 먹으면 알코올이 음식과 함께 좀더 오랫동안 위에 머무르는 결과를 가져온다. 그러므로 위에서 더 많은 알코올이 분해되며, 더 적은 양의 알코올이 혈류 중에 들어가게 된다. 식사를 하면서 술을 마시면 공복에 술을 마시는 사람에 비하여 혈중알코올 농도가 더 느리게 증가한다. 역으로 아스피린과 시메티딘(궤양치료제)은 위에서 알코올의 분해를 방해한다. 알코올과 함께 이 약물들 중 어느 하나를 복용하면 이 약물을 복용하지 않은 경우에 비하여 혈중알코올 농도가 더 빠르게 증가한다.

표 8-6 대학생: 술 마시기 게임을 하는 주된 이유

경쟁과 스릴

- 일치감(적응하기 위한)
- 새로운 경험(뭔가 다른 것을 해 봄)
- 재미와 축하
- 사회적인 윤활제
- 성적 속임수(누군가와 성관계를 가지기 위해, 혹은 데이트를 하기 위해)
- 지루함
- 난국타개(문제들에 대해서 잊기 위해)

자료출처: Adapted from Johnson, T.J., & Sheet V.L. (2004), Measuring college students motives for playing drinking games. Psychology of Addictive Behaviors, 18 (2): 91-99.

알코올 남용과 의존성의 결과

질환과 몸의 상태 알코올을 잘못 섭취하거나 남용하면 건강에 심각한 위협이 되는 복합적인 효과를 신체에 가져온다. 알코올 소비는 개인마다 동일한 방식으로 영향을 미치지는 않는다. 음주자의 유전학적 구성, 일반적인 건강상태, 및 음주형태와 같은 차이에 의해 다양한 효과가 나타난다. 그러나 이러한 차이점에도 불구하고 과도한 알코올 소비는 간, 심혈관계, 면역계, 생식기계, 그리고 뇌에 가장 심각한 영향을 나타낸다. 또한 비타민이 신체에서 어떻게 이용되느냐에도 영향을 미쳐 비타민 결핍이 일어날 수 있다. 임산부의 경우, 태아에 심각한 영향을 미친다.

간의 질환 간은 알코올에 대한 주요한 해독화 부위이므로 만성적인 알코올 소비에 특히 취약하다. 수년 간의 음주는 3가지 유형의 간 질환으로 이어질 수 있다: 지방간, 알코올성 간염, 그리고 간경변. 각각의 증상은 서로 중복되며, 이들 상태의 한 가지 이상을 동시에 가지고 있을 수 있다. 여성은 남성에 비해 더 낮은 알코올 섭취량에도 이러한 상태로 진행되는 경향이 있다(216쪽 참조).

알코올은 간세포의 지방 축적을 유발하므로 과도한 음주자 중 거의 90% 정도에서 *지방간(fatty liver)*이 나타난다. 이 과정은 음주 즉시 시작된다. 지방축적은 단지 하룻밤 과도하게 술을 마신 젊은 남성에서도 관찰된 바 있다. 대부분의 간세포들은 지방저장을 위해 특성화되어 있지는 않으며, 또한 지방을 저장함에 따라 정상적인 기능을 할 수 있는 능력은 저하된다. 이들 간세포들은 결국에는 죽게 된다; 남아 있는 흉터 조직은 경변(cirrhossis)을 만든다.

알코올 중독자 중 약 15~30%에서 *간경변(liver cirrhosis)*으로 발전한다(그림 8-2). 이 질환은 알코올이 간세포를 죽이기 시작함에 따라 발달하게 된다. 피부가 작은 상처로부터 치유되는 능력을 가지고 있는 것처럼 간세포도 재생능력을 가지고 있다. 그러나 만약 세포손상이 과도하면 간은 파괴된 간세포를 대체할 수 있을 정도로 빨리 새로운 세포를 만들어 낼 수 없다. 심하게 다친 피부조직 간격을 흉터 조직이 채우는 것과 유사하게 결합조직이 죽은 세포들이 남겨진 공간을 채운다. 그러나 결합조직은 기능이 있는 간조직이 아니며, 많은 주요한 기능을 수행할 수 있는 간의 능력은 저하하게 된다. 결국에는 환자는 간이식을 받아야 하거나 사망하게 된다.

만성 알코올 남용자의 약 40%가 *알코올성 간염(alcoholic hepatitis)*을 나타낸다. 간염은 간의 염증으로서 간염바이러스 혹은 알코올과 같은 독성 화학물질에 의해 유발된다. 간염이 심한 경우, 사망에 이를 수 있다.

간경변을 앓는 대부분이 10년 내지 20년 동안 과도하게 음주를 한 경우이다. 그러나 여성의 경우, 간질환에 대한 위험도가 남성보다 높다. 여성은 남성에 비하여 알코올을 덜 효과적으로 분해하기 때문에 혈중알코올 농도는 동일량을 마셨을 경우, 남성에 비하여 더 빠르게 증가한다. 그러므로 심각한 형태의 알코올성 간질환은 남성보다는 여성에게서 더 자주 발생한다. 또한 여성은 남성보다 더 적은 양의 알코올과 더 짧은 기간 동안의 알코올 의존성에도 이러한 질환으로 발전될 가능성이 더 크다. 성뿐만 아니라 유전적인 요인과 체중이 간질환의 감수성에 역할을 하는 것으로 보인다. 또한 최근 연구결과 비만인 알코올 중독자는 알코올성 간질환에 걸릴 가능성이 비만이 아닌 알코올중독자에 비해 2배내지 3배정도 높다,

심혈관계 질환과 암 알코올 소비를 하루 1온스 혹은 미만 (2잔 혹은 그 미만)으로 제한하면 관상동맥질환과 심장발작으로 사망할 위험성이 줄어든다는 여러 증거들이 있다. 그러나 과도한 음주자들은 심근증(심장근육 질환), 고혈압(혈압이 높은 것), 부정맥(심장박동의 장애) 및 뇌졸중과 관련이 있다. 사실상 매우 과도한 음주(1일 약 5잔)는 뇌졸중 위험을 4배나 증가시킨다(Hillbom et al., 1999).

알코올 남용은 특정 암의 위험인자이다. 알코올을 과도하게 섭취하면 식도와 간에 암을 유발할 수 있다. 또한 위암의 발병과 흡연자들의 후두 및 구강암 발병율을 증가시킨다. 담배를 피면서 술을 마시는 경우, 중등도의 정도라도 이들은 함께 복합적인 효과를 나타내기 때문에 식도암 발생위험이 12 내지 19배 증가된다. 즉 두 가지 모두를 일상적으로 하는 경우 각각의 위험을 더한 것보다 암 발생 위험이 훨씬 더 크다 (Castellsague et al., 1999).

면역계 억제 병원균의 침입으로보터 우리 몸을 보호하는 면역계(14장 참조)도 또한 만성적인 알코올 남용의 결과로 위해를 입을 수 있다. 만성적인 알코올 남용은 면역계의 기능에 장해를 일으키고 음주자가 감기, 폐렴,

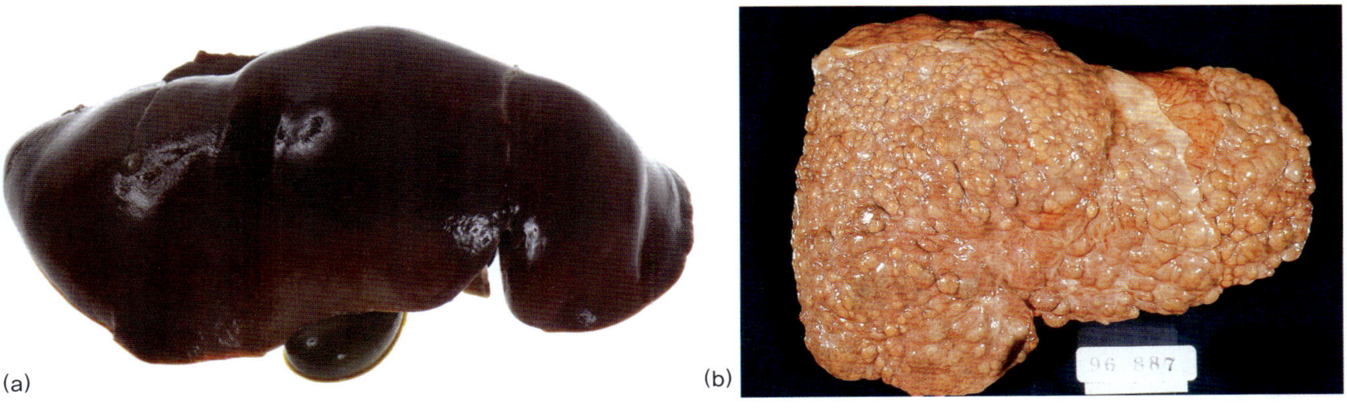

그림 8-2 건강한 간과 건강하지 않은 간(간경변이 있는 간). (a) 건강한 간조직은 매끈하고 검붉은 색 내지는 갈색을 나타낸다. (b) 간경변이 있는 간은 회복하는 과정에서 흉터와 작은 혹이나 마디 같은 것이 나타나게 된다.

Analyzing
Health-Related Information
건강관련 정보분석

CRITICAL THINKING

다음 뉴스가 미국 알코올 남용과 알코올 중독에 대한 국립연구소의 웹사이트에 2002년 4월 9일에 공개되었다. 이 뉴스를 읽고 여러분은 왜 그것이 믿을 만한, 혹은 믿지 못할 자료라 생각하는지에 대해 설명해 보아라. 여러분의 생각을 돕기 위해 건강정보를 분석하는 모델을 사용해 보아라. 이 모델의 요점을 아래에 기술해 두었다. 이 모델에 대한 전체 설명은 33~35쪽에 나와 있으므로 참조하기 바란다.

1. 어느 설명이 증명할 수 있는 사실이며, 어느 것이 입증할 수 없는 설명이나, 혹은 가치를 주장하는 것인가?
2. 기사를 작성하는 사람의 자격요건은 무엇인가? 만약, 그 정보를 구할 수 있다면, 작가의 배경과 교육수준이 그 사람을 해당 주제분야에서 전문가로서의 자격을 부여하는가?
3. 그 기사를 쓰는 사람의 동기와 선입관은 어떤 것이 있을 수 있을까? 여러분의 대답에 대한 이유를 설명하시오.
4. 그 기사의 주제 혹은 요점으로서 타당한 것은 어느 정보인가; 어떤 정보가 타당하지 않은가?
5. 자료의 출처는 믿을 만한가? 자료의 출처는 잘못된 정보를 발표한다는 평을 들은 바가 있는가?
6. 그 기사는 일반적인 과학자들이나 의료당국자들의 신뢰성을 공격하는가?

여러분의 분석에 근거하여 보았을 때, 이 기사가 건강관련정보에 대한 믿을 만한 자료원이라고 생각하는가? 여러분이 그러한 결론에 도달하게 된 이유를 요약해 보아라.

대학 캠퍼스 공동체에 위험한 대학음주

특별대책위원회에서는 연구에 기반한 예방프로그램을 실시할 것을 요구하고 있다.

NIAAA 출판국 씀

알코올 남용과 알코올 중독 국립연구소(National Institute on Alcohol Abuse and Alcoholism; 이하 NIAAA)의 지원을 받아 새로이 실시된 연구에 따르면 대학음주의 결과는 일반적으로 알고 있는 것보다 더 크고 파괴적이다. 대학음주에 대한 NIAAA의 특별대책위원회의 위임을 받은 연구에서 18세부터 24세 사이 대학생들에 의한 음주는 매년 1,400명으로 추정되는 학생사망과 70,000건으로 추정되는 성폭행과 데이트시 강간과 관련이 있는 것으로 나타났다.

"과도한 음주 때문에 대학생들이 스스로와 타인에게 가하는 위해는 예상했던 것을 초과한다."라고 보스턴 대학 공중보건대학의 연구부학장이자 사회행동학 교수인 주저자인 랄프 힝슨(Ralph W. Hingson) 박사는 말하였다. "우리의 결과들은 이들 학생들에서 고위험성 음주를 예방하기 위한 좀더 나은 방법이 필요하다는 것을 명백히 지적하고 있다." 힝슨 박사와 보스튼 대학, 하버드 대학 공중보건대, 그리고 미국 약물남용과 정신건강 담당국의 여러 동료들은 음주와 그 결과에 대한 정보를 포함하고 있는 여러 국가 데이터베이스를 종합하여 그들의 결과를 도출하였다. 이 연구결과는 알코올에 관한 연구지(Journal of Studies on Alcohol) 2002년판 3월호에 게재되어 있다.

"이들 숫자들은 우리의 젊은이들의 건강과 복지에 깊이 박혀 있는 위협을 표현하고 있다."라고 NIAAA의 책임자로 있는 레이나드 킹스톤(Raynard S. Kinston) 박사는 덧붙이고 있다. 대학음주에 대한 특별대책위원회에 의해 오늘 발표된 본 연구와 미국 국립보건원 (National Institute of Health; 이하 NIH)의 보고서는 교육자, 연구자, 학생들 및 일반 사회가 행동을 할 것을 긴급히 요청하는 것이다. 오늘 NIAAA는 이 특별대책위원회의 보고서를 미국의 각 대학에 보낼 것이다. 또한 특별대책위원회의 연구결과는 이번 주 4월 11일에 실시하는 국가 알코올 검사일(National Alcohol Screening Day)에 개인적인 음주습관을 평가하도록 학생들과 기타 사람들에게 시기적절하게 상기시키는 역할을 할 것이다. 전국 2500개 검사소에는 대학 550개 이상의 대학이 포함되어 있다.

대학음주에 대한 연구와 음주를 예방하기 위한 방법의 유효성을 포괄적으로 검토하기 위해 36개 이상의 대학총장, 과학자, 그리고 학생들로 이루어진 특별위원회, 즉 특별대책위원회가 NIAAA의 국가 권고위원회(National Advisory Council)에 의해 개최된다. 힝슨 연구는 이 검토의 일부로서 특별대책위원회에 의해 위탁된 24개 연구의 하나이다. 대부분의 위탁보고서들은 알코올에 관한 연구지(Journal of Studies on Alcohol) 2002년 3월호의 특별부록에 발표되어 있다. 제목이 "행동을 할 것을 요구한다 : 미국 대학에서의 음주문화를 변화시키기" 인 특별대책위원회의 보고서에는 대학 당국과 연구자들이 고위험성 대학음주를 다루는 것에 대한 여러 권고들을 기술하고 있다.

"과도한 음주 결과는 전국의 많은 대학캠퍼스에서 너무 일반적으로 일어나며, 고위험성 음주와 그와 관련된 문제들을 줄이기 위한 노력들은 대부분 실패하였다."라고 특별대책위원회의 공동의장인 미국 남 플로리다 대학의 저명한 심리학 연구교수인 마크 골드만(Mark Goldman) 박사는 말한다. "그러나 우리는 우리의 캠퍼스에서 고위험성 음주를 피할 수 없는 것으로 받아들일 필요는 없다. 만약, 대학과 지역공동체가 함께 노력한다면, 이러한 해로운 음주양성을 바꿀 수 있다. 우리는 이 보고서가 보다 정보에 근거한 결정을 하도록 돕는 수단을 제공함으로써 대학과 지역공동체가 그렇게 하도록 도울 수 있기를 바란다."

소수의 폭음자

많은 캠퍼스에서 일반적이긴 하지만 알코올 남용은 모든 대학생들에 있어서 만연하는 것은 아니다. 이전의 여러 연구들에 따르면, 대부분의 학생들은 적절히 마시고 자제하며, 1993년부터 1999년 사이에 음주를 하지 않는 사람의 비율이 15%에서 19%로 증가하였다. 그러나 기타 다른 증거들에 따르면, 보다 과도한 대학생 음주형태가 증가함을 지적하고 있다. 폭음자 (binge drinker)는 남성의 경우, 연속 5잔 이상, 여성의 경우, 연속 4잔 이상으로 정의하는데, 약 40%의 학생들이 폭음자(binge drinker)이다. 최근 조사에 따르면, 약 20%의 학생들이 지난 2주간 3회 이상 폭음을 한 것으로 답하였다. 자주 폭음을 하는 이 그룹이 대학생이 소비하는 알코올의 거의 70%를 차지한다.

"비록, 소수의 대학생들이 고위험성 음주에 포함되어 있지만 모든 학생들, 그리고 부모들, 교수, 그리고 주위 지역공동체 구성원들이 폭행, 공공기물 파괴, 교통사고와 같은 알코올 남용의 부정적인 결과를 겪는다."라고 노틀담 대학의 총장이자 특별대책위원회의 공동위원장인 레버렌드 에드워드 말로이(Reverend Edward Malloy) 박사는 말한다. "그리고 많은 나의 성년을 대학 기숙사에서 살아왔으며, 그래서 구책임한 음주가 기숙사 거주자 등의 생활의 질에 미치는 직접적인 충격을 알고 있다."

특별대책위원회의 연구에 따르면, 신입생인 1학년, 남성, 남학생 사교클럽 혹은 여학생 사교클럽회원, 그리고 운동선수들에서 음주율이 가장 높다. 2년 과정의 학교, 종교학교, 통학학교, 혹은 흑인이 주류이거나 전통적으로 흑인학교에 다니는 경우는 음주 정도가 가장 낮았다.

추천 전략 및 앞으로의 연구

특별대책위원회는 어떤 방법이 효과적이고 어떤 방법은 효과가 없으며, 그리고 보다 더 좋은 예방프로그램을 위해 어떠한 연구가 필요한지를 알아내기 위해 대학생들 사이의 알코올 예방에 관한 연구를 수행하였다. 위원회는 대학 음주의 예방에 대한 연구가 상대적으로 새로운 것이며, 데이터들이 불완전하다는 데 주목하였다.

"여러 문헌들에서 알코올 남용을 예방하는 전략들을 지지하는 증거들이 매우 다르게 나타났다."라고 골드만 박사는 설명하고 있다. "종종 몇 가지 전략들은 다른 것들만큼 철저히 연구된 바 없으며, 혹은 대학생들에 대해 평가된 바도 없었다는 사실을 반영하고 있었다."

그러나 특별대책위원회측은 알코올 연구가 유전적 및 생물학적인 특성들로부터 가족과 문화적인 배경까지, 특정 대학 환경에까지 걸친 다중요인들이 상호작용하여 다양한 음주 유형을 만든다는 것을 분명히 보여 준다는 것에 주목하였다. 위원회는 이 문제점을 다루기 위한 복합적인 보완요소들을 가지고 포괄적이고 통합적인 프로그램을 사용할 것을 요구하였다.

"예방전략은 동시에 3가지 구성요소를 표적으로 하여야 한다.: 전체적인 학생집단, 대학과 주변환경, 그리고 위험에 처한 개인과 알코올 의존성 음주자."라고 골드만 박사는 말하고 있다. "본 연구는 이들 요소들의 각각을 표적으로 하는 전략을 강하게 지지한다."

특별대책위원회는 대학이 이들 구성요소 각각을 표적으로 하는 예방프로그램을 설계하도록 돕기 위해 3-in-1 frame work을 개발하였다. 이 작업에서는 각 전략이 다루는 목적 분야를 알아내고 각 전략을 지지하거나 혹은 반박하기 위해 이용 가능한 과학적인 증거의 강도를 순위화한 다음의 4단계 시스템을 사용한다.

- **대학생을 표적으로 하고 유효함** — (예: 규범을 명확히 하는 인지-행동학적 기술을 접목시킨다; 간략한 동기간섭; 알코올의 효과에 대한 학생의 기대를 변화시킨다)
- **일반인들에 효과적이며 대학환경에서도 적용 가능함** — (예: 최소 음주연령에 관한 규정 시행; 알코올 소매상 밀도 제한; 책임성 있는 술 제공정책; 캠퍼스와 지역공동체의 연합체 형성)

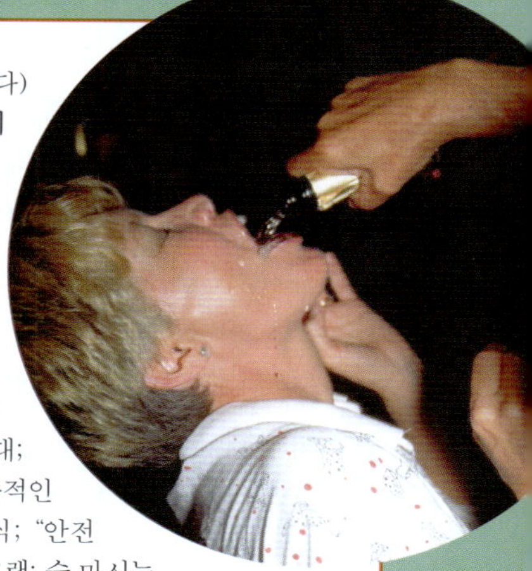

- **가망성 있음** — (예: 금요일 수업과 시험, 그리고 토요일 아침 수업을 다시 실시; 무알코올 기숙사 확대; 알코올 관련 정책위반에 대한 지속적인 훈육; 개인적인 경향성에 대한 인식; "안전한 차 태워 주기(Safe-Ride)" 프로그램; 술 마시는 시간과 판매에 대한 규제
- **효과 없음** — (예: 음주로부터의 위험성에 관련된 문제점들에 대한 정보를 알려 주는 것에만 전적으로 의존하는 방법)

레버렌드 말로이 박사에 따르면 "우리의 작업으로부터 나오는 또 다른 주요 주제는 확립된 알코올 정책과 예방프로그램에 있어서 과학에 근거한 연구의 중요성이다. 연구 자체가 문제를 풀 수는 없지만, 해결책에 대한 방법을 제시할 것이다."

특별대책위원회의 보고서는 미성년과 과도한 대학음주에 대한 연구를 위한 연구비를 확대할 것을 촉구하고 있으며, NIAAA에 다음에 대한 일차적인 책임을 가지도록 요구하고 있다:

- 현존하는 지식의 차이를 다루고 캠퍼스에서의 음주문화를 변화시키는 연구기관의 노력에 대한 지원
- 위험한 학생음주를 예방하는 것을 목표로 하는 캠퍼스-지역공동체의 장기간 연구를 활성화; 그리고
- 대학음주 유형과 현행 방법의 수준에 대해 알려져 있는 바를 알려 주어 대학총장들, 행정가들, 그리고 다른 캠퍼스와 지역공동체 지도자들이 연구에 기반한 정책을 채택하고 전략을 수행하도록 격려.

이 주 보고서 외에 특별대책위원회의 연구결과와 권장사항들은 다음의 형식으로도 볼 수 있다:

- 2가지 특별대책위원회 패널 보고서—대학에서의 고위험성 음주: 우리는 무엇을 알고 있고 무엇을 알아야 할 필요가 있으며, 어떻게 고위험 대학음주를 감소시킬 것인가: 증명된 전략을 사용하라, 연구와의 차이를 없애도록 한다.
- 알코올 예방프로그램을 시행하고 평가에 대한 대학 계획수립자들을 위한 안내서; 그리고
- 대학총장, 학생교육자, 그리고 부모를 위한 책자

이들 자료들은 다음의 웹사이트에서 이용할 수 있다: www.collegedrinkingprevention.gov.

또한 NIAAA에 전화 (301-443-3860)로 주문하여도 된다.

NIAAA는 미국 국립보건원(NIH)의 일부 기관으로서 알코올 남용과 알코올 중독의 원인, 처치 및 예방, 그리고 의학적인 결과들에 대한 광범위한 생의학적 및 행동학적인 연구를 수행하는 것을 지원하고 있다.

자료출처: 미국 국립보건원(NIH) 산하 국립 알코올 남용과 알코올 중독 연구소(NIAAA), 본 자료는 다음의 웹사이트에서 볼 수 있다: www.niaaa.nih.gov/press/2002/college.htm 2004년 12월 26일 입수함.

결핵과 같은 감염성 질환에 잘 걸리게 한다. 만성적인 알코올 남용은 심지어 암의 전파에 대항하여 신체를 방어하는 특정 면역세포의 활동을 억제한다.

생식기계에 대한 위해 효과 알코올은 남성과 여성의 생식기계 모두에 영향을 미친다. 고환의 기능에 영향을 미치고, 이 기관이 생성하는 성호르몬인 테스토스테론의 양을 감소시킨다. 알코올 중독 남성은 고환이 줄어들며, 발기부전, 성욕 혹은 성충동 상실을 종종 경험한다. 여성에게서는 난소의 기능에 영향을 미친다. 알코올 중독인 여성의 생리기간이 종종 불규칙해지거나 혹은 완전히 중단된다. 그 결과, 알코올 중독 여성은 임신하기가 어렵게 된다. 알코올 중독 여성은 또한 비알코올 중독 여성에 비하여 조기폐경률이 더 높다. 임신을 하고 있는 동안 알코올을 섭취하면 태아에 치명적인 영향을 미치게 된다(217~218를 참조).

뇌에 대한 위해 효과 알코올 소비는 뇌에 여러 가지 효과를 보인다. 만성 알코올 중독자는 뇌 이상을 경험하게 된다. 가장 심각한 것 중의 하나는 베르니케 코르사코프 증후군 (Wernicke-Korsakoff syndrome)이다. 이 증후군에서는 정신적인 착란, 비정상적인 눈 움직임, 골격근을 조화시킬 수 없는 등의 증상을 나타내며, 그 결과 비정상적인 자세와 비틀거리는 걸음걸이를 보인다. 과학자들의 발견에 따르면 이 증후군은 알코올 중독자의 경우, 비타민 B군 중의 하나인 티아민 (thiamine)을 적절히 사용하는 능력이 없기 때문인 것으로 보인다. 알코올 중독자들 일부에서는 음식보다는 알코올을 주로 섭취하기 때문에 이 비타민(그리고 기타 다른 영양소들)이 부족하다. 만약, 티아민을 공급한다면, 금주를 통해 비정상적인 눈 움직임, 자세, 그리고 걸음걸이는 치유될 수 있다. 그러나 전방기억상실증, 즉 수초이상 동안 새로운 정보를 기억하지 못하는 증상이 남아 있게 된다.

뇌에 대한 알코올의 또 다른 영향은 중독(intoxication), 즉 중추신경계 장애(표 8-3)이다. 금단증상(withdrawal)은 뇌에 대한 알코올의 또 다른 영향이지만, 알코올 의존성인 사람이 금주를 하거나, 혹은 알코올 섭취를 줄이는 경우에만 나타난다. 금단증상은 대개 술을 마시지 않은지 24시간 내지 36시간 후에 나타나기 나타난다. 일반적으로 알코올 중독자들은 가벼운 동요, 떨림, 불안, 식욕상실, 들떠 있음, 불면증과 같은 증상을 경험한다. 알코올 중독자의 5% 내지 15%는 금단시 대발작(경련)을 경험한다. 또한 알코올 중독자의 적은 일부는 활동성 과다, 환각, 방향감각상실, 혹은 정신착란과 같은 심각한 금단증상을 경험하기도 한다. 이러한 심각한 금단증상을 알코올 중독에 의한 진전섬망증(delirium tremens, DTs)이라 한다.

몇몇 연구자들에 따르면, 숙취 (hangover)는 음주기간에 과도하게 술을 마신 사람 누구에게나 나타날 수 있는 경미한 형태의 금단증상이다. 숙취의 증상으로는 두통, 지각이 느려짐, 입 안 건조, 피로, 설사, 불안, 위 통증, 및 떨림 증상 등이 있다. 만약, 경미한 금단증단이라는 설명이 사실이라면, 왜 추가적으로 술을 더 마시는 것이 숙취현상을 일시적으로 해소해 주는지가 설명이 된다.

그러나 술에 의한 다른 생리학적인 영향으로 인해 숙취가 일어날 수도 있다. 술은 신체에 유해한 작용을 나타내는 특정 산성 화합물을 함유하고 있다. 이 화합물들은 술의 종류에 따라 다르며, 숙취를 일으키는지의 여부에 영향을 미친다. 죽은 동물의 보존제로 사용되는 포름알데히드(formaldehyde)라고 하는 또 다른 화합물이 체내에 들어온 알코올을 계속 분해할 수 없을 때 체내에서 만들어진다. 포름알데히드가 축적되면 숙취가 생긴다. 또한 알코올은 체내 수분손실을 초래한다. 이 탈수현상은 다른 체세포에서뿐만 아니라, 뇌세포 중에서도 일어난다. 수분이 재공급(rehydration)되는 과정에 통증이 수반된다.

원인이 무엇이든 간에 비타민류를 섭취한다든가 냉수로 샤워를 한다든가, 혹은 커피를 마신다든가 하는 민간치료방법이 너무 많이 술을 마신 다음 날 아침의 통증을 치료하지는 않는다. 시간만이 숙취를 치료한다.

행동과 안전에 대한 영향

심각하고 치명적인 상해 통계에 따르면 음주와 알코올 남용은 심각하고, 심지어는 치명적인 상해와 관련성이 있다. 물과 관련된 사고, 자동차 관련 사고, 일반적인 항공관련 사고, 성희롱 및 강간과 같은 가정 내 혹은 비가정내 폭력, 자살 및 살인 등에 알코올이 관련되어 있는 경우가 빈번하다.

조사자료에 따르면, 2000년 치명적인 자동차 충돌사고의 40%가 알코올과 관련이 있었다(CDC, 2001). 살인과 비고의적인 상해에 의한 사망사고(자동차 충돌에 의한 사망은 제외)의 약 1/3이 사망 당시 취해 있었던 경우이다. 또한 자살자의 약 1/5이 자살당시 술에 취해 있었다고 보고되고 있다(Smith et al., 1999). 이와는 달리 영국 런던의 연구결과에 따르면, 자연사한 사람 중에서는 1/10이하만이 사망 당시 술에 취해 있었다(Cox et al., 1997).

자동차 사고 알코올은 자동차를 안전하게 운행하는데 필요한 지각능력, 사고능력 및 운동 능력에 장애를 일으키므로 음주운전은 아주 치명적일 수 있다. 교통사고는 1세부터 24세 사망의 주 원인이며, 25세부터 44세 성인의 경우, 암과 심장질환 다음으로 주된 사망원인이다(Krochanet & Smith, 2004). 미국 내 모든 주에서 자동차를 운전할 수 있는 법적인 혈중알코올농도 한도는 0.08%이다. 그리고 모든 주에서 21세 미만, 혹은 몇 개 주에서는 18세 미만에 대해서는 불법 혈중알코올 농도 하한치를 더 낮게 정하고 있다(U.S. Dept. of Transportation [DOT], 2004). 그림 8-3 에 체중별, 그리고 술을 마시기 시작한 시간별 대략적인 혈중알코올 농도를 나타내었다. 법적으로 취한 것으로 판정되기 이전에 미리 마시는 술의 양에 주의할 필요가 있다. 또한 단 한잔을 마셔도 몇 가지 장애가 일어난다는 사실을 알아야 한다.

알코올과 관련된 치명적인 자동차 사고는 어떤 특정 요일이나 날에 더 잘 일어난다. 2003년 주말에 사고로 사망한 자동차와 오토바이 운전자의 약 49%가 혈중알코올 농도가 0.01% 이상이었는데, 이에 반하여 주중에 사망한 운전자의 경우에는 27%만이 혈중알코올 농도가 0.01% 이상이었다. 이와 유사하게 혈중알코올 농도가 0.01% 이상이었던 비율은 야간에 사망한 운전자의 경우에는 57%이었던 반면 낮 시간에 사망한 운전자의 경우에는 16% 정도였다(U.S. DOT, 2004). 자동차 충돌사고시 자동차 운전자 혹은 그 차량에 탑승하지 않은 사람, 즉 보행자나 자전거 탑승자와 같은 사고관련자 중 적어도 1인 이상이 혈중알코올 농도가 0.01% 이상인 경우, 알코올과 관련된 자동차 사고 사망으로 정의한다.

그림 8-4 에서는 알코올 관련 치명적인 자동차 충돌사고가 자정부터 새벽 3시까지 사이에 최대로 나타난다는 것을 보여 주고 있다. 상대적으로 새벽 6시부터 오후 3시 사이에는 알코올 관련 충돌사고가 거의 일어나지 않는다. 그러나 사고율은 늦은 오후와 저녁 이후부터 자정에서 오전 3시 사이에 최대에 도달한다. 또한 새벽 3시부터 새벽 6시 사이에도 많이 발생한다. 이들

알코올 장애표 : 여성

음주량(잔수)	대략적인 혈중알코올 농도(%) 체중(파운드)									
	90	100	120	140	160	180	200	220	240	
0	.00	.00	.00	.00	.00	.00	.00	.00	.00	유일한 안전운전 상한치
1	.05	.05	.04	.03	.03	.03	.02	.02	.02	장애가 나타나기 시작함
2	.10	.09	.08	.07	.06	.05	.05	.04	.04	운전능력이 영향을 받음
3	.15	.14	.11	.10	.09	.08	.07	.06	.06	법적 처벌 가능
4	.20	.18	.15	.13	.11	.10	.09	.08	.08	
5	.25	.23	.19	.16	.14	.13	.11	.10	.09	
6	.30	.27	.23	.19	.17	.15	.14	.12	.11	법적으로 술 추한 상태
7	.35	.32	.27	.23	.20	.18	.16	.14	.13	
8	.40	.36	.30	.26	.23	.20	.18	.17	.15	범죄처리
9	.45	.41	.34	.29	.26	.23	.20	.19	.17	
10	.51	.45	.38	.32	.28	.25	.23	.21	.19	

신체는 시간당 1잔을 제거할 수 있다.
1잔=80도 술 11/2온스, 혹은 맥주 12온스, 혹은 와인 5온스

알코올 장애표 : 남성

음주량(잔수)	대략적인 혈중알코올 농도(%) 체중(파운드)								
	100	120	140	160	180	200	220	240	
0	.00	.00	.00	.00	.00	.00	.00	.00	유일한 안전운전 상한치
1	.04	.03	.03	.02	.02	.02	.02	.02	장애가 나타나기 시작함
2	.08	.06	.05	.05	.04	.04	.03	.03	
3	.11	.09	.08	.07	.06	.06	.05	.05	운전능력이 영향을 받음
4	.15	.12	.11	.09	.08	.08	.07	.06	법적 처벌 가능
5	.19	.16	.13	.12	.11	.09	.09	.08	
6	.23	.19	.16	.14	.13	.11	.10	.09	
7	.26	.22	.19	.16	.15	.13	.12	.11	법적으로 술 취한 상태
8	.30	.25	.21	.19	.17	.15	.14	.13	범죄처리
9	.34	.28	.24	.21	.19	.17	.15	.14	
10	.38	.31	.27	.23	.21	.19	.17	.16	

신체는 시간당 1잔을 제거할 수 있다.
1잔=80도 술 11/2온스, 혹은 맥주 12온스, 혹은 와인 5온스

Pennsylvania Liquor Control Board
Alcohol Education

그림 8-3 체중과 성별 알코올 혈중농도. 체중에 따른 남녀의 대략적인 혈중알코올 농도를 보여 주고 있다. 미국의 모든 주에서는 운전 가능한 알코올 혈중농도 상한치를 0.08%로 정하고 있다. 그러나 운전이 장애를 받고 있다는 것이 뚜렷한 경우에는 음주운전(driving under the influence(DUI) of alcohol)을 하고 있는 것이다. 상업용 차량 운전자는 혈중알코올 농도가 0.04% 이상이면 음주운전에 해당된다. 본 자료는 펜실베니아 주류 단속반(Pensylvania Liquor Control Board)으로부터 사용허가를 받아 본 교재에 수재한 것이다.

통계자료로부터 밤과 아침 일찍, 특히 주말에 운전하는 사람이 낮 동안과 주중에 운전하는 사람에 비하여 치명적인 알코올 관련 자동차 사고에 관련될 가능성이 더 크다. 술을 마신 사람이나 혹은 마시지 않은 사람 모두에게 주말 밤에 택시나 대중교통을 이용하는 것이 운전을 하는 것보다 더 안전하다.

알코올 관련 자동차 사고 사망률은 1982년 총 교통사고 사망률의 60%에서 2003년 약 40%로 감소하였다. 치

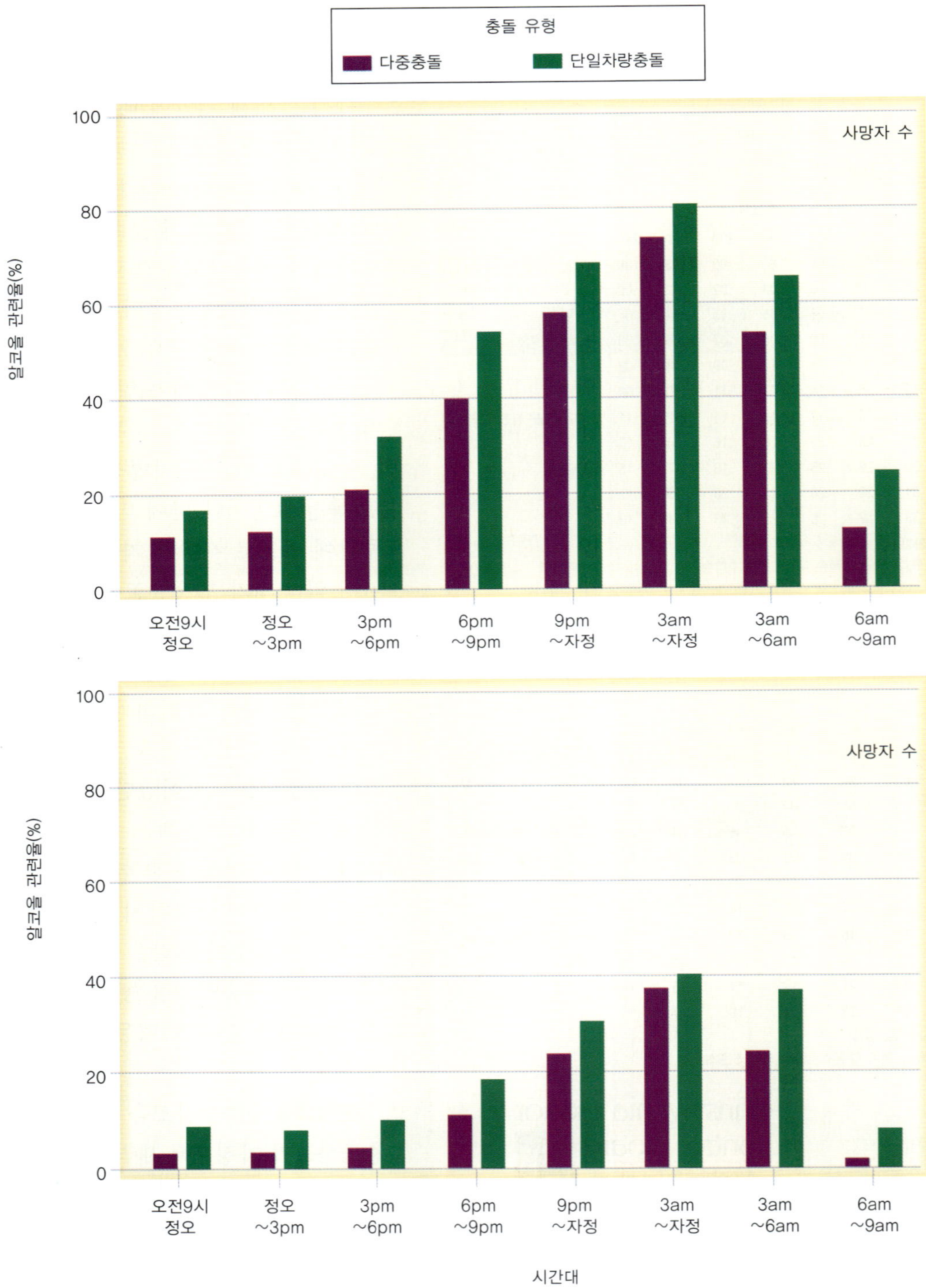

그림 8-4 하루 중 시간대별 알코올 관련 자동차 충돌사고시 상해 혹은 사망자 비율

자료출처: 미국 교통국(U.S. Department of Transportation) (2004). 교통안전자료(Traffic safety facts) (DOT HS 809 775). 본 자료는 다음의 사이트에서 보실 수 있습니다. http://www-nrd.nhtsa.dot.gov/nrd-30/NCSA/TSFAnn/2003/TSF2003-Early.htm

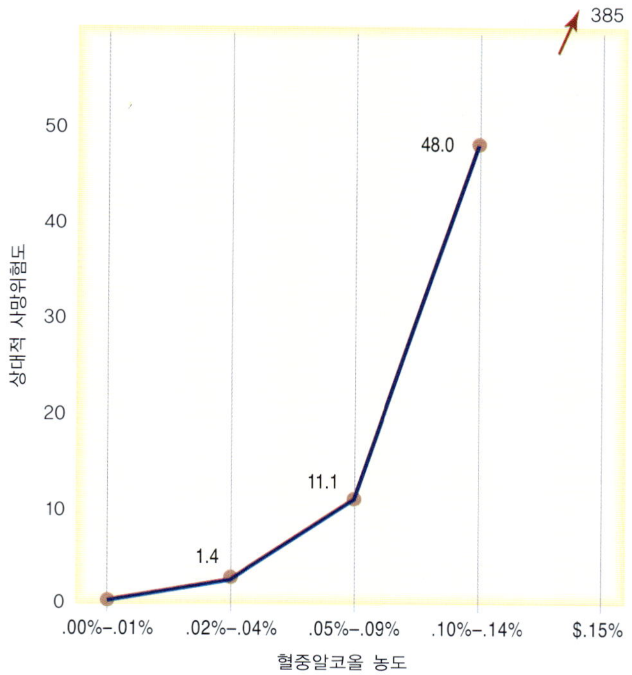

그림 8-5 혈중알코올 농도에 따른 사망 위험도. 본 그래프에서는 혈중알코올 농도가 증가함에 따라 운전시 사망 가능성도 증가한다는 것을 보여주고 있다. 혈중알코올 농도가 법적으로 취했다고 하는 범위(0.08%~0.10%)에 근접할수록 사망 위험도가 현저히 증가한다.

자료출처: Zador, P.L. (1991). 성과 나이에 따른 치명적인 운전자 상해의 알코올 관련 상대적 위험도. *Journal of Studies on Alcohol, 52*(4): 302-310. 본 자료에 대한 저작권은 미국 뉴저지주 피스카타웨이시 럿거스 알코올 연구센터의 알코올 연구자료에 있으며, 허가를 받아 본 교재에 게재되었음.

명적인 충돌사고에서 술에 취한 정도가 가장 심한 운전자군은 21세~24세의 젊은 성인층이었다(U.S. DOT, 2004).

여성 음주 운전자는 동일량을 마신 남성운전자에 비하여 더 빠르게 혈중알코올 농도가 증가한다는 사실을 반드시 명심하여야 한다. 최근 자료에 따르면, 여성이 치명적인 자동차 사고에 관련되는 빈도가 증가하고 있다. 1982년 혈중알코올 농도 0.08% 이상인 치명적인 사고 운전자의 10.1%가 여성이었는데, 이 비율은 꾸준히 증가하여 2004년 15.1%로서 59%의 증가를 보였다(U.S. DOT, 2004). 남성 및 여성 모두 혈중알코올 농도가 증가할수록 치명적인 사고 위험성도 급격히 증가한다는 사실을 명심하여야 한다. 그림 8-5 에서 볼 수 있는 바와 같이 치명적인 자동차 충돌사고를 당할 위험성이 혈중에 알코올이 전혀 없는 사람들에 비하여 혈중알코올 농도 0.05%와 0.09% 사이인 운전자에서 약 11배 정도 높다. 이러한 위험성은 급격히 증가하여 혈중알코올 농도가 0.10%에서 0.14% 사이의 경우에는 거의 50배 더 높다. 혈중알코올 농도가 0.15%이상인 경우, 위험도는 거의 400배 더 높아진다.

항공기 사고 알코올은 비행기 조정사가 항공기를 운항하는 능력도 손상시킨다. 알코올은 미국의 상업용 비행기 충돌사고에서는 직접적으로 관련성이 있지는 않았다. 그러나 일반적인 항공충돌사고에서는 보다 더 뚜렷한 영향을 미치는 것으로 보인다. 숙취현상은 알코올이 혈중에서 제거되고 난 후에도 수시간 동안 조정사의 조정능력을 손상시킬 수 있다(Yesavage & Leier, 1986).

물놀이 사고 알코올은 또한 물놀이 사고의 주요한 원인이다. 과학자들은 알코올 소비가 성인 익사사고의 약 30~70% 정도와 관련이 있는 것으로 추정하고 있다(Driscoll et al., 2004). 가장 높은 사고비율은 25세 이상의 성인 남성과 관련이 있다. 대부분의 알코올이 관련된 익사사고는 자동차 사고와 관련이 있지만, 알코올은 또한 사망 당시 수영을 하거나, 보트를 타거나, 혹은 래프팅을 하던 익사자의 반 이상에서 혈중에 존재하는 것으로 보고된 바 있다. 알코올은 또한 척추손상을 입힐 수 있는 다이빙 사고와도 관련이 있다.

예방

많은 사람들이 청소년기에 술을 마시기 시작하므로 예방프로그램들은 종종 더 어린 학생들을 대상으로 하며, 이들이 십대가 되기 전에 알코올에 대한 교육을 실시한다. 예방노력으로는 5~10학년 어린이를 대상으로 하는 학교프로그램들이 있지만, 주대상은 5학년과 6학년이다. 이 시기가 초등학생에서 중학생, 즉 실험적인 정신으로 술을 마시기 시작해 보는 시기로 이행하는 발달학적으로 매우 중요한 시기이기 때문이다.

여러 가지 다양한 학교 기반프로그램들이 있다. *정서교육(affective education)*에서는 학생들로 하여금 문제해결능력과 결정능력뿐만 아니라, 자부감을 갖도록 도와줌으로서 학생들 자신과 알코올에 대한 느낌에 영향을 주려고 노력한다. 또한 이들 프로그램들은 음주가 어떻게 개인의 가치와 목표에 방해가 될 수 있는지를 이해하도록 한다. 연구결과에 따르면, 이들 프로그램들의 효과에는 한계가 있다. *삶의 기술 프로그램(life skills program)*은 학생들로 하여금 음주, 흡연 혹은 마약 등에 대한 주변 친구들의 압력에 맞서도록 돕기 위해 상호의사소통, 분쟁해결, 및 적극성 기술 등을 강조한다. 연구결과에 따르면, 삶의 기술프로그램은 여성들 사이에서 주로 알코올 소비를 감소시키는 효과가 있었다. *저항훈련(resistance training)*—단순히 싫다고 대답하라는 방법—은 복합적인 결과를 보여 주고 있다. *규범교육(normative education)*은 친구들 사이에서의 음주에 대한 일반적인 현상과 이를 받아들이는 것에 대한 잘못된 믿음을 교정하는 데 목표를 둔다. (연구결과에 따르면 젊은이들은 친구들 사이에서의 음주가 실제보다 더 일반적으로 일어나는 현상으로 믿고 있다) 규범적인 요소를 청소년의 알코올 교육프로그램에 추가하는 것은 유용한 것으로 보인다. 사실, 규범교육은 청소년 알코올 교육의 최근 경향이다. 최근 규범교육프로그램은 학생들에게 친구나 동료들의 영향에 어떻게 저항하는지를 가리키고 때로는 교실 밖의 활동을 하기도 한다 (National Institute on Alcohol Abuse and Alcoholism) [NIAAA], 2000).

음주인구 전체를 대상으로 하는 예방노력은 *환경적 접근법(environmental approaches)*이라 한다. 미국인 50.1%가 현재 음주자(SAMHSA, 2004a)이고 많은 음주자들이 적어도 때때로 알코올에 의한 중등도 내지는 심각한 장애를 경험하기 때문에, 이러한 접근법은 중요하다.

일반 대중을 위한 예방법 중의 하나로서 미국 정부는 1989년부터 주류용기에 경고문을 부착하도록 하고 있다. 그러나 조사결과에 따르면 단지 1/4 정도의 성인만이 그러한 표시문구가 있다는 것을 알고 있었다. 연구자들에 따르면, 경고문이 알코올 소비와 알코올에 의한 건강상의 영향을 감소시킨다는 증거를 찾아볼 수 없었다. 또 다른 예방전략은 주류를 구매하고 음주를 할 수 있는 최소연령을 21세로 정하는 것이다. 증거들에 따르면, 이 방법은 젊은 층의 음주와 그와 관련된 문제들, 즉 21세 미만자들에 의한 알코올 관련 교통사고를 현저히 줄이는 것으로 보인다(Wagnenaar & Toomey, 2002).

캘리포니아주에서 실시된 5년간의 지역공동체 알코올성 외상장애 예방시험에 따르면, 잘 계획된 지역공동체 개입방법이 고위험성 알코올 소비와 자동차 사고와 폭행과 같은 알코올 관련 상해를 감소시킬 수 있다. 개입 방법으로서는 미성년자의 주류에 대한 접근을 제한하고, 음주와 운전에 관한 지역 법 집행을 강화하고, 만취와 음주운전을 감소시키는 것에 초점을 맞춘 책임성 있는 주류판매를 권장하는 등의 방법이 사용되었다 (Holder et al., 2000).

건강관리
Managing Your Health

안전한 음주를 위한 가이드라인

1. 술을 마시기 전에 자신의 음주행위에 대해 생각하고 어떻게 술을 마실 것인가에 대해 계획하라.
2. 천천히 마시고 비알코올성 음료와 주류를 번갈아 마시도록 한다.
3. 술을 마시기 전이나 마시는 도중에 음식물을 먹도록 한다.
4. 한 번에 마실 수 있는 술의 한도를 정하라. 자신의 체중과 비슷한 사람이 혈중알코올 농도 0.05% 아래로 유지하면서 마실 수 있는 양을 근거로 하라(그림 8-3): 이 한도범위 내에 머무를 수 있도록 마신 술잔 수를 기억하도록 한다.
5. 얼마 동안 마실 것인지에 대한 한도를 정하라: 이상적으로는 1시간 이하 동안 마시도록 한다.
6. 좋은 시간을 더 좋게 하기 위한 목적으로만 마시고 스트레스와 싸우기 위해, 혹은 문제처리를 회피하기 위해서는 마시지 않도록 한다.
7. 확고하게 술을 사양하는 기술을 익히도록 한다.
8. 매일 마시지 않도록 한다(내성이 생기는 것을 피하기 위해).
9. 술을 마실 때의 이로운 점에 있어서 경쟁할 수 있는 다른 대체방법을 찾도록 한다(편안하게 쉰다든가, 혹은 주변 사람들과 어울린다든가 하는 것과 같은 것들).
10. 술을 마시지 않은 상태에서 사람들에게 다가가서 대화에 참여하는 기술을 익힘으로써 사회적인 관계 속에서 편안하게 느끼기 위해 알코올을 필요로 하지 않도록 한다.

자료출처: Adapted from Vogler, R., Webber, N.E., Rasor, R., Barz, W.R., & Levesque, J. (1994). *Journal of Alcohol and Drug Education, 39* (3): 99-112.

음주량 조절법

여러 연구들에 따르면, 경미한 정도의 음주를 하는 사람들은 음주량을 제한하는 데 도움이 되는 어떤 행동유형을 가지고 있다. 이들 특성들은 건강관리 코너의 "안전한 음주를 위한 가이드라인"에 나열하였으며, 알코올 소비를 제어하는 데 효과적이다.

알코올 중독과 알코올 남용 진단 및 치료법

2003년 미국의 약물 사용 및 건강관련 국가 조사(National Survey on Drug Use and Health) (SAMHSA, 2004a)에 따르면, 조사이전 해에 약 110만 명 정도의 미국인이 알코올 남용으로 치료를 받았다. 도움이 필요한 사람들이 이용할 수 있는 여러 가지 치료법이 있다. 감별검사를 사용하여 치료가 필요한 사람들을 알아낼 수 있다.

CAGE 감별검사는 알코올 남용과 알코올 중독을 알아내는 가장 효과적인 방법 중의 하나로 여겨진다. 그 외 다양한 감별장비들도 있다.

자신의 환자가 알코올 의존성이라면, 의료진은 검사와 가능한 치료법을 위해 약물남용에 관한 전문가에게 의뢰하도록 한다. 비의존성 음주형태를 보이는 환자들에게는 대개 간단한 치료프로그램에 참여하도록 권유한다.

과거에 의사나 약물남용 전문가들은 알코올 중독자들은 최악의 상태에 도달하기 전까지는 도움을 받을 수 없고, 그 이후에나 도움을 요청한다고 생각하였다. 도움을 요청하지 않은 사람은 본인의 알코올 중독을 부정하고 변화하고자 하는 동기가 부족한 것으로 여겨져 왔다. 최근에는 사람들이 가지고 있거나, 혹은 가지고 있지 않은 자질보다는 동기를 행동변화의 한 과정으로 여긴다.

치료를 하기 전의 임상적인 처치는 환자로 하여금 본인의 남용 혹은 의존적인 음주행위에 내재되어 있는 심각한 위험들을 이해하도록 돕는 것이다. 알코올중독자가 일단 본인의 행동을 변화시켜야 할 필요를 자각하면 어떤 단계의 조치를 택할 것인지를 결정하려고 노력한다. 의사나 전문가들은 환자의 요구사항과 가장 잘 맞는 행동이나 치료과정을 선택하도록 돕는다.

현재 입원치료와 외래치료 프로그램 모두 실시되고 있다. *입원치료(inpatient treatment)*의 경우, 알코올 중독자가 치료시설에 거주하면서 치료받는 것으로서 종종 초기치료, 특히 급성 치료에 사용된다. 이 시기에는 환자는 알코올이 금지되며, 금단증상을 경험하게 된다(215쪽 참조). 대략, 환자의 10~13% 정도가 이 기간 동안 금단증상으로 생길 수 있는 생명에 위협이 되는 영향을 감소시키기 위해 약물치료를 필요로 한다. 치료과정에서 환자들은 매일 그룹 치료와 여러 시간 동안 알코올 교육에 참여하게 된다. 회복기의 알코올 중독자가 대개 환자와 같이 생활하면서 그 과정을 돕는다. 이러한 프로그램은 대개 28일 정도 지속된다. 이 과정이 거의 끝나는 시점에서 대개 가족이 치료에 참여하도록 한다.

의료비 증가로 후속치료뿐만 아니라, 급성치료를 *외래치료프로그램(outpatient programs)*을 통하여 하기도 한다. 이러한 프로그램은 과거 25년간에 걸쳐 개발되었는데, 매우 성공적이었다. 현재는 약 90%의 환자가 외래치료를 받고 있다. 이들 프로그램에서는 환자는 정해진 정도의 기간 동안 치료시설에서 시간을 보내고, 집에서

표 8-7 Alcoholics Anonymous의 12단계

1. 우리는 알코올에 대해서는 무능하였고, 우리의 삶은 통제불능이었다는 것을 인정하였다.
2. 우리 자신보다 더 큰 어떠한 힘이 우리를 제 정신인 상태로 회복시킬 수 있다고 믿기 위해서 왔다.
3. 우리는 하느님을 이해함에 따라 우리의 의지와 삶을 하느님의 보살핌에 돌리기로 결심하였다.
4. 우리 자신의 두려움 없는 도적적인 기록을 작성하였다.
5. 정확한 우리의 잘못을 하느님, 우리 자신 및 다른 사람에게 인정하였다.
6. 하느님이 이 모든 결함을 없애는 것에 전적으로 준비되어 있다.
7. 겸허히 하느님께 우리의 결함을 없애 주기를 요청하였다.
8. 우리가 피해를 입힌 사람들의 목록을 만들었으며, 그들 모두에게 기꺼이 보상을 하겠다는 의지를 갖게 되었다.
9. 그들이나 다른 사람들을 다치게 하는 경우가 아니라면 가능한 곳이라면 어디서 건 그들에게 직접적인 보상을 하였다.
10. 개인적인 기록을 계속하여 우리가 잘못하는 경우, 신속히 인정하였다.
11. 기도나 명상을 통해 우리에 대한 하느님의 의지를 알고 그 힘이 행해짐을 기도하면서 하느님과의 의식적인 접촉을 개선하고자 노력하였다.
12. 이 과정들의 결과로서 정신적인 깨어남을 경험하였으며, 이 메시지를 알코올 중독자들에게 전하고, 그리고 이들 원칙들을 우리의 모든 일에서 실행하려고 노력하였다.

살게 된다.

알코올 남용 혹은 의존성에 대한 치료를 한 후, 행위에 있어서의 다음 단계는 *유지치료(maintenance)*이다. 오랜 유지치료 기간 동안 회복기 알코올 중독자는 그룹 모임에 참여하고 외래 치료시설에서 1주에 1회 내지 2회 개인별 상담을 받는다. 그리고 어떤 환자들은 가족치료에 참여하기도 한다. 이 유지치료기간은 대개 1년 정도 지속된다.

때로는 *재발(relapse)*되기도 한다. 재발기간에 회복기 알코올중독자가 원래의 음주습관으로 되돌아가게 된다. 재발은 스트레스, 우울증, 알코올에 대한 탐닉, 일상에서의 좋지 않은 일, 그리고 사람 간의 긴장과 같은 다양한 인자들에 의해 유발된다. 다시 한번 회복하기 위해서는 환자는 행동양식 변화단계를 다시 거치게 된다. 초기 혹은 반복적으로 재발되는 것을 막기 위해서 종종 자가도우미 그룹(self-help group)을 이용하기도 한다.

미국의 알코올 중독자 그룹인 Alcoholics Anonymous (AA)는 가장 잘 알려져 있고 널리 이용되는 자가 도우미 그룹(self-help group)이다. 자체 구성원이 운영을 하고 있으며, 조직의 운영철학은 알코올 중독은 치료방법이 없는 신체적, 감정적, 그리고 정신적 질환이라는 것이다. 회복은 평생에 걸친 과정으로서 **표 8-7** 에 나타낸 AA의 12단계 과정에 참여하도록 하고 있다. AA는 또한 Alateen과 Al-Anon과 같은 알코올 중독자의 가족과 친구들을 위한 관련 그룹을 가지고 있다.

비록, 잘 알려져 있지는 않지만 다른 자가도우미 그룹들도 존재한다. SOS(The Secular Organization for Sobriety)는 AA와 유사한 그룹으로서 단지 프로그램 중에 정신적인 면을 포함하고 있지 않다. RR(The Rational Recovery) 프로그램은 또한 종교와는 관련이 없는 조직으로서 행동양식의 변화를 성공시키기 위해서는 알코올 중독자들이 자신의 비이성적인 믿음을 인식하고, 자기 인식, 그리고 기대감을 갖게 되는 것이 중요하다고 강조한다. 이들 그룹들은 금주를 목표로 제안하지만, 개인적인 선택을 강조한다. 여성을 위한 이러한 그룹으로는 Women for Sobriety가 있다. 이 그룹은 변화과정의 일부로서 적극성, 자신감, 그리고 자주성을 강조한다.

건강한 생활습관
Healthy Living Practices

- 책임성 있는 음주를 하려면 당신의 음주가 당신의 건강을 위협하거나 다른 사람들의 안전을 위태롭게 하거나, 혹은 사업상의 관계 혹은 개인적인 관계에 방해가 되도록 해서는 안 된다.
- 술을 마시는 것이 당신의 신체적, 그리고/혹은 정신적인 건강에 위협이 된다면 의사의 도움을 받도록 한다.
- 신체적으로 위험한 상황에서 술을 마시고, 알코올에 대한 내성이 생겼으며, 술을 마시지 않을 때에는 금단증상을 보이고 술을 강박적으로 마시게 된다면, 당신은 아마도 알코올 의존성이 있다고 할 수 있으며, 의사의 도움을 받아야 한다.
- 술을 마실 때 반드시 음식물을 섭취하도록 함으로써 더 적은 양의 알코올이 혈중으로 들어가도록 한다.
- 술을 마시는 경우에는 하루에 1온스 혹은 그 이하의 알코올을 섭취하도록 함으로써 관상동맥질환과 뇌졸증 위험을 낮추도록 한다. 과도한 알코올 섭취는 여러 가지 다양한 심장 및 혈관질환과 관련이 있다.
- 술을 마신 후에는 운전을 하지 않도록 한다. 알코올은 차량을 안전하게 운전하는 데 요구되는 능력에 장애를 일으킨다. 혈중 알코올 농도가 증가함에 따라 차량 충돌사고를 일으킬 위험성은 현저히 증가하게 된다.

담배

담배제품의 종류

종이로 만 담배류(cigarettes)는 가장 널리 사용되는 담배관련 제품이다. 2003년 미국인 중 6천 4십만 명 정도가 담배를 피웠는데, 이는 12세 이상 인구의 25.4%를 차지한다. 20세까지는 흡연율이 증가하며, 그 이후에는 나이에 따라 점차 감소한다. 2003년 12~17세의 12.2%가 흡연자였으며, 18~25세에서는 40.2%, 그리고 26세 이상에서는 24.7%가 흡연자였다(SAMHSA, 2004b).

12세부터 17세 사이에서의 종이로만 담배류의 소비는 1996/1997년 이후 현저히 감소하였으며, 18세 이상의 성인에서는 다소 감소하는 정도였다(CDC, 2004c). 그럼에도 불구하고 1998년과 1999년에 다른 연령대에서는 흡연률이 감소한 반면, 대학생들의 흡연률은 현저히 증가하였다. 2000년에는 대학생들의 흡연이 감소하였으며, 이 감소현상은 2003년까지 계속되었다(Johnston et al., 2004b).

[실생활 건강]의 "크레텍과 비디: 진실을 밝힌다"에 미국 고등학생들 사이에서 특히 인기 있지만, 2001년과 2003년 사이에 인기도의 감소를 나타낸 담배의 유형에 대해 설명하였다(Johnston et al., 2004b).

미국에서 시가(cigar)나 파이프 담배는 종이로 만 담배에 비해 널리 이용되고 있지는 않다. 2003년 남성의 약 9.4%가 시가를 피웠으며, 그에 반해 여성의 경우는 약 1.7%가 시가 사용자였다. 대부분의 시가나 파이프 담배 사용자들은 18세에서 25세 정도였다(SAMHSA, 2004b). 일반적으로 여성들은 파이프 담배를 피우지 않는다.

2003년 미국 남성의 6.4%, 그리고 여성의 경우는 단지 0.4%만이 *코담배(snuff)*와 *씹는 담배(chewing tabacco)*와 같은 *무연 담배(smokeless tobacco)*를 사용하였다(SAMHSA, 2004b). 코담배는 무연 담배 중 가장 인기 있는 것으로서 분말 형태이거나 잘게 자른 담배이다. 그냥 혹은 종이 주머니에 싸서 사용할 수 있다. 코담배는 흡입 가능하지만, 미국 내 대부분의 사용자들은 뺨과 잇몸 사이에 넣는다. 이를 *딥핑(dipping)*이라 한다.

*씹는 담배(chewing tobacco)*는 담배 잎 혹은 압착시킨 담배 플러그의 형태로서, *퀴드(quid)*라고 하기도 한다. 뺨 안쪽에 넣고 이름에서 알 수 있듯이 씹을 수 있는 것이다. 혹은 자주 빨기도 한다. 코담배(snuff)나 씹는 담배는 입 안에서 액체가 되며, 대개 이 액체를 뱉어 낸다. 이러한 이유로 인하여 무연 담배를 종종 뱉는 담배(spitting tobacco)라고 부르기도 한다.

전세계적으로 여기에서 언급한 것들 외의 다양한 담배제품이 존재한다. 게다가 담배를 피우는 방법도 문화에 따라 다르다.

235쪽에 [건강의 이모저모]의 "마시는 담배(Drinking Tobacco)?"라는 글을 실었으며, 이 글에서는 남미지역의 담배와 관련된 몇 가지 문화를 소개한다.

실생활 건강
Consumer Health

크레텍과 비디: 진실을 밝힌다

크레텍(Kretek, 정향담배)과 비디(bidi) 담배는 1990년대 말 미국 젊은이들 사이에서 매우 인기 있었으나 2001년까지 그 사용이 점차 감소하였다. 정향담배는 1990년 초 인도네시아에서 개발되었으며, 생산도 그곳에서 이루어진 것으로 보이는데, 1968년 미국에 수입되었다. 비디는 주로 인도와 기타 동남아 국가들에서 제조되었으며, 1990년대 중반까지는 미국에서 널리 사용되지는 않았다.

정향담배는 일반 연초 담배와 비슷하게 생겼으며, 끝 부분에 필터가 있거나, 혹은 필터 없이 만들어진다. 대부분이 백색 종이로 싸여 있지만 갈색이나 검은색으로 싸여져 있는 경우도 있다. 정향담배는 약 40% 정도의 분쇄된 정향과 60% 정도의 연초로 되어 있는데, 정확한 함량은 제조자와 상품마다 다르다. 정향유를 첨가하기도 하는데, 이는 종종 담배 종이를 탈색시킨다. 이 담배가 타면서 정향은 따닥따닥 하는 소리를 낸다(크레텍은 인도네시아에서 따닥거리는 소리를 의미한다)

정향담배를 사용하는 많은 사람들이 정향담배에는 40% 정도가 연초가 아니라 정향이므로 일반 담배에 비해 덜 해롭다고 생각한다. 그러나 이러한 생각은 정확하지 않을 뿐만 아니라, 심지어 치명적일 수 있다. 정향담배는 일반 담배보다 좀더 단단히 말아져 있기 때문에 좀더 고밀도 제품이 된다. 간단히 말하자면, 정향담배에는 일반 담배에 비해 공기량이 더 적으며, 그러므로 크레텍중의 연초 함량은 일반 담배와 유사하다. 또한 여러 시험결과에 따르면, 정향담배는 평균적으로 중등도의 타르를 함유하는 미국 담배에 비해 타르, 니코틴 및 일산화탄소 양이 2배 정도 더 많다.

정향담배는 또한 유게놀(eugenol; 정향중에 들어 있는 천연성분)이라는 마취제를 함유하고 있으며, 이 성분은 어떤 사람들에서는 알러지를 일으킨다. 이 마취성분은 흡연자의 목과 기관뒤쪽을 마비시킨다. 연구자들에 따르면, 이 마취효과로 인하여 크레텍을 피우는 사람들은 일반 담배를 피우는 사람들보다 더 깊이 들이마시고 더 오래 폐에 머물도록 하는 것으로 생각된다. 또한 연구자들은 이 마취 효과가 마취작용이 없다면, 흡연이 고통스럽고 맛이 없다고 생각할 사람들로 하여금 담배를 피우게 만든다고 여기고 있다.

비디는 잎으로 싸서(시가와 유사) 줄로 묶은 작고 향이 강한 갈색의 담배이다. 일반 담배보다 더 작고 얇으며, 체리, 망고, 쵸콜렛, 그리고 딸기와 같은 향이 있다. 1999년 미국 매사츄세츠주 7학년부터 12학년 학생들을 대상으로 한 조사에서 젊은 학생들이 이 비디 향을 좋아하고 일반 담배보다 싸고 구입하기가 더 쉽기 때문에 비디 담배를 피우는 것으로 밝혀졌다.

또한 이 학생들은 비디가 일반 담배를 피우는 것보다 더 안전하다고 생각하고 있었다. 그러나 정향 담배에서와 마찬가지로 이 가정은 틀린 것이다. 시험결과 비디 제품들은 일산화탄소와 니코틴 양이 미국 담배에 비해 약 3배 정도 더 많으며, 타르는 약 5배 더 많았다. 그리고 비디를 싸고 있는 잎이 잘 타지 않기 때문에 비디를 피우는 사람들은 일반 담배를 피우는 사람들에 비해 더 자주, 그리고 더 깊이 들이마신다.

그러므로 크레텍과 비디를 피우는 것은 일반 담배를 피우는 것에 대한 안전한 대안책일까? 그에 대한 답은 강하게 '아니오' 이다. 사실 연구결과에 따르면, 심지어 이들 대체 흡연제품들은 일반 담배보다 더 큰 건강상의 위험을 가져온다.

자료출처: 미국 질병예방통제국(CDC) (1999). 도시 젊은이들 사이에서의 비디 사용 —메사츄세츠주, 1999년 3월—4월. *유병률 및 치사율에 관한 주간 보고서 (Morbidity and Mortality Weekly Report)* 48호 796~799쪽.
Johnston, L.D., O'Malley, P.M., & Bachman, J.G. (2002). *청소년 약물사용에 대한 미래 전국 결과에 대한 모니터링*: 2001년 주요 결과에 대한 개괄, 메릴랜드주 록크빌 미국 국립보건원 (NIH).

누가, 그리고 왜 담배를 피우는가?

앞서 언급한 바와 같이 대부분의 흡연자들은 청소년기에 피우기 시작한다. 그림 8-6 에 성인들이 몇 살부터 담배를 피우기 시작했는지에 대해 답한 것을 나타내었다. 단지 11%만이 18세 이후에 흡연을 시작하였다. 무연 담배의 경우에는 대개 청소년 초기 혹은 어린이 때부터 사용하기 시작한다.

자료에 따르면 1990년대 초에서 1996/1997년에 걸친 기간 동안 매일 담배를 피우는 고등학생의 비율이 증가하였다. 그러나 그 비율은 2003년까지 꾸준히 감소하였다(그림 8-7). 2003년 국가 청소년 위해행위 조사(National Youth Risk Behavior Survey)에서 전학년의 고등학생들 중 22%가 현재 담배를 피우고 있다고 대답하였다(CDC, 2004b). 흡연이 건강에 미치는 영향이 알려져 있는 지금에도 12학년생의 1/4이 1일 1갑 이상을 피울 때 위험성이 매우 크다는 사실을 믿지 않는다(Johnston et al., 2004a). 미국의 *Healthy People 2010*의 목적은 신규 청소년 흡연자를 12%까지 감소시키는 것이다.

남자 청소년 사이의 무연 담배 사용률은 1970년부터 1990년대 중반까지 현저히 증가하였다. 그러나 2003년 최대 사용률의 1/2 정도까지 감소하였다. 2003년 8학년의 4.1%, 10학년의 5.3%, 그리고 12학년의 6.7%가 무연 담배를 사용하였다(Johnston et al., 2004a). 일반적으로 여성의 경우, 남성에 비하여 무연 담배 사용률이 낮다.

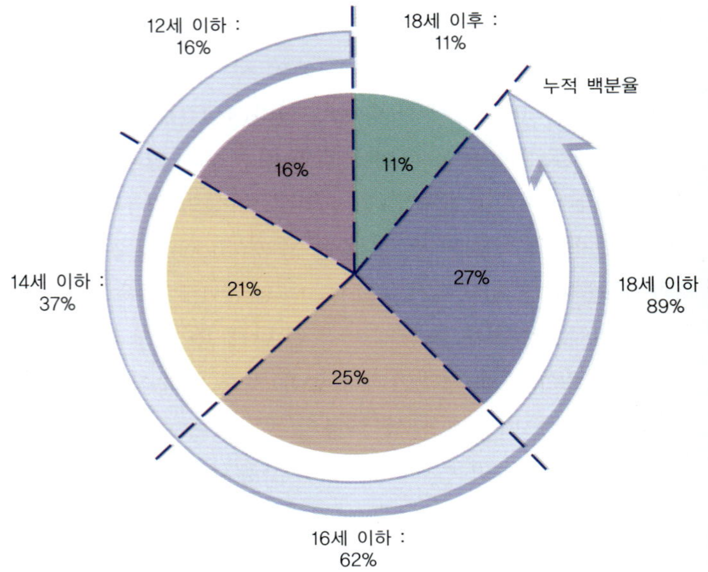

그림 8-6 성인들이 대답한, 담배를 피우기 시작한 나이. 대부분의 흡연자들은 십대나 혹은 그 이전부터 담배 피우는 습관을 시작하였다.

자료출처: 미국 질병예방 통제국, 흡연과 건강실, 약물남용 및 정신건강 담당부서.

흡연의 사회심리학적 이유 청소년들은 여러 가지 이유로 처음 담배를 피운다. 가족이나 친구 중 담배를 피우는 사람이 있는 청소년의 경우, 가까운 주변 사람들에

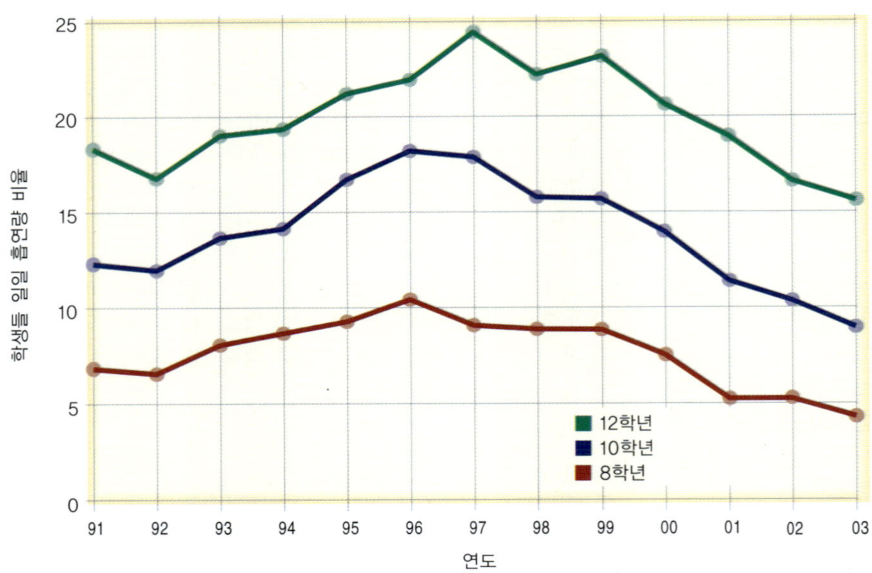

그림 8-7 담배 : 미국 8학년, 10학년 및 12학년들의 일일 흡연량 추이.

자료출처: Jonston, L.D., O'Malley, P.M., & Bachman, J.G. (2004). 1975년부터 2003년에 걸친 약물사용에 대한 국가조사 결과 모니터링: 제1권, 메릴랜드주 베데스다시 중학생들: 국립 약물남용연구소

서 흡연행위를 본 적이 없는 십대에 비하여 훨씬 더 흡연을 시작할 가능성이 높다. 많은 청소년들이 단순히 실험정신으로 담배를 피거나 씹는 담배를 사용하거나 혹은 딥핑(dipping)을 시도한다. 또 한편으로는 보다 나이 든 것처럼, 혹은 독립적인 것처럼 느끼기 위해, 혹은 광고에 반응하여, 아니면 사회적인 압력에 대한 반응으로서 흡연을 한다. 청소년이 언제 어떻게 첫 흡연을 시도하는지를 결정하는 데 있어서 친구들의 영향이 가장 중요하다.

청소년의 어떤 특성들, 즉 낮은 자부심, 친구들의 압력에 대한 감수성, 자극적인 것을 찾는 특성, 반항적인 성격, 우울증 혹은 불안, 낮은 학업성취도, 그리고 흡연이 건강에 미치는 즉각적인 영향에 대한 지식수준이 낮은 경우 등과 같은 것들은 이들의 흡연 가능성을 높인다. 또한 부모들이 자신들을 돌보지 않는다고 생각하거나 혹은 대부분의 시간을 혼자 보내는 청소년의 경우, 흡연을 시도할 가능성이 높다. 여학생들은 조직화된 스포츠에 참여하는 경우, 흡연을 할 가능성이 현저히 낮다. 그러나 남학생의 경우에는 스포츠에 참여하는 것이 흡연을 시작하는 것에 영향을 주지는 않는다.

표 8-8 대표적인 니코틴 금단증상들

들떠 있음
평상시보다 더 많이 먹음
불안/긴장
참을성이 없음
성급함/화를 잘 냄
집중하기 어려움
심하게 배가 고픔
우울함
방향감각상실
에너지 소모/피로
졸림
위 혹은 장 문제 발생
두통
땀을 흘림
불면증
가슴이 두근거림
떨림
담배를 피우고 싶은 욕구

자료출처: Adapted from Shiffman, S., West, R., & Gilbert, D.(2004). Recommendation for the assessment of tobacco craving and withdrawal in smoking cessation trials. Nicotine and Tobacco Research, 6: 599-614;Gritz, E.R., Carr, C.R., & Marcus, A.C.(1991). The tobacco withdrawal syndrome in unaided quitters. *British Journal of Addiction, 86(1)*:57-69

니코틴 중독 왜 십대들과 성인들이 계속해서 흡연을 하거나 무연 담배를 사용하는 것일까? 대부분의 사람들은 **니코틴(nicotine)**에 중독되어 있기 때문에 계속하게 된다. 니코틴은 정신신경계용 약물로서 다른 정신신경계용 약물들과 마찬가지로 뇌신경 세포들간의 통신점에 작용한다. 흡연을 시작한 지 첫 2~3년간 중독이 된다.

많은 사람들이 계속 흡연(담배를 탐닉하거나 중독된 것이 아닌)을 하는 이유로서 답한 것들은 다음과 같다:

- 정신을 각성시키고 에너지를 준다.
- 집중하는 데 도움이 된다.
- 분노, 긴장감, 우울 및 스트레스를 감소시킨다.
- 습관적으로 피운다.
- 즐거운 활동이다.

그러나 담배를 피우는 즐거움(무연 담배를 사용하는 것도 포함)은 사실은 니코틴 금단증상이 해소되는 것이다. 담배를 피울 때, 그 날은 니코틴에 대한 내성이 쌓이게 된다. 니코틴 금단증상은 이어서 피우는 각 담배 사이 사이에 더욱 뚜렷해진다. 이들 증상들을 없애기 위해 대부분의 담배에 중독된 흡연자들은 날이 갈수록 더 많이 흡연을 하게 된다(표 8-8). 밤 동안 혈중 니코틴의 양은 감소하게 되고, 내성은 떨어지게 된다. 그러므로 흡연자들은 니코틴의 효과에 다시 민감하게 된다. 내성과, 그리고 다시 민감해지는 주기가 다시 한번 새로 시작되기 때문에 대개 그 날의 첫 담배가 매우 만족스럽게 느껴지게 된다.

니코틴(nicotine) 담배에 함유되어 있는 중독성의 정신신경계 작용약물.

흡연이 건강에 미치는 영향

1964년 미국 보건복지부장관인 Luther Terry는 흡연이 폐암 및 기타 질병의 발생과 관련이 있다는 중요한 보고서를 발표하였다. 이 유명한 보고서 이후 과학자들은 흡연과 무연 담배 사용이 초래하는 건강상의 결과에 대해 상당한 부분을 알게 되었으며, 미 보건복지부장관은 흡연과 건강에 관한 20편 이상의 보고서를 발표하였다. 이들 보고서로부터 흡연이 미국 내에서 막을 수 있는 여러 질환들과 사망에 대한 주원인이라는 사실이 알려졌다. 매년 미국에서 40만 명 이상이 담배 관련 제품 때문에 사망한다(USDHHS, 2000). 그림 8-8 에 흡연이 여러 질병의 위험에 미치는 영향을 보여 주고 있다.

니코틴과 일산화탄소의 즉각적인 효과 니코틴은 몸

안에 들어간 후 다양한 효과를 나타낸다. 심박동 수와 1회 박동으로 심장이 방출하는 혈액량을 증가시킨다. 그러나 니코틴은 또한 혈관을 수축시키거나 더 좁게 만든다. 그 결과, 혈압이 올라가게 된다. 또한 니코틴은 대사속도, 즉 신체의 모든 화학반응이 일어나는 속도를 증가시킨다. 이러한 효과는 결국 몸의 산소 요구량을 증가시킨다. 그러나 담배 중의 일산화탄소는 적혈구 중의 헤모글로빈과 결합하여 헤모글로빈이 산소를 운반하는 능력을 감소시킨다.

흡연시 니코틴과 일산화탄소만이 신체에 영향을 미치는 것은 아니다. 담배 연기를 이루는 기체 및 입자 중에는 4000종 이상의 화학물질이 있다. 시안화수소(hydrogen cyanide)와 같이 일부는 유독하며, 입자성 물질과 같은 것들은 폐와 점막에 자극성이 있으며, 또 도로포장에 사용되는 타르와 유사한 점성이 있는 물질인 일부 성분들은 암을 유발한다. 여기에서는 흡연이나 무연담배를 사용하는 것이 건강에 미치는 영향을 서술하고자 한다.

호흡기계 질환 우리 몸의 기관과 기관지 등은 끈적한 점액층에 파묻혀 있는 섬모(cilia)라고 하는 미세한 머리카락처럼 생긴 구조물로 덮여 있다. 이 점액(mucus)은 숨을 들이마실 때 들어오는 입자와 미생물을 잡는다. 섬모가 요동칠 때마다 점액이 위쪽으로 이동하고 이들 물질들을 위쪽으로 쓸어내 기관지를 통하여 밖으로 내보낸다.

들이마신 담배연기는 섬모를 마비시킨다. 계속해서 담배를 피우면 섬모들이 장해를 입게 된다. 또한 흡연은 기관지를 자극하고 타르가 섬모에 쌓이게 되어, 그 결과 과도한 점액이 형성되도록 한다. 만성흡연자의 기침을 대개 흡연자 기침(smoker's cough)이라고 부르는데, 이는 우리 몸이 과도하게 고여 있는 점액을 제거하려는 시도의 결과로서 나타나는 것이다.

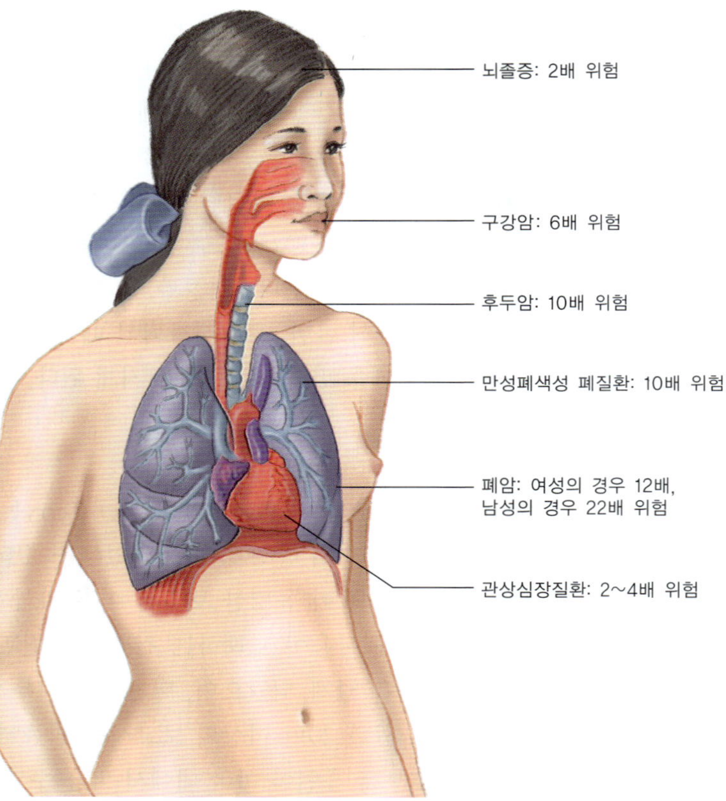

그림 8-8 흡연의 위험성. 어떤 특정 질병에 걸릴 위험성이 흡연자의 경우, 비흡연자의 경우에 비하여 더 높다는 것을 보여주고 있다.

자료출처: 미국 질병예방 통제센터(Centers for Disease Control and Prevention) (2004년 2월). 흡연이 건강에 미치는 영향에 대한 사실들(Health effects of cigarette smoking fact sheet). 본 자료는 다음 사이트에서도 보실 수 있습니다. http://www.cdc.gov/tobacco/factsheets.htm; 미국 보건복지부(1989). 흡연에 의해 초래되는 건강상의 영향 줄이기: 25년간의 진보. 미 보건복지부장관 보고서. 메릴랜드주 록크빌: 흡연과 건강실(Office of Smoking and health)

급성기관지염(acute bronchitis)은 기관지 점막의 염증으로서 대개 바이러스 감염에 의해 발생한다. 그러나 흡연자들은 기관지가 자극을 많이 받고 손상이 생겨 있어, 비흡연자들에 비하여 기관지염에 대한 감수성이 높다. 이 질환의 징후와 증상은 가슴이 쓰리거나 답답하고 미열이 있으며, 기침, 오한, 그리고 약한 무력감 혹은 불편함과 같은 것들이다. 고열, 숨쉬기 어려움, 황색, 회색, 녹색 혹은 혈액이 있는 가래를 동반하는 기관지염은 심각한 것으로서 즉시 의사의 치료를 받아야 한다.

만성기관지염(chronic bronchitis)은 대개 담배를 피우는 경우에 발생하지만, 시가와 파이프를 사용하는 경우에도 발생할 수 있다. 만성기관지염은 지속적인 염증으로서 계속적인 담배 연기에 의한 자극으로 기관지가 두꺼워져 있다. 기관지가 두꺼워짐에 따라 숨 쉬기가 더 힘들어지고 기침이 증가한다. 기관지를 따라서 있는 세포들은 점액을 더 생산하고 폐의 수축을 초래하여 호흡을 더 힘들게 한다. 만성기관지염의 징후와 증상들에는 호흡이 가파르고, 상당량의 점액을 함유한 기침을 들 수 있다. 만성기관지염은 사망에 이를 수 있는 심각한 질환이다. 기관지염외에도 흡연은 또한 다양한 세균이나 바이러스에 의해 발생하는 *폐렴(pneumonia)*에 대한 위험인자이기도 하다.

흡연은 또한 폐의 공기주머니가 정상적인 탄력성을 잃는 질환인 **폐기종**(emphysema)의 주된 원인이다 (그림 8-9). 어떤 공기주머니는 과도하게 늘어나 결국에는 파열되어 공기주머니는 더 크면서 가스 교환이 일어나는 표면적이 더 적게 되는 결과를 가져온다. 이러한 상태에서는 폐는 더 이상 정상적인 양의 공기를 가지고 있을 수 없게 된다. 또한 정상적인 폐의 탄력이 없이는 정상적으로 숨을 들이마시고 내쉴 수 없게 된다. 호흡을 한다는 것이 계속적으로 노력해야 하는 것이 되어 버린다.

급성기관지염 (acute bronchitis) 기관지(bronchi) 점막에 나타나는 일시적인 염증.

만성기관지염 (chronic bronchitis) 기관지(bronchi)의 지속적인 염증으로서 기관지를 따라 덮고 있는 조직이 두꺼워짐.

건강의 이모저모
Diversity in Health

마시는 담배?

북미에서 "연초사용"은 대개 담배, 시가 혹은 파이프를 피우는 것을 의미한다. 때로는 연초를 씹거나 혹은 코담배를 약간 떼어 내 잇몸과 뺨 사이에 놓는〔이와 같은 행위를 '코담배를 적신다(dipping snuff)'라고 한다〕 사람을 떠올리기도 한다. 그러나 다양한 문화에 따라 서로 다른 방식으로 연초를 사용하며, 이 중 몇 가지는 여러분에게 있어서 새로운 것일 수도 있다.

액체연초를 마시는 것도 연초를 사용하는 가장 오래 된 방법 중의 하나이다. 남미의 어느 부족, 특히 아마존 상류의 기나아 지역, 에콰도르와 페루의 산악지대에 사는 부족들은 연초 주스를 마신다. 연초음용은 또한 베네수엘라 북서 해안지역, 콜롬비아 북서부, 그리고 볼리비아와 브라질에 흩어져 있는 몇몇 지역 등 다른 남미 지역에서도 보고된 바 있다.

연초를 마시는 사람들은 지역별로 서로 다른 방법으로 연초 주스를 제조한다. 우선 연초 잎을 빻고, 씹거나 혹은 분쇄할 것이다. 때로는 가공하지 않고 그냥 두기도 한다. 그런 다음 연초 잎을 물에 담가 둔다. 때로는 소금, 후추 혹은 나무껍질과 같은 식물성 물질과 같은 기타 성분들을 첨가하기도 한다. 이 혼합물을 끓인 후 짜서 즙을 얻는다. 대개는 그런 다음, 물이 더 제거되도록 방치하기도 한다. 이후 남는 물질은 대개 죽, 시럽 혹은 젤리 같은 농도를 가지게 된다. 이 시럽과 젤리는 대개 입으로 마시거나 코 안으로 부어서 넣을 정도로 충분히 액체상태이다. 어떤 지역의 사람들은 이 주스를 한 사람의 입에서 다른 사람의 입으로 뿜어 내주기도 한다.

콜롬비아와 베네수엘라의 안데스 최북단지역과 아마존 북서쪽 일부 지역에 사는 여러 부족들은 암빌(ambil)이라는 농후한 연초 추출물을 만들어 이것을 가지고 치아, 잇몸 혹은 혀를 문질러 준다. 이 진한 검은 색의 젤라틴은 수시간 혹은 수일간 연초 잎을 끓인 다음, 녹말을 가하여 진하게 하여 만든다. 만드는 처방은 다양하다. 어떤 부족들은 후추, 아보카도 씨, 설탕, 혹은 타피오카를 첨가하기도 한다. 때로는 이 암빌을 다른 담배 제품이나 환각약물과 함께 사용하기도 한다.

씹는 담배는 미국에서는 약 2~3% 정도가 사용한다. 씹는 담배는 남미와 서인도 제도에서 더 널리 사용되고 있다. 이러한 방법으로 담배를 사용하는 사람은 대개 단순히 조각 담배로 만들어진 씹는 담배(quid)를 빨거나 혹은 씹는다. 그러나 남미와 서인도 제도에서 만드는 방법은 북미 사람들에게는 특이하게 보일 수도 있다. 남미와 서인도 제도의 처방에는 곱게 부순 연초 잎과 흙, 재, 소금 혹은 꿀이 들어간다(북미의 씹는 담배에도 여러 가지 향을 첨가하기도 한다). 남미 인디언들은 일반적으로 연초 주스를 뱉어 내기보다는 삼킨다.

북미 사람들에게는 이상에게 보일 남미 인디언들이 하는 또 다른 담배 사용방법으로는 담배를 관장제 혹은 좌제로 사용하는 것이다. 일반적으로 이들 원주민들은 변비 혹은 기생충 감염을 치료하기 위해 이러한 방법으로 연초를 사용한다. 페루의 산악지역에 사는 여러 인디언 부족들은 또한 특정 의식을 거행하는 동안 이러한 방식으로 담배를 사용한다.

서로 다른 문화권에 살고 있는 사람들은 때로는 건강과 관련된 행동양상을 서로 다르게 나타낸다. 어느 한 문화의 사람들에게는 이상하게 보이는 것이 다른 문화의 사람들에게는 전혀 이상하지 않을 수도 있다. 사실, 연초음료는 미국 문화에서 최신유행의 식당에서 볼 수 있다. 여러 술집이나 식당에서 손님들이 좋아하는 담배 혹은 시가에 불을 붙여 피우는 것을 금하고 있기 때문에 많은 곳에서 점차 메뉴에 담배관련 상품을 포함시키고 있다. 즉 식당업자들이 흡연을 대체할 수 있는 대안을 개발하고 있는 것이다. 어떤 식당에서는 생선을 굽기 전에 밤새 생선을 싸 두는데, 연초 잎을 사용하기도 한다. 연초주스는 소스와 디저트의 성분으로 사용되고 있다. 그리고 연초 잎을 우려 낸 차를 함유하는 니코티니(Nicotini)라는 술도 개발되어 있다.

마시는 담배? 바로 당신 옆 손님들의 테이블에서 일어나고 있을 수도 있으며, 마시는 담배가 건강에 미치는 영향은 여전히 밝혀야 할 문제이다.

자료출처: kuntzsman, G. (2003년 5월 19일). 당신의 티라미스 케익속의 담배? 뉴스위크. 다음 웹사이트에서 볼 수 있음. Htt://gershkuntzman.homestead.com/files/tobacco_in_Your_Tiramisu.htm; 미국 보건국 (U.S. Department of Health and Human Services) (1992). *미국에서의 흡연과 건강: 1992년 보건장관 보고서. 전미건강협회(Pan American Health Organization)와 공동연구* (DHHS 발행번호. CDC 92-8419). 조지아주 아틀랜다: 미국 보건국, pp19-31.

(a) 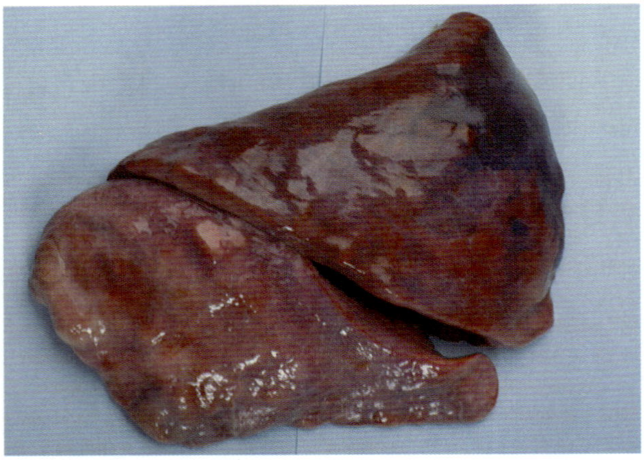

(b) 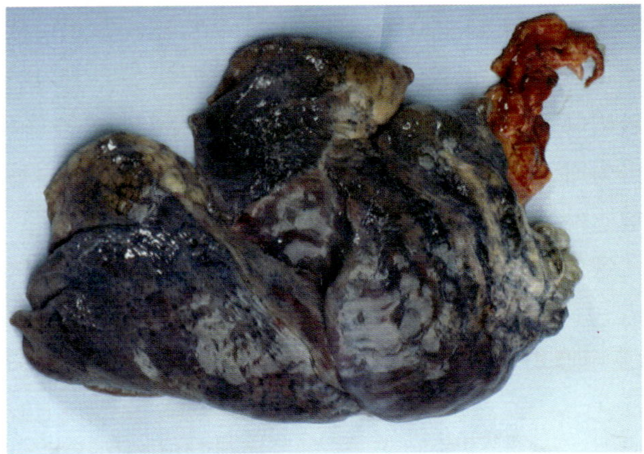

그림 8-9 건강한 폐와 폐기종 환자의 폐. (a) 건강한 폐는 매끈하고 짙은 분홍색이며, 비교적 색상이 균일하다. (b) 폐기종으로 인하여 폐포가 찢어지면서 이 그림에서는 관찰하기 어려운 작은 구멍이 형성되어 있다. 검게 변한 조직은 수년간의 흡연에 의한 것이다.

폐기종과 같은 폐 장애는 다시는 고칠 수가 없다. 질환이 진행됨에 따라 심장은 점점 더 일을 과도하게 하게 된다. 심장이 내보내는 혈액은 산소가 부족하기 때문에 우리 몸은 심장에 더 많은 혈액을 더 빨리 내보내라는 신호를 보내게 된다. 결국에는 과도한 폐 손상을 입은 사람은 대개 심장마비로 사망하게 된다. 그러나 폐기종이 초기, 특히 증상이 나타나기 전에 발견이 되면 담배를 끊으면 이러한 파괴적인 작용이 중단될 수 있다.

만성기관지염과 폐기종을 앓는 환자를 **만성 폐색성 폐질환(chronic obstructive pulmonary disease; COPD)**이 있다고 말한다. 흡연이 COPD의 주원인이다 (Croxton et al., 2002); 흡연을 하지 않는 경우, 이 질환은 건강상 그다지 중요하지 않은 문제일 것이다. 매년 COPD로 인한 사망자 61,000명 혹은 COPD로 인한 사망의 82%에 대해 흡연이 주된 원인으로 생각되고 있다.

폐기종(emphysema)
폐의 공기 주머니가 정상적인 탄력성을 잃어 호흡장애를 일으키는 만성적인 상태를 말한다.

만성폐색성 폐질환(chronic obstructive pulmonary disease, COPD)
만성기관지염, 천식, 폐기종을 포함하는 만성적인 증상으로서 숨쉬기가 극도로 어렵다는 특징이 있다.

심혈관계 질환(cardiovascular disease, CVD)
심장과 혈관의 이상을 말한다.

치주질환(periodontal disease)
치아를 지지하는 조직의 이상을 말한다.

심혈관계 질환 흡연과 관련된 원인으로 사망하는 사람들의 43%는 **심혈관계 질환(cardiovascular disease; CVD)**, 즉 심장과 혈관의 기능장애로 사망한다. 심혈관계 질환은 미국내 사망원인 1위를 차지하고 있다. *관상동맥질환(coronary artery disease, CAD)*, *고혈압(hypertension)*(만성적으로 혈압이 높음), 그리고 뇌졸중(뇌의 혈관성 질환)과 같은 다양한 심혈관계 질환들이 있다. *죽상동맥경화증(atherosclerosis)*은 동맥에 지방이 쌓이는 것으로서 심혈관계 질환 및 발작을 일으키게 되는 중요한 심혈관계 질환이다. 이 질환은 12장에서 자세히 기술한다.

흡연이 심혈관계에 영향을 미치기 때문에 흡연자의 경우, 비흡연자에 비하여 심장발작이나 뇌졸중이 생길 가능성이 2배 이상, 심장발작으로 사망할 가능성이 4배까지 높아진다. 매년 미국에서의 심혈관계 질환으로 인한 사망의 20%는 흡연에 의한 것이다(American Heart Association[AHA], 2002). 무연 담배도 심혈관계 질환에 대한 주요한 위험인자이지만 시가나 파이프 사용은 덜 심한 편이다.

경구용 피임제를 복용하는 여성 흡연자의 경우에는 심장발작의 위험이 수배 증가한다. 경구용 피임제는 혈전이 형성될 위험성을 증가시키며, 혈전은 흡연자에서 발생위험이 높은 죽상동맥경화증이 있는 사람의 이미 좁아져 있는 혈관을 막을 수 있다. 이러한 이유로 경구용피임제를 복용하는 동안 흡연을 하면 말초혈관질환과 뇌졸중의 위험도 또한 증가한다.

흡연자들은 종종 1960년대부터 건강상의 염려 때문에 판매가 되기 시작한 타르나 니코틴 함량이 낮은 저함량 담배(라이트 담배)를 피우면 일반적인 담배를 피우는 것에 비하여 건강상의 위해가 더 적다고 생각한다. 그러나 연구결과에 따르면, 이들 저함량 담배를 피우는 사람들은 일반적으로 보통 담배를 피우는 사람보다 더 오래 피우고 더 깊이 들이마신다. 또한 보통의 담배를 피울 때보다 라이트 담배를 피우는 경우, 더 많이 피우게 되어 실제 더 많은 양의 타르, 니코틴 및 기타 유독성의 발암물질들을 들이마신다. 과학자들은 저타르, 저니코틴 담배를 피우는 것이 관상심장질환 위험을 낮추어 준다는 증거를 찾지 못했다.

흡연자가 금연을 하면 즉시 심장질환의 위험이 감소하기 시작한다. 흡연자가 금연시 비흡연자의 심장발작에 의한 사망위험 정도로까지 위험성이 낮아지는 데는 3년에서 9년까지로 다양하다. 회복기간은 흡연을 한 기간과 하루에 얼마만큼의 담배를 피웠는지에 달려 있다. 그러나 만약, 흡연자가 금연을 하기 전에 이미 심장질환이 발생했다면 심장발작의 위험성은 흡연을 계속하는 경우에 비해서는 낮아지지만, 비흡연자의 심장발작 위험성 정도로까지는 감소하지 않는다.

암 암(cancer)은 특정 세포가 비정상적인 성장을 보이는 질환군을 말한다. 암은 신체의 여러 부위에서 발생할 수 있으며, 다른 부위로 퍼질 수 있다.

암은 미국인들의 사망원인 중 두 번째를 차지하고 있으며, 미국에서 연간 암으로 인한 사망의 3%, 폐암으로 인한 사망의 87%가 흡연과 관련이 있다(American cancer Society[ACS], 2004). 흡연은 폐, 후두, 구강, 식도, 신장, 방광, 췌장, 위 및 자궁경부의 암을 유발하거나, 혹은 관련이 있다. 폐암은 흡연에 의해 발생하는 암 중 가장 많이 나타나는 암이다.

치주질환 흡연 혹은 무연 담배 사용은 구강 내에도 심각한 영향을 미칠 수 있다. 이들 영향은 나쁜 입 냄새나 치아 얼룩과 같은 난처한 문제로부터 구강암과 같은 생명을 위협하는 것까지 다양하다(그림 8-10). 정기적으로 흡연을 하는 사람들에서 종종 일반적으로 잇몸병으로 알려져 있는 치주질환이 발생한다. **치주질환(periodontal disease)**은 실제 잇몸질환 그 이상이다. 이 질환은 잇몸, 치아가 박혀 있는 뼈, 그리고 치아를 뼈에 붙여주고 있는 인대와 같은 치아 주변에서 치아를 지지하는 모든 조직들의 질환이다.

사람들은 치아위생이 불량하다든가, 잇몸을 손상시키는 과도한 칫솔질이나, 이빨을 앙 다문다든지, 이를 가는 것과 같은 다양한 이유로 치주질환에 걸린다. 담배 관련 제품사용은, 특히 잇몸에 파괴적이며, 종종 심각한 치주질환을 일으킨다. 니코틴은 잇몸 혈관을 좁하여 조직에 이르는 산소의 양을 줄인다. 그 결과, 잇몸 조직은 감염에 대해 저항성이 낮아진다. 또한 치주질환이 있는 사람이 계속 담배를 피우는 경우, 치아위생을 잘 하거나 적절한 치주관리를 하여도 소용이 없다.

무연 담배를 사용하는 젊은 층에서 종종 치주질환이 발생한다. 잇몸 퇴행은 구강 내에서 무연 담배가 놓이게 되는 부위에서 가장 잘 일어난다. 또한 *백반증(leukoplakia)*은 입안의 점막에 전암성(pre-cancerous)의 백색 반점이 나타나는 질환으로서 무연 담배를 사용하는 청소년에서 일반적이다(그림 8-11). 대략, 이 병소의 5% 정도가 5년 이내에 암으로 된다. 그러나 만약, 무연 담배를 그만둔다면 백반증은 줄어들어 없어질 수 있다.

골다공증 골다공증(osteoporosis) 혹은 골밀도 소실은 폐경기 백인여성에서 가장 잘 나타난다. 이 질환으로 인해 여성들에서 골절, 등 통증, 기타 여러 문제들이 수반되기 때문에 심각한다. 엉덩이 뼈 골절을 경험한 여성은 경험하지 않은 여성에 비하여 사망률이 15% 내지 20%정도 높기 때문에 엉덩이 골절이 특히 심각하다.

흡연을 하면 여성에서 골밀도 소실을 일으키고, 폐경이 나타나는 나이가 약 2년 정도 빨라진다. 그러므로 성인이 되어 하루에 한 갑을 피우는 여성의 경우 비흡연자들에 비해 폐경기 때 골밀도가 10% 더 낮게 된다.

간접흡연

과거 30년간 비흡연자들은 실내 담배 연기가 건강상의 위험을 증가시킨다는 것을 점차 알게 되었다. 이를 ***환경중 담배 연기(environmental tobacco smoke, ETS)***

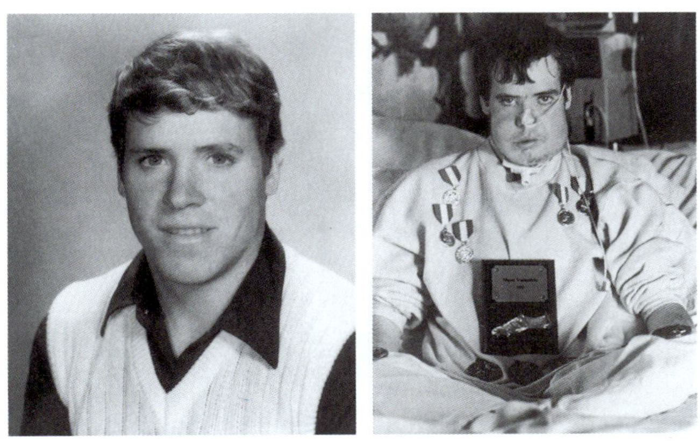

그림 8-10 흡연 전후의 선 마르세(Sean Marsea). 션은 입상경력이 있는 오클라호마주 고등학교 운동선수로서 씹는 담배(chewing tobacco) 사용으로 생긴 구강암으로 사망하였다. 약 1년 만에 병이 진행되어 사망하였다.

혹은 *간접흡연(secondhand smoke)*이라 하는데, 담배, 시가 혹은 파이프를 태울 때 나오는 생담배연기와 흡연자가 내뱉는 연기로 이루어진다.

환경중 담배 연기 (environmental tobacco smoke, ETS)
불 붙인 담배, 시가, 혹은 파이프에서 나오는 연기와 흡연자가 내뿜는 연기를 말한다.

1986년 미국 국가연구위원회(National Research Council, NRC)와 미국 공중위생국장은이 간접흡연에 의한 건강상의 영향에 관한 연구결과를 수집하였다 (CDC, 1986; NRC, 1986). 이들 보고서들에서는 간접흡연이 성인 비흡연자에서 폐암을 유발할 수 있다는 결론을 내렸다. 연구자들에 따르면, 미국내 연간 약 3000여 명의 폐암 사망자가 이 간접흡연에 의한 것으로 추정된다. 보고서에서는 또한 간접흡연하는 연기 중에 흡연자가 들이마시는 주류연기(mainstream smoke)에서 밝혀진 동일한 발암성 물질을 함유하고 있음을 보여 주고 있다.

이들 결론들은 대중이 받는 간접흡연의 영향을 줄이기 위해 정부나 기타 주요 공공건물, 작업장, 그리고 식당들을 금연구역으로 지정하는 것을 촉발시켰다. 1993년까지 거의 82% 정도의 실내작업장에서 금연이 실시되었다(Farrelly et al., 1999). 그리고 2000년과 그 이후 모든 공공 시설물에서 금연을 실시하려는 노력이 이루어지고 있다(Mcmillen et al., 2003). 사무실 금연조치로 인하여 금연하는 사람들이 늘어나게 되었다(Utsunomiya, 2003; Moskowitz & Huder, 2000).

연구결과(National Safety Council, 2000)를 분석해 보면 간접흡연 연기에의 만성적 노출은 심혈관계에 영향을 미치고 가슴 통증 유발과도 관계가 있다. 생담배연기를 들이마시는 것은 비흡연자에게 기침, 점액생성, 가슴의 불쾌한 느낌, 그리고 폐기능저하와 같은 기타 부정적인 효과를 보인다. 폐기능저하를 보이는 사람은 운동을 할 때 호흡이 짧아질 수도 있다.

어린이, 특히 유아와 어린아이들은 간접흡연시 심각한 결과를 초래할 수 있다. 흡연자의 자녀들은 기침과 씨근거리는 숨소리, 그리고 기관지염, 인플루엔자 및 폐렴과 같은 하기도 감염발생 빈도가 증가한다(National Safety Council, 2000). 부모들은 금연구역으로 지정된 곳이 모두 안전한 것은 아니라는 것을 명심하여야 한다. 연구에 따르면, 흡연구역과 인접한 금연구역은 그 구역이 별도의 환기시설을 갖추고 있지 않는 한 허용치 이상의 오염물질을 함유하고 있다(Akbar-Khanzadeh, 2003).

간접흡연은 또한 어린이 천식발생에 대한 위험인자이다. 간접흡연에 노출시 이미 천식이 있는 어린이의 경우, 천식발작과 천식의 정도가 심해질 수 있다.

간접흡연을 피하는 것이 건강을 유지하는 데 도움이 된다. 간접흡연을 어떻게 피할 것인지를 건강관리코너에 그 방법을 소개하였다.

금 연

대부분의 흡연자들은 금연하기를 원한다. 최근 갤럽 조사에 따르면 흡연자의 76%가 금연을 원한다고 대답하였다. 65%는 과거에 금연을 하기 위해 굉장히 노력한 적이 있다고 대답하였다. 그리고 흡연자의 95%는 흡연이 건강에 유해한 것으로 생각한다고 대답하였다. 흡연자의 83%는 담배를 처음부터 배우지 않았더라면 좋았을 것이라고 대답하였다(Gillespie, 1999).

금연시 얻을 수 있는 이득 어떤 연령대이건 금연을 하는 이유로는 여러 가지가 있다. 미 보건당국의 보고서에서는 금연을 해야 하는 5가지 주된 이유를 다음과 같이 들고 있다.

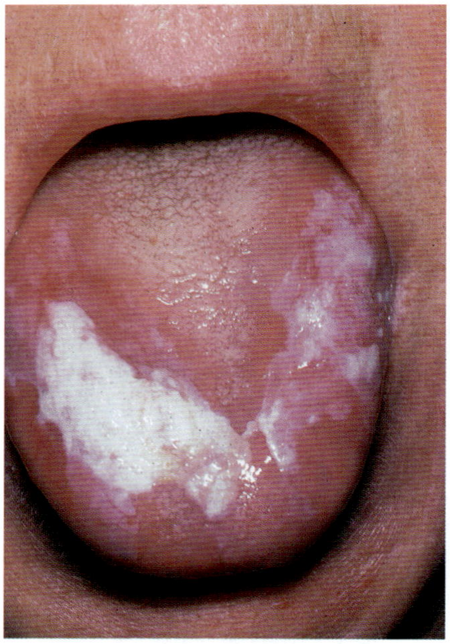

그림 8-11 백반증. 암 전 단계에 해당되는 이 질환은 무연담배제품(smokeless tobacco products)를 사용하는 사람의 입 안 점막에 종종 발생한다.

1. 금연을 하면 즉각적이고 주요한 건강상의 이득이 있다.
2. 이전에는 담배를 피웠더라도 금연한 경우, 계속 담배를 피우는 경우보다 더 오래 생존한다.
3. 금연을 하면 폐암, 기타 암, 심장발작, 뇌졸증, 그리고 만성 폐질환에 걸릴 위험성이 감소한다.
4. 임신 전 혹은 임신을 한 첫 3~4개월 간 금연을 한 여성의 경우, 저체중아를 낳을 위험성이 흡연을 한 적이 없는 여성의 경우에 대한 정도까지 줄어든다.
5. 금연으로부터 얻을 수 있는 건강상의 이득은 금연 후에 평균적으로 체중이 2~3 kg정도 늘어나거나 혹은 생길 수 있는 그 어떤 정신적 부작용 등으로 나타날 수 있는 위험성을 훨씬 상회하게 된다.

흡연을 하면 나타나는 건강상의 영향 중 하나는 니코틴 중독이다. 금연을 하면 표 8-8 에 나열한 니코틴 금단증상 중 일부 혹은 전부를 경험하게 된다. 불쾌한 정신적 생리학적 상태들은 금연 후 하루나 이틀째에 최고에 이르다가 그 이후에는 점차 약해진다. 가장 오랫동안 지속되는 2가지 금단증상은 담배에 대한 갈구와 식욕증진

건강관리
Managing Your Health

간접흡연 거절방법

흡연자와 같이 살고 있다면

- 집에서는 담배를 피우지 말 것을 부탁한다. 흡연습관이 같이 살고 있는 사람들을 어떻게 위험에 놓이게 만드는지에 대해 서로 토론을 하도록 한다.
- 흡연을 위해 밖으로 나가지 않으려 할 때에는 비흡연자들이 흡연에 노출되는 것을 제한할 수 있는 방법을 제시하도록 한다. 다른 사람들은 잘 사용하지 않는 방 하나를 별도 흡연공간으로 활용할 수 있다. 일부 흡연자들은 집에서 흡연시 창문을 열거나 아무도 없을 때 흡연을 하여 다른 사람을 보호하기도 한다.
- 방들이 환기가 잘 되도록 유지한다. 창문을 연다.
- 금연하려고 하는 경우에는 도와주도록 한다.

손님이 온 경우

- 담배를 피우는 모든 손님들에게 집에서는 담배를 피우지 말 것을 부탁하거나, 혹은 밖에서 피우도록 부탁한다.
- 재떨이를 주변에 두지 않는다.

다른 사람의 집이나 차량 안에서

- 친구와 친척들에게 당신이 있는 동안은 담배를 피우지 않으면 고맙겠다고 말하도록 한다.
- 사람들로 하여금 흡연이 즉각적으로 문제를 일으킬 수 있음을 알도록 한다. 만약, 흡연이 당신의 알러지를 더 심하게 하고 재채기가 나게 하고 눈을 자극한다면, 그렇다고 말을 하도록 한다. 일부 흡연자들은 자신의 흡연이 그러한 불편을 일으키는 것을 보면 담배를 치우기도 한다.

집에 어린아이가 있는 경우

- 보모, 조부모, 아니면 기타 아이를 돌보아 주는 사람이 아이 주변에서 담배를 피우지 말 것을 분명히 말하도록 한다.
- 흡연자가 아이 주변에서 담배를 피운다면, 아이가 간접흡연을 피할 수 있도록 도와준다. 어른이 담배를 피우는 동안 아이를 다른 방으로 가도록 하거나 밖에서 놀도록 한다. 담배를 피운 후에는 방을 환기시킨다.
- 아이들이 자는 곳에 흡연자를 들이지 않는다.

직장에서 흡연이 허용되어 있는 경우

- 고용주에게 회사의 흡연에 관한 정책에 대해 얘기해 보도록 한다. 고용주에게 간접흡연의 유해효과에 대한 보고서를 보여 주도록 한다.
- 가능하다면 흡연자와는 멀리 떨어진 비흡연자 근처에서 일을 할 수 있도록 요청한다.
- 흡연자들에게 여러분 근처에서 담배를 피우지 말아 줄 것을 부탁한다.
- 공기가 움직일 수 있도록 환풍장치를 사용하고, 가능하다면 창문을 열어 둔다.
- 자신의 작업공간에 금연을 하여 감사하다는 문구를 걸어 둔다.
- 비흡연자를 보호하기 위한 회사정책 마련을 돕는 데 자발적으로 참여한다.

공공장소에 있을 때

- 차를 빌리거나 호텔을 이용하거나 혹은 식당을 이용하는 경우에는 비흡연자용을 선택하도록 한다.
- 식당에서 흡연자 근처에 자리를 준다면(비록, 여러분이 비흡연자 좌석에 있다고 할지라도) 다른 곳으로 바꾸어 줄 것을 요구하도록 한다.
- 아이들을 흡연구역에서 멀리 두도록 한다.

자료출처: Adapted from National Cancer Institute.(1993). *I mind very much if you smoke*(NIH Publication No. 93-3544). Washington, DC:National Institutes of Health.

이다. 그러나 니코틴 팻취, 니코틴 껌, 니코틴 흡입제 혹은 니코틴 중독을 치료하는 항 우울제인 부프로피온(buproprion)을 사용하면, 이들 증상들을 감소시키며 금연을 더 쉽게 해 준다(Silagy et al.., 2004; Hurt, 1998). 금연자들에 따르면 이들 금단증상들이 잦아들면서 자존심의 향상이나 자기조절감과 같은 좋은 심리학적인 변화가 일어난다고 한다.

흡연이 호흡기계에 부정적인 영향을 나타내기 때문에 금연을 하면 숨쉬기가 더 쉬워진다는 것을 느낄 수 있다. 금연을 하면 기침, 점액생성 및 킁킁대는 현상이 줄어든다. 또한 기관지염이나 폐렴과 같은 호흡기 감염이 줄어든다(폐렴은 만성질환이 있는 사람들에게는 치명적일 수 있다). 또한 금연을 지속적으로 하면 만성폐색성폐질환이 있는 사람들은 금연을 하기 전에 비해 이 질환으로 사망할 확률이 줄어든다.

금연은 또한 심혈관계에도 좋은 영향을 나타낸다. 조사결과에 따르면, 금연을 하면 1~2년 후에 증가되었던 심혈관계 질환의 위험이 반으로 줄어든다. 그런 후 남아있는 위험의 정도도 점차 감소하게 된다. 몇 가지 결과에 따르면 금연 후 5~9년 후에 비흡연자의 위험수준으로까지 떨어지게 된다. 또 한편으로는 이전에 흡연을 한 적이 있는 사람이 그 정도로 위험이 감소하는 데는 10년 내지 15년 정도 걸린다는 보고도 있다(AHA, 2005). 담배를 많이 피울수록, 그리고 흡연시작 연령이 어릴수록 회복시간이 더 오래 걸리게 된다. 피우는 담배의 개수가 많을수록 심혈관계질환의 위험이 높아지므로 금연을 하기 힘든 경우, 담배를 적게 피울수록 심혈관계 질환의 위험이 낮아질 수 있다. 그러나 저타르 및 저니코틴 담배를 피우는 것은 위험을 낮추지는 않는 것으로 보인다. 심혈관계 질환이 있는 것으로 진단을 받은 사람이 금연을 하면 부가적인 심장발작과 심혈관계 질환으로 인한 사망 가능성이 현저히 낮아진다. 금연의 이점은 모든 연령대에서 나타난다. 나이 든 사람이라고 금연을 하기에는 너무 늦었다고 생각해서는 안 된다.

금연을 하면 폐, 후두부, 식도, 구강, 비장, 방광 및 자궁경부암 발생 위험이 실질적으로 감소된다(ACS, 2004). 그러나 조사결과에 따르면, 암에 대한 위험성 감소가 심혈관계 질환에 대한 감소만큼이나 빠르게 일어나지는 않는다. 금연을 하는 것과 암발생 위험이 낮아지는 것 사이에는 다소의 시간이 걸리는 것으로 보인다(Enstrom, 1999; Enstrom & Heath, 1999). 그림 8-12에 금연을 하면 얻을 수 있는 건강상의 이득을 그림으로 나타내었다.

금연과정 흡연은 중독성이 있으며, 금연을 하고자 하는 중독상태의 흡연자는 약물중독의 경우와 마찬가지로 동일한 행동학적 과정을 거치게 된다. 금연을 고려 중인 경우, 흡연이 위험하다는 사실을 이해하고 받아들여야 하며, 금연이 본인에게 중요한 또 다른 이유가 있어야 한다. 예를 들어, 흡연자는 니코틴이 약물이고, 본인이 이 약물에 중독되어 있다는 사실을 자각하여야 한다. 금연으로 이 중독을 멈출 수 있을 것이다. 그러나 이러한 긍정적인 행위(중독을 멈춘다는)와 함께 부정적인 결과, 즉 금단증상도 나타난다. 금연을 할 준비를 위해 흡연자는 나타날 변화들의 부정적인 측면과 긍정적인 측면 둘 다 분석하고, 부정적인 측면들을 이겨 낼 준비를 하여야 한다. 때로는 의료진과 함께 검토하는 것도 도움이 된다. 또한 금연을 해야 하는 이유를 분석한다면 금연에 뒤따르는 결과들에 대해서도 더 잘 처리할 수 있도록 준비할 수 있다([건강관리] "금연을 위한 요령들" 참조).

일단 흡연자가 금연을 할 필요성을 자각하면 어떤 과정을 택할 것인지, 즉 처음부터 갑자기 모든 흡연을 중단할 것인지, 혹은 처음에는 흡연량을 줄여 줄 것인지를 결정하여야 한다. (니코틴에 중독되어 있다면 처음부터 완전히 흡연을 중단하는 방법이 최선일 수 있다. '왜 흡연을 하는가?' 에 대해서 평가해 보는 것도 중독여부를 결정하는 데 도움이 될 것이다.) 금연프로그램에 참가할 것인가? 혹은 그룹의 도움 없이 금연을 시작할 것인가? 이 단계에서 의료전문가의 충고가 도움이 될 수 있다. 여러 가지의 금연프로그램이 있으며, 자신에게 잘 맞는 프로그램을 선택하면 된다. 니코틴 팻취나 니코틴 껌과 같은 약물치료도 니코틴에 의한 금단증상을 완화시키는 데 도움이 된다. 또한 금연을 하는 과정에서 가족과 친구들의 지지를 얻어낼 수 있다.

금연자는 *중단기간(quitting period)*으로 여겨지는 첫 6개월 후 6개월 정도 지속되는 *유지기간(period of maintenance)*으로 들어가게 된다. 금연프로그램에 참여하는 사람들은 지지를 얻기 위해 그룹 모임에 계속 참가하게 되고, 다른 경우에는 계속적으로 가족이나 친구, 기타 전에 흡연을 했던 사람들로부터 지지나 도움을 받게 된다.

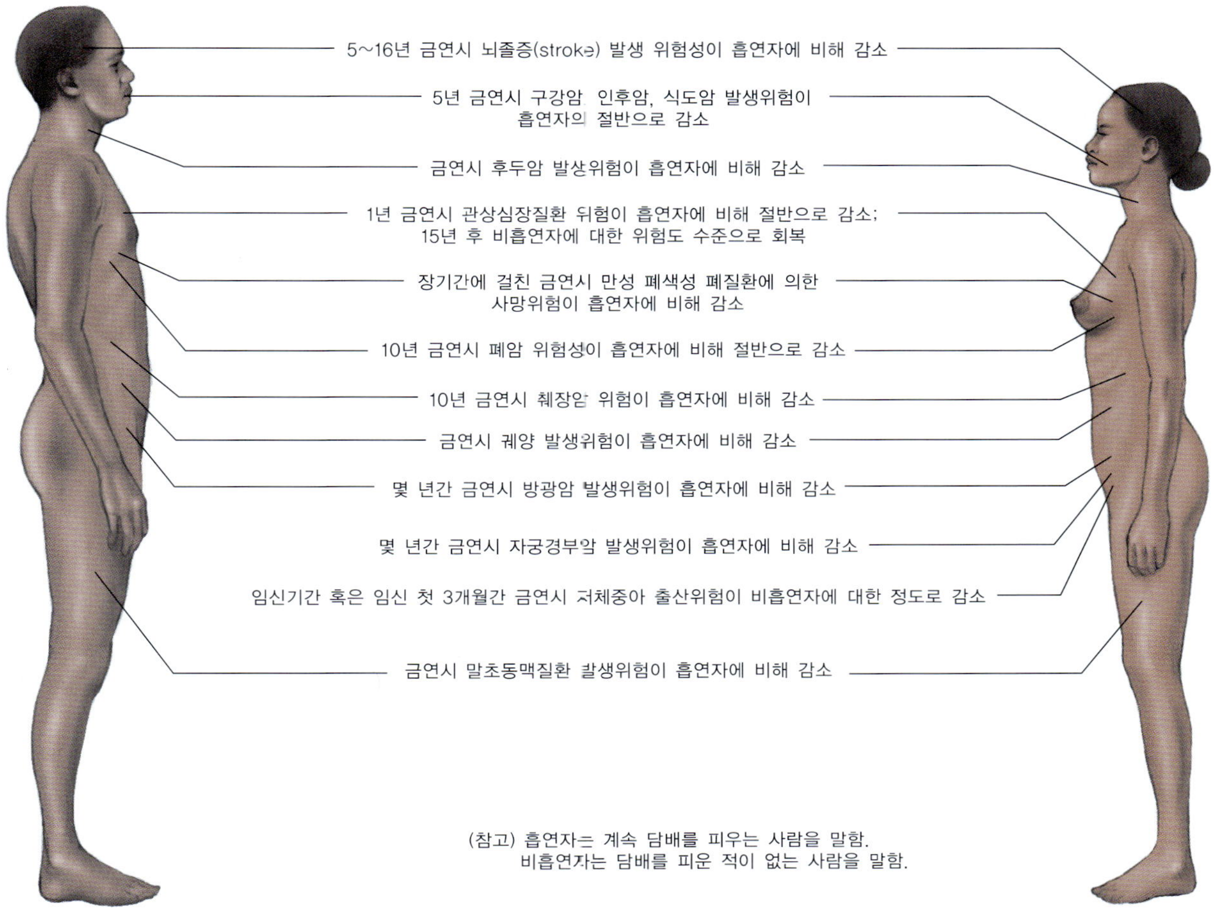

그림 8-12 금연시 얻을 수 있는 건강상의 이득. 금연시 금연기간에 따라 여러 질환이 발생할 위험성이 현저히 감소한다.

자료출처: 미국 보건복지부 (1990). 금연의 건강상 이득 : 미 공중위생국장 보고서. 조지아주 아틀란타.

다른 중독들과 마찬가지로 재발이 될 수 있다. 재발되면 예전의 흡연습관으로 되돌아가게 된다. 재발은 스트레스, 우울, 담배에 대한 갈망, 좋지 않은 사건의 발생, 그리고 사람들 사이의 긴장들과 여러 가지 요인들에 의해 자극을 받아 발생할 수 있다. 재발한 사람이 다시 금연을 하는 경우, 다시 한번 행동학적 변화의 단계를 거치게 된다.

금연을 방해하는 장벽 중 하나는 체중이 느는 것에 대한 두려움이다. 사실 흡연자의 25%가 이러한 이유로 금연을 하지 않는다고 대답한다. 마찬가지로 금연을 했던 사람의 25%가 체중이 증가하기 시작하고 더 늘게 될까 두려워서 담배를 다시 피우게 된다. 이러한 두려움은 근거가 없는 것이 아니다. 금연을 한 사람의 80%가 체중이 늘었다.

그러나 연구결과에 따르면, 평균적인 체중증가는 약 2.7~4kg 정도로서 체중이 현저히 증가할 가능성은 매우 낮다. 담배를 아주 많이 피운 사람의 경우, 금연 후 체중 증가 정도가 가장 크다 (Heishman, 1998).

금연 후 체중이 증가하는 이유는 다음의 2가지이다. 더 많이 먹게 되고(입 속으로 담배가 아닌 뭔가를 넣는다) 대사과정이 약간 더 느리게 일어난다. 이러한 현상을 줄이기 위해서는 금연과정에 운동프로그램을 병행하여 대사율을 유지시켜 주어야 한다. 또한 저지방 소스를 곁들인 야채, 과일, 무가당 젤라틴과 같은 무지방 및 저탄수화물 간식을 가까이에 두고 이용하도록 한다.

예방

흡연은 청소년기에 시작되고 젊은이들이 흡연시기를

건강관리
Managing Your Health

금연을 위한 요령들

자신이 왜 담배를 피우는지에 대해 답해 보고 그에 따라 제시된 금연요령을 따른다면 금연이 보다 더 쉬워질 것이다.

담배를 피는 이유: 담배를 피우면 힘이 난다.

- 재충전되고 민첩하다고 느낄 수 있을 정도로 충분한 휴식을 취한다.
- 전체적인 에너지 수준을 높이기 위해 정기적으로 운동을 한다.
- 나른해지기 시작하면 담배를 피우는 대신 활발히 걷도록 한다.
- 에너지 충전을 위해 규칙적으로 영양가 있는 식사를 하도록 한다.
- 기분을 상쾌하게 하고 자신을 재충전시키기 위해 시원한 물을 많이 마시도록 한다.
- 심심해지는 것을 피하라. 이는 피곤하게 느끼도록 만들 수 있다.

담배를 피는 이유: 담배를 만지고 다루는 것을 좋아한다.

- 담배를 만지고 싶을 때 펜이나 연필을 집어 든다.
- 동전이나 주변의 물건을 가지고 논다.
- 플라스틱 담배를 손에 들고 있거나 입에 물고 있도록 한다.
- 음식을 먹고 싶은 욕구와 담배를 물고 싶은 욕구를 혼돈하지 않도록 규칙적으로 식사를 하도록 한다.
- 손을 바쁘게 움직일 수 있는 뜨개질이나 목공예 등을 취미로 한다.
- 당근이나 스틱형 빵 같은 저지방 및 저당 간식을 먹도록 한다.
- 당이 없는 딱딱한 캔디를 빨아먹는다.

담배를 피는 이유: 담배를 피우면 기분이 좋아진다.

- 담배를 안 피우는 경우의 즐거움, 즉 음식 맛이 얼마나 좋은가, 걷고 달리고 계단을 오르는 것이 얼마나 쉬운가, 담배를 피우고 싶은 갈망을 통제하는 것이 얼마나 기분 좋은가 등을 즐기도록 한다.
- 담배를 사는 대신 아낀 돈을 다른 즐거운 일, 즉 쇼핑이나 외출과 같은 일에 쓰도록 한다.
- 금연을 하면 건강상 좋은 점을 자신에게 상기시키도록 한다. 담배를 포기함으로써 앞으로 다가올 세월 동안 인생의 다른 즐거움을 즐길 수 있다.

담배를 피는 이유: 긴장되어 있을 때나 기분이 안 좋을 때 담배를 피우면 편안해진다.

- 화가 나거나 기분이 나쁠 때 자신을 진정시킬 수 있는 이완요법을 사용한다. 숨을 크게 들이마시는 연습, 근육이완 및 자신이 평화로운 상태에 있다고 상상하는 것 등이 스트레스를 덜 느끼는 데 도움이 된다.
- 긴장감을 해소하고 기분을 개선시키기 위해 규칙적으로 운동을 한다.
- 스트레스를 일으키는 상황을 경감시키도록 조치를 취한다.
- 스트레스가 심한 상황을 피하도록 한다.
- 매일 충분한 휴식을 취하고 긴장을 풀 수 있는 시간을 가지도록 한다.
- 긴장을 풀고 쉬는 시간을 즐기도록 한다. 오랫동안 따뜻한 목욕을 하도록 한다. 마사지를 받는다. 정원의 해먹에 누워 있는다. 편안한 음악을 듣는다.

담배를 피는 이유: 나는 담배를 갈망하고 니코틴에 중독되어 있다.

- 금단증상을 피하기 위해 니코틴 팻취나 니코틴 껌을 사용하도록 한다.
- 단숨에 끊도록 한다. 담배 하나를 입에 무는 순간 다음 담배를 갈망하게 되기 때문에 점차 줄여 나가는 것은 이 경우에는 적당치 않을 수 있다.
- 담배로부터 완전히 멀어지도록 한다. 재떨이를 없앤다. 가지고 있는 담배를 모두 없애 버린다. 담배를 피우는 사람이나 술집과 같은 담배 연기로 가득 찬 곳은 피한다.
- 가족과 친구들에게 담배를 끊었다고 말을 한다.
- 약 2주간 지속되는 금단증상을 기억하고, 금연을 계속하도록 한다.

담배를 피는 이유 : 담배를 피우는 것이 습관이다.

- 점차 줄이도록 한다. 매일 조금씩 덜 피우거나 반으로 줄인다. 덜 자주, 덜 깊이 들이마시도록 한다. 몇 달 후에 완전히 끊는 것이 더 쉬울 것이다.
- 담배 피는 습관을 바꾸도록 한다. 담배를 다른 곳에 둔다. 반대쪽 손으로 담배를 피운다. 담배를 피우는 동안 다른 일은 하지 말라. 담배 피우는 장소를 특정 장소, 즉 바깥이나 집에서는 방 하나로 한정하라.
- 담배를 피우고 싶을 때 1분 기다리도록 한다. 스스로에게 묻도록 한다. 정말 담배를 피우고 싶은가? 얼마나 여러 번 담배를 건너뛸 수 있는지에 스스로 놀라게 될 것이다.
- 완전히 담배를 끊는 날을 정하고 그것을 지키도록 한다.

자료출처: Adapted from National Cancer Institute.(1993). *Learning why you smoke can teach you how to quit*. Washington, DC: U.S. Department of Health and Human Services.

겪게 된다는 것을 알게 되면서 1980년대에 예방프로그램이 개발되었다. 오늘날의 프로그램들도 어린이의 사회적인 환경이, 이들이 흡연을 할지의 여부를 결정하는데 있어서 가장 중요한 인자라는 사실을 인지하고 있다. 그러므로 예방프로그램들은 중학교 1, 2학년들을 주 대상으로 하고 있으며, 담배를 피우기 전의 어린이를 대상으로 한다. 이들 프로그램들은 어린 학생들이 흡연에 대한 사회적인 영향, 즉 광고나 친구들 사이에서의 압력등을 파악하고, 이에 대해 저항할 수 있는 능력을 키우는 데 초점을 두고 있다. 또한 청소년들에게 흡연의 단기간의 부정적인 영향에 대해 교육을 실시한다. 단기간에 발생하는 결과들에 대해 이해하는 것이 장기간의 영향에 대한 지식에 비해 청소년의 행동에 더 좋은 영향을 끼친다.

연구결과에 따르면, 여러 유형의 예방프로그램들이 1~5년 또는 그 이상의 기간 동안 청소년 흡연을 지연시키거나 감소시켰다. 효과적인 프로그램은 학교, 부모 및 대중매체가 함께 하는 것이다(Pentz, 1998).

무연 담배 사용에 초점을 맞추어 개발된 다른 프로그램들이 있다. 이들 프로그램들의 목표는 무연 담배가 담배를 대신하는 보다 안전한 대체물이라는 인식을 뒤집는 것이다.

청소년들이 담배를 접할 수 있는 기회를 감소시키는 것도 또 다른 예방법이다. 불행하게도 미성년자들에 대한 담배판매가 불법임에도 불구하고 청소년들이 담배를 손쉽게 구할 수 있다. 미국의 *Health People 2010* 프로그램에서는 미성년자들에 대한 담배 판매를 금지하는 법 시행을 강화하여 미성년자가 담배를 구매하는 비율을 5% 정도로 낮추는 것을 목표로 하고 있다.

건강한 생활습관

Healthy Living Practices

- 흡연자라면 금연을 위한 계획을 세우고 그에 따르도록 한다. 때로는 금연이 힘들다는 것을 예상하고 있도록 한다. 금연프로그램이나 의약품 혹은 둘 다를 이용하여 도움을 받는 것도 생각해 보도록 한다. 금연 후의 체중증가를 줄이기 위해서는 운동을 하고 무지방, 저칼로리 간식을 곁에 두도록 한다.
- 아이들이 있거나 가질 계획이라면 아이들이 어릴 때 아이들과 함께 담배가 미치는 건강상의 영향에 대해 얘기를 나누어서 흡연을 시작하지 않도록 한다.
- 아이들이 담배를 피우는 사람 근처에 가지 않도록 한다. 아이들은 담배 연기의 위해작용에 특히 약하다.
- 고열이 있거나 숨을 쉴 수 없고, 황색, 회색, 녹색 혹은 혈흔이 있는 가래를 동반하는 기관지염이 있을 경우, 즉시 의사의 상담을 받도록 한다.
- 상당한 양의 점액이 생성되고, 숨이 가쁜 흡연자가 하는 기침을 하는 경우, 심각한 질환인 만성 기관지염일 수 있으므로 즉시 의사의 진찰을 받도록 한다.
- 호흡기계를 평가하기 위해 정기적으로 검진을 받도록 한다.
- 비흡연자라면 담배 연기가 있는 곳은 피하도록 한다. 담배 연기 중에서 숨을 쉬면 심장질환, 폐암 및 기타 여러 호흡기계 질환이나 상태로 발전할 위험이 증가한다.
- 담배관련 제품을 사용하는 경우라면 그 사용을 중단함으로써 여러 가지 암, 심혈관계 질환 및 치주질환 발생 위험을 줄일 수 있다.
- 여성이고 흡연자라면 비흡연 여성에 비해 골다공증이 생길 위험성이 더 크며, 조기에 폐경기에 도달할 수 있다. 이러한 위험성을 줄이기 위해 담배를 끊도록 한다.

삶속에서

Across The lifespan

알코올과 담배의 영향

태아와 유아는 산모가 알코올과 담배를 이용하면 상당히영향을 받는다. 약 30년 전, 과학자들은 알코올 중독자인 산모에게서 태어난 아기들이 특정 형태의 비정상적인 신체적 및 행동학적 특성을 보인다는 것을 밝혔으며, 이를 **알코올성 태아증후군**(fetal alcohol syndrome, FAS)이라 부른다.

알코올성 태아증후군의 대표적인 특성은 정신적인 지체이다. 또한 출생 전 및 출생 후 성장지연, 행동장애 및 뇌기능 장애와 같은 중추신경계 장애(정신지체외의), 그리고 작은 눈, 넓고 얇은 윗입술, 납작한 코 간격과 중앙 안면과 같은 얼굴 생김새 등이 특징이다 (그림 8-13). 알코올성 태아증후군을 보이는 아기의 30~40%가 또한 심장 결함을 가지고 태어난다.

출생 전에 알코올에 노출된 일부 아기들은 몇 가지 알코올성 증후군을 나타낸다. 이러한 현상을 **태아 알코올 효과**(fetal alcohol effects, FAE) 혹은 *알코올성 태아이상(alcohol-related birth defects; ARBD)*이라 한다.

알코올성 태아증후군(fetal alcohol syndrome, FAS) 임신기간 과도하게 술을 마신 산모로부터 태어난 아이들에게서 나타나는 일군의 비정상적인 신체적 및 행동학적 특성을 말한다.

태아 알코올 효과(fetal alcohol effects; FAE) 알코올성 태아증후군과 유사한 상태로서, 다만 태아가 알코올성 태아증후군에서 나타나는 비정상적인 증상 중 단지 몇 가지만을 나타낸다.

이러한 비정상적인 증상의 심각도와 정도는 산모가 임신기간동안 마신 술의 양과 임신기간 동안 술을 마셨는지의 여부와 관련이 있는 것으로 보인다. 아직 아무런 효과가 나타나지 않을 최저치는 결정되어 있지 않다. 그러나 여러 연구들에 따르면, 임산부가 평균적으로 1일 3잔 정도의 술을 마시면 이러한 장애를 가진 아이를 출산할 가능성이 더 높다. 또한 폭음을 하는 경우, 태아에 위해를 가할 수 있는 가능성이 높은 것으로 보인다(Jacobson & Jacobson, 1994; Nevitt, 1996). 중등도의 음주도 사산 위험성을 높인다(Kesmodel, 2002). 2002년 미국의 임산부 음주비율은 10.1%이었으며, 폭음자와 자주 술을 마시는 임산부 비율은 각 1.9% 정도이었다(CDC, 2004b).

임신을 하고 있는 동안 산모의 흡연은 태아에게뿐만 아니라 산모에게도 해롭다. *태반조기박리(abruptio placentae)*는 태반이 자궁으로부터 분리되어 일어나는데 출혈(생명을 위협하는 출혈)로 이어진다. (태반을 통해 태아가 영양분과 산소를 얻고 노폐물을 배설한다.) 산모흡연은 또한 태반이 비정상적으로 위치하고 있어 자궁입구를 막고 있는 *전치태반(placenta previa)*과 관련이 있다. 출산과정에서 자궁입구가 열림에 따라 출혈이 발생할 수 있다.

임신기간 중 흡연을 하면 또한 태반 내의 혈류가 감소되어 태아에게 도달하는 영양소가 줄어들며, 이는 신생아의 체중감소를 초래할 수 있다(Larsen et al.., 2002). 또한 임신기간 동안 흡연을 한 산모의 태아나 신생아는 임신 28주와 출산 후 4주 사이에 사망할 확률이 비흡연자 산모에게서 태어나는 아이들에 비하여 25% 내지 30% 더 높다. 흡연을 하는 산모의 아기들은 *유아돌연사망증후군(sudden infant death syndrome; SIDS)*과 호흡기 질환으로 사망할 가능성이 평균보다 더 높다. 건강한 아기의 갑작스런 돌연사망은 아기가 자는 동안 일어난다. 유아돌연사망증후군은 생후 2주에서 1년 된 아기의 최대 사망원인이다.

임신기간 동안 흡연을 하는 산모의 비율은 과거 10년간 감소하여 1990년에 18.4%이었는데, 2002년에는 11.4%이었다. 그러나 임신을 한 18세에서 19세의 십대 산모의 흡연율은 더 높아서 18.2%를 나타내었다(CDC, 2004e).

음주와 흡연이 강하게 영향을 미치는 또 다른 연령대는 노인들이다. 노인들은 술에 대한 영향에 더 약하여 이전에는 별 문제를 일으키지 않던 음주 유형이 변화하지 않았음에도 알코올에 의한 문제를 일으킬 수 있다. 알코올은 또한 여러 약물들과 좋지 않은 상호작용을 일

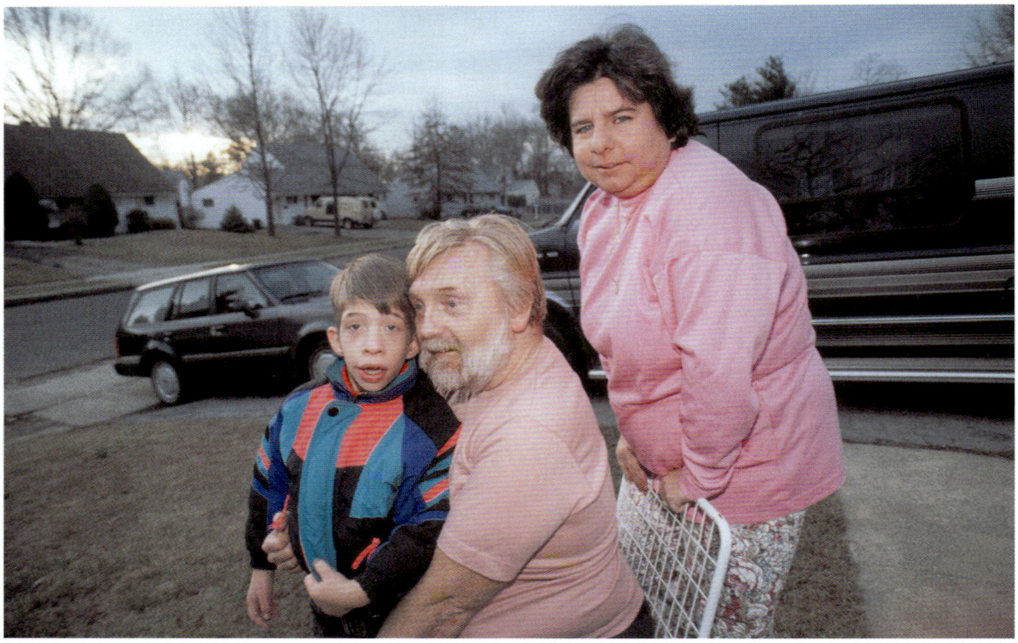

그림 8-13 알코올성 태아증후군(Fetal Alcohol Syndrome; FAS)을 가진 어린이. 이 입양아는 태아알코올증후군의 특징적인 모습을 나타내고 있다 : 작은 눈, 넓고 얇은 윗 입술, 그리고 납작한 콧날과 얼굴중앙.

으킨다. 여러 상태 때문에 약을 더 많이 복용하는 노인들의 경우, 알코올에 의한 문제보다는 알코올과 약물의 상호작용을 일으킬 가능성이 더 높다. 또한 알코올은 건강을 악화시키며, 의사들은 이에 따라 추가로 혹은 다른 약물을 처방해 줄 것이다. 약물상호작용과 건강상의 부작용간의 악순환은 의료진이 그 환자가 알코올에 의한 문제를 가지고 있다는 것을 알아챌 때까지 계속될 수 있다.

65세 이상의 흡연을 하는 노인들은 30년, 40년 혹은 50년간 흡연을 해오고 있기 때문에 흡연노인들은 담배에 의한 특별한 부작용에 직면할 수 있다. 그 결과, 발병에 수십년이 걸리는 암과 폐기종과 같은 생명을 위협하는 질환이 노인들에서 불균형적으로 많이 나타나게 된다.

65세 이상의 노인들에서 현재 흡연을 하고 있는 사람의 사망률은 흡연을 한 적이 없는 사람들의 사망률의 2배이다. 흡연은 노인에게서 자주 나타나는 여러 가지 질환, 즉 백내장(눈의 수정체의 투명도 상실), 골절 치유지연, 치주질환, 궤양, 고혈압, 뇌출혈 및 피부 주름과 같은 질환발생과 관련이 있다. 태어나기 전부터 노년까지 흡연을 하거나, 혹은 다른 사람이 피우는 담배 연기를 들이마시는 사람 그 누구도 건강상의 영향으로부터 벗어날 수 없다.

건강한 생활습관

Healthy Living Practices

- 알코올은 아직 태어나지 않은 태아에게 해를 가할 수 있으며, 생명을 위협하는 출혈을 일으키는 위험인자이기 때문에 임신 중일 때에는 술을 마시지 않도록 한다.

이 장의 개요 CHAPTER REVIEW

요 약

음주와 흡연은 종종 청소년기에 시작되는 행위이다. 음주는 상당히 일반적인 현상으로서 미국인의 50.1%가 술을 마신다. 일부 사람들은 술이 건강을 위협하거나 다른 사람들과의 관계에 영향을 미치지 않도록 책임감 있게 술을 마시지만, 일부는 술이 건강에 해를 미친다는 것을 알면서도 마신다. 알코올 의존성인 사람 혹은 알코올 중독자는 또한 약물에 대한 내성이 생기게 되어 술을 마시지 않을 때에는 금단증상을 보이고 강박적으로 술을 마시며, 알코올 의존성 증후군에 해당되는 일부 증상을 보이게 된다.

알코올 중독의 원인은 알려져 있지 않다. 그러나 여러 연구들에 따르면, 알코올 중독은 유전적인 요소를 가지고 있다. 사람들은 또한 정신신경학적, 사회학적 및 발달학적인 이유들로 술을 남용하고 알코올 의존성이 된다.

술을 마실 때 일반적으로 취했다고 하는 여러 행동학적인 변화들이 중추신경계 장애로 인하여 나타난다. 술을 잘못 마시거나 남용하면 건강을 심각히 위협하는 여러 복합적인 영향을 초래한다. 과도한 술은 간, 심혈관계, 면역계, 생식계, 그리고 뇌에 가장 위험한 영향을 미친다. 음주와 알코올 남용은 또한 심각하고, 때로는 치명적인 상해와 관련이 있다.

2003년 미국인의 약 백십만 명 정도가 알코올 남용과 의존성 때문에 치료를 받았다. 알코올 남용과 의존성은 때로는 감별검사를 사용하여 알아낼 수 있다. 환자가 알코올 의존성인지의 여부를 판단하는 의료관련 전문가들은 환자를 약물남용전문가에게 보내어 검사를 하고 가능한 치료법을 찾도록 한다. 비의존적인 문제를 보이는 환자들은 간단한 치료프로그램에 참여하도록 한다. 자가도우미 그룹은 알코올 중독자들을 장기간에 걸쳐 지원함으로써 남용이나 의존성 행동 재발방지를 돕는다.

담배는 오늘날 가장 일반적으로 사용되는 연초관련 제품이다. 대략 미국인 중 25% 정도가 정기적으로 담배를 피운다. 담배를 피우거나 무연 담배를 사용하는 사람들 대부분은 청소년기에 이러한 습관을 시작하였다. 청소년들은 처음에 여러 이유로 담배를 피우기 시작한다. 부모들이나 친구들이 하는 것을 해 보려고, 시험삼아 나이가 더 든 것과 같은 느낌이나 보다 독립적이라는 느낌을 가지려고, 혹은 어떤 사회 그룹에 속하려고 등. 담배를 피울 가능성이 큰 청소년들은 대부분 자존심이 낮고, 친구들의 압력에 민감하고, 그리고 자극적인 것을 추구하는 성향을 가지고 있다.

대부분의 십대와 성인들은 정신신경학적 약물의 일종인 니코틴에 중독되어 계속해서 담배를 피우거나 무연 담배를 사용한다. 니코틴은 다른 신경정신계용 약물과 마찬가지로 뇌의 신경세포들 간의 어떤 통신점에 작용한다.

담배 연기 중의 4,000여 종의 화합물질들이 신체에 부작용을 미쳐 예방할 수 있는 여러 질환과 사망의 주된 원인으로 작용한다. 미국의 경우, 매년 약 40만 명이 담배 관련 제품 때문에 사망한다.

들이마신 담배연기는 기관지에서 찌꺼기를 쓸어내는 섬모에 장애를 일으켜 기관지에서 더 많은 점액이 생성되도록 하고, 그리고 기관지를 자극하고 염증을 일으킨다. 그 결과, 흡연자들은 만성 기침으로 고생하고, 급·만성 기관지염과 폐렴과 같은 여러 가지 호흡기계 감염 위험이 높다. 흡연은 또한 폐의 공기주머니가 정상적인 탄력성을 잃어서 정상적으로 숨을 들이쉬고 내 쉴수 없는 폐기종의 주원인이다.

흡연과 관련하여 사망하는 사람들 중 43%는 심혈관계 질환으로 사망한다. 연구결과에 따르면, 저타르 및 저니코틴 담배가 관상심장질환의 위험성을 감소시킨다는 증거는 발견된 바 없다.

미국의 경우, 암은 두 번째로 주된 사망원인으로서 흡연이 미국 내에서 암으로 인한 사망의 30%와 관련이 있다. 담배 때문에 생기는 가장 일반적인 암이 폐암이다. 무연 담배를 사용하면 폐암을 일으키지는 않지만 후두, 구강 및 식도의 암을 유발한다. 이들 암들은 또한 담배,

시가 및 파이프를 피울 때에도 발생한다.

정기적으로 담배 관련 제품을 사용하는 사람들에서 종종 치아를 지지하는 구조조직의 질환인 치주질환이 생긴다. 결과적으로 치주질환을 치료하지 않으면 치아를 잃게 된다.

여성의 경우, 흡연시 골밀도가 소실된다. 골밀도 소실은 여성에서 골절 등의 통증 및 기타 수반되는 문제들을 일으키므로, 이는 매우 심각한 상태이다. 흡연은 또한 폐경기를 약 2년 정도 앞당긴다.

불 붙은 담배, 시가 혹은 파이프에서 나오는 생담배 연기와 흡연자가 내뿜는 담배 연기를 마시는 간접흡연은 비흡연자인 성인에서 폐암을 유발할 수 있다. 만성적인 간접흡연은 또한 심혈관계 질환과 심장발작을 일으키는 위험인자이다. 또한 흡연자의 자녀들은 기침과 쌕쌕거리는 숨소리 등과 같은 호흡기계 질환과 기관지염 및 폐렴과 같은 하기도 감염이 더 많이 발생한다.

흡연자의 65%는 한번은 금연을 시도한다. 금연은 모든 연령대에서 주요한, 그리고 즉각적인 건강상의 이득을 가져온다.

흡연은 중독이며, 금연을 하고자 하는 중독된 흡연자는 약물에 중독된 경우와 동일한 행동학적 변화를 경험하게 된다. 흡연자가 왜 흡연을 하는지에 대해서 분석하고 해당 흡연이유에 적합한 금연방법을 택한다면 금연이 더 쉬워진다.

성공적인 흡연 방지프로그램은 흡연이 청소년 초기에 시작되고 어린이들의 사회적인 환경이 흡연 유무에 가장 큰 주요한 결정인자임에 대한 이해를 반영하고 있다. 예방프로그램은 젊은 사람들이 흡연을 하도록 하는 사회적인 영향을 알아내고, 이에 저항하는 기술을 개발하도록 돕는다.

태아와 유아들은 산모의 음주와 흡연에 현저한 영향을 받는다. 임신기간 중의 과도한 음주에 의해 영향을 받아 생기는 증후군을 태아알코올성 증후군이라 한다. 태아알코올성 증후군의 대표적인 증상으로는 정신지체이다. 임신기간 동안의 산모의 흡연은 또한 산모로 하여금 여러 가지 생명을 위협하는 상태에 놓이도록 하는 등 산모 자체에도 해를 가한다.

술과 담배에 의해 강한 영향을 받는 또 다른 연령대가 노인들이다. 노인들은 신체적으로 술의 영향에 더 약하며, 또한 알코올과 상호작용할 수 있는 약을 많이 복용하는 경향이 있다.

흡연은 노인들의 다양한 질병과 관련이 있다. 65세 이상의 노인에서 흡연노인의 사망률은 전혀 담배를 피운 적이 없는 노인들의 2배이다.

배운 것을 적용하기

1. 이 장의 정보를 이용하여 친구가 알코올을 남용하지 않도록 하기 위해 여러분이 얘기할 수 있는 것을 적으시오. **적용**
2. 왜 흡연을 하는가와 같은 평가를 이용하여 자신이 혹은 친구나 친지가 흡연을 하는 이유를 분석하시오. 그런 다음 자신 혹은 흡연자를 위한 금연프로그램의 필수적인 요소를 나열하시오. **통합**
3. 과거 20여 년 간 연구자들은 알코올 중독을 생의학적 관점에서 보아 왔다. 여러 연구자들은 알코올 중독관련 유전자를 발견하는 것은 시간문제라고 생각하였다. 최근 많은 연구자들이 생물학적인 것이 중독에 역할을 하는 데 동의하였지만 생물학적인 요소는 알코올 중독의 발생에 있어서는 단지 하나의 요인임을 제시하였다. 기타 어떠한 요인들이 관련이 되어 있는가? 미국의 Alcoholics Anonymous라는 단체는 회복을 위한 12가지 과정에 이러한 다양한 요인들을 반영하고 있는 것으로 보이는가? 여러분 자신의 대답에 대한 이유를 말하라. **평가**
4. 정기적으로 간접흡연에 노출될 수 있는 모든 장소를 열거하여 보아라. 간접흡연에 대한 노출을 줄이기 위해 여러분의 활동을 변화시켜야 하는지를 결정하라. 여러분의 답에 대한 이유를 설명하라. **평가**

Key

적용 새로운 상황에 정보를 사용하는 것

통합 다른 출처로부터의 정보를 합치는 것

평가 숙지한 후 결정을 내리는 것

자신의 건강에 반영하기

1. 이 장을 읽기 전의 여러분의 술에 대한 태도에 대해 기술하라. 이 장을 읽은 후 여러분의 태도는 바뀌었는가? 바뀌었거나 바뀌지 않았다면 왜 그런지를 말해 보시오.
2. 술을 마신다면 무엇이 여러분으로 하여금 술을 마시게 하는가를 말해 보시오. 여러분은 여러분이 술을 마시는 유형이 만족스러운지, 그리고 그렇게 하는 이유들은 무엇인가? 만약, 여러분이 술을 마시는 유형이 만족스럽지가 않다면 그것을 변화시키기 위해서 무엇을 할 수 있을까?
3. 술을 마시는 친구와 있을 때 여러분은 운전을 할 수 있는 상태가 아닌 친구를 운전을 못 하도록 하겠는가? 그렇지 않다면, 왜 그렇게 하지 않을 것인가? 만약, 그렇게 할 것이라면 어떠한 방법이 성공적일까? 그리고 왜 그 방법이 성공적일 것이라고 생각하는가?
4. 여러분이 흡연자라면 다른 사람이 당신으로 인한 간접흡연을 피할 수 있도록 어떤 조치를 취할 것인가? 할 수 있는 것이 아무것도 없다면 앞으로는 어떻게 할 것인가? 여러분이 비흡연자라면, 다른 사람의 담배 연기를 피하기 위해 무엇을 할 것인가? 아무것도 없다면 앞으로는 어떻게 할 것인가?
5. 여러분은 비디류(bidis)나 정향담배류(clove cigarettes)를 피우는가? 그렇다면 왜 이러한 제품들을 피우기 시작하였는가? 이 장의 [실생활 건강]을 읽은 후에도 계속 피울 것인가? 그렇다면 왜 그런지, 그렇지 않다면 왜 그렇지 않은지 이유를 말해 보시오.

참고 문헌

Akbar-Khanzadeh, F. (2003). Exposure to environmental tobacco smoke in restaurants without separate ventilation systems for smoking and nonsmoking dining areas. *Archives of Environmental Health*, 58(2):97-103.

American Cancer Society. (2004). *Cancer facts and figures 2004*. Atlanta: American Cancer Society.

American Heart Association. (2002). *Heart and stroke statistical update*. Dallas, TX: American Heart Association. Retrieved from http://216.185.112.5/downloadable/heart/10148328094661013190990123HS_State_02.pdf.

American Heart Association. (2005). *Heart disease and stroke statistics—2005 update*. Dallas, TX: American Heart Association.

Bunout, D. (1999). Nutritional and metabolic effects of alcoholism: Their relationship with alcoholic liver disease. *Nutrition*, 15:583-589.

Castellsague, X., Munox, N., DeStefani, E., Victora, C. G., Castelletoto, R., Rolon, P. A., & Quintana, M. J. (1999). Independent and joint effects of tobacco smoking and alcohol drinking on the risk of esophageal cancer in men and women. *International Journal of Cancer*, 82:657-664.

Centers for Disease Control and Prevention. (1986). *The health consequences of involuntary smoking—a report of the Surgeon General* (DHHS Publication No. [CDC] 87-8398). Rockville, MD: U.S. Department of Health and Human Services, Public Health Service.

Centers for Disease Control and Prevention. (2001). Alcohol involvement in fatal motor-vehicle crashes—United States, 1999-2000. *Morbidity and Mortality Weekly Report*, 50:1064-1065.

Centers for Disease Control and Prevention. (2004a). Alcohol-attributable deaths and years of potential life lost—United States, 2001. *Morbidity and Mortality Weekly Report*, 53(37):866-870.

Centers for Disease Control and Prevention. (2004b). Alcohol consumption among women who are pregnant or who might become pregnant—United States, 2002. *Morbidity and Mortality Weekly Report*, 53(50):1178-1181.

Centers for Disease Control and Prevention. (2004c). Cigarette smoking among adults—United States, 2001. *Morbidity and Mortality Weekly Report*, 53(20):427-431.

Centers for Disease Control and Prevention. (2004d). Cigarette use among high school students—United States, 1991-2003. *Morbidity and Mortality Weekly Report*, 53(23):499-502.

Centers for Disease Control and Prevention. (2004e). Smoking during pregnancy—United States, 1990-2002. *Morbidity and Mortality Weekly Report*, 53(39):911-915.

Croxton, T. L., Weinmann, G. G., Senior, R. M., & Hoidal, J. R. (2002). Future research directions in chronic obstructive pulmonary disease: NHLBI workshop summary. *American Journal of Respiratory and Critical Care Medicine*, 165:838-844.

Cox, D. E., Sadler, D. W., & Pounder, D. J. (1997). Alcohol estimation at necropsy: Epidemiology, economics, and the elderly. *Journal of Clinical Pathology*, 50:197-201.

Dowdall, G. W., & Wechsler, H. (2002). Studying college alcohol use: Widening the lens, sharpening the focus. *Journal of Studies on Alcohol, Supplement*, No. 14:14-22.

Driscoll, T. R., Harrison, J. A., & Steenkamp, M. (2004). Review of the role of alcohol in drowning associated with recreational aquatic activity. *Injury Prevention*, 10(2):107-113.

Ebnet, M. (1998, November 20). Tobacco deal wins unanimous OK by states. *The Seattle Times*, p. A1.

Enstrom, J. E. (1999). Smoking cessation and mortality trends among two United States populations. *Journal of Clinical Epidemiology*, 52:727-729.

Enstrom, J. E., & Heath, C. W. Jr. (1999). Smoking cessation and mortality trends among 118,000 Californians, 1960-1997. *Epidemiology*, 10:500-512.

Farrelly, M. C., Evans, W. N., & Sfekas, A. E. (1999). Impact of workplace smoking bans: Results from a national survey. *Tobacco Control*, 8:272-277.

Gillespie, M. (1999, November 18). *Majority of smokers want to quit, consider themselves addicted*. Princeton, NJ: Gallup News Service. Retrieved from http://www.gallup.com/poll/releases/pr991118.asp.

Ginsberg, E. S. (1999). Estrogen, alcohol, and breast cancer risk. *Journal of Steroid Biochemistry & Molecular Biology*, 69:299-306.

Glindemann, K. E., Geller, E. S., & Fortney, J. N. (1999). Self-esteem and alcohol consumption: A study of college drinking behavior in a naturalistic setting. *Journal of Alcohol and Drug Education*, 45:60-71.

Hanson, G., Venturelli, P. J., & Fleckenstein, A. E. (2004). *Drugs and society*. Sudbury, MA: Jones and Bartlett.

Health Canada. (2001, December). Canadian tobacco use monitoring survey (CTUMS): *Results for first half of 2001*. Retrieved from http://www.hc-sc.gc.ca/hecs-sesc/tobacco/research/ctums_first_2001.html.

Health Canada. (2004, August). Canadian Tobacco Use Monitoring Survey (CTUMS): *Summary of results for 2003*. Retrieved from http://www.hc-sc.gc.ca/hecs-sesc/tobacco/research/ctums/2003/summary_annual_2003.html.

Heishman, S. J. (1998). *Behavioral-cognitive effects of smoking*. A paper presented at National Institutes of Health conference Addicted to Nicotine: A National Research Forum at the Natcher Conference Center in Bethesda, MD, July 27-28.

Hillbom, M., Juvela, S., & Numminen, H. (1999). Alcohol intake and the risk of stroke. *Journal of Cardiovascular Risk*, 6:223-228.

Holder, H. D., Gruenewald, P. J., Ponicki, W. R., Treno, A. J., Grube, J. W., Saltz, R. F., Voas, R. B., Reynolds, R., Davis, K., Sanchez, L., Gaumont, G., & Roeper, P. (2000). Effect of community-based interventions on high-risk drinking and alcohol-related injuries. *Journal of the American Medical Association*, 284:2341-2347.

Hurt, R. D. (1998). *New medications for nicotine dependence treatment*. A paper presented at the National Institutes of Health conference Addicted to Nicotine: A National Research Forum at the Natcher Conference Center in Bethesda, MD, July 27-28.

Jacobson, J. L., & Jacobson, S. W. (1994). Prenatal alcohol exposure and neurobehavioral development: Where is the threshold? *Alcohol Health & Research World*, 18(1):30-35.

Johnson, T. J., & Sheets, V. L. (2004). Measuring college studentsí motives for playing drinking games. *Psychology of Addictive Behaviors*, 18(2):91-99.

Johnston, L. D., OíMalley, P. M., & Bachman, J. G. (2004a). *Monitoring the Future national results on adolescent drug use: Overview of key findings 2003* (NIH Pub. No. 04-5506). Bethesda, MD: National Institute on Drug Abuse.

Johnston, L. D., OíMalley, P. M., Bachman, J. G., & Schulenberg, J. E. (2004b). *Monitoring the Future national survey results on drug use, 1975-2003: Volume 1, secondary school students* (NIH Publication No. 04-5507). Bethesda, MD: National Institute on Drug Abuse.

Kesmodel, U., Wisborg, K., Olsen, S. F., Henriksen, T. B., & Secher, N. J. (2002). Moderate alcohol intake during pregnancy and the risk of stillbirth and death in the first year of life. *American Journal of Epidemiology*, 155:305-312.

Klein, H. (1992). Self-reported reasons for why college students drink. *Journal of Alcohol and Drug Education*, 37(2):14-27.

Krochanek, K. D., & Smith, B. L. (2004). Deaths: Preliminary data for 2002. *National Vital Statistics Reports*, 52(13). Retrieved from http://www.cdc.gov/nchs/data/nvsr/nvsr52/nvsr52_13.pdf.

Larsen, L. G., Clausen, H. V., & Jonsson, L. (2002). Stereologic examination of placentas from mothers who smoke during pregnancy. *American Journal of Obstetrics and Gynecology*, 186:531-537.

McMillen, R. C., Winickoff, J. P., Klein, J. D., & Weitzman, M. (2003). U.S. adult attitudes and practices regarding smoking restrictions and child exposure to environmental tobacco smoke: Changes in the social climate from 2000-2001. *Pediatrics*, 112(1 Pt 1):e55-60.

Moskowitz, J. M., & Hudes, L. Z. (2000). The impact of workplace smoking ordinances in California on smoking cessation. *American Journal of Public Health*, 90:757-761.

National Institute on Alcohol Abuse and Alcoholism. (2000). *Tenth special report to the U.S. Congress on alcohol and health*. Chapter 7. Prevention research. Washington, DC: National Institutes of Health.

National Research Council. (1986). *Environmental tobacco smoke: Measuring exposure and assessing health effects*. Washington, DC: National Academy Press.

National Safety Council. (2000, June 23). *Fact sheet: Environmental tobacco smoke*. Retrieved from http://www.nsc.org/library/facts/ets.htm.

Nevitt, A. (1996). *Fetal alcohol syndrome*. New York: Rosen Publishing Group.

Pentz, M. A. (1998). *Effective prevention programs for tobacco use*. A paper presented at the National Institutes of Health conference Addicted to Nicotine: A National Research Forum at the Natcher Conference Center in Bethesda, MD, July 27-28.

Pierce, J. P. (1998, July). *Advertising and promotion*. Paper presented at the conference Addicted to Nicotine: A National Research Forum, Bethesda, MD. Retrieved from http://www.nida.nih.gov/ MeetSum/Nicotine/Pierce.html.

Pullen, L. M. (1994). The relationships among alcohol abuse in college students and selected psychological/demographic variables. *Journal of Alcohol and Drug Education*, 40(1):36-50.

Silagy, C., Lancaster, T., Stead, L., Mant, D., & Fowler, G. (2004). Nicotine replacement therapy for smoking cessation. *Cochrane Database of Systematic Reviews*, issue 3. Article No. CD0000146. Chichester, UK: John Wiley & Sons.

Smith, G. S., Brana, C. C., & Miller, T. R. (1999). Fatal nontraffic injuries involving alcohol: A metaanalysis. *Annals of Emergency Medicine*, 33:659-668.

Substance Abuse and Mental Health Services Administration. (2004a). *Overview of findings from the 2003 National Survey on Drug Use and Health*(DHHS Publication No. SMA 04-3963). Rockville, MD: SAMHSA Office of Applied Studies.

Substance Abuse and Mental Health Services Administration. (2004b). *Results from the 2003 National Survey on Drug Use and Health*: National findings (DHHS Publication No. SMA 04-3964). Rockville, MD: SAMHSA Office of Applied Studies.

U.S. Department of Health and Human Services. (1990). *The health benefits of smoking cessation: A report of the surgeon general*(DHHS Publication No. [CDC] 90-8416). Atlanta, GA: U.S. Department of Health and Human Services.

U.S. Department of Health and Human Services. (2000). *Reducing tobacco use: A report of the surgeon general*. Atlanta, GA: Centers for Disease Control and Prevention.

U.S. Department of Transportation. (2004). *Traffic safety facts*(DOT HS 809 775). Retrieved from http://www-nrd.nhtsa.dot.gov/pdf/nrd-30/NCSA/TSFAnn/2003/TSF2003-Early.htm.

Utsunomiya, O. (2003). An epidemiological study on the effectiveness of workplace smoking control programs. *Keio Journal of Medicine*, 52(1):30-37.

Wagenaar, A. C., & Toomey, T. L. (2002). Effects of minimum drinking age laws: Review and analyses of the literature from 1960 to 2000. *Journal of Studies on Alcohol*, Supplement No. 14:206-225.

Wechsler, H., Kuo, M., Lee, H., & Dowdall, G. W. (2000). Environmental correlates of underage alcohol use and related problems of college students. *American Journal of Preventive Medicine*, 19:24-29.

Wechsler, H., Lee, J. E., Kuo, M., Seibring, M., Nelson, T. F., & Lee, H. (2002). Trends in college binge drinking during a period of increased prevention efforts: Findings from 4 Harvard School of Public Health college alcohol study surveys: 1993-2001. *Journal of American College Health*, 50:203-217.

Yesavage, J. A., & Leirer, V. O. (1986). Hangover effects on aircraft pilots 14 hours after alcohol ingestion: A preliminary report. *American Journal of Psychiatry*, 143:1546-1550.

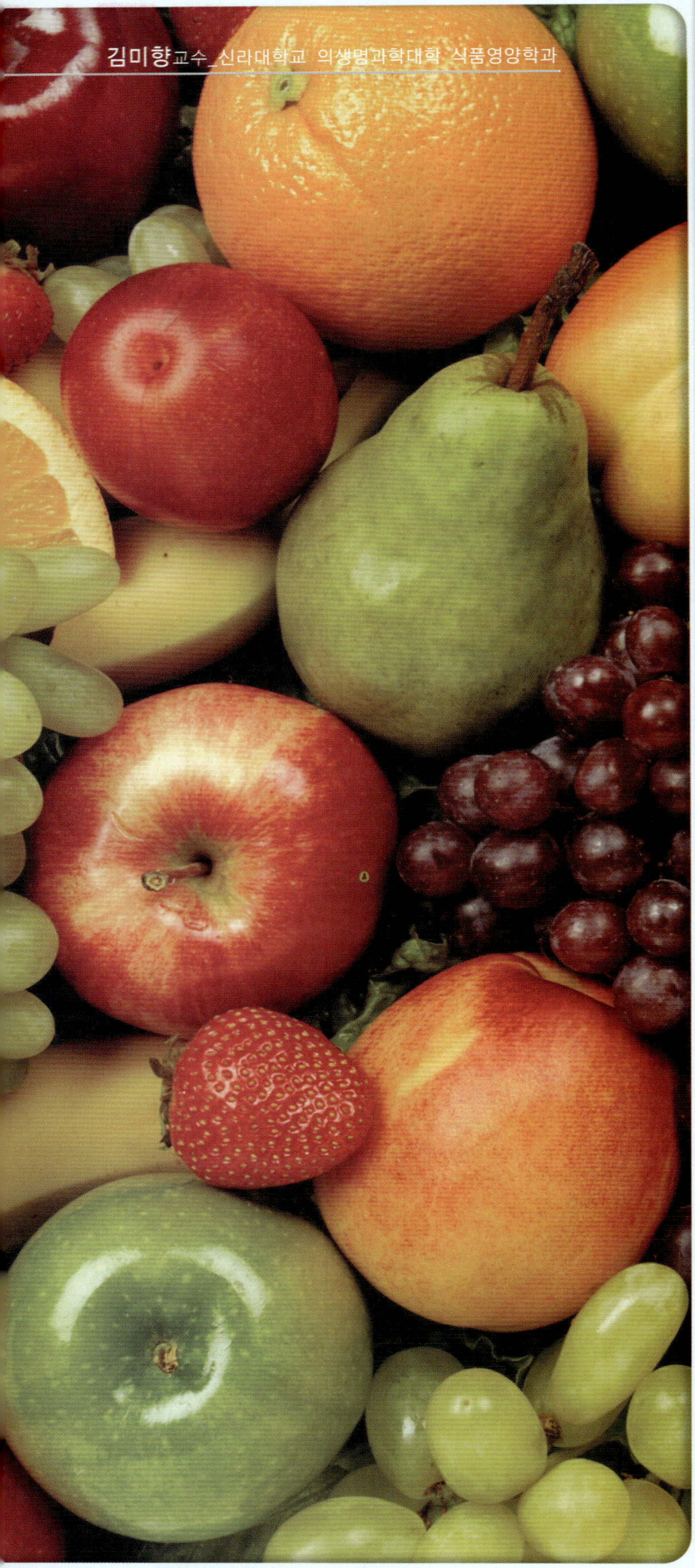

김미향교수_신라대학교 의생명과학대학 식품영양학과

학습할 내용

http://healthyliving.jbpub.com

이 교재의 웹 사이트는 많은 유용한 도구뿐만 아니라, 학생과 교수 모두에게 추가적인 건강정보를 풍부하게 제공한다. 다음 주제에 대한 정보를 얻고자 한다면, http://healthyliving.jbpub.com 사이트를 방문해 보라.

기본영양의 원리
열량 영양소
비열량 영양소
영양있는 식사계획

본장의 개관

기본영양
섭취한 식품의 소화와 이용은 어떻게 이루어지는가?
영양소의 기능과 급원
균형 있는 식사는 어떻게 계획하는가?
영양불량이 건강에 미치는 영향은 무엇인가?

건강의 이모저모
아시아계 미국인의 음식

실생활 건강
보조식품

건강관리
식사로부터 지방제거

삶속에서
Across The lifespan

영양

자가건강 평가서

자가진단: 식사의 영양품질 평가 | 당뇨병 위험테스트
건강한 생활습관: 자신의 식사에 대한 변화의 결단

알고 있나요?

- 암예방을 위하여 섭취해야 하는 식품은?
- 균형식의 판단은 어떻게 할 수 있는가?
- 만일, 독성을 가지는 비타민이 있다면?

영양 Nutrition

9장

햄버거, 콜라, 프렌치프라이, 피자, 감자칩, 두부, 요구르트, 올리브오일, 무지방 우유, 망고 그리고 밀싹 중에서 어떤 식품을 자주 섭취하는가? 쳐트니, 트라이플, 검은콩, 칼리마리, 초밥 또는 휴무스를 먹어 본 적이 있는가? 얼마나 자주 자동판매기로부터 스낵류를 사는가? 지난 주 동안 패스트푸드 점에서 몇 번이나 식사를 하였는가? 왜 당신은 특정 식품만 섭취하고 다른 것은 섭취하지 않는가? 무엇을 먹을 것인지 결정하기 전에 식품의 영양적 가치는 고려하는가? 무엇을 먹을 것인지 고려하는가에 대하여 대학의 헬스클래스에 등록한 3인에게 물어 본 결과는 다음과 같다.

무엇을 먹을 것인지 고려하냐고? 글쎄, 그것은 얼마만큼 배가 고픈지에 달렸지. 배가 많이 고프다면 어떤 가공된 육류를 제외하고 아무 음식이라도 먹을 것이다. 지방량, 칼로리 또는 식품의 영양적인 가치 같은 것은 염두에 두지 않을 것이다. 오로지 음식의 가격과 충분히 먹을 수 있는지에만 관심을 둘 것이다. 나는 젊고 건강하고 단단한 체지방을 가지고 있으므로, 당분간은 기름지고 값싸며 편리한 패스트푸드를 계속해서 먹을 것이다.

무엇을 먹을 것인지 걱정은 되지만 아침에 일어나서 식사를 할 시간이 없다. 수업 후 일하러 가기 전 토르틸라빵 또는 피자롤을 먹는다. 일한 후, 대개 패스트푸드 점 앞에 멈추어 서서 프렌치 프라이를 먹는다. 더 나은 식사를 하고 싶지만 일상이 허락하지 않는다.

> *정기적으로 어떤 음식을 섭취하는가?*

무엇을 먹을 것인지 걱정하지 않는다. 항상 패스트푸드단을 먹으므로 사람들은 나를 패스트푸드 여왕이라 부른다. 패스트푸드가 건강에 좋지 않다는 것을 알고 있지만, 하루 종일 학교에서 강의를 들어야 하고, 그 이후는 일을 해야 하므로 식품을 구입하여 요리할 시간이 없다.

맛, 비용, 편리함은 식품을 선택하는 중요한 요인이다. 깨닫지 못할 수도 있으나 광고에 자주 나오는 식품과 유행을 포함하여 많은 요인들이 식품의 선택에 영향을 줄 수 있다. 체중조절을 위한 다이어트에 돌입한다 할지라도, **다이어트(diet)**는 실제로 사람들의 식품선택 유형에 달려 있다. 건강식은 사람에게 필요한 물질을 공급하지만, 대부분의 사람은 영양적인 요구에 적합한 식사를 하지 않는다.

식사는 기호뿐만 아니라, 생활습관, 경제적인 수준, 교육정도, 문화, 종교, 인종 등을 반영한다. 또한 어떤 음식들은 사회적인 중요성을 가지고 있다. 여러 사람과 함께 친구 집에서 중요한 스포츠를 시청할 때, 배달된 피자값을 나누어 지불하는가? 나아가 정서적인 의미를 가지는 경우도 있다. 집에서 만든 와플 또는 메이플시럽을 끼얹은 블루베리 펜케익은 자신을 위해 아침을 준비하던 할머니를 떠올리게 할 것이다. 따라서 슬프거나 우울할 때에는 기분을 전환시켜 줄 단 음식을 갈망할 것이다. 사람들은 자신의 생활에서 자주 자신의 부족함을 채워 줄 어떤 식품들을 이용하고자 한다. 예를 들면, 배가 고프기 때문이 아니라, 외롭고 쓸쓸할 때에 부엌이나 자판기를 떠올리는 것 등이다. 좋아하는 음식을 먹는 것은 원하는 목표성취에 대한 보상이 될 것이다. 기분전환 또는 분위기 때문에 음식을 먹는 것은 부적절한 영양섭취 및 원하지 않는 체중증가의 결과를 낳을 수 있다.

불균형적인 식사는 미국인의 중요 사인인 심장병, 발작, 당뇨병, 비만, 암 등의 만성병에 걸릴 수 있는 중요한 요인이 되고 있다. 현명한 식습관은 건강을 유지하기 위해서, 그리고 만성질병을 예방하기 위해서 중요한 역할을 한다. 식생활을 바꾸는 것에 의해 현재와 미래에 건강한 생활을 영위할 수 있는 기회가 더욱 증가될 수 있다. 본장의 가장 중요한 부분은 영양소, 급원식품과 인체 내에서의 역할, 영양식 선택의 이점 등이다. 따라서 이러한 정보는 적절한 영양식의 평가와 영양식을 위한 메뉴 계획에 도움이 될 것이다.

기본영양의 원리

영양소란 무엇인가?

영양학은 영양소가 인체 내에서 이용되는 과정을 연구하는 학문이며, 식품 중의 **영양소(nutrients)**는 세포의 성장, 보수, 유지에 필요하다. 이러한 기능에 덧붙여 어떤 영양소는 세포의 활성 또는 에너지 공급을 조절한다. 표 9-1은 영양소의 종류, 체내에서의 역할과 중요한 급원을 나타내고 있다. 일반적으로 탄수화물과 지질은 에너지를 공급하고, 무기질과 비타민은 생체조절인자로서 화학반응에 관여하고, 단백질은 조직의 성장, 보수, 유지에 관여한다. 물은 체내에서 물질수송과 여러 가지 화학반응에 관여한다.

인체는 여러 영양소를 합성할 수 있다. 예를 들면, 피부를 자외선에 20분간 노출시키면 하루에 필요한 비타민 D 합성이 가능하다. 이에 반해 필수 영양소는 체내에서 합성되지 않거나 합성된다 하더라도 건강을 유지하는 데 충분한 양이 아니므로 체외로부터 공급받아야 한다. 특정한 영양소가 결핍된 부적절한 식사는 질병을 초래하기 쉽다. 이러한 질병 중에 잘 알려지지 않은 것도 있는데, 그 이유는 다양한 식품을 섭취하고 있으므로 원인을 알 수 없기 때문이기도 하다. 많은 식품이 비타민과 무기질이 풍부하거나, 또는 강화되어 있어, 100년 전에 흔하던 질병도 현재는 거의 없어져 가고 있는 실정이다.

비영양소란 무엇인가?

어떤 식품은 살아가는 데 없어서는 안 되는 물질을 함유하고 있다. 이러한 많은 *비영양소(non-nutrients)*는 천연식품 중에 함유되어 있고, 인체에 좋은 영향을 준다. 이 외에 살충제 잔사나 납 등의 부지불식간 음식에 혼입

표 9-1 6가지 영양소의 분류

영양소종류	신체에서 중요한 역할	풍부한 식품
탄수화물	에너지	곡류, 콩, 채소, 과일, 꿀, 탄산음료와 사탕
지방질	중성지질 : 에너지 콜레스테롤 : 스테로이드호르몬, 담즙 생산, 표피보호, 비타민D 합성과 신경기능	식물성 오일, 견과, 마가린, 기름이 많은 육류, 치즈, 크림, 버터와 튀긴 음식
단백질	세포의 성장, 보수, 유지; 효소, 항체, 호르몬 생성	건조시킨 콩, 완두콩, 견과, 콩 제품, 고기, 조개, 생선, 가금, 달걀, 낙농 생산품(크림과 버터 제외)
비타민	물질대사, 재생, 발육과 성장	일반적인 식품 : 견과, 콩, 완두콩, 과일과 야채, 전곡류, 고기, 강화된 빵과 곡식, 강화 우유
무기물	물질대사, 발육, 성장	일반적인 식품 : 견과류, 전곡류, 고기, 생선, 가금, 유제품; 야채와 과일; 강화된 빵과 곡류
물	생명에 가장 중요한 것 : 많은 화학반응에는 물이 필요하다; 정상체온을 유지하는 데 도움을 주고, 영양소들을 용해하고 수송한다.	물, 무알코올 음료, 무카페인 음료, 과일, 야채, 우유 (거의 모든 식품이 물을 제공한다.)

되는 물질은 건강에 해를 줄 수 있다. 비영양물질에 속하는 많은 종류의 **식물성생리활성물질(phytochemicals)**을 생산하는 식물체는 인체에 좋은 영향을 줄지도 모른다. 베타카로틴(β-carotene), 루테인(lutein), 라이코펜(lycopene), 안토시아닌(anthocyanin) 등의 식물성생리활성물질은 항산화제이다. **항산화제(antioxidants)**는 불안정하고 반응성이 높아 세포에 상해를 입히는 *자유라디칼(free radical)*을 제거하거나 감소시킨다. 이러한 상해는 심장병이나 암을 유발할 수 있다. 과학적인 근거는 없으나, 사람들은 식물성생리활성물질이 함유된 약을 섭취하기도 한다. 따라서 영양전문가들은 이러한 물질이 천연으로 함유된 다양한 과일, 야채, 비도정 곡물을 매일 섭취할 것을 권장한다. 진한 초록, 노랑, 빨강, 그리고 보랏빛 과일 및 야채는 가장 항산화력이 높은 식물성생리활성물질을 함유하고 있으므로, 항산화제가 풍부한 식품을 선택하는 열쇠가 될 것이다. 표 9-2는 식물성생리활성물질의 급원식품과 인체에 대한 영향을 나타내고 있다.

자연, 건강, 유기농, 그리고 기능성 식품

식품의 제조에서 최소한의 가공과 색소, 향료와 같은 인공적인 첨가물이 함유되어 있지 않다면 *자연(natural)* 생산품으로 표시할 수 있다. 천연식품(natural food)으로 불리는 식품들은 굳이 영양성분을 표시할 필요가 없다. 많은 소비자들은 벌꿀, 요구르트, 허브 차 및 감식초와 같은 천연식품들은 약리적인 효과가 있어서 *건강식품(health foods)* 여기고 있기 때문이다. 이러한 식품들이 영양성분은 제공하더라도 건강을 해치거나, 또는 치료한다는 어떤 과학적인 근거가 거의 없거나 아예 없다. 천연식품이든 가공식품이든 건강식품은 필요한 영양분을 공급하고, 먹기에 안전하다. 예를 들어, 식물과 허브는 건강에 좋은 식물성생리활성물질을 함유하지만, 때로는 독성물질과 피해야 할 물질이 함유되어 있다.

식품생산자들은 과일, 채소, 육류 및 가금류를 어떤 기준에 맞게 *유기농(organic)*으로 생산한다면 표시를 할 수 있다. 광고주는 때때로 이러한 아이템이 뛰어나다는 것을 암시하기 위하여 그들의 생산품이 유기농이라는 것을 주목하게 한다. 유기농으로 키운 식품에 살충제 잔사가 들어 있지 않다 하더라도 편리한 농법으로 키워진 식품보다 영양적으로는 우수하지 않다. 화학자들은 탄소가 함유되어 있으면 유기물로 분류한다. 탄소를 함유하는 탄수화물, 지방, 단백질, 비타민이 유기화합물이다. 식품은 이러한 영양소를 모두 함유하므로 유기물이다.

때때로 영양보조식품(nutraceuticals)으로 불리는 기능성 식품들은 영양소에 의해 제

다이어트 (diet) 사람이 식품을 선택하는 형태.

영양소 (nutrients) 성장을 위해 필요한 식품.

식물성생리활성물질 (phytochemicals) 식물에 의해 공급되는 비영양소로서 인체에 유익한 영향을 주는 것.

황산화제 (antioxidants) 자유라디칼로부터 인체를 보호하는 화합물.

표 9-2 식물성생리활성물질

식물화학물질	중요한 공급원	병에 대항하는 특성
파, 마늘류	마늘, 양파, 파	면역기능 향상, 암 발생률 감소
인돌(indoles), 이소티오시안산(isothiocyanates) (설포라판(snlforaphane)을 포함)	브로콜리, 양배추, 물냉이, 케일, 꽃양배추, 부추, 콜라드와 그린겨자, 싹양배추	암 종양 성장 억제
Ellargic acid	견과(호두), 포도, 사과, 장과	산화방지 작용, 종양 성장 억제
플라보노이드(flavonoids) (안토시아닌(anthocyonin)을 포함)	콩 제품, 사과, 돼지감자, 적포도 주와 와인, 차, 양파, 장과, 적채	산화방지 작용, 심장병과 암 발생률 감소
폴리페놀(polyphenols)	홍차와 녹차, 레드와인	종양 성장 억제, 암 발생률 감소
모노테르펜(monoterpenes)	감귤 껍질 오일, 감귤과일, 체리	항암제
카로테노이드(carotenos : 베타카로틴, 루테인, 리코펜을 포함함)	다크오렌지, 노란색과 초록색과 일, 야채, 토마토	전립선과 다른 암의 예방
피틴산(phytic acid)	통밀(겨와 배아)	다른 암과 심장병의 발생률 감소

자료출처: 관상동맥질환 발생률과 플라보노이드 식이(1994). *Nutrition Reviews*, 52(2):59-68; Marwick, C. (1995). phytochemicals의 병에 대항하는 기능에 대하여. *미국의학협회저널*, 274:1328-1330; phytochemicals의 정원(1995). *버클리 캘리포니아 대학교 건강 회보*, 12(1):6~7.

공되지 않는 의학적인 영향이 과학적으로 확립되어 가공된 식품이다. 원하는 효과를 얻기 위해서는 일정량을 섭취해야만 한다. 예를 들면, 혈중콜레스테롤을 저하시키는 식물 중의 화학물질을 마아가린, 샐러드드레싱에 첨가하는 것이다. 미래에 소비자들은 체지방 감소 또는 암의 위험을 줄이기 위하여 특별히 조성하여 만든 음식을 사는 것이 가능해질지도 모른다.

섭취된 음식물이 어떻게 되는가?

인간은 영양소와 다른 유익한 물질을 얻기 위해 식물, 동물, 그리고 동물이 생산하는 물질 등 다양한 물질을 섭취한다. 많은 영양소들은 자연적인 상태에서는 인체에서 이용할 수 없는 복잡한 형태로 이루어져 있다. **소화(digestion)**되는 과정에서 복잡한 형태의 식품은 영양소로 분해된다(그림 9-1). 화학변화를 촉매하는 각종 *효소(enzymes)*들이 소화과정에 참여한다.

흡수(absorption)는 소장벽을 통해 영양소가 통과하여 혈액으로 들어가는 것이다. 영양소들은 혈류에 편승하여 간장으로 가서 대사 또는 저장된다. 때로는 소화되지 못한 음식물은 대장(large intestine)으로 가게 된다. 이러한 잔사는 *대변(feces, stool)*으로 배출되기 전까지 직장(rectum)에 남게 된다. 음식물의 완전한 소화 및 배설이 이루어지기까지 약 1~3일 걸린다.

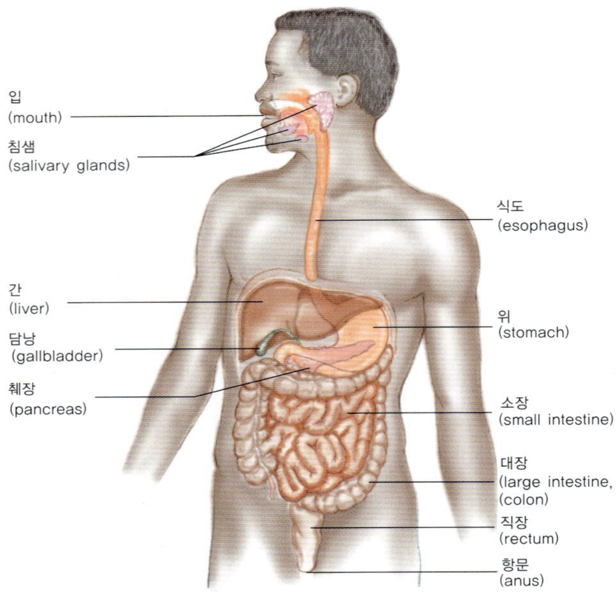

그림 9-1 소화기계. 위와 소장은 소장벽을 통한 흡수를 위하여 식품 중의 분자량이 큰 화합물을 작은 분자량의 단위로 잘게 부수는 역할을 한다.

신장(kidneys)은 여과작용에 의해 정상적인 영양소 수준을 유지하기 위하여 중요한 역할을 한다. *수용성 영양소(water-soluble nutrients)*는 물에 녹는 성질을 가지고 있으며, 단백질, 비타민 B, 그리고 비타민 C와 같은 많은 영양소는 수용성이다. 콜레스테롤, 비타민 A와 같은 *지용성 영양소(fat-soluble nutrients)*는 물에 녹지 않는다. 그리고 신장은 그들을 쉽게 배설할 수 없다. 혈액은 많은 수분을 포함하고 있으므로 지용성 영양소는 혈류에 편승하기 어려워 단백질과 결합하여 있다. 신장은 대개 혈액 밖의 단백질을 여과하지 않으므로 지용성 영양소는 간 또는 지방세포에 저장되기 전까지 순환된다. 건강문제는 인체가 영양소를 사용할 수 없거나 특히, 지용성 물질이 과잉으로 축적될 때 일어난다.

식품으로부터의 에너지 **대사(metabolism)**란 인체에서 일어나는 모든 화학적인 반응을 말한다. 이러한 반응들은 근육의 움직임, 조직들의 합성 및 보수에 필요하고 에너지의 방출 및 사용, 그리고 효소와 호르몬의 합성에 필요하다. 폐(lungs)로부터 인체에 공급되는 산소는 이러한 물질들의 대사와 에너지 방출을 위하여 필요하다. 이러한 에너지는 세포활성과 체온유지를 돕는다.

식품 중의 에너지량은 킬로칼로리(kilocalory)로 표현되고, 일반적으로 칼로리로 불린다. **칼로리(calorie)**는 에너지 단위이다. 탄수화물, 지질, 단백질과 비영양소인 알코올은 칼로리를 공급한다. 단백질과 대부분의 탄수화물은 g당 4 kcal, 알코올은 7 kcal, 그리고 지질은 9 kcal를 공급한다. 섬유소는 오직 대장세포에 g당 2 kcal의 에너지를 공급한다(Guenther & Jensen, 2000). 인체는 물, 비타민, 무기질에서는 영양소를 얻을 수 없으며, 이러한 영양소는 칼로리를 공급하지 않는다.

열량 영양소

탄수화물

식물성 식품은 식사에서 대부분의 **탄수화물(carbohydrates)**의 공급원이다. 가장 간단한 탄수화물은 단당류(monosaccharides)라 불리는 *당(sugar)*들이다. 일반적으로 "혈당(blood sugar)"인 *포도당(glucose)*은 인체의 단당류로 가장 중요하다. 모든 세포들, 특히 신경세포는 에너지를 위해 포도당으로 대사한다. 과일 중에 많은 *과당(fructose)*은 인체 내에서 포도당으로 전환된다. 다당류인 *전분(starches)*은 포도당 분자의 긴 사슬로 이루어져 있다. 소화가 되는 동안 다당류는 흡수되기 위하여 포도당 분자로 분해된다.

과일, 채소, 콘시럽은 단당류의 풍부한 원료가 된다. 곡류, 콩류, 감자와 같은 채소는 전분의 풍부한 급원이다. 꿀, 우유를 제외하고 대부분의 동물성 식품들은 탄수화물을 함유하지 않는다.

미국의 전형적인 칼로리 섭취율에서 탄수화물이 차지하는 비율이 44~47%에 불과하다. 많은 영양전문가들은 미국은 칼로리 섭취율에서 탄수화물을 55~60%까지 증가시켜야 한다고 생각하며, 우선 고섬유질 식품을 포함시켜야 하고 단당류는 칼로리의 10~25% 섭취할 것을 권장한다. *설탕(sucrose)* 및 *과당 함유량이 높은 콘시럽(high-fructose corn syrup, HFCS)*과 같은 단당류가 많이 함유되어 있는 식품은 비타민과 무기질이 부족되기 쉽다.

대부분의 영양전문가들은 미국인들이 음료, 사탕, 빵류 섭취를 줄이는 것에 의해 설탕 및 과당 고함유 콘시럽 섭취를 감소시킬 것을 권장한다. 아스파탐(aspartame), 슈크라로오스(sucralose) 및 사카린(saccaharin) 등은 무설탕 껌, 사탕, 다이어트 음료 등에 첨가된다. 건강한 사람들이 정상적인 양을 섭취하였을 때 안전하며, 칼로리가 전혀 없거나 있더라도 아주 소량이다(Henkel, 1999).

탄수화물과 건강 USDA에 따르면 1996년 미국인은 당류의 소비량이 90파운드였다(Kanton, 1999). 설탕 및 과당 고함유 콘시럽이 음료류, 캔디, 후식에 가장 많이 쓰이고 가공식품에도 자주 사용된다. 이러한 단당류는 당뇨병, 행동과잉증, 정신병, 범죄 등 많은 건강문제를 야기시킨다. 이러한 주장의 과학적인 근거는?

대중적인 믿음에도 불구하고 설탕이 행동과잉증, 정신병, 범죄 등을 일으키거나 관여한다는 과학적인 근거는 없다. 명백한 것은 탄수화물 섭취에 의해 이가 썩는다는 것이다. 탄수화물은 입 안의 세균에게 음식을 제공하는 결과가 되고, 이러한 세균들은 탄수화물을 대사하여 이의 에나멜층을 파괴하거나 썩게 하는 산을 생산해 낸다. 음식물 또는 스낵류를 섭취한 후 양치질이나 치실을 사용하는 좋은 습관은 이를 썩게 하는 위험을 줄일 수 있다. 사탕무우, 사탕수수로부터 만들어진 백설탕 섭취를 피하는 사람은 설탕보다 영양이 많고 천연적인 꿀을 사용할 것이다. 그러나 꿀이 적은 양의 식물성생리활성물질를 함유하고 있을지라도 영양적인 가치는 설탕과 거의 비슷하다.

꿀은 독성물질을 생산하는 클로스트리듐 보툴리늄(*Clostridium botulinum*)의 포자를 함유하고 있을 가능성 때문에 유아식에 첨가하지 못하도록 되어 있다. 이 독성물질은 근육기능을 저하시키고 신경에 영향을 미치고 호흡기능에 손상을 주어 생명에 위협을 가할 가능성이 있다. 꿀이 함유된 음식을 먹은 유아는 아직 소화기능이 발달되지 않아 세균포자를 사멸시킬 수 있는 산의 생성이 부족하여 유아 신경독 증상의 위험에 빠질 수 있다. 1살 이후의 어린이나 어른들은 위산생성이 충분하여 꿀을 먹어도 안전하다.

소화(digestion) 장관흡수가 가능하도록 큰 분자량의 물질을 작은 분자량의 물질로 분해하는 과정.

흡수(absorption) 인체 내의 영양소 순환을 위하여 영양소가 소장 및 대장 벽을 통과하는 과정.

대사(metabolism) 인체 내에서 일어나는 모든 화학적 반응.

칼로리(calorie) 에너지의 단위.

탄수화물(carbohydrates) 당과 전분을 포함한 영양소군.

당뇨병 일반적으로 당뇨병(diabetes mellitus)은 탄수화물 대사가 제대로 이루어지지 않아 발생하는 만성질병의 하나에 속한다. 이러한 비정상적인 현상은 단백질과 지방질의 대사에 영향을 미친다. 인슐린 분비가 되지 않거나 인슐린이 부족한 당뇨병 환자는 인슐린이 생산되지 않는 세포를 가지고 있다. *인슐린(insulin)*이라는 호르몬은 췌장에서 만들어지고 포도당을 세포 내로 유입시키는 것을 돕는다(그림 9-1). 인슐린의 정상적인 활동 없이는 세포는 대사활동을 수행할 수 없고, 포도당은 혈액 중에 증가한다. 고혈당은 고혈압, 시력상실, 신경손상을 포함하여 심각한 임상증상을 초래할 수 있다. 미국에서 당뇨관리가 잘 되지 않았을 때 신장손상, 실명, 말초조직 절단의 중요한 원인이 된다고 한다. 더 나아가 심장병의 위험도 증가시킨다(Lotufo et al., 2001). 2001년 16,700,000명의 미국인이 당뇨병을 가지고 있는 것으로 나타났으며, 이들 중 3분의 1은 그 병을 자각하지 못하고 있다(Mokdad, 2003). 해마다 수천 명의 사람들이 당뇨병으로 죽어 가고 있다. 이 질병은 미국의 사망원인의 6번째에 해당되는 수치이다(Mokdad et. al., 2003).

가장 일반적인 당뇨병의 두 가지 형태는 인슐린 의존형 당뇨병인 *제1형 당뇨병(type 1 diabetes)*과 인슐린 비의존형 당뇨병인 *제2형 당뇨병(type 2 diabetes)*이다. 표 9-3에 그 증상이 나타나 있다. 제1형의 경우, 췌장에

표 9-3	당뇨병의 공통증상

제1형 당뇨병(유아와 젊은 성인에게 대체로 발생)
- 체력저하
- 무기력증
- 다뇨
- 다갈
- 호흡시 "단내"가 남
- 체중감소와 함께 식욕증진
- 시력저하

제2형 당뇨병
보통 증상이 거의 없으나, 증상이 나타난다면:
- 다갈
- 다뇨
- 시력저하
- 회귀성 질 감염(여성)
- 상처난 피부가 낫지 않는다.

서 인슐린을 생산할 수 없으므로 매일 인슐린 주사를 맞아야 한다. 제1형 당뇨병은 어떠한 연령에서도 나타날 수 있어 미숙한 당뇨병이라 불린다. 중요한 것은 어린이에게도 일어날 수 있다는 것이다. 대부분의 사람은 제2형 당뇨병을 가지고 있다. 그들은 40세가 넘거나 과체중, 그리고 가족력을 가지고 있다. 1990년 이후 미국에서 제2형 당뇨병이 흑인들 사이에서 유행하였다(Mokdad et. al., 2003). 더구나 이 형태의 질환은 어린이나 청년들 사이에서 일반화되었다. 비만, 비활동 및 열악한 음식환경은 어른과 어린이들에게 제2형 당뇨병을 증가시켰다.

최근 영양학자들은 탄수화물이 풍부하게 함유되어 있는 식품들이 소장에서 단당류로 흡수되는 비율이 다르다는 것을 알았다. 따라서 탄수화물을 함유하고 있는 식품들은 *당지수(glycemic index, GI)*로 나타내기로 하였다. 당지수는 포도당 또는 흰빵과 비교하여 사람의 혈당치를 높이는 식품의 표준 양을 반영한다. 도정된 쌀과 같이 당지수를 높이는 식품(70 이상)은 당지수를 낮추는 식품(55 이하)보다 혈당치를 증가시킨다. 당지수를 높이는 식품을 섭취한 사람은 자신의 혈액 중 인슐린의 농도가 높은 경험을 하게 되고, 이러한 것은 심장병, 비만, 제2형 당뇨병을 증가시킬 가능성도 있다. 그러나 영양학자들 사이에서 당지수와 건강에 대한 관련성에 대해서는 논쟁의 여지가 있다.

미국인의 과당 고함유 콘시럽의 다량섭취는 제2형 당뇨병의 원인이 될 수 있다(Bray et al., 2004). 1991년과 1999년의 연구에서 하버드 대학 과학자들은 90,000명이 넘는 여성들을 대상으로 건강과 생활습관에 관한 정보를 수집하였다. 연구자들은 공부하면서 섭취하는 음료 중 설탕 함유량이 많을수록 체중이 증가하고, 설탕 함유량이 적은 음료를 섭취하는 여성보다 제2형 당뇨병에 걸릴 확률도 높은 것을 알아냈다(Schulze et al., 2004). 콜라 및 과일음료와 같은 과당 고함유 콘시럽이 함유된 소프트드링크는 미국 음식의 전형적인 것으로서 설탕의 첫 번째 급원이기도 하다(Bray et al., 2004). 미국에서 소프트드링크 소비량은 1970년 이래로 급격하게 증가하고 있다. 같은 기간 동안 미국에서는 과체중이 증가하고 있으며, 당뇨병 또한 증가하고 있다. 단맛을 내는 소프트드링크가 과체중과 당뇨병의 원인이라는 것을 증명하기는 어렵다. 이것을 증명하기 위해서는 더 많은 조사가 필요하다. 그럼에도 불구하고 설탕첨가 음료를 얼마나 소비하는가 알기를 원할 것이다. 이러한 음료들은 물과 탄수화물 외의 다른 영양소는 거의 공급하지 않는다. 설탕함유 음료로 목마름과 배고픔을 채우는 대신에 저지방 우유 및 100% 과일쥬스와 같은 영양이 풍부한 음료를 섭취할 것을 고려하라. 제2형 당뇨병은 적절한 음식조절과 운동으로 조절할 수 있으나, 어떤 경우는 췌장의 인슐린 생산을 촉진하는 약을 섭취할 필요성이 있다.

제2형 당뇨병의 어떤 경우는 매일 인슐린 주사를 필요로 하기도 한다. 음식, 운동, 그리고 필요하다면 약을 통한 혈당조절은 질병에 의한 오랜 기간 동안의 악영향을 줄일 수 있다.

당뇨병을 포함한 반복적인 건강체크는 제2형 당뇨병과 같은 장애를 자신이 가지고 있음을 깨닫지 못하는 경우가 많으므로 중요하다.

대사증후군 미국인의 4명 중 1명은 관상동맥질환 및 제2형 당뇨병의 위험을 증가시키는 조건인 *대사증후군(metabolic syndrome)*을 가지고 있다(Ford et al., 2004). 대사증후군을 나타내는 사람은 과한 복부지방량, 혈당치의 상승, 고지혈증 및 고혈압을 가지고 있다. 염증의 지표로서 혈액성분인 *C-반응단백(C-reactive protein)*은 이러한 증상을 가지고 있는 사람에게서 높게 나타난다(Grundy et al., 2004). 의학전문가들은 관상동맥질환의 증가가 염증반응을 증가시킬 것으로 추측하고

있다. 과일, 채소 및 식이섬유가 부족한 식습관은 대사증후군을 유발시킨다. 적절한 운동과 정상체중 유지 및 식이섬유가 풍부한 식물성 식품섭취는 이러한 일반적으로 흔히 일어날 수 있는 증상을 피할 수 있다.

유당불내증 설탕과 *유당(lactose)*은 이당류로 구성되어 있다. 설탕과 유당은 소화하는 동안 단당류로 분해된다. 그러나 많은 청소년과 성인은 유당을 분해할 수 없다. 유당불내증(lactose intolerance) 환자는 우유나 유당이 함유된 음식을 섭취하였을 때 복통과 설사를 동반한다. 유당불내증 환자는 미국 성인의 약 25%에 해당한다(Inman-Felton, 1999). 어떤 소수집단, 특히 아시아나 아프리카 선조들은 백인보다 더 많은 영향을 받는다. 우유는 무기질 중에서도 칼슘 공급을 위해 중요한 식품이므로, 유당불내증 환자의 경우는 우유 외 치즈, 요구르트, 브로콜리, 순무, 겨자, 두부와 같은 칼슘이 풍부한 식품을 섭취해야 한다. 이러한 조건의 사람은 우유나 유당을 함유하고 있는 식품을 섭취하기 전 어떤 특정 효소를 첨가해야 한다. 그러나 자주 귀찮은 과정을 생략하고 유당이 소량 함유된 식품을 섭취하곤 한다.

식이섬유소와 건강 식물은 탄수화물과 사람의 소장에서 분해할 수 없는 탄수화물을 만들어 낸다. 이러한 물질을 **식이섬유(dietary fiber)**라 한다. 물에 팽윤 용해하는 것을 가용성 식이섬유, 물에 의한 변화가 일어나지 않는 것을 불용성 식이섬유라 한다. 사과, 바나나, 감귤류, 당근, 완두콩, 금불초종자 및 연맥은 가용성섬유소가 풍부하다. 현미, 밀기울, 전곡은 불용성섬유소가 풍부하다. 식물들은 대개 이러한 섬유소들을 함유하고 있다.

표 9-4 섬유질이 풍부한 식품

전곡류	밀가루, 고섬유의 밀겨
생산품	곡물, 차전자(질경이),* 귀리겨,* 오트밀(곱게 빻은 귀리), 현미, 전곡류 크래커, 메밀가루, 보리, 밀배아
말린콩	편두, 얼룩덜룩한 강낭콩, 리마콩 ,강낭콩, 네이비콩, 흰제비콩
과일	바나나,* 딸기, 오렌지, 무화과, 자몽, 껍질과 함께 식용하는 과일(사과,* 복숭아, 배 등)
야채	껍질과 함께 식용하는 야채(감자 등), 방울 양배추, 브로컬리, 오크라, 고구마, 당근

* 가용성이 많은 것들

표 9-4는 식이섬유가 풍부한 식품들이 나타나 있다.

식이섬유(dietary fiber) 식물이 생산하는 것으로 소화되지 않는 물질.

치질(hemorrhoids) 직장 및 항문 주위에 생길 수 있으며, 혈관이 팽창되어 나타나는 병.

모두 동물성 식품이 아님을 주목하라. 섬유소는 건강에 유익하다. 섬유소가 많이 함유된 시리얼을 섭취하는 것에 의해 사람들은 제2형 당뇨병에 걸리기 쉬운 대사증후군의 발전 위험을 줄일 수 있다(McKeown et al., 2004). 가용성 섬유소는 당뇨병을 가지고 있는 사람에게 유리하도록 소화관에서 포도당의 흡수를 지연시킨다. 더욱 가용성 섬유소가 풍부한 고식이섬유소 함유 식품은 심장병의 위험도 감소시킬 수 있다(Bazzano et al., 2003; Pereira et al., 2004). 가용성섬유소는 소장에서 콜레스테롤 흡수를 감소시켜 혈중콜레스테롤 수치를 낮춘다. 혈중콜레스테롤 수치의 증가는 심장병의 위험증가와 상관관계가 있다.

고식이섬유소 함유 식이는 장과 관련된 암의 발생위기를 감소시킬 수 있을까? 최근 식이섬유소의 섭취와 대장암의 발생위험과의 관계에 대하여 많은 연구자들에 의해 연구되고 있다. 어떤 의학전문가들은 고식이섬유 식이와 암의 발생과는 상관관계가 없는 것을 발견하였으나, 또 다른 전문가들은 상관관계가 있는 것으로 결론지었다. 550,000명이 넘는 유럽인과 북미 사람들에 대한 연구결과들은 대장과 직장암에 대한 고식이섬유식의 관련성을 제시하였다(Peters et al., 2003; Bingham et al., 2003; Slattery et al., 2004). 그럼에도 불구하고 많은 연구자들은 소장건강에 미치는 식이섬유소의 영향을 밝힐 필요성이 있음을 강조한다. 13장에서는 위험 인자를 포함하여 대장과 직장암에 대해 논의하고자 한다.

식이섬유소가 풍부한 음식의 섭취는 변비예방이나 장연동운동을 촉진시킬 수 있다. 불용성식이섬유소는 대장근육을 자극하여 변을 자주 보게 하거나 변을 연하게 또는 크게 하여 변통을 촉진한다. 미국인들은 배변습관에 관심을 가지고 있으며, 더 많은 식이섬유소 함유식품을 섭취하기보다 하제를 사용하는 것에 몇백만 달러를 소모하고 있다. 변비는 변이 너무 적어 대장을 자극하기 어려워서 일어난다. 변비는 장이 운동하는 동안 자주 팽창하여 직장의 혈압을 증가시킨다. 이러한 압력은 **치질(hemorrhoids)**을 유발시키고, 직장 및 항문 부위에 고통이 따르게 한다. 장운동 시의 팽창은 게실(diverticula)이라고 하는 조그만 주머니 형태가 대장 주위에 형성되는 증상을 나타내는 **다발성게실증**(diverticulosis)을 일으킨다(그림 9-2). 이러한 조그만 주머니에 배설물이 자리잡게 되면 출혈 및 염증을 일으킨다. 염증 주머니가 파열되어 복부의 움푹한 곳에 배설물을 흘리게 된다면 치료 가능하다. 일반적으로 다발성게실증은 미국인들의 경우, 50세 이상에서 나타나고 심각한 증상은 아니다. 식이섬유소가 풍부한 식이섭취 외에도 물을 많이 섭취하는 것에 의해 변비를 예방할 수 있다. 적절한 운동도 장기능 향상에 도움이 되나, 변비를 치료하는 것에는 도움이 되지 않는다(Meshkinpour et al., 1998). 만일, 변비가 지속되거나 변의 점혈 또는 직장출혈로 인한 장의 통증으로 고통을 받는다면, 내과의사에게 검진을 받아야 한다.

전형적인 미국인은 매일 식이섬유소를 20g보다 적게 섭취한다. 의학전문가들은 과일, 야채, 콩, 전곡 등을 통하여 식이섬유소를 적어도 매일 25g 이상 섭취해야 한다고 생각하고 있다. 가공과정에서 곡물들은 비타민, 무기질 및 섬유소 등이 소실된다. 예를 들어, 밀가루의 경우에는 소맥을 정제하여 생산하는데, 정제 전의 소맥과 비교하여 밀가루는 섬유소 함량이 아주 적다. 정제소맥으로 만들어진 흰빵보다 가공을 거치지 않은 전곡으로 만든 빵은 식이섬유소 섭취를 늘리기 위한 바람직한 식품이다.

지질

식이 **지질**(lipids)은 콜레스테롤과 중성지방을 함유하고 있다. 식품 중에 함유된 지질의 약 95%가 지방과 유지로 불리는 **중성지질**(triglycerides)이다. 세포는 중성지질을 함유하고 있으므로 건강을 위해 적은 양의 지방이 필요하다는 것은 놀라운 일이 아니다. 탄수화물과 비교하여 지방은 더욱 농축된 칼로리 원이다. 지방형태로 에너지를 저장하고 있으며, 이러한 지방은 추위로부터 절연체 역할 및 신체의 형태유지와 외부충격으로부터 내부장기를 보호하는 기능을 가지고 있다.

다발성게실증(diverticulosis) 대장의 외벽을 통해 튀어나온 조그만 주머니 형태가 대장 주위에 형성되었을 때 나타나는 장증후군.

지질(lipids) 물에 용해되지 않으며, 중성지질 및 콜레스테롤을 포함하는 영양소군.

중성지질(triglycerides) 식품 중의 지질의 가장 일반적인 형태로 흔히 지방 또는 유지라 불리는 것.

콜레스테롤(cholesterol) 동물에서만 발견되는 지질 형태.

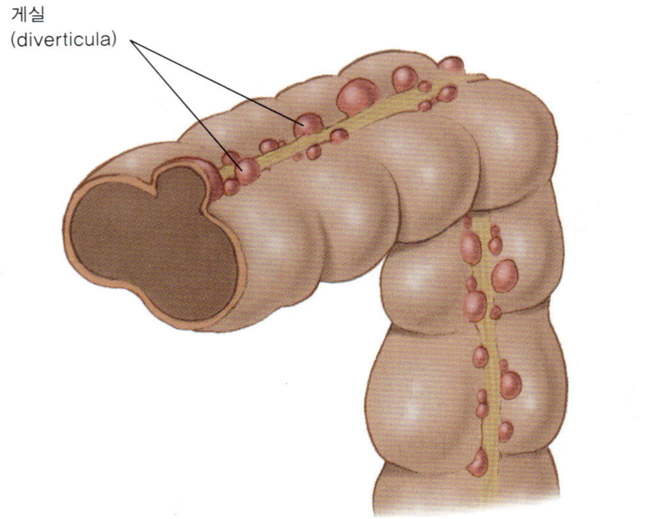

그림 9-2 게실. 게실은 대장 내부벽을 통해 튀어나와 대장의 내부선에 작은 주머니를 이루고 있다. 게실은 감염과 파열의 가능성이 있다.

각 중성지질은 3개의 지방산으로 이루어져 있다. 과학자들은 지방산의 화학적 구조에 따라 포화, 단일불포화, 다가불포화 지방산의 3가지 형태로 분류하고 있다. 식품 중의 중성지질은 이러한 지방산의 3가지 형태로 혼재해 있으나, 대체적으로는 한 가지 형태가 우세하게 함유되어 있다. 표 9-5 는 지방과 유지의 양과 각 지방산의 형태를 나타내고 있다.

동물성 식품은 일반적으로 식물성 식품보다 포화지방산을 많이 함유하고 있다. 올리브, 땅콩 및 캐놀라유는 단일불포화지방산 함유량이 높으며, 옥수수, 해바라기, 면실유 및 호두유는 다가불포화지방산 함량이 높다. 열대유로 불리는 팜 열매 또는 코코넛유는 식물유에서 보기 드물게 다량의 포화지방산을 함유하고 있다.

동물성 식품은 또한 **콜레스테롤**(cholesterol)을 함유하고 있으며, 이것의 구조는 중성지질과는 다르다.

문제의 소지를 다분히 가지고 있는 콜레스테롤도 인체의 기능에 중요한 역할을 담당하고 있다. 세포막들은 콜레스테롤을 함유하고 있으며, 인체는 스테로이드 호르몬, 비타민 D, 지방을 소화하기 위해 필요한 물질인 담즙산을 만들어 내기 위하여 콜레스테롤을 필요로 한다. 콜레스테롤 함유식품의 섭취를 피하려고 해도 인체 내의 간과 소장에서는 필수적인 화합물로 콜레스테롤을 생산한다. 오로지 동물만이 콜레스테롤을 합성하므로, 식물에서는 발견할 수 없다. 육류, 우유류, 계란노른자는 전형적인 미국인 식사에 콜레스테롤을 공급한다.

표 9-5 지방과 기름의 지방산 함유량

지방/기름의 유형 및 급원	총지질/1스푼(g)	포화도 %	단일 불포화지방산 %	고도 불포화지방산 %
홍화유	14	9	12	74
해바라기오일	14	11	19	66
옥수수유	14	13	24	59
콩기름	14	14	23	59
콩/면실유	14	18	29	48
올리브유	14	13	73	8
카놀라기름	14	7	59	29
땅콩기름	14	17	46	31
닭 지방	13	30	45	21
라드(돼지지방)	13	39	45	12
소 지방	13	50	42	4
야자유	14	90	5	1
경화한 야채 쇼트닝	13	25	45	26
마가린(딱딱한 것)	11	20	45	33
버터	11	65	30	4

* 다른 지질이 지방 또는 기름에 존재하기 때문에 총 지방산은 100%가 아니다.

표 9-6은 콜레스테롤이 풍부한 식품들과 각 콜레스테롤의 함량을 나타내고 있다.

지질과 건강 만일, 전유 또는 2% 지방함유 우유를 평소에 마시면서 무지방 우유를 처음 맛보았을 때, 당신은 어떻게 행동하였는가? 그 우유의 맛이 물맛 또는 싱거운 맛이라고 생각하였는가? 지방이 함유된 식품이거나 지방을 첨가하였을 때, 그 음식의 맛은 풍부해지고 향기로워진다. 식품 중의 지방은 또한 비타민 A, D, E 및 K와 많은 식물성생리활성물질의 흡수를 증가시킨다.

대부분의 사람들이 순수한 지방을 섭취하지 않더라도 당분, 소금이 지방과 섞여 있는 경우, 캔디바와 설탕을 입힌 케익 또는 토르티야 칩에 들어 있는 지방이 함유된 음식을 거부하기 어려운 경우가 있다. 일반적인 미국인의 경우, 고지방 섭취는 원치 않는 체중증가를 초래한다. 포화지방산이 많이 함유된 식사는 심장병의 위험을 증가시킨다. 포화지방의 과다 섭취는 혈중 콜레스테롤 수치도 높인다. 콜레스테롤이 함유된 음식의 섭취 또한 혈중 지질함량을 증가시키고 포화지방산은 더욱 혈중 콜레스테롤 수치를 증가시키는 경향이 있다.

오메가 3 지방산과 같은 불포화지방산이 많이 함유된 식사는 심장병의 위험을 감소시키고, 류머티즘성 관절염 환자의 관절운동성을 향상시킨다(Covington, 2004). 오메가 3 지방산이 풍부한 식품은 카놀라유, 대두유, 호두, 아마씨 및 연어, 청어, 참치, 고등어와 같은 한류에 사는 생선들이다. 그러나 어유의 공급은 다음과 같은 이유로 권장되고 있지 않다. 오메가 3 지방산의 지나친 섭취는 출혈시 혈액응고를 방해할 수 있기 때문이다. 어유를 섭취하는 대신 일주일에 2번 정도는 한류생선을 섭취

표 9-6 식품 중의 콜레스테롤

식품	1인분 양	콜레스테롤(mg)
소 간	4 oz	545
달걀	1 large	212
노른자		212
흰자		0
새우	3 oz	167
칠면조, 갈아서 요리한 상태	4 oz	116
쇠고기 스테이크	4 oz	94
아이스크림(지방 16%)	1 cup	90
과즙 아이스크림(지방 2%)	1 cup	10
플레인 요구르트, 저지방	1 cup	14
전유	1 cup	33
저지방(2%) 우유	1 cup	18
탈지우유	1 cup	4
버터	1 tablespoon	31
스위스 치즈	1 0z	26
크림 치즈	1 0z	10
베이컨	3 slices	16

하도록 하는 것을 권장한다.

전형적인 미국인 식사와는 달리 지중해 연안의 사람들은 전통적으로 식사의 양도 적을 뿐만 아니라, 튀김음식 및 단음식도 적게 섭취하고, 식물성 식품, 생선, 올리브오일을 많이 섭취한다. 전통적인 지중해식 식사를 하는 사람은 심장병의 위험도 개인적으로 더 적다("Eating Mediterranean," 1999). 서양인보다 동물성 단백질과 포화지방산의 섭취량이 적은 전통적인 식사를 하는 동양인의 건강에 대한 평가가 다르게 논의되고 있다.

식물성 유지로 만든 음식이 다 건강에 이로운 것만은 아니다. *수소화(hydrogenation)*는 마가린의 부드러움과 고체적 성질을 부여하기 위한 식품의 가공기술이다. 이러한 과정은 식물유지의 불포화지방산 본래의 화학적 구조를 *트랜스 지방산(trans fatty acid)*의 형태로 변화시키는 것이다. 인체에서 트랜스 지방산은 혈중 콜레스테롤 수치를 증가시키는 포화지방산과 같은 기능을 한다(Ascherio et al., 1999). 1999년 이후 식품의약품안전청(FDA)은 가공식품의 트랜스 지방 함량을 표시하도록 하는 새로운 표시기준을 제안하였다. 2006년 1월 1일부터 식품가공업자들은 반드시 이러한 정보를 표시하도록 의무화하였다. 트랜스 지방산의 섭취를 줄이기 위하여 부드러운 액체 마가린을 사용하고 판매되고 있는 설탕을 입힌 케익을 적게 섭취하고, 수소화 지방으로 굽거나 튀긴 음식을 피하도록 한다.

지방대체 올레스트라(Olestra), 오아트림(Oatrim) 및 심플레스(Simplesse)는 가공식품 중의 지방을 대체하는 것으로 사용되어 왔다. 예를 들어, 올레스트라는 소화 흡수되지 않기 때문에 칼로리 공급을 하지 않는다. 토르틸라(tortilla) 1온스는 130 칼로리와 6g의 지방을 함유하고 있으나, 올레스트라로 튀긴 같은 양의 칩은 76 칼로리와 지방은 함유하고 있지 않다. 맛이 좋으면서 다양한 무지방 스낵류를 요구하는 소비자들을 위해서 올레스트라는 좋은 지방 대체물질이다. 그러나 올레스트라로 만든 음식이 좋지 않은 측면을 가질 수도 있다. 덧붙인다면 어떤 비타민의 흡수를 방해할 수도 있다는 것이다. 최근 식품과학자들은 맛이 좋으면서 다른 영향을 주지 않으면서도 가열에도 안정한 지방대체물질을 개발 중에 있다.

제한설정 전형적인 미국인 식사는 지방을 많이 함유하고 있고, 특히 유제품, 육류, 구운 음식들과 가공된 스낵류에는 포화지방산 및 트랜스 지방산이 다량 함유되어 있다. 대학생 및 일상이 바쁜 사람들은 자주 기름진 스낵류 및 지방식품을 섭취하여 필요로 하는 지방량보

건강의 이모저모
Diversity in Health

아시아계 미국인의 음식

수세기 동안 중국의 문화는 다른 아시아 민족에 중요한 영향을 끼쳤다. 이러한 민족들은 많은 양의 쌀과 면류, 달걀을 혼합한 야채 및 소량의 육류(대개 가금, 생선 또는 돼지고기)를 소비하게 되었다. 전통적인 아시아의 식사는 전분과 섬유질이 많이 포함되어 있으며, 지방함유량은 낮고, 특히 포화지방함량이 낮게 포함되어 있다. 높은 온도의 중국냄비에 흔들면서 볶은 야채 및 육류요리는 동양의 조리법으로서 인기가 있고, 튀긴 요리보다 칼로리가 낮으며, 끓인 조리법보다 비타민과 무기질의 손실이 적다. 음식을 조리하면서 간을 맞추기 위해 마늘, 생강과 같은 저지방 원료를 사용하고 소스도 겨자 및 대두를 사용한다.

아시아의 전통적인 식사가 모두 건강에 도움을 주지 않는다. 어떤 경우는 거의 들어 있지 않거나 아주 소량이 들어 있는 경우가 있는데, 칼슘이 여기에 해당된다. 카프카스인 및 아프리카인들과 비교해서 아시아계 사람들은 골다공증의 위험을 더 가지고 있다. 북쪽에 거주하는 일본인들 중에 발효된 간장 및 절임식품의 소비는 암과 고혈압의 높은 발병원인이 될지도 모른다. 미국으로 이주한 이후에 많은 아시아계 사람들은 서양음식에 적응된다. 예를 들면, 미국식 중국식사는 많은 양의 육류, 빵 및 튀김음식을 포함하게 된다.

아시아 음식을 먹거나 향미증진을 위하여 *글루타민산일나트륨(monosodium glutamate, MSG)*를 첨가한 음식을 먹을 때 다른 경험을 하게 되기도 한다. MSG가 함유된 음식을 먹은 후 얼굴과 가슴이 조이는 듯한 느낌과 두통 및 피부의 통증, 특히 얼굴의 통증을 느꼈다는 보고가 있다. 그러나 임상적인 연구에서 MSG가 일반인들에게 그러한 반응을 지속적으로 나타낸다는 연구결과는 도출해 내지 못하였다(Geha et al., 2000).

중국, 일본, 타이, 그리고 다른 아시아계 미국인 식당에서 신경을 써서 메뉴를 선택한다면 식사를 즐길 수 있다. 끓인 야채와 쌀, 면류를 많이 선택하고, 반죽하여 튀긴 음식을 피하고, 튀긴 완당 섭취를 적게 하거나 피하도록 하며, 음식에 간장을 더 첨가하지 않도록 한다. MSG 섭취 후 어떤 반응이 나타난다면, 주문하기만 하면 대부분의 요리사는 그것을 넣지 않은 음식을 준비할 것이다.

다 더 많은 양을 섭취하고 있다. 치즈버거, 피자, 튀긴 닭고기 및 생선, 프렌치 프라이, 밀크쉐이크와 같은 인기 있는 패스트푸드는 많은 지방을 함유하고 있다. 그러나 많은 음식점들은 로스트치킨, 저지방 요구르트, 육류를 콩으로 대신한 브리토 및 육류를 제외한 샐러드와 같은 저지방음식을 제공하기도 한다. 영양연구가들은 건강한 성인들이 지방 소비량을 섭취에너지의 35%에서 20%로 제한하고, 포화지방산의 소비는 칼로리의 10% 이하로 제한하며, 콜레스테롤의 섭취량은 하루에 300mg을 넘지 않을 것을 제안한다(USDA/USDHHS, 2005). 일반적으로 미국의 평균 성인식사에서 칼로리의 약 3분의 1이상이 지방으로 구성되어 있다.

대부분의 식품표시는 식품 중의 총지방량, 포화지방산과 콜레스테롤 함량과 같은 영양정보를 제공하고 있다.

단백질

인체는 세포구축 및 유지, 보수를 위하여, 즉 머리카락과 손톱의 구성 성분, 효소, 항체 및 호르몬을 만들기 위하여 **단백질(proteins)**을 필요로 하고 있다. 탄수화물과 지방은 첫 번째 연료이지만, 단백질도 소량의 에너지원으로 이용된다. 대부분의 식품들은 물론, 식물성 식품조차도 단백질을 함유하고 있다.

> **단백질(proteins)** 세포를 구축하고 유지하며, 보수하는 영양소군.
> **아미노산(amino acids)** 단백질 구성분자.

단백질은 **아미노산(amino acids)**으로 구성되어 있다. 소화하는 동안 식물 또는 동물성 식품 중의 단백질은 아미노산으로 분해되어 흡수된다. 인체세포는 수천 개의 단백질을 합성하기 위해 약 20 종류의 아미노산을 사용하고 있다. 세포들은 이 중 11개를 합성할 수 있으나, 다른 9개의 아미노산은 필수아미노산으로 식사에 의해 공급되어야 한다. 만일, 필수아미노산이 부족한 식사를 한다면, 인체는 성장 및 생명현상을 제대로 수행할 수 없게 된다.

대부분의 동물성 식품은 각 필수아미노산을 적절히 함유하고 있다. 이러한 식품들을 완전식품 또는 질이 좋은 단백질 급원이라 한다. 식물은 필수아미노산을 충분히 함유하고 있지 못하거나, 한 가지 또는 그 이상의 필수아미노산이 결여되어 있으므로 불완전 또는 질이 낮은 단백질원이다. 식물성 식품에서 필수아미노산의 좋은 급원은 대두, 전곡, 종자, 견과류, 완두, 렌즈콩 등이

건강관리 Managing Your Health

식사로부터 지방제거

미국인들은 음식을 선택하거나 준비하면서 지방의 양을 줄이려 노력하고 있다. 다음과 같은 지침은 식사에서 불필요하거나 원치 않는 지방을 제거하는 데 도움이 될 것이다.

- 야채를 볶거나 삶거나 생으로 섭취하라.
- 빵과 튀긴 야채, 닭고기, 생선 및 육류를 피하라.
- 소시지, 베이컨과 지방질이 많은 런천미트를 피하라.
- 감자를 튀기는 것 대신에 삶거나 구운 것을 먹어라.
- 요리하기 전 눈에 보이는 육류의 지방은 모두 제거하라.
- 튀기는 것 대신에 굽거나, 볶기, 끓이는 조리방법을 이용하라.
- 가금류를 요리하기 전 껍질을 제거하여 버려라(껍질에 지방의 2분의 1이 함유되어 있음).
- 칠리, 스튜, 스프, 소스와 육즙은 냉장하라. 이러한 음식을 먹거나 데우기 전 지방을 걷어 내라.
- 전유보다 무지방 우유 또는 저지방(2%) 우유를 이용하라.
- 우유 또는 크림을 사용하는 요리법의 경우, 무지방분유로 대처하라.
- 저지방 또는 무지방 요구르트, 아이스밀크 및 무지방 우유를 사용해서 만든 치즈를 섭취하라.
- 오므렛을 만들 때 계란 노른자 하나만 사용하라.
- 일반 치즈크림 대신에 지방을 감소시킨 크림치즈로 대체하라.
- 빵을 구울 때 다량의 지방 또는 오일을 코팅용으로 스프레이하지 말고 적은 양의 오일을 사용하라.
- 닭고기와 생선을 더 먹고 육류는 적게 먹어라.
- 저지방 또는 무지방의 샐러드드레싱을 사용하라.
- 요리방법에서 사우어크림을 만들려거든 저지방과 무지방 요구르트로 대체하라.
- 케익의 분말설탕 부분을 제거하라: 시중에 파는 분말설탕은 100% 지방 또는 트랜스지방을 포함하는 수소화로 경화된 것을 사용한다.
- 두 조각의 파이를 먹을 때 나머지 조각은 버리고 한 조각만 섭취하라.
- 요리방법에 나와 있는 내용에서 지방(마가린, 버터, 오일, 쇼트닝)의 양을 4분의 1로 줄여라.

다. 과일은 필수아미노산을 거의 함유하고 있지 않다.

단백질과 건강 대부분의 미국성인들은 단백질로부터 총 칼로리의 약 14~18%를 얻고 있으며, 이것은 인체가 요구하는 양의 약 2배 정도에 해당한다. 특히, 육류, 생선, 가금류 및 유제품이 미국인의 식사에서 단백질의 약 70%를 차지한다(Smit et al., 1999). 많은 양의 단백질을 섭취하더라도 건강에 악영향을 주지는 않으나, 많은 양의 동물성 식품 섭취는 포화지방산을 지나치게 섭취하게 되는 원인이 된다. 다량의 포화지방산이 함유되어 있는 식사는 미국인의 사망원인의 1위인 심장병의 위험의 증가와 관련이 있다.

운동가 및 보디빌드들은 근육의 양을 늘리기 위해 동물성 식품과 단백질 공급을 많이 해야 할 필요성을 느끼고 있다. 이러한 훈련은 더 많은 근육을 만들게 하는 것이 아니라, 에너지를 위하여 여분의 아미노산을 대사해야 하거나 인체 내 지방으로 전환되게 한다. 나아가, 신장은 지나친 아미노산 대산산물을 제거하기 위하여 더 많은 물을 필요로 한다. 근육 양을 늘리기 위한 가장 효과적인 방법은 적절한 영양과 근육발달 운동을 병행하는 것이다.

동물성 식품은 미국인의 식료잡화류에서 가장 비싼 품목이다. 육류와 다른 동물성 식품을 식물성 식품으로 대체하는 것에 의해 포화지방산 섭취도 감소시킬 수 있고 식품단가도 줄일 수 있다.

채식주의 미국인들 중에 식물성 식품을 주로 섭취하거나 *채식주의자(vegetarian)*가 늘어나고 있다. 많은 사람들이 단백질하면 육류를 연상하지만, 두부, 두유 및 콩으로 만든 버터 등의 대두가공식품 및 여러 가지 종류의 콩류, 완두, 렌즈콩, 견과류, 종자, 곡류 등은 식물성 식품 중에서도 단백질의 좋은 급원이다.

채식주의자들의 식사에는 여러 가지 형태가 있다. 철저한 채식주의자 또는 일반 채식주의자는 오로지 식물성 식품을 섭취한다. 어떤 채식주의자들의 식사에는 약간의 동물성 식품도 포함된다. 예를 들면, *우유채식주의 식이(lacto-vegetarian diet)*는 유제품이 포함되어 있으며, *유란채식주의 식이(lacto-ovo-vegetarian diet)*는 유제품은 물론이거니와 달걀도 포함된다. 어떤 사람들은 육류를 먹지 않으므로 스스로 채식주의라고 부르면서 생선 또는 가금류를 섭취한다. 식물성 식품을 기본으로 하는 여러 종류의 채식주의가 있으므로, 그 수를 가늠하기란 쉽지 않다.

채식주의의 영양적인 면은 어떠한가? 식물성 식품을 기본으로 하는 식사는 전통적으로 육류가 많이 포함되는 서양식보다 포화지방산 및 콜레스테롤이 적으며, 식이섬유, 항산화제 및 식물성생리활성물질이 풍부하게 함유되어 있어 건강을 증진시킬 것이다. 일반적으로 채식주의 식이가 영양적으로 적절한지의 여부는 식이제한의 등급에 따라 다양하다. 동물성 식품은 필수아미노산뿐만 아니라, 무기질 및 비타민도 풍부하다. 반면, 식품성 식품은 하나 또는 더 많은 필수아미노산이 결여되어 있다. 과거 영양학자들은 철저한 채식주의자들에게 한 끼의 식사에서 필수아미노산이 모두 공급이 될 수 있도록 식물성 식품을 혼합한 형태로 섭취하길 권하였다. 그 이유는 인체는 필수아미노산을 저장할 수 없으며, 단백질을 만들기 위해서는 한꺼번에 필수아미노산 모두를 섭취하지 않으면 안 되는 것으로 알고 있었기 때문이다. 현재는 식사 또는 스낵류 섭취 후 인체가 필수아미노산을 보존할 수 있으며, 그 이후 단백질 합성을 위해 사용될 수 있다는 것을 알고 있다. 아미노산의 적절한 혼합물을 얻기 위해 식물성 식품을 꼭 섞어 먹을 필요가 없을지라도 피넛버터를 바른 토스트, 또는 붉은 콩과 쌀과 같은 식품의 혼합은 채식주의자들의 식사를 영양적이면서 값싸고 준비하기 쉬운 것으로 한다. 대부분의 채식주의자들은 다양한 식물성 식품의 섭취, 유제품의 소비 및 복합비타민/무기질 제제를 공급하는 것에 의해 필수아미노산 및 다른 영양성분을 얻을 수 있다.

따라서 계획만 잘 짠다면 식물성 식품을 기본으로 하는 식이에서 적절한 영양섭취가 될 수 있다(American Dietetion Association, 1997). 만일, 채식주의의 요리법과 계획에 대하여 관심이 있다면 병원영양사 또는 지역대학의 영양연구가로부터 정보를 얻을 수 있다.

식품알레르기 계란을 섭취한 즉시 3세 어린이의 피부에 두드러기, 가려움, 부풀어 오름, 붉은 발진증상이 나타난다. 이 아이의 오빠는 *쇼크(shock)*와 혈압의 급강하, 및 즉시 처치하지 않으면 죽음에 이를 수 있는 의식상실 등이 우려되므로, 피넛 및 피넛을 함유하고 있는 식품은 피해야 한다. 이러한 반응은 식품알레르기의 결과이며, 부적당한 면역체계가 해도 없는 식품 중의 단백질에 응답한 것이다. 미국의 약 8%의 어린이와 성인의 2%가 한가지 또는 그 이상의 식품에 대한 알레르기를 가지

고 있다(American Academy of Allergy, Asthma, and Immunology, 2003). 우유, 계란, 피넛, 견과류, 밀가루, 대두, 생선 및 갑각류 단백질은 영향을 받기 쉬운 사람들에 대하여 알레르기 반응을 일으키는 원인인 것으로 추정된다.

발진은 *습진(eczema)*, 비늘 상태의 발진, 호흡이 곤란한 천식, 구토 및 설사 등을 포함하여 식품알레르기의 가장 일반적인 신호이다. 전신이 알레르겐에 반응하였을 때 쇼크를 일으킨다.

만일, 식품알레르기를 가지고 있다면, 면역전문가 및 진단과 처리가 가능한 전문가와 의논하라. 알레르기를 진단하기 위해 머리카락 분석, 독성 및 피부의 전기적인 성질에 관한 테스트와 같은 의학적 처치 및 운동요법은 불필요하다(Niggemann& Gruber, 2004). 식품알레르기의 경우, 가장 좋은 처치방법은 불쾌감을 주는 식품을 피하는 것이다. 나아가 식품알레르기를 가지고 있는 사람은 항히스타민제(antihistamines)를 복용하거나 에피네프린(epinephrine)을 주사하거나 혈압을 강하시키는 천연물을 투여하여 쇼크에 대비하여야 한다. 알레르기를 가지고 있는 아이의 부모들은 알레르겐 성분을 체크하기 위하여 성분 표시를 반드시 읽어야 한다. 또한 아이의 부모, 선생님에게 그러한 정보를 알려야 하며, 아이 친구의 부모에게도 알려 알레르겐이 함유된 식품을 주지 못하도록 해야 한다. 대부분의 어린이들이 우유, 계란, 밀가루 알레르기는 성장과 동시에 사라지지만, 피넛, 견과류, 생선, 갑각류는 일생 동안 알레르겐으로 남는다. 식품보다 어떤 물질의 접촉에 의해서도 알레르기가 일어날 수 있다. 알레르기 응답을 포함하여 면역체계에 관해서는 14장에서 논의하고자 한다.

건강한 생활습관

Healthy Living Practices

- 비만, 심장병, 제2형 당뇨병 및 소화계 장애를 줄이기 위하여 더 많은 과일, 야채, 콩, 전곡 등 섭취하여 매일 식이섬유 25g은 소비한다.
- 당뇨병, 심장병의 위험을 줄이기 위하여 지방은 하루에 섭취하는 칼로리의 20~35%보다 적게 취하고 포화지방산을 10%보다 적게 섭취하여야 하며, 콜레스테롤은 300 mg 또는 그 이하로 줄이도록 하여야 한다.
- 저지방 요구르트, 무지방 우유를 섭취하고 치즈, 지방질 육류, 튀긴음식 및 지방을 함유한 구운 음식과 스낵류 등의 섭취를 줄이는 것에 의해 콜레스테롤, 포화지방산, 트랜스 지방산의 양을 줄일 수 있다.
- 많은 패스트푸드는 지방을 다량 함유하고 있다. 일반 패스트푸드 식당에서 음식을 먹는다면 샐러드나 지방 없이 구운 닭과 생선메뉴를 선택하여 튀긴 음식 섭취를 줄이도록 한다.
- 붉은 육고기 및 다른 동물성 식품을 많은 양 섭취하게 된다면, 그러한 음식들을 적게 먹으려고 하고, 대신에 더 많은 콩류, 견과류 및 전곡류를 섭취하려고 노력하라.

비열량 영양소

비타민

인체는 성장조절, 즉 탄수화물, 지방질과 단백질로부터 에너지를 얻기 위하여, 그리고 조직을 유지하기 위하여 **비타민(vitamins)**을 필요로 한다. 많은 비타민들이 에너지를 방출하는 화학적인 반응에 참여하더라도 그 자신은 에너지를 공급하지 않는다.

과학자들은 비타민을 물과 기름에 녹는 성질을 이용하여 분류하고 있다. 비타민 C 및 각종 비타민 B군들은 수용성이며, 비타민 A, D, E와 K는 지용성이다. 수용성 비타민은 다량섭취해도 체내에 축적되지 않으나 지용성 비타민은 간과 체지방에 축적된다. 표 9-7은 비타민의 인체 내 역할 및 급원식품을 나타내고 있다.

에너지를 공급하는 영양소 및 물과 비교하여 인체는 적은 양의 비타민을 요구하고 있다. 다양한 식품으로 구성된 식단은 개체의 건강을 위해 필요한 비타민을 함유하고 있다. 그러나 어떤 사람들은 질병 치료 및 예방을 위하여 권장량의 몇 배나 되는 양을 공급한다. 더 많은 영양소는 필요하지 않다. 세포가 필요로 하는 각각의 비타민은 한정된 양이다. 많은 경우에 초과된 영양소는 체내에 축적되고 인체에 해를 줄 수 있다. 비타민 A, D, B_6와 나이아신의 경우, 지나친 양의 섭취는 독이 될 수 있다. 표 9-7은 비타민의 독성장해로 인한 증후군에 대한 정보를 나타내고 있다.

항산화제 어떤 화합물의 화학적 구조는, 특히 고도불포화지방산과 같은 물질은 자유라디칼에 의한 장해에 의해 산화되기 쉽다. 자유라디칼의 형성은 세포에서 화학적인 변화를 유도하고, 이것은 혈관질환, 암, 안구의 비정상적인 변화 및 다른 만성질환에 영향을 준다.

비타민(vitamins)
에너지 생성, 성장조절 및 조직유지와 같은 화학적 반응에 관여하는 영양소군.

표 9-7 주요한 비타민

비타민	주요기능	풍부한 식품	결핍 증상	과다 증상
A 프로비타민 A (베타카로틴)	야맹증, 성장, 재생, 주요한 면역기능과 피부항산화 작용	간, 우유, 홍차, 채소잎 : 당근, 고구마, 망고, 오트밀, 브로콜리, 살구, 복숭아, 상추	야맹증, 피부건조, 시각장애, 성장부진, 호흡감염.	장부조, 간손상 탈모, 두통, 조산(베타카로틴은 비타민 A 보다 약한독성)
D	뼈와 치아 발달과 성장 : 면역기능	달걀 노른자, 강화우유, 오렌지 쥬스	마름, 구루병	성장저해, 식욕감퇴, 체중감소, 사망
E	항산화 : 세포막보호	식물성 기름, 전곡립, 맥아, 해바라기씨, 아몬드	빈혈증 (잘 일어나지 않음)	장부조, 출혈
C	피부재생과 유지, 면역기능, 항산화	감귤류, 나무열매, 감자, 브로콜리, 후추, 양배추, 토마토, 강화과일음료	잦은 감염, 출혈, 늦은 회복, 타박상, 괴혈병	알려진 것 없음
티아민	에너지 대사	돼지고기, 간, 땅콩, 마른 콩, 완두콩, 전곡립, 강화 빵 및 곡물	심장마비, 정신착란, 우울증, 무기력(각기병)	알려진 것 없음
리보플라빈	에너지 대사	우유와 요거트, 달걀과 가금류, 고기, 간, 전곡립과 강화 빵 및 곡물	긴 자주빛 혀, 피로, 유성 피부, 구순, 구각염	알려진 것 없음
나이아신	에너지 대사	단백질 많은 식품, 땅콩버터, 전곡립과 강화 빵 및 곡물	피부발진, 설사, 허약, 치매, 사망(펠라그라)	피부병, 장전복, 간손상
비타민 B_6	단백질과 지방대사	간, 오트밀, 바나나, 고기, 생선, 가금류, 전곡립, 강화 곡류	빈혈증, 피부뾰루지, 신경질, 고호모시스테인혈증	허약, 우울증, 영구신경손상
엽산	DNA 생산	채소잎, 오렌지, 땅콩, 간, 강화 빵 및 곡물	빈혈증, 우울증, 고호모시스테인혈증 태아성장의 척추피열	비타민B_{12}의 결핍가능 : 알레르기 반응 일으킴
B_{12}	DNA 생산	동물성 식품	악성빈혈, 피로, 마비, 고호모시스테인혈증	알려진 것 없음

많은 식품들은 항산화제(antioxidant)를 함유하고 있고, 세포에서 자유라디칼의 생성을 저해하거나 감소시킬 수 있다. 이러한 항산화제에는 비타민 E, C 및 체내에서 비타민 A로 전환되는 식물의 황색소인 베타 카로틴(β-carotene)과 같은 다양한 식물성생리활성물질 등이 있다. 표 9-2에는 식물성생리활성물질과 그들의 중요한 급원식품을 나타내고 있다. 표 9-8은 높은 항산화 활성을 가지는 과일과 채소들을 나타내고 있다.

1980년 이래로 과학자들은 항산화제가 다량 함유된 식품의 섭취 또는 항산화제를 공급하는 것에 대한 위험성 및 유익함에 대하여 조사하고 있다. 비타민 C가 감기를 예방한다는, 잘 알려진 사실을 지지하는 강력한 과학적인 데이터가 없을지라도 비타민 C와 E가 심장병, 어떤 종류의 암(Hercberg et al., 1999) 및 알츠하이머(Engelhart et al., 2004)에 걸릴 위험을 줄일 가능성은 있다.

질병예방을 위하여, 특별히 항산화비타민을 다량 섭취해야 할까? 영양전문가들은 항산화비타민의 공급을 더 높게 책정하고 있다. 인체는 항산화제를 합성한다. 어떤 과학자들은 현대인들이 공기오염, 살충제 잔사와 같은 환경오염이 선조 때보다 더 심하게 노출되어 있다고 생각한다. 이러한 환경은 인체에서 필요로 하는 항산화제 양이 인체에서 합성되는 양보다 더 요구되어 식품

표 9-8 항산화제 급원 과일과 야채

과일	야채
푸룬	케일
건포도	시금치
블루베리	양배추
블랙베리	자주개자리 새싹(알팔파싹)
딸기	브로콜리
라즈베리	사탕무
자두	빨간 피망
오렌지	양파
포도	콘
체리	가지

위 표의 과일과 채소의 구성은 ORAC(Oxygen Radical Absorbance Capacity) 분석에 의한 것임
자료출처 : 항산화 식품 : ORAC에서 평가한 높은 점수의 식품(1999) *Food and Nutrition Research Briefs*. 미국의 농업 연구 서비스. www.ars.usda.gov/is/np/fnrb/

으로부터 더 섭취되어야 할지도 모른다. 어떤 과학자들은 식물성 식품이 항산화제의 최상의 급원이라 생각한다. 영양공급원이 될 것 같지 않는 식물성 식품은 복합적인 비타민과 식물성생리활성물질을 함유하고 있어, 선택적으로 건강에 유익함을 줄지 모른다(Polidori, 2003). 항산화비타민을 다량 섭취하는 것은 암세포의 성장을 증진시키는 악영향을 줄 수도 있다(Herberg et al., 1999).

무기질(minerals)
인체에서 다양한 기능을 하는 철, 칼슘, 아연과 같은 여러 원소를 포함하는 무기영양소군.

많은 미국인은 가장 인기 있는 비타민인 비타민 C, E 및 비타민 B군들을 다량 섭취하고 있다(Murphy et al., 2002; Radimer et al., 2004). 의학적으로 필요치 않으면서 이러한 섭취형태는 경제적으로도 낭비가 되며, 위험성도 따르기 마련이다. 전곡류, 과일 및 야채를 매일 섭취하는 것으로도 적은 양의 비타민을 자연적으로 공급할 수 있으므로 독성문제에 부딪히게 되는 것을 줄일 수 있다.

무기질

무기질(minerals)은 자유원소이면서 화합물의 구성성

표 9-9 미량 필수 무기질

무기질	역 할	풍부한 식품	결핍 증상	과다 증상
칼슘	뼈와 치아 유지, 근육과 신경기능조절, 혈압과 혈액응고 조절	유제품 : 강화 오렌지쥬스, 두부, 두유, 정어리와 연어 같은 식용 가능한 작은 뼈 생선, 브로콜리, 경수	뼈 성장저해, 약한 뼈, 근육경련	결석, 조직 내의 칼슘침착, 무기물 불균형
칼륨	체액유지, 신경조절 기능	전곡립, 과일, 채소, 요거트, 우유	근육쇠약, 의식장애, 사망	심장병
나트륨	체액유지, 신경조절 기능	소금, 콩, 인스턴트가공육, 치즈생산, 피클, 스낵류, 통조림으로 만든 스프	근육경련, 두통, 의식장애, 혼수상태	고혈압
마그네슘	효소활동 조절, 신경조절 기능	녹색의 채소, 땅콩, 전곡립, 땅콩버터	식욕부족, 근육쇠약, 경련, 사망	희소함
아연	효소와 호르몬, 인슐린의 성분, 면역기능 유지, 성적 성숙 및 재생산 필요	육류, 생선, 가금류, 채소	성장저해, 성적성숙 저해, 상처회복력 저하	무기질 불균형, 위장장애, 빈혈, 심장병
셀레늄	항산화 성분, 면역기능	해조류, 간, 채소, 셀레늄이 풍부한 토양에서 성장한 곡류	심장병 위험률 증가, 암발병	모발과 손톱 손실
철	에너지 방출과 산소운반	대합조개, 굴, 간, 붉은 살코기, 풍성한 빵 및 곡류	피로, 저체중, 철 부족 빈혈	철 중독, 메스꺼움, 구토 및 설사, 사망

분의 기능을 가지는 칼슘, 철 나트륨과 같은 원소이다. 무기질은 인체 내에서 다양한 역할을 가지고 있다. 화학반응을 조절하는 마그네슘과 같은 많은 무기원소들은 칼슘이 골을 구성하듯이 구조적인 구성성분으로 유기체에 함유되어 있기도 하다. 인체는 에너지를 공급하는 영양소나 물보다 적은 양의 무기질을 필요로 한다. 어떤 무기질이 과잉되었을 때 다른 무기질과 균형을 잃게 되거나 독이 될 수 있다.

표 9-9는 필수 무기질과 그들의 중요한 역할, 그리고 이러한 무기질을 많이 함유하고 있는 식품을 분류한 것이다. 인체의 건강에 아주 중요한 역할을 하는 두 가지 무기질에 관한 정보를 제공하고자 한다.

칼슘 칼슘(calcium)은 인체에서 가장 풍부한 무기질이다. 칼슘은 강한 골과 치아를 위하여 필수적이고, 그리고 혈압을 조절하거나 근육의 움직임에 관여하는 것으로 알려져 있다. 인체는 일정한 양으로 혈중 칼슘 농도를 유지하고 있다. 그 농도가 너무 높을 경우, 골은 저장하거나 제거할 수 있다. 혈중 칼슘 농도가 정상수준보다 낮을 경우, 뼈는 저장한 무기질의 일부분을 방출하여 항상성을 유지하고자 한다. 몸무게를 지탱하기 위하여 뼈 조직은 계속해서 유지하거나 분해하거나 새로 만들거나 해야 한다.

골다공증(osteoporosis)
뼈의 밀도가 낮아져 뼈가 약하고 쉽게 부서지는 노화현상.

약 40세 이후 대부분의 사람의 뼈는 새로 만드는 것보다 분해가 더 빨리 일어난다. 무른 뼈는 쉽게 부서지고, 때때로 몸을 지지할 수 없게 되어 건강신경 등을 손상시킨다. 골반, 엉덩이, 허리 뼈는 가장 손상되기 쉽다. 이러한 조건에서 **골다공증**(osteoporosis)은 수백만 미국노인 중, 특히 폐경여성의 건강을 위협한다. 50세가 넘는 남자에서는 여덟 명 중 한 명 꼴로, 여성에서는 두 명 꼴로 골다공증의 결과로 골절할 것이다(National Institutes of Health [NIH], 2002). 남자들은 같은 연령의 여성보다 골다공증에 의한 영향을 받지 않으므로 대개 여성보다 골 밀도가 높다.

골절은 영구적인 질병과 죽음의 위험을 증가시키는 것과 관계 있고, 만약 골절에 의해 사람이 움직이지 못하게 된다면, 치명적인 혈액응고 및 폐렴으로 발전할 가능성도 높아진다. 노부인의 혹으로 알려진 고통스럽고 몸을 움직이기 힘든 상황은 위쪽의 척추가 너무 약해졌을 때 발생하기 쉬우며, 두개골의 무게를 지탱하는 동안 내내 뼈가 부서지는 듯한 작은 압력을 경험한다. 이러한 뼈들은 형태가 고정되는 쪽으로 적응되어 위쪽의 척추가 비정상적으로 구부러진다(그림 9-3). 이러한 결과들은 그들의 신장도 축소시킨다.

칼슘이 풍부한 식사를 하거나 물리적인 활동은 뼈를 강하게 만들거나 유지시킨다. 그러나 폐경 후, 그러한 훈련은 골다공증을 예방하기에 충분하지 않거나 그러한 과정을 지연시킨다. 건강한 여성조차도 폐경 후 5년 내지 10년 내에 자신의 골 밀도가 감소하는 것을 느끼기 쉽다. 왜일까?

*에스트로겐(estrogen)*이라는 호르몬은 밀도를 유지하기 위하여, 그리고 칼슘을 보유하기 위하여 뼈를 자극한다. 정상적인 호르몬의 생산은 월경주기를 조절한다. 여성은 에스트로겐 수치가 떨어지다가 월경주기가 끊어지고 나면 *폐경(menopause)*에 이르게 된다. 여성들이 이러한 시기에 도달하게 되면 일정한 월경주기를 가지는

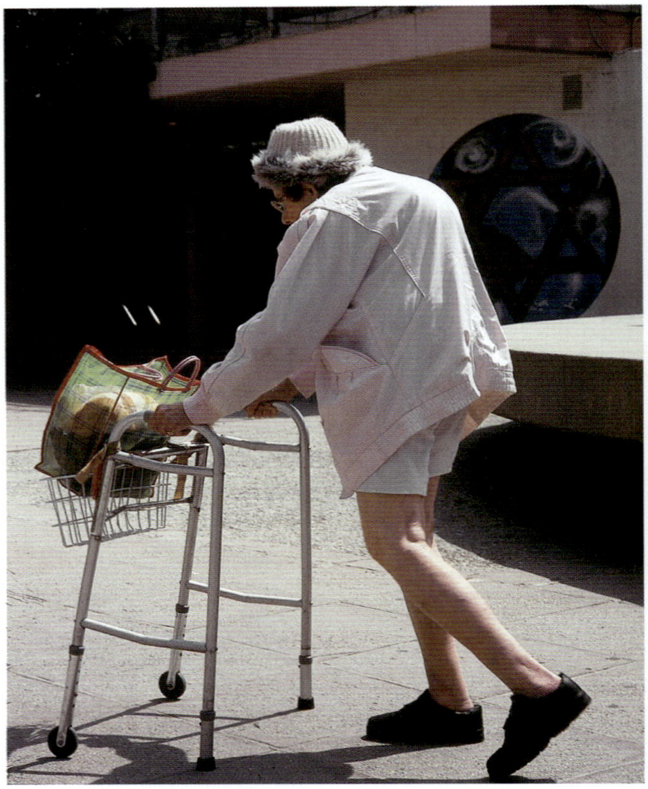

그림 9-3 노부인의 혹. 노부인의 혹으로 알려진 고통스럽고 몸을 움직이기 힘든 상황은 위쪽의 척추가 너무 약해졌을 때 발생하기 쉬우며, 두개골의 무게를 지탱하는 동안 내내 뼈가 부서지는 듯한 작은 압력을 경험한다. 이러한 뼈들은 형태가 고정되는 쪽으로 적응되어 위쪽의 척추가 비정상적으로 구부러진다.

사람은 월경이 불규칙하거나 횟수가 적은 사람보다 골 밀도가 잘 유지되고 있다.

폐경 외 다른 특성들이 골다공증의 위험을 증가시키고 있다. 이러한 형질은 유전되고 다른 사람보다 더 골다공증에 걸리기가 쉽다. 아프리카나 아메리카인들은 큰 뼈를 가지고 있는 경우가 많고, 이것은 골다공증에 저항할 수 있는 요인이 되기도 한다. 반대로 날씬하고 뼈가 작은 유럽 및 아시아의 민족들은 큰 뼈를 가지고 있는 사람보다 골다공증에 걸리기 쉽다.

생활형태에 따라서 골다공증의 위험을 더 증가시킬 수 있다. 적은 양의 칼슘을 섭취하는 젊은이들은 성장 후 골다공증에 걸리기 쉬운 적은 밀도의 뼈를 갖게 된다. 흡연과 알코올의 섭취는 골 손실을 촉진한다. 과도한 운동을 하는 젊은 여성은 정상적인 에스트로겐 생산과 월경주기를 방해한다. 에스트로겐 수치의 감소는 너무 이른 골 손실을 초래한다.

X-ray 촬영은 골 손실을 진단하는 데 이용된다. 골다공증의 위험을 가진 폐경여성을 치료하기 위하여 의사들은 에스트로겐이나 에스트로겐이 함유된 것 또는 프로게스테론과 같은 합성호르몬으로 호르몬 대체요법을 지시한다. 또한 비호르몬 치료요법도 가능하다. 폐경에 이르게 된 여성들은 골다공증의 위험과 그것에 대한 치료에 관하여 의사들에게 상담한다.

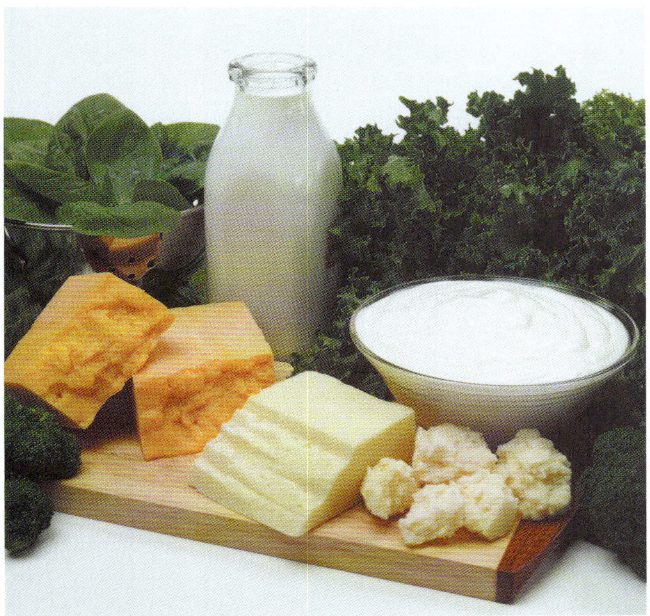

그림 9-4 칼슘 급원식품. 칼슘이 많은 식품으로는 저지방 우유 및 요거트 및 녹색채소이다. 치즈는 고지방 식품이지만 좋은 칼슘 급원식품이다.

대부분의 의학전문가들은 젊은 남자나 여자들이 그들의 골 밀도를 최대화시킬 수 있는 적절한 행동을 하기를 권한다. 만일, 골다공증으로 발전될 위험에 대하여 고민이 된다면 그림 9-4 에 나와 있는 칼슘 공급식품을 섭취하라. 만일, 칼슘이 함유되어 있거나 보강된 음식을 섭취하지 않는다면 주치의에게 이러한 무기질을 얻을 수 있는 방법에 대하여 질문하라. 칼슘뿐만 아니라, 비타민 D와 마그네슘은 뼈 건강에 중요하다. 금연하고 알코올 소비를 줄이고 걷기와 조깅 등의 운동을 하면서 건강한 일상생활에 적응하는 것은 골격근을 보존하는 데에 도움을 줄 수 있다.

골다공증은 어느 나이에도 올 수 있다. 이러한 조건으로 발전될 위험성이 크다면 골 밀도를 측정하기 위해 주치의와 의논하라. 이른 시기부터 골다공증을 치료하는 것에 의해 골 손실을 예방할 수 있다.

철분 인체를 구성하는 철분(iron)의 대부분은 적혈구 내에서 *헤모글로빈(hemoglobin)* 분자를 구성하고 있다. 헤모글로빈은 폐에서 산소와 결합하고 있으며, 전신의 세포에 수송한다. 산소는 포도당에 저장된 에너지를 방출하는 데 필요하다.

*빈혈증(anemia)*은 인체가 비정상적인 혈액세포를 생산할 때 일어난다. 철분결핍에 의한 빈혈의 경우, 골수는 정상세포보다 더 적거나 헤모글로빈이 적게 함유된 혈액세포를 생산한다. 헤모글로빈이 충분하지 않은 혈액세포는 평소보다 더 적은 산소를 순환에 의해 인체에 공급한다. 빈혈증이 있는 사람은 적절한 에너지를 얻을 수가 없으므로 피곤함을 느낀다.

철분결핍은 미국에서 가장 일반적인 영양장애 중에 하나이다. 특히, 폐경 전 여성들은 월경에 의하여 손실된 철분을 대체하기 위해 철분이 함유된 식품을 충분히 섭취하지 않아 철분결핍의 위험에 빠져 있다. 유아, 어린이, 10대 및 임산부와 같이 빠른 성장을 요하는 사람들은 높은 양의 철분이 필요하고 철분결핍에 의한 위험성이 높다. 만약, 적절한 조치를 취하지 않으면 철 결핍성 빈혈에 걸릴 수 있다.

적절한 철분섭취를 하고자 한다면 표 9-9 에 나타나 있는 철분이 풍부하게 함유된 식품을 섭취할 수 있다. 일반적으로 소장은 식품 중의 철분, 특히 식물 중의 철분을 충분히 흡수할 수 없다. 육류나 비타민 C가 많이 함유된 식품과 함께 철분을 섭취한다면 식물성 식품 중의 철분이라도 그 흡수를 촉진시킬 수 있다. 철분이 함유된 식품의 섭취와 더불어 철 결핍성 빈혈환자는 철분제의 공급이 필요할지 모른다.

매년마다 수천 명의 어린이들이 독성을 나타낼 만한 양을 섭취한 후, 그들 중의 일부는 치명적인 상태에 이르는 경우가 있다. 많은 경우가 어른들의 관리가 없는 상태에서 어린이들은 사탕이라고 생각하여 향기가 있는 비타민과 무기질을 정해진 양 이상으로 섭취하는 경우에 해당한다. 이러한 비극을 방지하기 위해서 영양제는 어린이들이 받아들이기 어려운 형태인 약과 같은 형태로 공급한다.

미국인의 250분의 1은 식이 중의 철분의 소장흡수를 증가시키는 유전적인 조건을 가지고 있다(Brandhagen et al., 2002). 철분은 그들의 조직에 축적되고 그들이 중년이 될 무렵에는 독성을 일으킬 정도의 양에 이르게 된다. 이러한 사람들은 당뇨병, 간 손상, 심장병과 같은 심각한 증상이 나타나기 전까지 *혈색소침착증(hemochromatosis)*이라고 불리는 치명적인 질병 상태를 자각하지 못한다. 간단한 혈액테스트로 이러한 증상을 알 수 있다. 헤모크로마토시스를 가진 사람은 철분이 함유된 제제를 섭취해서도 안 되고 철분이 함유된 식품도 제한해야만 한다.

수분

수분은 지구상의 생명체에게 필수적이다. 다른 영양소 중의 하나가 없더라도 몇 주일, 몇 달, 심지어 몇 년까지도 살아 있을 수 있다. 그러나 물 없이는 단 며칠도 더 살 수가 없다. 인체 내에서 물은 물질의 용해, 수송, 노폐물의 제거, 윤활유 역할 및 각종 화학반응에 관여하는 등 다양한 기능을 가지고 있다.

성인 몸의 약 60%가 수분으로 이루어져 있다. 적절한 기능을 하기 위하여 인체는 소변의 양을 조절하는 것에 의해 유동성을 유지하여야 한다. 인체 내 수분을 잘 유지하더라도 발한, 소변, 호흡, 배변에 의해 수분은 손실된다. 물과 우유, 쥬스, 소프트드링크를 마시는 것으로 인체의 물을 보충한다. 또한 과일 야채와 같은 대부분의 음식은 물을 공급한다.

광고는 갈증을 가시게 하는 것으로 자주 맥주를 장려한다. 그러나 알코올을 섭취하는 것으로 인체 내의 물을 대신할 수 없다. 알코올은 이뇨를 촉진하여 수분손실을 초래하고 카페인도 같은 작용을 가지고 있다. 국립의약연구원의 한 연구자의 보고에 의하면 음식과 음료로부터 매일 권장할 만한 물의 양은 여성은 11컵, 남성의 경우 16컵이라고 한다(Food and Nutrition Board[FNB], 2004). 일반적으로 미국인들의 수분섭취량은 적절하다. 체내 수분함량이 적어질 때 *탈수(dehydration)*가 일어나고 체내 보유하고 있는 수분을 소비하지 않는다. 탈수에 의한 증상은 몸이 약해지고 정신이 혼미해지며, 성질이 급해진다. 열이 계속되고 설사 또는 구토하는 동안 인체에서 상당한 수분이 손실된다. 이러한 조건에서 나트륨과 칼륨은 물론, 무기질의 손실도 일어난다. 보충해 주지 않았을 때 극단적인 탈수는 치명적이다. 11장은 탈수 및 열과 관련된 질병에 관해 더 많은 정보를 제공한다.

건강한 사람도 더운 조건에서 일을 하거나 운동을 하면 탈수증상이 나타날 수 있다. 이러한 상황에서 스포츠 드링크가 도움이 될 수 있을까? 물과 포도당을 첨가한 스포츠 드링크는 적은 양의 나트륨과 칼륨을 함유하고 있다. 그러므로 이러한 음료는 활발한 육체활동을 하는 사람에게 유익하다. 그러나 대부분의 사람들은 활동을 하기 전과 하는 동안에 다양한 음식을 섭취하거나 물을 마시는 것에 의해 그들의 수분함량과 무기질의 균형을 잘 유지할 수 있다.

건강한 생활습관
Healthy Living Practices

- 필요로 하는 비타민과 무기질을 모두 얻기 위하여 매일 전곡, 유제품, 과일 및 야채 등 다양한 음식을 폭 넓게 섭취하라.
- 아이들이 접근하지 못하도록, 다른 약들처럼 식이 대용품도 잘 간수하라.
- 날씨가 덥거나 심하게 운동한다면 탈수를 막기 위해 카페인과 알코올이 함유되지 않은 물과 다른 음료를 마셔라.
- 나이가 들어도 골밀도를 유지할 수 있는 가능성을 높이기 위하여 칼슘이 풍부하게 함유된 적절한 양의 식품 및 알코올이 함유되지 않은 음료를 섭취하고, 금연, 체중조절을 위한 운동에 힘쓰라.

영양있는 식사계획

영양있는 식사의 열쇠

밀크초콜릿 캔디바 또는 프렌치 프라이포테이토를 먹을 때, 이러한 음식이 탄수화물과 지방을 함유하고 있다는 것은 아마 알고 있을 것이다. 그러나 어떤 단백질, 수분, 그리고 비타민과 무기질조차도 공급한다는 것을 알게 된다면 놀랄 것이다. 대부분의 식품들은 많은 수분과, 탄수화물, 지방 또는 단백질, 미량의 비타민과 무기질이 함유되어 있는 영양소의 혼합물이다. 캔디바와 프렌치프라이는 일반적으로 "정크푸드(허섭쓰레기음식)"으로 불리고 있는데, 지방과 당 때문에 많은 칼로리를 함유하고 있어서이다. 그러나 영양사들은 정크푸드보다 "텅 빈 칼로리(empty-calorie)" 음식으로 부른다.

영양적인 식사는 2가지 특징을 가지고 있는데, 적절한 영양소 및 균형잡힌 영양소이다. 영양적으로 적절하고 균형잡힌 식사는 모든 필수영양소가 적당한 비율로 함유되어 있는 것이다. 폭넓고 다양한 식품을 선택하는 것에 의해 필수영양소는 대개 다 얻을 수 있다. 많은 사람들은 필요량 이상의 음식을 섭취하거나 영양소가 부족한 음식을 선택하거나, 혹은 영양제를 다량 섭취하거나 해서 자신의 몸을 상하게 한다. 음식을 많이 섭취하는 것은 과체중을 만들기 쉽고 과한 포화지방산의 섭취는 동맥을 막히게 하고 너무 많은 영양제의 섭취는 영양소 독성 장애를 초래한다. '모든 것을 적절하게' 라는 것은 영양적으로 적절하게, 그리고 잘 균형잡힌 식사계획에 대한 최상의 실천이다.

최적의 건강을 위해 필요로 하는 영양소는 어느 정도일까? 당신의 식사가 영양적으로 적절하다는 확신을 어떻게 할 수 있을까? 다음과 같은 정보는 이러한 질문에 대하여 해답을 줄 것이다.

영양소 필요량과 권장량

영양소 필요량(nutrient reguirement)은 보통의 사람이 영양소의 결핍증으로 발전되는 것을 예방하는 최소의 양으로 정의할 수 있다. 그러나 요구되는 영양소의 양이 적절한 양은 아니다. 예를 들면, 대부분 요구되는 비타민만을 얻으려고 할 뿐 인체는 여러 조직에 저장하지 않는다. 인체는 영양소가 들어 있는 식품의 섭취가 불가능할 때만 영양소를 보존하려고 한다. 따라서 영양전문가들은 요구되는 영양소의 양보다 더 많이 섭취하기를 권한다.

어떤 영양소의 양이 결핍증을 예방할 수 있는지를 결정하기 위하여 영양사들은 **영양 섭취 기준**(Dietary Reference Intakes, DRIs)이라고 불리는 혼합표준을 사용하고 있다. DRIs는 영양소 섭취수준을 위하여 영양적인 식사의 계획 및 영양적으로 적절한 식사여부를 평가하기 위하여 한때 표준이 되었던 *권장 식이허용치(Recommended Dietary Allowances, RDAs)*를 포함하여 4가지 다른 권장량으로 구성되어 있다. 따라서 많은 영양사들은 DRIs의 완전한 세트를 가지고 있지 않으므로 아직까지 RDAs를 사용하고 있다. 부록 C는 RDAs 혹은 여러 비타민과 무기질의 DRI 수준을 제공한다.

하나의 영양소를 위한 RDA를 설계하기 위하여 과학자들은 요구되는 양을 섭취하고 안전한 양을 공급하기 위하여 더 양을 추가하기도 한다. 예를 들면, 비타민 C를 위한 RDA는 남자의 경우에는 90mg이며, 여자의 경우에는 75mg이다(비흡연의 경우). 그러나 일반인은 괴혈병 및 비타민 결핍증을 예방하기 위해 매일 섭취해야 하는 비타민 C양은 8에서 10mg에 불과하다. 따라서 대부분의 사람들은 RDA를 100% 충족시키지 못하더라도 괴혈병으로 발전되지는 않는다.

RDAs 또는 DRI를 사용하여 당신의 식사가 영양적으로 적절한지 평가할 수 있다. 만일, RDA의 75~100% 정도의 영양소를 섭취한다면 적절하고 영양소 결핍증에 걸릴 우려도 없다. 만일, 한 가지 또는 더 많은 영양소 섭취를 필요로 한다면 식품구성표를 사용하여 영양소의 풍부한 급원식품을 알아낼 수 있고, "healthyliving" 웹사이트 를 이용할 수도 있다.

건강을 위한 식품피라미드

영양적으로 적절한 식사를 하는 것과 더불어, 최적의 건강상태를 위하여 운동으로 조절하는 것은 일반적으로 어려운 일이다. 건강을 위한 식품피라미드의 제안은 과학적인 근거를 가지고 식사와 운동의 역할을 감안하여 통합한 것으로 그림 9-5 에 나타나 있다. 이러한 식품제안은 심장건강을 고려하여 소량의 알코올도 권장하고 있다. 그러나 임산부 등 알코올을 섭취해서는 안 되는 경우도 있다.

식사지침

5년마다 *미농무부(Department of Agriculture, USDA)*와 *미보건복지부(Department of Health and Human*

영양소 필요량 (nutrient requirement) 영양결핍증을 예방하기 위한 최소의 영양소임.

영양 섭취기준 Dietary Reference Intakes, DRIs) 식사 중의 영양소를 평가하기 위한 새로운 기준표.

*Services)는 미국인의 식사지침(Dietary Guidelines for Americans)*을 제시하고 있다. 내용은 제2형 당뇨병과 심혈관계 질환과 관련된 질병과 식사와의 연관성에 초점을 맞춘 일반적인 권장사항이다. 이러한 지침은 영양소 급원식품의 선택, 더 활발한 육체활동 및 안전한 식생활의 실천 표 9-10과 같은 영양과 관련한 건강문제에 대한 것이다. 다음은 식사계획 도구를 이용한 식사지침서의 최신판으로부터 구성하여 만든 자신의 피라미드 계획에 대하여 설명하고자 한다.

나의 피라미드 계획

2005년 봄 USDA는 건강한 식사계획을 위하여 더 구체적인 안내서인 나의 피라미드 계획(MyPyramid plan)으로 식품안내 피라미드를 바꾸었다. 나의 피라미드 계획은 각각의 면을 다른 색으로 칠한 모두 6개 식품군으로 이루어져 있다. 주황, 초록, 빨강, 노랑, 파랑, 그리고 보라는 각각 전곡, 야채, 과일, 오일과 임의의 열량, 우유, 그리고 육류와 콩류를 나타낸 것이다(그림 9-6). 피라미드의 왼쪽 편은 매일 육체적인 활동에 필요로 하는 것을 보여 주기 위하여 사람이 계단을 오르는 그림으로 표현하고 있다.

나의 피라미드 계획은 매일 1,000~3,200 칼로리의 범위 내에서 12가지의 다른 칼로리 수준으로 영양소를 섭취할 것을 권장하고 식사와 간식을 포함하여 식품의 양도 제시하고 있다. 따라서 남녀의 에너지 및 영양소 필요량을 적용한 식단표 작성을 위하여 사용할 수 있다. 예를 들면, 육체적으로 대단히 활발한 활동을 하는 22세의 남자의 경우, 하루에 3,000칼로리의 에너지가 필요하지만 비슷한 나이의 20세의 비활동적인 여자의 경우, 하루 1,600칼로리가 필요한 것으로 설정되어 있다.

나의 피라미드 계획에서 더 정보를 얻기 위하여 USDA's

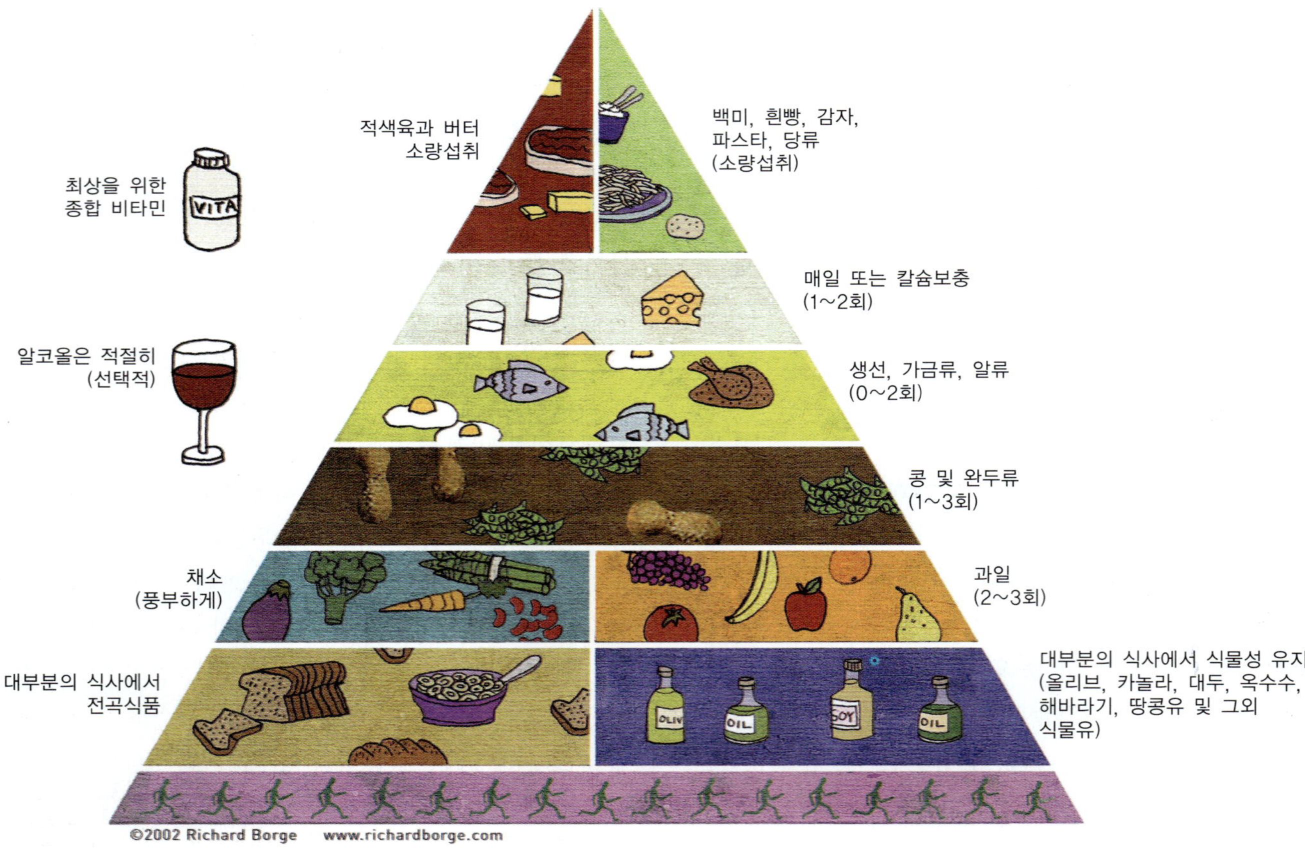

그림 9-5 건강을 위한 식품 피라미드. 건강을 위한 식품 피라미드는 최근 질병에 대한 식품의 역할에 관심을 가지면서 의약적인 근거를 가지게 되었다. 식물성 기름과 섬유소 및 탄수화물은 제일 아래쪽에 위치해 있고 동물성유지 및 저섬유질 식품은 꼭대기의 적은 부분에 위치하고 있다.

의 웹사이트(www.MyPyramid.gov)에 직접 접속하라. 색깔 부호가 있는 부분을 클릭하면 각 그룹 내에 있는 식품들에 관해 더 많이 배울 수 있을 것이다. 계단을 오르고 있는 그림을 클릭하면, 그 주의 대부분의 날들을 정상적인 활동에 덧붙여 적어도 30분 동안 육체적인 활동을 권장하는 것을 볼 수 있을 것이다. 나이와 성별 및 매일의 육체적인 활동 수준과 관련된 사항을 입력하면, 그 프로그램은 매일 영양식을 하기 위한 식품의 특정한 양을 제시해 줄 것이다.

재량칼로리 나의 피라미드 계획 중의 12가지 식이패턴은 오일과 *재량칼로리(discretionary calories)*를 포함하고 있다. 재량칼로리는 각 식품그룹 내에서 권장한 오일의 양을 섭취한 후에 남는 여분의 칼로리에 해당한다. 육체적으로 비활동적인 사람은 여분의 음식을 섭취하기 위하여 100~300칼로리에 해당하는 오직 적은 양의 재량칼로리를 가진다. 다른 식품그룹으로부터 저지방이면서도 영양은 밀집시키는 것에 의해 이러한 칼로리를 제외

표 9-10 2005년 미국인의 식사지침에서의 주요 권고사항

1. 건강한 수준에서 체중조절
2. 매일 운동
3. 영양적으로 알맞게 소비
4. 과일과 야채, 전곡립, 그리고 무지방, 저지방 식이 소비
5. 음식을 안전한 곳에 보관
6. 열량의 20%~30%를 지방으로 소비하고, 콜레스테롤 섭취를 하루 300mg으로 제한
7. 섬유질이 풍부한 식품을 섭취하고, 설탕을 제한
8. 하루 1티스푼보다 적게 소금을 섭취
9. 만약, 술을 마신다면 절제, 만약 임신을 하였거나, 모유수유 중이거나, 21세 이하, 운전 및 기계장치를 조절한다면 술을 피하라.

할 수 있다. 그러나 그들은 자주 지방이 많은 고기와 고지방 함유 치즈, 단맛 음식과 알코올 음료와 같은 텅 빈 칼로리 식품을 대신 섭취한다. 고지방 및 텅 빈 칼로리 식품을 많이 함유한 식사는 체지방 축적, 심장병, 암, 알

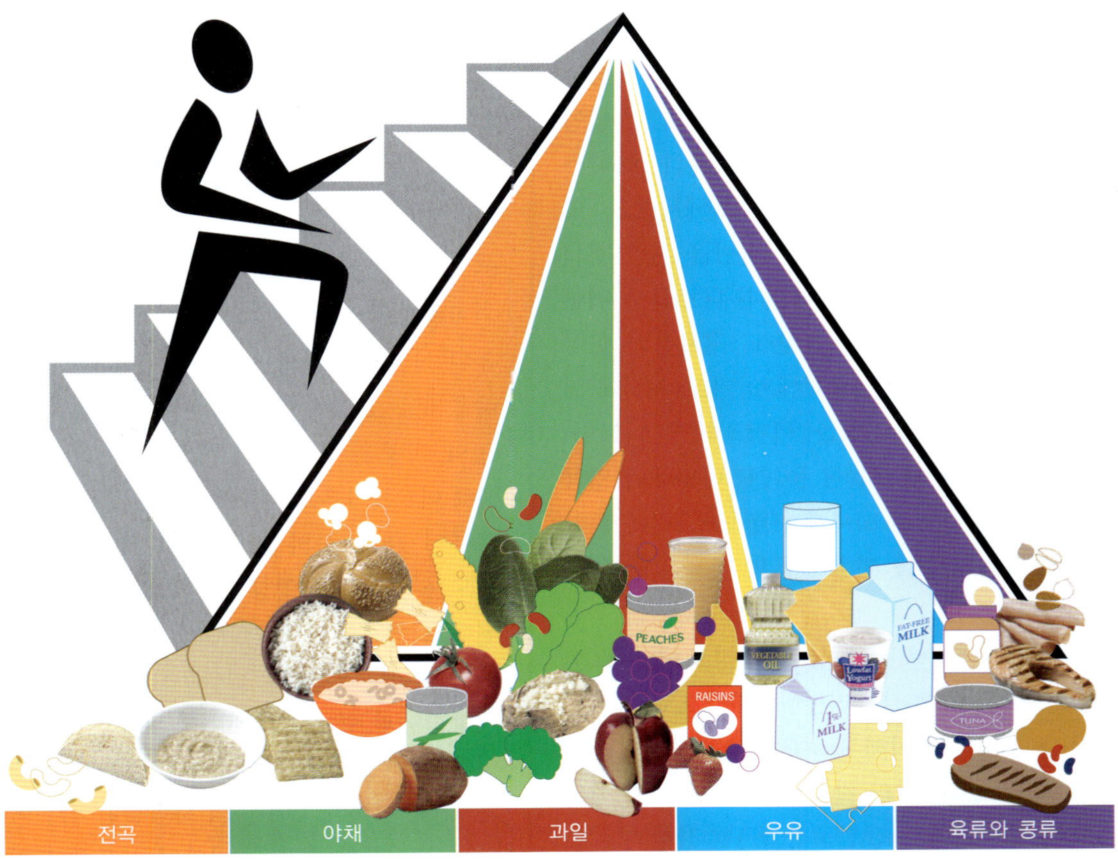

그림 9-6 나의 피라미드 계획. USDA의 나의 피라미드 계획(MyPyramid plan)은 기존의 식품제안 피라미드(Food Guide Pyramid)보다 건강한 식사를 계획하는데 더 명확한 도구이다(노란색띠는 오일을 나타낸다).

코올 중독증이 될 위험성이 높다. 이러한 아이템은 식사를 더 영양적으로 농축된 것으로 전환시킬 수 있다(Kant, 2000). 텅 빈 칼로리 식품을 적당하게 섭취하는 것은 받아들여질 수 있으며, 영양적으로 적절한 식사라면 육체적인 활동을 하여 이러한 여분의 칼로리를 소모할 필요가 있다.

영양성분표 사용

FDA는 포장된 식품에 영양표시를 하도록 요구하고 있다. 소비자들은 대부분의 포장식품의 영양가치를 비교하고 결정하는 데 식품표시를 이용할 수 있다. 그림 9-7 은 식품의 영양성분표(Nutrition Facts)를 묘사하고 있다.

많은 소비자들은 식품 중에 얼마만큼의 지방과 칼로리가 함유되어 있는지 알고 싶어한다. 또한 포장된 식품 중의 콜레스테롤, 나트륨, 섬유소 함량을 모니터할 수 있다. 영양성분표는 영양소기준치(Daily Values, DVs)라고 불리는 영양소 기준에 대한 % 비율과 무게를 표시하고 있다.

FDA의 건강 사무국은 영양소 및 섬유소의 하루에 필요한 양을 결정하기 위하여 다양한 영양정보를 사용해 왔다. 그림 9-7 에서 나타나 있는 바와 마찬가지로 영양성분표의 하단은 DVs 2가지 세트를 보여 준다. 하나는 매일 2,000칼로리를 소모하는 사람을 위한 것이고, 또 하나는 매일 2,500칼로리를 소모하는 사람을 위한 것이다. 총지방량, 포화지방산, 콜레스테롤과 나트륨을 위한 일일기준은 최대한으로 설정되어 있다. 대부분의 미국인은 이러한 영양소를 매일 섭취해야 할 양보다 적게 섭취하여야 한다. 지방, 포화지방산, 콜레스테롤, 나트륨, 총탄수화물, 섬유소, 당, 단백질을 무게로 나타내나 영양성분표는 거의 2,000칼로리 식사에 대한 DVs 비율로 나타낸다. 비타민과 무기질을 위한 DVs의 비율은 중간 하단부분에 나타나 있다.

그림 9-7 에서 영양성분표의 상단의 정보에 따르면 360칼로리 중 지방이 120칼로리이다. 지방으로부터 칼로리의 비율을 결정하기 위해 360에서 120을 나누었다. 이 식품에서 지방으로부터의 칼로리는 3분의 1에 해당하는 33%이다. 대부분의 건강전문가들은 건강한 미국인들은 전체 칼로리 중 지방으로부터의 칼로리를 35%보다 더 적게 섭취하라고 권고한다. 식품을 구입할 때, 이러한 사항을 고려하여 선택하여야 한다.

Nutrition Facts

Serving size 10 1/2 oz (298 g)
Servings per Container 2

Amount per serving

Calories 360	Calories from Fat 120
	% Daily Value*
Total Fat 13 g	20%
Saturated Fat 8 g	40%
Trans Fat 0 g	
Cholesterol 60 mg	20%
Sodium 800 mg	33%
Total Carbohydrate 37 g	12%
Dietary Fiber 0 g	
Sugars 10 g	
Protein 24 g	

Vitamin A 10% • Vitamin C 15% • Iron 6%

*Percent Daily Values are based on a 2,000-calorie diet. Your daily values may be higher or lower depending on your calorie needs.

	Calories	2,000	2,500
Total Fat	Less than	65 g	80 g
Sat Fat	Less than	20 g	25 g
Cholesterol	Less than	300 mg	300 mg
Sodium	Less than	2,400 mg	2,400 mg
Total Carbohydrate		300 g	375 g
Dietary Fiber		25 g	30 g

Calories per gram: Fat 9 • Carbohydrate 4 • Protein 4

그림 9-7 영양성분표. 대부분의 포장 식품의 식품표시에는 영양성분표가 있다. 이 정보를 활용하면 식품의 영향학적 품질을 평가할 수 있다.

지방섭취를 조절하기 위한 방법은 다양한 지방이 함유된 식품을 섭취하는 것이다. 그러나 하루 지방의 섭취량을 65g 초과해서는 안 된다. 예를 들면 콘칩의 경우, 6g의 지방을 함유하고 있으며, 지방으로 인한 열량이 40% 이므로 1온스 섭취해야 한다. 같은 날, 다른 식품으로부터 59g 이상의 지방을 섭취해서는 안 된다.

모든 사람들이 영양성분표를 쉽게 사용하거나 도움이 된다고 생각하지 않는다. 지방으로부터의 총칼로리 비율이 나타나 있지 않으므로 사람들은 포장된 식품 중의 지방함량과 쉽게 비교하기가 어렵다. 또한 많은 미국 성인들은 DVs보다 더 적은 칼로리와 지방을 소비할 필요가 있다. 나아가 대부분의 사람들은 신선한 식품이나 식당에서 준비된 음식 등 다양한 식품을 섭취한다. 결과적으로 이러한 사람들은 식품표시에 의한 정보에만 의존한다면, 그들의 식사 중에 포함된 칼로리나 영양소의 양

표 9-11 영양 보조식품

보충	주요한 기능	건강 위험/유익
사과사이다식초	관절염 치료, 체중감소진행, 혈중콜레스테롤 수치 줄임	과학적 증거 없음
베타-카로틴	암과 심장병 위험 줄임 : 항산화	항산화 작용이 있지만 과잉 섭취 시 암세포 성장에 자극될 수 있음
콜린	기억력 상승	과학적 증거 없음
콘드로이친황산	관절염 치료(글루코사민과 흔히 결합)	과학적 증거 없음
코엔자임 Q-10	노화와 질병 방해 : 항산화	세포의 에너지 도와주고, 의약적으로 유요하지만, 과잉은 좋지 않음
DHEA	느린 노화진행, 근육세기 증가, 수많은 질병 치료	노화 또는 병 치유 하는데 오랜 시간 걸림 : 자연적으로 알려지지 않은 호르몬 발생
어유	심장병과 발작 예방, 류머티즘 관절염 치료, 알츠하이머 위험률 감소	신체의 면역체계로부터 염증을 일으키고, 높은 중성지방을 낮춘다. 혈액응고 방해, 뇌출혈 위험률 증가, 대구의 간에 비타민 A와 D 함유, 많이 섭취시 독소 발생.
마늘	혈중콜레스테롤 저하	콜레스테롤 낮게 유지하지 못함, 알레르기의 원인, 불쾌한 냄새, 혈액희석 방해
글루코사민	관절염 치료	무릎관절의 연골의 천천히 파괴
라이신	포진재발의 단순한 바이러스 급증의 예방	과학적 증거 없음
멜라토닌	불면증, 시치피로 치료	과학적 증거로는 호르몬으로 수면장애 치유제안, 그러나 긴 시간동안 안전성 부족.
SAM-e	질병과 우울증 경감	더 많은 과학적 탐구가 필요하고, 건강에 위험 : 심장병 위험율 증가,
요거트(간 박테리아 포함)	노화억제, 질 곰팡이 감염 예방과 치료	과학적 증거 없지만, 장 건강에 도움

을 정확하게 측정하기 어려울 것이다.

비타민 또는 무기질의 보조제가 필요할까?

표 9-11에 나타나 있는 보조식품을 구입한 적이 있는가? 만일, 그렇다고 대답한다면 왜 구입을 하였는가? 몇백 만인의 미국인들은 비타민정 및 비타민과 무기질이 혼합되어 있는 비타민-무기질 제제와 같은 보조식품을 구입한다. 2000년 국립보건조사에 의하면, 약 미국인의 3분의 1이 비타민과 무기질을 보충하고 있다(Millen et al., 2004). 2002년에 비타민과 무기질 정제를 비롯한 잎가공품, 호르몬 등 보조식품이 미국 전역에서 190억 불 팔렸다(Beales, 2004).

많은 사람들은 심장병, 골다공증, 그 이외 중요한 만성질병의 위험을 감소시키기 위하여 비타민과 무기질을 공급한다. 식품의 선택을 신중하게 하고 중요한 식품군을 권장량만큼 섭취하는 것에 의해 건강한 성인들은 보충제 없이 충분히 영양소를 얻을 수 있어야 한다. 그러나 어떤 사람들은 어떤 특정 영양소를 식사와 함께 공급할 필요가 있다. 임신 수유부는 섭취 가능한 식품보다 철분, 칼슘, 엽산을 더 많이 섭취할 필요가 있다. 채식주의자들의 경우도 칼슘, 철분, 아연, 비타민 B_{12}와 D를 더 많이 섭취해야 한다.

성장기에도 여분의 비타민 D와 B_{12} 섭취가 더 이로울 수 있다. 보조식품은 식품에 포함되어 있는 모든 물질을 함유하고 있지 않다. 따라서 영양이 농축된 식품으로 대체할 수 없다. 당신의 식사내용이 영양적인 것이라 할지라도 표시된 비타민과 무기질이 이 DV의 100%가 넘지 않으면서도 가격이 적당한 비타민과 무기질 공급을 여전히 원할 것이다. 광고 또는 품질에 대한 실험실 표준화와 같은 증명표시가 제품의 품질을 보증하지는 않는다. 비타민과 무기질 정제는 보조식품이다.

건강한 생활습관
Healthy Living Practices

- 균형잡히고 영양식을 계획하기 위해서 최소한의 식사지침서와 새로운 나의 피라미드 계획에서 권장하는 것에 따라야 한다.
- 포장된 식품의 영양소 함량을 비교하기 위하여 영양표시를 이용하고 영양적인 식사 및 간식을 계획하라.
- 복합 비타민과 무기질 보충제를 섭취하기 원한다면 USP 기준에 의하되 DV의 각 영양소의 100%를 초과하지 않도록 공급하라.

실생활 건강
Consumer Health

보조식품

Supplement and Health Education Act는 1994년 비타민과 무기질 정제, 단백질과 아미노산 및 호르몬을 보조식품(dietary supplements)으로 조제하는 것을 허가하였다. 제1장에서 언급한 바와 마찬가지로 FDA는 보조식품이 너무 광범위하여 의약품과 같은 조절을 하지 않는다고 한다. 예를 들면, 제약회사는 당뇨병을 위하여 새로운 약을 개발하는 경우, 시중에 내놓기 전에 안전성과 그 효능이 과학적으로 충분히 입증되어야 한다. 따라서 새로운 약의 개발을 위해서는 여러 해가 걸린다. 최종적으로 구입이 가능한 시점에서는 의사의 처방전이 필요하다.

그러나 보조식품은 시중에 팔기 전에 사람에게 안전한 것인지 또는 건강에 유익한 것인지에 대해 과학적인 자료를 FDA에 제시할 필요가 없다. 결과적으로 여러 성분을 포함하고 있는 보조식품의 안전성과 유효성에 대하여 과학적으로 실험되지 않고 있다. 보조식품 중의 한 가지 성분이 심각한 영향을 준다 할지라도, 그 제품은 처방전이 필요 없는 인터넷 또는 건강식품코너와 약국 및 슈퍼마켓에서 팔리고 있다. 만일, FDA가 보조식품이 위험하다는 확실한 증거를 확보하였다면, 대리점은 제조자에게 자발적으로 또는 인위적으로 그 제품을 제외하도록 할 수 있다. 표 9-1 은 인기 있는 보조식품과 그 식품의 건강에 대한 불이익과 위험정도가 기술되어 있다.

FDA는 제조자에게 보조식품의 정보를 표시할 것을 요구하고 있다. 그 상표는 제품명, 성분표를 포함하고 있어야 하고, 제품내용물의 무게를 나타내어야 한다. 또한 생산공장의 이름과 주소와 판매자 및 제조자도 나타내어야 할 필요가 있다. 성분표시는 내용물의 성분과 일일섭취량과 같은 정보도 포함되어야 한다.

FDA는 제조자에게 보조식품의 영양성분에 대한 건강에 유익함과 유용한 구조 및 기능에 대하여 권리를 가지도록 허락한다. 만일, 제조자가 특정 영양소의 결핍에 대한 보조식품을 이용할 수 있다고 한다면, 어떤 경우가 건강에 도움이 되며, 어떻게 건강상태의 위험성을 줄여 주며, 나아가 그러한 내용은 FDA에 의해 평가되는 사항이 아니며, 질병을 진단하거나, 치료 또는 예방할 수 없음을 나타내어야 한다. 어떤 내용이 FDA에 의해 인정이 된 것인지는 www.cfsa.fda.gov/~dms/flg-6c.html.를 참조하라.

FDA에 따르면, 보조식품을 소비하는 많은 사람들은 상표와 광고에 의해 이 제품이 건강에 어떤 영향을 주는지에 대하여 알기를 원하고 인쇄된 것에 대해서는 신뢰한다. 그러한 기능성 내용은 사용되기 전에는 FDA의 인정을 요구하지는 않는지만, 대리점에서 요구한다면 기능성을 지지하는 증거가 제안되야 한다. 그러나 FDA는 잘못된 기능성을 조사하기 위한 자금과 인력이 충분하지 않다.

소비자들은 건조식물 보조식품에 농약 또는 중금속이 혼입되어 있을 수 있다는 것을 알 필요가 있다. 건조식물 제품은 식물의 라벨에 표시된 성분을 포함하지 않을 수도 있다. 많은 경우, 보조식품의 환 형태는 얼마만큼 섭취해야 활성효과가 나타나는지에 대하여 표준화되어 있지 않다. 2003년 FDA는 보조식품 제조자에게 그들의 제품에 정확한 라벨을 하도록 요구하여 그 지침을 제안하였다. 그럼에도 불구하고, 소비자들은 그 제품을 구입하기 전에, 사용에 따른 위험성을 충분히 조사하여 건강 기능성에 관심을 기울여야 한다.

영양실조: 영양부족 및 영양과다

영양실조(malnutrition)는 대개 음식을 적절하게 섭취하지 못하거나 영양소를 과다하게 섭취한 사람에게서 나타난다. 영양부족은 영양소가 충분이 함유되지 못한 식사를 하였을 때에 나타나며, 영양과다는 지나치게 많은 영양소를 소비하였을 때에 나타난다. 영양부족은, 특히 어린이에게 큰 영향을 줄 수 있다. 영양부족 상태의 아이들은 영양결핍증으로 발전되기 쉬우며, 그 결과로 육체적, 정신적으로 바르게 성장하기 어려워질 것이다. 영양부족 상태는 미국에서도 존재한다. 2002년까지 어떤 시기에는 미국 가정의 11%가 자원의 고갈로 모든 구성원을 위해 충분한 음식을 얻는 것이 어렵거나 불가능하였다(Nore et al., 2003). 적절한 수입이 있는 사람은 칼슘, 아연, 철분, 비타민 E와 B, 엽산을 충분히 공급하는 식사를 선택하기 때문에 여분의 영양소를 섭취하기도 한다. 이러한 각각의 요인들이 더 자주 되풀이되면 영양을 적절하게 공급하는 사람보다 병으로부터 회복되기 어려울 것이다.

영양실조 (malnutrition) 부적당 영양소 섭취시 일어나는 영양부족 및 영양과잉 상태.

높은 수준의 생활을 하는 지역의 사람들이 영양부족의 사람보다 영양과다에 의한 질병의 고통을 더 받게 된다. 예를 들어, 지방을 너무 많이 섭취하는 사람들은 비만, 당뇨병, 심장병에 걸리기가 더 쉽다. 다음 장은 비만과 과체중에 관한 내용이다.

Analyzing

Health-Related Information

건강관련 정보분석

CRITICAL THINKING

'피로를 회복시키는 마늘오일정제' 와 같은 광고는 보조식품의 판매를 촉진시킨다. 광고를 읽고 건강과 관련된 정보를 알기 위한 모델로서 사용하라. 그 모델의 중요한 점은 아래에 나타난 바와 같고, 그 모델은 33~35쪽에 설명되어 있다.

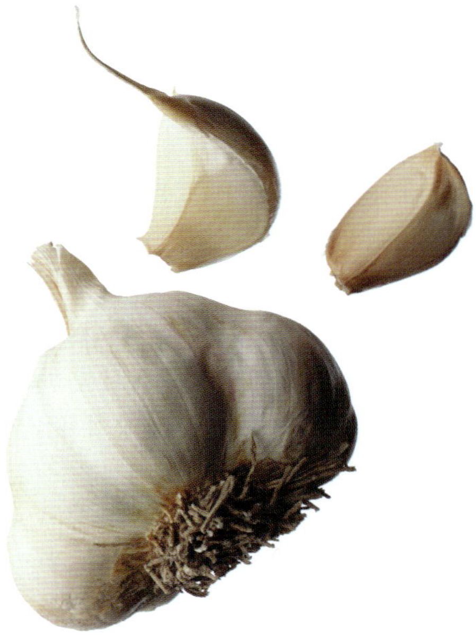

1. 진실한 것은 어느 것이며, 진실하지 않은 것 또는 가치 있는 요구는 어느 것인가?
2. 광고를 쓴 사람의 신용은 무엇으로 증명하는가? 기사 중에 저자의 적절한 배경이나 교육정도가 나타나 있는가? 만일, 저자가 건강전문가라는 사실을 나타내기 어렵다면 저자의 신용을 체크할 수 있는 것은 무엇인가?
3. 저자의 성향과 동기는 무엇이었을까?
4. 광고의 중요한 포인트는 무엇인가? 주제와 관련 있는 중요한 정보와 관련 없는 정보는 무엇인가?
5. 신뢰 가능한 정보인지, 또는 잘못된 정보를 낸다는 평판을 가지고 있지는 않은가?
6. 광고는 통상적인 과학자 또는 의학 전문작가의 신뢰를 비난하는가?

이러한 분석에 기초하여 광고가 건강과 관련된 신뢰할 수 있는 정보라고 생각하는가? 앞으로의 일에 대비하여 이러한 결과에 대한 생각을 정리하라.

러시아의
과학자가
피로회복을 위한
새로운 방법을
발견하다!

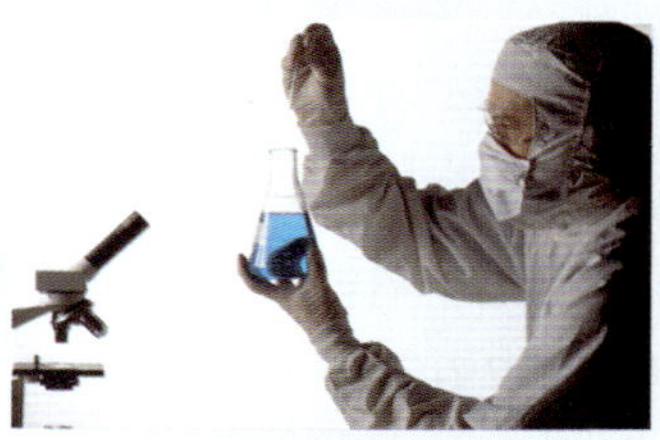

Keiv, Russia—유명한 Igor X박사의 지도 아래 일하고 있는 러시아 연구자 Minsk의 Ivanamiraculsky는 러시아의 마늘 오일이 만성적인 피로에 안전하고 효과적임을 발견하였다. 이중맹검법을 이용한 연구가 Minsk Institute 식품연구소에서 수행되었고, 대학생, 운동가, 노인들까지도 마늘오일 정제를 섭취한 후 그렇지 않은 경우보다 25% 더 에너지가 활성화되었다고 보고하였다. 이러한 결과들의 놀라움은 순간적인 것이 아니다! 지금 여러분은 Ivanamiraculsky의 발견으로 유익한 효과를 얻을 수 있다. 미국에서 처음으로 박사의 '에너지가 충만한 마늘오일 정제' 가 가능성을 보였다. 이것은 완벽히 100% 자연적인 에너지 보충제이므로 처방전이 필요하지 않다. 지역의 약국 및 건강식품 판매점에서 냄새가 나지 않는 GARGOIL가 있는지 물어 보라. 만족스러운 보증! 만일, GARGOIL을 섭취한 후 만족하지 못한다면 물건을 산 곳에서 쓰지 않은 상태로 돌려줄 수 있다. 라벨에 씌어져 있는 문구에 신경을 쓰고 그렇게 하도록 하라! 어떤 경우에는 GARGOIL 섭취 후 너무 에너지가 충만함을 느낄 수 있음! GARGOIL을 대체할 것은 없다.

삶 속에서
Across The lifespan

영양

태어나기 전부터 태아는 분화 성장을 위하여 모체로부터 영양소를 공급받고 있다. 여성들은 임신기간 동안 더 건강에 힘쓰고, 그 결과 더 많은 영양소를 선택한다. 여성들의 영양에 대한 개념은 인체의 건강에 현저한 영향을 준다. 임신 전에 어떤 영양식이를 하느냐에 따라 여성은 임신을 대비하여 적절한 영양계획을 세울 수 있다. 임신기간 동안 저영양식을 한 여성은 적절한 영양식을 한 여성보다 더 위험해질 수 있고, 조산아 또는 미숙아나 출산 후에도 결함을 가진 아이를 낳을 가능성이 있다.

뇌와 척수 등을 생성하는 배아영역인 *신경관(neural tube)*이 발달하는 임신 첫 4주 동안, 특히 적절한 엽산공급이 이루어져야 한다. 경우에 따라서 신경관이 적절하게 분화되지 않는다면 *척추분열(spina bifida)*의 결과가 초래될 수 있다. 여러 경우에 있어서 유아의 등에 척추가 돌기되고 신체의 아랫부분을 지지하는 기능에 손상이 초래된다.

대개의 임산부들은 신경관이 형성될 즈음 자신의 임신에 관한 사실을 깨닫지 못하게 된다. 조직에 충분한 양의 엽산을 공급하기 위하여 엽산이 풍부한, 특히 빵과 곡류, 콩류, 과일, 그리고 푸른 잎 채소를 임신 전부터 섭취해야 한다(표 9-7).

임신기간 동안 영양적인 식사를 해야 하고 의사의 자문을 구해야 하고 임신 전에 필요한 양만큼의 비타민과 무기질 공급이 이루어져야 한다. 다른 영양소의 보충식이를 하기 전에 임산부는 그들의 몸의 상태를 체크해야 한다. 임신기간 중에 지나친 영양소의 공급은 출생 후 결함이 발생할 가능성이 크다.

유아 식이권장은 다음과 같다. 비타민 D와 철분은 처음 12개월 동안은 공급되어야 하며, 4개월 전에는 유동식을 섭취시키면 안 되며, 1년 전까지는 시유나 저지방우유를 섭취시키면 안 된다. 철분이 강화된 유아식의 선택도 하나의 방법이 될 수 있으나 모든 건강한 임산부는 모유수유도 고려해 보아야 한다. 모유는 유아에게 가장 바람직한 식품이다.

모유는 유아나 모체에 여러 가지 장점이 있다(National Women's Health Information Center, 2002). 모유는 적절하게 영양소도 구성되어 있으며, 우윳병이 필요하지 않다. 모유수유된 유아는 소장과 호흡기계의 전염가능성이 더 적다. 모유의 단백질은 그 조성이 알레르기를 일으키지 않는다. 모유수유는 경제적이며 편리하다. 엄마는 어디서든 편안하게 수유가 가능하다. 더욱 여성의 유방암의 가능성을 줄여 주기도 한다. 모유수유에 관심을 가지는 경우, 여러 단체로부터 다양한 정보를 얻을 수 있다.

많은 여성들이 자신의 일터로 돌아가고자 하며, 가족과 친구들의 도움이 부족하여 모유수유를 하지 않는다. 이러한 여성들은 소아과 의사들의 충고에 따라야 한다.

부모는 취학 전의 자녀들이 까다로운 식성을 가진 것으로 묘사한다. 그러나 대부분의 어린이들은 정상적인 성장을 위한 충분한 칼로리를 취하지 않는다. 성장 기간 동안 어린이들은 자신의 식습관이 형성된다.

영양적인 아침식사를 하는 것은 인생의 초반부터 아주 중요한 습관이다. 아침을 거르거나 당이 너무 많이 함유된 식사를 하는 것은 지나친 칼로리 섭취의 원인이 된다. 칼로리가 부족하면 학교에서 집중하기 어렵고 문제발생 소지가 있다. 영양과다의 경우도 역시 성장에 지장을 준다.

10대는 자신의 몸의 크기와 형태에 관심이 많다. 따라서 소년의 경우, 근육을 증가시키기 위한 식이를 경험하고자 한다. 소녀는 체중을 줄이기 위하여 굶거나 칼슘이 풍부한 유제품과 같은 한정된 영양소만 섭취하는 다이어트를 한다. 어른으로 성장하면서 골격을 키우기 위해 많은 칼슘을 필요로 한다.

나이든 사람은 저영양식을 하거나 비활동적인 사람보다 건강을 유지하고 더 즐거워지고자 영양식이와 운동을 하려고 한다. 그러나 육체적, 심리적, 사회적, 그리고 경제적 요인들은 나이든 사람들의 식품섭취에 있어서 그 질과 양에 영향을 준다. 산 또는 다른 위 분비물이 저하하는 세대에서는 칼슘, 철분, 비타민 D와 B_{12}의 소장에서의 흡수 능력이 감소한다. 따라서 나이든 사람은 어떤 영양소의 공급이 필요한지 주치의와 상담하여야 한다. 많은 노인들은 관절염이나 움직이기 힘든 이유로 인하여 식품잡화점에서 식품을 구입하거나 음식을 준비하는

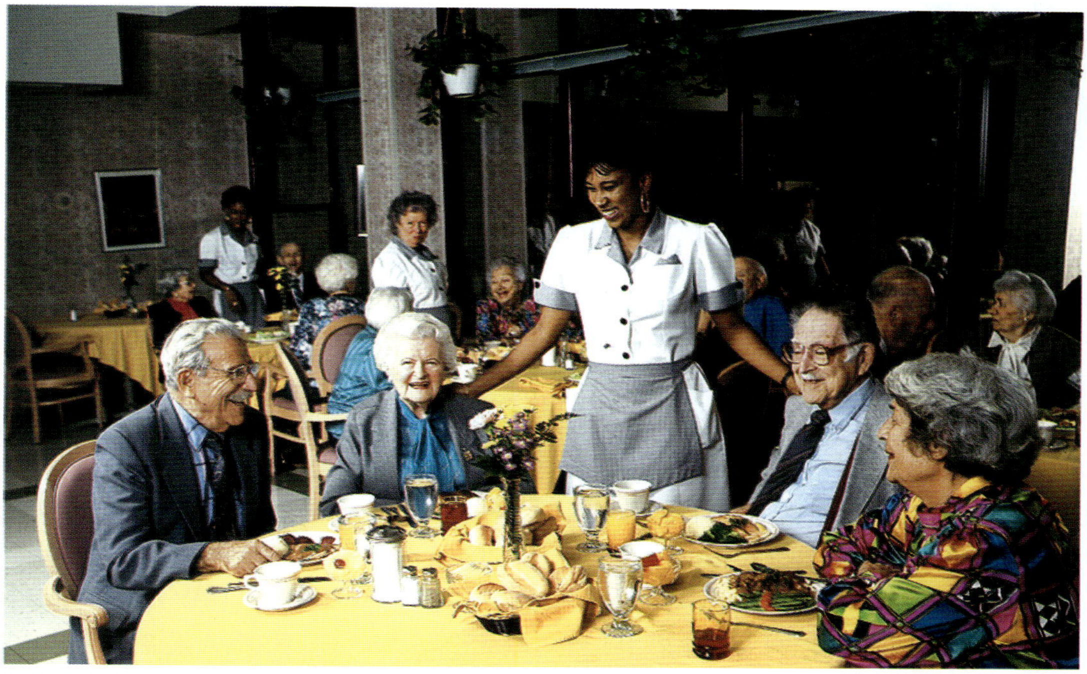

그림 9-8 많은 미국노인들은 지역사회의 식사 모임 프로그램에 참여하고 있다.

것이 어렵다. 심리적으로 힘든 노인들은 사회적으로 소외되고, 경제적으로도 능력이 저하되면 영양적인 식사를 준비하는 일에 관심도 결여되기 쉽다. 이러한 사람들이 저 영양상태의 위험에 빠지기 쉽다. 많은 협의회에서는 연합적으로 식사배달(Meals-on-Wheels)과 같은 영양 프로그램을 조성하기도 하고, 적어도 60세 이상의 노인들을 위한 모임식사를 하기도 한다. 식사배달 프로그램은 일주일에 5일정도로 집에만 있는 노인들을 위하여 따뜻한 식사, 우유, 신선한 과일을 배달해 주는 봉사단체가 이용한다. 더 움직일 수 있는 노인은 일주일에 5일 따뜻한 음식이 공급되는 협회센터를 방문하여 모임 식사프로그램에 참가할 수 있다(그림 9-8). 영양식을 공급하는 것 외에 이러한 사이트는 사회적 흥미유발을 위하여 노인참여를 가능하도록 하고 있다. 다른 사람과의 빈번한 접촉은 노인들의 우울증의 위험을 감소시킬 수 있다.

건강한 생활습관
Healthy Living Practices

- 건강한 아기를 가지기 위해서 임신하기 전부터 식사의 질을 높여라.
- 과잉영양은 생후 결함을 초래할 수 있으므로 임신기 동안 영양소 보충을 하기 전 주치의와 의논하여 결정하라.
- 아이를 가질 계획이 있다면 모유수유의 장점을 고려하여 특히 생후 첫 12개월 동안 신경 쓰라.

이 장의 개요 CHAPTER REVIEW

요 약

영양소는 에너지 공급, 인체의 대사 조절, 성장 및 조직의 유지와 보수를 위한 것으로 식품 중에 존재한다. 영양소는 탄수화물, 지질, 단백질, 비타민, 무기질, 그리고 수분의 6가지로 분류된다. 또한 많은 식품들은 비영양소를 함유하고 있고 인체에 필수적인 것은 아니지만 건강에 도움을 주는 물질들도 있다. 식물성생리활성물질은 암을 비롯하여 여러 만성 질병들을 예방한다.

소화하는 동안 식품은 흡수되기 쉬운 영양소 형태로 잘게 쪼개진다. 세포는 에너지를 만들기 위하여 탄수화물, 지방, 단백질을 대사한다. 식품에 저장되어 있는 에너지 양은 칼로리로 측정 가능하다. 세포는 수분이나 비타민 무기질로부터는 에너지를 생성시키지 못한다.

당과 전분과 같은 탄수화물은 인체의 에너지 급원으로 중요하다. 과잉의 탄수화물 섭취와 관련 있는 장애는 충치다. 식물성 식품은 섬유질과 식물성생리활성물질을 공급해 준다. 식이섬유소가 풍부한 음식은 게실증, 치질, 변비, 대장 및 직장암, 심장병의 위험을 줄인다.

의학전문가들은 미국인은 너무 많은 지방, 포화지방, 트랜스지방 및 콜레스테롤을 섭취한다고 생각한다. 이러한 지질의 과잉섭취는 비만, 심장병, 암의 위험을 증가시키는 것과 관련 있다.

단백질은 조직의 성장, 보수, 유지 및 효소, 항체, 호르몬 합성에 필수적이다. 미국인은 동물성 식품으로부터 필요한 단백질을 2배 이상 섭취하고 있다. 식사에서 동물성 식품의 섭취를 줄이는 방법은 식물성 식품을 더 많이 섭취하는 것이다. 채식주의자들의 식사는 심장병과 같은 만성질병의 위험을 줄이는 것과 관련 있다.

비타민과 무기질은 인체대사를 조절하고 어떤 무기질은 조직의 구성성분이 되기도 한다. 많은 비타민과 대부분의 무기질을 과잉 섭취하는 것은 영양적인 균형을 잃게 하고 독성을 유발한다. 따라서 의학적인 지침 없이 영양보충제의 과잉섭취는 피해야 한다.

폐경 후 낮은 에스트로겐 농도와 더불어 일생 동안 칼슘의 섭취가 부적절했다면 골다공증의 위험이 크다. 철분의 결핍은 일반적인 영양문제를 일으킬 수 있으며, 가임기의 여성에게는 더욱 문제이다. 수분의 섭취가 부족하거나 수분손실이 심할 때 탈수는 심각한 상황을 초래한다.

영양적 식사의 중요한 부분은 적절한 영양소 섭취 및 영양소 균형이다. 다양한 식품을 선택하고 무차별적인 영양보충제를 섭취하지 않는 것이 영양적으로 적절하며, 균형도 이루어져 있다고 할 수 있다.

영양소의 요구량은 결핍증을 예방하기 위한 최소량이다. DRIs는 영양적 식사기준 및 적절한 영양소 양을 정해 놓고 있다. 건강한 식이 피라미드인 나의 피라미드 계획과 식사지침은 매일 메뉴 계획을 안내하고 있다. 영양성분표는 영양적인 식품의 선택을 도와줄 수 있다. 영양실조는 음식을 너무 적게 또는 많이 먹을 때 일어난다.

임신 전과 후의 여성의 질적인 식사는 아이의 건강에 중요한 영향을 미친다. 생후 첫해의 모유는 유아를 위한 최상의 식품이다. 유동식은 4개월이 되기 전까지 섭취시키면 안 된다. 적절한 관리 없이 어린이나 10대가 식사를 거르거나 부적당한 식사를 선택한다. 육체적, 정신적, 경제적, 사회적인 요인은 노년기의 영양실조 위험의 원인이 된다.

배운 것을 적용하기

1. 저지방식품을 선택하기 위하여 영양표시정보를 어떻게 사용해야 하는지 설명하라. 적용
2. 하루에 섭취하는 식품을 기록하라. 그 날의 식품선택을 나의 피라미드 계획을 이용하여 분석하라. 분석
3. 나의 피라미드 계획에서 권장하는 자신의 나이, 성별, 육체적인 활동량에 맞는 음식의 양으로 하루의 메뉴를 계획하라. 이러한 활동을 위해서 www.mypyramid.gov 사이트를 방문해야 할 것이다. 통합
4. 식사의 영양학적 질을 평가하기 위하여 컴퓨터의 식사분석프로그램을 사용하라. 식사의 질을 높이기 위하여 섭취할 수 있는 식품은 무엇인가? 평가

Key

- 적용 새로운 상황에 정보를 사용하는 것
- 분석 정보를 구성 성분으로 나누는 것
- 통합 다른 출처로부터의 정보를 합치는 것
- 평가 숙지한 후 결정을 내리는 것

자신의 건강에 반영하기

1. 이 장을 읽은 후 식사의 질을 높이기 위하여 변한 것은 무엇인가? 아동기 또는 고등학교 시절 섭취한 식사는 지금 현재와 어떻게 다른가? 현재의 식사가 과거에 비하여 좋거나 나쁘다고 생각하는 이유는 무엇인가?
2. 식품선택에 영향을 주는 요인은 무엇인가? 새로운 식품에 도전하고 있는가? 지난 해에 섭취한 새로운 식품은 무엇인가?
3. 영양성분표를 이용하고 있는가? 만일, 한다면 가장 중요한 정보는 무엇이라 생각하는가? 영양성분표가 식품을 소비하는 데 어떠한 도움을 주고 있는가? 영양성분표를 이용하지 않는다면 이유는 무엇인가?
4. 보조식품을 섭취하는가? 만일, 한다면 어떤 식품을 이용하는가? 왜 보조식품을 섭취하는가?
5. 여성: 아이에게 모유수유를 하려거나 한 적이 있는가? 하려거나 한 적이 있다면, 그 이유를 설명하라. 남성: 아이의 엄마가 앞으로 모유수유를 하기를 원하는가, 또는 원한 적이 있는가? 그렇다면 또는 그렇지 않다면 그 이유는?

참고 문헌

American Academy of Allergy, Asthma, and Immunology. (2003). Tips to remember. Retrieved August 20, 2004, from http://www.aaaai.org.

American Dietetic Association. (1997). Position of the American Dietetic Association: vegetarian diets. *Journal of the American Dietetic Association*, 97(11):1317-1321.

Ascherio, A., Katan, M. B., Zock, P. L., Stampfer, M. J., & Willett, W. C. (1999). Trans fatty acids and coronary heart disease. *New England Journal of Medicine*, 340(25):1994-1998.

Bazzano, L. A., Ogden, L. G., Loria, C. M., Whelton, P. K., et al. (2003). Dietary fiber intake and reduced risk of coronary heart disease in U.S. men and women: The National Health and Nutrition Examination Survey I Epidemiological Follow-Up Study. *Archives of Internal Medicine*, 163(16):1897-1904.

Beales, J. H. (2004). *Prepared statement of the Federal Trade Commission before the Committee on Energy and Commerce, Subcommittee on Oversight and Investigations, United States House of Representatives*. Washington, DC. Retrieved September 12, 2004, from http://www.ftc.gov/os/2004/06/040616dietarysupptestimony.pdf.

Bingham, S. A., Day, N. E., Luben, R., Ferrari, P., et al. (2003). Dietary fibre in food and protection against colorectal cancer in the European Prospective Investigation into Cancer and Nutrition (EPIC): An observational study. *Lancet*, 361(9368):1496-1501.

Brandhagen, D. J., Fairbanks, V. F., & Baldus, W. (2002). Recognition and management of hereditary hemochromatosis. *American Family Physician*, 65(5):853-860, 865-866.

Bray, G. A., Nielsen, S. J., & Popkin, B. M. (2004). Consumption of high-fructose corn syrup in beverages may play a role in the epidemic of obesity. *American Journal of Clinical Nutrition*, 79(4):537-543.

Covington, M. B. (2004). Omega-3 fatty acids. *American Family Physician*, 70(1):133-140.

Eating Mediterranean. (1999). *Mayo Clinic Health Letter*, 17(6):4.

Engelhart, M. J., Geerlings, M. I., Ruitenberg, A., van Swieten, J. C., Hofman, A., Witteman, J. C., & Breteler, M. M. (2002). Dietary intake of antioxidants and risk of Alzheimer's disease. *Journal of the American Medical Association*, 287(24):3223-3229.

Food and Nutrition Board, National Institute of Medicine. (2004). *Dietary reference intakes for water, potassium, sodium, chloride, and sulfate*. Washington, DC: National Academy Press. Retrieved September 10, 2004, from http://www.nap.edu/openbook/0309091691/html.

Ford, E. S., Giles, W. H., & Mokdad, A. H. (2004). Increasing prevalence of the metabolic syndrome among U.S. adults. *Diabetes Care*, 27(10):2444-2449.

Frazao, E. (1999). *American's eating habits: Changes and consequences* (Agricultural Information Bulletin No. 750). Washington, DC: U.S. Department of Agriculture.

Geha, R. S., Beiser, A., Ren, C., Patterson, R., Greenberger, P. A., Grammer, L. C., Ditto, A. M., Harris, K. E., Shaughnessy, M. A., Yarnold, P. R., Corren, J., & Saxon, A. (2000). Review of alleged reaction to monosodium glutamate and outcome of a multicenter double-blind placebo-controlled study. *Journal of Nutrition*, 130:1058S-1062S.

Grundy, S. M., Brewer, H. B., Cleeman, J. I., Smith, S. C., & Lenfant, C. (2004). Definition of metabolic syndrome: Report of the National Heart, Lung, and Blood Institute/American Heart Association conference on scientific issues related to definition. *Circulation*, 109(3):433-438.

Guenther, P. M., & Jensen, H. H. (2000). Estimating energy contributed by fiber using a general factor of 2 vs 4 kcal/g. Journal of the *American Dietetic Association*, 100(8):944-946.

Henkel, J. (1999). Sugar substitutes: Americans opt for sweetness and lite. *FDA Consumer*, 33(6):12-16.

Hercberg, S., Galan, P., & Preziosi, P. (1999). Antioxidant vitamins and cardiovascular disease: Dr. Jekyll or Mr. Hyde? *American Journal of Public Health*, 89(3):289-291.

Inman-Felton, A. E. (1999). Overview of lactose maldigestion(lactase nonpersistence). *Journal of the American Dietetic Association*, 99(4): 481-489.

Kant, A. K. (2000). Consumption of energy-dense, nutrient-poor foods by adult Americans: Nutritional and health implications. The third National Health and

Nutrition Examination Survey, 1988-1994. *American Journal of Clinical Nutrition*, 72:929-936.

Kanton, L. S. (1999). A comparison of the U.S. food supply with the Food Guide Pyramid recommendations. In E. Frazão (Ed.), *American's eating habits: Changes and consequences* (Agricultural Bulletin No. 750). Washington, DC: U.S. Department of Agriculture.

Lotufo, P. A., Gaziano, J. M., Chae, C. U., Ajani, U. A., Moreno-John, G., Buring, J. E., & Manson, J. E. (2001). Diabetes and all-cause and coronary heart disease mortality among U.S. male physicians. *Archives of Internal Medicine*, 161(2):242-247.

McKeown, N. M., Meigs, J. B., Liu, S., Saltzman, E., Wilson, P. W. F., & Jacques, P. F. (2004). Carbohydrate nutrition, insulin resistance, and the prevalence of the metabolic syndrome in the Framingham cohort. *Diabetes Care*, 27(2):538-546.

Meshkinpour, H., Selod, S., Movahedi, H., Nami, N., James, N., & Wilson, A. (1998). Effects of regular exercise in management of chronic idiopathic constipation. *Digestive Diseases and Science*, 43(11): 2379-2383.

Millen, A. E., Dodd, K. W., & Subar, A. F. (2004). Use of vitamin, mineral, nonvitamin, and nonmineral supplements in the United States: The 1987, 1992, and 2000 National Health Interview Survey results. *Journal of the American Dietetic Association*, 104(6):942-950.

Mokdad, A. H., Ford, E. S., Bowman, B. A., Dietz, W. H., et al. (2003). Prevalence of obesity, diabetes, and obesity-related health risk factors, 2001. *Journal of the American Medical Association*, 289(1):76-79.

Murphy, S. P., Wilkens, L. R., Hankin, J. H., Foote, J. A., Monroe, K. R., Henderson, B. E., & Kolonel, L. N. (2002). Comparison of two instruments for quantifying intake of vitamin and mineral supplements: A brief questionnaire versus three 24-hour recalls. *American Journal of Epidemiology*, 156(7):669-675.

National Women's Health Information Center. (2002). *Benefits of breastfeeding*. Office on Women's Health, U.S. Department of Health and Human Services. Retrieved May 31, 2002, from http://www.4woman.gov/breastfeeding/index.htm.

National Institutes of Health, Osteoporosis and Related Bone Diseases National Resource Center. (2002). *Osteoporosis overview*. Washington, DC: NIHORBDNNRC. Retrieved June 3, 2002, from www.osteo.org/.

Niggemann, B., & Gruber, C. (2004). Unproven diagnostic procedures in IgE-mediated allergic diseases. *Allergy*, 59(8):806-808.

Nord, M., Andrews, M., & Carlson, S. (2003). *Household food security in the United States*, 2002 (Food Assistance and Research Report No. 35). Washington, DC: Food and Rural Economics Division, Economic Research Service, U.S. Department of Agriculture. Retrieved September 26, 2004, from http://www/ers.usda.gov/publications/fanrr35/fanrr35fm.pdf.

Pereira, M. A., O'Reilly, E., Augustsson, K., Fraser, G. E., et al. (2004). Dietary fiber and risk of coronary heart disease: A pooled analysis of cohort studies. *Archives of Internal Medicine*, 164(4):370-376.

Peters, U., Sinha, R., Chatterjee, N., Subar, A. F., et al. (2003). Dietary fibre and colorectal adenoma in a colorectal cancer early detection program. *Lancet*, 36(9369):1491-1495.

Polidori, M. C. (2003). Antioxidant nutrients in the prevention of age-related diseases. *Journal of Postgraduate Medicine*, 49(3):229-235.

Radimer, K., Bindewald, B., Hughes, J., Ervin, B., Swanson, C., & Picciano, M. F. (2004). Dietary supplement use by U.S. adults: Data from the National Health and Nutrition Examination Survey, 1999-2000. *American Journal of Epidemiology*, 160(4):339-349.

Schulze, M. B., Manson, J. E., Ludwig, D. S., Colditz, G. A., Stampfer, M. J., Willett, W. C., & Hu, F. B. (2004). Sugar-sweetened beverages, weight gain, and incidence of type 2 diabetes in young and middle-aged women. *Journal of the American Medical Association*, 292(8):927-934.

Slattery, M. L., Curtin, K. P., Edwards, S. L., & Schaffer, D. M. (2004). Plant foods, fiber, and rectal cancer. *American Journal of Clinical Nutrition*, 79(2):274-281.

Smit, E., Nieto, F. J., Cresp, C. J., & Mitchell, P. (1999). Estimates of animal and plant protein intake in U.S. adults: Results from the third National Health and Examination Survey, 1988-1991. *Journal of the American Dietetic Association*, 99:813-820.

U.S. Department of Agriculture and U.S. Department of Health and Human Services. (2005). *Dietary guidelines for Americans 2005*. Retrieved January 12, 2005, from http://www.healthierus.gov/dietaryguidelines/.

류화라교수_송원대학 자연요법과

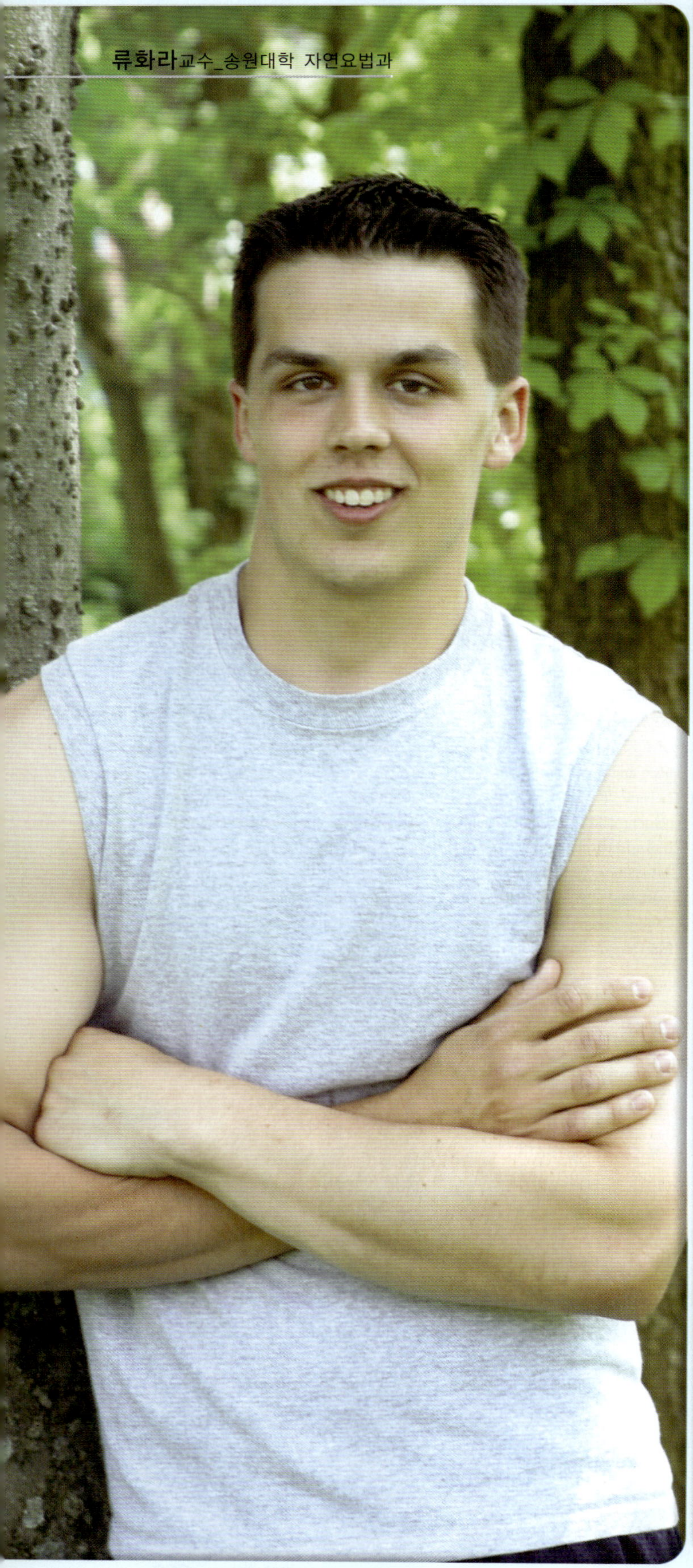

학습할 내용

http://healthyliving.jbpub.com

이 교재의 웹 사이트는 많은 유용한 도구뿐만 아니라, 학생과 교수 모두에게 추가적인 건강정보를 풍부하게 제공한다. 다음 주제에 대한 정보를 얻고자 한다면, http://healthyliving.jbpub.com 사이트를 방문해 보라.

과체중과 비만
인체 에너지소모량
체중관리

본장의 개관

과체중과 비만의 정의
인체의 식품으로부터 에너지 사용방법
체지방률 결정방법
비만의 원인
체중관리방법

건강의 이모저모
피마의 곤경

실생활 건강
건강보조식품: 체중감량 광고

건강관리
신뢰성 있는 체중감량 계획의 일반적 특징

삶 속에서
Across The lifespan

체중관리

자가건강 평가서

자가진단: 당신은 하루에 얼마만큼의 에너지를 사용하는가?
건강한 생활습관: 신체활동과 칼로리 섭취 개선

알고 있나요?

• 근육증가와 지방 발산방법?
• "중년의 군살"의 원인?
• 체중감량과 그 유지방법?

체중과 그에 대한 관리

Body Weight and Its Management

10장

"나는 항상 뚱뚱했습니다." 20세 대학생 Justin Godin이 말했다. "나는 태어날 때 10파운드(4.5kg)가 넘었고, 초등학교 때 아이들은 나를 뚱뚱하다고 놀렸습니다. 내가 고등학교 때는 혼자 팔굽혀 펴기(push up)를 할 수 없었으며, 이것은 너무 당황스러웠습니다. 나는 데이트를 할 수도 없었고… 여자들은 나를 쳐다보지도 않았으며, 나는 자신감을 가질 수 없었습니다. 지금 나 자신을 돌이켜보았을 때 나의 음식생활 습관은 매우 끔찍했습니다. 나는 일상적으로 급하게 쌀밥과 패스트 푸드를 먹고, 보통 탄산음료를 마셨습니다. 만약, 나의 엄마가 상점에서 칩, 쿠키, 아이스크림을 사 오면, 나는 그것을 다 먹었으며, 나는 아침을 먹지 않는 대신 오후 늦게 빅 사이즈 2인분을 먹었고 잠들기 전에도 피자를 먹었습니다."

Justin이 18살이 될 때까지 그는 체중이 225파운드(102kg)가 나갔고, 그의 체격은 5′9″ 가 넘었다. 현재 Justin은 180파운드(82kg)가 나간다. 그리고 체중의 약 10%만이 지방이 차지하고 있다. 당신이 사진을 본 것과 같이 Justin은 많은 지방을 뺐을 뿐만 아니라, 근육량도 강화했다. 무엇이 과도한 체중을 빼게 했고, 그는 어떻게 뺐는가?

> "나의 식습관 변화는 살 빼기를 쉽게 만든다."

고등학교를 졸업한 후에 Justin은 사회대학에 등록했고 옷가게에서 파트타임으로 일했다. "나는 10파운드(4.5kg)가 빠졌고 나의 향상된 모습에 기뻤습니다. 가게에서 일하는 동안 나와 함께 일하는 여자 중 한 명이 나의 자켓이 너무 꽉 낀다고 말해 줬습니다. 모두들 그녀의 이야기를 들었고 나는 당황스러웠습니다." 이 경험이 Justin이 체중감량을 하게끔 하는 동기부여를 하였다. "나는 런닝머신을 시작했고 내 체중이 줄기 시작한다는 것을 알았습니다."

"그 시점에서, 나는 건강에 좋은 식품을 먹기로 결심했습니다. 그리고 나서 나는 나의 식습관 변화가 체중감량을 더 쉽게 한다는 것을 알았습니다." Justin은 패스트 푸드 먹는 것을 멈추었고 아침도 거르지 않았으며 지방이 적은 음식; 구운 통닭, 콩, 완두콩과 같은 것들을 먹기 시작했다. 8개월이 지난 후에 그의 체중은 145파운드(66kg)가 되었다. 1년 동안 그를 보지 못했던 가족들은 그의 모습에 놀랐다. "그들은 내가 보기 좋다고 생각했습니다." 자신감에 기뻐하며 그가 말했다. "나의 근육을 키우기 위해서, 나는 다른 운동방법과 파워 리프팅을 시작했으며, 다른 운동방법으로는 스트레칭, 런닝머신에서 조깅, 그리고 웨이트 리프팅을 했습니다." 최근에 Justin은 운동트레이너가 되기 위해서 스포츠 의학을 전공하는 4년제 대학에 입학허가를 받았다. 사람들 앞에 더욱 당당해진 Justin은 사람들이 건강한 습관으로 변화하고, 그들의 삶의 질을 향상시키는 것이 가능하다는 것을 보여 주었다. 그는 살을 빼기를 원하는 사람들에게 충고 한다. "계속 유지하라. —만약, 당신이 결심하고 목표를 세웠다면, 그 결과는 올 것이다." 라고.

비만(obesity)
과도하고 건강하지 못한 지방량을 가진 상태. BMI 30이상.

체질량지수(body mass index, BMI)
일반적으로 비만과 함께 관련된 만성건강 상태로 발전될 위험과 체중은 상관이 있다.

과체중(overweight)
역시 많은 체지방을 가진 상태. BMI 25~30.

과체중과 **비만(obesity)**은 신체의 지방이 과도하거나 건강하지 못한 특징이 있다. 체중문제를 갖지 않는 사람들은 종종 과체중인 그들이 먹는 것과 체중을 억제하는 의지가 부족해서라고 생각한다. 그것은 사실이다. 사람들은 필요 이상으로 많은 음식을 먹음으로써 체지방이 늘어나고, 자극과 구속에 의해 과체중은 빠진다. 그러나 과체중과 비만은 생물학적, 심리학적, 환경적, 문화적, 그리고 사회경제적 영향의 복합적인 결과이다. 그러므로 건강한 체중을 성취하기 위해 과다한 지방을 빼는 것은 과체중인 사람들에게 쉽지 않다. 대부분 의학전문가들은 지금 비만을 만성적 대사질환으로 본다. 그것은 극히 다루기 어렵다.

미국 성인의 대부분이 몹시 뚱뚱하다.—과체중은 미국에서 가장 흔한 영양상의 질병이다(Yanovski & Yanovski, 2002). 과체중과 비만은 종종 식이섭취 불량과 신체활동 부진이라는 2가지 행동 위험요소가 복합적인 결과로 발생된다. 미국에서는 비만 위험요소와 관련된 원인으로 사망하는 인구가 증가하고 있다(Mokdad et al., 2005). 2003년에 비만과 관련된 건강상태를 다루는 전체 의학적 비용은 750억 달러로 추정된다(Finkelstein et al., 2004).

이 장에서는 과다한 체지방을 형성하는 데 주는 요인을 검토하고, 이 상황과 관련된 건강문제를 확인하고, 살을 빼는 여러 가지 방법에 대해 논의하겠다. 어떤 사람은 저체중이고 그들의 근육량을 증가시키길 원한다. 그러므로 이 장에서는 또한 좋은 방법으로 체중을 늘리는 정보도 제공할 것이다.

과체중과 비만

건강한 신체는 지방이 없다는 것이 아니다. 소량의 지방은 모든 세포의 정상적인 기능을 위해 필수적이다. 또한 신체는 *지방세포(adipose cells)*인 중성지질(triglyceride, 지방[fat])처럼 음식으로부터 여분의 에너지를 저장시키는 특별한 세포를 갖는다. 만약, 사람이 필요한 양보다 더 많은 음식에너지를 먹었다면, 그들의 지방세포는 계속해서 지방을 저장하고 크기를 증가시킨다. 어떤 상황하에서 부가적인 지방세포는 발전할 수 있고, 또한 지방 덩어리는 증가할 수 있다. 이 때, 너무 작거나 느슨했던 벨트가 너무 꽉 끼는 것을 이 사람은 곧 알아챈다.

어느 정도 여분의 지방이 과체중으로 생각되는가? 어떤 부분이 과체중인 사람이 비만으로 되는가? 이 용어의 정의는 신장/체중 표에 의해서 사용이 된다. 1950년 말에, 메트로폴리탄 생명보험회사에서 신장/체중 표를 소개했다. 이것은 20년 이상 미국에서 널리 사용되었다. 이 표는 특정신장 영역의 이상적인 체중을 보여 준다. 비록, 그 표가 대중적이었지만, 이것은 제한적으로 유용했으며, 이 보험회사는 25~59세의 건강한 비흡연자들로부터 측정하여 개발했었고 어떤 생명보험 수단으로 활용되었다. 그러므로 이 표의 신장과 체중의 영역은 일반적인 대중들에게 적용되지 않는다. 대부분 건강전문가들은 신장/체중 표 대신에 **체질량지수(body mass index, BMI)**를 사용한다.

체질량지수(BMI)는 과도한 체지방과 연관된 만성적 건강상태의 위험을 체중과 서로 연관시킨다. 당신의 체질량지수(BMI)를 평가하기 위해서 체중(kg)을 당신의 신장(m)의 제곱의 수로 나눠야 한다. 예를 들어, 만약 당신의 신장이 170cm이고 체중이 68kg일 때, 당신의 신장(m)을 제곱하면 2.89m^2가 된다. 68kg을 2.89m^2로 나누면 약 23.53kg/m^2이 나온다. 그러므로 당신의 BMI는 23.53이다.

미국 성인의 BMI 18.5이하는 *저체중(underweight)*, BMI 25.0~29.9 사이는 **과체중(overweight)**, BMI 30.0~39.9 사이는 비만, 40 또는 그 이상의 BMI를 갖는 사람은 *병적인 고도비만(morbidly extreme or super obese)*으로 분류한다.

BMI를 사용하면, 당신은 신장에 맞는 건강한 체중을 결정할 수 있다(표 10-1). 미국 성인 BMI 중앙값은 25.5이고, 이것은 과체중의 범위 안에 있다(Kuczmarski et al., 1997).

만약, 당신의 체중이 건강한 BMI영역에 있는지 알고 싶다면, 당신은 그림 10-1 그래프를 이용할 수 있다. 그래프의 왼쪽 면에서 신발을 신지 않은 당신의 신장을 찾아 왼손으로 지시한다. 그리고 나서 당신의 옷을 입지 않은 상태의 체중을 그래프 아래 선에서 당신의 오른손으로 지시한다. 당신의 왼손은 오른쪽으로, 오른손은 위쪽으

표 10-1 체중에 기초를 둔 BMI 분류.

신장(cm)	과체중 (BMI 25.0~29.9) 최저 한계(kg)	비만 (BMI 30이상) 최저 한계(kg)
145	52	62
147	54	64
150	56	67
152	58	69
155	59	71
160	63	76
163	66	78
165	68	81
168	70	84
170	72	86
173	74	89
175	76	91
178	78	93
180	81	197
183	83	99
185	85	102
188	87	105
191	90	108
193	92	111

자료출처: *성인의 과체중과 비만의 감정, 평가 및 치료의 임상지침*(1998) Bethesda, MD: 국립 보건학회(National Institutes), 국립 심장 • 폐 • 혈액학화(National heart , Lung and Blood Institute) 위에 표에서 결정된 BMI 지수는 수학적으로 처리된 결과를 미터법으로 변환한 것이다.

로 왼손과 오른손과 만날 때까지 이동하라. 당신은 건강한 BMI 영역의 체중인가?

어떤 BMI에서 과체중과 비만을 정의하는 것은 정확하지 않은 결론을 낳을 수 있다. 예를 들어, 운동선수는 그림 10-1에 따르면 과체중인 26의 BMI를 갖는다. 근육이 지방보다 밀도가 높으므로 운동근육이 많은 사람은 같은 신장을 가진 신체적 활동이 적은 사람보다 더 건강하지만 무거울 수 있다.

과체중과 비만의 유병율

과다한 체지방의 만연은 미국에서 전염병에 비할 정도가 되었다. 1980년 미국 성인의 거의 반이 과체중 또는 비만이었다. 2002년에는 20세 또는 그 이상의 미국인들의 65%가 과체중이었다(Hedley et al., 2004). 과거 20년 전에 비해 비만인 미국 성인의 백분율이 15~30% 증가했다. 그러므로 어른 3명 중 1명은 비만이다. 미국 아이들도 점점 뚱뚱해지고 있다. CDC에 따르면, 과체중인 미국 어린이의 비율이 1980년 이후 배가 되었다. 2002년에는 6~19세 사이의 어린이들의 16%가 너무 뚱뚱하고 31%가 과체중이 되고 있다(Hedley et al., 2004).

2010년 건강한 사람들의 목표는 미국인구의 성인 15%로 과체중의 유병율을 줄이는 것이다(U.S. Department

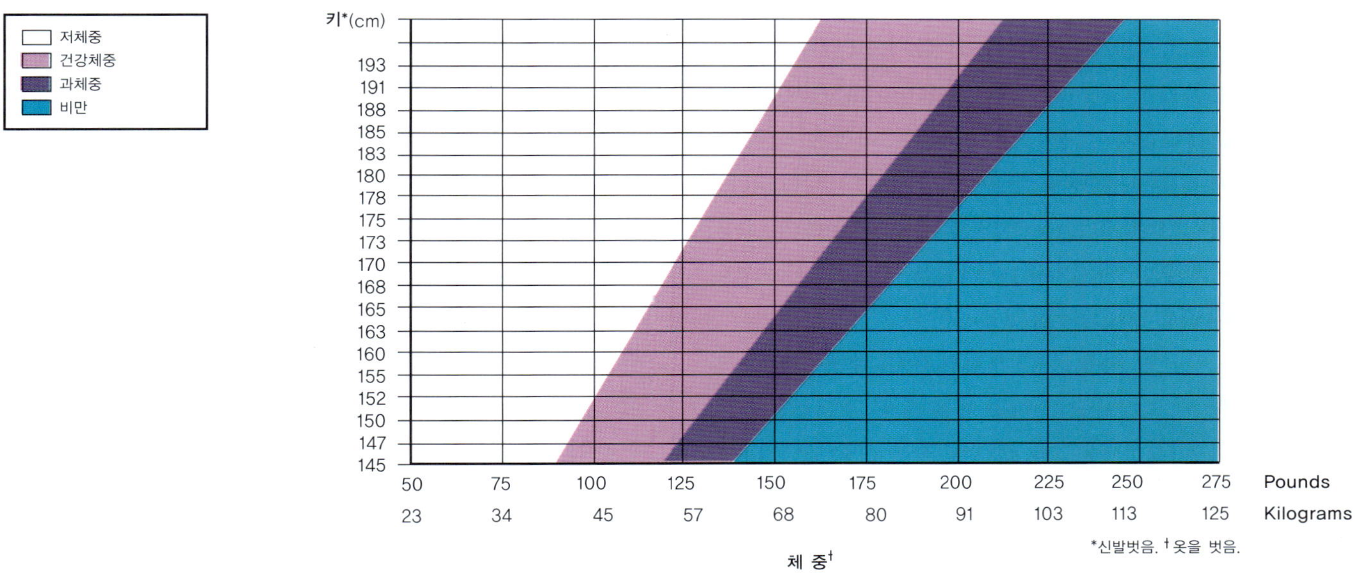

그림 10-1 BMI 그래프. 교육적인 교과서 내의 조건으로 다음에서 당신의 BMI를 알 수 있다.

자료출처: *건강과 영양: 제5차 미국식이지침*(2000). Washington, DC:u.s. Department of Health and Human Services and Agriculture.2002년 8월 16일 http://www.health.gov/dietaryguidelines/로부터 검색했다. 위에 표에서 결정된 BMI 지수는 수학적으로 처리된 결과를 미터법으로 변환한 것이다.

of Health and Human Services[USDHHS], 2000). 2010년에 이 목표에 도달할 것이라는 것은 가망이 없다. 이 장의 뒷부분 단락에서 미국에서 과체중의 유병율을 증가시키는데 영향을 주는 요인을 논의하겠다.

과체중의 유병율이 빠르게 증가한 것을 경험한 것은 비단 미국만이 아니다. WHO는 세계 건강문제로서 비만을 인식했다(WHO, 2002). 세계적으로, 특히, 시장경제가 발달한 서부유럽과 같은 나라에서 비만의 유병율(globesity)은 빠르게 증가하고 있다. WHO 측정에 따르면 2000년도에 선진국의 성인인구의 약 20%가 비만이다. 가장 낮은 선진국은 인구의 2%만이 비만이었다. 세계적으로 약 3억의 인구들이 비만이다; 놀랍게도, 2000년도에 세계에서 심하게 저체중인 성인보다 비만인 성인이 훨씬 더 많다.

과도한 지방은 건강에 어떠한 영향을 미치는가?

과도한 체지방은 심각한 건강문제에 영향을 준다. 건강한 체중을 가진 사람과 비교해 보면 비만인 사람은 더 일찍 죽을 수 있다(Flegal et al., 2005). 과체중인 사람은 야윈 사람 보다 통풍(gout : 관절에 영향을 주는 상태), 손목굴증후군(carpal tunnel syndrome : 손목과 손을 포함하는 신경장애로 인한 통증), 그리고 수면무호흡(sleep apnea : 자는 동안 주기적으로 호흡을 멈추는 상태)으로 발전할 위험이 있다. 과체중인 사람들은 역시 대사증후군(metabolic syndrome), 담낭병(gallbladder disease), 고혈압(hypertension), 당뇨병(diabetes), 심장병(heart disease)을 더 경험할 수 있다. 비만은 대장(결장), 유방(폐경 후), 자궁, 신장, 식도에서의 암(cancer) 발생 위험이 암시적으로 증가한다(Calle & Thun, 2004). 미국에서는 과도한 체지방이 매년 9만 명의 암 사망보다 더 증가한다고 한다(Calle et al., 2003).

외과에서 비만인 사람은 내과의사가 마취에 필요한 양을 측정하는 데 더 어렵기 때문에 위험부담이 있다. 비만인 남성과 여성은 체중이 정상영역인 사람보다 더 불임문제를 경험한다. 비만인 여성이 첫 아이를 임신할 경우 조산아를 분만할 뿐만 아니라, 당뇨병(*임신당뇨병 [gestational diabetes]*)으로 발전할 위험이 크고 임신한 동안 심각한 고혈압을 갖는다(Baeten et al., 2001). 또한 너무 뚱뚱해져서 걷기, 옮기기, 무릎을 구부리기, 상체를 숙이기 등 일상활동을 수행하는 능력에 장애를 받는다.

소수의 비만인은 신체적 건강문제가 없다. 과도한 체중은 관절에 스트레스를 줄 수 있고, 특히 무릎과 엉덩이 같은 일정한 하중을 받는 관절에 스트레스를 줄 수 있으며, 그래서 그 관절들은 곧 마모된다. 비만인 사람들은 종종 숨을 쉴 때도 문제가 된다. 왜냐하면 과도한 지방은 그들이 호흡할 때 폐의 팽창을 방해하기 때문이다. 뿐만 아니라, 비만은 신체의 정상적인 호르몬 균형을 어긋나게 할 것이다.

한때, 과학자들은 지방세포가 단순히 지방을 저장하는 공간이라고 생각했다. 오늘날 연구자들은 건강과 질병에서 이 지방세포의 역할에 대해 더 연구하고 있다. 너무 커진 지방세포는 인슐린호르몬에 호응하는 능력을 잃고, 과체중인 사람은 결과적으로 당뇨병으로 발전한다. 지방조직은 또한 대식세포라고 불리는 세포에 포함되고, 이 대식세포가 면역시스템 과정에서 활동을 하며, 질병으로부터 사람들을 보호하지만 너무 뚱뚱한 사람들은 대식세포가 과도하게 늘어나고 기능불량일 것이다. 대식세포는 염증으로 인해 화학적으로 생산된 지방조직으로 심장과 혈관에 손상을 주는 결과를 초래한다(Weisberg et al., 2003).

비만인 사람들은 살을 빼서 날씬하게 되는 것을 할 수 없다. 체중의 10%를 빼고 이를 유지하면 심장병과 뇌졸중(stroke)의 위험을 줄일 수 있다. 또한 적당한 지방량을 뺀 과체중 또는 비만인 사람들은 과도한 지방과 관계된 건강상태에 대한 의학상담을 받기 위해 소비되는 많은 돈을 절약할 수 있다(Oster et al., 1999).

신체적 건강에 관한 과도한 체지방은 심리적 건강에 부정적 영향을 끼친다. 비만인 사람, 특히 살빼기를 시도하는 비만여성은 종종 우울증(depression)과 낮은 자아존중감(low self-esteem)에 고통을 받는다(Friedman et al., 2002). 비만인 사람은 교육을 받거나 일자리를 구하는 동안 부당한 대우, 굴욕, 당황스러운 경험을 한 후에 심리학적 문제가 발생한다. 또한 마른 사람들은 종종 비만인 사람을 신체적으로 매력이 없고 의지가 부족하고 게으르다고 생각한다. 그리 놀랄 일은 아니지만, 많은 과체중 또는 비만인 사람들은 그들의 신체에 불만이나 편견을 갖는다(Friedman et al., 2002).

과도한 체지방으로 발전하게 영향을 주는 요인은 무엇인가? 왜 많은 미국인들은 뚱뚱한가? 체중을 조절하는 것은 가능한가?

인체 에너지소모량

기초 대사를 위한 에너지

대사(metabolism)는 세포에서 일어나는 모든 화학적 변화를 말한다. 인간세포는 조직을 만들고 수리하고, 혈액을 순환하고 필터링하고, 물질을 생산하고 운송하는 것과 같은 필수활동을 수행하기 위해 음식으로부터 에너지(칼로리)를 사용한다. 그럼에도 불구하고 세포는 열로서 음식으로부터 많은 칼로리를 배출한다. 이것은 신체의 온도를 유지하기 위해 필수적이다. 매일 신체는 필수활동을 수행하기 위해 칼로리(50%~70%)의 많은 부분을 흡수한다. 이 **대사율(metabolic rate)**은 지정된 시간에 세포활동에 요구되는 에너지의 총량이다.

대사율 변화; 유전적 요소는 아마도 이 비율을 조절하는 데 주요한 역할을 한다. 호르몬, 특히 갑상샘호르몬은 대사 조절호르몬을 갑상샘에서 생산한다(그림 10-2). 너무 많거나 너무 적은 갑상샘호르몬을 생산한 결과, 갑상샘호르몬이 적절하게 기능을 하지 못하는 사람이 있다. 너무 많은 갑상샘호르몬이 생산되는 사람은 정상적인 대사율 보다 더 대사율이 높다. 이 사람은 더위를 느끼고, 신경이 예민하고 몸을 떨며, 만성적인 설사와 음식을 많이 먹는데도 살이 빠진다. 과활동적인 갑상샘(hyperthyroid, 갑상샘기능항진증)을 가진 사람은 약을 먹거나 기관으로부터 호르몬 생산량을 억제하는 수술을 받아야 한다. 갑상샘 호르몬이 부족해서 고통받는 사람은 정상보다 더 대사율이 낮다. 이 사람들은 추위를 느끼고 에너지를 적게 갖고 변비에 걸리고 체중이 쉽게 늘어난다. 비활동적인 갑상샘(hypothyroid, 갑상샘기능저하증)으로 고통 받는 사람들은 갑상샘호르몬 약을 먹는 것을 통해 대사율을 증가시킬 수 있다.

대사 (metabolism) 체내에서 일어나는 모든 화학적인 반응.

대사율 (metabolic rate) 체내에서 일어나는 모든 화학적인 반응을 할 때 세포활동을 하는 동안 연료로 신체가 요구하는 에너지량.

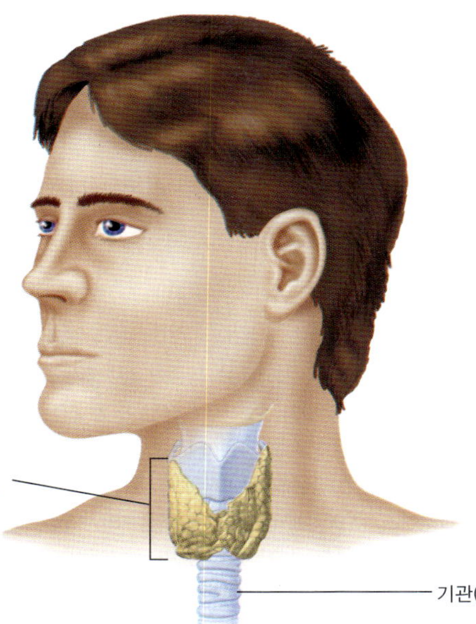

그림 10-2 갑상샘. 갑상샘은 대사율 조절호르몬을 생산한다.

근육과 지방조직의 비율 또한 대사율에 영향을 받는다. 근육세포는 지방세포보다 더 많은 에너지를 사용하므로 근육량이 많은 사람들은 지방조직이 많은 사람보다 대사율이 더 높다. 테스토스테론(testosterone)은 근육량을 발달시키는것을 자극하는 호르몬이다. 여성보다 남성이 더 많은 테스토스테론을 생산하므로 남성들은 대개 더 많은 근육과 더 적은 지방을 갖는다. 평균적으로 남자는 여자보다 대사율이 더 높다.

연령 또한 대사율에 영향을 준다. 유아나 어린이는 빠르게 성장하기 때문에 어른보다 대사율이 더 높다. 20세 후에 대사율 변화는 10년당 약 1~2% 감소하고, 이 점차적인 감소의 결과, 노인들은 에너지가 덜 필요하다. 만약, 노인들이 그들이 젊었을 때와 같은 양의 음식을 계속해서 먹는다면, 그들은 살이 찔 것이다. 20~50세 연령 사이에서 미국인들은 평균 20~30파운드(9~13.5kg)가 찐다. 많은 건강전문가들은 대사율 감소가 요인이 되고, 신체적 비활동은 많이 먹는 것보다 "중년의 군살"을 더 찌게 한다고 생각한다. 나이가 들었을 때 규칙적인 운동은 근육량을 유지하는 데 도움을 줄 수 있고, 대사율이 감소하는 것도 늦춰 준다.

신체활동을 위한 에너지

생명유지에 필요한 활동대사 칼로리값뿐만 아니라, 인체는 골격근을 수축시키기 위한 에너지를 소모해야 한다. 신체활동을 위해 필요한 에너지의 양은 활동형태, 활동을 실행할 때 소요되는 시간과 수행할 때의 강도에 의존한다. 신체활동이 직접적으로 연관되지는 않지만, 사람의 신체사이즈는 이동하는 데 필요한 신체적 노력의 양에 영향을 준다. 예를 들어, 120파운드(54.5kg)의

음식의 열생산 효과(thermic effect of food, TEF) 음식으로부터 영양소를 얻는 과정에서 소화흡수에 인체가 사용하는 최소 에너지량.

체중을 가진 사람과 175파운드(79.5kg)의 체중을 가진 사람이 같은 시간 동안 테니스를 할 때, 만약 둘 다 같은 강도로 테니스를 한다면, 몸집이 큰 사람의 근육이 몸집이 작은 사람보다 이동하는 데 더 많은 에너지를 요구 한다.

건강전문가들은 성인이 거의 매일 적당한 강도의 신체활동을 최소 30분 이상 수행할 것을 제안한다. 최근 조사에 따르면, 대부분 미국 성인들은 이 제안을 접하고도 적절한 강도의 신체적 활동을 충분히 하지 않는다(Ham et al., 2004). 약 4명 중 1명은 그들의 여가시간 동안 신체적으로 활동하지 않는다. 11장에서 적당한 강도의 신체활동을 정의하겠다.

사람들은 지속적이거나 집중적인 신체활동을 하는 동안 에너지 소모량을 증가시킬 수 있다. 또한 대사율은 종종 격렬한 신체활동을 그만둔 후에 몇 시간 동안 상승된 채로 남아 있다. 이 상승된 정도는 아마도 신체활동 후에 일어나는 근육세포의 대사 활동이 증가한 결과이다. 그러므로 규칙적으로 원기왕성한 활동을 하는 사람들은 그들의 휴식기 대사율을 높일 수 있다(Speakman & Selman, 2003).

일부 건강전문가들을 신체활동을 스포츠 형태의 운동, 매일 생활을 위한 움직임 또는 자율적인 근육 움직임으로 분류한다. *스포츠 형태의 운동(sports types of exercise)*은 건강향상과 웰빙을 위한 목적을 계획하고 수행하는 신체활동이다. 수영, 활발한 걷기, 그리고 역기 들기는 스포츠 형태의 운동이다. *매일 생활을 위한 움직임(movement for daily living)*은 집안일, 정원 돌보기, 걷기, 여가시간과 같은 다양하고 일정한 체계가 없는 신체적 활동이다. 이것은 스포츠, 먹기, 자는 것과 연관되지 않는다(Leving, 2004). 전형적인 미국인들은 매일 스포츠 형태의 운동보다 생활과 연관된 신체활동을 위해 더 많은 에너지를 소모한다. *자율적인 근육 움직임(spontaneous muscular movement)*은 안절부절하는 것과 균형과 신체자세를 유지하는 것을 포함한다. 매일 생활을 위한 움직임과 자율적 근육 움직임은 *비운동활동 열발생(non-exersise activity thermogenesis, NEAT)*을 말한다. 비운동활동 열발생의 결과, 사람들은 끊임없이 활동하고 바쁜 일을 통해 체지방을 얻는 위험을 감소할 수 있다. 왜냐하면 그들은 눕거나 앉는 것처럼 일상적인 생활에서 에너지를 소모하는 사람들보다 매일 더 많은 대사 에너지를 소모할 것이다. 그럼에도 불구하고, 더 많은 연구원들은 체중 유지에서 비운동활동 열발생(NEAT)의 역할을 규정짓는 것이 필요하다.

표 10-2는 일상의 신체활동 목록과 각 활동을 수행하는 데 1분당 소모되는 칼로리를 나타낸 것 이다. 칼로리는 체중에 따라 활동에 이용된다. 대부분의 사람들은 신체활동에 의해 매일 소모되는 칼로리가 기초대사에 의해 소모되는 것보다 적다.

음식의 열생산 효과를 위한 에너지

대사와 신체 활동에너지는 일반적으로 사람들이 소모하는 에너지의 90%보다 더 많은 양을 차지한다. 식사를

표 10-2 다양한 신체 활동의 에너지비 산정

신체활동	분당 체중에 대한 에너지 여 자	 남 자
움직임이 없는 활동 조용히 앉아 있기 악기 연주	~.017	~.017
경미한 활동 물놀이, 볼링, 골프, 배구, 걷기(3 mph)	.017~.033	.017~.035
보통의 활동 베드민턴, 카누젓기, 체조, 하키, 자전거타기, 수영, 댄스, 테니스, 스키타기	.033~.050	.035~.052
왕성한/격렬한 활동 농구, 등산, 크로스컨츄리 달리기, 보트레이스	.050+.052+	

분당 파운드에 대한 칼로리 곱하기, 당신의 체중 곱하기 활동을 수행하는 데 소모한 시간 수 계산으로 특정한 신체활동을 수행하는 동안 당신이 소모하는 칼로리를 수치로 산정한다. 분당 파운드에 대한 칼로리는, 여자는 왼쪽, 남자는 오른쪽 칸의 숫자를 사용한다.

예를 들면, 체중이 120파운드인 여자가 40분 동안 자전거타기를 하였다면, .033×120=3.96cal/min; 3.96×40min=158cal 즉 칼로리 소모량이 158cal로 산출된다.(분당 칼로리 소모량의 등급은 정해진 범위 내에 있다. 예를 들면, 만약 당신이 격렬하게 자전거타기를 했다면 주어진, 범위의 높은 등급을 사용한다.)

자료출처: Durmin.J.V.G.A.Passmore.R로부터 적용했다(1967). *에너지, 일, 그리고 여가*. 런던 : 하이네만

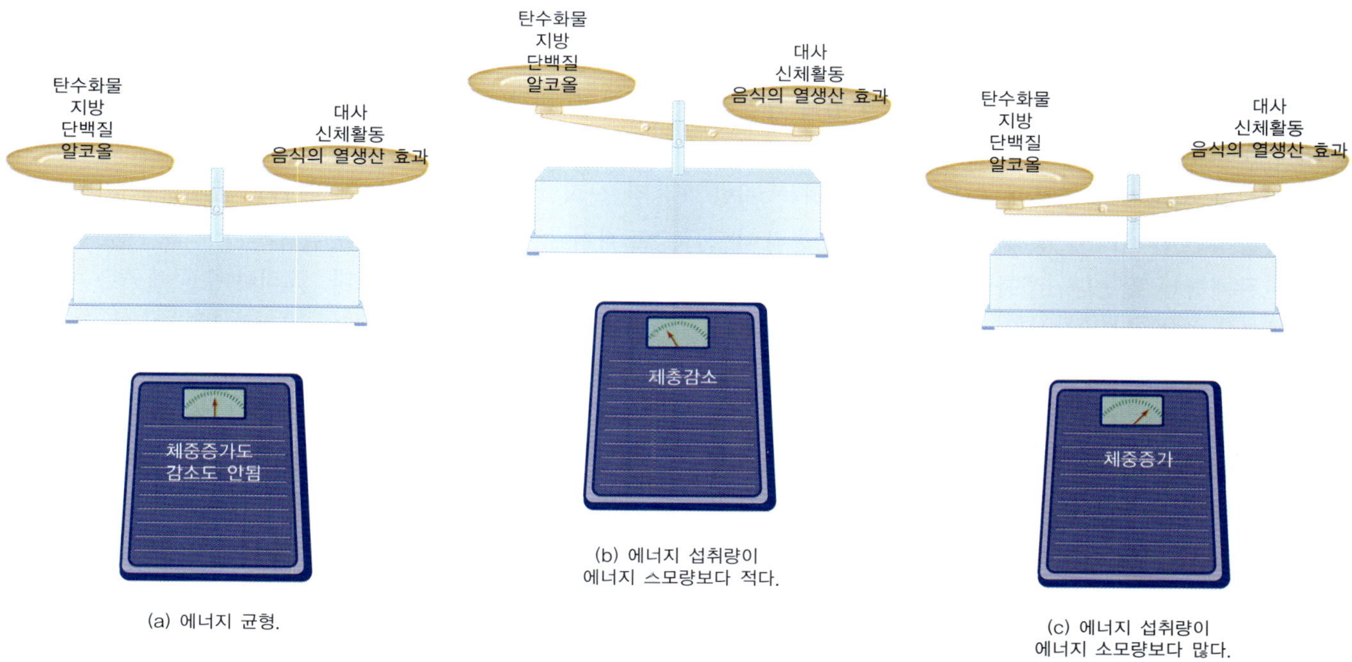

그림 10-3 에너지 균형. (a) 에너지소모량과 에너지 섭취량이 같을 때 체증이 유지된다. (b) 에너지소모량이 에너지 섭취량 보다 많을 때 체중이 감소된다. (c) 에너지소모량이 에너지 섭취량 보다 적을 때 체중이 증가된다.

한 후에 신체는 소화, 흡수, 그리고 음식으로부터 영양분 대사 등에 소량의 에너지가 요구된다. **음식의 열생산 효과(thermic effect of food, TEF)**인 이 에너지의 사용은 사람의 총 에너지 소모량의 10%도 안 되는 매우 작은 양이다.

당신의 신체는 매일 얼마나 많은 칼로리가 필요한가? 당신의 하루 칼로리 소모량을 측정하기 위해서 당신은 기초대사에 필요한 칼로리량과 신체활동, 그리고 음식의 열생산 효과(TEF)를 합해야 한다. 일일 활동평가는 당신의 하루 소모하는 칼로리를 측정하는 데 도움을 줄 수 있다.

에너지 균형의 기초

일반적으로 사람들은 그림 10-3에서의 그림처럼 에너지 균형의 기본원리에 따르면 체중의 유지, 증가, 감소를 한다. 음식으로부터 칼로리를 섭취할 때 필요한 에너지를 위해 소모하는 칼로리량은 동일하고, 체중의 변화 없이 일어난다. 소모한 칼로리보다 적게 칼로리를 섭취했을 때 신체는 세포가 저장된 지방을 연소시킴으로써 체중이 감소한다. 만약, 소모한 칼로리보다 더 많은 칼로리를 섭취했다면, 신체는 지방으로서 과도한 칼로리를 보존한다. 그리고 체중이 늘어난다. 그러므로 체지방의 1파운드는 잠재적 에너지의 약 3,500 칼로리로 나타낸다. 여분으로 1년 동안 하루에 100 칼로리를 적게 소모한다면 10파운드(4.5kg)가 찔 것이다.

체성분

얼마의 지방이 정상인가?

당신이 체중계에 올라갔을 때 당신은 파운드 또는 킬로그램의 수치로서 당신의 체중을 판단할 수 있다. 그러나 그 체중은 당신의 신체에 어느 정도의 수분, 근육, 또는 지방이 있는지 말해 주지 않는다. 지방이 없는 신체의 무게는 뼈, 근육, 장기(제지방조직[lean tissues]) 그리고 조직에서 발견되는 수분, 단백질, 그리고 미네랄로 구성된다. 건강한 성인은 체중의 약 60%는 수분; 6~22%는 단백질, 그리고 3%는 미네랄이다. 나머지 체중의 대부분은 지방이다.

일반적으로 체지방의 절반은 피부 아래층에 위치한다(피하지방[subcutaneous fat]). 지방의 소량은 에너지를 얻기 위해 지방에 의존하는 근육에 저장된다. 또한 피하지방과 근육지방은 복부, 허벅지, 엉덩이에 지방의 상당량이 저장된다.

매년 미국인들은 셀룰라이트를 제거하기 위해 관리하는 불필요한 돈을 지출한다. 많은 사람들은 셀룰라이트가 엉덩이와 허벅지의 피부에 울퉁불퉁 등장하는 지방의 비정상적인 형태라고 생각한다. 그러나 셀룰라이트 지방은 존재하지 않는다. 셀룰라이트라 불리는 지방세포와 신체의 다른 부분 사이에는 차이가 없다(Rosenbaum et al., 1998). 결합조직의 성분은 피하지방을 갖고 있다. 만약, 이 성분이 불규칙한 형태의 지방을 갖고 있다면, 그 지방조직은 피부층에서 확장할 수 있고 울퉁불퉁한 형태의 피부를 나타내 줄 것이다. 여성은 남성보다 그들의 피부가 불규칙한 결합조직을 가지기 쉽다. 허벅지와 엉덩이의 이러한 현상을 향상시키는 가장 좋은 방법은 운동하는 것과 과도한 체중을 줄이는 것이다.

비만은 어느 연령에서도 시작될 수 있다. 그러나 지방세포의 수와 크기는 유년기에 빠르게 성장하는 동안이 다른 기간 동안보다 극적으로 증가한다(Robertson et al., 1999). 대게 성인기에 과체중이 된 사람들은 정상적인 지방세포 수를 갖지만 그들의 지방세포는 정상보다 더 크다. 그러나 성인이 되는 동안 과도비만이 될 때 지방세포의 수는 증가할 수 있다.

일단, 지방세포 형태는 짧은 기간에 체중 축소노력을 통해 사라질 수 있다는 증거가 있다. 이 상태하에서 다른 조직에 필요한 에너지를 만들기 위해 그들은 저장된 지방을 배출함으로써 대부분 지방세포는 작아진다. 작아진 후에 지방세포는 신경시스템에 먹는 것을 촉진하라는 화학적 신호를 보낼 것이다. 이것은 그들의 축소된 체중을 유지하는 것을 사람들에게 어렵게 만든다.

체지방 평가

많은 건강전문가들은 비만임을 결정하는 것으로 체지방률(%)을 사용한다. 보통, 건강한 젊은 여성은 건강한 젊은 남성보다 더 체지방을 많이 가지고 있다. 지방은 호르몬과 생식을 위해 필요하기 때문이다. 사람들은 그들의 나이의 증가와 같이 지방이 증가하는 경향이 있지만, 그 지방증가는 건강문제의 원인에 필연적이지는 않는다.

수중체중, 생체전기 임피던스, 근적외선 반응테스트, X-ray 단층촬영, 피하지방 두께 그리고 초음파의 다양한 방법이 체지방률을 결정하는 데 사용된다. 다음 장에선 이 기술을 논의한다.

*수중체중(hydrostatic weighing, underawater weighing)*은 체지방의 개인적 비율을 측정하기 위한 가장 신뢰할 수 있는 방법 중 하나다. 체지방은 지방을 뺀 조직이나 물보다 밀도가 더 작다; 그러므로 여분의 지방은 신체를 더 부풀게 만든다. 그러나 수중체중은 체지방률을 결정하는, 실용적이거나 편리한 방법이 아니다.

*생체전기임피던스(bioelectrical impedance)*는 체지방율을 측정하기 위해 전류를 사용한다. 물과 일정한 미네랄 요소는 전류를 전달한다. 지방은 그에 반하여 전도율이 낮다. 이 장비는 그림 10-4에서 체지방률을 결정하기 위해 안전하게 신체의 전기전도를 측정하는 것을 보여준다. 대상자가가 정상적인 체수분량을 가졌을 때 생체전기임피던스는 그들의 체지방률을 신뢰할 수 있는 평가로 제공한다.

*근적외선 반응테스트(near-infrared interactance testing)*는 상박의 알통 근육을 지나는 적외선 빛을 빠르게 통과시키는 작은 장치를 사용하는 것에 의해서 체지방률을 측정한다. 그러나 근적외선 실험은 체지방률을 종종 낮게 측정한다. 특히, 지방의 증가를 낮게 측정하며, 이 오차한계는 신뢰할 수 있는 측정으로서 유용하다(Wagner & Heyward, 1999).

*X-ray 단층촬영(dual-energy x-ray absorptiometry, DEXA or DXA)*은 골다공증을 진단하는 데 유용한 골밀도 뿐만 아니라, 체지방을 측정하기 위한 의학연구에서 종종 사용한다. X-ray 단층촬영 기술은 신체구성을 측정

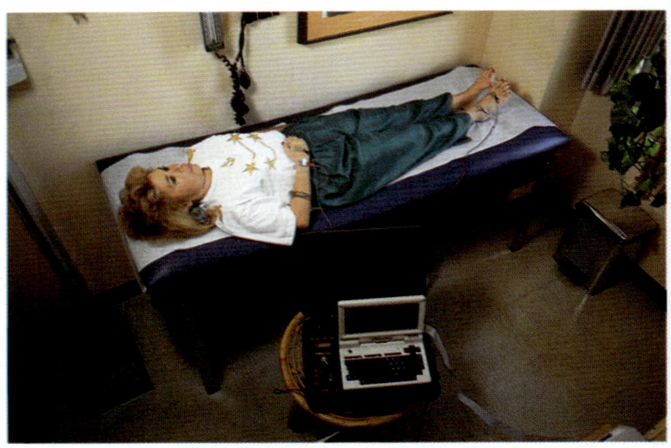

그림 10-4 **생체전기 임피던스.** 이 여성은 생체전기 임피던스법으로 체지방률을 측정하고 있다.

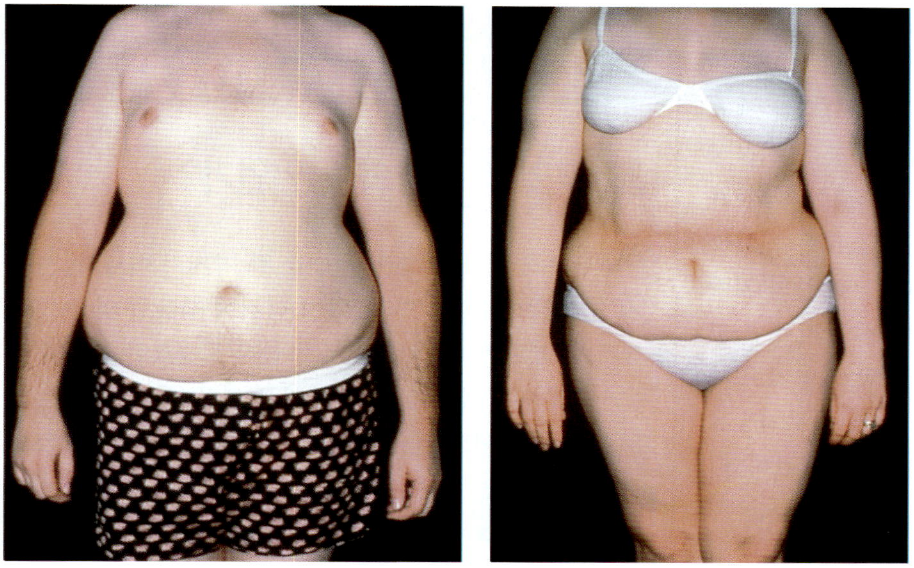

그림 10-5 **과체중 신체의 지방 분포 타입.** 남성과 여성은 허리와 엉덩이에 중앙 집중적으로 위치한 다량의 체지방 저장소를 가지고 있다. 독특하게 같은 양이라도 허리 아래에 위치한 지방보다도 허리에 위치한 지방이 더 만성 건강문제에 높은 위험을 가지고 있다. (a) 지방 저장소를 중앙에 가지고 있는 유형의 과체중 남성(사과형 몸통). (b) 종종 허리 아래 과도한 체지방을 가진 과체중 여성(서양배형 몸통)

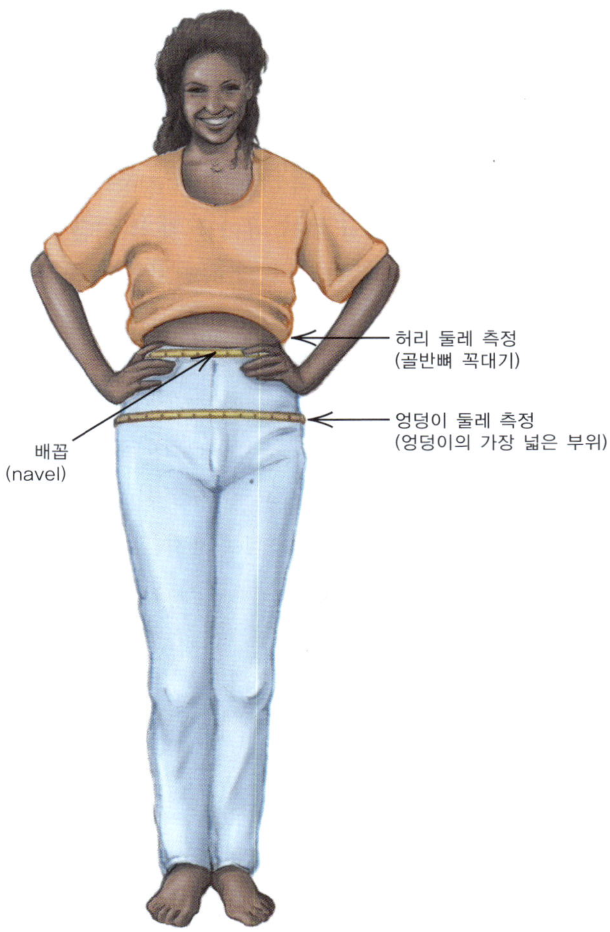

그림 10-6 **허리와 엉덩이 둘레 측정.** 엉덩이뼈 바로 위쪽의 허리둘레 치수: 둔부의 가장 넓은 부분의 엉덩이 둘레 치수로 허리와 엉덩이 둘레를 결정한다.

하는 것으로는 매우 정확하지만, 매우 비용이 많이 들고, 그것을 사용하기 위해 x-ray기술훈련이 요구된다.

피부주름 두께 몇 년 전 아침 식사를 위한 광고로 그들의 체지방량을 측정하는 방법으로서 "pinch an inch"를 소개했다. 만약, 사람들이 1인치 넓이보다 더 두껍게 겹쳐진 복부층을 집는다면, 그들은 너무 뚱뚱하다. 피부주름 두께(skinfold thickness)를 측정하는 초기기술은 평균적으로 사람들의 지방의 반이 피하에 위치한다는 원리에 의존한다.

신체구성평가를 위한 피부주름 두께의 사용은 수중체중, 생체전기 임피던스 기술처럼 정확하지 않다. 하지만 이것은 더 실용적이고 비용이 싸다. 손가락을 사용하여 피부의 단면과 지방의 아래층을 집는 대신에 훈련된 사람이 더 정밀하게 피부주름 두께를 측정하기 위해서 특별한 집게를 사용한다. 피부주름 측정은 3곳 이상의 부위를 측정한다; 평균적으로 이 측정은 체지방 분포의 개인적 차이에 의해 달라진다.

체지방률을 측정하기 위해 피부주름 측정기 사용의 신뢰도는 이 집게의 정확도, 피부주름 측정의 횟수, 그리고 측정하는 사람의 기술에 의존한다. 비록, 피부주름을 측정하는 것이 인기 있는 기법이지만, 일부 건강전문가들은 비만인 사람들의 체지방을 측정하기 위해 피부주름 두께 측정의 가치를 의심한다. 보통 사람들과는 달리 비만인 사람들은 피하에 체지방이 50% 이하로 존재하고 복부에 지방의 상당량을 저장한다. 그러므로 연구원들은 초음파와 같은 다른 측정방법으로 정확하게 측정한다.

허리-엉덩이 둘레 허리-엉덩이 둘레는 과도한 체지방과 함께 일찍이 체지방을 보다 체지방 분포가 건강상태에 대하여 더 중요한 위험요인이라고 예측한 것과 관련이 있다. 그들의 허리와 등에 집중적으로 많은 체지방이 저장된 남자와 여자는 허리 아래쪽에 같은 양의 지방이 위치한 사람보다 높은 혈중콜레스테롤 수치를 갖고 당뇨병, 고혈압, 그리고 심장병으로 발전할 위험이 크다(Pi-Sunyer, 2004). 왜? 어떤 비만인 사람의 복부지방세포는 엉덩이와 허벅지에서 발견되는 지방세포보다 더 많이 혈액 속으로 복부지방세포가 저장한 지방산을 배출하는 것으로 보인다. 혈액 속의 과도한 지방산량은 심혈관질환과 혈압의 증가를 증진시킨다. 그리고 정상 혈액의 포도당 물질대사를 방해하고, 이로써 당뇨병을 일으킨다. 그러나 복부지방과 이 만성적인 질병 사이의 관계를 결정하는 더 많은 연구가 필요하다(Klein, 2004).

허리-엉덩이 둘레비 (waist-to-hip circumference ratio, WHR)
허리와 엉덩이 둘레는 서로 관련이 있어, 과도한 체지방과 함께 건강의 위험과 관련된 예보로 사용할 수 있다.

성장하면서 남자와 여자 둘 다 대개 그들의 복부 쪽에 체지방이 많다. 이것은 종종 그들의 **허리-엉덩이 둘레 비(waist-to-hip circumference rate, WHR)**를 증가시킨다. 그림 10-5는 중앙비만(사과형) 남성과 주로 허리선 아래에 과도한 체지방이 위치한(서양 배형) 여성을 보여 준다.

당신의 허리-엉덩이 둘레비(WHR)를 결정하기 위해 필요한 이 장치는 구부리기는 쉽지만 펼쳐지지는 않는 테이프 측정이다. 그림 10-6은 테이프 측정의 위치를 설명하였다. 당신의 허리선을 측정하기 위해서 당신의 흉곽 아래와 골반뼈 위의 허리에 가장 가는 부위에 테이프를 두르고 그 둘레를 잰다. 당신의 엉덩이 둘레를 측정하기 위한 적절한 방법은 엉덩이의 가장 넓은 부위에 테이프를 두르고 그 둘레를 재는 것이다. 당신의 허리치수 나누기 엉덩이 치수는 엉덩이 둘레에서 허리 둘레 비율로 계산한다. 허리-엉덩이 둘레비(WHR)는 무엇인가? .90보다 더 큰 허리-엉덩이 둘레비(WHR)를 가진 남자와 .80보다 더 큰 허리-엉덩이 둘레비(WHR)를 가진 여자는 과체중과 관련된 건강문제로 발전할 위험이 크다. 국립건강협회에서 출판한 보고서에 따르면, 남자 100cm(한국기준 90cm), 여자 90cm(한국기준 80cm)보다 큰 허리둘레는 고위험군에 속한다(National Heart, Lung, and Blood Institute, 1998).

무엇이 비만의 원인인가?

대부분의 경우, 비만의 원인은 한 가지가 아니다. 에너지 균형원리에 따르면, 에너지 섭취에 필요한 양을 초과했을 때 체지방이 늘고, 에너지 섭취에 필요한 양보다 적을 때 체중이 빠진다. 과체중인 사람은 그들이 적은 양의 음식을 먹어도 살이 찐다고 주장한다. 그러나 칼로리 섭취를 줄이는 것은 과체중인 사람들에게 특히 흔하다(Livingstone & Black, 2003). 다음 장에서 체중이 증가하는 것에 영향을 주는 요소들을 설명한다.

생물학적 영향

유전자는 많은 신체특성, 신장을 포함해서 지방분포, 그리고 신체 둘레 사이즈의 발전을 억제한다. 유전자는 또한 규칙적인 대사율과 식욕호르몬 생산을 결정하는 것에 의해서 체중을 얻는 암호다. 그 결과, 비만의 유형은 특정 가계에서 일어나는 것과 같다. 부모가 한쪽 또는 둘 다 비만인 경우, 그들은 양측부모 모두 정상체중인 사람보다 과도한 체지방량을 가진 아이를 갖기 쉽다. 사람은 체중을 쉽게 얻을 수 있는 암호의 유전자를 물려받을 수 있는가?

수천 년 전부터 "지방" 유전자는 인간 생존에 필수적이다. 우리의 선조들은 아마도 짧은 기간의 풍요로움을 참아 가면서 오랜 기간 기근을 견뎠다. 음식이 풍부했을 때, 그 혜택으로 우리의 조상은 번창하였다. 일부 사람들은 신체의 열로서 과도한 음식에너지를 "태워버리는" 유전적인 대사를 물려줄 것이다. 다른 사람은 체지방으로서 과도한 에너지 저장이 가능한 "절약" 대사를 갖는다. 음식이 부족할 때 절약 대사를 가진 사람들은 지방으로서 과도한 에너지를 저장하지 못하는 대사를 가진 사람보다 더 오래 산다.

오늘날, 대부분 미국인들은 맛있는, 기름진 음식의 안정된 공급에 접해 있다. 그러므로 절약 대사를 가진 사람들은 이와 같은 환경에서 그들의 체중을 억제하는 어려움을 겪는다. "피마족의 곤경"이란 책은 남쪽 아리조나의 피마인디안 사람들이 가진 유전자와 환경요소의 해로운 영향을 논의한다.

체중조절점 이론 체중이 대개 매일 약간씩 변동한다지만 대부분 사람들은 그들의 체중이 한 달 동안, 심지어 1년 동안 거의 안정적이라고 보고한다. 이는 체지방의 수준이 유전적으로 미리 조절되었다고 제안하는 일부 의학전문가들의 주장이다. 일단, 체지방의 수준이 이 **체중조절점(set point)**에 도달하면, 방의 온도가 유지되게 할 수 있는 자동온도조절장치같이 대사율과 다른 내부 매카니즘은 비만으로 유지된다. 깡마른 사람들은 과체중인 사람들보다 낮은 체중조절점을 갖는다. 예를 들면, 깡마른 사람들은 체중을 얻기 위해 고의로 과식을 할 때 그들은 대개 그들의 정상 식습관을 되찾은 후에 증가한 체중이 빠진다. 비록, 높은 체중조절점을 가졌지만 체지방의 비율이 건강에 해로운 결과를 가져올 것이다. 그 결과, 사람의 지방세포는 지방을 저장하지 않으려는 노력을 하지 않을 것이다. 또한 살을 뺀 비만인 사람들은 몇 년 이내에 조금 또는 전부 다시 살이 찔 것이다. 왜? 일부 과학자들은 마른 지방세포가 배고픔을 판단하라고 뇌에 메시지를 보낸다고 생각한다. 그 결과, 사람은 과식을 하고 그들의 지방세포를 다시 늘린다.

식욕조절 거의 모든 사람들은 배고픔을 느끼는 것을 안다. **배고픔(hunger)**은 생리적으로 음식을 찾고 먹는 것을 좇는 것이다. **식욕(appetite)**은 배고프지 않을 때 생리적으로 특정 음식을 먹고 싶은 욕구로 그것은 배고픔을 갈망하는 것과는 같지 않다. **포만(satiety)**은 충분한 음식을 먹어 배고픔을 덜고 식욕에 대한 흥미를 잃게 하는 감정이다.

소화시스템, 뇌, 그리고 지방세포는 배고픔과 포만을 조절하는 중요한 역할을 한다. 사람이 먹는 동안 소장은 일부 화학물질을 배출한다. 이 신호는 뇌에 음식을 덜 먹으라고 한다. 또한 위의 꽉 차 있는 느낌은 먹는 것을 그만두게 한다. 지방세포에 의해서 생성되는 호르몬인 렙틴과 인슐린, 췌장호르몬은 혈당을 낮추고 뇌의 시상하부 영역에서 섭식행동을 규제한다(그림 10-7). 렙틴과 인슐린은 섭식행동을 규제하는 중요한 역할을 담당하지만 비만인 사람들은 이 호르몬의 효과가 낮다(French & Castiglione, 2002).

과학자들은 최근 ghrelin을 발견했고, 최초로 위에서 생산되는 이 화합물은 어떤 실험용 동물의 섭식행동을 자극한다(Eisenstein & Greenberg, 2002). ghrelin이 인간식욕과 대사에 어떤 영향을 주는지 더 많은 연구가 필요하다.

구성영양소 탄수화물, 단백질, 지방, 그리고 알코올로부터 과도한 칼로리는 체중을 늘리는 결과를 가져올 수 있다. 그러나 고지방 식품은 과식과 체지방을 늘리는 데 관련이 있다(Tremblay, 2004). 지방은 탄수화물 또는 단백질보다 더 많은 칼로리를 공급한다. 또한 인체는 탄수화물 또는 단백질보다 오히려 지방음식에 의해서 과도한 칼로리가 공급되었을 때 지방을 더 저장한다(Hill & Peters, 1998).

체중조절점(set point) 체중감소 노력에 저항하는 체지방 수준이론.

배고픔(hunger) 생리적으로 음식을 찾고 먹는 것을 좇는 것.

식욕(appetite) 생리적으로 흥미를 끄는 음식을 먹고 싶은 욕구.

포만(satiety) 충분한 음식을 먹어 배고픔을 덜고 식욕에 대한 흥미를 잃게 하는 감정.

체중을 줄이고 유지하는 것을 향상시키는 특정한 칼로리 제한 식이요법은 없다. 그러나 과체중인 사람들은 저지방, 고탄수화물 음식으로서 종종 살을 빼는데, 그것은 식단이 과일, 채소, 콩, 정백하지 않은 곡식을 풍부하게 제공하기 때문이다. 이 고영양분, 고섬유질음식을 많이 먹으며 다이어트하는 사람들은 그들이 전부 허용할 수 있는 칼로리를 충분히 먹어야 한다. 왜 과체중인 사람들이 그들의 신체문제를 탄수화물 탓으로 돌릴까?

탄수화물이 풍부한 음식은 그것들을 튀기거나, 버터나 사워크림 같은 지방이거나 육즙을 곁들였을 때 종종 더 먹게 된다. 대부분 디저트와 스낵은 정제된 탄수화물과 지방을 함유하고; 대체로 설탕과 지방 혼합물이 들어 있다. 그러므로 전형적인 미국인들의 음식은 과식을 증진

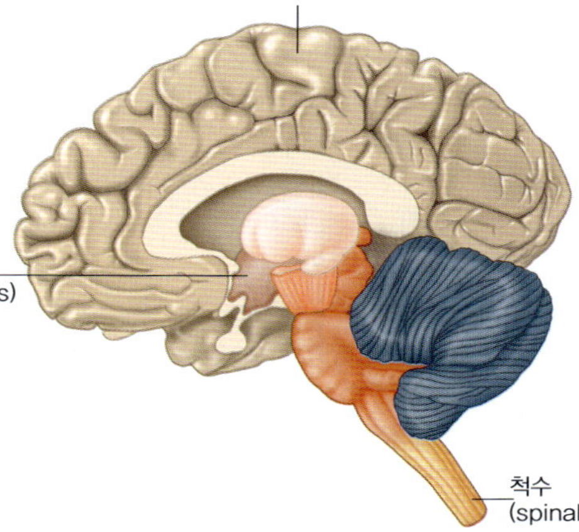

그림 10-7 뇌하수체. 공복과 포만을 조절하는 뇌하수체의 영역을 표시

시키는데, 그 기름진 음식들은 관심을 불러일으키고, 맛과 다양한 즐거움을 제공하기 때문이다.

많은 사람들은 그들의 간식과 식사에서 칼로리를 인식하지 못한다. 만약, 당신이 당신의 체중을 조절하고 싶다면, 지방과 칼로리계산 안내서는 도움이 된다. 매일 당신이 먹고 마시는 모든 것을 기록하면 음식문제와 안 좋은 식습관을 인식하는 데 유용하다. 과일과 채소를 더 많이 먹고, 달고 기름진 음식을 적게 먹으면 당신은 당신의 칼로리 섭취를 조절할 수 있다.

환경, 사회, 그리고 심리학적 영향

환경, 사회, 그리고 심리학적 요인들의 변화는 미국에서 과식을 증진시킨다. 1900년대 초부터 많은 대중음식의 전형적인 비율이 증가한다(Young & Nestle, 2003). 허쉬초콜릿바가 1906년에 소개되었을 때 온스당 반 정도의 적은 양이었고; 오늘날 가장 작은 허쉬바는 무게가 1.6 온스다. 오리지날 베이글과 비교해 보면 평균적으로 베이글은 지금 3배의 무게가 나가고 에너지 양도 3배가 제공된다. 패스트푸드 햄버거와 보통의 프렌치프라이, 그리고 탄산음료는 1950~1960년대에 인기 있는 레스토랑이 처음 문을 열었을 때보다 상당히 많아졌다. 많은 패스트푸드와 패밀리 레스토랑은 싸면서 "super-size"로 비율을 늘렸으며, 이 같은 음식들은 과식을 조장했다. 30년 전보다 대부분의 미국 남성들은 7% 이상의 칼로리를 소비하고, 대부분의 미국 여성들은 22% 이상을 소비한다(Wright et al., 2004).

광고주들은 음식을 매력적으로 보이게 만드는 가치를 안다. 예를 들어, 자극적인 판매에서 패스트푸드점은 햄버거 가장 위에 싱싱한 상추를 놓고 둥그런 빵 위에 베이컨을 넓게 놓는 것을 보여 준다. 음식광고의 배우들은 그들의 음식선택을 만족하고 행복하게 보이게 한다. 슈퍼마켓뿐 만 아니라, 많은 패스트푸드점은 24시간 문을

건강의 이모저모

Diversity in Health

피마의 곤경

7월 비가 내린 후, 아리조나 남서쪽 소노라 사막에 자연의 패스트푸드 레스토랑이 간결한 식사시간을 위해 변형되기 시작했다. 100년 동안 피마 인디언들은 거친 환경에서 메스키트 콩, 아콘, 울프베리, 가시 배, 테파리 콩을 경작했다. 그리고 선인장이 번성할 때는 사냥된 동물들과 경작된 마이즈(옥수수)와 리마콩이 일상식을 위해서 제공되었다. 피마 사람들은 날씬하지만, 그들은 풍요로움과 기근의 순환을 견디는 동안 번성했다.

1930년 아리조나 피마인은 그들의 전통적 식사를 계속할 수 없었고 라드(돼지 지방)가 많고 정제된 녹말, 그리고 달콤한 서양음식에 적응해야 했다. 수십 년이 지난 후 많은 피마인들은 비만이 되었고 제2형 당뇨병(type 2 diabetes)으로 발전됐다. 오늘날, 아리조나 피마인의 약 70%가 비만이다(Valencia et al, 1999). 비만은 제2형 당뇨병의 위험요소이고; 아리조나 피마인의 40% 이상이 이러한 상태로부터 고통받고 있다. 이것은 세계에서 질병발생률이 가장 높다고 알려져 있다. 왜 피마인은 그렇게 심하게 비만과 제2형 당뇨병에 의해 영향을 받을까?

의학전문가들은 비만과 당뇨병의 발전에 영향을 미치는 어떤 생물학적, 그리고 환경적 요소를 의심했다. 피마인이 절약 대사를 가졌다라고 전문가들은 생각했다. 이것은 그들의 풍요로움과 기근의 자연적 순환이 존재하는 거친 사막에서 생존하는 것을 가능하게 했다. 비록, 그들의 현재 식습관이 진부한 대사와 같은 필요를 만들지만, 피마인은 여전히 지방을 섭취하고 보존하기 위해 유전학적으로 계획한다. 또한 대부분 아리조나 피마인은 멕시코에서 그들의 선조 또는 살아 있는 친척들보다 활발하지 않는 생활을 한다. 전형적인 멕시코 피마 인디언들은 전형적인 아리조나 피마인들보다 더 신체적인 일을 수행하고 노동절약의 장치를 덜 갖는다.

고대 식습관을 포기한 아리조나 피마인은 그들의 현재 건강문제에 영향을 주었을 것이다. 또한 전통적인 피마 음식은 전형적인 현대음식보다 지방이 낮고 탄수화물이 혼합되어 제공되었다. 또한 전통적 음식은 당뇨병(diabetes)로부터 피마인들을 보호했다. 많은 사막의 식물들은 수용성 식이섬유의 두 형태, 검과 점액질뿐만 아니라, 소화할 수 있는 탄수화물과 상당한 양의 아밀로스를 함유하고 있다. 이 물질이 풍부한 음식을 먹으면 소화가 느리고 소장으로부터 당의 흡수가 지연된다. 이 지연은 인슐린이 혈당이 급격하게 증가하는 것을 예방하고, 이 호르몬은 혈액으로부터 혈당을 제거하기 위한 세포신호이다. 정상적인 활동하에서 신체는 당이 급격히 증가하거나 감소하는 것을 막을 수 있다. 그러나 제2형 당뇨병으로 고통받는 사람은 당 또는 인슐린이 급격하게 변동하는 것을 막을 수 없고, 이것이 신체에 손상을 줄 수 있다.

오늘날, 의학전문가들은 피마인의 만연한 비만과 당뇨병을 제거하기 위해 연구하고 있다. 일부 과학자들은 많은 전통 음식은 아직도 쓸 만하고; 전통부족은 그들의 이전 식습관으로 돌아가야 한다고 생각한다. 아밀로스와 수용성 식이섬유가 풍부한 사막의 식물을 먹는 것에 의해서 피마인들은 아마도 제2형 당뇨병 발달위험을 제거할 수 있을 것이다. 비만인들이 생존하기 위해서는 그들은 아마 전통적인 뿌리를 회복할 필요가 있다.

연다. 당신은 음식을 사기 위해 집을 나설 필요도 없다; 피자, 중국집, 그리고 다른 음식들은 당신의 현관 앞까지 배달할 수 있다.

많은 사람들은 과식에 의한 특정 사회상황에 부응한다. 예를 들면, 당신은 추수감사절 저녁을 먹은 후에 배가 부를 것이지만, 당신이 휘핑크림이 덮인 호박파이를 보았을 때 당신은 디저트를 먹기 위해 당신의 위장에서 공간을 찾을 수 있다. 또한 대개 기념일로 표시한 날인 경우, 많은 밥과 특별한 음식을 먹는다. 생일파티나 결혼식을 상상해 봐라. 서리처럼 하얀 설탕을 입힌 3층의 케이크를 포함시키지 않을 수 없다.

직장과 집 안의 환경은 종종 미국인들이 신체적 활동을 할 기회를 제공하지 않는다. 현대기술은 우리 일의 많은 부분을 우리의 근육대신 기계가 할 수 있게 했다. 집에서 많은 사람들은 텔레비전을 보거나 컴퓨터를 하는 것과 같이 앉아서 활동을 하는 여가시간을 보낸다. 신체적으로 활동이 없는 사람들은 그들의 음식섭취를 제한할 수 없어 체중이 쉽게 늘어난다.

심리학적인 상태는 섭식행동에 영향을 줄 수 있다. 어떤 사람들은 그들의 배고픔을 만족한 후에도 오래 먹는다. 왜냐하면 그들은 흥분했거나 화났거나 지루하기 때문이다. 많은 우울한 사람들은 먹는 것으로부터, 특히 지방과 설탕이 있는 음식으로부터 안정을 찾는다. 다음의 사람은 과체중인 젊은 여성의 감정상태가 먹는 행동에 어떻게 영향을 미칠 수 있는지를 나타낸 것에 대한 생각을 썼다.

나는 16~18세 사이에 20파운드(9kg)가 증가했다. 그 때는 내가 남자친구에게 학대를 받을 때였다. 나는 모욕감을 느꼈고 오직 음식만이 나에게 좋은 느낌을 갖게 했다. 내가 18살 때 그는 차 사고로 죽었고, 그 때 나는 완전히 망연자실했다. 나는 더욱 먹었다. 내가 다이어트를 위해 영약학자에게 갔으며, 나는 노력했지만 실패했다. 돌아보면, 모든 시간에 나는 스트레스 때문에 살이 쪘다. 스트레스를 받을 때, 나는 집 밖으로 나가는 것이 필요했고 나의 마음을 떨쳐 버려야 하는 것이 필요했다.

개발도상국가에서 신경성 과식과 엄청난 대식은 많은 사람들, 특히 소녀와 성인여성에게 상당한 영향을 끼친다. 이 상태는 심각한 심리적 장애와 연관된다; 그러므로 그것들은 2장에서 논의하자.

체중관리

1998년 수행된 조사에 따르면, 미국남성의 24%와 미국여성의 38%가 살빼기를 시도한 경험이 있다(Kruger et al., 2004). 신체사이즈에 대한 불만은 흔하다. 특히, 정상체중으로 살을 빼려고 노력하는 여성의 약 25%가 자신의 신체사이즈에 불만이 있다고 한다. 오직 살을 빼기를 원하는 사람들의 1/3만이 칼로리 섭취를 줄이고 운동수준을 증가시킨다. 미국 대학생들을 대상으로 한 조사에서 대략 여성의 60%와 남성의 30%가 살빼는 것을 시도했다고 보고하였다(Yuth Risk, 1997).

비록, 그들은 점차적으로 살이 쪘지만, 살을 빼기를 원하는 과체중인 사람은 종종 빠르고 극적으로 결과를 얻을 수 있는 방법을 찾는다. 이 사람들은 살빼는 방법의 광고 또는 땀을 흘리거나 식이요법 없이 살을 뺀다는 상품을 믿기 쉽다. 그 결과, 대부분의 사람들은 다양한 살빼는 상품이나 서비스를 통해 살을 뺀다. 해마다 미국인들은 다양한 체중억제를 위한 노력으로 330억 달러를 소비한다(Kruger et al., 2004). 이 노력은 달리기, 살을 빼는 프로그램 또는 스파를 포함하고 특별한 식품, 책, 약, 그리고 간단한 기계들을 사는 것을 포함한다. 이 상품과 서비스는 사람들을 살빠지게 할 수 있는가? 당신은 살을 빼는 방법의 가치를 어떻게 판단할 수 있는가? 다음 장에 이 질문의 답이 있다.

유행 다이어트(fad diets)
대중들에게 시일이 빨리 빠지고 그들의 마음을 쉽게 움직여 널리 보급된 섭식 계획이다.

체중감소 식이요법

처음에 언급한 것처럼 필요한 에너지보다 칼로리 섭취를 덜하면 살은 빠진다. 이러한 상황에서 신체는 첫째로 에너지를 위해 지방을 저장한다. 살을 빼기 위해서 과체중인 사람들은 그들이 필요한 것보다 적은 칼로리를 먹거나 더 많은 칼로리를 소모해야 한다. 더 확실한 체중감소는 신체활동을 증가시키는 계획과 함께 저칼로리 음식을 섭취하는 것에 의해서 엄격히 통제하고 구체화해야 한다.

표 10-3 일부 유행 다이어트

다이어트	접 근	가능한 문제
Dr. Atkins의 다이어트 혁명 실행죤 Doctor's 퀵 체중감소 다이어트 단백질의 힘 칼로리 계산 안 하기 Scarsdale 메디칼 다이어트 완성 설탕 파괴	탄수화물 섭취를 제한하는 동안 지방과 단백질 섭취 점진적인 증가	높은 동물성 지방 섭취는 심장질환(heart disease)에 기여할지도 모른다. 비록, 처음에는 감동적으로 살이 빠질 수 있어도 장기적인 결과는 다른 칼로리-축소계획과 유사하다
Pritikin 다이어트 장수식 다이어트(확실한 타입) 밥 다이어트 더 먹고, 덜 나가고 T-요소 다이어트 미친 짓 스톱 파스타 다이어트 맥더갈 계획 최대 대사 다이어트	음식선택 제한; 초 저지방	한정된 식품선택의 지루함 ; 좋아하는 음식의 제한이나 금지로 인한 박탈감을 느낌 고섬유질 섭취 결과 장내 가스 증가와 미네랄 흡수를 방해할 수 있고; 종종 다이어트자들이 박탈감과 배고픔을 생각한다.
양배추 스프 다이어트 뉴 비버리 힐스 다이어트 Dr. Berger's 면역 파워 다이어트 Bloomingdale's 다이어트 먹기 성공 2일 다이어트 스피루리나 다이어트 비니거(식초) 다이어트 그래이프후르츠(자몽) 다이어트	특히 "지방 연소" 또는 살빼는 능력 있는 식품조합 또는 재료, 식품, 영양소의 확실한 조장	한정된 식품선택의 지루함 ; 만약, 장기간 동안 실행한 뒤 영양결핍의 결과가 올 수도 있다.

지난 30년간 가장 인기 있는 살빼기는 단식, 칼로리 계산, 칼로리 계산 안 하는 것, 특정음식결합을 피하기, 단백질 많이 먹고 탄수화물 적게 먹기 또는 소량의 음식만 먹기와 같은 것들의 장점을 포함한 것이다(표 10-3). 이 같은 식이요법은 **유행 다이어트(fad diets)**로 간주된다. 왜냐하면 그것들은 특정기간 동안에만 인기 있고, 그리고 나서 그것들의 폭넓은 지지는 줄어든다. 예를 들어 저탄수화물인 황제다이어트는 1973년에 처음 소개되었을 때 많은 지지자를 얻었다. 하지만 다이어트자들은 제한적인 식품선택에 곧 흥미를 잃었다. 황제다이어트가 약 25년 후에 다시 소개되었을 때 "저탄수화물" 식품의 다양한 진열로 대중의 인기를 새롭게 받았다. 그러나 2004년 가을, 대부분의 미국인 다이어트자들은 저탄수화물 다이어트에 흥미를 잃었다. 대개 일시적 유행다이어트는 공통된 속임수와 칼로리 제한이라는 특징이 있다. *속임수(gimmick)*는 까다로운 다이어트자들에게 다른 다이어트 상품보다 더 새롭고, 독특하고, 더 효과적이게 만드는 것같이 보이게 하는 것이 판촉의 특징이다. 일부 일시적 유행다이어트는 속임수로써 탄수화물을 규제하여 사용한 황제다이어트를 포함한다. 다른 일시적 유행다이어트도 당신의 혈액형에 기초하여 음식배합을 규정하는 것, 건강보조식품은 "당신이 잠을 자는 동안 지방을 녹인다.", 그리고 당신이 좋아하는 음식을 먹는 것을 허용하거나 엉덩이, 복부, 허벅지로부터 살을 빼는

동안 바람직한 장소(예를 들면, 여성의 유방)에 지방을 유지하는 음식성분의 "비밀"과 같은 속임수를 사용한다. 비록, 이런 주장이 사실이 아니고 과학적 증명에 기초하지 않지만, 그것들은 과도한 지방을 빠르고 쉽게 빼는 방법을 찾는 사람들에게 매력적이다. 과체중인 사람은 일시적인 유행다이어트를 하는 동안 살을 뺄 수 있다. 왜냐하면 이 다이어트는 전형적인 미국인의 식습관에 의한 에너지 공급의 수준보다 더 낮은 칼로리를 제공하는 속임수를 수반하는 계획이기 때문이다. 이런 다이어트 형태에 관계없이 이전의 과체중인 사람들의 대부분은 새로운 체중을 유지하는 데 어려운 것들을 발견하여 과도한 지방을 빼곤 했다.

초저칼로리 음식(very low-calorie diet)들은 하루에 800칼로리 이하로 제공하고 있고, 그것은 음식선택을 제한하기 때문에 영양적으로 부적당하다. 매일 400칼로리 이하의 식이를 제공하는 음식은 단식이라 부른다. *단식(fasts)*은 기아처방에 필수적이다. 어떤 단식은 오직 과일쥬스와 영양적 공급만을 허용한다. 단식은 지방을 빼고 신체조직을 날씬하게 하고, 부산물에 의한 건강하지 않는 대사의 창조를 촉진한다. 건강한 사람은 의학적 처방 없이 하루 이상 단식을 해서는 안 된다.

초기의 비만한 사람들은 전형적으로 저칼로리 식이요법 또는 단식을 수행하는 동안에 상당한 체중을 뺐다. 칼로리 섭취가 매우 낮을 때 신체는 에너지를 위해 지방을 뺀 조직뿐만 아니라, 지방을 태운다. 지방과 지방을 뺀 조직이 수분을 저장하고 인체에 공급된 수분은 에너지를 생성하기 위해서 그 조직들을 이용한다. 신장은 과도한 수분을 배출하고 그들의 체중감량 노력의 초기단계 동안 많은 체중이 빠진다. 그러나 몇 주 동안 신체는 규칙적인 수분균형을 회복하고 체중이 빠지는 비율도 느려진다.

초저칼로리 식이요법 또는 단식은 신체의 에너지 절약 메카니즘을 자극하고, 이것은 사람이 기아에 생존하는 것을 돕도록 설계한다. 이 대사율은, 특히 사람이 하루에 800칼로리 이하로 소비할 때 칼로리 제한과 함께 감소한다. 그러므로 다이어트자들은 살을 계속 빼기 위해서 그들의 칼로리 섭취를 줄여야 한다. 종종 그것은 다이어트를 심지어 더 어렵게 만든다.

그들의 노력에도 불구하고 대부분의 사람들은 칼로리 감소다이어트를 수행한 몇 주 후에 그들의 체중이 줄어드는 비율이 감소함을 경험한다. 이 느린 감속은 신체가 새로운 체중을 유지하기 위해서 더 적은 칼로리를 소모하기 때문에 일어난다. 신체가 칼로리 섭취를 줄인 것에 순응하면서 에너지를 얻기 위해 보다 적은 지방과 제지방 조직을 대사하면서 체중이 줄어드는 비율이 느려진다. 또한 몇 주 동안 더 제한된 식이요법 계획을 수행한 다이어트자들은 그 식이요법이 싫증이 나고 그들의 오랜 식습관으로 점차 되돌아가는 것이 종종 생긴다. 칼로리 제한기간 후에 감량한 체중이—약간 또는 전부—다시 늘어난 대부분의 사람들과 심지어 체중이 더 늘어난 사람까지도 즉 좌절한 다이어트자들은 자기 통제력의 부족으로 스스로를 비난한다. 살을 빼고 다시 찐 에피소드는 *요요현상(yo-yo dieting)* 또는 *체중순환(weight cycling)*이라고 한다. 일부 의학전문가들은 과도하지만 안정적인 체지방량을 유지하는 것보다 체중순환이 더 위험하다고 생각한다. 그러나 현재 연구들은 요요현상 또는 체중순환이 고혈압의 위험이나 다른 심장병의 위험 요소를 증가시키지는 않는다고 말한다(Graci et al., 2004). 비만은 명확하게 체중순환보다 건강을 위협한다. 일시적 다이어트를 견디는 것보다 살빼기의 더 성공적인 방법은 평생 식습관을 변화시키고 운동을 하는 것이다.

신체활동

많은 성인 미국인들은 그들이 젊었을 때보다 신체활동을 덜 하는데, 그 이유는, 부분적으로는 그들이 신체적 수고가 덜 요구되는 직업을 갖기 때문이다. 청년기 동안 군살이 없고, 체력증진을 했던 남성도 종종 그들이 나이가 40이 되었을 때, 불룩한 허리선으로 발전시킬 수 있다. 그들이 중년이 되었을 때, 여성은 종종 "풍만함" 또는 임신동안 그들의 허리, 엉덩이, 허벅지의 치수가 늘어나서 비난을 받는다. 더 많은 신체활동을 하는 삶은 이 변화와 상반되는가?

나는 결혼 전보다 살이 20파운드(9kg)나 쪘다. 나의 남편은 나에게 결혼선물로 스테퍼를 사 줬다. 그리고 나는 운동비디오와 함께 그것을 사용했다. 지금 나는 예전보다 더 운동을 하지만 나는 많은 살을 뺄 수 없었다.

이 학생은 체지방을 빼기 위해 운동을 하면 종종 체중이 희망하는 대로 변하지 않는다는 것을 발견했다. 왜냐하면 이것은 신체적 활동만으로는 효과적이지 않고 비만을 다루기 위해 저칼로리의 식이요법을 해야 하는데, 이는 대부분 과체중인 사람들은 상당한 칼로리만큼 충분한 운동을 하지 않기 때문이다. 이것은 과체중인 사람이 과도한 체지방을 빼는 것으로서 신체적 활동을 하지 말라는 것을 의미하는 것은 아니다. 운동은 지방을 뺀 조직을 계속 유지하고 근육량을 증가시키며, 이것은 체중을 안정화시키거나, 심지어 증가시킨다. 그러므로 음식섭취를 제한하는 동안 근육량을 증가시키는 건강한 운동을 해야 한다.

체중변화를 추적하는 것보다도 오히려 과체중인 남자와 여자는 허리 둘레와 엉덩이 둘레를, 남자는 허리 둘레와 가슴 둘레를 매주 기록하는 것을 유지해야 한다. 다이어트하는 동안 신체활동을 더 해야 하는 사람들은 비록 그들이 많은 체중을 빼지 않았음에도 종종 그들의 옷이 잘 맞는지, 또는 그들이 작은 사이즈를 입을 수 있는지 등을 기록한다. 또한 신체적 모습이 향상되면 운동은 증가된 혈압과 지질수준을 낮춘다. 더욱이 일주일에 200~300분간 운동하는 사람은 운동을 덜 하는 사람보다 체중을 더 뺄 수 있다(Jakicic et al., 2001).

대부분의 과체중인 사람들은 활동에 관계없이 매일 바람직하게 최소 30분간 걷기, 자전거 타기, 수영에 의한 신체적 활동은 안전하게 증가시켜야 한다. 운동은 연중 계속되는 것을 토대로 즐겁고 실용적인 프로그램이 고려되어야 한다. 신체활동프로그램을 시작하기 전에 40세 이상의 활동하지 않는 사람들은 그들의 건강관리전문가에게 승인을 받아야 한다.

외과처치

대부분 심각한 비만인은 저칼로리 식이계획과 체중을 줄이기 위한 운동에 따르지만 낮은 성공을 경험한다. *위장우회수술(gastric bypass surgeries)*은 때때로 초고도 비만인을 다루는 데 사용되었다. **그림 10-8**은 한 형태의 위장우회수술 후에 위장과 소장의 모습을 나타낸다. 외과에서는 음식이 들어가는 위장의 윗부분에 작은 주머니를 만드는 것에 의해서 위장의 수용량을 과감하게 제거한다. 이 수술 후에 과체중인 사람은 꽉 찬 불편한 느낌이나 구토하는 것 없이 오랫동안 음식의 1인분을 충분

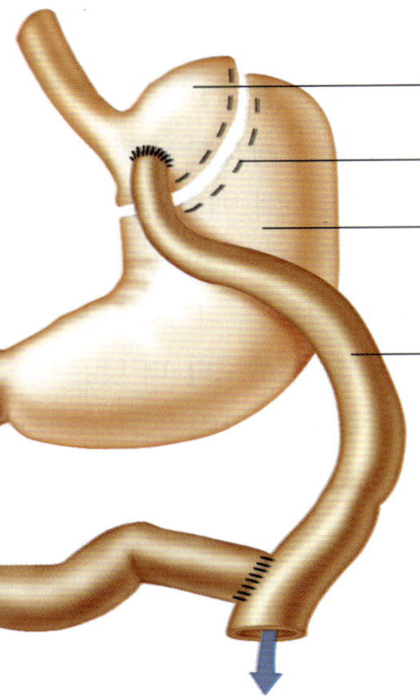

그림 10-8 위장우회수술. 위장우회는 심한 비만치료에 사용하는 처치 수술이다. 수술 후에, 비만한 사람은 과식한 다음에 불편함을 경험하고 과식 같은 것을 덜 한다.

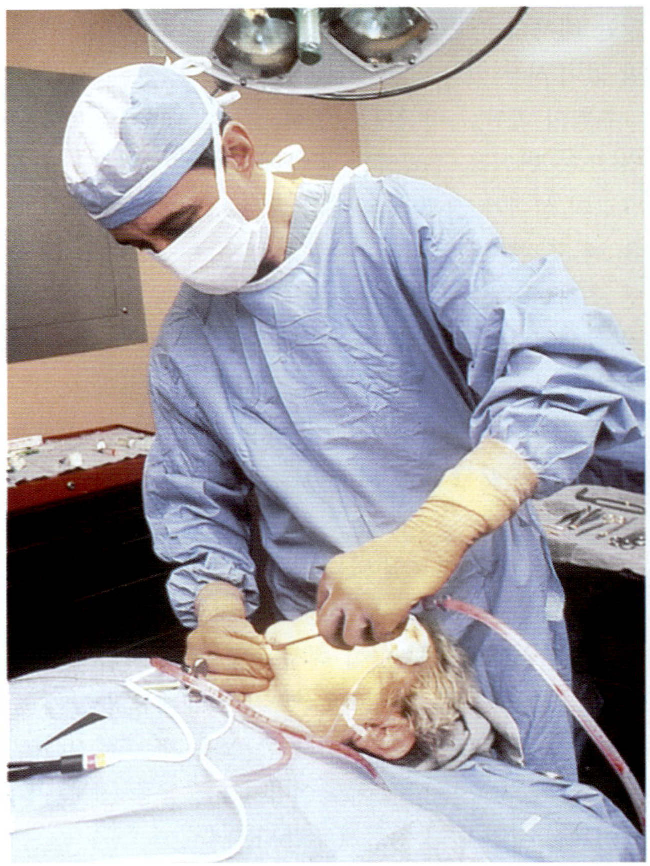

그림 10-9 지방흡입술. 지방흡입술은 피부를 절개하고 특별한 기구를 체지방 속으로 삽입하여 신체로부터 지방을 흡입하는 의학적 처치이다.

히 먹을 수 없다. 위장우회수술을 받은 대부분의 사람들은 그들의 수술 전 체중의 50% 또는 그 이상 감량할 수 있고, 오랜 기간 체중을 유지할 수 있으며, 그들의 전체적인 건강을 향상시킬 수 있다(Herron, 2004).

지방흡입술(liposuction), 신체 밖으로 피하지방 흡입은 미국에서 가장 흔한 미용수술의 형태이다. 지방을 제거하기 전에 그 부위에 마취가 포함된 액체를 주입하거나 초음파로 치료한다(*초음파-보조 지방성형수술[ultrasound-assisted lipoplasty]*). 이 기술은 지방의 작은 부위인 "새들백 허벅지(saddlebag thighs)" 또는 이중턱과 같은 보기 흉한 살을 형성한 것을 제거하기 위해 사용할 때에 미용가치가 있다(그림 10-9). 지방흡입술은 모험적일 수 있다; 전염, 혈액응고, 외관손상, 그리고 심지어 죽음에 이를 수 있다. 대부분의 과체중인 사람에게 지방

실생활 건강
Consumer Health

건강보조식품: 체중감량 광고

살 빼는 것을 시도하는 어느 누구도 노력이 실패할 수도 있음을 안다. 배고픔은 정해진 생활로 보인다. 수년 동안 비만인들은 살이 빠지고 배고픔을 예방한다고 판매장에서 선전하는 건강식품과 가지가지의 알약을 사용했다. 페닐프로페놀아민(phenylpropanolamine, PPA)과 에페드라(ephedra)를 포함한 흥분제는 가벼운 흥분제이고, 이것은 짧은 기간 동안 배고픔을 억제한다. 최근에 FDA는 체중감량 제품 생산자와 광고주에게 이 상품으로부터 페닐프로페놀아민을 제거하고, 에페드라 체중감량제를 자제하는 광고와 건강 보조식품 대리점 판매금지를 요구했다.

FDA는 위험하고 때로는 치명적인 부작용이 있는 페닐프로페놀아민과 에페드라와 관련된 의학적 보고서를 평가한 후, 이러한 행동을 취했다(1장 에페드라에 대한 안내를 보라).

체중감량 목적을 증진시키는 신뢰할 수 있는 건강 보조식품은 여전히 이용가능하다. 표 10-A는 살을 빼는 것을 돕는 더 인기 있는 보충제와 건강관련 상품과 관련된 손해배상단체들을 위한 과학적 지지에 대하여 준비된 정보의 여러 가지를 포함한다.

개인적으로 전문가의 조언이나 의사의 판단 없이 살을 빼는 어떠한 약 또는 이러한 건강보조식품을 사용해서는 안된다. 만약, 당신이 이러한 것을 섭취해서 부작용을 경험한다면 FDA 1-800-322-1088(우리나라에서, 국번없이 1399)로 전화하라.

표 10-A 건강보조식품: 체중감량

건강보조식품	주 장	정확한 분석
가르시니아(garcinia)	체지방 축소	주장을 입증하는 증거는 1주일간이다.
비터 오렌지(bitter orange)	체중감량 증진	비터 오렌지는 혈압과 심장 박동을 증가시킬 수 있다; 따라서 그것의 사용은 위험한 것이다.
블루-그린 알게(스피루리나) [blue-green algae(spirulina)]	체중감량 촉진, 면역체계 기능을 시동해, 우울증(depression)과 천식(asthma), 흔히 있는 심한 다른 장애 치료	주장을 입증하는 증거가 없다. 알게는 아마도 독성과 함께 그들의 환경에 오염되었을 것이다.
키토산(키틴)[chitosan(chitin)]	체중감량 증진, 혈중지방(lipid) 수치 축소	체중감량 주장을 입증하는 증거가 없다. 키토산은 아마도 콜레스테롤 수치를 축소하지만, 그 효과는 미미하다.
크롬 피콜리네에이트 (chromium picolinate)	대사율 증가, 체중감량이 용이함	아마도 약간의 체중축소 결과가 있지만, 그 감량은 감동적인 것이 아니다.
글루코마남(glucomannam)	체중감량 증진	주장을 입증하는 약간의 증거가 있다. 그러나 더 많은 연구가 요구되었다.
이르바 미트(yerba mate)	체중감량 증진	한 연구결과 이르바 미트, 구아라나(guarana)와 다미아나(damiana)가 결합해서 아마도 체중감소에 보조해 주었다고 제의했다. 그러나 더 많은 연구가 요구되었다.

흡입술은 살빼는 방법으로 적절하지 않을 수 있다.

약물

저칼로리 음식을 먹는 것을 시도하는 과체중인 사람은 종종 그들의 식욕이 억제된다. 십년 동안 의학연구자들은, 만약 그들이 그들의 다이어트 계획을 충실히 하는 데 도움을 줄 수 있다면 더 쉽고 빠르게 살을 뺄 수 있다고 결정하는 다양한 성분을 실험했다. FDA는 단지 두 개의 비만을 다루는 약을 승인했는데; 이 약은 일반적으로 식욕을 억압하거나 소장으로부터 지방흡수를 방해하는 것에 의해서 식이섭취를 줄인다. 미국에서 대사율을 증가시키는 약은 체중을 뺀다고 인정받지 못했다(Yanovski & Yanovski, 2002).

체중을 빼는 약 처방전은 칼로리를 줄이는 식이요법과 운동처방을 포함하는 계획을 더하지 않는 한 유용하지 않다. 또한 "다이어트 약"에 도움을 받아 살을 빼는 사람들은 대부분 그들이 약 먹는 것을 중단할 때 살이 다시 찐다.

뿐만 아니라, 살 빼는 약은 심각한 부작용이 있다. 펜플루라민(fenfluramine)과 펜테르민(phentermine)의 화합물은 FAD에서 승인되지 않았었고, 일부 독자적으로 약 또는 Fen/Phen 어느 쪽이든 그것을 사용한 후에, 드물게 심장 판막증 또는 고혈압의 치명적인 형태로 발전되었다. 그래서 1997년 펜플루라민과 덱스펜플루라민(dexfenfluramine)은 시장으로부터 회수되었다. 시부트라민(sibutramine; Meribia)은 유일한 식욕억제제이다. 칼로

건강관리
Managing Your Health

신뢰성 있는 체중감량 계획의 일반적 특징

체중감량프로그램의 질을 판단하기 위해 다음과 같은 특징을 사용하라.

다이어트 계획이 의학적으로 안전한 것인가?

- 제공되는 제안이 안전하고 과학적증거가 수반되어야한다.
- 계획을 시작하기 전에 내과의사의 승인을 받을 수 있어야 한다
- 점진적으로 살이 빠져야 한다.

다이어트가 영양학적으로 안전한 것인가?

- 영양적 요구에 부합되어야 한다.
- 각 식품그룹으로부터 식품이 고루 포함되어야 한다.
- 식품영양소의 최소 권장량을 먹는 것이 촉진되어야 한다.
- 단것과 같은 문제 있는 식품을 스스로 통제하는 것이 가능해야 한다.
- 개인적 음식선호도를 고려해야 한다.
- 식이섬유와 복합탄수화물의 합리적인 양을 포함해야 한다.
- 칼로리 제한이 일일 1000칼로리 이하로 섭취하는 것은 안 된다.
- 일주일에 0.5~2lb(500 g~1kg) 줄이는 것을 제안한다.
- 특별하거나 비싼 보충제와 식품을 요구하는 것은 피해야 한다.
- 계획의 우월함에 대한 주장은 피해야 한다.
- 살을 빼는 것에 관한 보증은 피해야 한다.

다이어트 계획은 신체적 운동의 필요를 고려하는가?

- 제안된 운동계획은 개인의 요구, 시간엄수, 흥미, 그리고 수용 능력에 맞아야 한다.
- 앉아서 하는 활동을 고치기 위한 실용적인 제안이 포함되어야 한다.
- 최소 30분은 매일 운동해야 한다.
- 비싼 운동기구를 사게 하거나 운동클럽 가입을 부추기는 것을 피하거나 특별한 기구를 사는 것을 피해야 한다.
- 신체적 활동이 안전하고 즐거운 것을 추천해야 한다.
- 개인과 관련된 특별한 운동이 고려되어야 한다.

다이어트 계획은 심리학적, 그리고 사회적 요구에 부합해야 한다.

- 식품과 관련된 태도와 행동의 수정을 위해 실용적인 방법이 제공되어야 한다.
- 실질적인 체중감소 목표를 세우기 위해 필요한 교육을 해야 한다.
- 모니터 과정의 기술을 포함해야 한다. (매주 허리-엉덩둘레 비 기록 같은)
- 자아존중감을 높여야 한다.
- 사회적인 위치에서 먹는 것을 조절할 수 있는 비결을 포함해야 한다.
- 가족과 친구와 먹을 때의 음식을 포함해야 한다.
- 좌절과 어려운 상황, 그리고 지지하지 않는 사람들을 다루기 위한 전략이 준비되어야 한다.
- 지지 그룹에 대한 기회를 제공해야 한다.

자료출처: Adapted from Dwyer, J.T.(1992). Treatment of obesity: Conventional programs and fad diets. In P. Bjorntorp B.N. BRodoff(Eds.), *Obesity*(pp. 662-676). Philadelphia: Lippincott.

Analyzing

Health-Related Information

건강관련 정보분석

CRITICAL THINKING

이 광고는 살빼는 상품을 활성화 시켰다. 이 광고를 읽고 건강과 관련된 정보를 분석하기 위해 이 모델을 사용해서 분석하자. 이 모델의 주요요점은 아래와 같다. 이 모델은 33~35쪽에 설명되어 있다.

1. 이 상품의 명세서가 사실을 증명할 수 있는가? 없는가? 또는 가치 있는 주장인가?
2. 이 광고를 쓴 사람은 자격이 있는 가? 작가는 이 주제 분야에 대한 적절한 배경과 교육을 받았는가? 만약 이 작가가 건강 전문가라고 분명히 말하는 것이 어렵다면 당신은 이들을 신뢰할 수 있는가?
3. 작가의 동기와 편견은 무엇인가?
4. 이 광고의 주요 포인트는 무엇인가? 이 정보는 주제와 관계가 있는가? 관계가 없는가?
5. 신뢰할 수 있는가? 잘못된 정보는 아닌가? 이 광고는 이 제품의 긍정적인 면과 부정적인 면 둘을 다 제공하는가?
6. 이 광고는 정통적인 과학자와 의학 권위자의 신뢰성에 위배되는가?

FINA

녹조류, 포도 알약, 양배추 스프, 홍분제, 포장된 식품, 셀룰라이트 크림 - 다이어트 제품 또는 당신이 다이어트라고 부르는 것 - 당신은 필시 그것을 시도했거나, 실망했을 것이다. 지방은 움직이지 않고, 무엇보다 나쁜 것은, 당신은 아마 당신의 노력의 결과 체중이 한층 더 증가되었을 것이다. 당신은 혼자가 아니다. 그들은 다이어트에 실패한 수백만의 희생자들 - 약간의 배달비 용을 포함해서 그렇게 많이 기대한 다이어트 제품과 다이어트에 대한 희망과 금전이 헛되었던 사람들이다.

당신에게 맞춤 체중감량 제품

새롭고 좋아졌다

군살-썩 꺼져라

빠르다 당신의 세포

천연지방-연소 가능성 68%

지금 당신은 군살 없이, 날씬하게 되고 다이어트하는 것을 멈출수 있다.

어떻게? 당신의 신체로부터 추한 지방의 불필요한 무게를 제거해버리는, 당신의 고유 지방-연소세포 능력을 쓰는, 혁경적인 살 빼기의 새로운 방법, 군살-썩 꺼져라를 잡아라.

군살-썩 꺼져라는 텔레비전을 보거나 잠을 자는 동안에 손쉽게 당신의 살 빼기에 가능성을 주었다. 그것들은 관절의 손상과 닥을 흘리는 운동이 필요 없다.

당신은 스스로 굶거나 지방과 탄수화물의 무게와 칼로리 계산을 할 필요가 없다.?

그저 군살-썩 꺼져라 두 알과 함께 간식 또는 식사를 하면 된다.

빠진다 :
당신의 허리둘레 10인치
당신의 엉덩이둘레 6인치

아이스크림 선디를 원하는가? 앞서가서 그것을 먹어라. 그저 군살-썩 꺼져라와 함께 그것을! 한 시간 이내에, 당신 신체로부터 지방의 무게와 셀룰라이트가 녹는 것을 주시하라!

당신은 그것을 믿을 수 있는가? 네, 그것은 사실이다. 독특한 형식으로 군살-썩 꺼져라는 과체중 10파운드의 살을 뺄 수 있게 만들었다. 보증한다! 만약 직접 군살-썩 꺼져라를 1주일 동안 사용한 후에 살이 빠지지 않는 다면 우리는 당신의 비용을 반환 할 것이다. 당신은 손해 보지 않는다!

1개월분 $59 95 발송비 포함

※ 경고 : 우리는 당신이 이 제품을 복용하기 전에 당신의 주치의에게 의논하기를 바란다.
만약 군살-썩 꺼져라를 복용하는 동안에 당신의 체중이 지나치게 빨리 내려가면 간단하게 용량을 줄이시오.

당신의 분석에 기초하여 당신은 이 광고가 건강에 관련된 정보라고 믿을 수 있는가? 당신이 이유를 요약하라.

리를 제거하는 식이요법으로 장기간(2년간) 사용하기 위해서 FDA에서 승인했었다(FDA, 2001). 그러나 시부트라민은 일부 환자의 혈압을 증가시킬 수 있다. 2002년 이탈리아 건강협회는 이것의 사용과 관련하여 2명이 죽고 심각한 부작용에 관한 몇 개의 보고서가 나온 후에 시장으로부터 이 약을 회수했다(Wooltorton, 2002). 그러므로 시부트라민이 여전히 사용되고 있는 미국, 캐나다와 같은 나라에서는 이것의 장점뿐만 아니라 위험에 대해서도 환자에게 알릴 필요가 있다.

올리스탯(orlistat; Xenical)은 식욕을 억제하지 않지만, 지방소화를 방해하는 처방약이다. 그 결과, 음식에서 지방은 소화되지 않고 대변으로 배설된다. 지용성 비타민은 일반적으로 지방과 기름에 함유하고 있는데, 올리스탯을 복용하는 사람은 식품으로부터 지용성 비타민을 흡수하지 못할 것이므로, 비타민 보충제를 공급해야 한다.

키토산(chitosan), 크롬 피콜리네이트(chromium picolinate)와 리놀레산(linoleic acid)이 함유된 것 같은 건강보조식품의 활용은 처방전 없이 이용가능하다. 그러나 의학전문가들은 살을 빼기 위해 이 제품들을 추천하지는 않는다. 왜냐하면 이것들의 안전과 효과의 보고가 임상연구에 기초하지 않았기 때문이다(Yanovsky & Yanovsky, 2002). 건강소비자는 의사의 처방없이 사용하는 살 빼는 상품인 "살 빼는 것을 돕는; 건강보조식품"에 대한 정보가 일반대중에게 제공되는 특징이 있다.

이 장에서는 건강에 관련된 정보분석의 특징은 살 빼는 것을 위해 시장에 있는 건강 보조식품을 위한 광고를 포함한다.

성공적인 살빼기 전략

과체중인 사람이 분별 있고 안전한 살빼기 계획에 의해서 체지방을 뺄 수 있고, 살을 뺀 체중을 유지할 수 있는 4가지 주요 특성.

1. 의학적으로 영양학적으로 안전할 것
2. 규칙적인 신체적 활동을 포함하는 실천가능한 방법일 것
3. 사회적 요구와 심리적인 면을 수용할 것
4. 일생동안 할 수 있을 것

영약학적으로 건전한 살빼기는 영양분이 많은 식품을 증가시키고 영양학적으로 균형 있고 충분해야한다. 지나친 제한 없이 과체중인 사람들이 필요한 것보다 더 적은 칼로리를 공급해야한다. 식이요법 안내서에서 필수적으로 추천하는 특별한 식품은 없고 영양가 있는 칼로리에 기초한 나의 피라미드 계획 형태는 매일 메뉴를 줄이는 것이다.

이상적이고 신뢰성 있는 다이어트 계획은 일주일에 거의 매일 30~90분 걷기, 수영 또는 자전거 타기와 같은 신체활동을 추천한다. 또한 체중을 줄이는 계획은 과체중인 사람에게 심리적으로 사회적 요구와 직면해야 한다. 신뢰성 있는 계획은, 예를 들어 살 빼는 목표를 성취할 수 있게 도와주고, 불완전한 식습관을 인정하고, 자아존중감을 키우고, 가족 또는 지지그룹을 얻는다. 당신은 가장 효과적인 체중감량 방법으로 판단되는 "신뢰성 있는 체중감량 계획의 일반적 특징"이란 제목을 가진 건강관리 비결에서 기준목록을 사용할 수 있다.

효과적인 체중감량 계획은 보통 *행동수정(behavior modification)*을 강조한다. 행동수정은 기름진 음식을 너무 많이 먹고, 충분한 신체활동을 하지 않는 것과 같은 살 빼기에는 있을 수 없는 행동임을 인정하는 것을 배우며, 또한 비만한 사람이 부적당한 행동을 수정하는 것을 배우면, 살을 빼고 유지하는 것을 가능하게 한다. 표 10-4는 먹는 동안 텔레비전을 보지 않는 것과, 과체중인 사람이 체중감소 목표를 달성하는 것을 도와주는 것 같은 성공비결 목록이다. 그것은 행동을 확인하고 수정하는 것에 의해서 체중이 늘어나거나 과체중인 사람이 체중감량과 유지 계획을 최선을 다해 노력하도록 조성해 준다.

다시 체중이 늘어나는 것을 피하기 위한 성공적인 다이어트는 규칙적인 운동과 칼로리 섭취 제한과 같은 그들이 일생 동안 따를 수 있는 생활스타일로 변화해야 한다. 점진적인 작은 변화는 과도한 운동법과 과도한 식이요법 제한보다 적용시키기가 용이하다. 대부분의 일시적 유행다이어트는 행동수정에 중점을 두지 않는다. 그러나 심지어 행동수정을 증진시키는 신뢰성 있는 체중감소프로그램도 오랜 기간 성공을 보장하지 못한다. 행동변화과정은 교육, 연습, 시간과 인내를 요구한다.

외과수술 없이 살을 빼는 사람들의 대부분은 1~5년 사이에 빠진 살의 일부 또는 전부가 다시 찌는 것을 경험한다(Position of the ADA, 1997). 과체중인 사람이 체중감량에 대한 기대가 비현실적이었을 때 식습관과 영구적인 신체활동양식 수정이 실패하여 원상태로 되돌아가는

일이 생긴다. 일시적 유행다이어트를 하는 동안 체중을 감량한 사람들은 그들의 평상시 식습관으로 돌아 왔을 때 체중이 다시 늘기 쉽다.

즉 현재 과체중을 치료하는 안전하고 효과적인 "치료법"은 없다. 그러므로 신체활동을 증가시키는 것과, 특히 기름진 식품들, 1인분의 식품사이즈를 절식하는 체중 감량법을 포함하는 영구적인 생활스타일 변화에 의해서 과도하게 체중이 늘어나는 것을 예방하는 데 노력해야 한다.

체중 늘이기

비록, 모든 사람들이 살빼기를 위해 다이어트를 하는 것처럼 보이지만, 일부 사람은 저체중으로 살찌기를 시

표 10-4 체중관리를 위한 행동수정의 예

행동	행동수정 활동
인식된 잘못된 식습관과 고려하지 않거나 무시되는 부적절한 식습관 신호	• 문제라고 인식되는 식품을 매일 기록하라. • 쇼핑 목록을 사용하고 문제되는 식품을 사지 마라. • 쇼핑을 하기 전에 과일이나 밥을 먹어라. • 문제되는 식품을 버려라. • 집에 있는 동안 부엌이나 식당에서만 먹어라. • 텔레비전을 보거나 독서, 전화를 받으면서 먹지 마라. • 자판기를 피하라. • 패스트푸드점에서 저지방(low-fat) 음식 사는 것을 피해라.
칼로리 섭취 제한	• 작은 접시에 음식을 담아라. • 2번 먹을 가능성을 제거하기 위해 음식의 양을 적게 준비해라. • 뷔페나 식당에서 먹을 수 있는 모든 것을 피해라. • 식사 전에 과일이나 야채와 같은 낮은 지방, 높은 식이섬유를 먹어라. • 배고플 때 과일과 야채를 먹어라. • 식당에서 사이드메뉴로 샐러드를 요구하라. • 직장이나 학교에서 낮은 칼로리의 점심과 간식을 준비하라 • 디저트는 신선한 과일이나 요거트로 대처하라. • 알고 있는 높은 칼로리 식품의 영양라벨을 읽어라. • 당신의 접시에 음식을 남기는 것을 배워라.
체중감소 목표에 초점을 맞춰라.	• 5주에 5파운드(한 달에 2kg)를 빼는 것과 같은 합리적이고 점증적인 목표를 세워라. • 냉장고, 식료품 저장실 문 또는 침실 거울에 자기자신의 사진을 붙여 놓아라. • 일주일에 한 번 허리 둘레를 측정하라. • 당신이 볼 수 있는 곳에 운동기구와 조깅 신발을 놓아 두어라. • 사이즈가 작은 바지를 사서 당신이 볼 수 있는 곳에 그것을 걸어둬라. • 당신의 친구와 가족에게 당신의 노력을 지지해 달라고 요구하라. 그들이 도와줄 수 있는 예시를 제공해라.
적절한 행동을 실행하라.	• 직장, 학교 또는 집에 있는 동안 움직이기 위한 방법을 찾아라. 예를 들면 엘리베이터 대신에 계단을 이용해라. • 만약, 당신이 예전상태로 되돌아간다면, 자신에게 '이것이 정상이다'라고 말하라. 당신 자신의 실패를 표시하지 마라. 당신은 다시 먹는 것이 쉽지 않다는 것을 경험함으로써 배울 수 있다. 작은 쾌락은 당신의 체중에 영향을 주지 못할 것이다. 당신의 체중감량 목표에 초점을 맞추는 것을 계속하라. • 하루에 최소 30분 이상 신체활동을 하라. 점진적으로 매일 45~60분으로 활동을 증가시켜라.
행동을 위해 식품 이외의 보상을 사용하라.	• 자주 운동을 하거나 높은 칼로리의 음식을 조금 먹는 자신을 칭찬하라. • 새로운 CD, DVD 또는 옷의 소품과 같은 바람직한 소품을 사라. • 공원을 산책하거나 자전거를 타라.

도한다. 많은 건강전문가들은 저체중인 사람이 그들의 상태가 만성적인 질병의 결과가 아닌 한 체지방을 늘리는 것을 피해야 한다고 생각한다. 그럼에도 불구하고 마른 사람들은 종종 과체중인 사람처럼 그들의 신체사이즈에 불만족스러워한다.

제지방 조직을 얻기 위해서 저체중인 사람은 최소 그들이 보통 먹는 것보다 하루에 700~1000칼로리를 더 먹는 것이 필요하고 운동을 통해 근육을 만드는 것이 필요하다. 과도한 칼로리를 얻기 위해서 저체중인 사람들은 하루에 3끼식사보다 더 먹어야 하고 말린 과일, 통밀머핀, 그라놀라바, 요거트, 과일 스무디, 땅콩버터, 견과류와 같은 간식을 먹어야 한다. 당신은 식품구성표의 조언을 통해 식품에너지가 높은 영양이 되는 다른 음식을 발견할 수 있다. 기름진 식품이 상당한 칼로리를 제공하므로 저체중인 사람은 기름진 식품으로부터 그들의 칼로리 섭취의 35% 이상을 먹을 수 있다. 심혈관질환과 관련되어 있기 때문에 체중을 늘리기 위해 시도하는 사람들은 포화지방을 많이 먹는 것을 피해야 한다. 아보카도, 올리브, 그리고 견과류는 불포화지방이 높고, 이것은 포화지방보다 더 건강에 좋다. 체중을 늘리기 위해 시도하는 사람들은 살빼기를 시도하는 사람처럼 오랜 기간 유지하기 위해 노력해야 한다.

만약, 사람들이 체중을 줄이거나 늘리는 것에 대해 생각한다면, 이 책의 이 장에서 건강습관변화 활동을 끝마쳐야 한다. 이 활동은 당신이 체중을 변화시키고 당신의 삶에 건강한 새로운 체중을 유지하기 위해 생활스타일을 변화하기 위해 준비한다면 당신의 결심을 도와줄 것이다.

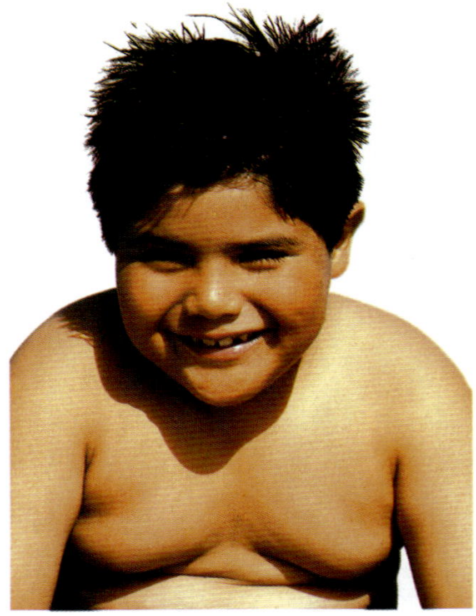

그림 10-9 소아비만. 미국에서 과체중 어린이의 비율이 증가하고 있다.

건강한 생활습관
Healthy Living Practices

- 만약, 당신이 살을 빼기를 원한다면, 당신의 생활방식을 수정하라. 예를 들어, 고지방 간식을 대신하여 지방이 보다 적고 더 영양가 높은 식품을 먹어라.
- 살을 빼거나 조절하려면, 되도록 매일 최소 30분씩 조깅, 활발한 산책, 자전거타기 또는 수영 같은 왕성한 신체활동을 하라.
- 안전하고 분별 있는 체중감량 계획 또는 프로그램 인지 일상적인 신체활동을 증가하는 계획을 포함하고 있고 심리학적, 사회적인 요구와 영양학적, 의학적으로 사정가능한지 평생 동안 계속해서 할 수 있는지 판단하라.
- 만약, 당신이 살이 찌기를 원한다면 평소 하루에 최소 700~1000칼로리를 더 먹고 근육부피 형성을 위한 운동을 하라. 견과류나 땅콩버터, 그라놀라바, 통밀 머핀, 말린 과일과 같은 더 영양가 높은 식품을 먹고, 칼로리를 함유한 식사와 간식이 이롭다.

삶속에서
Across The lifespan

체중관리

여성의 임신 기간 동안에 증가된 체중의 량은 그녀의 아기 건강에 영향을 준다. 대부분 여성은 임신이 끝날 때까지 약 25~30파운드(한국인 평균 11~14kg)가 늘어난다(Wardlaw, 2004). 이 체중은 태아의 체중을 포함할 뿐만 아니라, 양수, 저장된 지방, 유방, 자궁조직을 포함한다. 그들이 임신했을 때 과체중인 여성은 평균보다 적게 체중이 늘어날 것이고, 저체중인 여성은 체중이 더 늘어날 것으로 예상할 수 있다.

어떤 임신한 여성은 살이 찌는 것을 막기 위해서 그들의 음식섭취를 제한한다. 왜냐하면 그들은 아이를 출산한 후에 초과된 체중을 빼는 데 애쓰기를 원하지 않기 때문이다. 하지만 임신하는 동안 칼로리 제한은 태아의 성장을 운에 맡기는 것이 된다. 살을 빼는 시간은 임신 전후, 그리고 임신기간 동안은 안 된다. 그럼에도 불구하고 아기가 태어난 후 2년 이내에 많은 여성들은 임신 전보다 더 많은 살을 뺀다.

유아기는 체중과 신장 둘 다 빠르게 성장하는 특징을 가진 기간이다. 처음 태어났을 때보다 과체중인 많은 아이들은 학교에 들어가는 것에 의해서 살이 빠진다. 왜냐하면 규정량의 지방은 정상적인 성장발달에 필수적이고, 저지방과 칼로리 제한 식이요법은 2세 이하의 아이들에게 추천하지 않는다.

이 장의 시작에 언급한 것처럼 학령기 어린이의 과체중 비율은 미국에서 증가하고 있다(그림 10-10). 어린이와 청소년은 신체발달과 활동을 위해 충분한 많은 양의 에너지가 필요하지만, 그들은 종종 영양사가 추천한 것보다 더 많은 칼로리와 지방을 섭취한다. 또한 식이요소와 텔레비전 시청과 같은 앉아서 활동하는 일은 유년기 비만 증가에 영향을 끼친다(Crespo et al., 2001).

과체중인 아이들이 과체중 어른으로 될지 안 될지는 아무도 예상할 수 없다. 그러나 뚱뚱한 어린이와 청소년은 어른이 되어서 여전히 비만이 되기 쉽다(Guo et al., 2002). 그러므로 유년기 비만을 예방하는 것은 국가적 건강의 우선사항이 되어야 한다.

유년기와 청소년의 비만은 종종 전체 가족에 영향을 주는 문제가 되기도 한다. 과체중인 아이들은 부모, 다른 어른 또는 동료가 그들을 부정적으로 다룰 때 섭식장애(eating disorder)나 낮은 자아존중감(low self-esteem)으로 발전할 수 있다. 과체중인 아이들이 살을 빼는 데 도움을 주는 효과적인 프로그램은 그들의 정상적인 신체성장을 방해하지 않고 섭식장애로 발전하는 것을 조장하지 않는 것이다. 아이들과 그들의 부모를 교육하는 것을 포함하는 성공적인 치료는 적절하게 식이요법을 수정하고 신체활동을 증가시키며, 식습관을 포함한 갈등을 해결하는 것이다.

65세인 대부분의 사람들은 그들의 근육량은 줄고 지방량은 증가하는 것을 경험한다. 이 변화는 그들이 나이를 먹으면서 신체적 활동을 높은 수준으로 유지하는 사람이 더 적게 일어난다. 일부 나이든 사람은, 특히 만약 그들이 아픈 동안에 식욕을 잃었다면 적당한 체지방량을 가진 것이 이익이 된다. 그러나 대부분의 사례에서 같은 건강문제라도 젊어서 과체중에 걸리면 개인차가 있지만, 늙어서의 과체중에 영향을 미친다.

과체중인 나이든 사람은 젊은 과체중인 사람처럼 살을 빼기 위해 같은 추천을 따라할 수 있다: 영양가 높은 음식을 선택하기, 기름지고 단 음식섭취를 제한하기, 더 많은 신체활동을 하기, 걷기, 수영 또는 가벼운 운동과 같은 신체활동의 적당한 증가는 대부분 나이든 사람에게 유익할 수 있다.

건강한 생활습관
Healthy Living Practices

- 살이 찌는 것은 임신기간 동안 필연적이고, 당신이 임신을 했다면, 그 때 살을 빼려고 시도하지 마라.
- 식품제한은 아이들의 정상적인 성장을 방해할 수 있다. 당신의 아이에게 지방 또는 칼로리 제한 다이어트를 실행하기 전에 건강관리사에게 검사받아라.
- 당신이 성장하면서 과체중이 되는 것을 피하기 위해 영양가가 높은 저지방 식품을 선택하고, 신체활동의 높은 수준을 적당히 유지하라.

이 장의 개요 CHAPTER REVIEW

요 약

최근 건강조사는 더 많은 미국인이 10년 전보다 과체중이라고 지적한다. 미국 성인인구의 60% 이상이 너무 뚱뚱하다. 과도한 체지방은 낮은 자아존중감과 관련이 있고 골관절염, 수면무호흡, 담낭병, 통풍, 고혈압, 당뇨병, 특정 암, 그리고 심장병과 같은 만성적인 건강상태의 위험이 증가된다.

신체는 필수적인 대사 활동의 힘을 위해, 골격근육을 움직이기 위해, 그리고 식사 후에 영양분 처리를 위해 음식에서 에너지를 사용한다. 에너지 균형의 원리에 따르면, 신체는 체중을 유지하기 위해 특정 칼로리를 요구한다. 한 사람이 필요한 것보다 더 많은 칼로리를 섭취했을 때 체중은 늘어날 것이다; 필요한 것보다 더 낮은 칼로리를 섭취했을 때 체중은 줄어들 것이다. 지금까지 각각의 체지방 무게가 약 3,500칼로리이고, 필요한 것보다 매일 500칼로리를 적게 섭취하면 매주 약 1파운드(450g)씩 체중이 빠질 것이다.

체지방률을 결정하는 방법은 피하지방측정, 수중체중, 생체전기임피던스, 그리고 근적외선 반응을 포함한다. 만약, 그들이 과체중이라면, 이것을 결정하기 위해서 많은 사람들은 피하지방측정법, WHR, 그리고 BMI에 의존한다. 만성적인 건강문제의 위험과 죽음은 WHR와 BMI의 증가와 함께 증가한다.

비만은 간단히 의지부족의 결과가 아니다. 비만의 진전은 생물학, 심리학, 사회, 그리고 환경요소가 포함된 복합적인 과정이다. 이 요소는 유전적인 것을 포함하고 사회상황에 반영하며, 식품효율성과 성분, 신체적 활동의 수준을 포함한다.

비만은 만성적인 상태이다. 살을 뺀 대부분의 사람들은 5년 이내에 많이 또는 완전히 살이 다시 찔 것이다. 살을 빼고 뺀 것을 유지하기 위해서 과체중인 사람들은 음식을 조금 먹는 것에 의해서 칼로리 섭취의 감소가 필요하다. 그리고 그들의 신체활동 수준을 증가시키는 것에 의해서 칼로리 소비를 증가시키는 것이 필요하다. 신뢰성 있는 살빼기 방법은 균형이 잡히고 영양학적으로 충분한 것을 포함하는 칼로리 제한 식이요법과, 살아가는 동안 할 수 있는 운동법을 포함하는 것이다.

건강한 아기를 가질 수 있는 기회를 증가시키기 위해 임신한 여성은 약 25~35파운드(11~14kg)의 살이 찌는 것이 필요하다. 임신한 동안 여성은 저칼로리 식이를 섭취해서는 안 되고, 이 칼로리 제한은 태아에게 해롭기 때문이다. 태어난 후 유아기에는 특정지방이 필요하므로 의사들은 부모가 2세 이하의 아이들에게 지방섭취를 제한하는 것을 추천하지 않는다.

어린이와 청소년은 신체성장과 활동을 위해 적당한 양의 에너지가 필요하다. 미국에서는 과체중인 어린이와 10대의 비율이 증가하고 있다. 전문가들은 이 증가가 주로 앉아서 생활하는 삶의 방식과 나쁜 식습관의 결과라고 생각한다. 과체중 아이들이 과체중 성인이 될 것이라고 예언하기는 어렵다지만 과체중인 청소년은 그들이 어른이 되었을 때 과체중으로 남아 있을 위험이 있다. 과체중인 나이든 사람은 젊은 과체중인 어른처럼 같은 건강문제를 경험하는 경향이 있다.

배운 것을 적용하기

1. 영양적으로 적절한 체중감량 계획을 위한 한 끼 식사와 간식을 포함하여 하루메뉴를 개발하라. 당신의 계획에 모든 주요 식품군을 포함해야 한다. **적용**
2. 당신은 당신이 잠든 동안 신체의 과도한 지방을 제거한다는 특별한 음료광고를 본다. 그 광고에 따르면 이 상품은 당신의 대사율을 증가시켜서 "빠르게 살 빼는 것을 도와준다; 음식을 덜 먹거나 많은 운동은 필요없다. **통합**
   당신은 이 광고를 건강관련 정보로 신뢰하거나, 아니면 신뢰 하지 않은 이유를 설명하라.
3. 남자는 하루에 2500칼로리를 소비하는 것에 의해서 그의 체중을 유지한다. 만약, 그가 그의 신체활동 수준을 변화시키지 않는다면, 한 달에 4파운드(2kg)를 빼기 위해 얼마나 많은 칼로리를 매일 소비해야 하는가? **적용**
4. 당신의 현재 체중과 2년 전 체중을 비교하라. 만약, 당신이 과거보다 살이 쪘거나 빠졌다면, 당신의 생활습관을 평가하여 당신의 현재 체중으로 어떻게 도달했는지 설명하라. 어떤 요소가 체중을 변화시키게 영향을 미쳤는가. 만약, 당신이 이 기간 동안 살이 찌거나 빠지지 않았다면, 왜 이러한 상황이 일어났는지 설명하라. **평가**

Key

- **적용** 새로운 상황에 정보를 사용하는 것
- **통합** 다른 출처로부터의 정보를 합치는 것
- **평가** 숙지한 후 결정을 내리는 것

자신의 건강에 반영하기

1. "뚱뚱한 사람들이 자기 자신을 저녁 식탁에서 밀어낸다면, 이들은 체중을 감량할 수 있다." 이 장을 읽은 후에 당신은 이 장을 읽기 전과 비교하여 비만과 체중조절에 대해 어떤 것을 배웠는가?
2. 이 장에서 언급한 것처럼 비만인 사람들은 흔히 정상체중인 사람보다 부정적인 감정을 느낀다. 당신이 이 장을 읽기 전에 비만인들에 대해 어떤 감정을 가졌는가? 이 장을 읽은 후 당신은 비만인에 대한 생각이 어떻게 변했는가? 만약, 그렇다면 어떻게 변했는지 설명하라.
3. 만약 친한 친구가 당신에게 살을 빼는 것이 필요하다고 말한다면 어떻게 반응하겠는가? 만약 누군가가 살을 빼는 것을 알 때 당신은 그들이 살을 빼는 것을 어떻게 도와주겠는가?
4. 최근 미국의 NTSB는 비행기 승객의 체중 한도를 축소하고 그들의 화물을 축소하는 것을 제안했다. 왜냐하면 초과된 화물은 비행기 추락의 결과를 초래하기 때문이다. 이 제안에 대한 당신의 반응을 설명하라.
5. 당신의 신체사이즈와 형태에 만족하는 것에 미디어는 얼마나 영향을 미치는가? 당신은 미디어가 그들의 신체사이즈와 형태에 더 만족감을 자극한다고 생각하는가? 만약, 미디어가 본보기와 같은 역할을 한다면, 사람들의 건강에 어떠한 영향을 미친다고 생각하는가?

참고 문헌

Baeten, J. M., Bukusi, E. A., & Lambe, M. (2001). Pregnancy complications and outcomes among overweight and obese nulliparous women. *American Journal of Public Health, 91*(3):436-440.

Calle, E. E., & Thun, M. J. (2004). Obesity and cancer. *Oncogene*, 23(38):6365-6378.

Calle, E. E., Rodriguez, C., Walker-Thurmond, K., & Thun, M. J. (2003). Overweight, obesity, and mortality from cancer in a prospective studied cohort of U.S. adults. *New England Journal of Medicine*, *348*(17):1625-1638.

Crespo, C. J., Smit, E., Troiano, R. P., Bartlett, S. J., Macera, C. A., & Andersen, R. E. (2001). Television watching, energy intake, and obesity in U.S. children. *Archives of Pediatric and Adolescent Medicine, 155*:360-365.

Eisenstein, J., & Greenberg, A. (2003). Ghrelin: Update 2003. *Nutrition Reviews, 61*(3):101-104.

Finkelstein, E. A., Fiebelkorn, I. C., & Wang, G. (2004). State-level estimates of annual medical expenditures attributable to obesity. *Obesity Research, 12*(1):18-24.

Flegal, K. M., Graubard, B. I., Williamson, D. F., & Gail, M. H. (2005). Excess deaths associated with underweight, overweight, and obesity. *Journal of the American Medical Association*, *293*(15):1861-1867.

Food and Drug Administration. (2001). *Meridia*. Retrieved June 11, 2002, from http://www.fda.gov/cder/foi/label/2001/20632s8s11LBL.pdf.

French, S., & Castiglione, K. (2002). Recent advances in the physiology of eating. *Proceedings of the Nutrition Society, 61*(4):489-496.

Friedman, K. E., Reichmann, S. K., Costanzo, P. R., & Musante, G. J. (2002). Body image partially mediates the relationship between obesity and psychological distress. *Obesity Research*, 10(1):33-41.

Graci, S., Izzo, G., Savino, S., Cattani, L., et al. (2004). Weight cycling and cardiovascular risk factors in obesity. *International Journal of Obesity and Related Metabolic Disorders, 28*(1):65-71.

Guo, S. S., Wu, W., Chumlea, W. C., & Roche, A. F. (2002). Predicting overweight and obesity in adulthood from body mass index values in childhood and adolescence. *American Journal of Clinical Nutrition, 76*(3):653-658.

Ham, S. A., Yore, M. M., Fulton, J. E., & Kohl, H. W., III. (2004). Prevalence of no leisure-time physical activityó35 states and the District of Columbia, 1988-2002. *Morbidity and Mortality Weekly Report, 53*(4):82-86.

Hedley, A. A., Ogden, C. L., Johnson, C. L., Carroll, M. D., Curtin, L. R., & Flegal, K. M. (2004). Prevalence of overweight and obesity among U.S. children, adolescents, and adults, 1999-2002. *Journal of the American Medical Association, 291*(23):2847-2850.

Herron, D. M. (2004). The surgical management of severe obesity. *Mount Sinai Journal of Medicine*, 71(1):63-71.

Hill, J. O., & Peters, J. C. (1998). Environmental contributions to the obesity epidemic. *Science*, 280:1371-1374.

Jakicic, J. M., Clark, K., Coleman, E., Donnelly, J. E., Foreyt, J., et al. (2001). American College of Sports Medicine position stand: Appropriate intervention strategies for weight loss and prevention of weight regain for adults. *Medicine & Science in Sports and Exercise, 33*(12):2145-2156.

Klein, S. (2004). The case of visceral fat: Argument for the defense. *Journal of Clinical Investigation, 113*(11):1530-1532.

Kruger, J., Galuska, D. A., Serdula, M. K., & Jones, D. A. (2004). Attempting to lose weight: Specific practices among U.S. adults. *American Journal of Preventive Medicine, 26*(5):402-406.

Kuczmarski, R. J., Carroll, M. D., Flegal, K. M., & Troiano, R. P. (1997). Varying body mass index cutoff points to describe overweight prevalence among U.S. adults: NHANES III (1988 to 1994). *Obesity Research, 5*:532-548.

Levine, J. A. (2004). Non-exercise activity thermogenesis. *Nutrition Reviews*, 62(7):S82-S98.

Livingstone, M. B. E., & Black, A. E. (2003). Markers of the validity of reported energy intake. *Journal of Nutrition, 133*(Suppl 3):L895S-920S.

Mokdad, A. H., Marks, J. S., Stroup, D. F., & Gerberding, J. L. (2005). Correction: Actual causes of death in the United States, 2000. *Journal of the American Medical Association, 293*(3):293-294.

National Heart, Lung, and Blood Institute. (1998). *Clinical guidelines on the identification, evaluation, and treatment of overweight and obesity in adults*. Bethesda, MD: National Institutes of Health.

Oster, G., Thompson, D., Edelsberg, J., Bird, A. P., & Colditz, G. A. (1999). Lifetime health and economic benefits of weight loss among obese persons. *American Journal of Public Health, 89*(10):1536-1542.

Pi-Sunyer, F. X. (2004). The epidemiology of central fat distribution in relation to disease. *Nutrition Reviews, 62*(7):S120-S126.

Position of the American Dietetic Association: Weight management. (1997). *Journal of the American Dietetic Association, 97*(1):71-74.

Robertson, S. M., Cullen, K. W., Baranowski, J., Baranowski, T., Hu, S., & de Moor, C. (1999). Factors related to adiposity among children aged 3 to 7 years. *Journal of the American Dietetic Association, 99*(8):938-943.

Rosenbaum, M., Prieto, Y., Hellmer, J., Boschmann, M., Krueger, J., Leibel, R. L., & Ship, A. G. (1998). An exploratory investigation of the morphology and biochemistry of cellulite. *Plastic and Reconstructive Surgery, 101*(7):1934-1939.

Speakman, J. R., & Selman, C. (2003). Physical activity and resting metabolic rate. *Proceedings of the Nutrition Society, 62*(3):621-634.

Tremblay, A. (2004). Dietary fat and body weight set point. *Nutrition Reviews, 62*(7):S75-S77.

U.S. Department of Agriculture and U.S. Department of Health and Human Services. (2005). *Dietary guidelines for Americans 2005*. Retrieved January 12, 2005, from http://www.healthierus.gov/dietaryguidelines/.

U.S. Department of Health and Human Services, National Center for Health Statistics, Public Health Service. (2000). *Healthy People 2010*. Washington, DC: Government Printing Office.

Wagner, D. R., & Heyward, V. H. (1999). Techniques of body composition assessment: A review of laboratory and field methods. *Research Quarterly for Exercise and Sport, 70*(2):135-149.

Wardlaw, G. M. (2004). *Nutrition perspectives*. New York: McGraw-Hill.

Weisberg, S. P., McCann, D., Desai, M., Rosenbaum, M., et al. (2003). Obesity is associated with macrophage accumulation in adipose tissue. *Journal of Clinical Investigation, 112*(12):1796-1808.

Wooltorton, E. (2002). Obesity drug sibutramine (Meridia): Hypertension and cardiac arrhythmias. *Canadian Medical Association Journal, 166*(10):1307-1308.

World Health Organization. (2002). *Nutrition data banks: Global database on obesity and body mass index (BMI) in adults*. Geneva, Switzerland. Retrieved June 10, 2002, from http://www.who.int/nut/db_bmi.htm.

Wright, J. D., Kennedy-Stephenson, J., McDowell, M. A., & Johnson, C. L. (2004). Trends in intake of energy and macronutrientsóUnited States, 1971-2000. *Mortality and Morbidity Weekly Report, 53*(4):80-82.

Yanovski, S. Z., & Yanovski, J. A. (2002). Obesity. *New England Journal of Medicine, 346*(8):591-601.

Young, L. R., & Nestle, M. (2003). Expanding portion sizes in the U.S. marketplace: Implications for nutrition counseling. *Journal of the American Dietetic Association, 103*(2):231-234.

Youth Risk Behavior Surveillance: National College Health Risk Behavior SurveyóUnited States, 1995. (1997). *Weekly Morbidity and Mortality Report, 46*(SS-6):1-54.

홍성균교수_남부대학교 동양대체요법학과

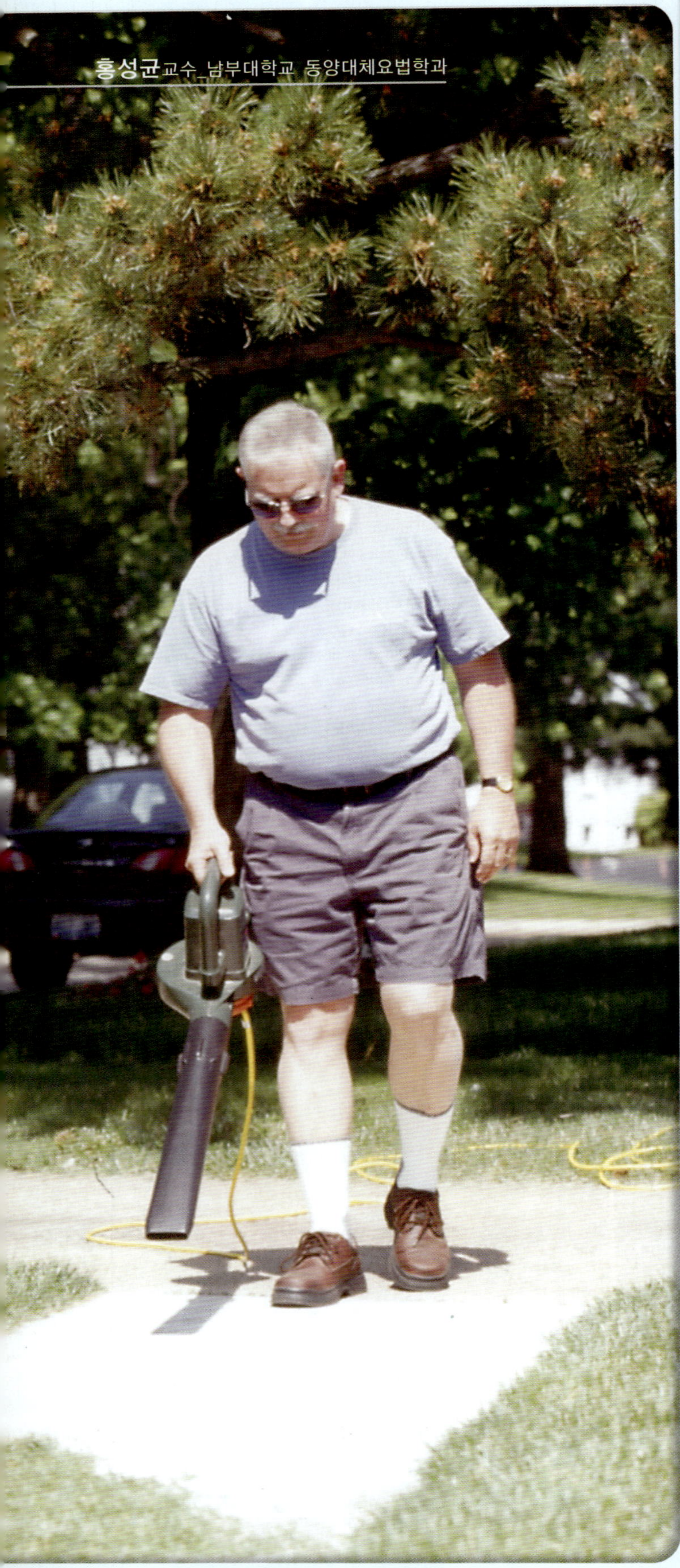

학습할 내용

http://healthyliving.jbpub.com

이 교재의 웹 사이트는 많은 유용한 도구뿐만 아니라, 학생과 교수 모두에게 추가적인 건강정보를 풍부하게 제공한다. 다음 주제에 대한 정보를 얻고자 한다면, http://healthyliving.jbpub.com 사이트를 방문해 보라.

신체활동과 건강
신체적 운동의 건강관련요소
운동성과
실생활건강: 건강관리센터의 선택
삶 속에서: 신체적 건강

본장의 개관

신체적 건강의 원리
운동의 건강관련 요소
최적의 건강을 위한 운동
운동상해 예방과 관리
개인의 운동 프로그램 개발

건강의 이모저모
고대인의 건강 접근법에 대한 새로운 관심

실생활 건강
피트니스 센터 선택

건강관리
운동강도 평가: 목표 심장박동수

삶 속에서 Across The lifespan

신체적 건강

자가건강 평가서

자가진단: 심폐건강: 록포트 운동 보행 테스트 I
신체활동과 심장병 IQ를 체크하라
건강한 생활습관: 당신은 좀 더 많은 신체활동을 바라는가?

알고 있나요?

- 목표 심장박동수를 어떻게 계산하는가?
- 어떻게 근육을 안전하게 늘릴 수 있는가?
- 근육이 지방으로 바뀌는 것이 가능한가?

신체적 건강 Physical Fitness 11장

당신의 집을 둘러보면 캔 따개, 전자레인지, 다리미, 설거지기구, 차고문열쇠, 리모컨 등과 같은 삶을 편리하게 해주는 여러 도구들을 볼 수 있다. 집 밖에서는 일과 일상생활 및 여가를 효과적으로 도와주는 기계들이 있다. 갈퀴 대신 낙엽송풍기를 이용하거나, 걷는 대신 자동차를 이용하고 계단을 오르는 대신 엘리베이터나 에스컬레이터를 이용하며, 넓은 공항을 걷는 것보다 무빙워크를 이용하며, 골프코스 주위를 카트를 타고 돌거나 모터보트를 이용하여 호수 주변에 도달함으로써, 적은 육체적 요구로 효과적인 여가시간을 보낼 수 있다.

이러한 노동시간을 적게 하는 기계 및 도구를 이용하거나, 육체적인 일을 다른 사람이 대신하게 할 수 있을 것이다. 예를 들면, 당신은 잔디를 깎고 세차를 하거나, 집을 청소하는 청소부 등을 고용하여 노동을 대신할 수 있다.

백여 년 전 미국인들은 육체적으로 힘든 일들을 집이나 직장에서 했으나, 그 후 20세기까지 여러 기계, 서비스업 등이 나타남으로써 육체적 노동이 줄어드는 삶을 살았다. 오늘날 우리들은 일반적으로 조부모님 세대보다 더 많은 여가시간을 갖지만, 우리 중의 많은 사람들은 육체적 건강에 도움이 되지 않는 그런 편리한 도구를 이용하는 생활습관들을 계속 유지하고 있다.

> "많은 장치들은 당신의 삶을 편리하게 한다"

나이와 육체적인 조건에 상관없이 거의 모든 사람들은 규칙적인 운동과 육체적인 활동을 함으로써 건강을 유지할 수 있다. 많은 사람들은 심장과 골격근의 기능적인 운동이 건강에 유익함을 알고 있으나 미국성인의 25%는 그들의 여가시간 동안 운동을 하지 않는다(Ham et al., 2004).

규칙적이고 육체적 활동의 부족(앉아 있는 생활습관)은 심장병과 뇌졸중, 당뇨병으로부터 매년 수천 명의 미국인들을 죽음에 이르게 한다.

*Healthy People 2000*의 목적에 의하면, 2000년 이전에는 60세 이상 되는 미국인의 적어도 30%는 매일 최소 20분의 알맞은 운동을 했었다.

1985년에는 최소 6년을 미국인의 22%는 정기적으로 알맞은 운동을 시작했으며, *Healthy People 2000* final view(U.S Department of health and Human Services[USDHHS], 2001)에 따르면, 인구의 30%는 정기적으로 알맞은 운동을 수행했다. 따라서 미국인들은 건강의 중요성을 알게 되었다.

새로운 육체적 활동의 목표를 확립한 *Healthy People 2000*은 성인들이 2010년까지 여가시간의 신체활동이 20%가 감소할 것이라 기술하였고 성인들은 매일 30분씩 강하면서 알맞은 신체운동이 오히려 2010년까지 15%에서 30% 감소할 것이라 한다.

최근 조사에 따르면, 미국 성인의 50% 이상이 충분한 운동을 충고함에도 불구하고 수행하지 않고 있다고 한다.

육체적으로 건강한 사람은 체력, 지구력, 유연성, 균형뿐만 아니라, 매일 활동적인 삶을 영위하며, 일에 대한 책임감, 신체 움직임에 의한 삶의 재창조, 흥미를 유발하는 에너지를 가진다. 남은 삶을 위해 따라할 수 있는 기본적인 적당한 운동프로그램을 디자인하기 위하여 이 단원은 신체의 운동 및 활동적인 생활양식의 가장 좋은 근본원리와 그것을 어떻게 계획할 것인지에 대하여 토론한다.

신체적 건강의 원리

인체의 움직임

몸의 움직임은 근육과 근골격계의 기능을 밀접하게 필요로 하며, *근골격체계(musculoskeletal system)*는 서로 연합하여 상호작용한다.

근골격계 근육은 모양, 크기, 너비 등 몸을 위해 운동에 관한 것을 제공한다. 그림 11-1은 인체의 중요한 골격

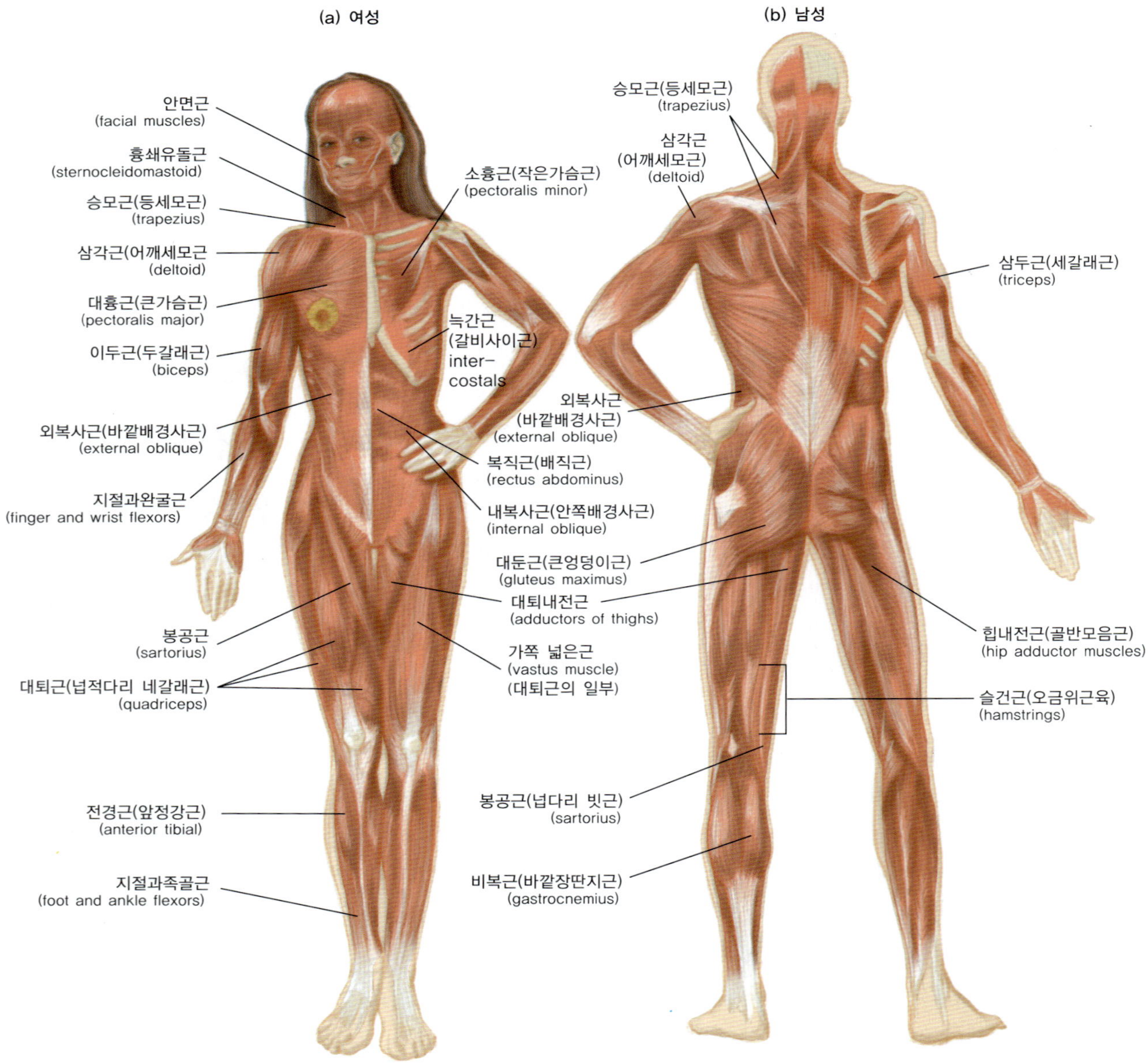

그림 11-1 인체의 주요 근육. (a) 전면부. (b) 후면부.

근육그룹을 확인시켜 준다. 근육섬유라고 부르는 근육세포는 수백 개의 골격근육에 의하여 이루어져 있다. 근육과 섬유 간의 운동이 일어나면 근육의 길이는 단축된다. 섬유질 근육의 심부 **건(tendons)**은 뼈와 골격근육을 연결하고 근육 움직임에서 중요한 역할을 한다.

관절(joint)은 2개 이상의 뼈가 만나는 장소로 가동성이 있으므로 뼈와 뼈 사이의 운동을 가능하게 한다.

인대(ligaments)는 관절과 함께 뼈를 붙잡고 있는 단단한 밴드의 연결조직이다.

순환기계와 호흡기계

높은 정도의 신체적 건강을 유지하기 위해서는 *심장호흡기(cardio respiratory system)*라고도 불리는 *순환기계(circulatory system)*와 *호흡기계(respiratory systems)*가 최적으로 작용해야 한다. 순환기계는 심장, 혈액 및 혈관을 포함하며, 폐는 호흡기계에서 중요한 기관이다. 그림 11-2 에서 보는 바와 같이 심장과 폐의 작용은 서로 상호관계를 가진다.

심장은 보통 1분당 70에서 80번의 펌프질을 한다. 동맥, 정맥 및 모세혈관은 광대한 네트워크를 형성하여 혈액을 순환하는 기능을 하며 혈액은 세포에 산소와 영양분을 수송하고 이산화탄소 같은 폐기물을 이동시키는 일을 담당한다.

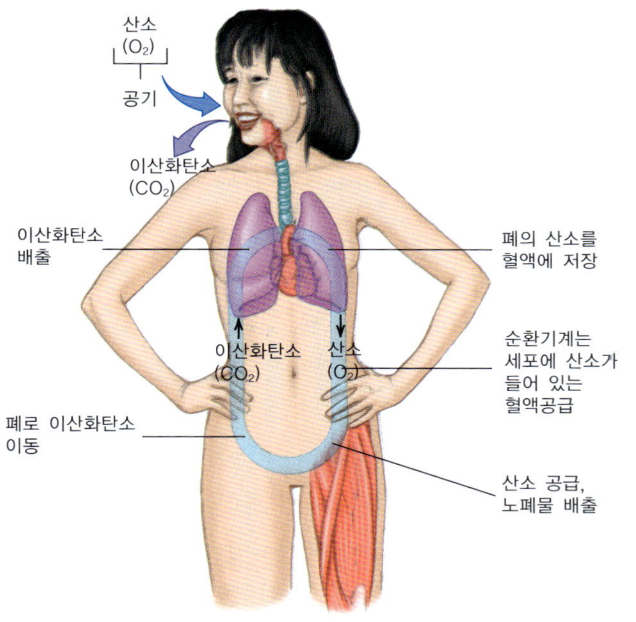

그림 11-2 심장호흡기. 심장과 폐의 기능은 상호관계가 있다. 심장이 혈액을 폐로 뿜어내면, 그곳에서 혈액은 산소를 얻는다. 산소와 화합된 혈액은 심장으로 돌아온다. 심장은 그 혈액을 몸 전체를 통해 펌프질하여 내 보낸다.

세포들은 포도당과 지방에 저장되어 있는 산소를 필요로 한다. 심장에 있는 피는 폐 안에 있는 미세혈관을 통과하고, 숨을 내쉼으로 피에 있는 이산화탄소를 내보낸다. 폐 안에 있는 동안 적혈구 안의 헤모글로빈은 흡입하는 공기로부터 산소를 얻으며, 산소를 가득 가진 피는 몸의 휴식에 사용되기 위해 심장으로 돌아온다. 세포 안에 있는 작은 모세관 조직을 통해 혈액이 움직이는 것처럼 산소와 영양분은 혈액의 흐름에 의해 다른 세포들과 근육섬유 안으로 옮겨진다. 대사물은 세포에서 피로 옮겨진다. 순환되는 피는 심장에 있는 정맥을 통과한다. 이 순환은 매번 숨쉴 때, 그리고 심장이 박동할 때마다 되풀이된다.

건(tendon)
뼈와 골격근을 연결하는 강한 밴드조직.

관절(joint)
2개 이상의 뼈사이에서 존재.

인대(ligaments)
관절과 관절을 연결하는 강한 밴드조직.

신체활동 (physical activity)
근골격계에서 발생하는 운동.

운동(exercise)
신체기능을 유지 또는 증진시키기 위해서 하는 주로 계획적이거나 일반적인 신체활동.

신체활동과 운동의 정의

신체활동(physical activity)은 골격근을 수축시킬 때 발생되는 운동으로 모든 사람들의 일상적인 생활과 일부 육체적인 활동시에 일어난다. 이 활동은 쇼핑, 집안일, 그리고 애완동물을 산책시키는 것도 포함한다.

운동(exercise)은 육체적인 조건을 유지하고 개선시키며, 실행하는 육체적인 활동이다. 예를 들면, 상완이두근을 수축시키는 행동은 상완을 강화시키고 발달시키는 운동이다.

신체활동은 건강에 어떠한 영향을 미칠까? 뒤따르는 단락을 읽기 전에, 연구록 안의 심장질환 질문과 육체적인 활동을 이야기함으로써 지식을 확인할 수 있다.

신체활동과 건강

물리적 활동은 심장병, 정확한 암의 형태, 제2형 당뇨병, 비만, 고혈압, 그리고 골다공증을 포함한 심각한 만성질환의 위험요소를 사실상 줄여 줄 수 있다. 규칙적이고 물리적인 활동은 근육의 근력과 관절기능을 지속적으로 돕는다. 중년의 사람들은 균형과 위험요소의 감소를 규칙적인 운동을 실시함으로 향상시킬 수 있다. 적당히

건강관리
Managing Your Health

운동강도 평가: 목표 심장박동수

유산소운동은 심폐기능을 극대화하기 위해서이다. 자신의 심장박동수(heart rate)에서 목표 심장박동수까지 올리는 강도의 수준에서 운동해야 한다. 목표 심장박동수를 설정하려면, 맥박을 측정하도록 한다. 그림 11-A 는 손목에 있는 요골동맥과 목에 있는 경동맥을 이용하여 맥박을 직접 느낄 수 있는 것을 보여 준다. 경동맥에서 측정하는 것이 손목보다 쉬워 보이지만, 경동맥을 압박하는 것은 심장박동수를 감소시킬 수 있기 때문에 적정한 측정을 방해하기도 한다. 심혈관질환이 있는 사람에게 경동맥을 압박하는 것은 위험할 수도 있다. 많은 의학전문가들은 경동맥을 측정할 때 조심하도록 충고한다. 요골동맥을 찾는 것을 연습하면, 운동 중에도 빨리 찾을 수가 있다.

가장 정확한 심장박동수를 얻기 위해서는, 신체활동을 정지하거나 근육운동을 지속하지 않은 상태에서 10초 이내로 측정하도록 한다. 왜냐하면 운동을 중지하면 급격하게 맥박이 떨어지기 때문에 이 타이밍이 중요하다. 10초 동안 맥박을 잰 후, 6을 곱하면 당신의 분당 심장박동수를 얻을 수가 있다.

심장박동수를 예측하려면, 220에서 나이를 빼주게 되면 자기 *나이에 해당하는 최대 심장박동수(age-predicted maximum heart*

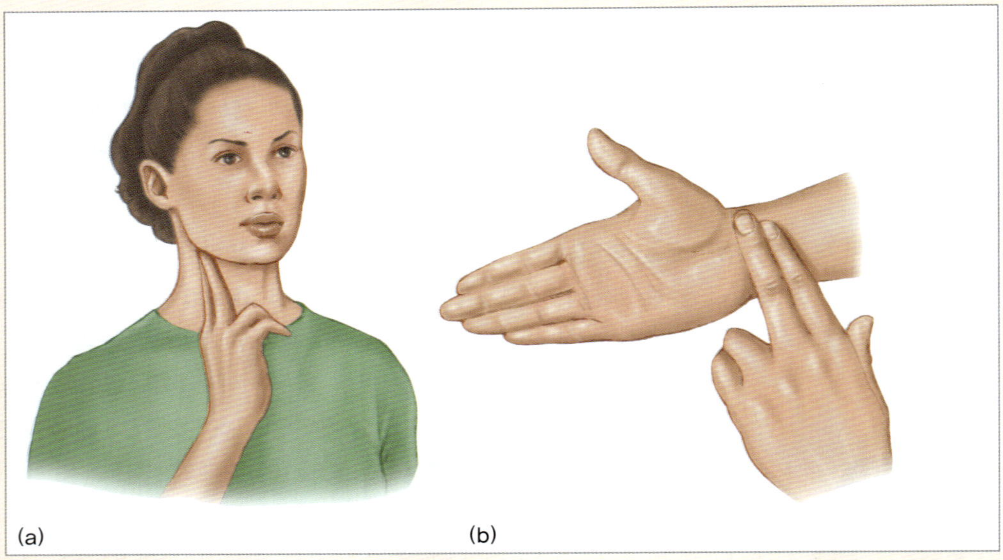

그림 11-A 자가맥박촉진. (a) 경동맥. (b) 요골동맥.

물리적인 활동의 수준을 증가시켜 생활방식을 조절해 나가는 것은 확실히 사망에 대한 위험요소를 줄일 수 있다.

육체적인 건강의 향상을 위한 추가적인 규칙적 운동과 신체활동은 심리적 건강과 웰빙에 대한 상식을 향상시킬 수 있다. *신체활동과 건강: 일반외과의사 보고서*(USDHHS, 1996)에 따르면 신체활동은 "증상에 대한 걱정과 의기소침, 줄여주고 웰빙에 대한 마음가짐과 느낌을 좋게 한다." 이것은 물리적인 비활동성이 두뇌건강상의 문제 또는 운동이 이러한 상태를 야기한다는 것을 의미하지는 않는다.

규칙적인 신체활동은 운동하는 동안 또는 단기간 내에 심리적인 이익을 경험 할 수 있다. 활발한 신체적 활동은 몸에서 화학적 변화를 만들어 심리적인 건강을 증진시킨다. 예를 들어 중추신경계는 운동하는 동안 *베타-엔돌핀(beta-endorpin)*을 방출한다.

베타-엔돌핀은 고통을 줄이는 물질이며, 기분을 좋게 하고 마음을 안정시키는 효과가 있다.

운동은 사람들의 고민과 부정적인 감정을 전환해 주고 걱정을 경감시킨다. 운동의 장기적인 심리적 이익은 자기자신을 아끼고 존중하는 것이다. 또한 다른 사람과 함께 운동하는 사람은 사회적 상호작용으로부터 심적인 이익을 가져다 준다.

*rate)*를 얻게 된다. 예를 들면, 당신이 21세로 건강하다면, 당신의 예측되는 최대 심장박동수는 분당 199비트이다.

건강한 사람은 자기 나이에 해당하는 최대 심장박동수의 65~90% 이내에서 충분한 강도로 운동해야 한다. 이 간격이 *목표 심장박동수대(target heart rate zone)*이다. 탁월한 신체조건을 가진 사람은 85~90%까지 강도 수준에서 목표치를 설정하기도 한다. 대부분의 전문가들은 자신의 나이에 해당되는 최대 목표치를 90%보다 더 올리는 것을 추천하지 않는다.

만일, 당신이 건강하고 규칙적인 운동을 한다면, 나이에 맞는 최대 심장박동수에 0.65와 0.90을 곱하면 65~90% 사이에서 당신의 최대 심장박동수를 얻을 수가 있다. 예를 들면, 건강한 21살의 젊은이는 199에 0.65를 곱하면 최저 심장박동수를 얻게 되고, 0.90을 곱하게 되면 최대치를 찾을 수가 있다. 만일, 당신이 허약하다면 예상율에 0.55(최대치의 55% 수준)를 곱하면 된다. 그림 11-B는 건강한 사람과 건강하지 못한 사람의 목표 심장박동수를 설명한 것이다.

만일, 당신이 앉아서 생활하는 사람이라면 바로 운동프로그램을 시작하라. 당신의 신체기능이 증진되면 목표수치를 재조절할 필요가 있을 것이다. 운동하는 동안에, 목표치에 도달할 수 있다면, 이 상태를 30~60분간 유지하도록 하라. 당신의 심장과 폐에 유산소 운동의 이익을 주게 된다. 유산소 운동을 하는 동안, 운동을 중지하지 말고 매 10분마다 맥박을 측정하도록 한다. 만일, 당신의 심장박동수가 목표했던 최대 심장박동수대보다 더 높게 된다면, 당신은 근육부하를 감소시킬 필요가 있다, 다른 한편으로 유산소 운동을 하는 중에 심장박동수가 목표 존보다 작게 나온다면, 심폐기능 이익을 달성하는 데 열심히 운동하지 않은 것이다.

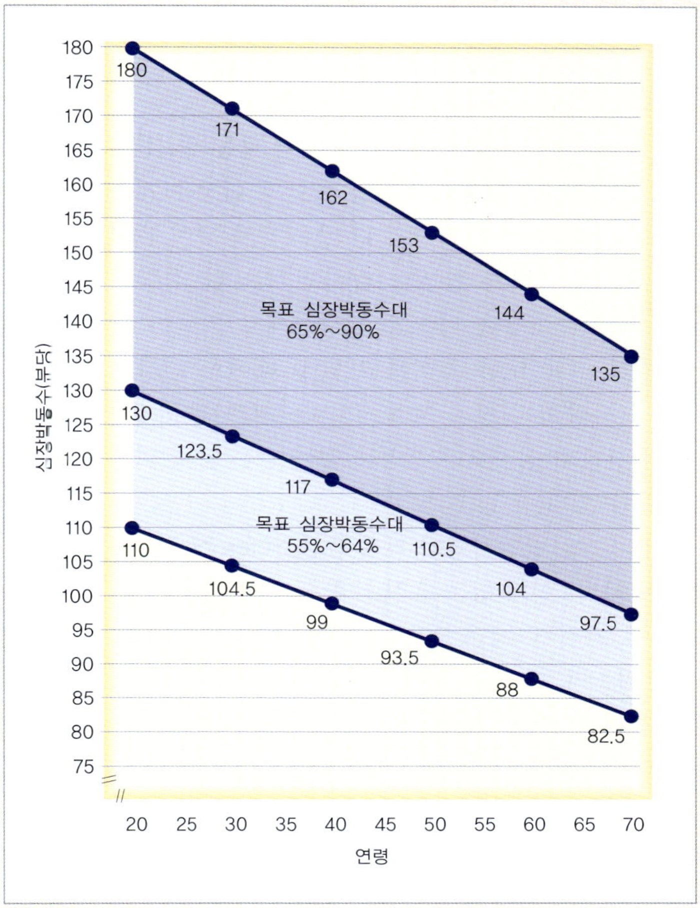

그림 11-B 심장박동수대. 음영진 부분의 맥박률은 55~65%, 65~90%

신체적 운동의 건강관련 요소

적절한 심폐기능, 근육의 활력, 근육의 지구력, 굴곡성, 그리고 적절한 신체의 구성요소는 몸의 건강과 관련 있다. 이 신체적인 특색은 몸을 측정해 주고 효과적이고 효율적인 움직임을 도와주며 전반적인 건강과 웰빙에 영향을 준다.

심폐건강

극심한 신체활동을 하는 동안 골격근은 움직임을 지탱하기 위해서 많은 양의 산소가 필요하다. 근육작용을 위해서는 더 많은 산소가 필요하다. 극심한 신체적인 활동으로 인해 심장과 호흡비율이 증가한다. 그러나 폐와 심장은 정확한 시간 안에 몸 안 전체에 걸쳐서 산소를 적당히 분배 공급하는 최대용량을 가지게 된다. 일단 폐와 심장에 최대 산소의 용량이 도달하면, 골격근은 강렬한 수준의 활동을 지탱하기 위해 필요한 산소를 얻을 수 없게 되어 피곤해진다. 심폐건강한 사람은 심폐 건강이 낮은 사람보다 근육 활동을 강렬하게 더 오래 할 수 있다. 젊은 사람들은 에어로

심폐건강 (cardiorespiratory fitness)
피로감이 없이 장기간 강도있는 근육의 움직임을 실행할 수 있는 능력.

유산소(aerobic)
산소를 요구하는.

근력
(muscular strength)
저항하는 힘에 대응하는 최대한 반응하는 능력.

강축(hypertrophy)
근육이 강해지고 커지는 상태

위축(atrophy)
근육 크기가 작아지고 힘이 없어지는 상태.

퇴화(detraining)
골격근을 규칙적으로 사용하지 않을 때 발생하며 근력약화나 위축에 의해서 나타나는 특이한 증상.

빅 활동에 몰두하면, 심장박동수를 1분에 약 200 올릴 수 있다. 나이가 들어감에 따라 최대 심장박동수가 떨어진 신체적인 조건과 나이에 더해서 유전, 성별, 체성분을 포함한 다른 개인적인 특성이, 폐와 심장이 작용할 수 있는 최대기능에 영향을 미친다.

원기왕성한 육체적 활동 중, 신체적으로 건강한 사람의 심장은 계속해서 박동과 더 많은 피를 뿜어 올리다가 활동이 끝나면 건강한 심장과 호흡은 빠르게 정상상태로 되돌아 간다. 또한 휴식하고 있을 때에도 건강한 사람의 심장은 능률적이다. 매분 건강하지 못한 사람의 심장보다 심박동 없이 같은 양의 피를 뿜어 올릴 수 있다.

심폐의 기능을 발전시키기 위해 **유산소(aerobic) 운동**을 하여야 한다. 인기 있는 유산소 활동은 달리기, 조깅, 경보, 수영, 자전거, 계단 오르기, 에어로빅(aerobic), 크로스컨트리스키, 그리고 절벽등반을 포함한다. 과도하게 땀을 흘리고 심장과 박동수는 쉬게 하면서 심폐 기능은 상당히 증가한다.

유산소 활동을 하는 동안 활동의 강도가 심폐에 이점을 제공하기 위해 충분한지를 결정하기 위하여 심장박동수를 체크하여 사용할 수 있다. 유산소 운동과 같은 육체적 활동은 매우 효과적으로 확실한 범위 안에서 심장박동수를 올릴 수 있을 것이다.

심장박동수를 목표대로 올린 후에 적어도 20분 동안 강렬한 단계를 유지하는 유산소 활동을 하는 것을 계속하여야만 한다. 미국 스포츠의학대학(ACSM)에 의하면 건강한 성인들은 1주일에 55%에서 최대 심장박동수의 90%까지 20분에서 60분 동안 계속적으로 강도 있는 유산소 활동을 3일에서 5일까지 수행하여야만 한다고 기술되어 있다.

316~317쪽 [건강관리]의 "운동강도 평가: 목표 심장박동수"에서 어떻게 심장박동수가 측정되고 목표 심박수를 계산하는지를 설명하고 있다.

건강을 유지하기 위해 매일 6마일을 천천히 달릴 필요가 없다. 대부분의 사람들은 오히려 매일 강한 육체적 활동을 최저 30분 정도 적당히 하는 것으로 건강을 향상시킬 수 있다. 좌식생활을 피하고, 과체중인 사람들은 엘리베이터 대신 계단을 오르고, 운전 대신 가까운 장소는 걸어가는 것 등 일상 적인 업무 및 생활습관의 변화로 더 많은 육체적 활동을 증가할 수 있다. 그러나 더 활발하게 움직이는 것에 의해 사람들은 더욱 더 건강해질 수 있다. 표 11-1은 몇몇 신체활동을 가벼운 운동, 중간운동, 집중운동으로 분류하고 있다.

만약, 심장병 또는 다른 심각한 만성적인 질병요소를 가지고 있거나 40세가 넘었다면, 운동프로그램을 시작하기 전에 의사와 상의하는 것이 좋다.

심폐건강 평가 심폐의 건강에 대해서는 다음 질문에 대답하는 것으로 심폐의 적당한 레벨을 판단할 수 있다. 강도 있는 운동을 실시하는 동안에 다른 사람들과 대화를 계속할 수 있고 헐떡거림이 없이 말할 수 있는가? 운동을 멈춘 후 바로 대화할 수 있는가? 운동을 끝낸 후 정상 심장박동 수를 되찾는 데 시간이 오래 걸린다면, 아마도 심폐기능이 상대적으로 낮은 정도이다.

이 장의 평가활동은 심폐의 적당한 레벨을 결정하기 위하여 수행할 수 있는 단순한 테스트를 결정할 것이다.

예전에 심박동 수가 빨랐던 사람들은 유산소 운동을 몇 개월 간 실시한 후 심박동 수가 규칙적이며, 떨어졌다는 것을 발견할 것이다. 규칙적인 유산소 운동프로그램을 시작하지 않고도 휴식시 심박동 수가 낮다는 것은 대체로 심폐의 기능의 건강을 의미한다.

유산소 운동의 효과를 검증하기 위해서는 운동 식이요법을 시작하기 전후에 휴식하고 있는 당신의 심박동 수를 기록하라. 침대를 벗어나기 전에 기상할 때 당신의 맥박을 재는 것으로 당신의 휴식하고 있는 심장박동 수가 결정된다. 3일 동안 쉬게 하는 심장박동 수의 평균을 산출하여 날짜를 기록하라. 몇 개월 후 활발한 운동프로그램을 시행할 때는 운동전후의 심박동 수를 비교하고 측정한 후 순서를 결정하여 반복하라

근력

근력은 근육건강에 중요한 요소이다. **근력(muscular strength)**은 강한 힘에 저항하고 있는 대상물에 대해서 그 힘에 저항하는 적합한 근육의 능력이다. 쉽게 무거운 대상물을 들어 올리거나, 기능이 향상되기를 원하기 때문에 많은 개인들은 근력을 증가시키기 위하여 특정한 저항 운동연습들을 수행한다(그림 11-3). 그들은 힘을 요

표 11-1 신체 운동; 강도 레벨(원본 289p 상단표)

가벼운 운동 3칼로리미만/kg/hr	중간운동 3-6칼로리/kg/hr	집중운동 6칼로리 이상/kg/hr
천천히 걷기(1-2/mph)	빠르게 걷기(3-4/mph)	무게를 지고 언덕을 빠르게 오르기
싸이클 고정용 자전거	싸이클(교통수단)	싸이클(경주)
수영(천천히)	수영(적당한 강도)	수영(빠르게, 또는평영)
가벼운 스트레칭	체조	스키, 계단오르기
–	탁구	라켓볼
골프(자동카트이용)	골프(수동카트, 클럽운반)	–
볼링	–	–
낚시(앉은자세)	낚시(선자세)	–
보트타기(파워보트)	레저커누타기(2-3.9/mph)	빠른커누타기(≥4/mph)
카펫 청소	일반적인 집안청소	가구이동
목공일	페인트칠하기	–

구하는 스포츠 경기 등에서 경쟁을 원하기 때문에 더 크고 더 강한 근육들을 발전시키는 것에 관심을 갖는다. 어떻게 근육의 힘과 사이즈는 증가하는가?

근력을 증가시키기 위해서는 점진적으로 증가된 무게를 근육에 부하하여 반복적인 움직임이 필요하다. 예를 들면, 규칙적으로 역도기계를 사용하는 것은 상완이두근의 사이즈와 힘을 증가시킬 수 있다. 이것을 *훈련효과(training effect)*라고 부른다. 이 조건 아래 전체 근육을 더 강하고 더 크게 하면서 상완이두근의 근섬유는 확대 및 **강축**(hypertrophy)해질 수 있다. 일단, 근세포들이 확대되면 저항운동의 규칙적인 프로그램이 사이즈와 힘을 유지하도록 요구한다.

"사용하라. 그렇지 않으면 잃는다."라는 속담이 골격근에 일반적으로 적용된다. 몇 주 동안 훈련을 하지 않는 **퇴화**(detraining)가 일어나면 근육의 크기와 힘이 소실되는 **위축**(astrophy)이 나타난다. 만약, 팔과 다리가 부러져 석고붕대를 했다가 제거한 후 수족의 근육이 회복되는 동안 약해지고 위축된 것을 생각해 보라. 당신이 처음으로 팔다리를 사용하였을 때, 약하게 된 근육들은 짧은 시간 동안 통증을 호소했을 것이다. 그러나 수일 동안에 팔다리는 더 강하게 되고 원래의 근육기능을 되찾는 것을 가능하게 한다.

근력을 위한 운동 근육 힘과 사이즈를 증가시키는 안전하고 효과적인 방법은 역기를 드는 것과 같은 특정 근육그룹에 부하를 주고 훈련을 하는 것이다. 예를 들면, 완벽한 개별운동으로 한 번은 팔이 고정된 무게를 들어올리고 한 번은 쉬어 주는 자세로 돌아가는 것이다. 세트는 대체로 8~12회로 저항운동 움직임을 포함한다.

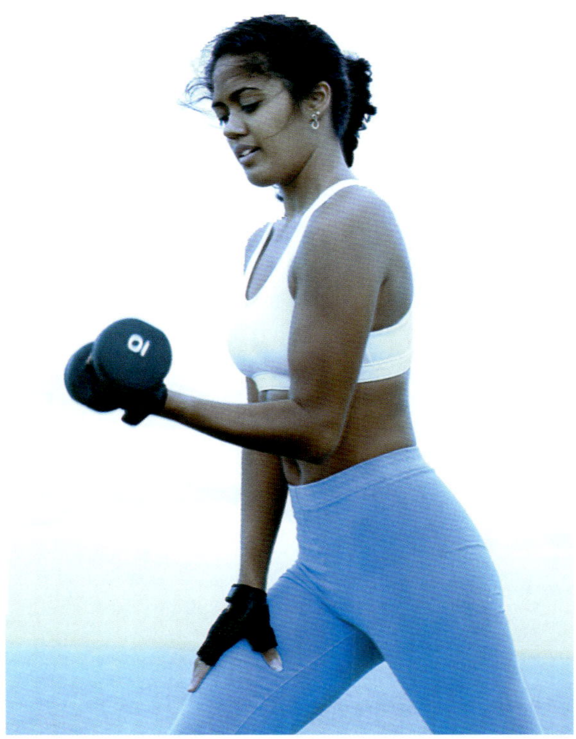

그림 11-3 근력. 많은 사람들이 용모 또는 잘 다듬어진 몸매를 위해 특수한 운동을 한다.

등축성(isometric)
움직임 없이 고정된 상태에서 근육힘을 증가.

등장성(isotonic)
지속적인 저항을 주는 상태에서 근육을 움직임.

근지구력(muscular endurance)
피로감 없이 반복적으로 수행할 수 있는 근육의 능력.

유연성(flexibility)
근육이 어떤 자세로 움직일 때 정상적인 운동력을 수행할 수 있는 능력.

운동활동 동안에, 건강한 사람들은 근육의 각 그룹을 위한 운동의 단 하나 세트를 실행해서 그들의 중요한 근육그룹을 훈련할 수 있다. 가장 좋은 결과를 위해 저항운동을 일주일에 세 번씩 해야 한다.

근육의 힘을 증가시킬 수 있는 2가지 종류의 운동형태는 등축성 운동과 등장성 운동이다. **등축성**(isometric) 운동은 운동하는 사람이 저항을 조절하고, 움직일 수 없는 대상에 대하여 근육의 힘을 발휘하게 하는 것이다. 예를 들어, 움직일 수 없는 문틀을 미는 것은 등축운동의 한 예이다. 등축수축 동안에 근육은 단축하지 않는다. 그래서 부풀지 않는다. 등축운동이 근육 힘을 증가할 수 있다 하더라도, 근육 내구성 또는 유연성은 효과적으로 증가하지 않는다. 게다가 근육은 혈압을 올리는 등축 수축 동안에 특정 동맥에 과량압력을 가할 수 있다. 따라서 많은 개업의사들은 심장혈관 질병으로 고통받는 35세 이상의 사람에겐 등축성 운동을 추천하지 않는다.

등장성(isotonic) 운동을 실행할 때 사람은 근육 힘을 발휘하여 움직일 수 있지만, 일정한 근원에 대해 저항을 받는다. 등장성 운동 동안에 근육은 단축하고 부푼다. 등장성 운동은 바벨을 들어올리는 것을 포함해 팔굽혀 펴기를 행하거나 기계를 사용한다(그림 11-4). 등장성 운동은 기술을 묘사하는 대신에 몇몇 전문가들은 운동의 본질을 더 정확하게 반영하기 때문에 *역동적인 일정한 외부저항(dynamic constant external resistance)*이라는 용어를 사용하는 것을 선호한다. 만약, 골격이 활동 중에 움직인다면 운동은 동적이다.

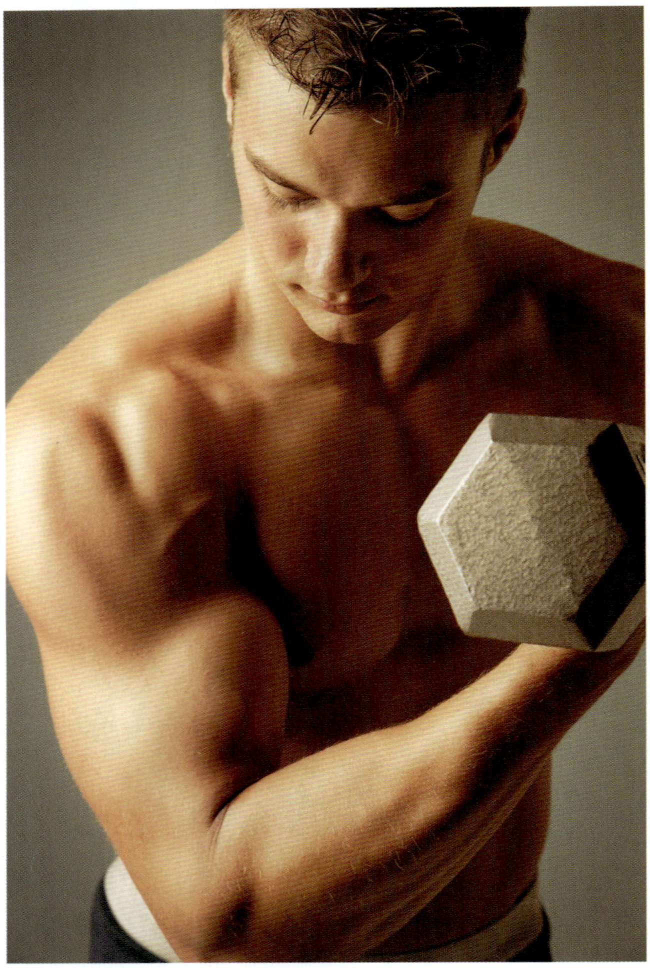

그림 11-4 등장성 수축. 등장성 운동이 수행되는 동안 근육은 수축해서 짧아진다.

근지구력

근지구력(muscular endurance)이란 근육의 건강관점에서 볼 때 매우 중요하며, 쉽게 피로하지 않고 반복적으로 수축하는 근육의 기능을 의미한다. 예를 들면, 많은 사람들은 복부근육을 강화시키기 위해 복부근육을 쥐어짠다. 그 후에 근육의 피로를 느껴 더 이상 복부근육을 쥐어짤 수 없을지도 모른다. 그러나 만약, 어떻게든 복부근육 쥐어짜기 운동을 더 추가로 실시했다면 복부근육의 발달과 근지구력을 증가시켰을 것이다. 그 결과로 더 편하고 쉽게 더 많은 복부근육 수축운동을 할 수 있을 것이다.

근지구력을 달성하기 위해서는 골격근을 반복적으로 수축훈련할 필요가 있다. 게다가 장기간에 근육수축을 지탱하고 유지하기 위해서는 일정한 에너지원을 요구한다. 포도당은 고강도 근지구력 운동을 위한 골격근육의 주연료이다. 근육은 혈류량 또는 근육(muscle tissue)에 저장되어 있는 글리코겐에서 파생된 포도당을 물질 대사로 변화시키며, 근섬유(muscle fiber)는 에너지를 위해 지방산 및 아미노산을 이용할 수 있다.

유연성

건강한 근육의 세 번째 관점은 유연성이다. 만약, 움직임이 제한된다면 관절이 손상받고 근육도 완전 신장할 수 없으며, 근육의 유연성도 한정된다. **유연성**(flexibility)

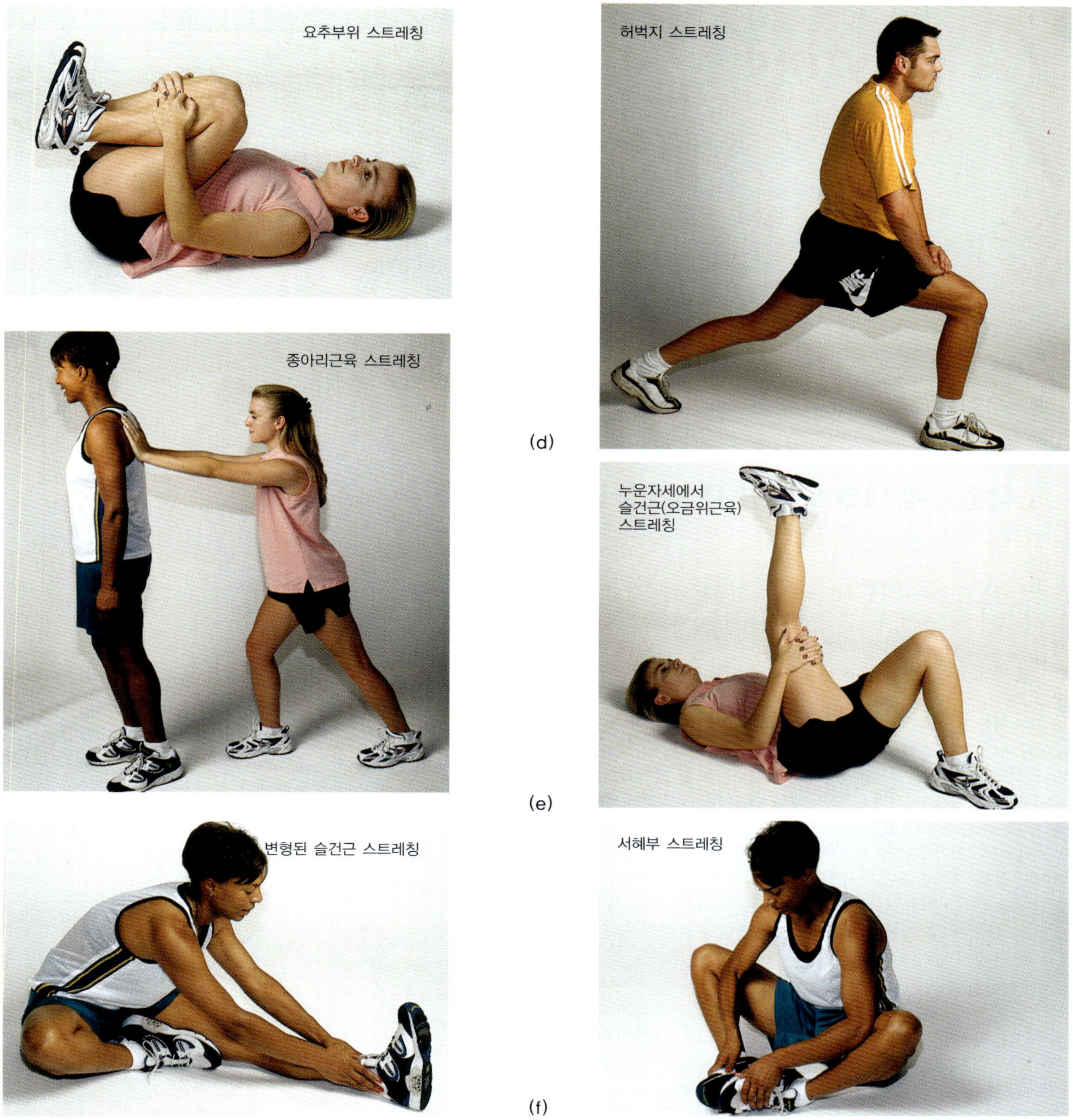

그림 11-5 **유연성을 증가시키는 스트레칭 운동.** 유연한 근육은 다양한 골격운동을 용이하게 한다. (a), (b), (c), (d), (e), (f)와 같은 스트레칭운동을 함으로써 유연성을 발달시킬 수 있다.

은 근육을 펼 수 있는 능력을 말한다. 근육이 유연한 사람은 관절이 어떤 방향으로든 정상범위 움직임이 가능하다. 유연성은 인간에게 있어서 다양한 골격계의 움직임, 즉 구부리고, 활주(gliding), 회전하고, 뒤틀기를 프함한 다양한 골격운동을 실행하는 데 쉽고 가능하게 한다. 일상생활 중 쉽게 선반 위에 놓여 있는 물건을 당기 위해, 등의 지퍼를 올리기 위해, 테니스볼을 집기 위해 몸통을 구부리는 움직임에서 근육의 스트레칭과 관절의 움직임이 요구된다. 완전한 근육의 스트레칭과 관절의 정상적인 유연성은 인간 스스로 즐거운 활동에 참여를 가능하게 한다.

인간은 요가, 필라티스, 또는 그림 11-5의 스트레칭 운동을 통해 유연성을 증가시킬 수 있다. 적당한 스트레칭, *정적 스트레칭(static stretching)*, 점진적으로 서서히 증

Analyzing
Health-Related Information
건강관련 정보분석

CRITICAL THINKING

다음 기사는 구식운동에 대한 안전한 대체운동법을 설명한 것이다. 글을 읽고 건강관련 정보분석을 위한 표본을 이용하여 대체운동법을 평가하여 보기 바란다.

표본의 본래 주된 요점은 아래 기술된 것과 같으며, 표본은 33~35쪽에서 완전하게 설명되어 있다.

구식운동에 대한 안전한 대체운동법
–브라이언트 스템포드 박사–

스트레칭과 근육강화운동은 물론, 좋은 운동이다. 완전한 건강 프로그램의 일부로서 스트레칭과 근육강화운동은 유연성을 유지해 주고 몸을 다치지 않게 하여 준다. 그러나 모든 운동이 모든 사람에게 다 좋은 것은 아니다. 건강한 젊은이들은 손상을 거의 받지 않고 거의 모든 운동을 할 수 있다. 일생 동안 계속 운동해 온 나이 먹은 사람들도 모든 환경에서 안전하게 운동을 할 수 있다. 그러나 운동부족인 중년층이나 노년층은 일반적인 운동들, 즉 상체일으키기나 허리 굽혀 발가락 닿기 등으로 몸을 다칠 수 있다. 그래서 어떻게 하면 신체를 다치지 않고(상해를 입지 않고) 스트레칭이나 근육강화운동의 중요한 효과들을 볼 수 있는가?

운동선택을 아주 조심스럽게 해야 할 필요가 있으며, 특히 오랜만에 운동을 시작한다던가 규칙적으로 지금까지 운동을 해 오지 않았었다면 더욱 주의해서 선택해야 한다. 잠재적으로 문제가 있을 수 있는 운동과 그 운동을 대체할 수 있는 운동을 여러분께 도움이 되도록 다음에 열거해 놓았다.

만약, 유연성이 없거나 허리에 문제가 있는 사람들은 운동을 시작하기 전에 의사와 상의하여 보는 것이 가장 좋은 방법이다. 과거 병력이나 적응도, 신체타입, 유연성, 운동의 기교, 그리고 나이 등과 같은 여러 가지 요인들로 인해서 훨씬 더 다른 사람보다 더 쉽게 상처를 받을 수 있을지 모르기 때문이다.

여러분이 선택한 운동에 관계없이 최상의 안전을 위하여 다음 원칙을 적용해야 한다.

- 가장 정확한 테크닉을 사용하라(가장 정확한 운동기법을 사용한다). 신체적 능력한도가 그 운동을 잘 할 수 있는 한계를 넘어설 때는 하던 운동을 중단하고, 피곤을 느낄 때도 운동을 멈추어야 한다.
- 천천히, 그리고 신중하게 운동을 진행하라. 절대 무리하게 돌발적 동작을 금해야 하며, 운동시간 및 기간의 길고 짧음이 안전하게 운동하는 것을 방해할 수 있다.
- 처음에는 적어도 6초 정도는 동작을 유지하고 있어야 한다. 점점 30초까지 늘어가고 나중에는 2분 정도까지 동작시간을 늘여가야 한다. 스트레칭 상태로 유지하고 있는 것이 여러 번 반복해서 동작을 되풀이하는 것보다 훨씬 효과적이다.
- 고통이 없으면 얻는 것도 없다는 속담을 버려라(무시해라). 통증이 있으면 무엇인가 잘못되었다는 것을 의미하므로 즉시 중단한다.

많은 인기 있는 운동들은 허리 아랫부분에 긴장(stress)을 증가시킨다. 서 있는 자세에서 허리를 굽혀 발가락에 닿게 하는 운동은 대퇴, 오금 뒷 근육을 스트레칭하여 주는 운동인데, 목록표에 있는 것보다 더 위쪽이 포인트이다. 이것은 나쁜 운동이다. 그리고 아주 천천히 하더라도 무리한 힘을 주어 급하게 하면 훨씬 더 나쁘다. 그 운동에 대한 완전한 대체운동은 한쪽 발만 펴는 것이다(그림 1).

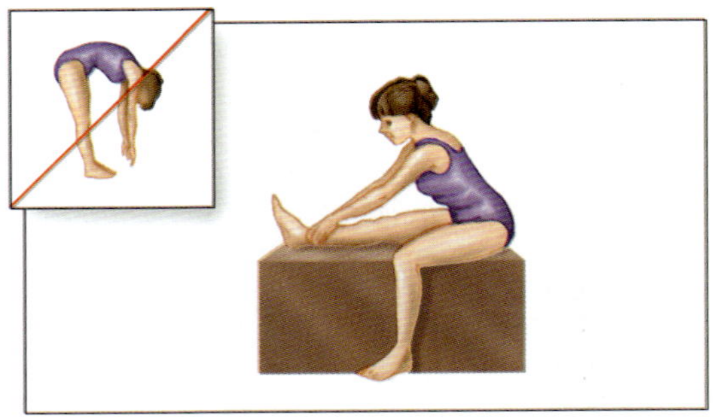

그림 1 윗몸굽히기

'상체 윗몸 일으키기'는 아마도 위(胃)를 강화시키는 인기 있는 (대중적) 운동이다. 그러나 '완전한 윗몸 일으키기(팔을 목 뒤로 깍지 끼고 팔꿈치를 옆으로 벌려 윗몸 일으키기)'는 아래 허리를 긴장시킨다. 그리고 이들 동작들은 복근보다는 엉덩이 근육에 더 도움을 준다. 양 어깨를 교차하여 감싸고 하는 윗몸 일으키기(crunch)가 가 훨씬 좋다(그림 2).

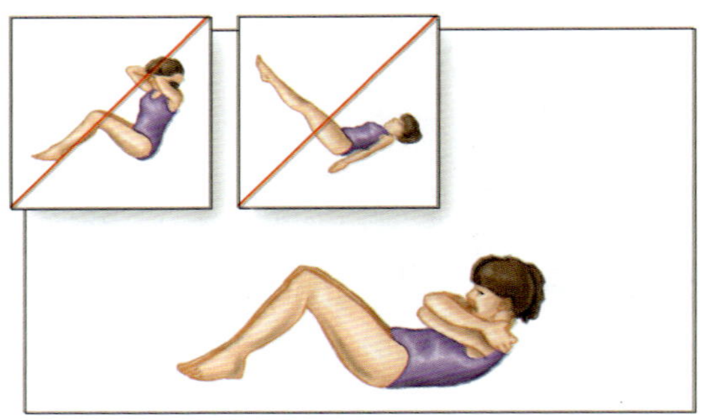

그림 2 양어깨교차 윗몸일으키기

'바로 누운 자세(prone position)에서 양다리 들어올리기'는 허리 아랫부분에 엄청난 긴장을 초래한다. 이런 종류의 동작은 허리를 아프게 하는 원인이 된다. 척추를 바닥에 대고 근육이 상처 입기 쉬운 불안전한 자세로 누워서 이와 같은 동작을 하는 것은 허리 통증 유발의 원인이 된다. 이 자세로 누워서 양다리를 교차 들기를 하면 아래 허리가 위험한 자세에 놓이게 된다. 이때도 양팔로 가슴을 끌어안고 상체를 드는 자세가 대체운동 자세이다.

당나귀 뒷발차기 역시 위험하다. 특별히 목과 허리 하단부가 위험하다. 이 동작을 팔, 무릎 등 네 발로 짚고 엎드려 뒷차기하는 자세로 한쪽 발을 가능한 높이 들어올리는 자세도 포함한다. 엎드려 뒷발차기의 대체운동법은 엎드려 뒤 허벅지를 들어올리는 것이다(그림 3).

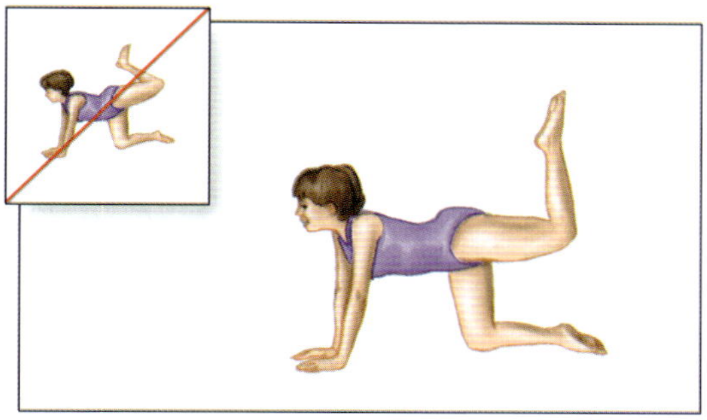

그림 3 후대퇴부 들어올리기

허리를 비틀면서 하는 운동은 특히 위험하다. 배를 깔고 등을 뒤로 젖히고 한쪽 손으로 반대쪽 발을 뒤로 잡고 구르는 풍차돌리기(물레방아돌기)는 등허리 아래쪽에 매우 심한 긴장을 준다. 그러나 어떤 운동들, 골프와 같은 운동은 트위스트 동작(허리를 비트는 동작)이 가장 주가 되는 운동이다. 그러므로 아래 허리 손상에서 회복 중인 경우에는 전문가의 지도 아래 부드럽고 고통 없는 트위스트 동작을 실시해야 한다.

어떤 운동들은 목을 다치게 할 수 있다. 머리를 완전하게 원을 그리는 '머리돌리기' 동작은 상부척추에 강한 긴장을 준다. 대신 목 스트레칭을 하여 준다(한쪽 손으로 반대쪽 머리를 잡고 잡아당겨 준다)(그림 4).

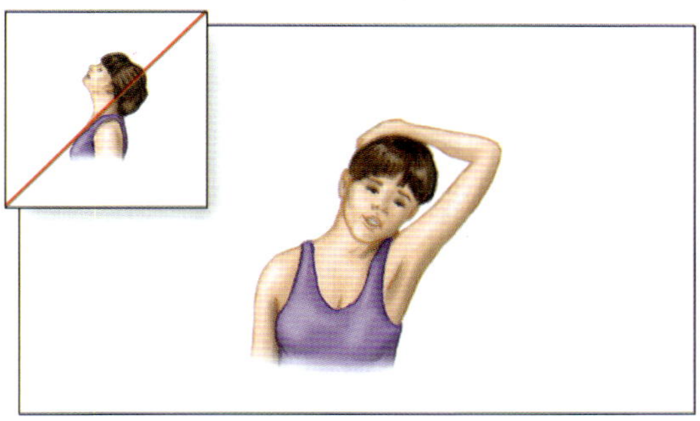

그림 4 목 스트레칭

바로 누운 자세에서 양발을 머리 너머로 들어올려 발끝이 바닥에 닿을 때까지 구부려 등의 상하근육을 늘려 주기 위하여 '쟁기요가' 운동을 한다. 불행하게도 이 동작은 목 디스크가 부어오르게 하는 손상의 위험을 초래한다. 같은 이유로 등을 땅에 대고 누워 엉덩이를 치켜들고 양발로 공중에서 페달을 돌리는 '자전거타기' 동작은 피하는 것이 좋다. 이 운동에 아주 좋은 대체요법은 '엎드려 누운 자세에서 양팔을 머리 위로 뻗고 '기지개 켜기'를 하는 것이다(그림 5).

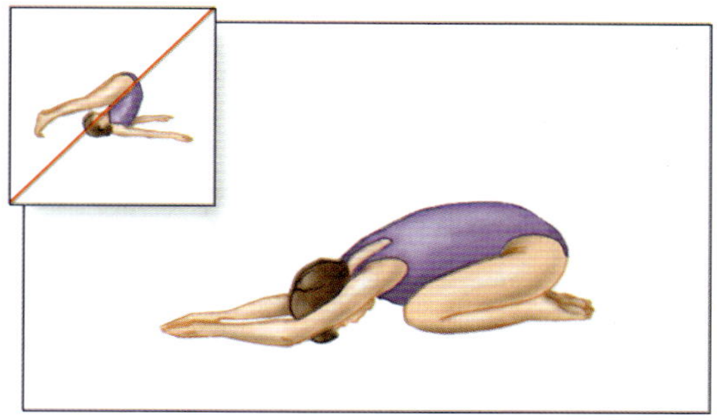

그림 5 후대퇴부 들어올리기

완전하게 쭈그리고 앉거나 무릎 꿇고 앉는 것은 무릎을 상하기 쉽고, 쭈그리고 앉은 자세에서 갑자기 일어설 때, 특히 무릎을 다칠 수 있다. 아주 천천히 부분적으로 쭈그리고 앉은 동작이나 통제를 받으면서 행한 동작은 안전하다.

제자리 뛰기는 두 다리와 부분적으로 무릎에 상당한 충격을 수반한다. 만약, 발가락을 딛고 땅에 내리면 발꿈치 뒤에 있는 아킬레스건이 대부분의 무게를 받게 되고, 만약 양발이 가장 정확한 자세에 있지 않으면 파열할 수도 있다. 제자리 달리기가 준비운동시 충격을 덜 준다

위험이 더 적은 운동

나이나 신체조건이 어떠하던 간에 안전한 대체운동을 고르는 것과 신체손상의 위험을 낮추는 운동을 선택하는 것이 어떤 운동이든지 간에 좋은 운동기법이고 근본이라는 것을 명심해야 한다.

〈유의점〉

이 정보는 의과치료를 대신하기 위하여 제작된 것이 아니다. 그러므로 운동을 시작하기 전에 의사와 상담하기 바란다.

스템포드 박사는 보건후생센터의 책임자이며, 컨터기 루이빌 대학 의대교수이다.

1. 어떤 진술이 입증할 만한 사실이며 어떤 것이 입증이 안 되는 것인가?
2. 무엇이 이 글을 쓴 사람의 자격증명인가? 만약, 이 정보의 활용 가치가 있다면 저자의 배경과 교육이 그를 주제 분야의 전문가로서 인정할 수 있는가?
3. 이 글을 쓴 사람의 글 쓴 동기와 경향이 무엇일 거라고 생각하는가? 답을 위한 이유를 말하시오.
4. 글 속에 있는 어느 정보와 관계가 있는가? 어느 정보가 주제와 관계가 없는가?
5. 출처를 신뢰할 수 있는가? 잘못된 정보가 있다는 평판이 있는가?
6. 내용의 글이 전통성 있는 과학자들이나 의료인들의 신뢰도에 도전적인가?

여러분의 분석에 바탕을 두고 볼 때, 이 글이 건강과 관계된 신뢰할 만한 건강정보라고 생각하는가? 결론을 맺기 위한 여러분의 의견을 요약하시오.

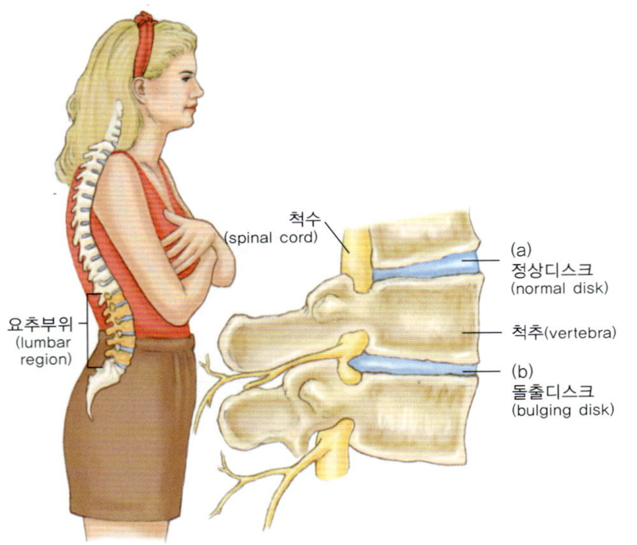

그림 11-6 척추디스크. (a) 정상디스크의 위치. (b) 척수를 압박하는 돌출된 디스크.

가하여 완전히 근육을 스트레칭하고 주변관절 범위를 정상화시키는 스트레칭 운동을 통해 유연성을 증가시킬 수 있다. 정적 스트레칭 운동을 할 때 근육이 긴장(tension)감이 느껴질 때까지 천천히, 그리고 조심스럽게 스트레칭한다. 만약, 고객이 불안감을 느낀다면매우 가볍게 천천히 근육을 스트레칭시키고, 스트레칭하는 동안 호흡을 멈추지 말고 편안하게 정상적인 호흡을 유지하며, 이 편안한 자세로 15초 정도 유지하고 있어야 한다. 로버트와 윌슨(1999)은 단지 5초 동안의 스츠레칭을 9회 반복하는 것보다 15초 동안 스트레칭하며, 이를 3회로 나누어 실시하는 것이 하지근육의 유연성 증가에 도움이 된다는 결론을 얻었다.

대부분의 건강전문가는 반동을 이용한 스트레칭 운동을 추천하지 않는다. 또한 그러한 스트레칭이 근육과 건, 정상 관절운동 범위를 넘어서 부자연스럽게 스트레칭 동작을 실시해선 안 되며, 만약 스트레칭하는 동안 통증이 나타나면 스트레칭을 즉시 중단하여야 한다. 322~323쪽의 [건강관련 정보분석]에서 구식 스트레칭 운동에 대한 안전한 대안을 기술하였다.

관절의 건강함을 조절하는 것은 뼈를 움직이는 근육의 활동에 있다. 관절은 힘의 방향 변화에 의해 아탈구된다. 아탈구는 활발한 신체활동 후에 관절과 관절주변 조직을 찢기는 등의 손상을 줄 수 있다. 관절이 손상되면 관절의 정상운동 범위를 감소시키고 관절이 움직일 때 자주 통증을 심하게 느낀다. 미식축구 같은 특정 스포츠에서 심한 육체적 활동으로 인해 관절이 손상받는 경험이 있는 선수들이 경기에 참가함으로 관절손상 확률이 더 높다. 이 장의 이후 섹션에서는 근육, 관절 및 관련 구조에 생길 수 있는 상해에 대해 기술한다.

요통 미국인의 대다수는 일상생활 중에 요통을 겪는다. 요통은 하부요추 및 엉덩이 윗부분을 포함한 함축적 의미이며 요통은 요추에 발생하며 요부를 무력화 시킨다(그림 11-6). 요통이 있는 사람들은 편하게 일상생활을 유지할 수 없으며, 꼭 필요한 활동들을 수행하는 데 어려움을 호소하게 되는데, 이러한 부분에서 요통은 중요한 퍼센트를 차지한다.

노동자의 장기결석과 의약보상청구의 *척추디스크(spinal disk)* 약한 복근, 등 근육 다리근육과 퇴행성 척추디스크는 가끔 하부 허리 통증을 유발하는 요인이 된다. 척추디스크는 척추뼈를 나누어 주는 간판이며, 유연성이 있어 충격을 흡수하는 작용을 하고 뼈끼리 부딪치는 것을 방지하는 역할을 한다. 사람이 늙어감에 따라 디스크가 닳게 되고 경우에 따라서 정상위치에서 튀어나오게 된다. 타격을 주거나 허리를 틀거나 무엇을 들어올리거나 할 때는 척추에 압박을 주게 되며, 허리 디스크 손상의 원인 된다. 이런 운동은 보도를 조깅하는 것이나 골프에서 스윙을 하는 동작이나 무거운 배낭을 맨다던가 무거운 상자나 어린애를 들어올리는 것과 같은 동작들을 말한다. 부언하면 불편한 자세로 여러 시간 앉아 있는 사람들이나 굽이 높은 신발을 신고 있는 사람들이나 몸이 너무 뚱뚱한 사람들은 허리 통증이 쉽게 일어날 수 있으며, 특히 복근이 약하면 통증장애가 나타날 가능성이 더 높다.

의학전문가들이 배, 엉덩이 대퇴부 및 등 근육을 강화시키는 운동이 허리 통증을 막아 주거나 치료하여 준다는 것은 동의는 하지만, 어느 운동을 추천할 것인가에 대해서는 의견이 일치되어 있지 않다. 운동요법 전문가들 중에는 에어로빅 운동을 추천하는 분들도 있고 다양한 스트레칭 운동을 추천하는 분들도 있다. 그림 11-7은 허리 통증을 유발시키는 약한 근육을 강화시키고 척추관절의 유연성을 증가시키기 위하여 고안된 여러 가지 운동(동작)들을 보여 주고 있다.

때로는 행동습관 등을 바꿔 줌으로써 허리 통증을 유발시키는 위험요소를 감소시킬 수 있다. 예를 들면, 체

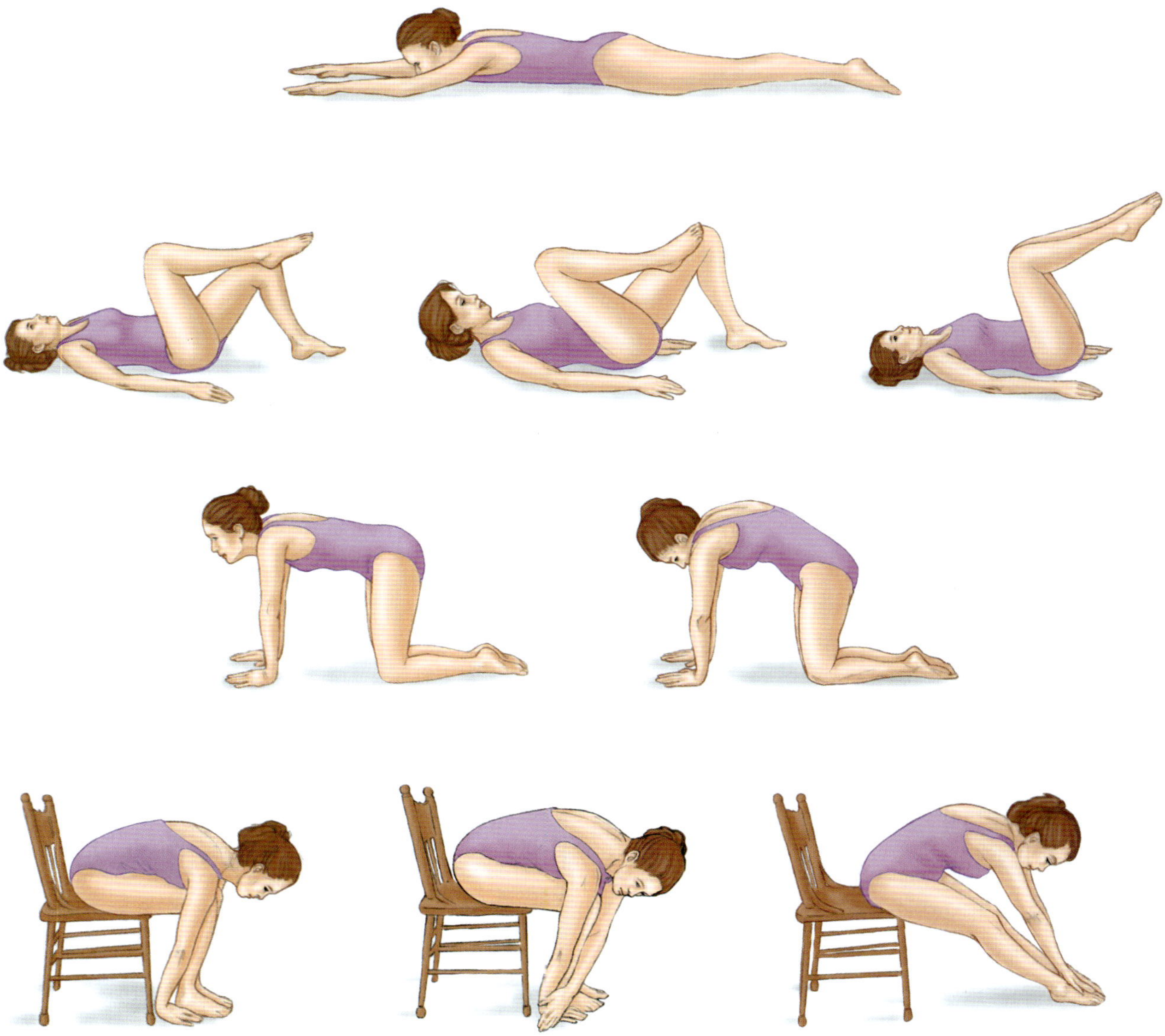

그림 11-7 요추부를 위한 다양한 스트레칭 운동법.

지방을 감소시키고 규칙적인 운동을 하며 굽이 낮거나 굽이 없는 신발을 신으면 통증이 없어진다. 덧붙인다면 그림 11-8에서 권장하는 것처럼 물건을 든다든가 앉는 연습을 통해서 허리 통증을 예방할 수 있다.

일반의약품인 진통제와 심장치료제는 종종 요추부 통증을 완화시킨다. 고통이 가라앉은 후, 요추부, 엉덩이, 배근육을 강화시키는 운동을 해야 한다. 하지만 복부 통증이 강렬하게 지속되면, 통증의 근원을 없애기 위해 완벽한 의료판단을 내려야 한다. 어떤 경우에는, 외과 수술이 필요할지도 모른다.

체성분

10장에서 설명했던 것처럼 건강한 인체는 많은 양의 수분과 적은 양의 지방과, 그리고 근육질(뼈, 근육, 기관)을 함유하고 있다. 체성분, 즉 몸무게의 구성은 근육질과 지방덩이가 차지하는데, 건강에 있어서 주된 요소이다. 인체의 적은 양의 지방은 남자 약 4%, 여자 10% 정도인데, 이것은 비록 적은 양일지라도 인체에서는 없어서는 안 될 필수요소이다. 그러나 너무 많은 지방은 심장병이나 고혈압, 당뇨 같은 만성병을 유발하는 요인이 된다. 규칙적인 운동은 근육을 만들고 근육을 유지시켜 주는 역할을 하며, 인체 내의 적당수준의 체지방을 유

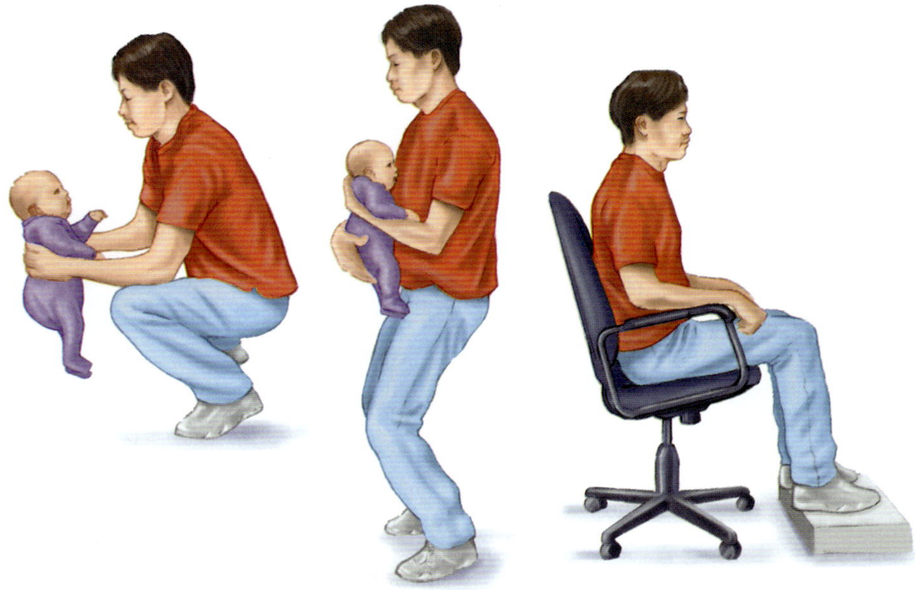

그림 11-8 **요추부를 보호하는 동작.** (a) 안전하게 굽히기 위해선, 등이 아니라 무릎을 굽히세요. (b) 아이나 무거운 물건을 들어올릴 때, 가슴 높이로 몸 가까이 붙여 안아올리세요. (c) 앉아 있는 동안, 요추를 보호하기 위해, 요추를 의자 등에 바싹 기대도록 하고 앞으로 굽히지 마세요. 조절가능한 의자를 사용하고, 무릎보다 더 약간 낮게 엉덩이를 앉으려면 발에 받침대를 대세요.

지하도록 도와준다.

근육조직을 구성하고 있는 세포는 특별한 근육세포들인데, 이들은 지방세포보다 더 활발한 대사 작용을 한다. 그러므로 근육세포는 지방세포보다 더 많은 칼로리를 태운다. 운동을 하고 근육덩이를 증가시켜서 인체대사 활동 비율을 증가시킬 수 있다(Binzen et al., 2001).

오래된 근육세포는 다 늙어 결국 죽게 된다. 불행하게도 인체는 이들 근육세포를 대체할 수가 없다. 결과적으로 인간은 일반적으로 근육 덩어리를 잃게 되고 나이가 들어감에 따라 뚱뚱하여진다. 근육세포는 지방세포로 변한다. 그렇지만 근육세포는 스스로 지방세포로 변형되지 않는다. 각 세포는 각각 특별한 조직과 기능을 갖고 있다. 그럼에도 불구하고 규칙적인 운동프로그램을 따라 계속해서 운동을 실시하면 늙어 가면서도 근육덩어리를 더 보전할 수 있다.

규칙적인 운동은 근육덩어리를 유지시켜 주지만 체중은 감소된다. 복부근육을 축소시켜 주기 위하여 매일 행하는 즉석운동(spot exercising)은 복부에 저장되어 있는 같은 양의 지방을 감소시키지 않는다. 육체적 운동을 하는 동안 신체 전체에 저장되어 있는 지방이 활발한 근육운동을 위한 에너지를 제공하여 주기 위하여 혈류 속으로 지방산을 방출한다. 하지만 특정 근육군의 운동은 단련된 근육의 힘을 증가시켜 줌과 밑에 놓여 있는 기름덩어리를 유지시켜 줄 능력을 증가시켜 주어서 육체적 건강상태와 외모를 증진시켜 준다.

필요한 칼로리 양을 초과하지 않고 하루에 매일 60분간씩 적당한 활기에 넘친 격렬한 에어로빅 운동을 하면 에너지를 얻기 위하여 체지방을 태우는 가장 효과적인 방법이다(USDA/US HHS, 2005). 매일 적당한 격렬한 에어로빅 운동을 하루에 30분간씩만 하여도 체중이 증가하는 것을 조절할 수 있게 된다. 예를 들면, 활기찬 걸음으로 2마일을 걸어가는 것은 약 200칼로리를 소모하게 되는데, 이 칼로리 양은 직경이 2인치 되는 초코릿 칩 과자 4개에 들어 있는 열량과 같은 것이다. 혹은 직경이 3인치 되는 도너츠 1개와 맞먹는다. 이것은 적은 양의 에너지로 여길런지 모르나 필요 양보다도 하루에 200칼로리 이상 소비하는 사람은 1년에 20파운드 이상 살이 찐다는 것을 알아야 한다. 앞장에서 언급했던 것처럼 육체적 운동량을 늘이고 현명한 칼로리 제한 다이어트 식사를 하는 것이 체중을 조절하는 가장 효과적인 방법이다.

건강한 생활습관

Healthy Living Practices

- 규칙적으로 강력한 유산소 운동을 하는 것은 순환기계통 건강 상태를 증진시키고 초과지방을 태울 수 있다.
- 역기를 드는 것처럼 규칙적인 저항운동을 하는 것은 근육의 크기와 힘을 증가시킨다.
- 근육스트레칭은 유연성을 증대시킨다.

운동성과

체력과 스포츠 관련 요소들

유전적인 요소가 심폐기능에 영향을 미치기는 하지만 기본적으로 훈련은 운동선수가 타고난 물리적 능력을 개발하고 스포츠 경기에서 성공적으로 겨루기 위해서 중요하다. 체력의 구성요소와 관련된 스포츠는 스피드, 힘, 협응력, 민첩성, 균형, 그리고 반응시간을 포함한다. 스피드는 움직임의 속도이다; 힘은 상당한 양의 힘에 집중하는 능력이다. 대개, 특수한 근육의 그룹으로부터 일을 할 때이다. 협응력은 복잡한 근육운동의 연속적 활동을 가능하게 하는 능력을 말한다. 민첩성은 방향을 쉽게 바꾸는 것과 같이 빠르고 정확한 운동을 가능하게 하는 능력을 말한다. 균형은 몸이 침착한 직립자세를 유지하게 한다.반응시간은 몸의 자세가, 변화하는 환경에 따라 맞추는 데 걸리는 시간이다. 비록, 선수들이 종종 특정한 스포츠에 관련된 체력요소들을 개발하려고 노력하기는 하지만, 또한 그것과 함께 건강에 관련된 체력의 요소들을 개발해야만 한다.

다이어트식과 실행효과

대부분의 운동선수들은 대단한 것을 기대하고 있다. 가령, 다이어트식, 보충제, 약품 등과 같은 것으로서, 이들은 선수들로 하여금 저마다 경쟁적으로 나서게 할 수 있는 것들이기도 하다. 그러나 모든 운동선수들에게 할 수 있는 최상의 조언은 충분한 양의 물을 마시도록 하는 것, 그리고 충분히 균형잡힌 다양한 음식으로 구성된 식사를 하는 것이다. 운동선수들은 보충제 없이도 더 많은 과일과 채소들을 섭취하는 것만으로도 충분한 비타민과 미네랄을 얻을 수 있다. 단백질이 많은 다이어트식이 더 근육을 크게 만든다는 과학적인 증거는 없다. 그러므로 많은 양의 육류섭취나 단백질 보충제를 섭취하는 것은 불필요하다. 고단백질 섭취는 탈수와 뼈에서 칼슘 손실을 가속시킬 수 있으며, 단백질이 많은 음식은 종종 많은 지방, 특히 포화지방을 함유하고 있다.

탄수화물은 신체가 선호하는 영양소이며, 녹말성분의 음식으로부터 탄수화물을 많이 섭취하는 것이 추천된다. 딱딱한 음식은 보통 달콤한 음식보다 비타민과 무기물을 더 포함한다. 일부의 운동선수들은 그들의 근육들에 보관되는 탄수화물의 양을 최대로 하기 위해 탄수화물을 적재한다. 경기 2,3일전에, 예를 들면 운동선수는 점차 약 70%의 칼로리 내에서 먹게 되는 탄수화물의 총계를 늘리고 차차 잘 되고 있는 시간의 총계를 감소시킨다. 경기가 시작되기 두 시간에서 네 시간 전에 운동선수들은 바젤(도넛처럼 생긴 빵), 파스타 또는 빵과 씨리얼과 같은 전분음식으로 이루어진 가벼운 식사를 한다. 모든 운동선수들의 탄수화물 섭취가 그들의 경기력 향상을 돕는 것은 아니다. 따라서 시합에 임하지 아니할 때 음식물의 효과를 시험해 보아야 한다.

운동능력 향상 보조제

운동능력 향상 보조제(ergogenic aids)에는 식품보충제, 각성제, 그리고 신체발달 및 기능을 향상시켜 주는 것으로 여겨지는 기전의 장치와 같은 다양한 제품들이 포함될 수 있다. 이런 운동능력 향상 보조제는 어떤 것들은 유익하고 해가 없지만, 다른 것들은 위험하고 불법이다. 예를 들어 크롬미네랄(chromium picolinate)은 운동선수들이 여윈 몸을 구축하기 위해, 구하는 인기 있는 다이어트식의 보조제이다. 그러나 수많은 과학연구의 결과들은 크롬미네랄이 육체적 능력을 개선한다는 증거를 제시하는 데 실패했다. 게다가, 동물실험 결과들은 다량의 크롬미네랄이 DNA를 손상시키며 암의 위험을 높인다는 것을 나타내고 있다(Stearns et al., 2002). 크레아틴 및 아미노산은 또 다른 대중적인 운동능력 향상 보조제이다. 그러나 사람들은 크레아틴 보조제를 섭취하는 동안 약간의 체중 증가가 있을 수 있다. 과학적 연구결과들은 아미노산이 체력의 지구력을 개선한다는 주장을 뒷받침하지는 않는다. 사실, 그런 보조제는 건강에 부정적인 영향

운동능력 향상 보조제 (ergogenic aid) 신체활동을 수행하거나 발달시키는데 촉진하는 물질 또는 장치.

표 11-2	성에 따라 새로운 암의 발병부위와 사망률. 미국, 2004년 통계.	
	요구	현재 과학적인 방법
카페인	힘을 강화하고, 지방물질 대사를 높인다.	과다복용의 경보는 신경질을 일으키는 원인이 된다: 운동을 하는 동안 자유로운 지방산은 올린다: 성과의 신중한 개선.
크레아틴	운동하는 동안에 에너지 방출을 강화한다.	저항운동 동안에 성과를 강화: 연구는 더 필요하다.
Carnitine	지방물질대사를 높인다.	성과에 있는 뜻 깊은 개선 없음: 그러나 연구는 더 필요하다.
밀세균기름	스테미나를 개량하는 세포에 의해 증가산소 통풍관	잘 설계되는 학문의 결과는 에르고제닉 요구를 지원하지는 않는다.
오메가3지방산	더 나은 제작 혈류량은 근육성장을 자극한다.	잘 설계되는 학문의 결과는 에르고제닉 요구를 지원하지는 않는다. : 큰 복용량은 뇌졸중의 위험을 증가시킬지 모른다.
아미노산	일반적인 성과강화	잘 설계되는 학문의 결과는 지원하지 않는다.: 아미노산의 과다 복용량은 아미노산 흡수를 금하고 물 필요조건을 증가할 수 있다.
Coq10	심장기능 강화	잘 설계되는 학문의 결과는 연구가 더 필요한 장기안전과 성과 있는 일괄된 개선이 불명하다는 것을 보여 주지는 않는다.
꿀벌꽃가루	회복시간을 단축한다.	잘 설계되는 학문의 결과는 에르고제닉 요구를 지원하지는 않는다. 몇몇 개인에 있는 알레르기성 응답을 일으키는 원인이 될지도 모른다.
CLA	몸의 질량을 증가시킨다.	잘 설계되는 학문의 결과는 에르고제닉 요구를 지원하지는 않는다. 장기안정은 불명하다.

을 줄 수 있다(Terjung et al., 2000).

표 11-2는 음식물 보조제들을 열거한다. 이들의 운동능력 효과에 대해서, 그리고 과학적 연구에 의해 이 같은 주장을 뒷받침하는 정보에 관해서 자신의 생각을 펼쳐보라. 다른 음식물 보충제에 대한 정보를 알려면, 표 1-4, 그림 9-11, 그리고 그림 10-A를 보라.

합성대사 스테로이드 남자와 여자 양쪽 모두 운동회기 동안에 더 강하고 근육을 더 만족스럽게 만들기 위해 무게를 올려도 괜찮다. 그러나 남자는 테스토스테론 수준이 여자들보다 더 높이 있기 때문에 유능한 큰 근육을 더 발달시키며, 전반적인 큰 근육의 힘이 있다. 테스토스테론은 합성대사(anabolic)(조직 형성) 호르몬이다.

합성대사 스테로이드(anabolic steroids)는 테스토스테론과 화학적으로 관련이 있고, 종합적인 그룹이고, 자연적인 물질이며, 근육을 만드는 특성을 가지고 있을지도 모른다. 확신하는 합성대사 스테로이드는 통제되는 물질로 분류되어 의사에 의해 합법적인 의학적 용도로 처방될 수 있다. 그러나 그런 약들은 육체적인 성과 또는 근육의 발달 또는 강화하고 싶은 사람이나 운동선수들에 의해 수시로 불법적으로 이용되고 확산되고 있다.

합성대사 스테로이드 (anabolic steroids) 신체근육을 키우는 약 종류.

미국에서는, 사람들이 수시로 물질 복용테스트를 받는 것을 내키지 않기 때문에 합성대사 스테로이드 남용의 보급이 널리 퍼지고 남용하는 것을 평가하기에는 어려운 점이 있다. 역시, 3백만 미국인의 스포츠에서 포함된 젊은 성인 및 청년 남성은 그들의 생활에서 합성대사 스테로이드를 어떤 점에서 학대하기 위하여 평가한다(Kutscher et al., 2002).

왜 합성대사 스테로이드의 남용에 많은 걱정을 하는가? 체력을 보강하기 위하여 약을 과다복용하는 운동선수는 약물을 사용하지 않는 운동선수에 비해 불공평한 경쟁이점이 있을 수 있다. 하지만 스테로이드에는 몸에 심각한 돌이킬 수 없는 효력이 있을 수 있다(그림 11-9). 남자에 있어서 스테로이드 남용은 종종 불임과 고환의 위축을 경험하게 될 것이며, 약을 남용하는 여자는 대머리가 되고, 얼굴의 털을 자라게 하고, 월경 불규칙성을 경험할지도 모른다. 합성대사 스테로이드 남용은 심장과 신장병과 특정 암 및 간 종양 발전의 위험을 증가시키며, 어떠한 경우에는 간 또는 신장에 심한 손상을 주어 죽음에 이를 수 있고 게다가 합성대사 스테로이드는 성격에 영향을 미칠 수 있다. 합성대사 스테로이드를 남용하는 사람들은 보통보다는 호전적이고 적개심을 가지며, 성급하게 행동할지도 모른다. 일정한 저항운동은 근육의 크기, 그리고 힘을 증가시킬 수 있는 유일하게 안전한 방법이다.

건강한 생활습관
Healthy Living Practices

- 당신의 근육을 만들기 위해 합성대사 스테로이드 제제를 사용하지 말라: 그것들은 매우 유해할 수 있다.

건강을 위한 운동

건강을 위하여 사람들은 자주 특별한 종류의 운동을 한다. 유산소 운동은 심폐능력과 근육의 지구력을 향상시키며, 농구나 조깅을 포함한 격렬한 유산소 운동을 하는 것은 뼈를 튼튼하게 해준다. 등장성과 등축성 운동이 근육 발달을 시켜줄지는 몰라도 이 운동이 심폐운동에 크게 도움이 안 될지도 모른다. 많은 사람들이 그들의 물리적 상태를 개선하려고 일상운동으로 유산소 운동과 근육강화 운동을 겸한다. 다른 사람들은 등축성 운동과 유산소 운동을 매일 번갈아 실행한다. 예를 들자면, 하

합성대사 스테로이드 부작용:

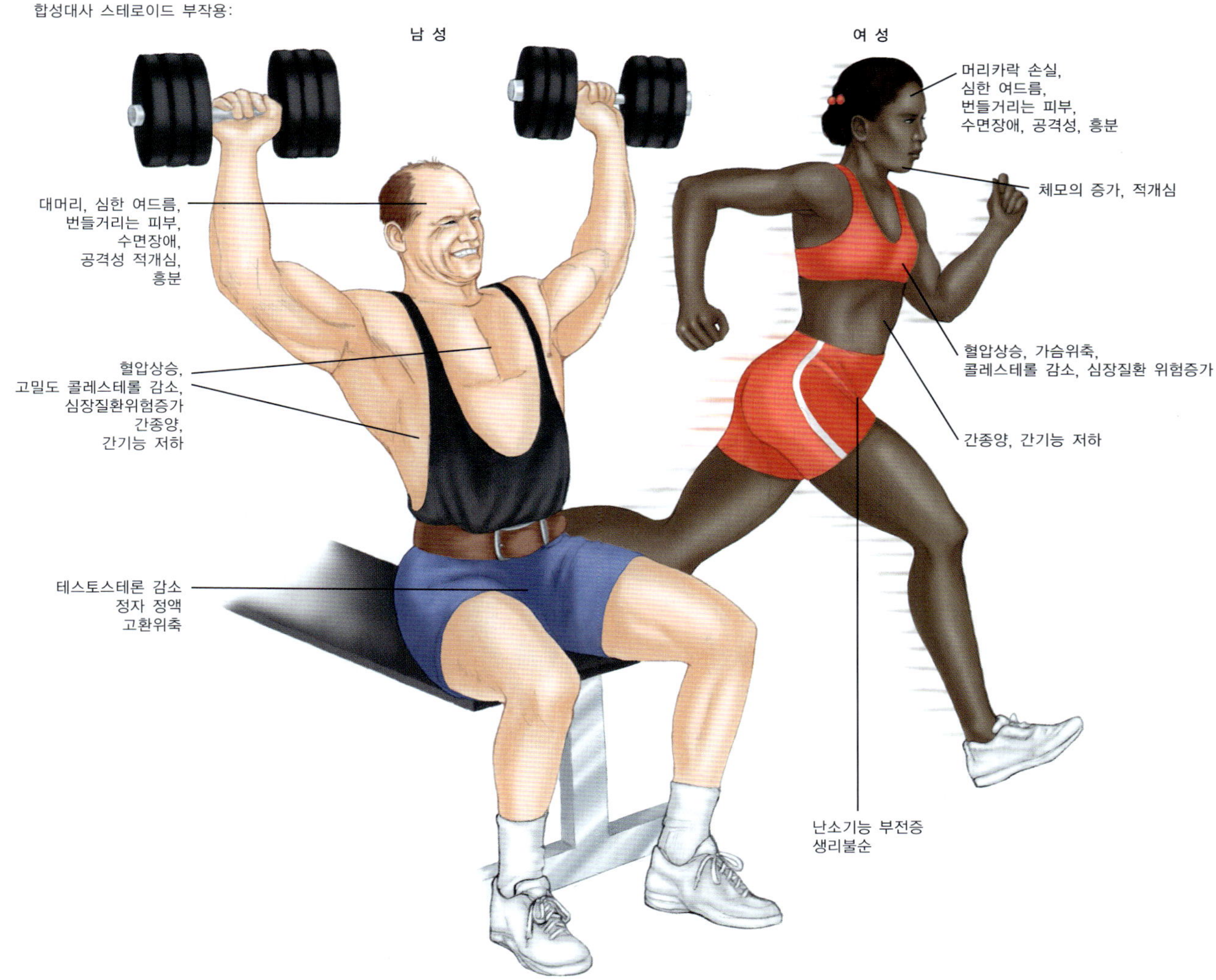
남 성
대머리, 심한 여드름,
번들거리는 피부,
수면장애,
공격성 적개심,
흥분
혈압상승,
고밀도 콜레스테롤 감소,
심장질환위험증가
간종양,
간기능 저하
테스토스테론 감소
정자 정액
고환위축
여 성
머리카락 손실,
심한 여드름,
번들거리는 피부,
수면장애, 공격성, 흥분
체모의 증가, 적개심
혈압상승, 가슴위축,
콜레스테롤 감소, 심장질환 위험증가
간종양, 간기능 저하
난소기능 부전증
생리불순

그림 11-9 합성대사 스테로이드 복용시 발생되는 부작용. 근육을 발달시키기 위해서, 남자와 여자들이 근육발달 촉진제인 합성대사 스테로이드나 화학물질을 남용한다. 이런 약들은 신체에 여러 부작용을 낳을 수 있다.

루의 운동활동은 역기 들기에 전념할 것이고 다음 날의 활동은 걷는 경기를 포함 하는 것이다.

운동의 주기, 기간, 강도는 또한 그것으로부터 유도된 사람의 건강 유익의 정도에 영향을 미친다. 운동의 *주기(frequency)*는 개인적인 운동의 횟수이다. 보통 한 주의 운동분기와 하루의 횟수로 보고되어진다. 1주일에 최소한 세 번 운동한 사람은 일반적으로 덜 운동한 사람보다 건강(체력)의 중요성을 빨리 경험하게 된다.

운동의 *기간(duration)*은 각 운동분기 동안 육체적인 활동을 수행하는 총 시간이다. 예를 들면, 한 주에 3일 동안 40분씩 조깅한 사람은 주에 3번씩 10분씩 하는 사람들보다 더 많은 심폐호흡의 이점을 경험하게 된다. 정좌의 사람은 보통 몇 주간 동안 활동의 기간을 점진적으로 증가시키는 무산소 운동을 획득한다면, 심폐호흡의 장점을 발달시킬 수 있다.

당신의 육체적 활동레벨의 수행과 증가시키는 관련된 쉬운 방법은 하루에 걸음 수를 측정하는 것이다. 당신이 페로메터 구입을 필요로 했다면 $30 이하로 싸게 팔 것이다(그림 11-10). 당신이 전형적인 하루 활동을 시작하기 전에 당신의 벨트나 손목밴드에 페로메터를 장착해라. 그러면 하루 동안 걷는 수를 기록하고 잠자리에 들긴 전에 페로메터를 체크한다. 만약, 당신이 앉은 자세의 생활방식이라면, 3000보다 적은 양의 걸음을 취할 것이다. 점진적인 걸음 수의 증가는 당신이 신중히 노력을 한다면 더 많은 활동이 될 수 있다. 걸음은 일상적이다. 예를 들면, 매일 실시하면 걸음의 수를 증가시킬 수 있고, 심폐 호흡기능을 증가시킬 수 있다. 당신의 목표는 매일 최소한 8000보 이상은 기록해야 한다.

운동의 *강도(intensity)*는 활동을 수행하는 동안에 사람이 사용하는 물리적 운동성을 반영한다. 기능의 기술은 운동의 강도를 평가하는 몇 가지 방법이 사용되는데, 운동기간 산소의 소비량, 심박동 수, 그리고 개인적인 물리적 기술의 개념을 포함한다. 사람은 평균 30분 동안 볼링이나 강한 골프카를 사용하는 동안 골프 나인홀을 하는 것은 가벼운 활동들이다. 테니스를 치거나 가벼운 워킹은(1시간 30분 동안) 현저한 보통 활동이다(표 11-1).

그리고 6마일의 조깅이나 30분 동안 라켓볼을 하는 것은 강도높은 활동들이다. 유산소 물리적 활동의 주기, 기간, 강도는 이점에 영향을 미친다. 예를 들면, 당신이 20분 동안 강도 높은 활동을 하거나, 30분 동안 평범한 운동을 할 수 있어 심폐호흡 이점을 성취할 수 있다.

운동분기

강도 높은 운동 후나 차가운 물속에 들어가기 전에 워밍업을 해야 한다. 워밍업은 신체에 강한 운동을 한 때의 스트레스를 감소시켜 준다. 워밍업 하는 동안 사람의 근골격근은 따듯해지고 쉽게 확장되며, 관절은 더 유연해지고 심박동 수와 호흡률은 점진적으로 증가한다. 워밍업은 손상의 정도를 감소시킬 수도 있지만 더 많은 연구가 필요하다. 차가운 물에 들어가는 것은 혈액순환을 촉진시킨다. 특별히 다리 근육에서 물리적 활동의 강도(세기)로부터 회복시켜 준다.

육체적 활동을 하기 전에 워밍업하기 위해서는 당신은 쉬운 장소에서 걸을 수 있고, 그리고 나서 점차적으로 5분에서 10분 동안 걸을 때가지 속도를 증가시킨다. 이 관점에서, 당신은 근육을 그림 11-5에서 보여 주는 것처럼 스트레칭을 하기에 충분이 이완되어 있어야 한다. 워밍업 수행을 하기 전에 스트레칭 근육은 차가움이 그들에게 손상을 줄 수 있기 때문에 보통 요구되어 지지 않는다.

그러나 최근 보고에 따르면, 스트레칭은 스포츠 손상에 대항해 보호되지는 않는다(Thacker et al., 2004).

스트레칭 후에, 많은 사람들은 특별한 근육의 워밍업을 위해 적극적이고 구체적인 활동을 수행한다. 예를 들면, 조깅하는 사람은 수분 동안 느리게 조깅하고, 그들의

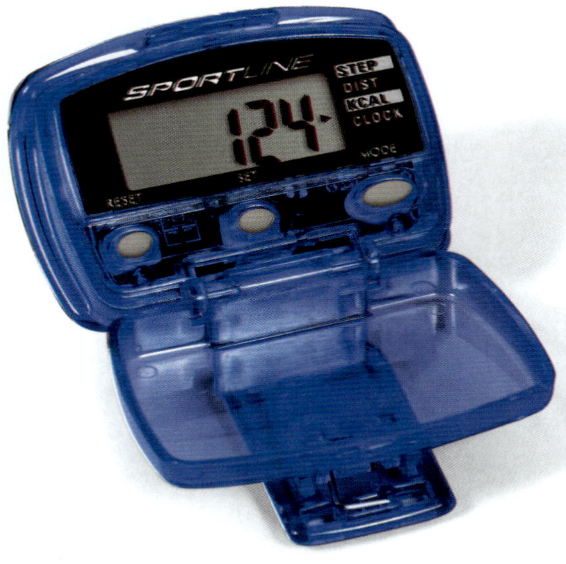

그림 11-10 만보기. 만보기는 신체적 활동수준을 평가하기 위한 비교적 쉬운 방법이다.

보통 운동속도에 이를 때까지 점진적으로 속도를 증가시킨다.

운동 전에 워밍업은 심장질환을 갖고 있는 사람들에게 필수적이다. 심장의 비정상적인 기능은 워밍업 없이 갑자기 운동을 시작하는 중년의 사람들에게 일어날 수 있을 것이다. 워밍업은 심장에 혈액 흐름을 증가시키고 물리적 활동을 하는 동안 심장질환의 위험을 감소시킨다.

스트레칭으로써 점진적으로 그들의 활동강도를 감소함에 의해서 심하게 운동한 후에 냉을 적용해야 한다. 강한 운동의 많은 형태는 다리 근육에 혈액공급을 증가시키고 갑자기 멈추는 것은(강도 있는 근육의 운동을) 다리 정맥에 정맥혈의 원인이 된다. 뇌로의 혈액 흐름을 감소시키고 주의집중의 감소, 질병이 기능의 감소의 원인이 된다. 가벼운 운동의 5에서 10분 동안 차가운 물에 들어가는 것은 점차적으로 다리 근육에 혈액 흐름을 감소시킨다. 그림 11-11은 50분 동안 운동 중에서 10분 워밍업, 30분 조깅, 10분 마무리 하는것을 보여 준다.

운동위험 증상

심장병과 심장의 기능을 증진시키기 위해 운동을 하라. 그러나 급격하거나 강렬한 신체적인 과한 노력은, 부적당하는 개인의 심혈관 질환에 특히 심장에 부담을 줄 수 있다.

격렬한 운동을 하는 동안 당신의 심장계통의 위험을 줄이기 위해서, 첫 번째로 워밍업을 실시하고 10~15분 정도의 감소된 강도 단계의 운동을 한다. 당신이 경험하는 활동레벨 및 어떤 불편함을 기록한다. 운동 후 심장병과 관련 있는 어떤 증상 또는 증후가 나타날 경우, 활동을 중단하고 의사와 상담하십시오

- 심장이상, 불규칙한 리듬과 같은 느낌이 있고 목과 가슴에서 맥박이 펄럭임을 느낄때
- 가슴과 목, 팔에 통증과 압박감을 느낄 때
- 숨이 가파르고, 어지럽고, 갑작스런 조정의 상실이 있고, 식은 땀이나고, 시력이 희미해질 때

운동상해 예방과 관리

누구든지 운동시 신체의 안전에 대하여 염려하며 적당한 운동기구와 트레이닝복, 신발, 그리고 활동적인 보호기구를 점검한다. 부가적으로, 사람들은 그들의 운동 장소와 시간에 대해서도 몇몇 공통의 느낌을 갖게 된다. 자전거 타는 사람들과 조깅하는 사람들은 교통신호를 준수하며, 운동을 하고 좁고 번화한 도로나 어깨에 짐을 지고 지나다니는 사람들이 많은 시장길 등은 피하게 된다. 밤에 밖에서 하는 육체적 활동은 매력적이지 못하고 문제점이 있다.

사람들은 더 뚜렷하게 눈에 보이도록 반사되는 길고 가느다란 띠를 한 옷을 입어야 하기 때문이다.

일상생활 중 육체적 활동을 하고있다고 할지라도 최선의 건강을 위해서는 운동이 필수적이다. 어떤 운동들은 근골격계에 손상을 줄 수 있다. 긴장된 상태에서의 갑자

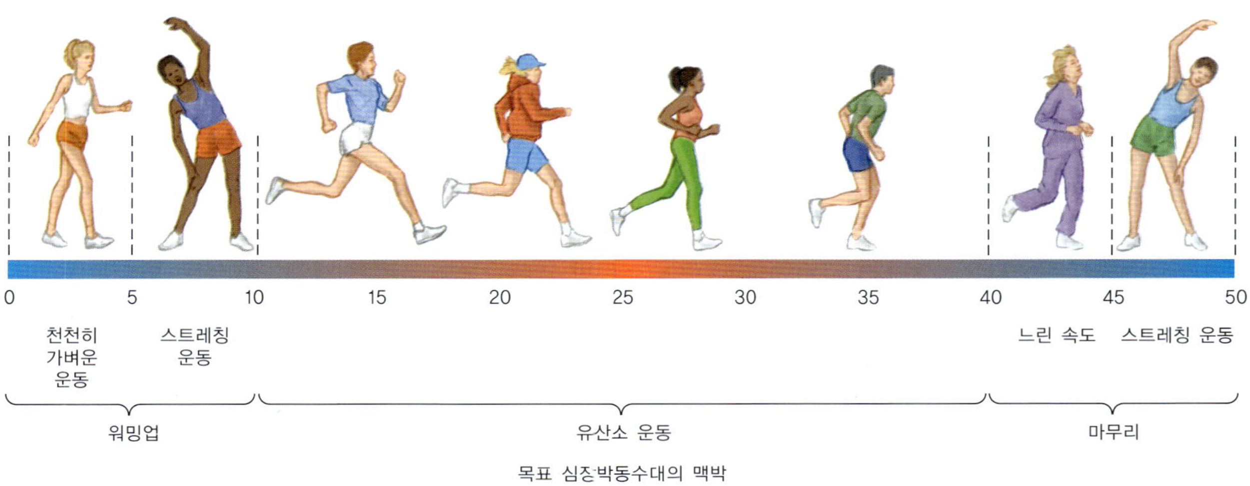

그림 11-11 운동과정. 합리적인 50분 운동과정은 10분 워밍업, 30분 조깅, 10분 마무리로 구성된다.

기 행하는 육체적 행동은 근육, 건 또는 지지하는 세포조직에 손상을 입힐 것이다. 육체적으로 활동하는 사람들은 대체로 그들의 근골격계 상해의 위험을 최소화하기 위해 일반적으로 예방방법을 사용할 수 있다. 갑작스럽고 침착하지 못한 행동은 근육, 건, 관절, 근건 접합부에 상해를 입히게 된다. 그러므로 사람들은 지나친 몸의 뒤틀림에 요구되는 육체적 활동을 회피하게 된다.

긴장과 염좌

일반적으로 모든 육체적 행동을 하는 사람들은 근육이 욱신욱신 쑤시거나 또는 피로와 접질림으로 근육계통이 상해를 입은 경험이 있다. 비록, 의학적으로 정확하지 않은 긴장과 접질림에 대한 임상의 증상일지라도, **긴장**(strain)은 일반적으로 근육 또는 건에 순간적인 과부하를 주어 손상을 입게 만든다. 따라서 **염좌**(sprain)는 보통 손상된 인대와 관련 있는 질환이다. 손상을 입게 될 때 긴장과 염좌가 종종 함께 동반되지만 긴장보다는 염좌가 더 심각한 증상이다. 인대의 염좌는 인대의 일부 또는 전체가 찢어지고 주변의 근육, 관절, 근건 접합부, 또는 뼈가 상해를 입을 수 있다. 따라서 심한 염좌는 일반적으로 즉각적인 의학적 응급처치가 요구된다.

긴장(strain)
주로 근육 또는 건의 손상을 뜻함.
염좌(sprain)
주로 인대 손상을 뜻함.

휴식, 얼음(얼음으로 식히다), 압박, 그리고 올리기의 머리글자인 *RICE*는 긴장과 염좌를 치료하는 데 효과적이다.

- *휴식(rest)*은 아픔을 줄일 수 있다. 그러나 가벼운 운동 또는 손상된 근육을 사용하는 활동은 일반적으로 추천된다.
- *얼음(ice)*을 이용한 치료는 2일 또는 3일 동안 매 2시간 마다 20분 동안으로 한정하여 적용하되 환자가 잠들지 않고 깨어 있는 시간에 얼음이 피부에 직접 닿지 않게 치료한다.
- *압박(compression)*, 외부로부터의 압력제공은 부종을 예방할 수 있다. 압력은 상처 위에 붕대를 사용하여 압박한다. 붕대는 순환을 방해하지 않는 범위 내에서 충분히 압박을 가하여 반드시 효과가 있게 해야 한다.
- *올리기(elevation)* 역시 부종을 줄인다. 상처 입은 손발을 들어올렸을 때, 중력은 손발의 혈액을 심장으로 유입되도록 도우며, 혈액과 그 밖의 손상된 세포(조직)에 모인 액체를 감소시킬 수 있다.

RICE 와 약물은 환자의 고통을 줄여 준다. 근육통은 보통 하루(1일) 또는 이틀(2일) 이내에 사라진다. 만일, 상처 입은 부분이 RICE에 의해 향상되지 않고 아픔이 지속 또는 악화하면, 진찰을 받아 의사의 의견을 듣는다.

온도와 관계있는 손상

더운 날씨 태양 아래에서 운동할 때, 몸은 기후환경과 근육의 활동으로 인해 열을 얻어 체온이 상승한다. 체온을 낮추어 몸을 시원하게 하기 위해, 외부로 열을 옮기기 위해 다량의 땀을 배출한다. *탈수(dehydration)*는 만일 인체가 발한에 의해 손실된 수분 되돌려 놓지 못하는 경우에 일어날 수 있다. 체액의 부족은 인체의 근육이 효과적으로 움직일 수 없게 한다. 땀으로 손실된 수분을 충분히 공급하기 위해서는 물, 수프, 과일, 야채, 그리고 알콜이 없는 음료수 등이 필요하다.

체온이 정상보다 더 높아지는 **고열**(hyperthermia)는 탈수때문에 일어날 수 있다. 만일, 보통 신체의 온도보다 더 높은 고열이 나거나 탈수되면, 탈수로 인해 생겨날 수 있는 열경련, 열소모(기진맥진), 열사병이 일어날 것이다. **열경련**(heat cramps)의 징후는 근육의 경직, 손발 또는 복부의 통증을 일으킨다. 증상이 나타나면, 보통 활동을 멈춘 후 그늘에서 쉬게 하고 경련을 일으킨 근육을 스트레칭 시키고 약간의 물을 마시면 회복된다. 회복된 후에는 해가 떠 있는 동안 활동하지 않는다.

열소모(heat exhaustion)와 **열사병**(heatstroke)은 열경련보다 더 심각한 상태이다. 열소모로 얼굴이 창백하고 피부가 끈적끈적하며, 메스꺼운 느낌, 피로감, 무력감, 많은 양의 땀을 흘린다. 증상이 일어나면, 시원한 지역으로 옮기고 시원한 물을 충분하게 마시게 한다. 만일, 조치하지 않으면, 열사병으로 발전시킬 수 있다. 열사병의 신호와 징후는 덥고, 건조하고, 붉게 된 피부, 빠른 맥박, 발열, 의식불명이 생긴다. 열사병은 생명이 위험한 응급상태이므로 더위로부터 피하게 하고, 즉시 내과의 응급처치를 받아야 한다(Convertino et al., 1996).

기후가 덥고 습기가 많을 때에는 햇빛이 있는 야외활동을 피하고, 만일 더울 때에 부득불 야외에서 있을 수밖에 없다면 열사병을 예방할 수 있는 다음 예방책을 따른다. 운동하기 전 2시간, 약 16온스의 물을 마시고, 운동하는 동안 15~20 분마다 4~8 온스의 물을 마심으로 땀으로 손실된 체액을 보충해 줘야 한다.

기후가 더워기지 전에 일 또는 적은 양의 운동을 야외에서 시작하여 2 주간 이상 낮은 강도에서 점차로 높은 강도로 하여 몸이 익숙하게 적응하게 하여 극단적인 온도의 변화를 육체적으로 적응하도록 한다. 습기가 많고 기후가 높은 곳의 사람들은 연하게 채색된 옷을 입고, 밝게 비치는 헐거운 옷을 착용하고 덥지 않고 편안하게 머무르도록 해준다. 왜냐하면 가벼운 채색은 햇빛을 반사하고 헐거운 의복은 발한 작용을 더 쉽게 증발하도록 하기 때문이다. 주위의 온도와 습도가 매우 높을 때는 야외작업시 더위와 관계있는 병의 위험성을 줄일 수 있는 방법을 고려해야 한다.

과도하게 땀 흘리는 사람들은 땀 속에 포함된 나트륨 염화물질 성분을 다량 잃을 수 있다. 이 사람의 대부분은 많은 양의 물과 과일쥬스를 마실 수 있고, 잃어버린 영양분을 대신할 음식물을 다 먹어버린다. 1시간 또는 그 이상 더 많은 격렬한 운동을 할 때 사람들은 역시 유동의 제자리 되돌림을 위한 운동(스포츠) 음료를 다 마셔 버릴 수 있다(Coyle, 2004). 스포츠 음료의 공급은, 이러한 음료가 나트륨 염료를 포함하고 있기 때문에 대부분의 육체적으로 활동하는 사람들은 소금 정제를 필요로 하지 않는다(Williams, 2005). 사람들은 체액을 다시 되돌리기 위하여 알코올성 음료를 소비하지 않아야 한다. 왜냐하면 알코올은 이뇨제이이기 때문이다. *이뇨제(diuretic)*는 소변생산을 늘린다; 그런 까닭에, 그들이 알코홀성 음료를 마실 때 사람들은 더 많은 신체의 수분까지 낭비한다. 카페인 이 이뇨제 역할을 하지만 최근의 과학적인 연구 결과가 카페인 음료는 보다 많은 오줌의 손실이 생기지 않게 함을 보여 준다(Paluska, 2003).

겨울철 야외활동에 참가하는 것은 추운 상해의 위험을 증대시킨다. 추운 온도에 노출되는 신체는 피부의 혈행과 체온을 낮춘다. 냉각된(춥게한) 사람은 와들와들 떨고 저림과 무감각 및 드러난 피부 또는 신체부분에 작렬감(불타는 듯한 느낌)을 느낀다. *동상(frostbite)*은 피부 깊은 조직세포로부터 투명한 결정들이 얼음으로 얼 때 파괴되는 현상들이 나타나게 한다. 영향을 받은 부분은 혈액의 흐름이 느리고, 울혈을 형성하며 산소와 영양분을 얻을 수 없어, 조직세포가 괴사된다. 동상에 걸린 부분은 절단하게 된다. 인체의 손가락, 발가락, 코, 귀, 그리고 얼굴은 동상에 가장 걸리기 쉽고 일정시간 노출된 피부는 동상에 걸릴 수 있으며. 동상은 직접적이고 적당한 의학적 치료를 요구한다. 동상에 하는데, 이는 마찰을 피한다. 세포조직에 손상을 진전시킬 수 있기 때문이다. 동상에 방, 장갑 또는 벙어리장갑, 귀를 덮어 내릴 수 있는 모자, 스카프 착용을 필요로 한다.

체온저하(hypothermia)는 신체의 온도가 화씨 95도 아래로 떨어질 때 일어난다(Kanzenbach & Dexter, 1999). 체온이 내려간 만큼, 사람은 와들와들 떨고, 피로한 느낌, 부족한 판단 표현, 순응하지 못하는 행동을 보이며, 결국에는 의식을 잃는다. 체온이 화씨 82도 아래로 떨어지게 되면 호흡과 혈액순환이 어려워져 사망에 이를 수 있다. 동상의 사례와 마찬가지로, 체온저하는 신속한 의학적 치료를 요구한다. 그것은 체온저하로부터 추위와 젖은 옷을 벗기는 것으로부터 사람의 고통을 보호하는데 중요하다. 마른 담요로 환자를 덮는 것은 환자가 병원에 갈 수 있을 때 까지 따뜻하게 한다. 체온저하를 대비하여 보호하는 것은, 모자 착용(쓰기)과 따뜻한 옷을 껴입기, 추운 환경에 있을 때 마른 의복 준비이다.

고열(hyperthermia)
체온이 정상보다 높아질 때 나타나는 증상.

열경련(heat cramps)
근육과 사지 및 복부통증을 수반하는 증상. 수분손실.

열소모(heat exhaustion)
고온작업 또는 운동으로 극심한 피로감.

열사병(heatstroke)
고온에서 작업 또는 운동으로 발생되는 생명에 위험을 초래할 수 있는 증상.

체온저하(hypothermia)
체온이 화씨 95도 이하로 떨어지는 증상.

건강한 생활습관
Healthy Living Practices

- 만일 당신이 근육골격에 상해가 있다면, 치료와 같이 RICE 를 사용하라. 만일 고통과 부종있다면 의료진과 상담하라.
- 만일 당신이 일 또는 운동하는 동안 열경련 또는 열소모가 발전된다면 즉시 활동을 멈추고, 더위를 피하고 물을 충분히 마셔라.
- 만일 뜨거운 조건에서 운동 또는 작업 계획이 있다면, 헐거운 옷을 입고, 가벼운 옷과 물, 광일 주스, 또는 스포츠 음료를 지니고 충분히 공급할 수 있도록 하라.
- 당신이 추운 조건에서 운동 또는 작업을 할 때, 따뜻하게 하기 위해 옷을 껴입고, 마른옷, 모자 또는 스키 마스크, 장갑 또는 벙어리장갑, 그리고 두꺼운 양말을 착용할 수 있도록 하여 체온저하와 동상으로 부터 당신 자신을 보호하라
- 운동하는 동안 또는 뜨거운 온도의 노출에서 잃은 신체의 물을 되돌려 놓음을 알코올을 담고 있는 음료를 마시는 것을 피하라.

개인의 운동프로그램 개발

기본적인 개인의 신체운동 프로그램은 심폐기능의 건강, 근육의 힘과 지구력, 그리고 유연성 향상을 활동에 포함해야 한다. 효과적인 계획의 발전을 위해서는 필요성, 흥미, 억제력을 결정해야 한다. 다음 질문의 답은 당신이 이 단계를 성취하는 데 도울 수 있을 것이다.

- 나는 운동 시간을 가질 수 있도록 나의 하루 활동을 어떻게 계획할 것인가?
- 어느 신체활동들이 즐거움과 휴식을 위하여 균형있게 실행 될 수 있다고 생각되는가?
- 나는 특정한 스포츠와 관계있는 기술 발전과 향상을 원하는가?
- 나는 혼자 아니면 다른 사람과 운동을 할 것인가?
- 나는 어디에서 운동을 할 것인가?
- 나는 특수한 장비나 규정이 없는 특정한 활동에 요구되는 신체적 제한점은 없는가?

이 장에서의 건강습관활동을 바꾸는 것은 당신의 신체운동 수준을 향상시키는 데 도움을 줄 것이다(학생 기준서를 보라).

첫 번째 단계를 완벽하게 한 후, 당신의 일반적인 건강목표 리스트를 만들어라. 그것들의 하나는 건강과 관계있는 적합한 구성요소를 향상하는 것으로, 당신의 심폐기능의 건강 또는 유연성을 향상시키는 표본이다. 다른 목표는 당신의 용모 또는 민첩성을 강화하는 것으로 바꿀지도 모른다. 비록 당신의 리스트에 여러 가지 목표가 포함 되었어도 한번에 하나 또는 둘만을 선택하도록 한다.

이 점이 당신의 신체활동 목표에 도움을 주는 즐거운 운동을 선택해야 하는 필요성이다. 일찍이 언급한 바와 같이, 에어로빅 운동은 심폐기능의 건강을 달성하기 위하여 필요하다. 저항운동은 여윈몸을 키우거나, 근력과 지구력을 지속하기 위하여 필요하다. 웜업과 쿨다운 스트레칭 운동은 관절운동범위를 증진시킬 수 있다. 대학에서 체육교육과의 개인운동수업을 지도하는 교수는 당신에게 어떤 기구를 이용해서 운동해야 하는지 또는 어떻게 안전하게 운동을 할 수 있는지에 대한 답을 줄 수 있다.

교차훈련(cross-training)
유산소운동의 다양한 부분을 피트니스 프로그램에 접목.

만일 당신이 과체중이거나 늘 앉아서 생활한다면, 생체시간을 건강 프로그램에 적용시켜라. 그리고 처음 첫 2주간에는 강도가 높거나 15분 이상의 무리한 운동을 삼가도록 하라. 어떤 사람들은 운동과정이나 진행에 대하여 일기장에 기록한다. 숨이 차거나 통증과 같은 운동의 한계성을 경험하는 증후가 있으면 운동을 멈추도록 한다. 공통의 문제점은 너무 열성적으로 하는 경우와 몸이 좋지 않은 사람인 경우로 아주 짧은 시간에 너무 많은 것을 시도 하는 것이다.

운동의 결과 피로 또는 불편한 경험이 없다면 당신은 프로그램의 다음 단계로 넘어가는 준비를 해야한다. 운동강도와 시간이 점차 증가할수록 근력은 증강되고 운동목표에 도달 할 수 있게 된다. 예를 들면, 당신이 주간의 대부분의 날에 45~90분 동안 운동을 할 때 까지 매주 5분씩 유산소 운동을 추가하라. 당신이 시간당 2마일의 속도록 걷는 것을 점차 페이스를 증가시켜 애써 힘들이지 않고 3~4마일까지 걸을 수 있게 하는것이다.

유산소 운동의 신체이익을 얻으려면 당신은 한번에 최소 10분은 움직여야하고, 주당 최소 2일간, 그리고 최대심박동량의 55~64%를 유지하도록 한다(Pollock et al., 1998). 유산소 운동을 좀더 자주, 좀더 오랜기간 강도높게 하는 것은 당신의 신체기능을 매우 높은 능력으로 발달시키게 된다.

당신은 무거운 중량을 점차 늘려 저항을 이기게 되면 중량운동 프로그램으로 근육의 크기와 근력을 강화시킬 수 있게 된다. 근육이 힘의 부하에 적응하면, 적은 횟수의 운동을 하는동안 중량을 부가하여 근력을 향상시킬 수 있다. 강한 훈련후에 저항운동을 한 근육은 회복하고 복구하며 성장시키는데 48시간이 필요하다. 이렇게 전문가들은 강화운동과 심폐기능 운동을 교대로 종종 추천한다. 표 11-3은 스트레칭 운동을 포함한 중량저항 프로그램과 유산소 운동의 예를 보여준다. 6개월 후쯤에는 프로그램의 유지기로 이동하는 준비를 해야 한다.

운동프로그램의 유지기의 주된 특징은 운동수준과 흥미를 유지지하는 것이다. 새로운 운동은 프로그램의 지루함을 방지하고 다른근육군과 기술을 향상시킨다. **교차훈련**(cross-training), 운동프로그램에 다양한 유산소 운동의 혼합은 흥미와 기쁨을 유지하는데 최고의 방법이다. 다른 환경에서의 운동은 역시 또한 다른 흥미를 부가시킨다. 공원을 걷거나, 하이킹, 예를 들면,실내를 걷는 것보다 더 흥미를 준다. 가족구성원 그리고 친구들과 같이 운동을 하면 사회적인 건강과 마찬가지로 당신의 건강도 향상될 수 있다.

신체운동의 높은 경지에 도달한 경우, 운동프로그램에 의해 얻어진 건강이익을 유지하기 위해 지속적 운동이 필요하다. 때로는 개인적으로 운동하는 경우에 손상을 입거나, 동기결여와 같은 여러 가지 이유로 인해 집중적이고 규칙적인 운동을 지속하지 못하는 경우가 있다. 훈련중지는 운동기간 후 1주일내에 발생될수 있고 지속되지 않는다. 사람들은 운동기간의 주기가 감소하더라도 그들이 운동을 멈추지 않는 기간동안 신체적 운동능력을 대개 유지할 수 있다.

건강한 생활습관
Healthy Living Practices

- 당신이 근육의 힘을 늘리기 위해 같은 규모의 운동을 실행할 때 역시 당신의 심폐기능의 건강을 향상시키는 에어로빅 운동에 관계한다.
- 당신은 당신의 근육의 세기, 근육의 지구력과 유연성을 향상시킬 수 있다. 빈번함의 지속, 그리고 당신의 훈련기간 중의 긴장의 증가에 의해.
- 만일, 당신이 심장에 병 또는 다른 중대한 만성의 증상을 갖고 있다면, 그리고 형식에서 벗어나거나, 또는 40살 후, 특별하게 에어로빅 활동을 계획표에 포함한다면 훈련계획을 시작하기 전에 의사의 승인을 얻어라,

일생을 위한 활동

사람들은 운동의 이익을 알기 때문에 그들이 운동을 즐긴다면 규칙적인 신체활동을 더 즐기려고 한다. 앉아서 일하는 사람들은 운동의 충족감을 느끼지 못하기 때문에 복잡한 운동을 싫어한다. 다른 사람들은 운동이 발한과 염좌, 동통을 동반하게 될지 모른다고 우려한다. 성인들은 운동을 하는 것과 매일 일상의 일부분으로 신체의 움직임을 즐기고 있다.

많은 사람들은 졸업하고 직장에서 일할 때 보다 학교에서 신체활동을 보다 쉽게 찾을 수 있다. 전국적인 조사에서, 대학생의 거의 40%가 주중에 다양한 신체활동에 참가하는 것으로 보고되었다. 남학생들은 여학생 보다 더 다양한 신체활동에 참여하고 18-24세의 학생들이 25세와 그 이상 연령층의 학생보다 더 많은 활동을 하는 것으로 보고되고 있다. 부가적으로, 흑인학생들이 백인학생보다 근력강화운동과 대중적인 신체활동을 좋아하는 것으로 나타났다.

대부분의 대학과 대학교캠퍼스들은 다양한 스포츠와 운동코스 (이 부서 중 몇몇은 잘 설비된 건강관리센터들을 가지고 있음)가 있는 체육교육부서를 가지고 있다. 게다가 체육교육부서의 직원은 신뢰할 수 있는 운동프로그램을 학생들에게 개방하고 대학의 체육관과 운동장도 개방해준다. 학교를 다니는 동안 학생들은 대학 또는 대학교캠퍼스의 가능한 운동기회 이익을 얻을 수 있다.

졸업한 후에는 개인적으로 집에서 또는 건강센터와 클럽등에서 운동을 통하여 자신의 건강수준을 유지하거나 좋게하기 위해서 계속할 수 있다. 비록 큰저항운동기구들이 근력강화를 키우는데 높은 효과가 있지만, 그 비용과 크기 때문에 대부분의 가정에서 갖추기가 어렵다. 그렇지만 대부분의 운동점이나 스포츠용품 가게에서 가정에서 사용할 수 있는 바벨과 손에 쥘 수 있는 작은 운동기구들을 살 수가 있다. 심폐기능을 증진시키기는 로우잉머신, 고정식자전거, 크로스컨추리스키용 기계들로 홈피트니스 센터를 가질 수가 있다. 큰 운동기구들을 사기전에는 체육관과 피트니스 센터를 방문해서 기구를 직접 시험해보고 자격있는 피트니스 전문가에게 가격을 상의하는 것이 좋다. 추가적인 정보를 위하여 운동기구의 가격비율을 다루는 대중적인 소비자 잡지를 참고하라.

육체적 건강을 키우거나 유지하는 것은 체육관 또는 피트니스 센터가 장기간 요구되지 않지만 많은 사람들은 이런 기관에서 운동의 사회적 이점을 즐기고 있다. 체육관과 피트니스 센터의 가격과 질은 다양하고, 피트니스 센터에 가입하기 전에 [실생활 건강]에 있는 "피트니스 센터의 선택"에서 제시된 특징에 대하여 잘 고려하여야 한다.

당신이 신체적 노력이 요구되는 직업이지 않거나 또는 고용인들을 위해서 직장내에 피트니스 센터가 준비되어 있는 회사에 근무하지 않는 다면, 직장에서 좀더 신체적 활동을 할 수 있는 방법을 모색해 보아야 한다. 만일 당신의 사무실에 계단이 있다면, 엘리베이터를 이용하지 말고 계단을 이용해보라. 식당에서 점심을 먹는 대신에 사무실 책상에서 먹을 수 있는 도시락을 집에서 가져오도록 하라. 그리고 남은 시간을 밖에 나가서 걷도록 하

표 11-3 4주 복합운동프로그램 보기

첫주	워밍업(분)	운동	마무리(분)
월요일	5~10	짧은 거리 걷기 15분	5~10
화요일	5~10	저항운동	
		5회반복	5~10
		4세트	
수요일	5~10	짧은 거리 걷기 15분	5~10
목요일	5~10	저항운동	
		5회반복	5~10
		4세트	
금요일	5~10	짧은 거리 걷기 15분	5~10
토요일	5~10	저항운동	
		5회반복	5~10
		4세트	
일요일	5~10	짧은 거리 걷기 15분	5~10

둘째주	워밍업(분)	운동	마무리(분)
월요일	5~10	짧은 거리 걷기 20분	5~10
화요일	5~10	저항운동	5~10
		5회반복	
		4세트	
수요일	5~10	짧은 거리 걷기 20분	5~10
목요일	5~10	저항운동	
		5회반복	5~10
		4세트	
금요일	5~10	짧은 거리 걷기 20분	5~10
토요일	5~10	저항운동	
		5회반복	5~10
		4세트	
일요일	5~10	짧은 거리 걷기 20분	5~10

셋째주	워밍업(분)	운동	마무리(분)
월요일	5~10	짧은 거리 걷기 25분	5~10
화요일	5~10	저항운동	
		5회반복	5~10
		4세트	
수요일	5~10	짧은 거리 걷기 25분	
		5~10	
목요일	5~10	저항운동	
		5회반복	5~10
		4세트	
금요일	5~10	짧은 거리 걷기 25분	5~10
토요일	5~10	저항운동	
		5회반복	5~10
		4세트	
일요일	5~10	짧은 거리 걷기 25분	5~10

넷째주	워밍업(분)	운동	마무리(분)
월요일	5~10	짧은 거리 걷기 30분	5~10
화요일	5~10	저항운동	
		5회반복	5~10
		4세트	
수요일	5~10	짧은 거리 걷기 30분	5~10
목요일	5~10	저항운동	
		5회반복	5~10
		4세트	
금요일	5~10	짧은 거리 걷기 30분	5~10
토요일	5~10	저항운동	
		5회반복	5~10
		4세트	
일요일	5~10	짧은 거리 걷기 30분	5~10

라. 집에서 그리고 직장에서 신을 수 있는 운동화 두 켤레를 사는 것도 고려해 보라. 혼자서 걷는 것보다 다른 사람과 같이 걷도록 하라. 동료, 배우자 또는 친구들은 직장 또는 가정에서 운동하는 당신의 동기부여를 유지하는데 필요하다면 가치있는 사회적 도움을 줄 수가 있다. 부가적으로 직장에서 신체활동을 증가시키면, 집에서 좀 더 움직일 수가 있다. 아이돌보기, 집안일, 정원가꾸기와 같은 일들은 에너지와 근육의 힘을 필요로 하는 큰 근육군을 자주 사용하게 된다. 당신은 얼마나 자주 계단을 오르내리며, 애완용과 걷거나 쇼핑을 하는가? 당신의 신체활동을 증가시키는 생활방식의 변화는 무엇인가?

많은 사람들이 더 많이 활동하길 원하지만, 운동하는 시간을 찾지 못하는 것처럼 보인다. 당신의 건강을 증진시키기 위하여 강한 운동을 매일 하는 시간을 갖지 못하는 것을 기억하는 것이 중요하다. 단 10~20분의 활발한 유산소운동도 당신의 건강수준을 끌어올릴 수 있다. 당신의 여가시간을 어떻게 활용할 것인지를 결정하라. 매일, TV시청과 같은 앉은 자세에서의 활동, 채팅방에서 다른 사람과 대화, 컴퓨터게임을 하는데 얼마나 시간을 보내는가? 하루에 적어도 30분씩 집중적으로 운동을 할 수 있는가? 그림 11-12에서는 건강생활방식을 위한 신체활동 그림을 보여주고 있다.

실생활 건강
Consumer Health

피트니스 센터 선택

매년 다수의 미국인들은 헬스클럽, 체육관 그리고 운동, 피트니스 센터에 가입한다. 이 사람들 중 다수는 그들의 회원 자격에 대해 일반적인 변호인, 상업 개선 협회, 소비자 보호 단체에 불평한다. 이 비결을 따르면 건강과 피트니스센터의 소비자의 다른 불만을 피할 수 있도록 당신을 도울 수 있다.

- 만약 당신이 센터에 가입할 여유가 있다면 결정해라.
- 센터가 깨끗한지, 기구의 타입이나 질, 그리고 특히 직원들의 자격증을 검사해라. 에어로빅 지도자, 웨이트 트레이너, 운동 트레이너와 같은 증명된 직원이면 물어봐라. 그들은 심폐 소생술과 응급 치료를 할 수 있는가?
- 현재 회원들이 만약 센터의 편의에 만족한다면 왜 또는 왜 그렇지 않은지 물어봐라.
- 당신의 지역 상업 개선 협회에서 그 조직체에 대한 고소의 횟수와 종류에 대해 물어봐라.
- 가입하기 전에 공판기간동안 용이하게 사용할 수 있는지 물어봐라.
- 절대 센터의 강제 하에 계약서에 사인하지 말라. 많은 센터들이 혼란시키고 오해하기 쉬운 광고를 사용하고, 경품을 포함시키거나 당신의 흥미를 번뜩이게 할 특별히 짧은 기간을 권한다. 당신도 편의시설에 가면 과감하게 판매하는 직원은 고도의 세일작전으로 당신을 설득시켜 계약서에 사인을 받아낸다.
- 사인을 하기 전에 몇일 동안 주의 깊게 읽어봐라. 확실해지면 지불 선택에 대해 자세히 하고, 회원 제한기간 그리고 회원기간 동안 직원과 부가적인 계약, 계약서에 개인적인 기록을 써야 하는지 살펴라.

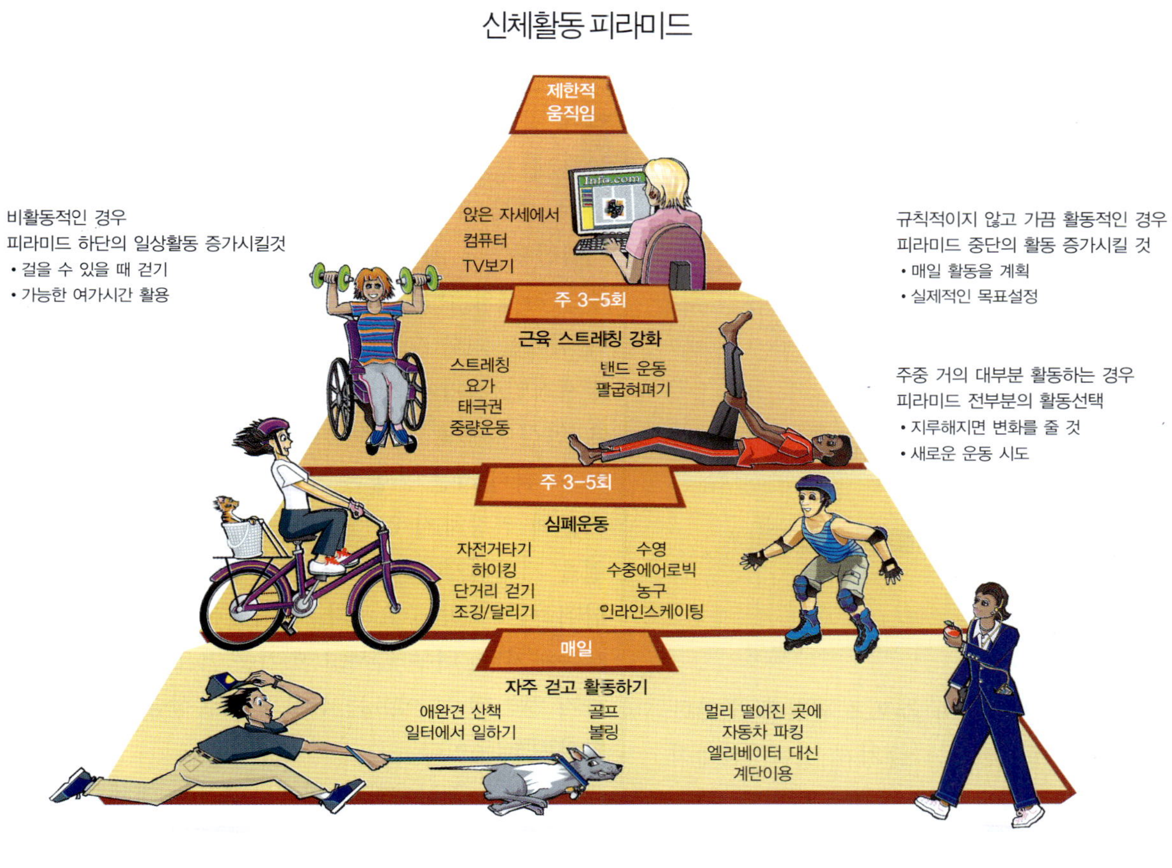

그림 11-12 신체활동 피라미드. 이 신체활동 피라미드는 건강한 생활당식을 위한 권고사항이다.

자료출처: ©Park Nicollet Health Innovations, Nlinneapolis, U.S.A. 1-888-637-2675. 허가받고 재판됨

많은 유산소 운동과 저항운동들은 많은 시간, 복잡한 기술, 또는 특별하고 비싼 비용을 필요로 하지 않는다. 예를 들면, 사람들이 음악 또는 비디오를 보고 춤을 추고 가정에서 태극권을 통해서 운동을 할 수 있다. 주요 목표는 당신의 남은 시간을 규칙적으로 실천할 수 있고 즐겁게 할 수 있는 신체활동을 선택하는 것이다.

앞서 언급한 바와 같이, 만일 당신이 신체가 형편없거나 40세가 넘었다면 일반적 강도의 활동의 신체운동프로그램을 시작하기 전에 임상의에게 자문을 구하라. 이 신중한 방법이 당신이 갖고 있는 심각한 건강문제들을 고려하여 결정할 수 있다. 만일 당신이 만성질환이 있다면, 운동처방을 위하여 임상의에게 진찰을 받도록 하라. 대부분의 성인들은 좋은 몸을 만들기 위하여 규칙적인 걷기 프로그램을 시작할 수 있다. 약 1주일 후, 그들의 심폐기능 운동을 증진시키기 위해 좀더 집중적인 신체활동을 부가 할 수 있다.

건강한 생활습관
Healthy Living Practices

- 신체적으로 건강해지고 고도의 건강을 유지하기 위해서는 당신이 단체활동을 하는 동안이나 당신의 삶을 통하여 규칙적으로 수행할 수 있는 활동들을 포함해 개인적인 피트니스 프로그램이 설계되어야 한다.
- 당신이, 만약 좌업의 생활방식이라면 직장으로 가는 길에 엘리베이터 대신에 계단을 이용한 약간의 걷기나 집안일을 한다거나 여가시간에 산책하는 것처럼, 직장이나 집에서 더욱 신체적 활동이 될 수 있는 방법을 찾아야 한다.

삶 속에서
Across The lifespan

신체적 건강

어린시절에 접했던 신체활동과 스포츠 활동을 포함한 건강습관들은 일생동안 실천하고 즐기게 된다. 신체적으로 활동적인 어린이는 움직이지 않는 사람보다 모든 건강과 관련된 운동요소들의 더 나은 방법들을 갖고 있다. 비운동성인 생활방식들은 성인들에 있어서 심장병을 유발하며, 많은 건강케어 임상가들은 어린이가 특별하게 규칙적인 신체활동들을 하지 않을 경우에 이러한 질병으로 발전하기 시작하는 것으로 본다. 어린이의 복지와 전반적인 건강을 증진시키기 위해서는 부모들과 학교가 그들의 건강수준을 높이기 위해 신체적으로 부적합한 어린이들을 장려하기 위한 방법들을 찾을 필요가 있다.

건강과 운동전문가들의 다른 주요관점은 컴퓨터게임 또는 TV시청과 같은 움직임이 없는 활동으로 시간을 보내는 미국 어린이와 청년들의 비율이다. 2003년에 미국 고등학생의 565가 체육수업을 수강하였으나 그 중에서 28%만이 수업에 참석하였다. 많은 연구가 어린이와 청년들의 미래건강을 위한 활동습관들의 장기간 효능을 결정하기 위해 필요하다.

규칙적인 운동은 여성의 또 다른 삶인 임신기간 동안에도 매우 중요하다. 건강한 여성은 임신중에도 강도가 낮은 운동에서 보편적인 신체활동까지 계속 할 수 가 있다. 그렇지만, 일주일에 5회 또는 그 이상의 무리한 운동은 저체중아 출산위험을 증가시킨다. 아무런 무리없이 편안하고 안전하게 이용되었던 신체활동들이 임신 후반기에는 간혹 제한되기도 한다. 이 기간 동안에, 여성의 체중은 대개 극적으로 증가하는데 특히 몸의 전면과 중앙에 집중적으로 체중이 늘어난다. 결과적으로, 여성은 많은 신체활동을 하는 동안 종종 흉물스럽게 느끼기도 하며, 손상 위험이 증가한다.

임산부들은 자신의 건강과 자라나는 태아에게 위험을 주는 자세와 같은 운동을 피해야 한다. 떨어지거나 복부에 위해를 가할 수 있는 신체운동과 무거운 것을 드는것, 경쟁적인 경기에 참가하는 것과 같은 소모적인 운동들은 임신부에게 일반적으로 권유하지 않는다. 부가적으로, 누워서 하는 운동은 자궁으로 가는 혈류를 방해하기 때문에 권장하지 않는다. 임산부는 운동중과 운동후에 열을 지나치게 소모되는 것을 피하기 위해 몸에 수분을 섭취하는 것이 중요하다. 의사들은 임산부에게 더울때 운동하거나, 너무 습하고 뜨거운 욕조와 사우나를 추천하지 않는데 그 이유는 산모의 체온상승과 태아에게 위험하기 때문이다.

임산부가 주치의와 운동프로그램에 대해서 상의하는 것은 매우 바람직한 일이다. 모든 임산부들은 안전한 걷기, 수영, 고정식 자전거 타기를 할 수 있다(그림 11-13). 건강한 임산부는 주중의 대부분의 날에 최소 30분간 적당한 강도의 운동을 해야 한다(ACOG. 2002). 비만 또는

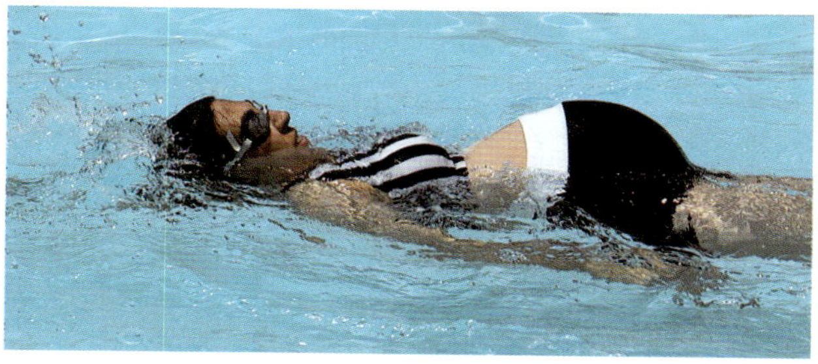

그림 11-13 임신중의 운동. 모든 임산부들은 안전하게 걷기, 고정식 자전거 타기, 수영을 할 수 있다.

극심한 저체중, 잘 움직이지 않는 사람 또는 건강에 문제가 있었던 임산부는 운동프로그램을 시작하기 전에 의사와 상의하는 것이 좋다.

나이에 따라서 신체상태는 여러가지 변화를 보여준다. 예를 들면, 나이가 든 사람들의 최대심박동량은 운동하는 동안 더 낮아지고, 그들의 심장은 심박동시에 적은 양의 혈액을 펌프질한다. 그들이 젊었을 때와 비교할 때 대부분의 나이가 든 사람들은 더 살이 쪄 있다. 비록 나이가 든 사람의 운동훈련이 이러한 신체변화를 막지는 못하지만, 쇠약의 범위를 억제시킬 수 있다.

대부분의 미국인들은 나이보다 적게 움직인다. 2001년에 65세 이후의 여성 31%와 남성 25%가 신체활동 또는 운동 여가시간을 활용하지 않았다(CDC, 2001). 나이에 따라서 계속적으로 운동을 하는 것은 중요한 일이다(그림 11-14). 신체적으로 건강한 나이든 사람들은 같은 나이의 건강하지 못한 사람들 보다 더 건강한 심장과 몸을 갖고 있다. 규칙적으로 적은 신체활동에 의해서도 나이든 사람들은 혈압, 안정된 심박동, BMI(비만도)를 감소시킬 수 있다(Mensink et al., 1999). 더구나 신체활동은 근력과 지구력 만큼 관절의 유연성을 유지하거나 증진시키는 데 도움이 된다. 이러한 연구결과는 규칙적인 운동이 나이든 사람들의 기분과 인식의 기능을 개선시킨다는 것을 암시해 준다(Kyitz-Silverstein et al., 2001; Yaffe et al., 2001). 나이가 든 사람들은 그들을 위해 만들어진 걷기, 댄스 또는 운동수업을 사회적인 측면에서 즐길 수 있다.

인간은 넘어지는 위험이 증가하는 나이에는 균형을 유지하는 능력을 잃어버린다. 건강한 23세의 젊은 사람에게 손상을 주지 않는 사소한 넘어짐도 약한 85세 노인에게는 끔찍한 결과를 일으킬 수 있다. 노인들이 넘어지는 것은 젊은이가 손상 받는 것보다 더 회복할 수 없는 골절이나 사망에 이르게 한다. 넘어져서 살아남은 노인들은 그들 자신을 보호하거나 사회활동을 하는데 지장을 주는 운동성과 통증을 자주 경험하게 된다. 운동수업에 참가하면 몸의 균형과 근력을 개선시키고, 노인들의 넘어지는 위험을 감소시킬 수 있다. 태극권의 장점과 무술은 노인들을 건강하게 하는데 도움을 준다.

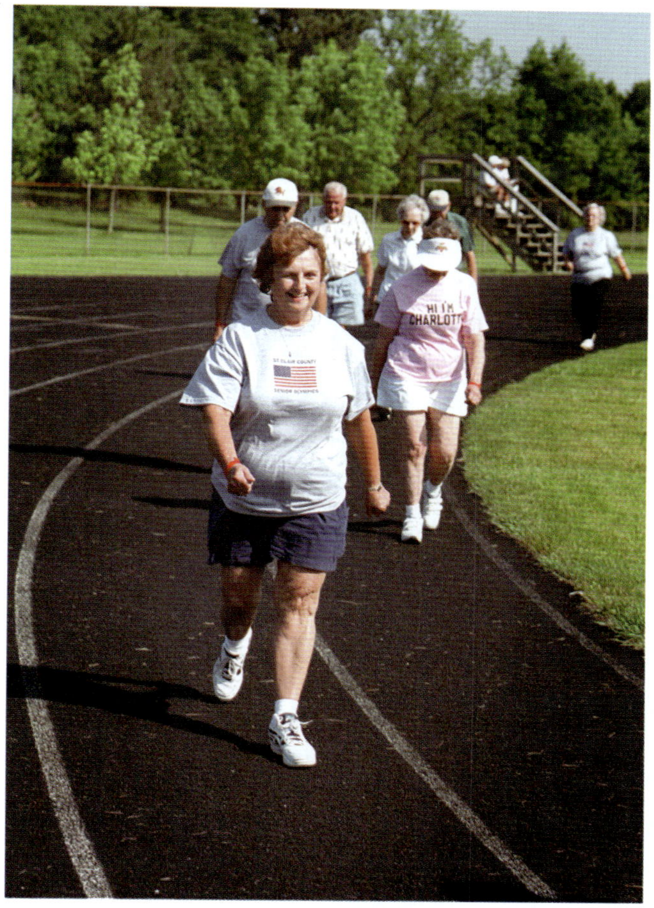

그림 11-14 운동은 누구에게나 필요하다.

신체적으로 건강해지는 것은 결코 늦지 않았다. 신체활동을 증가시킴으로써, 노인들은 증진된 근력과 유연

건강한 생활습관
Healthy Living Practices

- 아이들이 있다면 컴퓨터 게임과 TV시청으로 보내는 많은 시간을 제한하는 것을 생각해 보아라. 그리고 신체적 활동을 위해 너희 아이들에게 용기를 주어라.
- 만약, 당신이 임산부라면, 그 시기 동안에 신체적 활동을 안전하게 수행하기 위한 결정을 의사와 상의 하여라.
- 고령자라면 규칙적인 운동과 신체적 활동을 하여라

건강의 이모저모
Diversity in Health

고대인의 건강 접근법에 대한 새로운 관심

움직임에서
모든 신체부위는
가볍고
민첩하고
긴장되어야 한다.
From T'ai chi ch'uan
by Chang San-feng(1279~1386 A.D.)

움직임에서 모든 신체부위는 가벼워지고, 민첩해지고, 긴장이 된다. 장상편의 태극권에서(1279~1386 A.D.) 중국 외부 사람들은 태극권 추안의 춤과 같은 우아한 움직임을 믿기 어려워했다. 보통 '태극권(tai chi)'라 불리는 것은 운동의 형태를 띠고 있다. 빠르고, 힘차며, 광대한 동작을 요구하는 서부의 신체활동과는 다르다. 태극권은 신체부위를 크게 늘리지 않고, 부드럽게 미끄러지는 근육의 움직임을 수반한다. 태극권의 선봉자들에 따르며 태극권는 건강, 체력, 수명을 증진시킨다고 한다.

전통적인 태극권의 정확한 기원은 알려지지 않았다. 2000년 전부터 중국인들은 호흡에 중점을 둔 확실한 자세유지, 이완의 간단한 운동 시리즈인 기공을 연습했다. 이 특징들은 역시 태극권에서 강조하는 것들이다. 사실 '치'의 단어 의미는 호흡에너지다. 고대인의 기공연습은 태극권 발전을 위한 기반을 마련한 것이었다.

기공 이외에도 중국 무술이 태극권 추안의 발전에 이바지 했다.' 추안'의 의미는 "맨주먹으로 싸우는 걸 즐기다"는 뜻이다. 원래 태극권 추안은 스스로 방어하거나, 권투를 하기 위해 사용되었다. 그러나 태극권 추안의 주된 원리는 유연함, 온순함, 평온함으로 폭력과 잔인함을 극복하는 데 있다.

글 전문에 나온 30세기 도교 신봉자 창산펭은 보통 창조적인 태극권으로 신망이 두텁다. 도교에서는 고대중국인의 종교와 철학에서도 자연과 조화롭게 사는 것을 강조했다. 도교 신봉자들은 몸의 조화로운 작용은 장수와 건강에 아주 중요하다고 했다. 오늘날 태극권는 가능한한 건강에 도달하려는 관심을 가진 서양의 운동매니아들에 의해 대중적으로 성장하고 있다(그림 11-C). 태극권 선봉자들은 신체운동은 소화작용과 순환계를 개선시키고 민첩성도 아주 증가시킨다고 주장한다. 태극권를 자주 연습하는 사람들의 보고에 따르면, 그 운동은 스트레스도 감소시킨다고 한다(3장 참조).

특수하게 연속되는 운동을 실행할 동안 몸의 위쪽 부분은 느슨하게 둔다. 무릎은 약간 구부리고, 몸의 중심은 단단히 지탱한다. 움직임을 한쪽에서 다른 쪽으로 따르며 반대 팔과 다리도 조화롭게 움직인다. 예를 들면, 한 팔은 우아하게 아치로 위로 들며, 다른 팔은 같은 식으로 밑으로 움직인다. 태극권를 가르치는 사람들에 따르면, 만약 몸의 한 부분이 다른 부분을 따르지 않으면 몸은 조화를 이루지 못한다고 한다. 이 수직과 수평의 움직임의 시리즈는 운동이 연속적으로 완전하게 될 때까지 유지한다.

태극권의 중요한 양상은 정신의 집중이다. 그들은 개인적으로 이 운동에 참여할 때 연속적으로 일어나는 움직임과 관련된 감각에 중점을 둔다. 이런 집중은 침묵을 요구한다.

다른 체육과 같이 태극권를 매일 연습하면 유연성, 근력, 균형감이 향상된다. 지금껏 태극권는 빠르고 강한 근육의 움직임을 요구하지 않았다. 그것은 연장자 혹은 유산소 운동을 하지 않은 사람들은 위한 체육의 유익한 형식이다. 특히, 이와 연관된 지도자들은 적당한 자세, 동등한 움직임의 연속, 그리고 태극권의 호흡기술을 가르치는 것이 필요하다. 그리고 만약, 당신이 운동을 배우는 것에 관심이 있다면, 당신의 대학 또는 대학교의 체육교육과에서 태극권 교육이 제공되는지 확인해라. 당신의 지역사회에 있는 YMCA와 같은 체육 시설에서도 태극권 수업이 제공되는지 확인해라.

자료출처: Lie. F. T(1988). T'ai chi ch'uan: The Chinese way. New York: Sterling.
The essence of t'ai chich'uan.(1979). Translated and edited by Lo, B. P. J., Inn, M., Amacker, R., Foe, S. Richmon, CA: North Atlantic Books.

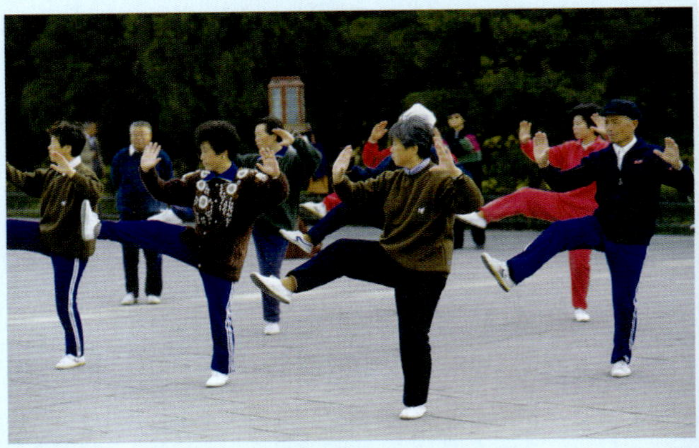

그림 11-C 태극권. 유연성, 근력, 균형에 도움

성 및 정신적인 웰빙과 같은 건강이익을 얻을 수 있다. 이러한 이익을 얻기 위해서는, 강도 높은 정식운동 프로그램의 참여가 필요한 것은 아니다. 대부분의 노인들은 걷기, 정원가꾸기, 실내 걷기와 같은 알맞은 신체활동을 규칙적으로 가볍게 하는 것에 의해서도 전반적인 건강을 증진시킬 수 있다.

이 장의 개요 CHAPTER REVIEW

요 약

나이, 건강 상태와 관계없이 신체활동과 운동을 통해 거의 모든 사람들이 많이 건강해진다. 정열적인 운동과 신체활동을 규칙적으로 실행하면 건강을 중진시키고, 유지시키며, 근골격을 보호한다; 순환계와 심장기능을 개선시킨다; 그리고 어느 정도의 체지방을 조절한다. 추가로 걷기, 춤추기, 조깅과 같은 체육관련 운동들은 뼈를 튼튼하게 하고, 골다공증이 생기는 것을 막거나 자제시킨다.

그 밖에 신체적 건강을 개선하기 위한 운동은 단기간, 장기간 동안 심리적인 안정을 준다. 신체활동은 불안과 우울증의 증상을 줄이고 기분을 개선시키며, 행복을 준다.

체력의 건강과 관련 구성은 심폐기능건강, 심폐지구력, 근력, 근지구력, 유연성, 신체구성이 있다. 많은 전문가들은 건강관련 요소 중에 심폐기능이 제일 중요하다고 생각한다.

규칙적인 유산소 운동은 심폐체력을 증가시키고, 심장의 맥박을 증가시키고 휴식하는 심장의 속도를 감량시킨다. 심폐기능을 증가시키기 위해서는 한 사람이 최소한 일주일에 세 번 유산소 활동을 30~60분간 하는 것을 필요로 한다. 예를 들어, 인기 있는 유산소 운동에는 달리기, 조깅, 경보, 수영, 사이클, 계단 오르기, 에어로빅, 크로스컨트리 스키, 줄넘기가 있다.

근력을 발달시키기 위해서는 근육은 점점 무거운 물체를 움직이는 것을 반복적으로 하는 것을 필요로 한다. 근육을 과부화시킬 때 근육은 비대해진다; 사용하지 않을 때 근육은 위축 되고 감소한다. 운동을 그만두는 것은 2주 안에 일어나며, 후에도 사람들은 그들의 운동, 식이요법을 지속시키지 못한다. 따라서 사람들은 그들이 트레이닝을 그만두는 것을 피할 수 있는 운동프로그램을 지속해야 한다.

즉 처음에는 휴식의 결합, 냉각, 압축, 고도인 RICE를 포함하는 거의 모든 근골격의 상해를 돕는다. 저체온증과 갑상성 기능 항진증은 신체가 평균적인 범위에서 온도를 지속시킬 수 없을 때 일어나는 심각한 체온관련 상해다. 더운 날씨에 운동을 하면 열경련, 열탈진, 일사병을 일으킨다. 만약, 열경련, 열탈진, 일사병을 치료하지 않으면 치명적이다. 충분한 수화작용을 지속시키고 덥고, 습기찬 환경에서 전력을 다하는 것을 피하면 열 관련 병들의 위험을 줄일 수 있다. 동상이나 저체온증을 피하려면, 사람들은 춥고 바람 부는 날씨에 밖에 있는 동안 따뜻하게 입고, 그들의 피부를 잘 감싸면 된다.

효과적인 모든 건강요법의 계획을 세울 때, 사람들은 운동 빈도, 운동시간, 운동강도를 고려하는 것이 필요하다. 게다가 각각 건강에 유리하게 대비하고 필요와 흥미를 만족시키며, 일생 동안 따를 수 있는 자신의 건강프로그램을 설계해야 한다. 건강요법을 시작하기 전에 유산소 운동을 포함시키는 데 있어 심장병이나 다른 심각한 만성병 상태에 있는 40세 이상의 사람들은 그들의 의사에게 허락을 받아야 한다.

규칙적인 신체활동은 어린아이에서 어른에 이르기까지 아주 중요하다. 일정하게 활동을 하면 임신기간 동안에는 위험할 수 있다. 그래서 임신한 여성은 그들의 신체활동을 의사와 의논해야 한다. 거의 모든 경우에 사람들이 건강프로그램을 시작하기에 결코 늦지 않았다. 걷기와 원예같이 매일 규칙적으로 알맞은 운동을 판단해 임하면 나이가 지긋한 사람들도 그들의 모든 건강을 개선시킬 수 있다.

배운 것을 적용하기

1. 당신의 목표 심박수를 계산하라. 적용
2. 3일 동안 걷기 종류나 라켓볼, 자전거를 타는 것같이 다양한 신체활동에 참여한 시간을 기록해라. 표 11-1 자료를 이용해 당신의 신체활동을 가벼움 적당한, 격렬함으로 분류해라. 분석
3. 평생 할 수 있는 운동프로그램을 짜라. 통합
4. 활동평가의 단계별 테스트를 사용해 당신의 현재 심폐체력 등급을 평가하라. 평가

Key

- 적용 새로운 상황에 정보를 사용하는 것
- 분석 정보를 구성성분으로 나누는 것
- 통합 다른 출처로부터의 정보를 합치는 것
- 평가 숙지한 후 결정을 내리는 것

자신의 건강에 반영하기

1. 당신은 당신의 체력등급에 만족합니까? 왜? 또는 왜 그렇지 않습니까? 만약, 당신의 건강이 불만족스럽다면, 이 내용들을 읽는 동안 무엇이 당신의 건강을 개선시킬 수 있게 도울 수 있다고 생각하는가? 만약, 만족스럽다면 어떻게 당신의 건강을 유지시킬 것인가?
2. 당신은 당신이 받아들인 좀더 활발한 신체적 생활방식에 따라 어떤 장점들을 얻게 되었는가? 신체건강을 위한 당신의 노력을 어떤 요인이 방해하고, 또 어떤 요인이 강화시켰는가?
3. 이 내용들을 읽기 전까지 신체적 운동효과를 높이기 위해 식이요법 보조식품이나 근육증강제 같은 수행향상 물질의 도움 방식에 대해 어떻게 생각하고 있었는가? 당신이 이 내용을 읽었다는 가정하에 당신의 생각은 달라졌나요? 달라지거나 그대로면 그 이유는?
4. 만약, 당신이 자녀가 있거나 가질 계획이라면 TV을 보면서 가만히 앉아 있는 것 같은 활동과 육체적 건강을 증가시킬 수 있는 운동시간을 어떻게 균형 있게 권장해 주고 싶은가?
5. 어떤 노동절약 방법이 당신의 습관을 멈추게 하고, 일하면서 당신의 근육을 사용하게 했는가? 왜 이런 방법이나 기구를 선택했는가? 실제의 단계로 표현하면 당신은 증가된 신체활동 등급을 얻을 수 있다.

참고 문헌

American College of Obstetricians and Gynecologists. (2002). ACOG committee opinion: Exercise during pregnancy and the postpartum period. *International Journal of Gynaecology and Obstetrics, 77*(1):79ñ81.

Binzen, C. A., Swan, P. D., & Manore, M. M. (2001). Postexercise oxygen consumption and substrate use after resistance training in women. *Medicine & Science in Sports & Exercise, 33*:932-938.

Campbell, M. K., & Mottola, M. F. (2001). Recreational exercise and occupational activity during pregnancy and birth weight: A case-control study. *American Journal of Obstetrics and Gynecology, 184*(3):403-408.

Centers for Disease Control and Prevention. (2001). U.S. physical activity statistics: 2001 state physical activity comparison by demographic group. Retrieved November 8, 2004, from http://www.cdc.gov/nccdphp/dnpa/physical/stats/us_physical_activity/index.htm.

Convertino, V. A., Armstrong, L. E., Coyle, E. F., Mack, G. W., Sawka, M. N., Senay, L. C., Jr., & Sherman, W. M. (1996). Exercise and fluid replacement. *Medicine & Science in Sports & Exercise, 28*:i-vii.

Coyle, E. F. (2004). Fluid and fuel intake during exercise. *Journal of Sports Sciences, 22*(1):39-55.

Feigenbaum, M. S., & Pollock, M. L. (1999). Prescription of resistance training for health and disease. *Medicine & Science in Sports & Exercise, 31*(1):38-45.

Ham, S. A., Yore, M. M., Fulton, J. E., & Kohl, H. W., III. (2004). Prevalence of no leisure-time physical activityó35 states and the District of Columbia, 1988-2002. *Morbidity and Mortality Weekly Report, 53*(4):82-86.

Holbrook, A. M., Crowther, R., Lotter, A., Cheng, C., & King, D. (2000). The diagnosis and management of insomnia in clinical practice: A practical evidence-based approach. *Canadian Medical Association Journal, 162*(2):216-220.

Holly, R. G., & Shaffrath, J. D. (1998) Cardiorespiratory endurance. In: *ACSM's Resource Manual for Guidelines for Exercise Testing and Prescription*, 3rd ed. American College of Sports Medicine. Baltimore: Williams & Wilkins.

Jakes, R. W., Khaw, K., Day, N. E., Bingham, S., Welsh, A., Oakes, S., Luben, R., Dalzell, N., Reeve, J., & Wareham, N. J. (2001). Patterns of physical activity and ultrasound attenuation by heel bone among Norfolk cohort of European Prospective Investigation of Cancer (EPIC Norfolk): Population based study. *British Medical Journal, 322*(7279):140-143.

Kanzenbach, T. L., & Dexter, W. W. (1999). Cold injuries: Protecting your patients from the dangers of hypothermia and frostbite. *Postgraduate Medicine, 105*(1):72-78.

Kritz-Silverstein, D., Barrett-Connor, E., & Corbeau, C. (2001). Cross-sectional and prospective study of exercise and depression mood in the elderly: The Rancho Bernardo study. *American Journal of Epidemiology, 153*(6):596-603.

Kutscher, E. C., Lund, B. C., & Perry, P. J. (2002). Anabolic steroids: A review for the clinician. *Sports Medicine, 32*(5):285-296.

Laukkanen, J. A., Lakka, T. A., Rauramaa, R., Kuhanen, R., et al. (2001). Cardiovascular fitness as a predictor of mortality in men. *Archives of Internal Medicine, 161*(6):825-831.

Lee, I. M., & Paffenbarger, R. S., Jr. (2000). Associations of light, moderate, and vigorous intensity physical activity with longevity. The Harvard Alumni Health Study. *American Journal of Epidemiology, 151*(3):293-299.

Lee, I. M., & Skerrett, P. J. (2001). Physical activity and all-cause mortality: What is the dose-response relation? *Medicine & Science in Sports & Exercise, 33*(6 Suppl):S459-471.

Lowry, R., Brener, N., Lee, S., Epping, J., Fulton, J., & Eaton, D. (2004). Participation in high school physical educationóUnited States, 1991-2003. *Morbidity and Mortality Weekly Report, 53*(36):844-847.

Macera, C. A., Jones, D. A., Yore, M. M., Ham, S. A., Kohl, H. W., et al. (2003). Prevalence of physical activity, including lifestyle activities among adultsóUnited States, 2000-2001. *Morbidity and Mortality Weekly Report, 52*(32):764-769.

Maltby, J., & Day, L. (2001). The relationship between exercise motives and psychological well-being. *Journal of Psychology, 135*(6):651-660.

Mensink, G. B., Ziese, T., & Kok, F. J. (1999). Benefits of leisure-time physical activity on the cardiovascular risk profile at older age. *International Journal of Epidemiology, 28*(4):659-666.

Paluska, S. A. (2003). Caffeine and exercise. *Current Sports Medicine Reports, 2*(4):213-219.

Parkkari, J., Kujala, U. M., & Kannus, P. (2001). Is it possible to prevent sports injuries? Review of controlled clinical trials and recommendations for future work. *Sports Medicine, 31*(14):985-995.

Pollock, M. L., Gaesser, G. A., Butcher, J. D., DesprÈs, J., Dishman, R. K., Franklin, B. A., & Garber, C. E. (1998). American College of Sports Medicine position stand: The recommended quantity and quality of exercise for developing and maintaining cardiorespiratory and muscular fitness, and flexibility in healthy adults. *Medicine & Science in Sports & Exercise, 30*(6):975-991.

Roberts, J. M., & Wilson, K. (1999). Effect of stretching duration on active and passive range of motion in the lower extremity. *British Journal of Sports Medicine, 33*(4):259-263.

Schmidt, W. D., Biwer, C. J., & Kalscheuer, L. K. (2001). Effects of long versus short bout exercise on fitness and weight loss in overweight females. *Journal of the American College of Nutrition, 20*(5):494-501.

Speed, C. (2004). Low back pain. British Medical Journal, 328(7448):1119-1121.

Stearns, D. M., Silveira, S. M., Wolf, K. K., & Luke, A. M. (2002). Chromium III tris (picolinate) is mutagenic at the hypoxanthine(guanine) phosphoribosyltransferase locus in Chinese hamster ovary cells. *Mutation Research, 513*(1-2):135-142.

Stofan, J. R., DiPietro, L., Davis, D., Kohl, H. W., III, & Blair, S. N. (1998). Physical activity patterns associated with cardiorespiratory fitness and reduced mortality: The Aerobics Center longitudinal study. *American Journal of Public Health, 88*(12):1807-1813.

Terjung, R. L., Clarkson, P., Eichner, E. R., Greenhaff, P. L., Hespel, P. J., Israel, R. G., Kraemer, W. J., Meyer, R. A., Spriet, L. L., Tarnopolsky, M. A., Wagenmakers, A. J., & Williams, M. H. (2000). American College of Sports Medicine roundtable: The physiological and health effects of oral creatine supplementation. *Medicine & Science in Sports & Exercise, 32*(3):706-717.

Thacker, S. B., Gilchrist, J., Stroup, D. F., & Kimsey, C. D., Jr. (2004). The impact of stretching on sports injury risk: A systematic review of the literature. *Medicine in Science, Sports & Exercise, 36*(3):371-378.

Tsang, W. W. N., & Hui-Chan, C. W. Y. (2004). Effect of 4- and 8-week intensive tai chi training on balance control in the elderly. *Medicine & Science in Sports & Exercise, 36*(4):648-657.

U.S. Department of Agriculture and U.S. Department of Health and

Human Services. (2005). *Dietary guidelines for Americans 2005*. Retrieved January 12, 2005, from http://www.healthierus.gov/dietaryguidelines/.

U.S. Department of Health and Human Services. (1996). *Physical activity and health: A report of the Surgeon General. Atlanta*, GA: Centers for Disease Control and Prevention, National Center for Chronic Disease Prevention and Health Promotion.

U.S. Department of Health and Human Services, Office of Disease Prevention and Health Promotion. (2000). *Healthy People 2010*. Washington, DC: Government Printing Office. http://www.health.gov/healthypeople/.

U.S. Department of Health and Human Services, National Center for Health Statistics, Public Health Service. (2001). *Healthy People 2000*: Final review. Washington, DC: Government Printing Office.

U.S. Department of Health and Human Services. (2002). *Physical activity fundamental to preventing disease*. Retrieved October 27, 2004, from http://aspe.hhs.gov/health/reports/physicalactivity/index.shtml.

Williams, M. H. (2005). *Nutrition for health, fitness, and sport*. (7th ed.), New York: WCB McGraw-Hill.

Yaffe, K., Barnes, D., Nevitt, M., Lui, L. Y., & Covinsky, K. (2001). A prospective study of physical activity and cognitive decline in elderly women who walk. *Archives of Internal Medicine, 161*(14):1703-1708.

Youth Risk Behavior Surveillance: National College Health Risk Behavior Survey: United States, 1995. (1997). *Weekly Morbidity and Mortality Report, 46*(SS-6):1-54.

조일영교수_전주대학교 대체의학대학 대체요법전공

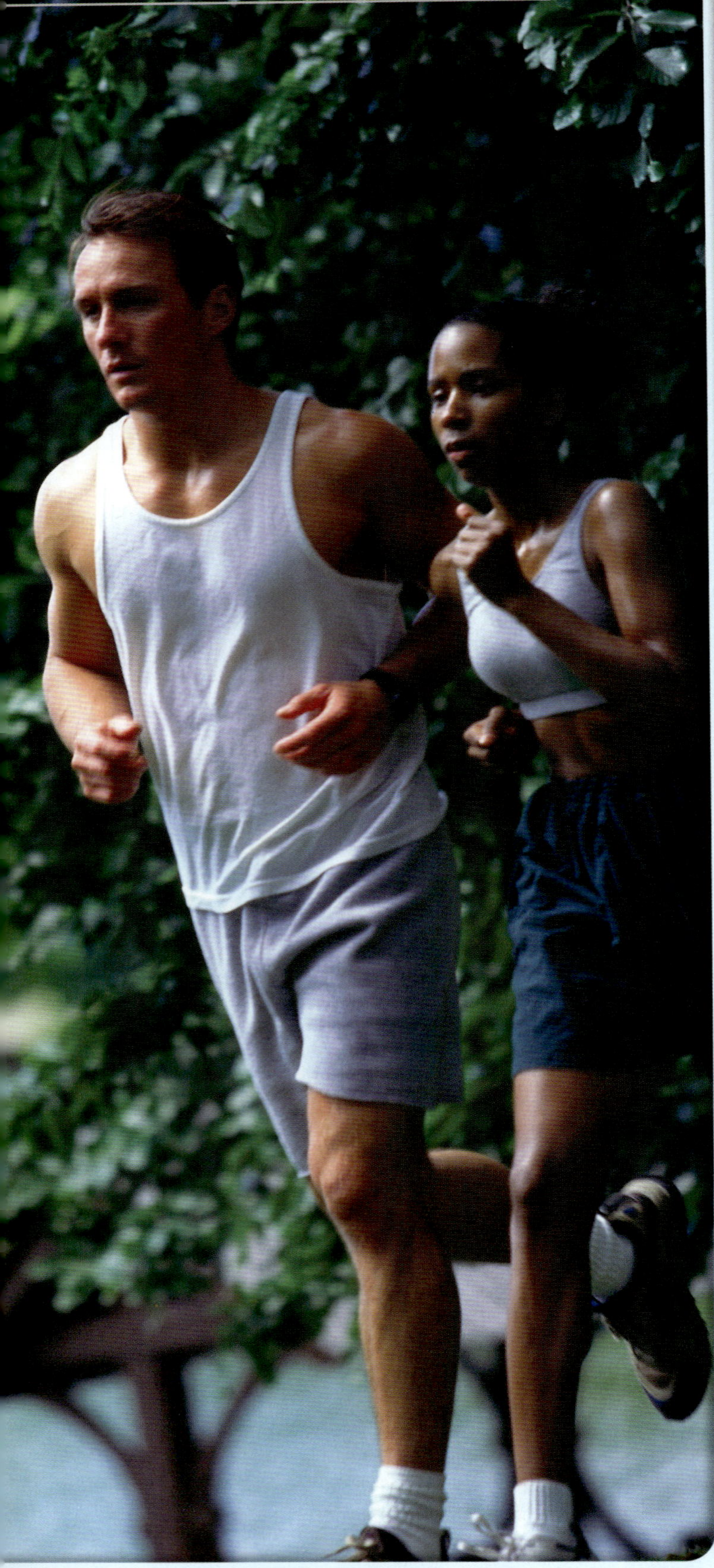

학습할 내용

http://healthyliving.jbpub.com

이 교재의 웹 사이트는 많은 유용한 도구뿐만 아니라, 학생과 교수 모두에게 추가적인 건강정보를 풍부하게 제공한다. 다음 주제에 대한 정보를 얻고자 한다면, http://healthyliving.jbpub.com 사이트를 방문해 보라.

심혈관계와 작용
심혈관질환
심혈관질환을 일으키는 위험요소
심혈관 건강 유지하기

본장의 개관

심혈관계는 어떻게 기능하는가?
심혈관질환의 증상과 치료
심혈관 건강을 어떻게 지킬 것인가?

건강의 이모저모

이탈리아인의 유전자: 과연 죽상경화증을 복구할 수 있는 희망인가?

생생활 건강

비타민 알약이 심장을 건강하게 할까?

건강관리

심장발작의 증후들: 위급상황시 취할 행동

삶 속에서 Across The lifespan

심혈관 건강

자가건강 평가서

자가진단: 콜레스테롤과 심장병 IQ 체크하기
건강한 생활습관: 심혈관질환의 위험 줄이기

알고 있나요?

• 심장과 혈관의 건강을 지키기 위해서 무엇을 해야 하는가?
• 당신이나 당신이 아는 누군가에게 심장발작이 일어났다면 어떻게 해야 되는가?
• 혹시 당신은 심장발작이나 뇌졸중을 가질 가능성이 있지는 않는가?

심혈관 건강 Cardiovascular Health 12장

당신이 젊다고 해서 심혈관질환이나 심장, 그리고 혈관들의 기능저하에 대한 면역을 가지고 있다고 생각하는가? 만약, 그렇게 생각한다면 다시 한 번 생각해 보라. 젊은이들에게 심혈관질환(CVD)들이 잘 생기지 않는 것이 정상적이라 하더라도 젊은 시기에 건강치 못한 생활습관을 행하거나 깊이 스며져 있다면, 이러한 사람은 심혈관질환에 이미 노출되어 있는 것이다. 심혈관질환을 일으키는 대사진행은 유년기에 시작되고 청년기에 가속될 수 있다(Kohn and J cobson, 2004).

한 커다란 다기관 연구(McGill & McMahan, 1998)에서 의학연구자들은 심혈관질환을 일으키는 위험요소들(흡연, 비만, 좋지 않은 식습관, 운동부족 등)과 이 질환을 일으키는 한 과정인 동맥안 지방축적의 전개와의 관계에 대하여 연구하였다. 그들은 사고나 타살, 자살 등으로 죽은 15에서 30세 정도의 3,000명에 가까운 인원을 대상으로 연구하였고, 이 연구의 결과, CVD 위험요소를 가진 젊은이들은 그들이 10대로부터 그들의 동맥에 지방층이 발달되기 시작한 것을 알 수 있었으며, 25세에 이르러서 이러한 위험요소를 갖고 있었던 젊은이들은 그들의 심장 주요 혈관 안에서 두드러진 병변발전이 밝혀졌다. 이 연구결과와 다른 연구들(Brox et al., 2002; Yarnell et al., 2000; Berensen et al., 1998; Oalmann et al., 1997)에서 젊었을 때의 위험요소 조절이 노년기 심혈관질환 발전 가능성을 줄일 수 있다는 것을 보여 주었다. 이는 청소년기나 청년시기의 습관이 수년간, 더 나아가서는 인생전체를 통해 그들의 건강에 영향을 주는 문제가 될 수 있다는 것을 시사하는 것이다.

> "… 젊었을 때의 위험요소 조절이 노년기 심혈관질환 발전가능성을 줄일 수 있다."

또한 연구결과들은 청소년들이 심혈관질환의 요소에 대하여 알고 있음에도 그러한 지식을 실행에 옮기지 않는다고 밝히고 있다. 다시 말해, 이들의 심장 건강습관에 대한 이해가 이들의 생활습관과는 이어지질 않는다는 것이다(Steptoe et al., 2002). 예를 들어, 심혈관질환 위험요소에 관련된 대처자세나 습관에 대한 연구에서 17~18세의 연령층 중 3/4이 담배 흡연이 심혈관질환에 미치는 영향에 대하여 알고 있었으나, 이 중 1/3이 흡연을 하고 있는 것으로 나타났다(Smalley et al., 2004).

1장에서 이야기 한 바와 같이 건강에 이로운 생활실행에 대한 지식을 갖고 있다고 해서 항상 건강한 삶을 갖는 것은 아니다. 건강에 이로운 습관을 위해 무엇을 바꾸어야 하는지를 아는 것과 동기부여가 함께 있어야 한다. 이장을 읽고 나면 이 책과 함께 제공된 [자가건강 평가서]의 "건강한 생활습관: 심혈관질환의 위험요소 줄이기"를 읽어 보기 바란다. 이 평가서는 심장건강 생활 바꾸기를 위한 동기부여 개발과 방법에 도움을 줄 것이다.

이 장에서는 심혈관질환들과 고혈압에 대하여 설명할 것이며, 이러한 유전, 환경, 그리고 생활방식 등의 요소에 관련한 비감염성 질환이 개인별 위험요소의 수위를 높이게 되는지와, 실제로 이 중 하나의 질환으로 발전해 가는지에 대하여 이야기하게 될 것이다. 또한 이들 질환들이 어떻게 상호관계를 가지며, 또 다른 질환으로 발전하는지에 관하여서도 기술할 것이다.

마지막으로 심혈관건강을 유지하기 위한 중요한 요소들에 관하여 탐구해 봄으로써 일생 동안 심장과 혈관의 체력을 유지할 수 있도록 도와줄 것이다.

그럼 우선 첫째로, 심혈기관이 어떻게 작용하는지에 대하여 탐구해 보도록 하자.

심혈관계와 작용

여러분은 아마도 심혈기관이 순환계라고도 불리는 것을 들었을 것이다. 이러한 단어들은 가끔 서로 바꿔어 불리기도 한다. *심혈관(cardiovascular)*이란 단어는 *심장(cardio)*과 *핏줄(vascular)*의 의미이고, *순환(circulatory)*이란 피를 순환시킨다는 의미인 것이다. 임상적으로 사용할 때, 두 단어 모두 온몸에 혈관을 통해 피를 펌프질하는 신체 기관을 묘사한 것이다.

피는 용액 속에 세포가 떠다니는 어떤 점성이 있는 액체이며 많은 기능을 수행하는데, 예를 들면:

- 피는 적혈구와 액체(혈장)를 가지고 있으며, 이들은 호흡가스(산소와 이산화탄소), 영양분, 호르몬, 그리고 배설물들을 나른다.
- 피는 몸의 화학적 작용에 의하여 만들어진 열을 나누는 역할을 함으로써 몸의 온도를 조절할 수 있도록 돕는다.
- 피는 혈소판이라 불리는 작은 세포를 포함한 혈액응고 요소들을 포함하고 있어 과출혈을 방지하고 조직을 회복하게 함으로써 혈액공급을 할 수 있도록 보호 작용을 한다.
- 피는 면역계의 림프구를 포함한 백혈구를 포함하고 있으므로 감염으로부터 몸을 보호할 수 있도록 도와준다. (14장 참조).

피는 심장과 근육에 의해 펌프질 되어지며, 심장은 주먹만한 장기로 흉곽의 중앙, 어깨와 허리의 중간쯤에 위치하고, 중앙에서 약간 왼쪽으로 치우쳐져 있다(그림 12-1). 심장은 4개의 방으로 이루어져 있는데: 위쪽 2개의 방을 *심방(atria)*, 그리고 아래 두 개의 방을 *심실(ventricles)*이라 부른다. 이 위쪽 방들은 피를 받아들이고 폐나 나머지 피를 온몸으로 펌프질하는 밑의 방들로 보낸다.

피는 핏줄의 광대한 네트워크를 통해 흐르게 된다. **동맥(arteries)**은 심장으로부터 피를 나른다. 근육으로 된 탄력 있는 혈관벽을 가지고 있어서 좌심실이 수축하여, 이곳을 피가 통과하게 될 때 약간 부풀어 올랐다가 수축의 끝 즈음에 다시 제자리로 돌아오게 된다. 동맥에서 조그마한 혈관지류가 생기는데, 이를 *소동맥(arterioles)*이라 부르고, 이 소동맥이 점점 작아져서 겨우 혈액세포 하나씩만 통과할 정도가 되면 이것을 **모세혈관(capillaries)**이라고 부른다.

모세혈관은 조직에 스며져 있다. 이 조그마한 혈관은 겨우 하나의 세포 두께의 혈관벽을 가지고 있다. 이러한 모세혈관벽의 얇은 성질이 피로부터 영양분이나 산소가 나가고 이산화탄소나 배설물들이 피로 들어오게 하는 작용을 가능케 하는 것이다. 모세혈관은 이후 조금 더 큰 혈관과 만나게 되는데, 이를 소정맥(venules)이라 하며, 이 혈관은 다시 더 커다란 혈관인 정맥과 만나게 된다.

정맥(vein)은 피를 심장으로 돌아오게 한다. 피가 정맥에 다다를 즈음에는 심장에서 밀어내는 힘(압력)이 거의 사라지게 된다. 그러므로 정맥은 동맥에 비해 혈관벽의 두께가 얇고 근육이나 탄력성도 작다. 덧붙여서 정맥은 정맥 전체에 걸쳐 일방통행만 할 수 있는 판막(valve)을 가지고 있어서 피가 뒤로 되돌아오는 것을 막는다. 중력이 머리, 목, 어깨에서 심장으로 피를 돌아오게 도와주며, 팔, 다리, 몸통에서 돌아오는 피는 중력과 맞서지만 골격근이 주위의 정맥을 짜내면서 피를 밀어 내는 것이다.

많은 성인남녀들이 정맥류를 갖고 있다. 유력한 벨기

에의 한 연구결과 남성 중 10~15%, 여성 중 20~25%가 *정맥류(varicose veins)*를 가지고 있다고 추정하였고 (Van den Oever et al., 1998), 프랑스의 연구 에서는 50.5%의 여성들, 그리고 30.1%의 남성들이 정맥류를 가지고 있다고 추정하였다(Carpentier et al., 2004). 정맥류란 정맥이 팽창하거나 늘어나는 것으로서, 주로 다리나 몸통에서 발견된다(그림 12-2). 정맥류에는 많은 원인이 있는데, 이 중에는 판막의 결함, 계속적이거나 장기적으로 앉거나 서 있는 것, 임신, 가족력, 신체 움직임의 부족, 그리고 비만 등이 포함된다(Kroeger et al., 2003; Jawien, 2003; Lee et al., 2003). 정맥류를 위한 요법으로 다리를 높인다든지, 탄력성 스타킹을 신는다든지, 심각한 경우에는 수술 등이 있을 수 있다. 레이저가 거미 다리 정맥이라 불리는 수축성 정맥류에 성공적으로 사용되고 있다(Mc Daniel et al., 1999). 거미양정맥류(spider vein)는 집단적으로 혈관이 늘어난 것으로, 피부에 조그마한 혈관들이 마치 거미 모양의 형태로 나타나게 되는 것이다.

동맥(arteries) 심장으로부터 피를 가져가는 혈관.

모세혈관(capillaries) 조직에 스며들어가 있는 미세혈관으로 소동맥과 소정맥을 잇고 있다.

정맥(veins) 심장으로 되돌아오는 피를 나르는 혈관.

관상동맥(coronary arteries) 대동맥의 하부에서 생겨난 혈관으로 신선하게 산소가 공급된 피를 심장의 근육에 나른다.

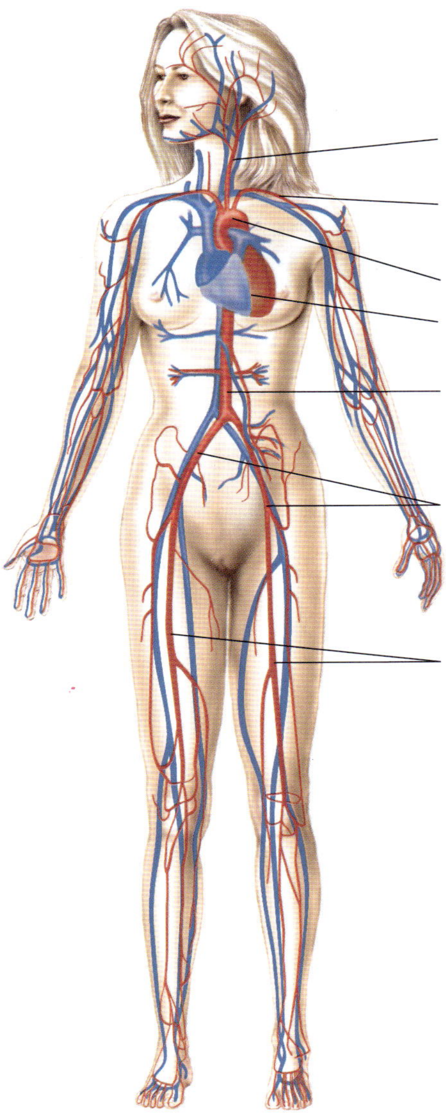

그림 12-1 신체 주요 동맥들. 심장은 흉곽의 중간 왼쪽에 위치하고 있다. 동맥들은 빨간색으로 나타나 있으며, 심장으로부터 피를 온몸으로 가져가고, 정맥들은 파란색으로 피를 심장으로 되돌린다.

관상동맥(coronary arteries)은 대동맥의 아래 부위에서 나와 심장 자체에 깨끗하고 산소가 풍부한 피를 공급해 준다. (심장에서 심장의 방을 통해 피가 들어왔다 나갔다가를 반복하지만, 심장근육은 심장의 방에 있는 피를 사용해 움직이지는 않는다.) 관상동맥을 크게 둘로 왼쪽과 오른쪽 관상동맥으로 나눌 수 있다(그림 12-8). 이 두 개의 동맥이 가지를 쳐 나가고, 이로써 심장전체에 피를 공급하게 되는 것이다.

심혈관질환

관상동맥이 막힌 사람을 **관상동맥질환(coronary artery disease, CAD)**이 있는 사람이라 이야기하며, 이것이 심장질환의 한 종류이기도 하다(관상동맥질환을 보편적으로 관상심장질환[coronary heart disease, CHD]이라고도

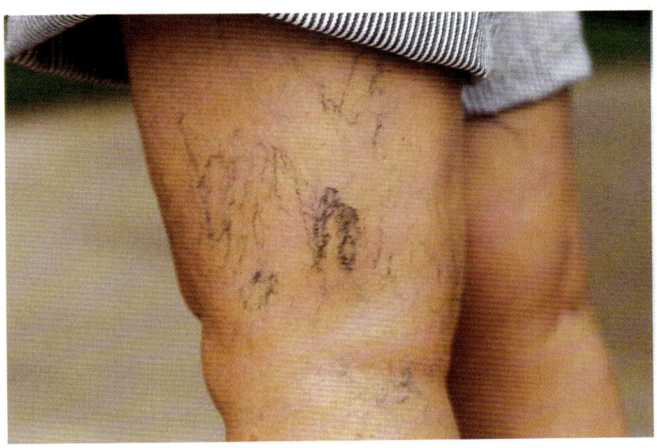

그림 12-2 근접촬영된 여성의 넓적다리에 생긴 정맥류.

부른다). 관상동맥질환은 결국 **협심증(angina pectoris,** 가슴에 통증)이나 심장근육의 사멸로 인한 심장발작에 이르게도 한다.

관상동맥질환은 심장과 혈관계 또는 **심혈관질환(cardiovascular disease, CVD)**의 한 종류일 뿐이며, 다른 중대한 심혈관질환으로 고혈압(만성적으로 혈압이 높은 것), 뇌졸중(머리의 혈관질환), 류마티스성 심장질환(사슬알균에 의한 목의 염증질환에 의한 합병증)도 있다. 동맥경화(혈관질환)는 심혈관질환을 일으키는 중요한 기초 시발과정이다. 다른 심혈관질환들은 이 장을 전개하며, 이야기될 것이다. 미국 전체인구의 1/5에 해당하는 약 7,000만 명 정도가 한 가지 또는 그 이상의 형태의 심혈관질환을 가지고 있는 것으로 추정되고 있다(미국심장협회: American Heart Association [AHA], 2005b). 그림 12-3에서 보는 바와 같이 심혈관질환은 미국에서 다른 어떤 질환보다도 많은 사람들을 죽이고 있으며, 관상동맥질환 이후로 뇌졸중, 그리고 고혈압순으로 심혈관질환을 일으켜 사망하게 하는 비율을 나타내고 있다. 뇌졸중은 미국에서 3번째로 많이 사망케 하는 질병이다(National Center for Health Statistic [NCHS], 2004). (암은 2번째 이다. 13장 참조) 관상동맥질환이나 뇌졸중과 같은 이러한 커다란 사망질환들은 또 다른 심혈관질환으로부터의 결과인데, 그것이 바로 죽상경화이다.

죽상경화증

99%의 심혈관질환 사례에서 관상동맥에 지방의 축적으로 인한 막힘 현상이 심장으로 가는 피의 공급을 줄이고 있었다. 이러한 지방 또는 **플라크(plaques)**의 축적은 동맥질환의 한 부분으로 **죽상경화증(atherosclerosis)**라 부른다. (동맥의 플라크는 치아의 플라크와는 같지 않다.) *죽종(atheroma)*이란 커다란 또는 중간 크기의 혈관의 안쪽 내벽부위를 노후화시키고 두껍게 해 버린 현상을 이야기하며, *경화(sclerosis)*란 혈관이 탄력성을 잃어버리거나 딱딱해지는 것을 말한다. 죽상경화는 *동맥경화(arteriosclerosis*, 동맥이 딱딱해지는 것)의 한 종류이다.

죽상경화는 혈관내벽의 상해로 시작될 수 있다. 예를 들어, 내벽에 상처를 만들 수 있는 고혈압이라든지 면역기능도, 이러한 일을 하는 요소가 될 수 있다. 지질, 특히 콜레스테롤의 경우 상처가 난 부위에 침착이 되며, 혈관내벽에 고착된다. 이러한 플라크들이 혈관 벽을 두껍게 하므로 동맥의 안쪽을 좁게 만들고, 이로 인해 동맥의 세포들이 영양분을 얻는 데 방해를 받게 되고(그림 12-4), 심지어는 플라크 밑의 혈관 벽이 퇴행되기도 한다. 상처조직이 형성될 때 칼슘이 축적되므로 동맥이 단단해지게 되고, 여기에 간혹 핏덩이가 생겨나기도 하는데, 이것이 심장발작을 일으키거나 뇌졸중을 일으키는 중추적 원인을 제공하기도 한다. 나이가 들수록 죽상경화가 일어나는 경우가 많아지기는 하지만, 모든 노인들이 광범위하게 플라크들을 가지고 있는 것은 아니다. *몇몇 젊은 이들도 이러한 플라크들을 가지고 있다*(이 장의 시작을 참조).

죽상경화는 대동맥, 관상동맥, 넙다리동맥, 엉덩동맥, 속목동맥, 그리고 뇌동맥에 가장 빈번하게 생긴다. 이러

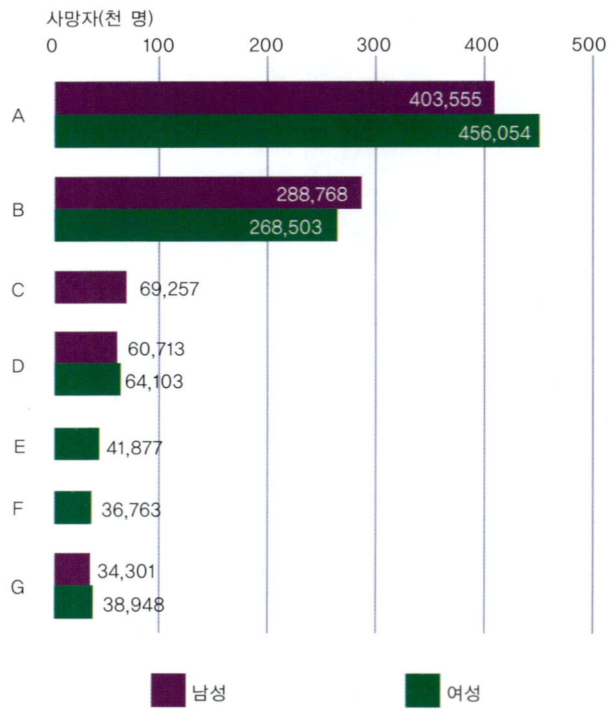

A 뇌혈관을 포함한 전체 심혈관질환(cardiovascular diseases)
B 암(canser)
C 사고(accidents)
D 만성 하부 호흡계 질환(chronic lower respiratory diseases)
E 알츠하이머(Alzheimer's disease)
F 폐렴/인플루엔자(precimonia/influenza)
G 당뇨병(diabetes mellitus)

그림 12-3 2002년, 미국 사망원인. 이 그래프는 모든 인종과 모든 연령층의 남자와 여자에게서 심혈관질환이 사망의 가장 큰 원인이 되고 있는 것을 보여 주고 있다.

자료출처: National Center for Health Statistics (2004). Health, United States 2004. Washington DC. U.S. Government Printing Office

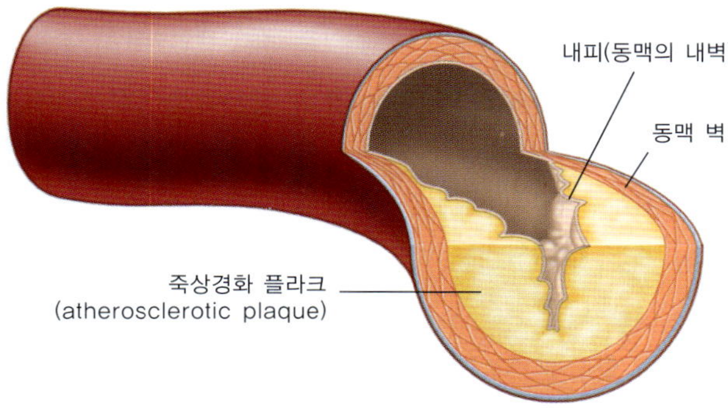

그림 12-4 동맥 속의 플라크. 동맥벽에 지방물질이 쌓임으로 인해 플라크가 형성되어 있다. 이 그림은 플라크에 의하여 좁아져 있는 동맥의 안쪽을 보여 주고 있다.

한 대부분의 혈관들은 그림 12-1 에 표기해 놓았다. 여러분이 보는 바와 같이, 이들 동맥들은 심장, 몸통, 다리, 그리고 머리에 피를 공급하고 있다. 그림에 없는 뇌동맥의 경우, 목동맥과 다른 혈관들로부터 가지가 나와서 뇌의 많은 부분에 피를 공급하고 있다. 죽상경화의 경우, 심장에 피를 공급하는 혈관에 생길 경우에는 심장발작을 일으키며, 뇌의 혈관에 생길 경우에는 뇌졸중을 일으키는 심각한 문제를 일으킨다.

직접 심장과 관련치 않는 다른 혈관의 막힘 현상 등은 종종 **말초혈관질환**(peripheral vascular disease)이라고 한다. 이 질환은 장기나 기관으로 가는 혈관들을 막아 버림으로써 영향을 미치게 하며, 이 중 한 결과의 예로 남자들의 발기부전(impotence) 등을 초래할 수 있다(6장 참조).

관상동맥질환

심혈관질환에서 아래의 하나 또는 그 이상의 이유로 부분적으로 혹은 완전하게 관상동맥이 막혀지게 된다: 혈관을 좁게 만드는 지방의 축적(죽상경화 참조), 지방이 축적된 곳에서 생긴 핏덩이, 또는 혈관 속에서 떠다니는 핏덩이 등이 있다. 이 중 움직이지 않는 핏덩이를 우리는 **혈전**(thrombus)이라고 부르는데, 지방축적에 의해 이미 좁아진 혈관을 막아 버릴 수 있다. 핏덩이는 지방의 축적에 의하여 피의 흐름이 감소된 혈관에서 종종 생성된다. 혈전이 생김으로 해서 관상동맥을 막아 생기는 것을 **관상동맥 혈전증**(coronary thrombosis)이라고 한다.

혈전은 그것이 생겼던 곳에서 떨어져 나가 떠다니는 핏덩이 혹은 **색전**(embolus)이 될 수도 있다. 색전은 이것이 생겨난 곳으로부터 관상동맥 하류로 가서 혈관을 막아 버리므로 **관상동맥색전증**(coronary embolism)을 일으키기도 한다. 초기 심혈관질환의 단계에서는 추위에 노출되거나 심한 신체적 노동, 불안 등으로 인한 혈관의 근육경련에 의하여 관상동맥이 좁아질 수도 있다.

협심증 하나나 그 이상의 관상동맥혈관에 경련, 부분적 또는 완전폐쇄 등에 의하여 부분적으로 심장에 충분한 피를 공급하여 주지 못하는 것, 이러한 현상을 **허혈**(ischemia)이라고 부른다. 이러한 일이 생기게 되면, 심장이 더 이상 충분한 산소를 공급받지 못하므로, 이런 사람은 협심증(angina pectoris) 혹은 가슴에 통증을 경험하게 된다. 협심증관련 통증은 가슴뼈 밑쪽에서 느껴지며 왼쪽 어깨와 왼쪽 팔로도 퍼져 나간다. 팔에 나타나는 통증으로 협심증에 의한 통증인지 가슴쓰림(heartburn)이나 위장장애로부터 기인한 통증인지를 구별할 수도 있다. 협심증 통증은 턱이나 목, 그리고 자주는 아니지만 허리에서도 느낄 수 있다. 통증은 아프고 쥐어짜는 듯하며, 타는 듯하고, 무겁거나 압박을 받는 듯하다고 표현할 수 있다. 몇몇 사람들은 *조용한 협심증(silent angina; painless,* 통증이 없는)을 보이기도 하는데, 협심부위가 아프지는 않고 이상한 느낌만 나는 것이다. 조용한 협심증의 경우, 운동테스트를 하거나 24시간 동안 심장의 전기적 활동상황을 측정할 수 있는 이동 가능한 기구를 입음으로써 진단할 수 있다.

협심발작은 왔다 갔다 할 수 있으며, 과도한 신체적 노동이나 정신 또는 감정적 스트레스에 의하여 생겨질 수도 있지만, 이는 심각한 관상동맥질환의 증상이다. 따라서 협심증을 쉽게 여겨서는 안 되며, 협심발작 증상을 경험하고 있는 사람이 있다면 곧바로 의학적 처치를 받아야 할 것이다.

관상동맥질환(coronary artery disease, CAD) 관상동맥 혈관이 지방의 축적이나 핏덩이 또는 두 가지 모두의 원인에 의해 일부 또는 완전히 막혀 버린 현상으로 보통 관상동맥심장질환(CHD)이라고도 한다.

협심증(angina pectoris) 심장부위에 산소의 공급의 부족으로 인해 생기는 가슴 통증.

심혈관질환(cardiovascular disease, CVD) 심장과 혈관의 질환.

플라크(plaque) 동맥벽에 침착된 지방질.

죽상경화증(atherosclerosis) 커다란 또는 중간 크기의 혈관의 안쪽 내벽부위가 노후화되고 두껍게 되며, 탄력성을 잃어버리게 된 것.

말초혈관질환(peripheral vascular disease) 심장을 제외한 다른 부위에 생기는 혈관 막힘 현상.

혈전(thrombus) 움직이지 않는 핏덩이.

관상동맥혈전증(coronary thrombosis) 고정된 핏덩이가 생긴 것으로, 이로 인해 심근으로 가는 혈액을 나르는 동맥을 막아 버리는 것.

색전(embolus) 떠다니는 핏덩이.

관상동맥색전증(coronary embolism) 떠다니는 핏덩이가 심장으로 피를 나르는 동맥에 안착하여 혈액의 흐름을 막아버리는 것.

허혈(ischemia) 심장부위에 피가 모자란 것.

휴식과 혈관을 이완시키고 넓히는 약(예를 들어, 나이트로글리세린)들은 협심발작을 경감시킬 수 있으며, 다른 약들은 혈압을 떨어뜨리거나 심장의 박동 수를 줄이는 데 사용되기도 한다. 두 종류의 약 모두 심장의 부하를 줄여주므로 산소의 필요를 줄여 주는 것이다.

협심증의 경우, 의사는 증상을 낮추거나 심장발작을 막기 위하여 혈관이 막혀 있는 정도나 위치에 관하여 더 진찰받아 볼 것을 제안할 수도 있다. 한 가지 관상동맥 혈관을 볼 수 있는 일반적인 기술적 방법이 *관상동맥 혈관조영술(coronary angiography)*이다.

*혈관조영상(angiogram)*은 *조영제(contrast medium)*라 불리는 주사를 맞고 찍는 혈관 X-ray 영상이다. 이 혈관조영술에 사용되는 조영제는 대부분이 요오드(iodine)로 이루어져 있는데, 이는 이 요오드가 X선을 흡수하여 혈관 안을 볼 수 있게 해주기 때문이다. 관상동맥 조영술을 하기 위해서 의사는 첫 번째로 *도관(atheter)*이라 불리는 얇은 플라스틱 관을 팔의 동맥이나 샅고랑 부위(groin, 서해부)의 동맥에 끼워 관상동맥까지 이르게 한다. 이 도관에 조영제를 주사하고 나서 동맥에 흐르고 있는 피를 고속 X-ray 영상으로 찍는다. 그림 12-5는 영상화면을 보여 주고 있으며, 이러한 영상화면을 통하여 의사에게 어디에 관상동맥이 비정상으로 좁아졌는지를 가리켜 준다.

자기공명영상(MRI) 등 다른 테스트들도 심장과 심장의 혈관들을 영상화하여 다양한 진단목적으로 이용할 수 있도록 많은 의료기관에서 사용되고 있다. MRI는 자기장과 무선파장(radio wave)을 이용하여 구조를 볼 수 있도록 한 것이다.

만약, 환자가 관상동맥에 많은 죽상경화를 가지고 있다면, 의사는 관상동맥 우회이식수술을 권고할 것이다. 또한 관상동맥이 눈에 띄게 좁아져 있는 환자인 경우, 의사는 상해를 입은 혈관을 재건하기 위하여 동맥의 안쪽을 확장하는 **혈관성형술(angioplasty)**을 권할 수도 있다. 풍선 혈관성형술의 경우, 의사는 혈관조영술을 하듯 도관을 팔의 동맥이나 샅고랑부위(서해부)의 동맥에 끼워 관상동맥까지 이르게 한다. 하지만 도관에 염료를 주사하는 대신에 끝 쪽에 풍선이 달린 두 번째 도관을 첫 번째 도관을 통하여 넣는다. 이 두 번째 도관이 막혀 있는 부위에 도달하게 되면 풍선이 펼쳐지게 되고 동맥의 혈관벽을 밀어내므로 플라크를 부수게 되는 것이다

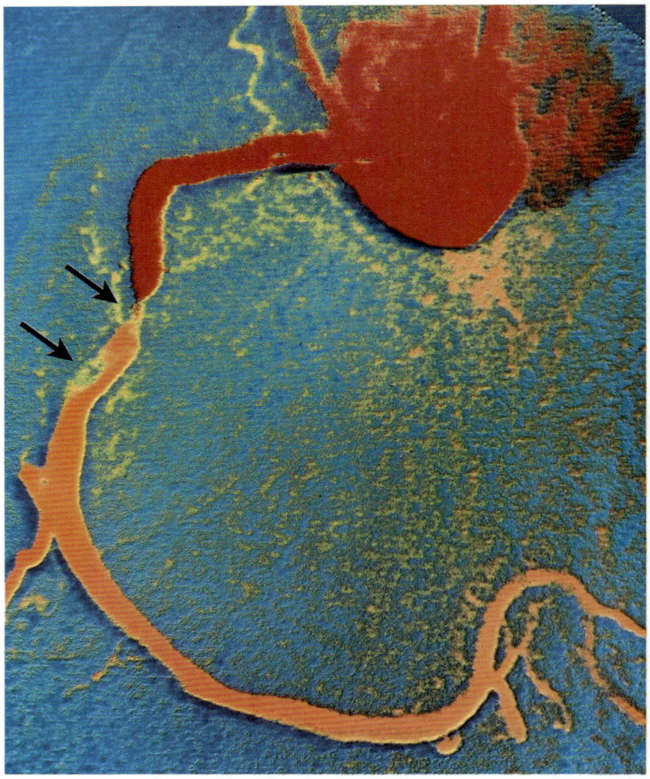

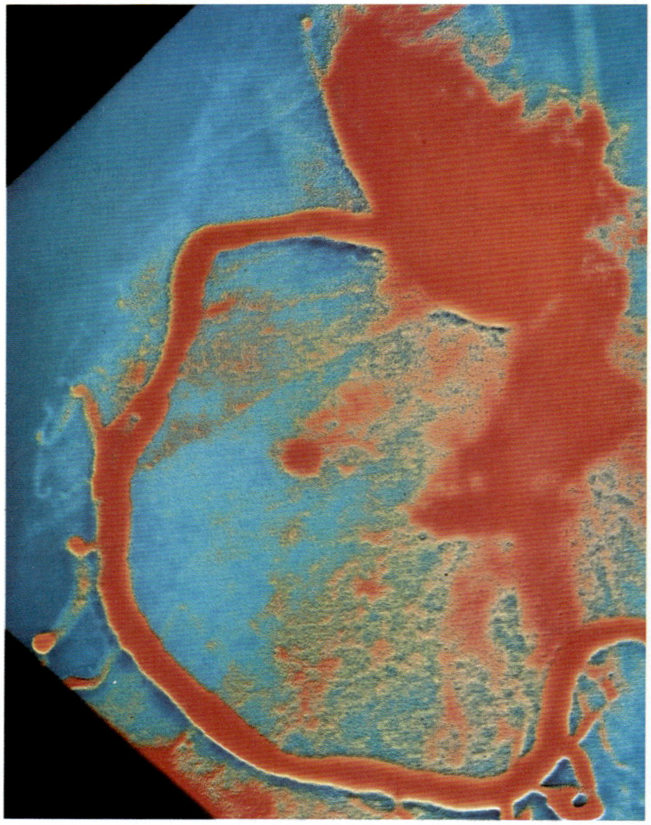

그림 12-5 **관상동맥 혈관조영상.** 혈관조영상 위쪽에 가리키고 있는 화살표는 관상동맥이 비규칙적으로 좁아져 있음을 보여 주고 있다. 아래의 영상은 같은 혈관으로, 풍선혈관성형술 몇 분 후에 찍은 것이다.

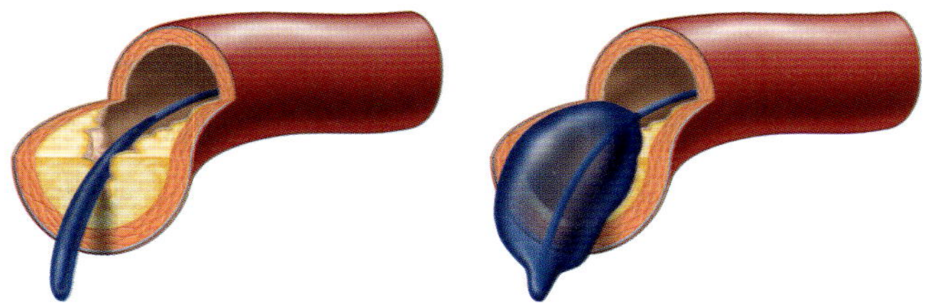

그림 12-6 풍선혈관성형술. 풍선을 장착한 가느다란 관이 플라크에 의해 좁아진 혈관까지 동맥을 통해 삽입된다. 풍선이 펼쳐지면 플라크를 동맥의 벽 쪽으로 압박하고 동맥을 스트레칭시키게 된다.

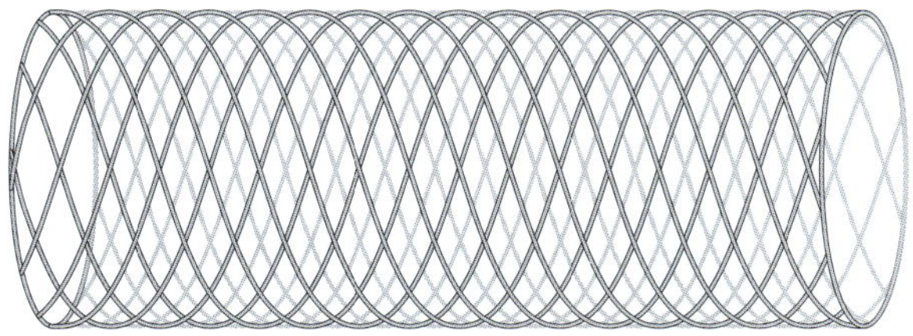

그림 12-7 동맥덧대. 스프링처럼 생긴 망조직의 장치로 풍선 혈관성형술 이후 눌려진 플라크를 막고 동맥벽을 부드럽게 하며, 혈관을 지지하기 위해 동맥에 끼워진다.

(그림 12-6). 이러한 풍선시술은 어떤 면에서 동맥을 늘어나게도 한다. 그래서 죽종절제술과 덧대법이라는 두 개의 새로운 기술들이 생겼다.

죽종절제술(atherectomy)이란 동맥의 안쪽으로부터 플라크를 제거해 버리는 방법이다. 절차는 풍선 혈관성형술과 비슷하지만, 두 번째 도관 끝에 풍선 대신 자르고 주워 모으는 장치가 달려 있다.

덧대법(stenting)은 첫 번째 도관이 혈관벽을 향하여 플라크를 짓누른다는 점에서 풍선 혈관성형술과 비슷하다. 이후 스프링과 비슷한 망 장치인 덧대가 눌려진 프라그를 덮고 동맥을 지지하며, 동맥의 벽을 부드럽게 하기 위하여 동맥에 끼워진다(그림 12-7). 하지만 시간이 지나면서 덧대 주변에 조직이 자라게 되면 동맥의 되막힘으로 인한 위험이 증가할 수 있다. 최근 혈관에 끼워 놓은 자리에서 계속하여 부풀어나는 덧대 종류가 개발되었는데, 이 장치가 부풀어 오르면 계속적으로 혈관을 넓힐 수 있고 되막힘의 위험이 감소될 수 있다. 또한 약 처리가 된 덧대가 개발되었는데, 대부분의 환자에게서 되막힘을 막는 역할을 하는 것으로 나타났다(Rogers, 2004).

관상동맥질환에 자주 사용되는 기술 하나가 우회수술이다. 2002년 미국에서는 306,000명의 환자들로부터 515,000번의 시술이 된 것으로 추정하고 있다.

*우회수술(bypass surgery)*이라는 낱말은 주로 **관상동맥 우회이식수술**(coronary artery bypass graft surgery, CABG)을 뜻한다. 관상동맥은 심장에 산소가 가득한 피를 공급하는 혈관이다. 이 혈관이 막히게 되면 피의 흐름이 늦어지고 심장근육은 충분한 산소를 공급받지 못하게 된다.

심장의 왼쪽으로 가는 혈관(몸에 피를 펌프질하는 쪽)이 막히거나 관상동맥의 여러 곳이 막혀 만성 협심증을 가지고 있는 사람들이 주로 우회수술의 후보자가 된다.

이 수술을 하기 위하여 의사는 우선 가슴을 절개하여 연다. 이후, 환자의 몸 다른 곳(주로 다리)에서 가져온 혈관의 한쪽 끝을 심장에서 몸으로 피를 나르는 주요 동맥인 대동맥에 이식한다. 그리고 다른 한쪽을 막힌 부위를 지나 상해를 입은 관상동맥에 이식한다(그림 12-8). 그러므로 해서 이식되어진 혈관은 질병혈관의 막힌 부위를 우회하게 되는 것이다.

심장근육에 피의 흐름을 증가시키는 것을 목적으로 하는 경심근레이저혈류재건술(transmyocardial laser revascularization, TMLR)이라는 최근의 요법이 있다. 이 요법에서 의사는 레이저를 사용하여 심장의 방으로부터 심장근육에 이르는 좁은 구멍들을 뚫는다. 이 요법의 배경개념은 이러한 구멍들을 통해 피가 심장의 근육으로 흐를 것이라는 것이다. 의학연구자들은 이러한 현상이 새로운 혈관을 자라게 하는 촉진역할을 하기 때문일 것이라고 생각한다(Galli et al., 1999; Korkola et al., 1999). TMLR이 심장병환자를 더 오래 살게 도와주지는 못한다. 하지만 심장통증의 재발이나 빈도수를 줄여줌으로써 삶의 질을 높일 수 있다고 한다(Spertus et al., 2001). 덧붙여서 TMLR은 CABG와 함께 사용되고 있는데, 이 두 개의 절차를 합친 것이 CABG하나만 사용한 것보다 효과가 월등한 결과를 나타내었다(Frazier et al., 2004).

심장발작 관상동맥질환의 피해자들은 그들의 심장에 피를 나르는 동맥들이 막혔다는 사실을 종종 알지 못한다. 그들은 심혈관질환에 관련한 아무런 증

혈관성형술 (angioplasty) 상해를 입은 혈관을 재건하는 것.

죽종절제술(atherectomy) 동맥의 안쪽에서 플라크를 제거하는 것.

덧대법(stenting) 스프링과 비슷한 망 장치로 눌려진 플라크를 덮고 동맥을 지지하며, 동맥의 벽을 부드럽게 하기 위하여 동맥에 끼워지는 것.

관상동맥 우회이식수술 (coronary artery bypass graft surgery, CABG) 건강한 혈관을 이용하여 심장의 막혀진 혈관주위의 혈류의 방향을 바꿔 주는 수술법.

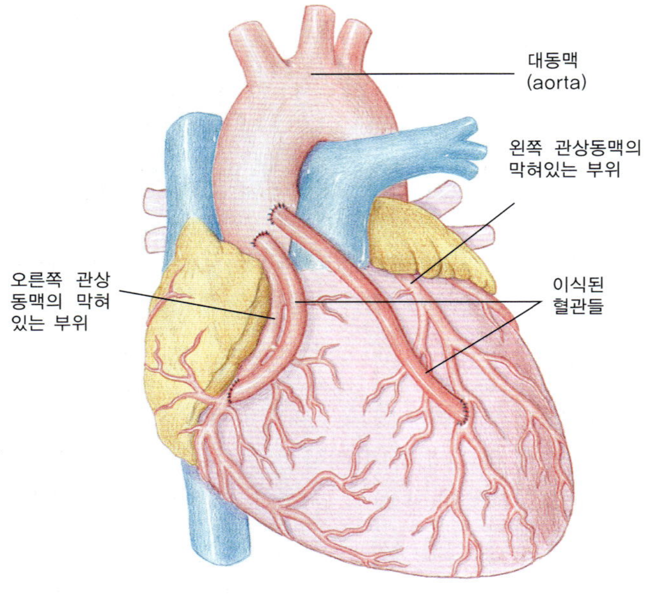

그림 12-8 **관상동맥 우회이식에서 혈관의 위치.** 관상동맥 우회 이식에서는 몸의 다른 부위에서 가져온 혈관을 심장에서 나오는 커다란 동맥인 대동맥에 이식한다. 다른 한쪽 끝은 막혀져 있는 부위를 지나 관상동맥(심장을 위해 일을 함)에 이식된다.

상이나 증후를 느끼지 못할 수도 있는데, 이러한 이유로 1/3에서 1/2의 사람들이 건강을 돌보는 의사들에게 *심근경색(myocardial infarction, MI)*이라 불리는 **심장발작(heart attack)**을 갑작스럽고 예기치 않게 맞이하게 된다. Myocardial이란 간단히 *심장(cardium)*과 *근육(myo-)*을 이르는 말이다. 경색(infarction)이란 산소가 풍부한 피를 충분히 공급받지 못하므로 심장의 근육이 죽은 부위를 이야기한다. 심장의 근육이 죽게 되면 비정상적인 전기적 활동이 시작되고 심실이 불규칙적으로 뛰게 된다. 이러한 비정상적인 심장의 박동을 **부정맥(arrhythmias)**이라고 부른다. 심실에서 부정맥이 생기는 동안 심장기능상실(심부전), 심장정지, 그리고 죽음에 이를 수도 있다.

심장발작
(heart attack)
심근경색(MI): 혈액의 공급이 부족하여 충분한 산소를 받지 못해 심장근육 부위가 죽는 것.

부정맥(arrhythmias)
비정상적인 심박동.

심장기능상실(heart failure, 심부전)
심장이 제대로 펌프 작용을 하지 못하므로 심장으로 가져오는 정맥의 피가 넘쳐나는 것.

급성심장사(sudden cardiac death), 심장정지(cardiac arrest)
심장의 박동이 멈추는 것.

심장기능상실(heart failure, 심부전)이란 심장이 제대로 펌프작용을 하지 못하므로 정맥이 심장으로 가져오는 피가 넘쳐나거나 너무 차버려서 생기게 되는 이유로 가끔 *울혈성(congestive)* 심부전이라고도 부른다. 심장기능상실(제대로 펌프기능을 하지 못하는 것)은 심혈관질환, 구조적 심장기형, 그리고 류마티스성 심장질환 등을 포함한 모든 심장병에 의해 생길 수 있으며, 만성화되어 호흡이 짧아지거나 체액이 역류되고 폐에 울혈이 되며, 피곤한 현상을 만들어 낼 수도 있다. 심장기능상실을 심하게 겪는 환자의 경우, 심장이식이나 심장제공자를 기다리는 동안 좌심실 도움 장치(인공심장으로 대체되었음) 등을 달아야 하는 대상자가 될 수 있다. 이 펌프는 복강 내에 끼워지게 되며, 심장에서 주요 펌프질을 하는 방인 왼쪽 심실로 연결된다. 또한 펌프의 전원은 환자의 몸 밖에 굴릴 수 있는 손수레에 싣거나 이동용 배터리를 어깨에 끈으로 달아 사용한다.

급성심장사(sudden cardiac death) 또는 **심장정지(cardiac arrest)**는 심장발작에 의하여 일어날 수 있다. 심장정지 동안 심장은 갑작스럽게 박동을 멈추게 된다. 이러한 경우, 심장이 멈추기 몇 분 안에 전기 충격을 통하여 *세동제거(defibrillated)*를 해 줘야만 심장이 다시 뛰게 되고, 이로 인해 심장, 폐, 신장, 그리고 뇌의 손상과 사망을 피할 수 있으므로 즉각적인 의료관리가 필수적이다. 급성심장사는 심장정지가 소생되지 못한 결과이다.

미국에서는 약 335,000명의 사람들이 급성심장사로 인하여 사망하고 있으며(AHA, 2005b), 평균연령은 60세이다. 80%의 경우에서 심장정지의 주된 원인은 관상동맥질환이었으며, 다른 20%의 경우는 감염, 류마티스열, 약물복용에 의하여 발생되는 염증, 원인을 알 수 없는 심장근육의 병, 선천적 심장기형, 그리고 마약의 남용과 같은 여러 가지 상태에 의한다(그림 12-9). (류마티스열은 간혹 사슬알균에 의한 목의 염증질환이 원인이 되며, 심장에 병을 일으키기도 한다.) 이런 병들 중에 하나가 운동선수와 같은 젊고 신체적으로 건강한 사람들을 야구장이나 육상경기장, 또는 스케이트장에서 사망케 하는 예가 된다.

심장발작의 위험증상들을 배우고 당신이나 당신과 함께 있는 사람에게 심장발작이 일어났을 때, 어떻게 해야 할지를 배워 놓도록 하자(354쪽 [건강관리] 참조). 여러분은 심장발작 통증이 협심증의 통증보다도 훨씬 심하고 더 오래 지속됨으로, 이러한 통증의 경중에 따라 협심증으로부터 심장발작을 구별해 낼 수 있다. 심장발작의 통증은 대개 압박감(무거운 느낌)과, 타고, 쑤시고, 꽉 죄는 듯한 통증으로 표현되며, 협심증의 통증이 일어

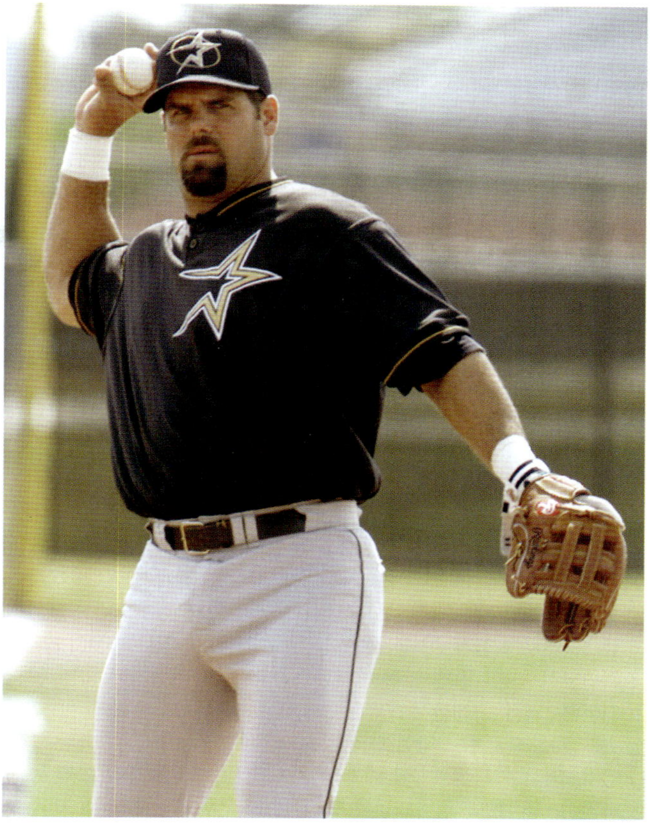

그림 12-9 심장발작이 전 올스타 3루수였던 Ken Caminiti의 삶을 조기에 마치게 하였다. Caminiti는 그의 성인기 동안 마약이나 알코올 문제와 싸워야 했으며, 그가 복용했던 마약이 그의 심장을 약하게 하였을 것으로 생각된다. 그는 2004년 10월 41세의 나이에 심장발작으로 사망하였다.

나는 부위와 같은 곳에서 느낄 수 있다. 심장발작이 일어난 사람은 숨이 가쁘고 진땀이 나며, 허약감이나 불안 혹은 메스꺼움 등을 경험할 수 있다.

만약, 여러분이나 여러분이 아는 누군가가 위의 몇 가지나 모든 증후를 경험하고 있다면, *즉시(immediately)* 응급 의료관리를 받도록 해야 한다. 많은 심장발작 피해자들이 즉각적인 의료 응급처치를 받지 않으므로 사망에 이르게 된다. 오늘날 35%의 심근경색이 있는 사람들이 응급실에 도착하기 전에 사망한다. 그러나 만약, 재빠르게 의료관리를 해 줄 수 있는 훈련을 받은 응급구조대에 조기 도움 요청을 하면, 심장발작 피해자가 병원에 옮겨지는 동안 생명을 유지하거나 심장의 상해를 줄여 주는 데 도움이 된다.

대부분의 심장발작은 관상동맥 혈전증에 의한 결과이다. 종종 동맥에 플라크가 부서져 버리고 이곳에 혈소판이 응집하게 되면 핏덩이가 갑작스럽게 생긴다(그림 12-10). 그러므로 응급실에서 심장발작 환자는 곧바로 정맥주사를 통한 항응고제 처치를 받는다.

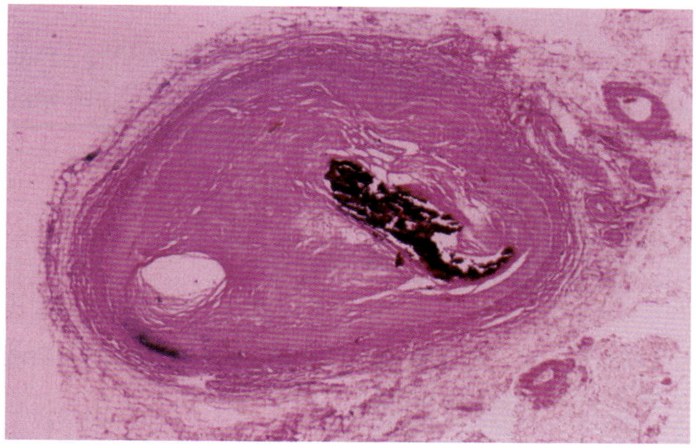

그림 12-10 막혀 있는 혈관. 이 관상동맥은 플라크와 핏덩이(검은 부분)에 의하여 완전이 막혀 있다.

만약, 적절한 의료처치를 받았다면, 대부분의 심장발작에서 생존한 환자들은 합병증을 겪지 않는다. 심지어 조그만 부위에만 심근경색이 있었던 사람들의 경우, 어떠한 심장 이상도 발견되지 않을 수 있다. 하지만 불행하게도 몇몇은 삶에 위협이 되는 합병증을 겪기도 한다. 만일, 심장 상당 부위에 심근경색이 일어나게 되면, 좌심실이 몸을 유지하기 위한 충분한 피를 펌프질하지 못하므로 피해자들은 심장에 의한 쇼크에 빠질 수 있다. 이런 경우, 의사들이 혈관성혈술이나 수술로 치료를 함에도 불구하고 50%에서 80%가 심장에 의한 쇼크 사망률을 보인다 (Krost, 2004).

심근경색 이후 의사들은 환자 심장의 건강을 평가하게 되는데, 심장에서 나오는 효소를 측정하거나 혈관조영상이나 MRI와 같이 심장과 혈관을 볼 수 있는 기술들을 사용하게 된다. 이를 통해 의사들은 세포의 손상과 심실기능(몸에 피를 뿜어내는 심장의 능력)을 분석하여 환자의 심근경색 이후의 처치법을 고르게 되는 것이다. 이러한 처치법으로는 수술, 약물요법, 생활양식의 변화 등이 포함될 수 있다.

뇌졸중

뇌졸중(stroke)은 뇌에 피를 공급하는 동맥이 막혀 피의 흐름이 막힐 때 생긴다. 가장 주요한 뇌졸중의 원인은 심장발작이나 협심증과 같으며, 이것은 바로 장기에 피를 공급하

뇌졸중(stroke) 뇌에 피를 공급하는 동맥이 막혀 피의 흐름이 막힐 때 또는 상해에 의해 뇌의 출혈이 안쪽이나 밖으로 생기게 되는 뇌 상해.

건강관리
Managing Your Health

심장발작의 증후들: 응급상황시 취할 행동

만약, 당신이 심장발작을 일으키고 있는 것 같다면, 지체 말고 바로 응급 의료기관에 전화를 하라.

심장발작의 전형적 증후들

- 가슴의 중간쯤에 불편한 압박감, 꽉 찬 느낌, 꽉 죄는 느낌 또는 통증이 있으며, 이것이 몇 분 이상 지속이 되거나 없어졌다 나타났다 한다.
- 통증이 어깨, 목, 혹은 팔로 퍼진다.
- 어지러움, 졸도와 발한, 메스꺼움이 생기거나 숨이 가빠지며, 가슴에 불편함을 느낀다.

비교적 덜 전형적인 심장발작의 위험증후

- 비전형적인 가슴 통증, 위장 또는 복부통증
- (가슴 통증이 없이) 메스꺼움 또는 어지러움
- (가슴 통증이 없이) 호흡이 짧아지거나 호흡의 어려움
- 이유 없는 불안, 기운 없음, 또는 피로
- 심장의 두근거림, 진땀, 또는 창백해짐

위의 모두가 모든 심장발작에 증후로 나타나지는 않는다. 가끔 위의 증상들은 사라졌다 다시 나타난다. 그러므로 만약, 위의 증상이 일어났다면, 신속하게 도움을 요청하라. 또한 여러분이나 다른 사람에게서 위의 하나 혹은 그 이상의 증상이 나타났다면, 기다리지 말고 바로 119나 응급 의료기관에 전화하여 즉시 병원으로 가야 할 것이다.

준비할 것

- 응급구조서비스 전화번호 목록을 전화기 옆에, 그리고 주머니, 지갑 등에 둔다.
- 어느 지역에 24시간 응급 심혈관 관리를 하는 병원이 있는지 알아 둔다.
- 우선적으로 어느 병원 혹은 의료시설이 여러분의 집이나 직장에서 가까이 있는지 알아 둔다.

취할 행동사항

- 만약, 여러분이 몇 분 이상 심장발작 증후를 갖게 되면, 늦추지 말고 바로 119에 혹은 응급의료서비스 기관에 연락하여 그들이 응급구조사가 함께 한 앰뷸런스를 바로 보낼 수 있도록 한다.
- 여러분이 있는 곳이, 만약 앰뷸런스 서비스가 가능하지 않는 곳이라면, 가장 근접한 병원(또는 24시간 생명유지 관리를 할 수 있는 시설)으로 운전하여 데려다 줄 사람을 찾는다.
- 만약, 여러분이 심장발작 증후를 가지고 있는 누군가와 함께 있다면, 바로 119나 응급의료서비스 기관에 연락하도록 한다. 이러한 일에 대해 거부를 하는 사람이 있을 수도 있다. 하지만 그들이 하는 반대에 그만두지 말고 대신 빠르게 행동을 취하라.
- 만약, 여러분이 올바른 교육을 받았다면, 심폐소생술(구강대 구강 호흡법과 흉부압박법)을 실시하라.

는 동맥에 플라크나 핏덩이 등이 생겨 혈관을 막아버리면서 생기는 죽상경화 때문이다. 핏덩이는 뇌졸중의 일반적 원인이다. 만약, 뇌졸중이 움직이지 않는 핏덩이에 의하여 생겼다면, 이러한 상태를 **뇌혈전증**(cerebral thrombosis)이라고 부르고, 다른 곳에서 생긴 핏덩이가 뇌동맥에 안착하여 피의 흐름을 막는 것을 **뇌색전증**(cerebral embolism)이라고 부른다.

뇌졸중은 뇌에 공급되는 동맥이 터지면서 일어나기도 한다. 이러한 상황을 **뇌출혈**(cerebral hemorrhage)이라고 하며, 죽상경화나 고혈압이 있을 경우에 생겨날 수 있다. 뇌출혈은 또한 머리의 상해에 의하여 생길 수 있으며, 혹은 **동맥류**(aneurysm, 부어오르고 약해진 혈관)가 터지면서 생길 수도 있다.

뇌혈전증(cerebral thrombosis) 움직이지 않는 핏덩이에 의하여 생긴 뇌졸중.

뇌색전증(cerebral embolism) 떠다니는 핏덩이가 뇌동맥에 안착하여 피의 흐름을 막는 것.

뇌출혈(cerebral hemorrhage) 뇌로 가는 동맥이 터지면서 생기는 뇌졸중.

심방세동(atrial fibrillation) 부정맥의 한 종류로 위쪽 방들이 규정 패턴대로 수축하지 못하는 것.

뇌졸중이 생기면 뇌세포는 정상적으로 피를 공급하던 혈관이 막히거나 터져 버리므로 산소를 공급받지 못하게 된다. 심장세포들과 마찬가지로 뇌세포도 필요로 하는 산소를 받지 못하면 죽어버리게 된다. 뇌출혈은 터진 혈관으로부터 피가 나와 뇌에 압력을 형성하므로 위의 방법 이외의 다른 방법으로도 뇌에 피해를 주게 된다. 만약 핏덩이가 형성되게 되면 뇌조직에 손상을 일으키고, 이로 인해 신체불능 상태가 되기도 한다.

어느 부위에 손상을 입었느냐에 따라 뇌졸중의 증상과 증후는 매우 다양하게 나타난다. 대부분의 경우, 몸의 한쪽이 약해지고 감각이 없어지며, 마비상태가 되기도 한다.

뇌졸중에 걸릴 수 있는 가장 위험한 그룹은 **심방세동**(atrial fibrillation)이 있는 사람들이다. 심방세동은 일종의 부정맥이다. 심방세동이 생기게 되면, 심장의 위쪽

방들은 규정 패턴대로 수축하지 못하게 되고 심장박동의 리듬을 방해하게 된다. 이런 부정맥은 떠다니는 핏덩이들(emboli, 색전)을 만들게 되고, 이것이 뇌로 가서 혈관을 막아 버림으로써 뇌졸중이 생기게 된다.

백만 명이 넘는 미국인들이 심방세동을 가지고 있다. 이 질환의 기초원인이 되는 고혈압과 관상동맥질환이 나이가 들며 늘어나므로 나이가 들수록 발병률이 높아지게 된다.

다른 뇌졸중의 위험이 높은 그룹은 목동맥의 한쪽이나 양쪽에 *협착(stenosis, narrowing)*이 있는 사람들이다. 오른쪽과 왼쪽 목동맥은 심장에서 나오는 가장 큰 혈관에서 가지가 뻗어 나오며 목에서 뇌까지 피를 나른다 (그림 12-1). 의사들은 초음파(음파를 사용하여 부드러운 조직을 볼 수 있게 함; 5장 참조)를 이용하거나 혈관조영술을 통하여 목동맥협착을 진단한다.

의사들은 종종 목동맥협착이 있는 환자들에게 뇌졸중의 위험을 상당히 감소시키기 위해 *목동맥 내막절제술(carotid endarterectomy)*을 권한다. 이 수술에서 의사는 플라크에 의해 부분적으로 막혀 있던 목동맥의 안쪽 벽을 제거해 버린다. 또한 의사는 목동맥협착이나 심방세동을 치료하기 위해 장기간 아스피린 요법이나 항응고제를 처방하기도 한다.

병원에서 의사들은 컴퓨터 단층촬영술(computed tomography, CT: 인체의 구조를 단층으로 자른 세밀한 X-ray)이나 MRI를 이용하여 위치의 확인과 상해범위 등 뇌졸중 피해자의 진단을 확인한다 (그림 12-11). 최근까지도 뇌졸중에 대한 좋은 치료법이 존재하지 않지만, 최초의 약으로 핏덩이를 용해시키는 효과를 보인 약을 조직플라스미노겐활성제(tPA)라고 부른다. 만약, 뇌졸중이 발생한지 3시간 안에만 복용시킨다면, 더 이상 영구적 뇌손상이 일어나지 않게 하는 확률을 높일 수 있다(Felberg et al., 2002). 뇌졸중 이후의 요법은 뇌의 부분적 상해로 인한 운동기능 상실을 재건하여 환자를 돕는 데 초점이 맞추어져 있다.

동맥류(aneurysm) 뇌로 가는 동맥이 부불어올라 약해진 혈관.

일과성허혈발작(transient ischemic attacks, TIAs) 약하게 온 뇌졸중으로 대게 영구적 손상을 주지 않으며, 얼마 가지 않는 아주 짧은 시간 동안만 나타남.

조그만 협심발작에 의하여 심장발작이 이루어지는 것과 마찬가지로 **일과성허혈발작(transient ischemic attacks, TIAs)**이라는 조그마한 뇌졸중에 의하여 커다란 뇌졸중이 생길 수 있다. 허혈발작(ischemic attack)은 뇌졸중과 비슷하며, 대개 영구적 손상을 주지 않으며, 얼마 가지 않는 아주 짧은 시간 동안만 나타난다. 일과성허혈발작은 몇 주나 몇 달 후에 뇌졸중이 생길 수 있다는 심각한 경고이다. 만약, 일과성허혈발작을 경험한 사람이 있다면, 곧바로 의사를 찾아가 봐야 할 것이며, 이들로부터 아스피린과 같은 피를 묽게 하는 약이 처방되어 뇌졸중의 가능성을 낮추게 해야 할 것이다.

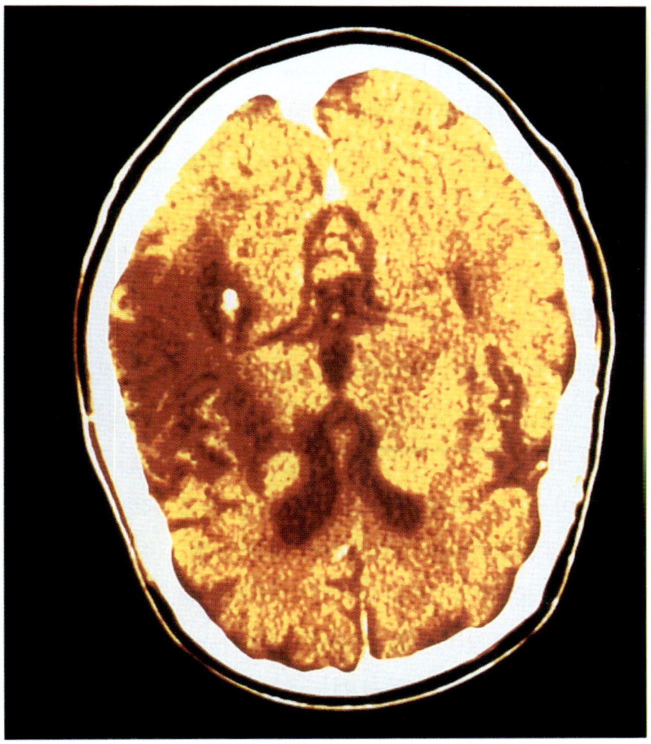

그림 12-11 뇌졸중 피해자의 컴퓨터 단층촬영. 촬영된 뇌의 왼쪽 검은 부분이 뇌졸중에 의하여 산소가 부족해 생긴 죽은 조직이다.

표 12-1 뇌졸중의 증상들

이 중 몇 가지나, 혹은 모두는 뇌졸중과 동반된다.

- 몸의 한쪽이 힘이 없어지고, 감각이 둔해지거나 마비가 된다.
- 특히, 한쪽 눈의 시야가 흐릿해지거나 잃게 된다.
- 말하기가 힘들거나 할 수 있는 능력을 잃을 수 있고 말하는 것이 이해하기가 힘들어진다.
- 갑자기 심한 두통이 생긴다.
- 갑자기 어지럽거나 몸을 가누지 못하거나 쓰러지는 일이 생긴다.

건강한 생활습관
Healthy Living Practices

- 누구든, 특히 흉골 밑쪽 가슴 통증을 느끼며, 이 통증이 목, 어깨, 팔로 퍼져 간다면 즉각적인 의학적 주의 관리가 필요하다.
- 만약, 누군가 몸의 한쪽에 힘이 없어지고 감각이 둔해지며 마비가 되면, 혹은 한쪽 눈의 시야가 흐려지거나 잃게 되고 말하기가 힘들며, 할 수 있는 능력을 잃어버리거나 말하는 것이 이해하기가 힘들어지며, 갑자기 심한 두통이 생기고 어지럽거나 몸을 가누지 못한다면, 즉각적인 의학적 주의 관리가 필요하다.

심혈관질환을 일으키는 위험요소

의학연구가들은 몇 가지의 심혈관질환을 일으키는 요소들을 밝혀 내었으며, 이러한 성향들이 심혈관질환의 발병과 관계 있는 것을 알아내었다. 대부분의 경우, 사람들은 한개 또는 그 이상의 표 12-2 에 목록화된 성향들을 가지고 있었으며, 하나나 그이하의 성향을 가지고 있는 사람들에 비해 죽상경화와 심장발작 또는 뇌졸중을 겪을 수 있는 가능성이 매우 높은 것으로 나타났다. 이러한 많은 위험요소들은 변화될 수 있다. 다시 말해, 사람들은 종종 건강과 관련된 하나 또는 그 이상의 습관을 바꾸므로 심혈관질환의 위험을 감소시킬 수 있다.

심혈관질환을 일으킬 수 있는 주요 요소로는 남성(처음 심장발작을 일으키는 관상동맥질환의 남성 평균연령은 50대, 여성은 60대이다)이라는 것, 연령의 증가(40에서 79세까지 매 10년마다 남성과 여성 모두에게서 관상동맥질환 발병률이 높아진다), 심혈관질환의 가족력, 담배 흡연, 비만, 고혈압, 높은 혈중콜레스테롤 레벨, 그리고 신체활동의 부족 등이다. 이 모든 위험요소들이 관상동맥질환을 일으키는 주요 요인들이기도 하다. 하지만 이 중 고혈압은 뇌졸중을 일으키는 가장 위험한 요소인데 반해, 혈중 고콜레스테롤 레벨은 그리 크지 않은 비중을 차지한다.

가족력

죽상경화, 뇌졸중 또는 관상동맥질환의 가족력은 이러한 질병을 만드는 유전적 기질이 있음을 나타내거나 가족들 간에 같은 식사, 같은 스트레스, 그리고 같은 삶의 습관을 반영하는 것이다. 조기 관상동맥질환의 가족력을 가지고 있는 사람의 경우, 그러한 가족력이 없는 사람에 비해 두 배나 많은 심장발작을 일으킨다. 조기 죽상경화의 가족병력(55세 전에 심근경색이나 급사한 아버지, 혹은 남성 직계 관계, 65세 이전에 심근경색이나 급사한 어머니나 여성 직계 관계의 경우)이 있는 경우, 노령에 죽상경화 가족병력보다 훨씬 의미심장한데, 이는 유전의 영향은 나이가 들수록 감소되기 때문이다. 불행하게도 여러분은 여러분의 가족력을 바꿀 수 없을 것이다. 하지만 다른 방법들을 사용관리함으로써 여러분들의 위험을 감소시킬 수는 있을 것이다.

표 12-2 심혈관질환을 일으키는 위험요소들

담배 흡연
당뇨병
200밀리그램(200 mg/dl)이 넘는 혈중콜레스테롤
전체 콜레스테롤과 고밀도지질단백 콜레스테롤의 5:1이 넘는 비율 (최적의 비율 3.5:1)
저밀도지질단백 콜레스테롤의 높은 수준
신체활동 부족
심혈관질환 가족력
비만
조절되지 않는 지속적 고혈압
과음
성별(폐경기 전까지는 여성이 심장발작의 위험이 적다)
연령(나이가 들수록 위험이 증가)
불안장애(남자들에게서 치명적 심장발작의 위험증가)
C-반응단백(C-reactive protein)의 증가*

* C-반응단백은 염증의 표시이며, 특별히 관상동맥질환에 반응하는 것은 아니다.

증가된 혈중콜레스테롤

죽상경화나 관상동맥질환, 그리고 뇌졸중을 일으키는 다른 주요 요소는 혈중콜레스테롤(혈청콜레스테롤[serum cholesterol]이라고도 부름)의 레벨이 높아지는 것이다. 미국심장협회에서는 혈중콜레스테롤의 바람직한 한계범위를 200 mg/dl 보다 낮아야 한다고 이야기 했다. 미국 성인의 49.3%만이 이 정도의 혈중콜레스테롤의 수준을 유지하고 있다. 높은 수준으로 가는 경계선은 200에서 239 mg/dl이며, 이 부류에는 32.4%의 미국성인이 포함되어 있고 높은 수준범위는 240 mg/dl 이상으로써 18.3%의 미국 성인이 포함되어 있다(표 12-3 , AHA, 2005b).

그렇다면 콜레스테롤이란 무엇일까? 이 물질은 스테

표 12-3 저밀도지질단백, 전체, 그리고 고밀도지질단백 콜레스테롤 (mg/dl) 분류

저밀도지질단백 콜레스테롤	
<100	최적
100~129	최적에 근접
130~159	높을 수 있는 경계선
160~189	높음
≥190	아주 높음
전체 콜레스테롤	
<200	바람직한 수준
200~239	높을 수 있는 경계선
≥240	높음
고밀도지질단백 콜레스테롤	
<40	낮음
≥60	높음

2004년, 성인처치패널Ⅲ(Adult Treatment Panel Ⅲ)는 심장병을 가지고 있는 흡연자들이나 혈압의 조절이 잘 되지 않는 사람들에게 저밀도지방 단백질콜레스테롤의 수치를 70까지 낮추라는 권고사항을 발표하였다.

자료출처: Expert Panel on Detectioin, Evaluation, and Treatment of High Blood Cholesterol in Adults. (2001). Executive summary of the third report of the National Cholesterol Education Program (NCEP) expeert panel on detection, evaluation, and treatment of high blood cholesterol in adults(Adult Treatment Panel III). *Journal of the American Medical Association*, 285:2486-2497.
Grundy, S. M., Cleeman, J. I., Merz, N. B. Jr., Clark, L. T., Hunninghake, D. B., P asternak, R. C., Smith, S. C., B Stone, N. J.(2004). Implications of recent clinical trials for the National Cholesterol Education Program Adult Treatment Panel III Guidelines. *Circulation*, 110:227-239

로이드(steroid)로써 지질(lipid)의 한 종류이다. 우리 몸에 가장 광대하게 퍼져 있는 스테로이드인 콜레스테롤은 성호르몬을 만들거나 인체 세포막의 부분을 구성하는 데 쓰인다. 우리는 대부분의 동물성 식품, 예를 들어 계란의 노른자, 지방이 있는 육류, 그리고 버터 등을 통해 콜레스테롤을 얻을 수 있으며, 우리의 몸이 이 화학물질을 만들어 내기도 한다.

혈중 지질을 나르는 분자를 지질단백(lipoprotein)이라고 하며, 이것 역시 심혈관 건강에 매우 중요하다. 가장 중요한 지질단백은 **고밀도지질단백**(high-density lipoproteins, HDL)과 **저밀도지질단백**(low-density lipoproteins, LDL)이다. 고밀도지질단백은 세포로부터 콜레스테롤을 가지고 간으로 옮김으로 몸의 콜레스테롤을 제거하고, 저밀도지질단백은 혈관벽 안의 세포를 포함한 세포들에게 콜레스테롤을 운반한다. 따라서 여러분들이 생각하는 것과 같이, 이들을 "좋은" 콜레스테롤과 "나쁜" 콜레스테롤이라 불리는 것을 들었을 것이다.

나쁜 콜레스테롤 또는 LDL이 죽상경화와 관상동맥질환을 일으키는 매우 중요한 역할을 한다는 사실에 대하여서는 견고히 굳혀졌다(Expert Panel, 2001). LDL이 플라크의 성장과 구성에 관여함으로 LDL의 레벨이 높아질수록 관상동맥질환과 죽상경화의 위험도 증가한다.

좋은 콜레스테롤 혹은 HDL의 레벨 역시 매우 중요하다. HDL의 레벨이 증가할수록 관상동맥질환과 죽상경화의 위험은 감소한다(표 12-3에서 HDL과 LDL의 분류 목록을 작성해 놓았다). 높은 HDL의 레벨은 왜 폐경 전 여성들이 같은 젊은 연령대의 남자들에 비해 심장발작을 경험하지 않는지에 대한 열쇠가 된다. 호르몬인 에스트로겐이 여성의 HDL의 레벨을 20% 정도 올리기 때문이다. 연구결과에 따르면, 폐경기 이후의 여성이 1g의 칼슘을 매일 섭취할 경우, 그들의 HDL 레벨을 7% 높일 수 있다고 하였다(Reid et al., 2002). 표 12-3에 적힌 바와 같이 바람직한 수준의 HDL 콜레스테롤은 40mg/dl 이상이다.

현재 HDL의 보호기전에 대하여서 완전히 이해되어지고 있지는 않다. HDL의 중요한 구성요소를 아포지단백 A-Ⅰ(apolipoprotein A-I, apoA-Ⅰ)이라고 부르며, 이것이 죽상경화를 반전시키는 것으로 나타남으로써 혈관질병의 치료에 막강한 잠재적 힘을 발휘할 것이다. 359쪽 [건강의 이모저모]는 특정 이탈리아 가족들에게서 발견되는 콜레스테롤을 낮추는 단백질의 돌연변이(apoA-I[Milano])가 어떻게 그들을 혈관질병으로부터 지켜주는지에 대하여 설명하고 있다. ApoA-I(Milano)는 아포지단백 A-I보다 콜레스테롤을 제거하는 데 나은 기능을 발휘하므로 더 효과적인 치료법으로 판명되었다(Chiesa & Sartori, 2003).

고밀도지질단백(high-density lipoproteins, HDL) "좋은" 콜레스테롤로서 세포로부터 콜레스테롤을 가지고 간으로 옮김으로 몸의 콜레스테롤을 제거함.

저밀도지질단백(low-density lipoproteins, LDL) "나쁜" 콜레스테롤로서 혈관벽 안의 세포를 포함한 세포들에게 콜레스테롤을 운반함.

중성지방(triglyceride)은 콜레스테롤과는 다른 혈장지질이며, 또한 심혈관 건강에 중요하다. 우리의 몸이 섭취한 영양분을 바로 다 써 버리지 않으면 중성지방으로 바뀌게 되고, 이는 다시 지방세포로 바뀌어 저장된다. 몇몇 사람들에게서 혈장의 지나친 중성지방은 관상동맥질환과 연관된다. 덧붙여서, 학자들은 높은 중성지방 수준을 뇌졸중의 위험증가와 관계시키기도 한다(Tanne et al., 2001). 식사를 하지 않았을 때 정상적인 중성지방레벨은 150mg/dl 보다 작아야 한다.

담배 흡연

담배를 피우는 것은 심장발작과 뇌졸중의 위험을 눈에 띄게 증가시킨다. 담배 흡연자들은 비흡연자들보다도 심혈관질환을 일으킬 확률이 5배가 넘는다. 덧붙여서, 흡연은 다른 위험요소들과 상호작용을 통해 건강에 몇 배의 저해영향을 미치게 된다. 흡연은 심혈관질환으로 인한 사망의 약 20%에 직접적인 책임이 있다(AHA, 2002). 심지어 흡연은 50세 미만의 여성들에게서의 심장질환에 가장 큰 원인으로 직접 작용한다고 경고하고 있다(USDHHS, 2001). 이러한 숫자 결과는 에스트로겐에 의해 심장을 보호받고 있는 대부분의 폐경 전 여성들이 흡연을 할 경우, 심장질환의 위험이 급격히 증가하는 것을 보여 준다.

연구결과, 담배 흡연은 HDL의 수준을 감소시키고 LDL 수준을 증가시키며, 피 응고요소들을 증가시키는 경향이 있다고 하였다(Nakanishi et al., 2000; Imamura et al., 2001; USDHHS, 2004b). 덧붙여서, 근거자료는 담배 흡연의 복합체가 혈류 안으로 들어가면 직접적으로 혈관 안쪽 벽에 상해를 입히거나 플라크의 형성을 초래한다고 이야기 하였다(USDHHS, 2004b). 씹는 담배 역시 매우 주의하여야 할 심혈관질환 위험요소이지만, 시가(cigar)나 파이프담배는 일반담배와는 달리 연기를 많이 흡입하지 않으므로 일반 담배보다는 덜 영향을 미친다(AHA, 2005a).

다른 사람이 피우는 담배 연기를 흡입하는 간접흡연의 경우, 심혈관질환을 일으키는 주요 요소인 것이 밝혀졌다. 미국심장협회에서는 매년 약 40,000명이 간접흡연에 의한 심장과 혈관질환으로 사망한다고 추정하였다. 연구결과는 심장조직 자체를 포함한 피의 순환에도 간접흡연이 해로운 영향을 주고 있음을 나타내고 있다(Otsuka et al., 2001).

고혈압 (hypertension) 영구적으로 높은 동맥혈압.

수축기 혈압 (systolic pressure) 혈압을 읽을 때 높은 숫자로 좌심실이 수축할 때 동맥혈관벽 내 피의 압력.

이완기 혈압 (diastolic pressure) 혈압을 읽을 때 낮은 숫자로 좌심실이 이완할 때 동맥혈관벽 내 피의 압력.

고혈압

혈압은 과도한 노동이나 흥분할 때에 오르지만 건강한 사람의 경우, 이런 행동을 멈추면 제 수준으로 돌아오게 된다. 영구적으로 높은 동맥혈압인 **고혈압(hypertension)**은 뇌졸중에 가장 중요한 위험요소이며, 심장발작의 주요 위험요소이다. 중년이나 노년기 미국인들의 90%가 죽기 전까지 고혈압이 생길 수 있다고 자료는 보고하고 있다(Vasan et al., 2002).

대부분 경우의 고혈압 원인은 알려지지 않고 있지만, 고혈압이 유전적으로 연관돼 있거나 가족에 유전된다는 것은 밝혀져 있다. 또한 고혈압은 인종에 따른 유전과도 연관되어 있다. 그래서 아프리카계 미국인이나 라틴계열 사람들은 백인들보다 고혈압을 가질 확률이 더 높으며, 이로 인해 젊은 시기에 매우 심각한 뇌졸중의 결과를 얻을 수 있다. 비유전적으로 변형 가능한 고혈압의 원인요소들로는 비만, 신체활동의 부족, 담배 흡연, 스트레스, 그리고 소금의 과섭취 등이며, 다른 확인된 고혈압의 원인들로는 수면무호흡, 마약, 만성 신장질환, 갑상샘 또는 부갑상샘 질병 등이다(Chobanian et al., 2003).

여러분들은 예를 들어, 혈압을 120/75mmHg (millimeters of mercury)라고 하는 것처럼 본인들의 혈압이 얼마나 되는지 알고 있을 것이다.

처음(높은) 숫자가 좌심실이 수축할 때 동맥혈관 벽 내 피의 압력으로 **수축기 혈압(systolic pressure)**이라 하며, 두 번째(낮은) 숫자는 좌심실의 긴장이 완화되었을 때 동맥혈관 벽 내의 피의 압력으로 **이완기 혈압(diastolic pressure)**이라고 한다. 'mmHg'라는 단위는 수은주를 120mm 혹은 75mm 등 특정 높이까지 밀어 올리는 데 들어가는 힘을 이야기하며, 18세 이상의 사람들의 정상 혈압은 120/80mmHg보다 작아야 한다. *고혈압 전 단계(prehypertension)*는 수축기혈압 120에서 139mmHg 사이이거나 이완기혈압 80에서 89mmHg 사이이다. *1단계 고혈압(stage 1 hypertension)*은 수축기 140에서 159mmHg 사이이거나 이완기 90에서 99mmHg사이를 가리키며, *2단계 고혈압(stage 2 hypertension)*은 수축기혈압 160mmHg 이상이거나 이완기혈압 100mmHg 또는 그 이상을 가리킨다(Chobanian et al., 2003).

영구적인 높은 동맥의 혈압은 두 가지 방법으로 죽상경화를 일으킨다. 첫째로, 고혈압은 동맥 안쪽 내벽에 상해를 줄 수 있으며, 둘째로 이로 인한 플라크 형성을 유도할 수 있다. 덧붙여 말하자면, 증가된 압력은 지질의 양을 늘려 플라크에 더해질 것이며, 특히 혈청 LDL 콜레스테롤 수치가 높아지면 이 현상은 더 할 것이다.

건강의 이모저모
Diversity in Health

이탈리아인의 유전자 : 과연 죽상경화증을 복구할 수 있는 희망인가?

밀란 대학의 쎄사르 써토리 박사는 믿지 못할 일을 보게 되었다: 38명이나 되는 한 이탈리아 가족 중 단 한 사람도 죽상경화를 가지고 있지 않았기 때문이다. 이 사실이 그리 놀랍지 않을 수도 있다. 하지만 이들 중 대다수가 흡연을 하였으며, 지방이 많은 식사를 하고 있었다는 것이다. 무엇이 그들의 혈관에 플라크가 생기는 것을 막고 있었을까? 이 물음의 답은 콜레스테롤을 낮추는 단백질의 생산을 담당하는 유전자의 변형이다.

우리는 모두 아포지단백 A-Ⅰ(apolipoprotein A-I, ApoA-Ⅰ)이라고 불리는 콜레스테롤을 낮추는 단백질을 가지고 있다. ApoA-Ⅰ는 고밀도지질단백(HDL)을 이루는 주요 구성요소이며, 따라서 좋은 콜레스테롤이라고 부른다. HDL은 과도한 콜레스테롤의 체외배출을 위하여 간으로 옮기는 기능을 돕는다. (학자들도 이러한 현상에 대한 정확한 기전을 완벽하게 이해하고 있지는 못한 실정이다.) 여성의 경우, 에스트로겐이 신체의 ApoA-Ⅰ의 생산을 증가시키며, 그러한 이유가 폐경 전의 여성들을 같은 나이의 남성에 비하여 죽상경화나 심장발작을 일으키는 것으로부터 더 보호해 준다.

Apolipoprotein A-I(Milano) 또는 (ApoA-IM)은 ApoA-I단백질의 돌연변이로, 변형된 이탈리아인 유전자에 의하여 생겨진다. ApoA-IM의 분자적 구조는 돌연변이가 되지 않은 것에 비해 HDL 분자를 더욱 안정하게 만들며, 특성을 바꾸어 버리므로 정상 ApoA-I보다 월등한 작용을 한다. 한편, 써토리 박사가 연구한 ApoA-IM을 가지고 있는 이탈리아 가족의 일원들은 혈관질환에 대응해 보호되고 있었다.

한편, 학자들은 실험실에서 ApoA-IM을 만들 수 있는 능력을 가지게 되었다. 이렇게 합성된 분자 물을 동물모델에 사용함으로써 학자들은 죽상경화와 심혈관질환의 치료에 잠재력을 가지고 있는지에 대하여 연구하였으며, 이것으로 처치가 되어진 동물들에게서 죽상경화의 빠른 회귀가 나타났다. 이와 비슷한 연구가 사람을 상대로 실험되었고, 비슷한 결과를 얻을 수 있었으며, 최근 과학자들은 대규모 임상실험을 지휘하고 있다. 만약, 성공한다면 과학자들과 한 이탈리아 가족의 세대가 미국에서 가장 큰 사망원인으로부터 사망을 늦추는 획기적인 의학적 대발견을 하게 될 것이다.

자료출처: Sirtori, C., Calabresi, L., B Franceschini, G.(1999). Recombinant apolipoproteins for the treatment of vascular diseases. Atherosclerosis, 142:29-40. Nissen, S. E., Tsunoda, T., Tuzcu, E. M., Schoenhagen, P., Cooper, C. J., Yasin, M., Eaton, G. M., Lauer, M.A., Sheldon, W. S., Grines, C. L., Halpern, S., Crone, T., Blankenship, J. C., B Kerensky, R.(2003). Effect of recombinant ApoA-1 Milano on coronary atherosclerosis in patients with acute coronary syndromes: A randomized controlled trial. *Journal of the American Medical Association*, 290:2292-2300.

신체 비활동

지난 20년 동안 신체 비활동(physical inactivity)은 심혈관질환을 일으키는 주요 위험요소였다. 신체활동이 부족한 사람들은 활동이 많은 사람들에 비해 관상동맥질환을 일으킬 확률이 두 배 정도나 많았다.

1996년 신체활동과 건강에 관한 위생국장의 보고서에서는 모든 연령층의 사람들에게 매일이 아니면 주간 며칠만이라도 중간 정도의 강도(활발히 걷기)로 최소한 30분 이상의 신체활동을 할 것을 권고하고 있다(USDHHS, 1996). 하지만 미국인들은 상대적으로 좌식생활그룹으로 분류할 수 있으며, 미국성인의 50%가 건강에 도움이 될 수 있는 신체적 활동을 하지 못하고 있는 것으로 나타났고, 26%는 여가시간 동안 전혀 활동이 없는 것으로 나타났다(USDHHS, 2004a). 직접적으로 심혈관에 이익이 되는 것과 더불어, 규칙적인 운동은 스트레스를 경감시켜주고 체중을 감소시키며 또다른 심혈관 위험요소인 당뇨를 조절하는 데 도움을 준다(11장에서 건강을 위한 신체활동의 중요성에 대하여 이야기 하고 있다).

비만

대부분의 의학연구자들은 비만(obesity)이 심혈관질환의 위험을 증가시킨다는 데 동의한다. 만약, 여러분이 비만하다면, 여러분은 여러분의 관상동맥질환의 위험을 거의 두 배로 만드는 것이며, 약간의 과체중으로 있는 것으로도 또한 여러분의 위험을 증가시킨다. 연구들은 여성과 남성 모두에게서 강력하게 뒷받침될 만한 체중과 심장질환의 관계를 보여 주고 있다. 여러분은 여러분의 연령과 키에 맞는 바람직한 몸무게 범위에 있는가? 당신은 25보다 낮은 신체질량지수(body mass index, BMI)를 가지고 있는가? BMI와 BMI 그래프에 관한 설명을 위해 10장을 보라.

당뇨병

당뇨병(diabetes mellitus)은 포도당(glucose)이 제대

로 대사(metabolized)되지 않아 생기는 질병그룹이다. 병이 생긴 사람들은 그들의 혈중 포도당의 수준이 높아져 심근, 소 관상동맥 혈관, 그리고 주요 동맥들에 상해를 일으키기 때문에 심혈관질환을 발생시키는 높은 위험에 처해 있다. 그러므로 죽상경화가 당뇨병을 앓고 있는 젊은 나이의 사람들, 특히 여성들에게 자주 나타난다. 불행하게도 당뇨병을 가지고 있는 환자들의 경우에는 병을 가지고 있지 않은 사람들보다 약 다섯 배의 심혈관질환 발병률을 보인다.

불안

앞에서 이야기한 바와 같이, 스트레스는 관상동맥의 경련을 일으킬 수 있으며, 이로 인해 협심발작을 일으킬 수 있다. 덧붙여서, 불안장애(예를 들어, 공포증이나 공황장애; 2장 참조)와 치명적인 관상동맥질환의 위험성 증가, 특히 남성의 급성적이며 치명적인 심장발작에 대한 연관관계에 대하여 조사연구가 이루어졌으며(Jiang et al., 1996; Harter et al., 2003; Katerndahl, 2004), 불안장애를 가지고 있는 사람들의 경우, 그렇지 않은 사람에 비해 약 2배에서 6배 정도 많이 심장발작에 의하여 사망하였다. 최근에는 여성들의 심혈관건강에 대한 스트레스의 영향에 관하여 연구가 진행되고 있다.

C-반응 단백질의 증가

최근 조사결과, 혈중 C-반응 단백질(C-reactive protein, CRP)의 증가는 관상동맥질환을 일으키는 위험요소가 될 수 있다는 것을 보여주었다(Pai et al., 2004). C-반응 단백질은 급성염증이 생겼을 때 간에 의해 생성된다. 염증은 관상동맥질환에서 플라크가 있는 곳에서도 생길 수 있지만, 류마티스성 관절염과 같은 다른 질병에서도 있을 수 있다. 그러므로 C-반응 단백질이 관상동맥질환에 한정된 테스트는 아니다. 덧붙여서, 낮은 값의 C-반응 단백질이 염증이 없다는 것을 의미하지도 않는다.

> **건강한 생활습관**
> *Healthy Living Practices*
>
> - 만약, 여러분이 알고 있는 남성 쪽 직계 친척이 55세 전에, 혹은 여성 쪽 직계 친척이 65세 이전에 심장발작이 있었다면, 여러분은 유전적으로 심장병에 노출되어 있을 수도 있다. 그러므로 건강관리를 담당하는 의사에게 가서 평가와 조언을 듣기 바란다.
> - 만약, 여러분이 건강한 성인이라면, 매 5년에 한 번씩은 혈청콜레스테롤의 레벨과 HDL의 수치를 재어 보아야 한다.

심혈관 건강 유지하기

표 12-4에서는 여러분의 심혈관건강을 유지하고 심혈관질환의 위험을 낮추는 데 도움을 줄 수 있는 권고사항을 정리하여 놓았다. 여러분이 보는 바와 같이 고려되어야 할 많은 요소들이 있다. 여러분이 비록 유전이나 성, 그리고 나이는 조정할 수 없다 하더라도 흡연이나 정기적 운동, 체중감량, 지방섭취 줄이기, 긴장을 푸는 방법, 그리고 소금 섭취 줄이기 등은 조절할 수 있을 것이다. 대단위(350,000명의 참여자 대상) 연구의 결과, 이러한 생활습관의 변화가 심혈관건강을 강화하고 삶을 연장시키는 것을 재확인하였다. 이 연구에서 담배를 피우지 않았고, 당뇨병이 없거나 혹은 심장 이상이 없었던 바람직한 수준의 콜레스테롤 레벨과 혈압을 갖고 있는 사람의 경우, 콜레스테롤의 수치나 혈압이 높은, 혹은 흡연을 하는 사람에 비해 5.8년에서 9년 정도를 더 사는 것으로 나타났다(Stampfer et al., 1999).

감정적 스트레스는 고혈압이나 협심발작을 일으키는 데 기여한다(Carels et al., 1999). 3장 '스트레스와 관리'에서는 스트레스와 관련된 고혈압이나 협심증의 위험을 줄이기 위한 스트레스 관리방법과 대처전략에 대하여 서술하여 놓았다.

정기적인(여러분의 담당의사가 정해 놓은 빈도) 의학적 검진을 받는다는 것은 여러분들의 심혈관질환의 위험요소를 분석하는 데 도움이 될 것이며, 여러분들의 담당의사들은 심혈관질환의 위험을 낮추기 위하여 다른 방법들을 권고할 것이다. 이후 이어지는 단락들에서는 의사들이 심혈관질환의 위험을 줄이고 심혈관건강을 위하여 종종 권고하는 사항들에 대하여 설명할 것이다.

금연

여러분이, 만약 흡연을 하고 있다면, 지금 바로 멈추고, 만약 흡연을 하고 있지 않다면, 간접흡연을 피하라. 만약, 사람들이 담배 흡연을 하지 않는다면, 매년 약 115,000명이 심장혈관질환에 의하여 사망하는 것을 피

표 12-4 어떻게 심혈관질환의 위험을 줄일 것인가?

정기검진을 받는다.
흡연을 하지 않는다.
당뇨병을 제대로 관리한다.
규칙적으로 운동한다.
하루 300mg 미만의 콜레스테롤 식품을 섭취한다.
하루 칼로리 30% 미만의 지방식품을 섭취한다.
하루 10% 미만의 불포화지방을 섭취한다.
과일류, 콩류, 귀리 등 가용성 섬유가 많은 식품을 섭취한다.
과일, 채소, 그리고 저지방 유제품이 많은 식사를 한다.
본인의 키에 적당한 체중을 유지한다.
하루 남성의 경우에는 2잔, 여성의 경우에는 1잔의 술 정도만 할 수 있도록 제한한다.
하루 1티스푼의 소금이나 2,400mg 미만의 나트륨을 섭취한다.
스트레스 수준을 낮춘다.

할 수 있을 것이다. 연구들은 담배를 끊은 지 1년만 되어도 관상동맥질환의 위험상승을 반으로 줄일 수 있다고 하였으며, 15년이 지나면 이전 흡연을 하였던 사람들의 상승되었던 위험이 비흡연자의 수준으로 떨어진다고 하였다(AHA, 2005b). 또한 뇌졸중의 위험은 금연을 한 지 2~5년 정도면 비흡연자의 수준으로 되돌아온다고 하였다(National Stroke Association, 1999). 담배 흡연을 더 많이 하였거나 어린 시기에 시작하였던 사람들의 경우가 회복의 시간을 늘리는 요인이다. 덧붙여서, 심혈관질환의 위험은 담배 흡연의 횟수만큼 늘어난다는 것이다. 그러므로 만약 담배를 끊지 못하겠다면 줄이기라도 하여야 한다. 한편, 타르나 니코틴의 함량이 적은 담배 흡연이 심혈관질환의 위험을 줄이지는 못한다.

체중조절

만약, 여러분이 신체질량지수가 25 혹은 그 이상이라면, 체중을 줄이는 것이 심혈관질환의 위험을 줄여 줄 것이다. 10장 [체중과 그에 대한 관리]에서는 체중관리를 위한 제안과 배경에 대한 내용을 제공하고 있다. 대체적으로, 저칼로리 식이와 함께 한 정기적인 운동프로그램은 신체지방을 낮추며, 체중감소는 총 콜레스테롤의 수준을 낮추고 HDL의 수준을 높이며, LDL의 수준을 낮춘다. 체중감소는 또한 적정한 혈당수준을 유지하는 데 도움이 된다.

운동

1980년대 말기 신체활동과 심혈관질환, 그리고 죽상경화와의 관계를 다룬 43개의 연구에 대한 편람이 이루어졌다(Powell et al., 1987). 이들 연구 중 2/3가 신체활동과 위의 두 가지 질병 간에 실체적 역함수 관계를 갖는다는 것을 입증하였다. 예를 들어, 신체활동이 많아지면 관상동맥질환의 위험과 죽상경화의 위험이 줄어들고, 신체활동이 적은 경우에는 반대의 경우가 되었는데, 이러한 결과들은 최근의 연구에서 다시금 확인이 되었다(USDHHS, 2004a). 연구결과들은 운동이 남자들 뇌졸중의 위험을 줄이는 데 연관되어 있다는 것을 보여 주고 있다(Lee et al., 1999).

운동은 혈압을 낮추고 HDL 수준을 높인다고 알려졌다. 미국심장협회는 건강한 사람들이라면 활기 있는 걸음, 하이킹, 계단 오르기, 조깅, 자전거 타기, 수영 등을 본인들의 최대심장박동수의 50%에서 75% 정도로 주간에 거의 매일 최소한 30분씩 해야 한다고 권고하고 있다(유산소 활동은 심장박동수를 높여 일정시간 유지시키는 것이다). 미국심장협회는 규칙적인 신체활동을 장시간 또는 조금 더 높은 강도로 하게 되면 더욱 큰 건강이익을 얻을 수 있다고 이야기하였으며, 심지어 중간강도의 활동, 예를 들어 천천히 걷기, 정원 가꾸기, 집안일, 그리고 레크리에이션 활동 등도 매일 할 경우, 약간의 장기적 건강이익을 얻을 수 있으며, 심혈관질환 위험을 낮추는 데 도움을 준다고 하였다.

혈압 낮추기

미국성인의 약 3명 중 1명은 고혈압을 가지고 있다. 90%에서 95%의 경우, 고혈압은 조절될 수 있다. 이렇게 고혈압을 조절하게 되면 뇌졸중과 심장발작의 두 가지 위험을 줄일 수 있다. 미국심장협회는 여러분의 혈압이 높지는 않은지에 대해 매 2년마다, 혹은 더 자주 혈압을 체크해 볼 것을 권고하고 있다.

혈압을 낮추기 위하여 미국심장협회는 소금의 섭취를 매일 1티스푼 정도 되는 2,400mg 이하로 낮출 것을 제안하고 있다. 영양학자들은 가공처리된 포장되어 있는 식품을 살 때 나트륨의 양을 체크해 보고 식품에 소금을 넣지 않을 것을 조언한다. 소금에 들어간 나트륨은 몸이 수분을 보존하도록 하며, 몇몇 사람들에게는 고혈압을

실생활 건강

Consumer Health

비타민 알약이 심장을 건강하게 할까?

비타민 A, C, E, B_6, B_{12}, 엽산, 그리고 비영양소인 베타카로틴 등은 심혈관 건강을 위해 어떤 일을 하는 걸까? 여러분은 본인들의 혈관건강을 유지하기 위한 비타민 보충제를 사기 위해 지금 당장 가계로 달려가야 하는 걸까?

비타민은 심혈관건강에서 여러 가지 많은 일을 하고 있다. 예를 들어, 우리들의 몸은 비타민 B_6, B_{12}, 그리고 엽산을 필수아미노산인 메티오닌을 포함한 아미노산의 대사에 쓴다. 메티오닌의 대사 과정에서 세포는 또다른 아미노산인 호모시스테인을 만들어 낸다. 이 아미노산의 높은 혈중레벨은 동맥벽에 상해를 입힐 수 있으며, 핏덩이와 플라크의 형성을 촉진한다. 하지만 만약, 충분한 엽산이나 B_6, B_{12}를 세포가 가지고 있다면, 메티오닌은 정상적인 대사를 일으키게 되고 혈중호모시스테인의 레벨을 오르지 않게 된다.

메티오닌을 복용하는 것 역시 호모시스테인 레벨에 영향을 준다. 보통 더 많은 메티오닌을 사람들이 섭취하게 되면 더 많은 혈중호모시스테인 레벨이 된다. 많은 양의 메티오닌을 포함하고 있는 동물성 단백질을 사람들이 많이 섭취하게 되면 그들의 혈중호모시스테인의 레벨이 오르게 된다. 바꾸어 말해, 식물성 단백질이 많은 식품을 섭취하면 호모시스테인의 레벨을 낮출 수 있다. 왜냐하면 식물성 식품은 비교적 적은 메티오닌에 비해 풍부한 엽산과 비타민 B_6를 가지고 있기 때문이다.

다른 요소들 또한 호모시스테인 혈중레벨에 영향을 준다. 담배흡연, 커피, 그리고 좌식 생활습관 등이 모두 B6 활동의 감소와 연관되어 있으므로 높은 호모시스테인 레벨을 만든다. 경구용 피임약의 사용이나 호르몬 대체요법은 여성들의 호모시스테인 레벨을 낮추게 한다. 호모시스테인의 레벨은 연령, 성별, 신장기능, 유전, 그리고 일반적 건강에 따라 달라질 수 있다.

그렇다면 여러분은 혈중호모시스테인 레벨을 낮추기 위하여 비타민 알약을 복용할 필요가 있을까? 대답은 그리 간단치 않으며, 여러분을 보고 있는 의사만이 여러분들에게 정확하게 이야기할 수 있다. 만약, 여러분에게 B_6 또는 B_{12} 결핍의 증거가 나타나거나(대게 젊은이들보다는 노인들에게서) 엽산결핍의 증거가 나타난다면(대게 노인인구들보다는 젊은이들에게서), 여러분을 담당하고 있는 의사는 검사해 보기를 제안할 것이다. 또한 여러분이 신부전을 경험하였거나 특별한 대사성 식이를 한다면, 혹은 암을 가지고 있거나 심장발작, 뇌졸중 또는 비정상적인 피 응고 등의 가족력이 있다면 여러분의 담당의사는 여러분에게 호모시스테인 레벨을 측정해 볼 것을 권고할 것이다. 호모시스테인의 레벨을 결정하는 것은 복잡하며, 결과에 대한 해석 또한 쉽지 않다.

그렇다면 비타민 A, C, E, 그리고 베타카로틴(베타카로틴은 식물의 노란 색소로 인체가 비타민 A로 바꾼다.)은 어떨까? 9장에서 이미 이야기했듯, 비타민 E와 C, 그리고 베타카로틴은 항산화제이며 자유레디칼(free radical)의 형성을 막거나 줄여 세포를 보호할 수 있게 하는 물질이다. 연구들은 더 많은 항산화제를 그들의 음식을 통해 사람들이 복용할수록 심혈관질환의 비율은 낮춰진다는 것에 대하여 계속적으로 발표하고 있다. 하지만 비타민 보조제는 어떨까? 항산화 보조제로 무작위 조절된 실험에서는 섞여진 결과를 보였다. 사실, 베타카로틴을 포함하고 있는 보조제의 경우, 흡연자들에게 폐암과 관상동맥 질환을 상승시키는 것으로 밝혀졌다. 하지만 최근 연구결과에 의하면, 비타민 C 보조제 섭취가 많으면 주요 관상동맥질환의 사고발생률을 줄일 수 있다고 하였다. 비타민 E의 많은 섭취로 인한 위험의 감소는 작게 나타났다.

그래서 여러분은 본인들의 심혈관질환 위험요소를 줄이기 위하여 비타민 알약을 복용해야만 할까? 대답은 여러분의 건강, 가족력, 생활습관 등 여러 가지 관점상태에 따라 달라지므로, 오직 여러분을 보고 있는 의사만이 정확한 조언을 해줄 수 있을 것이다. 그러므로 지금 이 시점에서의 최고의 조언은 당신이 먹고 있는 음식 안에서 비타민을 섭취하라는 것이며, 확실히 할 점은, 매일 5회 이상의 과일, 짙은 잎줄기 녹색야채와 양배추류를 포함한 야채를 섭취하여야 한다는 것이다. 한편, 여러분이 건강한 심장과 혈관을 가지기 위하여 혹시 비타민을 복용하는 것이 필요한지에 관하여서는 여러분들의 의사와 상의하라.

자료출처: Knekt, p., M.A. O' Reilly. E. J., Augustsson, K., Fraser, G. E., Goldbourt, U., Heitmann, B. L., Hallmans, G., Liu, S., Pietinen, P., Spiegelman, D., Stevens. J., Virtamo, J., Willett, W. C., Rimm, E. B., & Ascherio, A. (2004). Antioxidant vitamins and coronary heart disease risk: A pooled analysis of 9 cohorts. *American Journal of Clinical Nutrition, 80*:1508-1520.

Havranek, E. P. (1999). Primary prevention of CHD: Nine ways to reduce risk. *American Family Physician, 59*:1455-1463.

Kiningham, R. (1999). The value of antioxidant vitamin supplements. *American Family Physician, 60*:742-743.

Langman, L. J., & Cole, D. (1999). Homocysteine: Cholesterol of the 90s? *Clinica Chimica Acta, 286*:63-80.

일으킬 수 있게 한다. 나트륨과 더불어 식이요소들은 혈압에 영향을 주는데, 고혈압을 멈추기 위한 식이적 접근법(dietary approaches to stop hypertension, DASH)을 적용한 식사는 미국의 다양한 소그룹에서 혈압을 낮추는 것으로 나타났다. 이 식이요법은 과일, 채소, 저지방 식품을 충분히 섭취하는 것으로 일반 미국인 식사에 비해 전체 소금의 양과 포화지방이 낮게 나타났다. 학자들은 또한 DASH 식이요법과 일반 미국인들의 식사에서 나트륨의 섭취를 줄여 연구하여 보았다. 결과, 두 가지 식이법 모두에게서 혈압이 눈에 띄게 감소하는 것을 보여 주었다. 학자들은 DASH 식이요법과 나트륨의 섭취를 감소시키는 것을 병행하는 것이 혈압을 조정하는 데 매우 효과적이라고 결론지었다(Vollmer et al., 2001).

과체중을 가지고 있는 사람들의 혈압은 종종 그들의 체중을 줄이면 감소한다. 따라서 만약, 여러분이 과체중에 고혈압을 가지고 있다면, 혈압을 낮추거나 심혈관 질환의 위험을 낮추기 위해서 체중을 줄이는 것이 가장 중요한 실행 사항이다. 규칙적인 유산소 운동은 혈압을 낮추고 체중을 조절하는 것을 돕는다(Whelton et al., 2002). 음식섭취에서 포화지방과 콜레스테롤의 섭취를 줄이는 것이 전체적으로 심혈관건강을 도울 수 있으며, 또한 체중을 조절하기 위한 칼로리 섭취를 줄이는 데 도움이 된다.

또한 알코올 음료를 많이 섭취하는 것은 고혈압이나 심장발작, 뇌졸중, 관상동맥질환에 의한 사망 등을 일으킬 수 있다. 남성의 경우, 하루 1온즈(2잔 또는 이하)의 알코올(ethanol, 에탄올), 그리고 여성의 경우, 0.5온즈(한잔정도)로 제한하는 것이 혈압을 낮추거나 심혈관질환의 위험을 줄일 수 있다. 1온즈의 에탄올이란, 100도의 위스키 2온즈에 해당하며, 8에서 10온즈의 와인 또는 12온즈 캔맥주 2개와 같은 양이다.

만약, 이러한 생활습관의 변화가 충분하게 혈압을 낮추지 못한다면, 고혈압은 많은 혈압강하제로 치료될 것이다. 이들 약들이 모든 고혈압을 가지고 있는 사람에게 맞거나 적절하지는 않지만 많은 이들에게 중요한 요법이 될 수 있다.

혈중콜레스테롤 줄이기

식생활이 혈청콜레스테롤 레벨에 미치는 영향관계에 대해 1950년대와 1960년대에 선구실험들이 이루어졌었다. 이러한 초기실험들은 대체적으로 동물성 지방이 혈중콜레스테롤 레벨을 올리고 식물성 기름(열대성 기름은 제외)이 낮춘다는 것을 지적하였다. 그러므로 식생활 권장사항들에는 동물성 지방의 섭취를 줄일 것과 식물성 기름의 섭취를 늘일 것이 포함되어 있었다. 하지만 이 시기 이후 실험에서는 식물성 기름이 콜레스테롤을 낮추는 영향에 대해 과대평가되었다고 밝혔다. 덧붙여서, 동물성 지방, 콜레스테롤, 그리고 포화지방의 섭취를 줄이기 위해 버터대신에 특정 마가린을 섭취하는 것은 좋은 생각이 아니라고 하였다. 마가린은 특정 트랜스 지방산을 포함하고 있으며, 이 복합물은 심장발작의 위험과 관련되어 있다(Clifton et al., 2004; Ascherio et al., 1999). 트랜스 지방산은 식물성 기름을 굳히게 하기 위해 불포화지방에 수소를 첨가시킬 때 생겨난다. 그러므로 막대형 마가린은 튜브형이나 액상형 마가린에 비해 더 많은 트랜스 지방산을 포함하고 있다.

대체적으로 최근 가이드라인에서는 혈중콜레스테롤을 줄이고 좋은 콜레스테롤(HDL)의 레벨을 높이며, 나쁜 콜레스테롤(LDL)의 수준을 낮추기 위하여 전체 지방이 적고, 포화지방 및 콜레스테롤이 적은 식사를 할 것을 조언하고 있다. 덧붙여서, 연어나 참치, 대구, 그리고 서대기 등 특정 어류에 포함된 오메가-3 지방산(omega-3 fatty acid)은 관상동맥질환과 뇌졸중을 낮추어 주는 것으로 나타났다(Hu et al., 2002). 미국 심장협회에서는 개개인이 필요한 만큼의 칼로리에 맞추기 위해 전체 지방의 섭취를 조절할 것을 제안하고 있다. 특히, 과체중이나 비만인 사람들의 경우에는 하루 섭취칼로리에서 전체 지방섭취가 최소 30% 미만으로 제한되어야만 한다고 하였다. 덧붙여서, 미국 심장협회는 2살이 넘은 건강한 미국인은 포화지방(특히, 동물성 지방과 열대기름)의 섭취를 10% 미만으로 제한할 것을 조언하고 있다(9장에서는 식품의 지방종류들에 대하여 이야기하고 있음. 표 9-5 는 다양한 식품들과 그것들의 포화지방산의 차지 비율을 목록화해 놓았다).

콜레스테롤이 적은 식이요법을 하기 위해서는 하루 콜레스테롤의 섭취를 300mg으로 제한하여야 한다.(큰 달걀을 예로 들면, 약 200mg이 넘으며, 1/4파운드의 치즈버거가 100mg이 살짝 넘는다. 표 9-6 에는 다양한 식품들과 그것들이 가지고 있는 콜레스테롤의 양을 목록화하여 놓았다) 연구들에서는 사람들이 아래의 식이 가

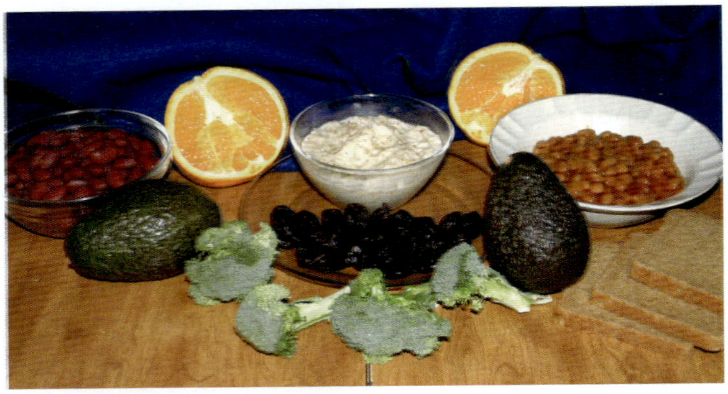

그림 12-12 **가용성 섬유.** 가용성 섬유는 소화기관 내에서 콜레스테롤을 가지고 있는 복합물과 결합하여 몸 밖으로 배출해 내기 때문에 혈중콜레스테롤을 줄이는 데 도움을 준다. 그러한 식품으로 여기에 소개된 것은 밀빵, 오트밀, 브로콜리, 네이블오렌지, 빨간 강낭콩, 아보카도, 씨를 발라 낸 자두, 캔 포장된 콩 등이다.

이드라인을 따라 할 때 평균적으로 10%의 콜레스테롤 레벨 감소를 가지고 올 수 있다고 하였다. 혈중콜레스테롤 레벨이 매 1%씩 감소할 때마다 2%에서 3%씩 관상동맥질환의 위험이 감소하며, 이로 인해 10%를 감소시키면 관상동맥질환의 위험이 20%에서 30%씩 줄어든다고 하였다. 만약, 여러분이 심혈관질환으로 높은 위험에 있다면, 당신의 의사는 여기서 이야기한 것과는 다른 콜레스테롤과 이외의 지방섭취에 대하여 조언할 것이다. 이는 여기에 이야기한 것들이 일반적인 사람들을 위한 것이기 때문이다(Expert Panel, 2001).

완전곡물들(whole grains)을 먹거나(Liu et al., 1999), 가용성 섬유(soluble fiber)가 많은 식품들(과일, 콩, 귀리, 그리고 보리)은 여러분의 혈중콜레스테롤 레벨을 낮춰 준다(그림 12-12). 가용성 섬유는 소화기관 내에서 콜레스테롤을 가져 있는 복합물과 결합하여 몸 밖으로 배출해 내기 때문에 혈중콜레스테롤을 줄이는 데 도움을 준다. 하지만 연구 자료는 35g 이상의 식이섬유를 매일 복용하는 것은 별로 현명하지 않다고 하는데, 이는 이러한 식이법이 미네랄과도 결합하여 몸 밖으로 배출해 내기 때문이다(35g의 섬유소란 14개의 사과, 14개의 조리되지 않은 통 당근, 혹은 2컵에 가까운 조리되지 않은 귀리 등과 같은 양이다).

만약, 심장건강식과 규칙적인 운동으로도 혈중콜레스테롤의 상승이 눈에 띄게 줄어들지 않는다면, 처방전에 따라 콜레스테롤을 낮추는 "스타틴(statin)"이라는 약도 사용할 수 있다. 몇몇 연구에서는 이 약물요법을 사용하였을 경우, 평균 20%의 콜레스테롤 레벨 감소가 있다고 밝혔다. 또한 연구결과들에서는 스타틴은 안전하고 관상동맥으로 인한 사망을 줄이며, 뇌졸중의 위험을 줄이는 것으로 나타났다(Corsini, 2004; Ansell et al., 1999; Steinberg & Gotto, 1999).

아스피린 요법

심혈관질환 위험을 감소시키는 치료법으로 최근 주목을 받고 있는 것이 오랫동안 소량의 아스피린을 복용하는 것이다. 연구자료 분석은 아스피린 요법의 장점이 심혈관질환 위험의 상승과 함께 동반 상승되고 있다고 하였다(Hayden et al., 2002). 아스피린은 위장기관에 상해를 입힐 수 있으며, 피가 응고하는 기능을 저하시킬 수 있으므로 장기간의 사용은 반드시 의사의 처방에 의하여 이루어져야 한다.

호르몬 대체요법

2002년까지 호르몬 대체요법은 종종 폐경기 이후 여성들의 심혈관질환을 막기 위해 종종 권고되었다. 호르몬 대체요법(HRT)은 더 이상 호르몬을 분비하지 못하는 여성들에게 에스트로겐과 프로제스틴을 사용하는 것이다. 하지만 여성건강발의(Women's Health Initiative, WHI)에서 나온 호르몬 대체요법의 위험과 이득에 관한 연구결과들은 이러한 권고사항들을 뒤엎어 버렸다. 이 연구들은 에스트로겐과 프로제스틴을 더한 요법이 폐경기 여성들의 심혈관질환을 막을 수 없을 뿐 아니라, 진행도 막지 못하기 때문에 이들에게 심혈관질환을 위한 사용을 중단하거나 시작하지 말 것으로 결론지었다. 덧붙여서, 여성건강발의의 연구들은 건강한 폐경기 이후 여성들에게서 심각한 질환에 대한 전체적인 건강위험에 대해 이익에 대한 부분만이 지나치게 강조되었다고 결론지었다. 한편, 이 연구는 담낭질환, 당뇨, 인지기능 등 모든 질환과 상태를 포함시키지는 않았다(Writing Group for the WHI Investigators, 2002). 따라서 어떤 여성이든 호르몬 대체요법을 사용을 하려면 위험과 이익에 관하여 본인의 개인별 상황에 맞게 신중히 고려하여야 하며, 의사와 상의해야 할 것이다.

건강한 생활습관
Healthy Living Practices

- 관상동맥질환이나 뇌졸중의 위험을 줄이기 위한 여러분이 해야 할, 한 가지 가장 중요한 것은 조절가능한 위험요소들을 줄이라는 것이다.
- 만약, 여러분이 흡연을 하고 있다면, 담배를 끊는 것으로 심혈관질환을 혁신적으로 줄일 수 있다.
- 학자들은 여러분이 건강한 체중을 유지하고 있다면, 심방발작의 위험을 35%에서 55%까지 줄일 수 있다고 추정하였다.
- 여러분은 활동적인 생활습관이나 규칙적인 유산소 운동으로 35%에서 55%까지 심장발작위험을 줄일 수 있다.
- 만약, 여러분이 과체중이라면, 혈압을 낮추기 위하여 규칙적인 유산소 운동을 하고 체중을 감소시켜야 하며, 알코올의 섭취를 남성의 경우, 하루 1온즈 그리고 여성의 경우 0.5온즈로 제한하고 나트륨의 섭취도 2,400mg으로 제한하여야 한다.
- 전체 콜레스테롤의 레벨을 낮추기 위해서는 HDL은 높이고, LDL은 낮추어야 하며, 하루 칼로리 섭취의 30% 이상을 지방으로 섭취하여서는 안 되며, 10% 미만의 포화지방산을 섭취하여야 한다. 또한 과일, 콩, 그리고 귀리와 같은 가용성 섬유의 섭취를 하여야 한다.

삶 속에서
Across The lifespan

심혈관 건강

미국 심장협회에서는 매년 약 35,000명의 아기들이 다양한 심장과 혈관구조의 비정상을 가지고 태어난다고 추정하였으며 이 중 약 35가지가 알려져 있다. 많은 선천성 기형(태어날 때 있는)이 지금은 아이가 태어나기 전 심장초음파 등으로 진찰 될 수 있다. 소리 파장(sound wave)은 직접 태아의 심장을 투과하게 되고, 이때 여러 가지 다른 조직(심근이나 피 등과 같은 것)을 통과하며, 반사되거나 울림으로 심장구조의 움직임을 영상으로 만들어 낼 수 있다. 이 기술은 영아나 아이들, 그리고 성인에게도 사용될 수 있다. 이러한 조기진단법은 외과의사들이 영아가 태어난 지 처음 몇 주안에 심혈관 기형을 바로잡는 데 도움을 준다. 이런 접근법은 나이가 더 많은 아이들이나 성인에게서 심혈관 기형으로 생길 수 있는 합병증을 피할 수 있도록 도와준다. 현재, 약 백만 명의 미국인들이 선천적 심장기형을 가지고 있다.

죽상동맥으로 인한 심혈관질환은 어릴 적부터 시작되어 진행되는 것이다. 어릴 적의 식습관과 생활습관은 성인시기까지 종종 이어지며, 이러한 질환의 진행에 영향을 준다. 루이지나에 있는 보갈루사 커뮤니티를 대상으로 한 심장질환에 관련한 장기간의 연구인 보갈루사 심장연구의 자료(Nicklas et al., 2001)에서는 아이들과 청소년들의 평균 식사에서 칼로리의 14%는 단백질, 50%는 탄수화물, 36%는 지방으로 구성되어 있는 것으로 나타났다. 이러한 식사는 미국 심장협회에서 장려하는 것에 미치지 못할 뿐더러 죽상경화와 비만의 생성, 관상동맥질환의 위험과 뇌졸중을 일으킬 수 있다. 19살 또는 그 이하의 미국 젊은이 중 1/3의 혈중콜레스테롤 레벨이 어른의 200mg/dl에 상응하는 170mg/dl 혹은 그 이상인 것으로 나타났다.

보갈루사 연구에서, 학교에서의 아침과 점심이 아이들에게 나쁜 주요 영향을 미치고 있다고 하였으며, 하루 전체 칼로리의 약 반을 여기서 제공하고 있었으며, 너무 높은 49%의 하루 총 지방률 섭취하고 있는 것으로 나타났다고 하였다. 많은 학교들이 점심프로그램에서 전체 지방률, 포화지방, 그리고 나트륨 등을 줄이고 있다. 덧붙여서, 몇몇 학교에서 시행하는 Healthy edge, Lunch power, Heart Smart와 같은 혁신 "심장건강" 점심프로그램이 미국 전역에 걸쳐 만들어지고 있다.

최근까지 의학전문가들은 전체 콜레스테롤 레벨이 높은 노년층 환자들에게 약을 사용해 왔었다. 하지만 최근 연구 자료는 노인들의 높은 콜레스테롤 레벨을 심장발작이나 뇌졸중의 위험에 넣지 말 것을 제안하고 있다. 사실, 장기간의 낮은 콜레스테롤의 레벨이 노년층의 사망위험을 증가시키고 있다(Schatz et al., 2001). 그럼에도 불구하고 연구의 결과들은 노년층의 심혈관 위험을 줄이기 위하여 상승되어 있는 LDL 콜레스테롤의 레벨은 낮추는 것이 중요하다는 것을 보여 주고 있다(Davidson et al., 2003).

연구의 결과들은 낮은 혈압이 중년에서와 마찬가지로 노년에서도 더 나은 생존율과 연관되어 있으므로 노년층의 고혈압은 반드시 치료되어야 한다고 밝히고 있다(Hansson, 2001).

Analyzing
Health-Related Information
건강관련 정보분석

CRITICAL THINKING

아래 이어지는 글은 생산자들이 식품라벨을 만들어야 한다는 주장에 초점을 두고 있다. 왜 여러분은 이 글이 신뢰할 수 있거나, 그렇지 않은 정보근거가 되는지에 대하여 설명하라. 여러분의 [건강관련 정보분석]을 위해 생각을 안내해 줄 기준을 사용하라; 가장 중요한 기준의 포인트는 아래 적어 놓았다. 기준에 관하여서는 33~35쪽에 모두 설명하여 놓았다.

1. 어떠한 진술이 증명할 수 있는 사실이고 어느 것이 증명할 수 없나, 혹은 가치 있는 주장인가?
2. 저자의 자격이 무엇인가? 그 혹은 그녀의 배경이나 교육이 이 분야의 전문가로 인증될 수 있는가?
3. 무엇이 과연 저자의 동기이고 경향인가? 여러분의 대답에 대한 이유를 설명하라
4. 어떠한 정보가 논쟁의 타당성이 있으며, 기사의 요지인가? 어떠한 정보가 타당치 못한가?
5. 근거가 신용할 수 있는가? 잘못된 정보출판에 대한 평판을 가지고 있지는 않은가?
6. 이 기사가 정통적인 과학자들이나 의학저자들에 대해 비판적이지는 않는가?

트랜스지방 밝히기

과학적 증거들은 포화지방, 트랜스지방(trans fat), 그리고 식사를 통한 콜레스테롤의 섭취가 관상동맥심장질환의 위험을 높이는 저밀도지질단백인 나쁜 콜레스테롤 레벨을 증가시킨다고 하였다. 국립보건원의 국립 심장·폐·혈액원(National Heart, Lung, and Blood Institute of the National Institutes of Health)에 따르면 1,250만 명 이상의 미국인들이 관상동맥심장질환을 가지고 있다고 하였으며, 매년 50만 명이 이로 인해 사망한다고 하였다. 그러므로 이것이 미국에서 가장 많은 사망률의 원인 중 하나가 되는 것이다. 식품의약품안정청(FDA)은 1993년 이후로 식품 상표목록에 포화지방과 식품의 콜레스테롤을 기재해 넣을 것을 요구하였고, 2006년 1월부로는 목록에 트랜스지방도 역시 넣을 것을 요구하였다. 트랜스지방이 영양성분표(Nutrition Facts Panel)에 첨부되어 기재됨으로써 여러분이 고른 식품에 포화지방, 트랜스지방과 콜레스테롤 등 이 세 가지가 얼마나 있는지 첫눈에 알아볼 수 있다. 식품상표에 있는 포화지방, 트랜스지방, 콜레스테롤을 확인할 수 있다는 것은 관상동맥질환의 위험을 줄이기 위한 식품을 고르는 데 도움이 될 자료를 제공받을 수 있다는 것이다. 이렇게 개정된 상표는 고혈중 콜레스테롤이나 심장질환을 걱정하고 있는 사람들에게, 특히 관심의 대상이 될 것이다. 그러나 이들 이외에도 모든 사람들이 포화지방, 트랜스지방, 그리고 콜레스테롤을 너무 많이 섭취할 때 생기는 위험에 대하여 꼭 알고 있어야 할 것이다. 그렇다면 트랜스지방은 무엇이며, 식생활에서 이 지방의 양을 어떻게 제어할 수 있을까?

트랜스지방이란?

기본적으로 트랜스지방은 생산자가 수소화(hydrogenation)라 불리는 식물성 기름에 수소를 넣는 과정에서 생기게 된다. 수소화는 이 지방이 포함된 식품의 저장수명과 맛의 안정을 증가시킨다.

트랜스지방은 식물성 쇼트닝이나 몇몇 마가린, 크래커, 쿠키, 스넥식품, 그리고 일부 수소화된 기름으로 만들어지거나 튀겨진 다른 식품에서 볼 수 있다. 다른 지방과는 다르게, 트랜스지방의 장점은 식품생산자가 원하면 쇼트닝이나 딱딱한 마가린처럼 액체의 기름이 딱딱한 지방으로 바뀐다는 것이다. 자연적으로는, 특히 유지방제품, 몇몇 육류, 그리고 동물성 기반식품 등에서 약간 양만의 트랜스지방이 발견된다.

포화지방이나 음식으로 섭취하는 콜레스테롤과 같이 트랜스지방은 LDL을 높여 관상동맥심장질환의 위험을 높인다. 미국인의 경우, 그들의 식사를 통해 평균 4에서 5배의 포화지방을 섭취하는 것처럼 트랜스지방을 섭취한다.

그럼에도 불구하고 포화지방이 LDL을 높이는 주요 범인이며, 트랜스지방과 콜레스테롤 또한 지대한 기여를 한다.

모든 지방이 똑같은가?

간단히 말해서 아니다. 지방은 신체의 주요 에너지원이며, 비타민 A, D, E, 그리고 K와 카로티노이드(carotenoid)의 흡수를 돕는다. 동물성, 그리고 식물성으로 된 식품 모두가 지방을 포함하고 있으며, 적절히 섭취하였을 경우 지방은 잘 자라고, 성장케하며, 좋은 건강을 유지케 하는 데 매우 중요한 구실을 한다. 덧붙여서, 부모들은 지방이 어떠한 연령층보다 신체체중당 필요 에너지가 가장 높은 영아나 유아(2세까지)들에게 매우 중요한 에너지원이며, 영양소라는 것을 꼭 알아두어야 할 것이다.

불포화지방(단일불포화지방[monounsaturated]과 다중불포화지방[polyunsaturated])을 적당히 섭취할 때는 이익이 되지만, 포화지방이나 트랜스지방은 그렇지 않다. 포화지방과 트랜스지방은 혈중 LDL 콜레스테롤 레벨을 높인다. 음식으로 섭취하는 콜레스테롤 역시 심장질환에 기여한다. 그러므로 건강한 식습관의 일환으로 낮은 포화지방, 트랜스지방, 그리고 콜레스테롤이 들어 있는 식품을 선택할 것에 대한 조언이 필요하게 되는 것이다.

포화지방과 트랜스지방, 그리고 콜레스테롤을 어떻게 할 것인가?

식품을 비교해 볼 때 영양성분표를 보고 포화지방, 트랜스지방, 그리고 콜레스테롤이 낮게 포함되어 있는 식품을 골라야 한다. 건강전문가들은 영양적으로 적절한 식사를 위해서는 포화지방, 트랜스지방, 그리고 콜레스테롤을 가능한 한 적게 섭취할 수 있도록 유지하라고 한다. 그러나 이들 전문가들은 실제적으로 식사에서 이들 세 가지 요소를 완전히 없앨 수는 없다고 이야기한다. 왜냐하면 일상 식생활에서 이 세 가지 요소를 피할 수 없기 때문이다.

식품상표의 어디에서 트랜스지방을 찾을 수 있는가?

몇몇 식품들이 이미 트랜스지방을 상표에 표기해 놓은 데 반해 식품생산자들은 그들의 모든 생산품에 표기를 2006년 1월까지 미루었다. 여러분은 영양성분표

식사당 포함된 총지방, 포화지방, 트랜스지방과 콜레스테롤의 내용*

식 품	제공되는 양	총 지방 (g)	포화지방 (g)	포화지방의 1일 영양소기준치	트랜스지방 (g)	포화지방과 트랜스 지방의 혼합(g)	콜레스테롤 (mg)	콜레스테롤의 1일 영양소기준치
감자튀김± (패스트푸드)	중간 사이즈 (147g)	27	7	35%	8	15	0	0%
버터**	1 티스푼	11	7	35%	0	7	30	10%
마가린 스틱형+	1 티스푼	11	2	10%	3	5	0	0%
마가린 용기에 담긴 형+	1 티스푼	7	1	5%	0.5	1.5	0	0%
마요네즈++ (콩기름으로 된)	1 티스푼	11	1.5	8%	0	1.5	5	2%
쇼트닝±	1 티스푼	13	3.5	18%	4	7.5	0	0%
감자칩±	조그만 봉지(42.5g)	11	2	10%	3	5	0	0%
지방을 제거하지 않은 우유±	1 컵	7	4.5	23%	0	4.5	35	12%
지방을 걷어 낸 우유+	1 컵	0	0	0%	0	0	5	2%
도넛±	1	18	4.5	23%	5	9.5	25	8%
쿠키± (크림이 들어 있는)	3 (30g)	6		5%	2	3	0	0%
막대사탕±	1(40g)	10	4	20%	3	7	<5	1%
콜라, 등분단±	1 slice(80g)	16	35	18%	4.5	8	0	0%

자료출처 : *Nutrient values rounded based on FDA's nutrition labeling regulations .
**Butter values from FDA Table of *Trans* Values. 1/30/95.
+Values derived from 2002 USDA National Nutrient Database for Standard Reference. Release 15.
++Prerelease values derived from 2003 USDA National Nutrient Database for Standard Reference. Release 16.
±1995 USDA Composition Data.

목록에 포화지방 줄 밑에서 트랜스지방을 바로 찾을 수 있다.

어떻게 여러분의 선택을 비교할 수 있는가?

영양성분표에 트랜스지방을 기재해 놓음으로써 여러분이 고른 식품을 관찰하고 어떻게 비교하고 있는지를 알 수 있다. 함께 써 놓은 아래 표는 선택된 식품이 한 번씩 제공될 때 포함된 총 지방, 포화지방, 트랜스지방, 그리고 콜레스테롤의 양을 예로 설명하고 있다.

비슷한 식품이라고 해서 같다고는 생각하지 말아야 한다. 심지어 비슷한 식품이라 할지라도 포장된 내용물의 크기와 수량이 다르고 칼로리나 성분, 그리고 영양소가 다를 수 있으므로 영양성분표를 꼭 체크해 보아야 한다. 더 나아가 같은 제품을 계속적으로 사는 경우라 할지라도 언제든 성분이 바뀔 수 있으므로 영양성분표를 꼭 확인하여야 할 것이다.

심장건강식품을 선택하기 위해 어떻게 상표를 이용할 수 있는가?

영양성분표는 여러분이 포화지방이나 트랜스지방, 콜레스테롤이 적은 식품을 고르는 데 도움을 줄 것이다. 비슷한 식품을 비교해 보고 포화지방과 트랜스지방, 그리고 적은 양의 콜레스테롤 복합이 적은 식품을 골라야 한다.

식품의 트렌스지방량이 영양성분표 목록에 새롭게 기재됨에도 불구하고 1일 영양소기준치(percent daily value)에 대하여서는 보여 주고 있지 않다. 과학적 조사들이 트랜스지방과 관상동맥심장질환의 위험 간의 연관관계에 대하여 검증을 하였음에도 어느 것도 트랜스지방 참조 값이나 FDA에 의하여 1일 영양소기준치로 충분하다고 생각되어지는 다른 어떤 자료도 제공하고 있지 않다.

그러나 포화지방이나 콜레스테롤의 1일 영양소기준치에 대하여서는 밝히고 있다. 낮은 포화지방과 콜레스테롤 식품을 고르기 위한 일반적인 최고의 방법은 1일 영양소기준치의 기준으로 5%나 그 미만은 낮은 것이고, 20%나 그 이상은 높다는 것을 이용하는 것이다.

또한 여러분은 하루 동안 1일 영양소기준치를 이용하여 다른 식품과 교환섭취할 수도 있다. 건강식이를 위하여 여러분이 좋아하는 음식을 포기할 필요는 없다. 만약, 여러분이 포화지방이나 콜레스테롤이 많은 음식을 좋아한다면, 하루 중 다른 시간에 있는 포화지방과 콜레스테롤이 낮은 음식과 균형을 맞추면 된다.

식품보조제가 트랜스지방을 포함하고 있는가?

몇몇 식품보조제가 부분적으로 식물성 기름을 수소화해서 생긴 트랜스지방이나 또는 포화지방과 콜레스테롤을 포함하고 있다는 사실을 여러분이 알게 된다면 놀라게 될까? 하지만 이것은 사실이다. FDA의 새로운 상표 부착요구의 결과로, 만약 식품보조제가 보고할 만한 가치가 있는 양인 0.5g이나 그 이상의 트랜스지방 혹은 포화지방을 가지고 있다면, 식품보조제 생산자들은 보조제 성분표에 그 양을 기재하여야만 한다. 에너지바나 영양바(energy and nutrition bar, 보조식품으로 된 스넥류)를 포함한 몇몇 식품보조제는 포화지방이나 트랜스지방과 콜레스테롤을 포함하고 있을 수 있다.

지방에 대한 비결

적정수준의 영양 식생활을 위해 포화지방이나 트랜스지방, 그리고 콜레스테롤을 낮출 수 있는 매일 활용 가능한 실제적 비결을 몇 가지 소개하도록 하겠다.

- 식품을 비교할 때 영양성분표를 체크하라. 왜냐하면 비슷한 종류의 식품은 대체적으로 제공되는 양과 일치하기 때문이다. 포화지방이나 트랜스지방, 그리고 콜레스테롤이 적은 식품을 골라라. 포화지방이나 콜레스테롤의 경우, 1일 영양소기준치가 그 이하는 낮은 것이고, 20%나 그 이상은 높은 것이라는 것을 잊지 말라(트랜스지방에 대한 하루 값은 없음).
- 대체지방을 선택하라. 여러분의 식사에서 포화지방이나 트랜스지방을 단일불포화지방이나 다중불포화지방으로 바꾸어 섭취하라. 이들 지방은 LDL 콜레스테롤 레벨을 상승시키지 않으며, 적당히 섭취할 경우에는 건강에도 이익을 준다. 단일불포화지방의 원천으로 올리브유와 카놀라 기름

이 있다.

- 다중불포화지방의 원천으로는 콩기름, 옥수수유, 해바라기유, 그리고 땅콩류나 생선 등의 식품들이 포함된다.
- 식물성 기름(코코넛기름과 팜커넬기름은 제외)을 선택하고 마가린의 경우, 굳은 마가린보다 말랑한 마가린(액상형, 용기에 담겨 있는 것, 또는 스프레이형)을 조금 더 선택하라. 이는 말랑한 마가린이 굳혀져 있는 쇼트닝이나 단단한 마가린, 그리고 버터를 포함한 동물성 지방에 포함된 포화지방이나 트랜스지방, 그리고 콜레스테롤의 양보다는 적기 때문이다.
- 생선을 고려해 보라. 대부분의 생선은 육류보다 적은 포화지방을 가지고 있다. 몇몇 북대서양산 고등어, 정어리, 연어 등과 같은 생선은 심장질환에 대항해 보호해 줄지에 관한 연구가 진행 중인 오메가-3 지방산을 포함하고 있다.
- 피부를 제거하거나 튀기지 않은 조류와 같은, 그리고 튀기지 않고 보이는 기름을 제거하여 기름이 없는 소고기나 돼지고기 등과 같이 지방이 없는 육류를 선택하라.
- 외식을 하러 갔을 땐 주문 전에 물어라. 기억하기 좋은 비결은 여러분이 주문한 음식을 먹거나 가져갈 때 음식조리에 어떤 지방이 쓰였는지를 묻는 것이다.
- 칼로리를 확인하고, 속지 말라. 지방은 칼로리가 높다. 모든 종류의 지방은 그램당 9칼로리를 가지고 있으며, 지방을 형성하기 위해서는 가장 많은 칼로리가 축적되어야 한다. 이에 비해 탄수화물이나 단백질의 경우에는 겨우 그램당 4칼로리만 가지고 있다. 포화지방과 트랜스지방, 그리고 콜레스테롤은 낮게 섭취할 수 있도록 유지하라.
- 생산품의 비교를 할 땐 영양성분표를 보라. 영양적으로 적절한 식이를 위한 방편으로 포화지방과 트랜스지방의 합쳐진 양이 적거나 콜레스테롤이 적은 음식을 선택하라.
- 올리브유나 카놀라유, 콩기류, 옥수수유, 그리고 해바라기유와 같은 단일불포화지방이나 다중불포화지방이 많은 대체지방으로 바꾸라.

트랜스지방에 대한 마지막 해법의 핵심

- 영양분류표시(nutrition label)에 기재되어 있는 포화지방 바로 밑 다른 줄로 트랜스지방을 목록화해 놓을 것이 진부한 식품생산자나 몇몇 식품보조제에 요구되어져야 한다.
- 식품생산자들은 2006년 1월까지 영양분류표시에 트랜스지방을 목록화해 놓아야 한다. 이러한 단계적 도입으로 인한 수많은 분류표시를 바꾸는 작업은 최소화되어야 하며, 조그만 업체에서는 현재 재고되어 있는 분류표시를 사용하게 해 줌으로써 경제적 절약을 할 수 있게 해야 한다.
- 트랜스지방에 대한 FDA에서 규정하는 화학적 정의는 트랜스구조에 독립(복합되어지지 않은)되어 있는 하나 이상의 쌍결합을 포함한 모든 불포화지방산이다. 정부기관에서의 정의는 복합된 니놀산(linoleic acid)은 트랜스지방의 정의에서 배제시켰다.
- 식품보조제 생산자들은 그들의 생산품이 보고될 만한 양(0.5g 또는 그 이상)의 트랜스지방을 함유하고 있을 경우, 보조제의 영양성분표에 트랜스지방을 기재해 놓아야 한다. 에너지바나 영양바 등이 트랜스지방을 함유하고 있는 예이다.

자료출처: Food and Drug Administration.(2003, September-October). *FDA Consumer*. Retrieved January 15, 2005, from http://www.fda.gov/fdac/features/2003/503_fats.html.

이 장의 개요 CHAPTER REVIEW

요 약

미국에서의 주요 사망원인은 관상동맥질환(CAD)과 같은 비감염성 질환이다. 관상동맥질환이 생기면 심장에 피를 공급하는 혈관에 혈류가 막히거나 방해를 받게 된다. 관상동맥질환은 심혈관기관에 생기는 단 한 가지 질환의 예일 뿐이고 고혈압, 뇌졸중, 그리고 류마티스성 심장질환 등 이 3가지가 두드러지게 나타나는 다른 종류의 심혈관질환들이다. 죽상경화는 심혈관질환의 중요한 과정이며, 관상동맥질환이나 뇌졸중을 일으키는 근본원인이다.

심혈관기관은 심장과 혈관을 포함하고 있다. 심장은 주먹만한 근육으로 된 기관이며, 신체에 피를 펌프질하여 준다. 피는 조직에 영양분과 산소를 공급하여 주고, 이산화탄소를 포함한 배설물을 치우는 등 많은 기능을 하고 있다. 동맥이라 불리는 혈관은 심장으로부터 피를 가져오고 정맥은 다시 심장으로 피를 돌려보낸다. 극소의 혈관을 모세혈관이라 부르며, 동맥과 정맥을 이음으로 조직에서 영양소와 가스, 그리고 배설물 등을 교환하게 된다.

부분적 질병으로 동맥에 지방이 쌓이는 것을 죽상경화라 한다. 죽상경화는 심장, 머리, 그리고 다리에 혈액을 공급하는 동맥에 가장 자주 발생하게 된다. 관상동맥질환은 심장의 근육에 피를 공급하는 관상동맥이 지방의 축적이나 핏덩이 또는 두 가지 모두의 원인에 의해 막혀 버린 것이다. 심장이 필요(산소 때문)로 하는 피가 모자를 경우, 가슴에 통증이 생기거나(협심증) 심장발작의 결과가 초래될 수 있다. 의사들은 대체로 막힌 곳의 심각성과 위치를 파악하기 위하여 진단을 위한 검사를 실행하게 된다. 약은 혈관을 넓히고 증상을 낮추는 데 도움을 줄 수 있다.

심장발작 동안에 심장근육의 일부는 죽게 된다. 이 근육이 죽게 되면 전기적 활동에 자극을 주게 되고 심방이 제대로 뛰는 것을 막는 원인이 되므로, 심장기능상실이나 사망의 결과를 가져올 수도 있다. 심장발작 피해자는 즉각적인 의료관리가 필요하다.

뇌졸중은 머리에 피를 공급하여 주는 동맥이 지방의 축적이나 핏덩이에 의해 막힘으로써 생기게 된다. 뇌졸중은 시야가 흐려지게 하며, 말하기가 어렵거나 이야기하는 것을 이해하기가 어렵고, 두통, 어지러움, 불안정함, 심지어는 사망의 원인이 되기도 한다.

심혈관질환을 일으키는 가장 중요한 위험요소로는 가족력, 혈중콜레스테롤의 상승, 담배 흡연, 고혈압, 신체비활동, 비만, 당뇨, 그리고 스트레스 등이 있다. 심혈관질환의 위험을 낮출 수 있는 생활습관으로는 금연, 체중조절, 운동, 혈압과 혈중콜레스테롤의 감소, 혈당의 조절을 통한 당뇨의 관리, 그리고 효과적으로 스트레스에 대처하는 것 등이다. 영아들은 매우 다양한 심장과 혈관구조의 비정상을 가지고 태어날 수 있다. 이러한 많은 선천성 기형은 태어나기 전에 진단해 내거나 태어난 지 처음 몇 주안에 치료할 수 있다.

죽상경화에 의한 심혈관질환은 어린 아이 시절에서부터 시작된다. 미국의 어린 아이들은 아직도 심혈관질환을 일으킬 수 있는 식사를 하고 있다. 건강한 학교급식 프로그램으로, 이러한 사실을 바꿀 수 있을 것이며, 이런 교육이 건강생활습관을 촉진시킬 것이다.

최근 자료에서 의사는 노년층의 높은 혈중 LDL 콜레스테롤 레벨과 고혈압은 반드시 치료하여야 한다고 하였다.

배운 것을 적용하기

1. 만약, 식구들 중에 하나가 일과성허혈발작이 일어났다면, 여러분은 그것을 어떻게 알 수 있는가? 여러분은 무엇을 할 수 있는가? 어떠한 장기적인 행동이 이 가족으로 하여금 뇌졸중의 발병을 피할 수 있게 하는가? **분 석**
2. 심혈관질환을 일으킬 수 있는 조정 가능한 요소들이 어떠한 것이 있는지 여러분의 생활습관을 분석하여 보고 위험요소들을 목록화하여 보라. **분 석**
3. 위 2번의 대답에 의한 목록을 가지고 발전시켜, 어떻게 심혈관질환 발병위험을 줄일 수 있도록 여러분의 습관을 바꿀 수 있을지 설명하여 보라. **통 합**
4. 위 3번의 답을 가지고 심혈관질환을 일으킬 수 있는 위험요소들을 여러분이 바꿀 수 있는 것과 바꾸지 못할 것으로 모두 목록화하고 행동지침을 분석하라. 어떠한 변화가 실행가능하고 어떤 것이 실행할 수 없는 것인가? 여러분의 답변에 대한 근거를 설명하라. 만약, 이러한 계획을 이행하였을 때 여러분은 여러분의 심혈관질환 발병의 위험을 충분히 줄일 수 있다고 생각하는가? 왜 그렇게 생각하는지, 또는 아닌지를 설명하라. **평 가**

Key

분 석 정보를 구성 성분으로 나누는 것

통 합 다른 출처로부터의 정보를 합치는 것

평 가 숙지한 후 결정을 내리는 것

자신의 건강에 반영하기

1. 만약, 여러분이 부모이라면, 혹은 부모가 될 예정이라면 여러분 아이들의 심장건강 생활습관을 장려하기 위해 무엇을 할 것인가?
2. 만약, 당신이 흡연자라면, 당신의 이러한 습관이 심혈관질환을 일으키는 위험이 된다고 생각하지는 않는가? 담배가 심혈관건강에 미치는 영향에 대하여 배운 후에 담배를 끊을 생각이 있는가? 만약, 아니라면 당신 대답의 배경에 대하여 이유를 논의하여 보고 왜 흡연을 계속하면서까지 건강을 위험하게 하는지에 대하여 설명하여 보라. 만약 당신이 비흡연자라면, 규칙적으로 간접흡연을 하는 경우에 대한 목록을 작성해 보자. 본인이 노출되어 있으므로 해서 심혈관질환의 위험이 증가되고 있다고 생각하는 것이 무엇인지 반영해 보도록 하자. 노출의 감소를 위해 무엇을 할 수 있을까?
3. 여러분은 다른 사람이 뇌졸중이나 일과성허혈발작 또는 심장발작을 일으켰을 때 알아채고 도울 수 있는 능력이 있다고 확신하는가? 왜 그렇다고, 혹은 그렇지 않다고 생각하는가? 만약, 능력이 없다고 한다면, 이러한 응급상황을 더 잘 다룰 수 있기 위해 어떠한 것을 준비하여야 한다고 생각하는가?
4. 만약, 당신의 생활습관을 비율로 1부터 10까지로 정하고, 1을 아주 안 좋은 심장 건강생활이라 하고 10을 매우 건강한 심장건강 생활이라고 할 때, 당신의 등급을 매겨 보아라. 왜 당신의 등급을 그렇게 매겼는가? 이 장을 읽은 것을 기초로 하여, 만약 당신이 10에 현재 등급이 매겨져 있지 않다면, 가까이 가기 위한 어떤 변화를 당신이 만들 수 있겠는가?
5. 여러분은 의학적 연구가 심혈관건강에 유해하거나 도움이 되는 요소들을 정확하게 분석할 수 있다고 생각하는가? 왜 그렇게 생각하는가? 의학적 연구가 당신의 행위에 영향을 주고 있다는 당신의 마음가짐에 대해 어떻게 생각하는가? 이 장을 읽은 이후 의학적 연구나 심혈관건강에 대한 당신의 마음가짐이 바뀌었는가? 바뀌었다면 왜 혹은 왜 바뀌지 않았는가?

참고 문헌

American Heart Association. (2002). 2002 *Heart and stroke statistical update.* Dallas, TX: American Heart Association.

American Heart Association. (2005a). *Cigarette smoking and cardiovascular disease: AHA scientific position.*

American Heart Association. (2005b). *Heart disease and stroke statistics—2005 update. Dallas*, TX: American Heart Association.

Ansell, B. J., Watson, K. E., & Fogelman, A. M. (1999). An evidence-based assessment of the NCEP adult treatment panel II guidelines. *Journal of the American Medical Association*, 282:2051-2057.

Ascherio, A., Katan, M. B., Zock, P. L., Stampher, M. J., & Willett, W. C. (1999). Trans fatty acids and coronary heart disease. *New England Journal of Medicine*, 340:1994-1998.

Berenson, G. S., Srinivasan, S. R., Bao, W., Newman, W. P., 3rd, Tracy, R. E., & Wattigney, W. A. (1998). Association between multiple cardiovascular risk factors and atherosclerosis in children and young adults: The Bogalusa Heart Study. *New England Journal of Medicine*, 338:1650-1656.

Brox, J., Bjørnstad, E., Olaussen, K., Østerud, B., Almdahl, S., & Løchen, M. L. (2002). Blood lipids, fatty acids, diet and lifestyle parameters in adolescents from a region in northern Norway with a high mortality from coronary heart disease. *European Journal of Clinical Nutrition*, 56:694-700.

Carels, R. A., Sherwood, A., Babyak, M., Gullette, E. C., Colemen, R. E., Waugh, R., Jiang, W., & Blumenthal, J. A. (1999). Emotional responsivity and transient myocardial ischemia. *Journal of Consulting and Clinical Psychology*, 67:605-610.

Carpentier, P. H., Maricq, H. R., Biro, C., Poncot-Makinen, C. O., & Franco, A. (2004). Prevalence, risk factors, and clinical patterns of chronic venous disorders of lower limbs: A population-based study in France. *Journal of Vascular Surgery*, 40:650-659.

Chiesa, G., & Sirtori, C. R. (2003). Recombinant apolipoprotein A-1 (Milano): A novel agent for the induction of regression of atherosclerotic plaques. *Annals of Medicine*, 35:267-273.

Chobanian, A. V., Bakris, G. L., Black, H. R., Cushman, W. C., Green, L. A., Izzo, J. L., Jones, D. W., Materson, B. J., Oparil, S., Wright, J. T., Jr., Roccella, E. J., & the National High Blood Pressure Education Program Coordinating Committee. (2003). The seventh report of the Joint National Committee on Prevention, Detection, Evaluation, and Treatment of High Blood Pressure: The JNC7 report. *Journal of the American Medical Association*, 289:2560-2572.

Clifton, P. M., Keogh, J. B., & Noakes, M. (2004). Trans fatty acids in adipose tissue and the food supply are associated with myocardial infarction. *Journal of Nutrition*, 134:874-879.

Corsini, A. (2004). The use of statins in optimizing reduction of cardiovascular risk: Focus on fluvastatin. *International Journal of Clinical Practice*, 58:494-503.

Davidson, M. H., Kurlandsky, S. B., Kleinpell, R. M., & Maki, K. C. (2003). Lipid management and the elderly. *Preventive Cardiology*, 6(3):128-133.

Expert Panel on Detection, Evaluation, and Treatment of High Blood Cholesterol in Adults. (2001). Executive summary of the third report of the National Cholesterol Education Program (NCEP) expert panel on detection, evaluation, and treatment of high blood cholesterol in adults (Adult Treatment Panel III). *Journal of the American Medical Association*, 285:2486-2497.

Felberg, R. A., Okon, N. J., El-Mitwalli, A., Burgin, W. S., Grotta, J. C., & Alexandrov, A. V. (2002). Early dramatic recovery during intravenous tissue plasminogen activator infusion: Clinical pattern and outcome in acute middle cerebral artery stroke. *Stroke*, 33:1301-1307.

Frazier, O. H., Tuzun, E., Eichstadt, H., Boyce, S. W., Lansing, A. M., March, R. J., Sartori, M., & Kadipasaoglu, K. A. (2004). Transmyocardial laser revascularization as an adjunct to coronary artery bypass grafting: A randomized, multicenter study with 4-year follow-up. *Texas Heart Institute Journal*, 31:231-239.

Galli, M., Zerboni, S., Politi, A., Llambro, M., Bonatti, R., Molteni, S., & Ferrari, G. (1999). Percutaneous transmyocardial revascularization with holmium laser in patients with refractory angina: A pilot feasibility study. *Giornale Italiano di Cardiologia*, 29:1020-1026.

Hansson, L. (2001). How far should we lower blood pressure in the elderly? *Cardiovascular Drugs & Therapy,* 15:275-279.

Harter, M. C., Conway, K. P., & Merikangas, K. R. (2003). Associations between anxiety disorders and physical illness. *European Archives of Psychiatry and Clinical Neuroscience*, 253:313-320.

Hayden, M., Pignone, M., Phillips, C., & Mulrow, C. (2002). Aspirin for the primary prevention of cardiovascular events: A summary of the evidence for the U.S. Preventive Services Task Force. *Annals of Internal Medicine*, 136:161-172.

Hu, F. B., Bronner, L., Willett, W. C., Stampfer, M. J., Rexrode, K. M., Altert, C. M., Hunter, D., & Manson, J. E. (2002). Fish and omega-3 fatty acid intake and risk of coronary heart disease in women. *Journal of the American Medical Association*, 287:1815-1821.

Imamura, H., Miyamoto, N., Uchida, K., Teshima, K., Masuda, Y., & Kobata, D. (2001). Cigarette smoking, blood pressure and serum lipids and lipoproteins in middle-aged women. *Journal of Physiological Anthropology & Applied Human Science*, 20:1-6.

Jawien, A. (2003). The influence of environmental factors in chronic venous insufficiency. *Angiology*, 54(Suppl 1):S19-31.

Jiang, W., Babyak, M., Krantz, D. S., Waugh, R. A., Coleman, R. E., Hanson, M. M., Frid, D. J., McNulty, S., Morris, J. J., O'Connor, C. M., & Blumenthal, J. A. (1996). Mental stress-induced myocardial ischemia and cardiac events. *Journal of the American Medical Association*, 275:1651-1656.

Katerndahl, D. (2004). Panic plaques: Panic disorder and coronary artery disease in patients with chest pain. *Journal of the American Board of Family Practice*, 17:114-126.

Kohn, M., & Jacobson, M. S. (2004). Cholesterol (and cardiovascular risk) in adolescence. *Current Opinions in Pediatrics*, 16:357-362.

Korkola, S., Lachapelle, K., & Chiu, R. C. (1999). Exploring the scientific basis of surgery: Transmyocardial revascularization. *Journal of the Formosan Medical Association*, 98:301-308.

Kroeger, K., Ose, C., Rudofsky, G., Roesener, J., & Hirche, H. (2003). Risk factors for varicose veins. *International Angiology*, 23:29-34.

Krost, W. S. (2004). Cardiogenic shock. Emergency Medical Services, 33(9):69-73, 78.

Lee, A. J., Evans, C. J., Allan, P. L., Ruckley, C. V., & Fowkes, F. G. (2003). Lifestyle factors and the risk of varicose veins: Edinburgh Vein Study. *Journal of Clinical Epidemiology*, 56:171-179.

Lee, I. M., Hennekens, C. H., Berger, K., Buring, J. E., & Manson, J. E. (1999). Exercise and risk of stroke in male physicians. *Stroke*, 30:1-6.

Liu, S., Stampfer, M. J., Hu, F. B., Giovannucci, E., Rimm, E., Manson, J. E., Hennekens, C. H., & Eillett, W. C. (1999). Whole-grain consumption and risk of coronary heart disease: Results from the Nurses' Health Study. *American Journal of Clinical Nutrition*, 70:412-419.

McGill, H. C., Jr., & McMahan, C. A. (1998). Determinants of atherosclerosis in the young: Pathobiological Determinants of Atherosclerosis in Youth (PDAY) research group [Review]. *American Journal of Cardiology*, 82(10B):30T-36T.

McDaniel, D. H., Ash, K., Lord, J., Newman, J., Adrian, R. M., & Sukowski, M. (1999). Laser therapy of spider leg veins: Clinical evaluation of a new long pulsed alexandrite laser. *Dermatologic Surgery*, 25:52-8.

Nakanishi, N., Tatara, K., Nakamura, K., & Suzuki, K. (2000). Association of lifestyle with serum lipid levels: A study of middle-aged Japanese men. *Journal of Epidemiology*, 10:216-225.

National Center for Health Statistics. (2004). *Health, United States, 2004 with chartbook on trends in the health of Americans.* Washington, DC: U.S. Government Printing Office.

National Stroke Association. (1999). Prevention of a first stroke: A review of guidelines and a multidisciplinary consensus statement from the National Stroke Association. *Journal of the American Medical Association*, 281:1112-1120.

Nicklas, T. A., Elkasabany, A., Srinivasan, S. R., & Berenson, G. (2001). Trends in nutrient intake of 10-year-old children over two decades (1973-1994): The Bogalusa Heart Study. *American Journal of Epidemiology*, 153:969-977.

Oalmann, M. C., Strong, J. P., Tracy, R. E., & Malcom, G. T. (1997). Atherosclerosis in youth: Are hypertension and other coronary heart disease risk factors already at work? *Pediatric Nephrology*, 11:99-107.

Otsuka, R., Watanabe, H., Hirata, K., Tokai, K., Muro, T., Yoshiyama, M., Takeuchi, K., & Yoshikawa, J. (2001). Acute effects of passive smoking on the coronary circulation in healthy young adults. *Journal of the American Medical Association*, 286:436-441.

Pai, J. K., Pischon, T., Ma, J., Manson, J. E., Hankinson, S. E., Joshipura, K., Curhan, G. C., Rifai, N., Cannuscio, C. C., Stampfer, M. J., Rimm, E. B. (2004). Inflammatory markers and the risk of coronary heart disease in men and women. *New England Journal of Medicine*, 351:2599-2610.

Powell, K., Thompson, P., Caspersoen, C., & Kendrick, J. (1987). Physical activity and the incidence of coronary heart disease. *Annual Review of Public Health*, 8:253-287.

Reid, I. R., Mason, B., Horne, A., Ames, R., Clearwater, J., Bava, U., Orr-Walker, B., Wu, F., Evans, M. C., & Gamble, G. D. (2002). Effects of calcium supplementation on serum lipid concentrations in normal older women: A randomized controlled trial. *American Journal of Medicine*, 112:343-347.

Rogers, C. D. (2004). Optimal stent design for drug delivery. *Reviews in Cardiovascular Medicine*, 5(Suppl 2):S9-15.

Schatz, I. J., Masaki, K., Yano, K., Chen, R., Rodriguez, B. L., & Curb, J. D. (2001). Cholesterol and all-cause mortality in elderly people from the Honolulu Heart Program: A cohort study. *Lancet*, 358:351-355.

Smalley, S. E., Wittler, R. R., & Oliverson, R. H. (2004). Adolescent assessment of cardiovascular heart disease risk factor attitudes and habits. *Journal of Adolescent Health*, 35:374-379.

Spertus, J. A., Jones, P. G., Coen, M., Garg, M., Bliven, B., O' Keefe, J., March, R. J., & Horvath, K. (2001). Transmyocardial CO2 laser revascularization improves symptoms, function, and quality of life: 12-month results from a randomized controlled trial. *American Journal of Medicine*, 111:341-348.

Stampfer, J., Stamler, R., Meaton, J. D., Wentworth, D., Daviglus, M. L., Garside, D., Dyer, A. R., Liu, K., Greenland, P. (1999). Low risk-factor profile and long-term cardiovascular and noncardiovascular mortality and life expectancy. *Journal of the American Medical Association*, 282:2012-2018.

Steinberg, D., & Gotto, A. M., Jr. (1999). Preventing coronary artery disease by lowering cholesterol levels: Fifty years from bench to bedside. *Journal of the American Medical Association*, 282:2043- 2050.

Steptoe, A., Wardle, J., Cui, W., Bellisle, F., Zotti, A., Baranyai, R., & Sanderman, R. (2002). Trends in smoking, diet, physical exercise, and attitudes toward health in European university students from 13 countries, 1990-2000. *Preventive Medicine*, 35:97-104.

Tanne, D., Koren-Morag, N., Graff, E., & Goldbourt, U. (2001). Blood lipids and first-ever ischemic stroke/transient ischemic attack in the Benzafibrate Infarction Prevention (BIP) Registry: High triglycerides constitute an independent risk factor. *Circulation*, 104:2892-2897.

U.S. Department of Health and Human Services. (1996). Physical activity and health: *A report of the Surgeon General*. Atlanta, GA: U.S. Departments of Health and Human Services, Centers for Disease Control and Prevention, National Center for Chronic Disease Prevention and Health Promotion.

U.S. Department of Health and Human Services. (2001). *Women and smoking: A report of the Surgeon General*. Atlanta, GA: U.S. Departments of Health and Human Services, Centers for Disease Control and Prevention, National Center for Chronic Disease Prevention and Health Promotion.

U.S. Department of Health and Human Services. (2004a). *Physical activity and good nutrition: Essential element to prevent chronic diseases and obesity 2004*. Atlanta, GA: Centers for Disease Control and Prevention, National Center for Chronic Disease Prevention and Health Promotion.

U.S. Department of Health and Human Services. (2004b). *The health consequences of smoking: A report of the Surgeon General*. Atlanta, GA: Centers for Disease Control and Prevention, National Center for Chronic Disease Prevention and Health Promotion, Office on Smoking and Health.

Van den Oever, R., Hepp, B., Debbaut, B., & Simon, I. (1998). Socio-economic impact of chronic venous insufficiency: An underestimated public health problem. *International Angiology*, 17:161-167.

Vasan, R. S., Beiser, A., Seshadri, S., Larson, M. G., Kannel, W. B., D' Agostino, R. B., & Levy, D. (2002). Residual lifetime risk for developing hypertension in middle-aged women and men: The Framingham Heart Study. *Journal of the American Medical Association*, 287:1003-1010.

Vollmer, W. M., Sacks, F. M., Ard, J., Appel, L. J., Bray, G. A., Simons-Morton, D. G., Conlin, P. R., Svetkey, L. P., Erlinger, T. P., Moore, T. J., & Karanja, N. (2001). Effects of diet and sodium intake on blood pressure: Subgroup analysis of the DASH-Sodium Trial. *Annals of Internal Medicine*, 135:1019-1028.

Whelton, S. P., Chin, A., Xin, S., & He, J. (2002). Effect of aerobic exercise on blood pressure: A meta-analysis of randomized, controlled trials. *Annals of Internal Medicine*, 136:493-503.

Writing Group for the Women' s Health Initiative Investigators. (2002). Risks and benefits of estrogen plus progestin in healthy postmenopausal women: Principal results from the Women' s Health Initiative randomized controlled trial. *Journal of the American Medical Association*, 288:321-333.

Yarnell, J. W. G., Patterson, C. C., Thomas, H. F., & Sweetnam, P. M. (2000). Comparison of weight in middle age, weight at 18 years, and weight change between, in predicting subsequent 14 year mortality and coronary events: Caerphilly Prospective Study. *Journal of Epidemiology and Community Health*, 54:344-348.

이창현교수_우석대학교 한의과대학 해부학교실

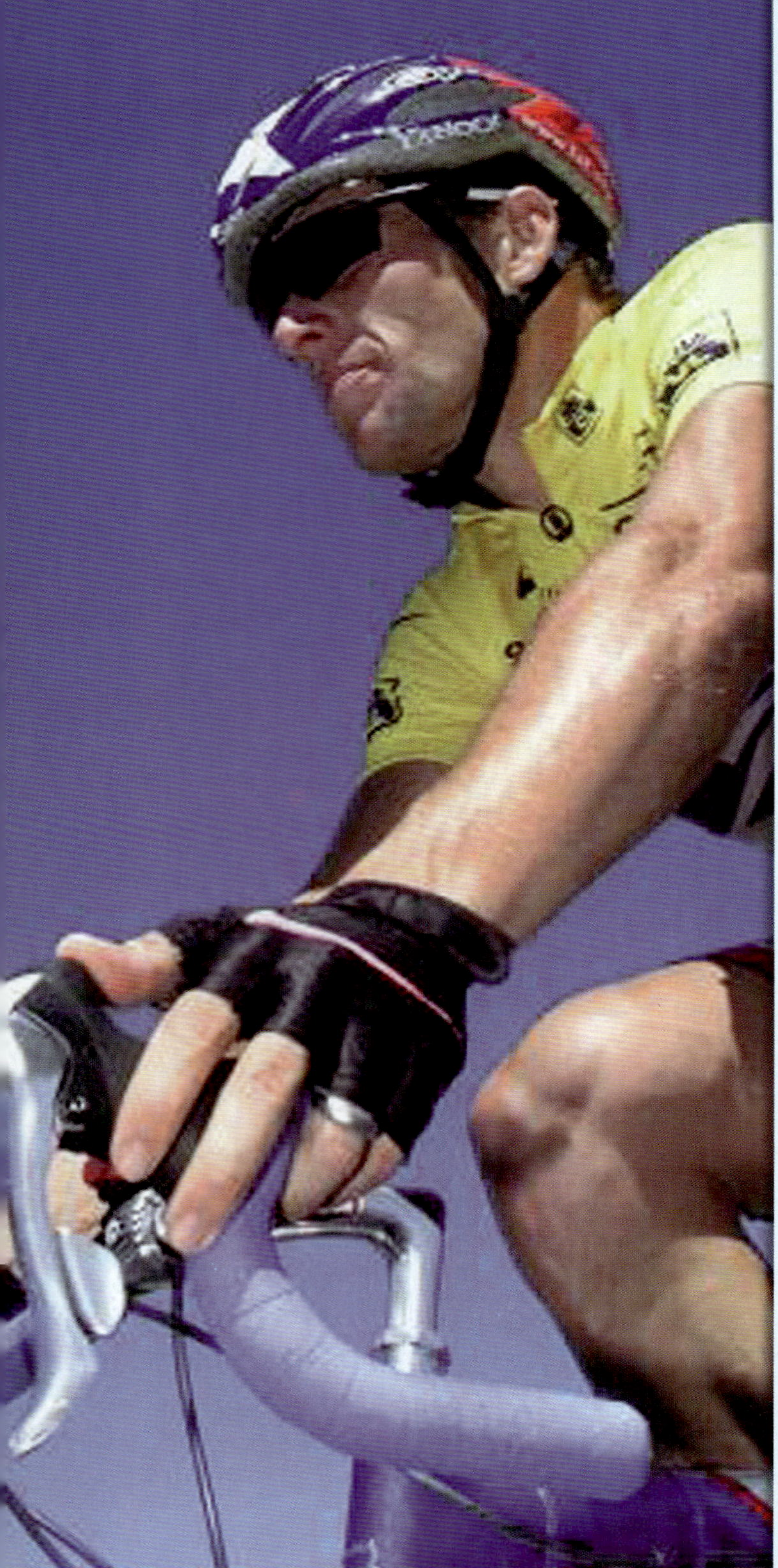

학습할 내용

http://healthyliving.jbpub.com

이 교재의 웹 사이트는 많은 유용한 도구뿐만 아니라, 학생과 교수 모두에게 추가적인 건강정보를 풍부하게 제공한다. 다음 주제에 대한 정보를 얻고자 한다면, http://healthyliving.jbpub.com 사이트를 방문해 보라.

암의 발견
암치료
미국 사람에게 잘 발생하는 암
실생활 건강 : 대체요법에 의한 암치료
건강관리 : 암 위험인자를 줄이는 방법

본장의 개관

암이란 무엇인가?
암은 어떻게 발생하고 전파되는가?
의사들은 암을 어떻게 발견하는가?
암은 어떻게 치료하는가?
미국인들에게 가장 잘 발생하는 암은 무엇인가?
암 위험인자를 줄이는 방법은 무엇인가?

건강의 이모저모

위암: 국가간 사망률의 차이

실생활 건강

대체요법에 의한 암치료

건강관리

조기에 암을 발견하기 위한 미국 암협회 권고사항 요약 | 고환 자가검사 | 암 위험인자를 줄이는 방법 | 암의 7가지 경고증상

삶속에서
Across The lifespan

암

자가건강 평가서

자가진단: 토라비 암예방 행동검사
건강한 생활습관: 암 위험률을 줄이기 위한 행동의 변화

알고 있나요?

- 당신의 나이에 가장 잘 발생하는 암은 무엇이가?
- 암을 유발시키는 위험인자를 줄이는 방법은 무엇인가?
- 발병률이 증가하고 있는 암은 무엇인가?

암 Cancer

13장

"사이클 경기에서 승리함으로써 대중들의 사이클링에 대한 관심을 불러일으켰다. 여러분들은 모든 전통 있는 선수권 대회나 세계선수권 대회에서 승리할 수 있으며, 사이클 경기만큼 중요한 것은 없다. 이것은 전세계적인 사건이다."

이 말은 랜스 암스트롱이 미국인으로서는 2번째로 프랑스 경기에서 승리한 후에 신문기자에게 한 말이다. 1999년 7월 맑고 화창한 날, 그는 가장 혹독하다고 알려진, 3주간의 사이클 경기에서 승리하였다. 그러나 그는 고환암과의 전쟁—그의 경력뿐만 아니라, 그의 인생에서 값진 전쟁—에서 진실로 승리하였다는 것을 세계에 보여 주었다. 사진을 통해서, 프랑스 인근 5개국에 걸쳐 있는 알프스와 피레네 산맥을 넘는 경기에서 경쟁자들을 제치고 매우 힘든 마지막 코스에서 그가 승리하는 것을 볼 수 있다. 암스트롱은 전세계에서 지도자급만이 출전하는 경기를 상징하는 노란색 저지를 입고 있었다. 그는 일곱 번이나 프랑스 선수권대회에 출전하여 2000년, 2001년, 2002년, 2003년, 2004년 및 2005년에 승리하였다.

비록, 아직은 국가에서 사망률 2위를 차지하고 있는 질환이지만(첫 번째는 심혈관질환) 암은 자동적인 사망선고는 아니다. 암스트릉과 전 메이저리그 야구 투수인 데이브 드라베키와 프로 축구 영웅인 렌 도슨과 같은 다른 암 생존자들은 그와 같은 사실을 증명한 산 증인이다. 많은 암들, 특히 조기에 발견된 암은 치료된다. 암스트롱과 같이 진행된 단계의 암조차도 오늘날 이용할 수 있는 치료법으로 치료할 수 있다.

> "많은 암은 특히, 조기에 발견된 암은 치료될 수 있다."

암을 연구하는 사람들은 암에 대한 전쟁에서 승리하기 위하여 매일 많은 연구를 진행하고 있다. 예를 들면, 캐나다 학자 아닐 스리바스타바와 낸시 크레이거(2000)는 규칙적으로 운동하는 10대와 20대의 신체를 요구하는 직업에서 일하는 남성들은 비활동적인 10와 20대보다 고환암이 발병할 가능성이 더욱 높다고 하였다. 고환암 발병 위험성을 증가시키는 기전은 알 수 없지만, 스리바스타바와 크레이거는 운동이 남성호르몬의 농도에 영향을 미치므로 암 발병률이 증가한다고 생각하고 있다. 이러한 나이 집단에서 고환암의 위험성과 운동에 대한 권고사항을 공식화할 필요가 있지만, 신체에 대한 많은 연구는 사람들이 암 발병을 억제하는 지침으로 마련되어 이미 이용하고 있다. 그러나 암을 피하는 것은 곧 건강의 목표이며, 어떤 암이 발생할 위험성을 줄여 주는 많은 작용들이 있다. 우리는 이 장을 통하여 암을 예방할 수 있는 조치들을 학습할 것이다.

암이란 무엇인가?

사람들은 자주 암에 대하여 하나의 질병처럼 이야기를 한다. 그러나 암은 여러 가지 질병이다. 예를 들면, 폐암은 백혈병(혈액암) 또는 피부암과 매우 다른 질병이다. 이들 암은 서로 다르지만 모든 암은 공통된 특징을 갖고 있다. 암세포들은 비정상적인 성장과 분열 및 분화를 한다. 분화라는 것은 세포들이 간세포 또는 근육세포와 같은 다른 유형의 세포로 변해 가는 과정을 말한다. 그 외에도 암세포들은 **전이**(metastasize) 또는 발생한 곳으로부터 신체의 다른 부위로 전파하는 능력을 갖고 있다.

세포들은 모든 개체의 구조적인 틀을 형성한다; 세포는 살아 있는 개체의 가장 작은 단위이다. 인간과 같은 다세포 개체에서 세포들은 분열하고 분화하여 개체의 성장과 발달을 하고, 조직의 손상시에 재생을 위하여 분열하고 분화한다. 세포분열, 성장 및 분화의 시기는 조절단백질에 의하여 조절된다. 세포들은 유전물질 또는 유전자(gene)의 지시에 반응하여 조절단백질을 만든다. 정상적인 세포들은 성장과 분열을 하도록 계획되어 있으며, 그리고 적절한 시기에 성장과 분열을 멈추도록 계획되어 있다.

정상세포와 달리, 암세포들은 적절한 시기에 성장과 분열을 멈추지 않는다. 그 외에도 암세포들은 정상적으로 분화하지도 않으며, 다른 부위로 전파하는 경향이 있다. 이 세포들은 신체조직에 침입하여 조직과 기관의 정상적인 기능을 방해하는 **악성종양**(malignant tumor)이라고 하는 종괴(mass, 덩어리)를 형성한다. 종양은 종종 신경을 침입하기도 하고, 신경을 압박할 때에는 통증을 일으킨다. 왜 암세포들은 정상세포와 다르게 행동하는가? 그 해답은 세포에 있는 유전물질에 있다.

전이
(metastasize)
암세포가 발생한 부위로부터 신체의 다른 부위로 전파하는 능력.

악성종양
(malignant tumor)
신체조직을 침입한 암세포 덩어리로서 조직과 기관의 정상적인 기능을 방해한다.

돌연변이(mutation)
유전자와 염색체의 변화; 손상된 유전자.

종양유전자(oncogenes)
단백질을 변화시키는 종양유전자로서 세포의 성장을 촉진시키고 세포의 분화를 감소시킨다.

종양억제유전자
(tumor-suppressor genes)
세포의 성장을 느리게 하는 유전물질 조각; 항종양유전자.

발암물질(carcinogens)
암을 유발하는 물질.

양성종양
(benign tumor)
비정상세포 덩어리를 둘러싸고 있는 종양으로서, 주위 조직을 침입하지 않으며, 한 곳에 위치한다.

암은 어떻게 발생하고 전파되는가?

암세포들은 **돌연변이**(mutation), 즉 손상된 유전자를 갖고 있는 세포에서만 발생한다. 돌연변이는 선천적으로 발생하거나 저용량의 방사선, 약물 및 독성물질에 노출되면 발생한다. 선천적으로 발생하는 암은 제외하고 암은 생활양식에 의한 요인들을 포함한 환경적 요인에 의하여 거의 결정된다. 생활양식에 의한 요인들은 암을 예방하는 데 주요한 역할을 한다.

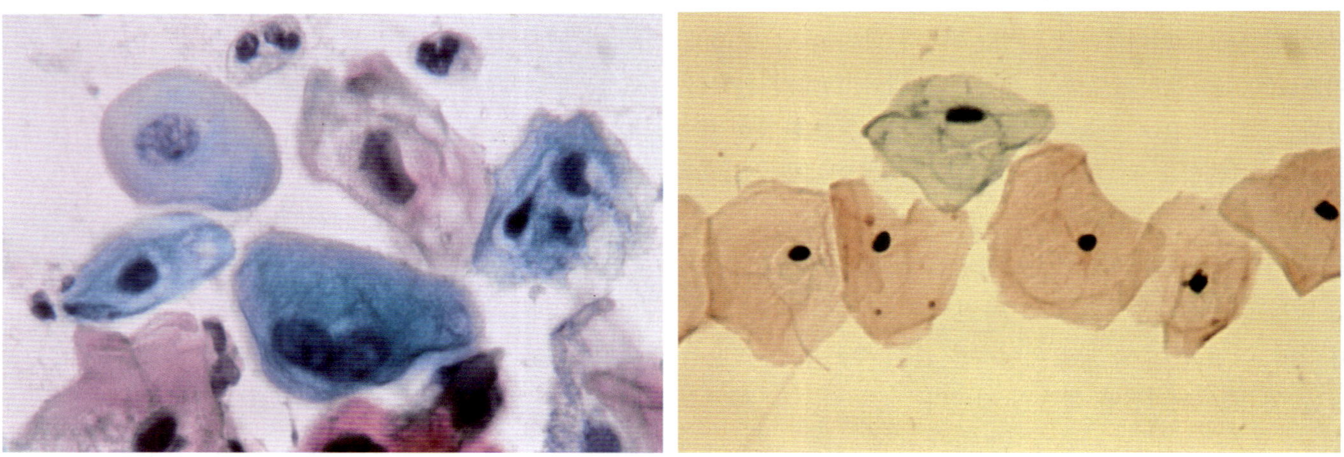

(a) (b)

그림 13-1 이형성세포와 정상세포의 비교. (a) 이형성세포. 이 세포는 (b)에 있는 정상세포와 다르게 염색된다. 핵의 크기와 모습이 불규칙하다. (b) 정상세포. 이 세포는 거의 세포의 크기가 비슷하고 핵도 비슷한 모습이다.

유전자와 암발생

종양유전자(oncogenes)는 세포의 성장을 촉진시키는 데 스위치 역할을 한다. 인체의 세포 내에 선천적으로 갖고 있는 특수한 유전물질들이 계속적으로 돌연변이를 일으켜 종양유전자를 만들어 낸다. **종양억제유전자(tumor-suppressor genes)**는 세포의 성장을 억제하는 스위치 역할을 한다. 종양억제유전자가 돌연변이를 일으키거나 세포에 있는 유전자가 소실되면 더 이상 세포의 성장을 억제하지 못할 것이다.

암발생은 종양유전자의 활성과 종양억제유전자의 불활성(그러므로 암이 발생)에 의한 다단계 과정에 의하여 일어난다. 즉 연속적인 유전자의 변화에 의하여 정상세포를 암세포로 변하게 한다. 이러한 변화는 여러 가지 환경적 요인에 장기간 동안 노출되어, 이것이 세포에 영향을 미쳐 돌연변이를 일으킨다. 그래서 일반적으로 암발생 가능성은 나이와 **발암물질(carcinogen)**에 대한 노출빈도에 비례한다. 물론, 여러 가지 요인들이 암으로 발생할 수 있는 개개인의 위험성을 결정한다.

아직 암세포는 아니지만, 비정상적으로 자라기 시작하는 세포들은 계속 자라서 **양성종양(benign tumor)**을 형성한다. 섬유낭(fibrous capsule)에 의하여 둘러싸인 양성종양은 한 곳에만 위치하며, 주위조직으로 침입하지 않는다. 대개 이렇게 성장하는 종양은 생명과 관련된 기능을 방해하지 않는 한 생명을 위협하지 않는다. 그러나 예를 들어, 양성 뇌종양이 뇌에서의 생명과 관련된 중추를 지배하는 혈관을 압박한다면 생명을 위협할 수도 있다. 대부분의 양성종양은 외과적인 수술로 완전히 제거할 수 있다.

일부 양성종양은 암세포로 발생할 수 있는 특징들이 나타나는데, 이 세포들을 이형성(dysplasia) 세포라고 한다. 그림 13-1a 에 있는 이형성세포들은 크기, 모양 및 핵의 모양이 다양하다. 이들 세포들은 적절하게 특수한 형태의 세포로 분화하지 못한다. 그러나 정상세포들은 크기, 모양 및 핵의 모양들이 다소 규칙적이다(그림 13-1b). 이형성세포들은 암세포로 발생할 수 있는 가능성을 갖고 있다.

전 이

암세포의 특징은 처음 발생한 곳으로부터 신체의 다른 부위로의 전파능력 또는 전이이다. 전이능력이 있는 세포를 악성(malignant)종양이라고 한다. 암이 발생할 때, 전이가 즉시 일어나지는 않는다. 암세포가 성장하여 분열할 때, 세포들은 종종 악성종양을 형성한다. 이 단계의 암세포는 다른 조직에 침입하지 않았으므로 본래의 장소에 위치한다(in situ)고 한다. 그러나 이곳에 위치한 암세포들은 주위의 조직을 결합시켜 주는 물질들을 파괴하는 화학물질을 분비하기 시작한다. 이러한 현상이

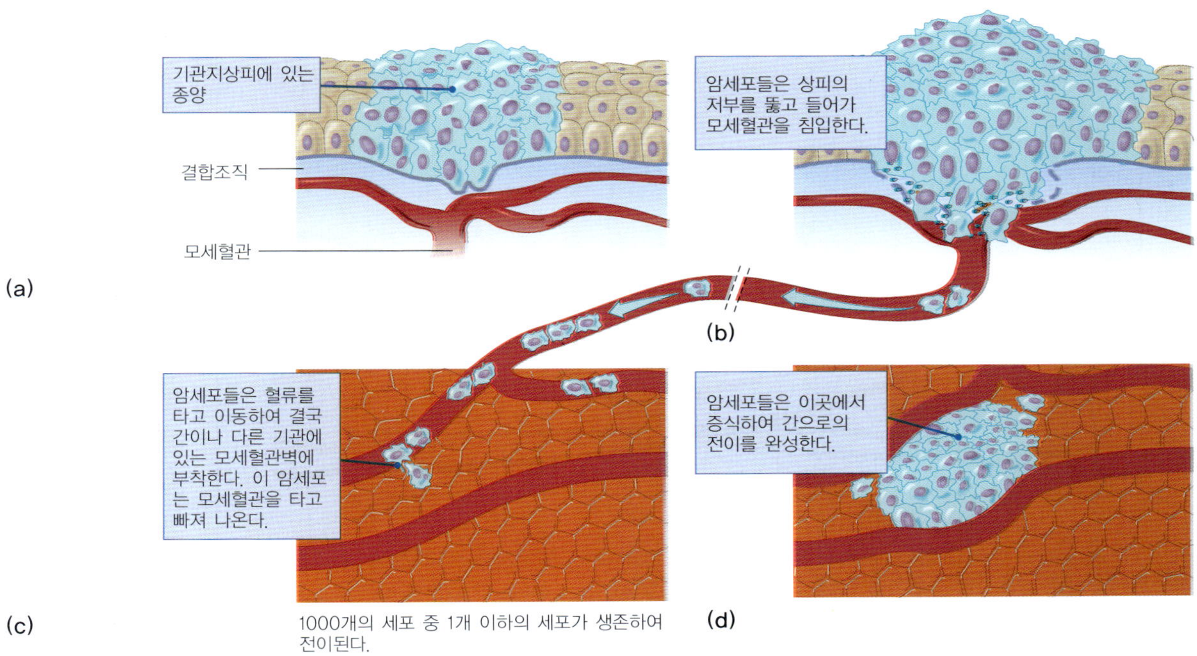

그림 13-2 암세포는 어떻게 증식하고 전이되는가. 암세포는 화학물질을 분비하여 조직을 서로 결합시키는 물질을 파괴한다. 이 물질이 파괴되면 암세포는 본래 위치에서 이동하여 혈액과 림프로 들어가서 신체의 다른 부위로 이동한다.

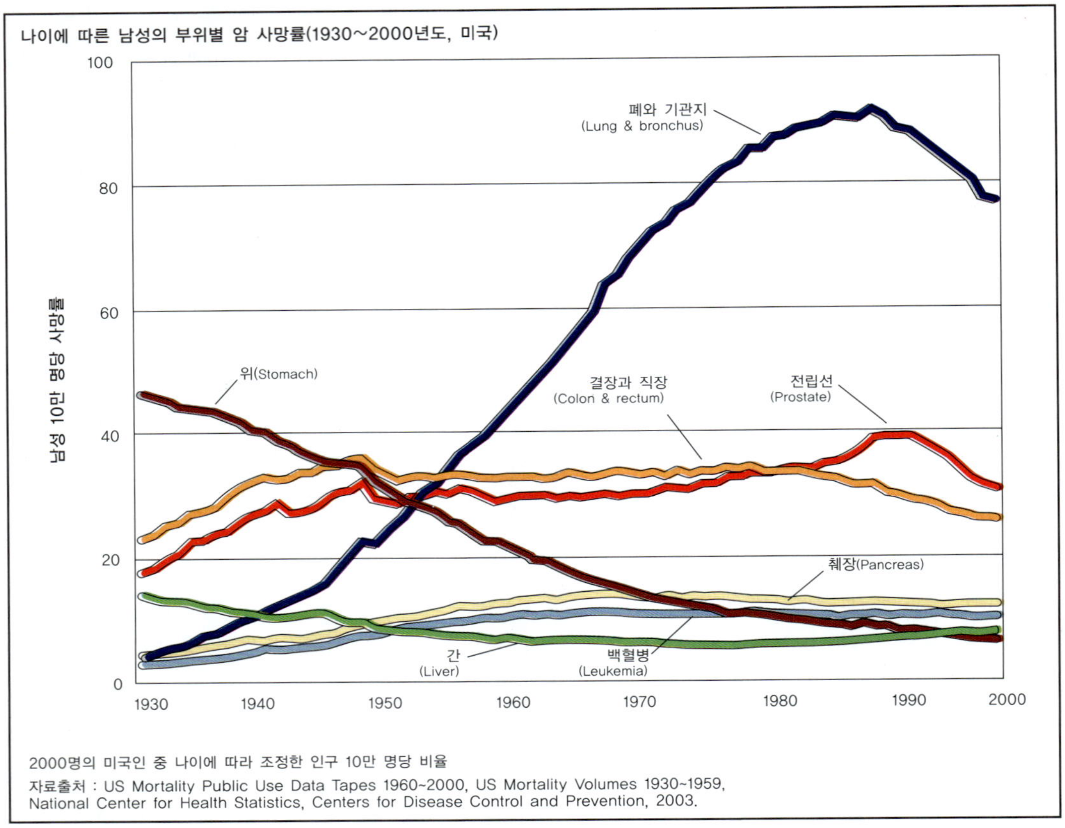

(a)

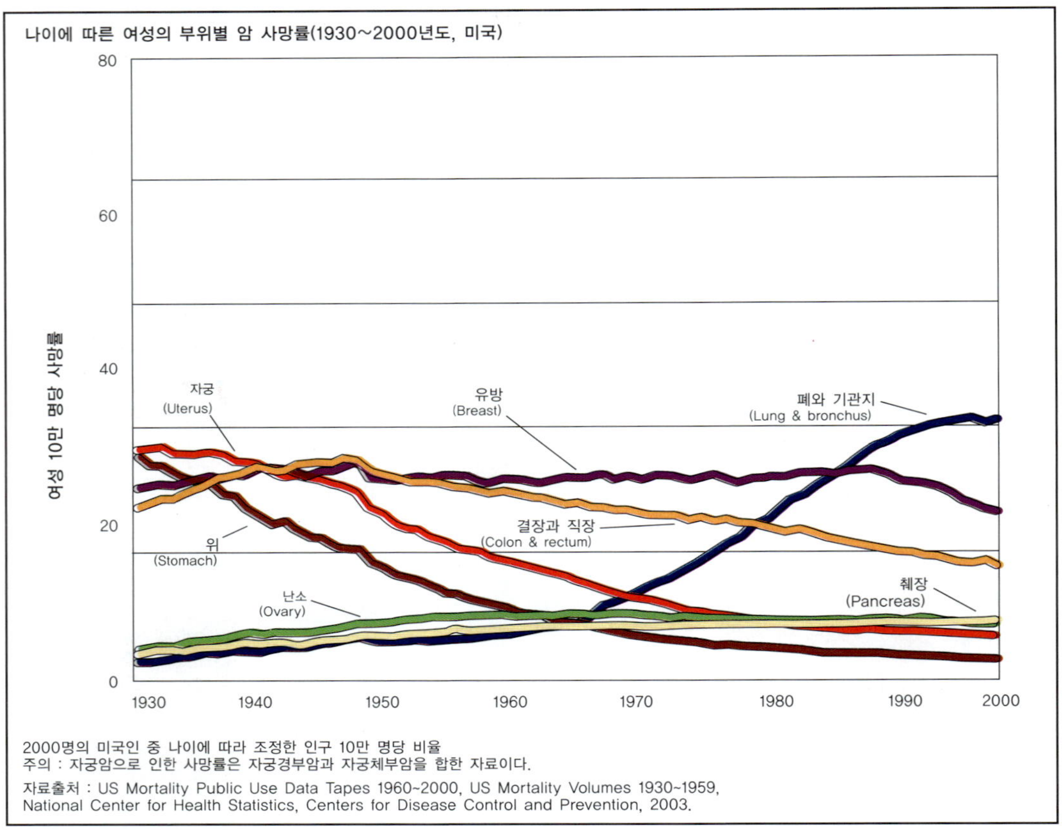

(b)

그림 13-3 1930년도에서 2000년도까지의 암 사망률. (a)남성. (b)여성.

자료출처: Cancer facts and figures 2004. Copyright © American Cancer Society, 2004. www.cancer.org. Reprinted with permission

일어날 때, 암세포들은 혈관과 림프관으로 들어가 신체의 다른 부위로 이행한다. 암세포들은 먼곳에 위치한 혈관에서 빠져 나와 그곳의 조직으로 들어가서 새로운 악성종양 덩어리를 형성한다. 그림 13-2 는 암세포의 분열과 전이과정에 대하여 보여 준다. 전이가 일단 일어나면 암은 조절할 수 없게 된다.

암은 암이 발생하는 조직의 유형에 따라 이름을 명명한다. **암종**(carcinomas)(대부분의 성인암을 구성한다)은 체표면의 내 · 외부를 둘러싸고 있는 상피조직으로부터 기원한다. 폐암, 구강암, 위암, 피부암, 유방암, 결장암 및 난소암은 암종이다. **육아종**(sarcomas)은 결합조직과 근육조직으로부터 기원한다. **백혈병**(leukemias)은 혈액 및 혈액과 관련된 세포의 암을 말한다. **림프종**(lymphomas)은 조직액을 여과하고 운반하는 림프관과 림프절을 구성하는 림프계통의 암이다.

그림 13-3 은 미국에서 여러 가지 암으로 사망하는 사망률(1년에 인구 10만 명당 사망자 수)을 보여 준다. 전체 암 사망률과 발병률은 1995년부터 2001년까지 감소하였다. 전체 암 사망률과 사망률이 높은 암의 사망률이 계속 감소하는 이유는 암의 예방, 초기발견 및 암 치료과정의 진전에 의한 것이다(Jemal et. al., 2004).

암의 발견

암검사(cancer screening)는 증상을 갖고 있지 않은 사람에게서 악성종양을 찾아내는 검사이다. 미국 암협회에서는 건강을 유지하는 데 필요한 항목들에 대한 검사과정을 추천하였다(380쪽). 일부 검사과정은 매우 비싸거나 침습성이며(체강으로 들어가거나 또는 정상적인 기능을 방해한다), 또는 두 가지 다 해당될 수도 있다. 이러한 대부분의 검사과정은 특정한 암과 같은 고위험성 암으로 분류되지 않거나, 증상으로 특정 암임을 알 수 있는 경우에는 시행하지 않는다.

암을 검사하는 방법은 암이 발생할 가능성이 있는 위치에 따라 다양하다. 피부암과 구강암과 같이 천층에서 발생하는 암은 시각적인 검사에 의하여 찾아낸다. 내부에 위치한 암은 세포를 채취하여 현미경으로 관찰하여 찾아낸다. 예를 들면, 자궁암이나 식도암은 이러한 검사방법을 이용하여 검사한다. 결장암이나 위암과 같은 일부 암은 내시경을 이용하여 검사한다. 신체의 내부구조를 검사하기 위하여 의사들은 유연한 관, 즉 파이버스코프(fiberscope, 내시경의 일종)를 검사할 부위에 집어넣는다. 특수하게 코팅된 유리 또는 플라스틱 섬유가 있는 내시경의 끝에서 빛이 나오므로 상을 대안렌즈에 전달한다. 유방암이나 폐암과 같이 조직 내에 묻혀서 성장하는 암들은 엑스선으로 발견한다. 컴퓨터 단층촬영(CT)과 자기공명 단층영상촬영(MRI)은 더욱 심층에 위치한 뇌암과 같은 암을 발견하는 데 사용한다. 컴퓨터 단층촬영술(CT scans)은 신체에 대한 엑스선 절편들을 만들어 컴퓨터로 3차원적 영상을 만드는 방법이다(그림 13-4). 자기공명 단

암종(carcinomas)
상피조직에서 기원한 암.

육아종(sarcomas)
결합조직과 근육조직에서 기원한 암.

백혈병(leukemias)
혈액 또는 혈액과 관련된 세포에서 기원한 암.

림프종(lymphomas)
림프계통에서 유래한 암.

암검사(cancer screening)
증상이 없는 사람에게서 악성종양을 탐지하는 검사.

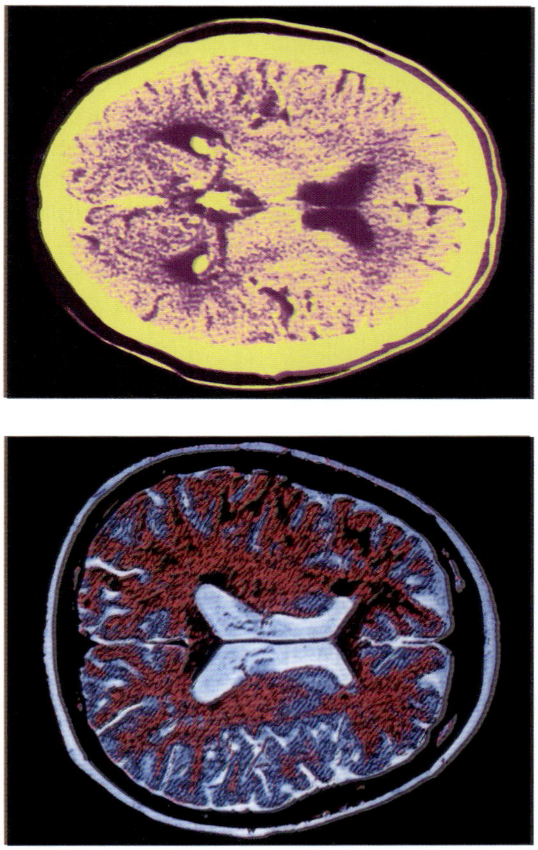

(a) (b)

그림 13-4 (a)뇌의 컴퓨터 단층촬영(CT)과 (b)자기공명단층영상촬영(MRI). 두 사진에 구조를 더욱 잘 보여 주기 위하여 색깔을 추가하였다. 외부의 두개골, 그 밑에 지방 및 뇌조직이 두 사진에서 명확하게 관찰된다. 자기공명 단층영상촬영에서 뇌의 회(이랑)가 더욱 선명하게 관찰된다.

건강관리
Managing Your Health

조기에 암을 발견하기 위한 미국 암협회 권고사항 요약

부위	권고사항
유방	40세 이상의 여성은 건강관리 전문가에게 매년 임상적으로 유방을 검사받고 유방조영술을 시행해야 한다. 20세에서 39세 여성은 3년마다 임상적으로 유방을 검사해야 한다. 20세 이상은 유방자가검사를 선택적으로 시행한다.*
결장과 직장	50세 이상의 남성과 여성은 아래에 있는 계획들 가운데 한 가지는 시행하여야 한다. • 매년 대변잠혈검사 또는 대변면역화학검사를 시행하거나 • 5년마다 결장경검사법을 시행하거나 • 매년 대변잠혈검사 또는 대변면역화학검사, 그리고 5년마다 s자형 결장경검사법을 시행한다.† • 5~10년마다 이중대조 바륨관장을 시행한다. • 10년마다 결장내시경술을 시행한다.
전립선	최소한 평균여명이 10년 정도 남은 50세 이상의 남성은 잠재해 있는 위험성과 이로운 점에 대한 정보에 따라 전립선특이항원검사와 직장수지검사를 매년 시행한다. 고위험성이 있는 남성(아프리카계 미국인과, 친척 중에서 65세 이하에서 전립선암에 걸린 병력이 있는 남성)은 45세에 검사를 받아야 한다
자궁	**자궁경부(cervix)**: 최초로 성교를 한 후 3년이 되는 모든 여성들, 그러나 21세 이하인 여성들은 매년 Pap 검사를 받아야 하고 2년에 한 번씩 체액을 이용한 Pap 검사를 시행하여야 한다. 30세 이상의 여성에서 세 번 이상 연속적으로 검사하여 정상적인 소견을 보인 만족할 만한 결과가 나온 사람들은 Pap 검사를 2~3년에 한 번 시행한다. 70세 이상의 여성은 지난 10년 내에 3번 Pap 도말검사를 하여 정상이면 검사를 받지 않아도 된다. 여성들은 건강관리자와 함께 골반검사를 할 필요성이 있는지를 상의해야 한다. **자궁내막(endometrium)**: 미국암협회는 폐경기에 있는 여성은 자궁내막암의 증상과 위험성에 대한 정보를 알고 있기를 권고하고, 예상치 못한 출혈 또는 얼룩에 대하여 의사에게 보고하기를 강하게 권고한다. 35세에는 자궁내막생검과 함께 자궁암 검사를 매년 시행하여 여성들에게 그 결과를 제공하고 유전적인 비용종성 결장암의 위험성을 알려 주어야 한다. 이러한 여성들, 그리고 위험률이 높은 폐경기에 있는 여성(에스트로겐 치료요법 또는 tamoxifen을 사용한 적이 있는 사람 또는 폐경기 후기의 여성, 아기를 낳은 적이 없는 여성, 불임여성 또는 배란이 안 되는 여성, 비만여성, 당뇨병이 있는 여성 또는 혈압이 높은 여성)에게 잠재해 있는 이로운 점과 위험성을 알리고 초기에 자궁내막암의 검진을 받을 것을 알려야 한다.
암과 관련된 사항을 조사	20세 이상의 사람들은 신체검사를 받아야 한다(갑상선암, 고환암, 구강암, 피부암, 림프선암 검사 포함). 그리고 주기적인 건강검진 후에 건강에 관한 상담(담배, 햇빛에 대한 노출, 음식, 영양, 위험인자들, 성교, 그리고 환경과 작업장에서의 노출)을 받아야 한다.

* 직장수지검사를 S자형결장경검사법, 결장내시경술, 이중대조 바륨관장과 동시에 시행해야 한다.
†매년 대변잠혈검사 또는 대변면역화학검사는 5년마다 S자형결장경검사법을 시행시 둘 중 하나만 선택하여 시행한다.

층영상촬영은 엑스선 대신에 자기판과 전자파를 사용한다. 컴퓨터 단층촬영술과 같이 컴퓨터로 내부조직의 3차원적 영상을 만든다. 초음파를 사용하는 초음파영상기술은 종종 암이 성장하는 것을 탐지하는 데 사용된다.

5년간의 생존율은 완전히 치료되었든지, 아니면 증상이 완화되었든지 간에 암으로 진단받은 후 5년간 생존할 수 있는 사람의 수를 백분율로 나타낸 것이다. 표 13-1은 이 장에서 논의한 암환자의 5년간의 생존율을 보여 준다.

암치료

암을 치료하는 주요 방법은 외과적인 수술, 방사선치료 및 화학요법이다. 더욱 새로운 치료방법은 바이오 모듈레이션(면역치료요법), 광역학치료법, 신생혈관억제치료법 및 골수와 말초혈액 줄기세포이식이다. 과거에 의사들은 환자가 암의 재발증상 없이 5년 동안 생존하였다면 치료가 된 것으로 여겼다. 그러나 일부 암은 오랜 기간 이후에 성장하기도 하며, 일부 다른 암들은 제거된

표 13-1 암의 진단시 등급에 따른 5년간의 생존율* (1992~1999년 사이)

부위	모든 병기 %	국소 %	국부 %	원위부 %
유방(여성)	86.6	97.0	78.7	23.3
결장과 직장	62.3	90.1	65.5	9.2
식도	14.0	29.1	13.1	2.2
신장	62.6	89.9	60.0	9.1
후두	64.7	82.6	47.9	20.0
간	6.9	16.3	6.0	1.9
폐와 기관지	14.9	48.7	16.0	2.1
흑색종	89.6	96.7	60.1	13.8
구강	57.2	82.1	47.9	26.1
난소	53.0	94.7	72.0	30.7
췌장	4.4	16.6	6.8	1.6
전립선†	97.5	100.0	–	34.0
위	22.5	59.0	21.7	2.5
고환	95.5	99.1	95.0	73.1
갑상선	95.8	99.3	95.5	59.9
방광	81.8	94.4	48.2	5.8
자궁경부	71.3	92.2	50.9	16.5
자궁체부	84.4	96.2	64.7	26.0

* 생존율은 정상적인 평균수명에 의하여 조정하였고 2000명을 대상으로 1992년부터 1999년까지 진단을 받은 사례를 근거로 작성하였다.
†국소병기에 대한 생존율은 국소병기와 국부병기를 합한 자료이다.
국소(Local): 침범한 악성 암세포는 원래의 기관에 전체적으로 결합된다.
국부(Regional): 악성 암세포가 (1) 원래의 암세포가 기원한 기관의 영역을 넘어 주위 기관이나 조직으로 침범된 경우; (2) 림프 계통을 통하여 국소림프절을 침범하고 있는 경우; (3) 국부영역과 국부림프절의 침범이 같이 있는 경우.
원위부(Distant): 원종양으로부터 직접적인 확대나 불연속적인 전이 과정을 통한 원종양의 신체 각 부위들로의 전이.

자료출처: Surveillance, Epidemiology and End Result Program(1973~2000) Division of Cancer Control and Population Science, National Cancer Institute, Bethesda MD.
Cancer facts and figures 2004. Copyright © American Cancer Society, 2004. www.cancer.org. Reprinted with permission

것같이 보여도 재발할 수 있으므로 이렇게 단정적으로 진단할 수 없다. 오늘날 "치료"라는 용어는 국소적으로 위치한 모든 종양의 흔적들이 신체로부터 제거되었음을 의미하며, 이전에 암에 걸렸던 환자가 암에 걸리지 않았던 사람과 같은 평균수명을 유지함을 말한다.

외과수술

대부분의 암치료는 외과수술(surgery)에 의하여 이루어진다. 수술 중에 의사들은 정상조직으로부터 암조직을 제거하여 국소적으로 위치한 암을 제거한다. 암조직의 미시적인 전이상태는 외과수술 중에 쉽게 발견할 수 없다. 그래서 의사들은 모든 암 조직을 제거할 확률을 높이기 위하여 대개 암 조직 이외의 정상조직까지 제거한다. 외과수술이 종종 생명을 연장시키는 치료방법이지만 한 가지 단점은 암조직과 함께 건강한 정상조직을 제거해야 하므로 신체의 기능을 손상시키거나 용모를 손상시킬 수 있다는 점이다.

방사선요법

방사선요법(radiation)은 국소적으로 위치한 암을 치료하는 데 사용되며, 독단적으로 또는 외과적인 수술과 병행하여 사용된다. 방사선은 원자의 핵으로부터 방사되는 입자 또는 에너지이다. 고용량의 방사선에너지는 세포의 분자구조에 충돌하여 이들을 사멸시킨다. 건강한 세포는 암세포보다 방사선조사로부터 쉽게, 그리고 빨리 회복되므로 암조직을 둘러싸고 있는 건강한 조직들은 암세포가 사멸하는 동안에도 생존한다. 이러한 이유 때문에 의사들은 특별한 경우에는 외과수술 보다 방사선치료를 권장한다. 암세포 주위에 있는 건강한 조직을 유지하는 것은 매우 중요하며, 후두암과 같은 암에서는 말을 할 수 있느냐, 또는 없느냐의 차이를 나타낸다. 의사들은 자궁경부암, 전립선암 및 호지킨 림프종과 같이 방사선치료에 잘 반응하는 암치료법에서는 외과수술보다 방사선치료를 선택한다. 그 외에도 종종 노인환자에서 방사선치료를 사용하는데, 외과수술보다 회복 가능성이 높기 때문이다.

고용량 엑스선과 감마선조사는 오늘날 광범위하게 사용된다. 환자들은 방사선 치료시 두 가지 방법 가운데 한 가지 방법을 이용한다. 한 가지 방법은 외부에서 암조직에 방사선 빔을 조사하는 방법이다. 방사선 빔을 조사하는 장치는 환자의 주위를 회전하면서 계속적으로 종양을 목표로 조사하여, 건강한 조직에는 최소한의 방사선이 조사되도록 하고, 종양이 있는 부위에만 고용량의 방사선이 조사되도록 한다. 다른 방법으로는 방사능을 가진 작은 구슬을 일정시간 동안 암 조직에 장착한 후, 제거한다. 접근방법에 따라 암환자는 대개 5~8주 동안 여러 번 치료를 반복한다.

그림 13-5는 암치료법 가운데 몹시 효과적인 치료방법인 *양자치료법(proton therapy)*을 보여 주고 있다. 이 치

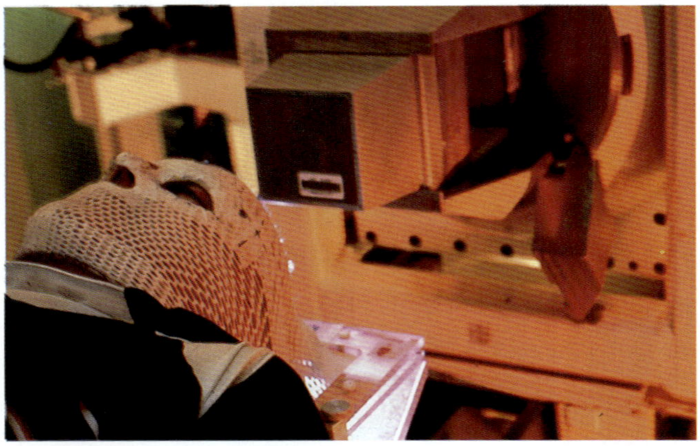

그림 13-5 양자치료법. 로마 린다 대학의 양자 치료센터에 있는 이 환자는 안암을 치료하기 위하여 양자치료를 준비 중이다. 마스크는 암발생 부위를 치료하기 위하여 머리를 움직이지 못하게 한다.

료법에서 암은 양자라고 하는 양전하를 띠는 원자보다 작은 입자에 의하여 파괴된다.

고용량으로 양자를 조사하면 고용량 방사선조사와 같이 세포를 죽인다. 그러나 양자조사는 다른 형태의 방사선조사 방법보다 더욱 정밀하게 암에 초점을 맞출 수 있다. 그래서 고용량의 조사는 주위의 조직에 영향을 미치는 저용량의 조사와 함께 사용한다. 그러나 양자치료법은 아직 일반적인 방사선조사법보다 가격이 3배 정도 비싸므로 광범위하게 사용되지 않는다.

화학요법

화학요법(chemotherapy)은 암세포의 증식을 억제하거나 암세포를 파괴하는 항암제 치료법이다. 화학요법은 암이 신체의 여러 부위로 전이하였을 때 가장 흔히 사용하는 방법이다. 방사선조사와 같이 화학요법은 외과적인 수술과 함께 사용된다. 특수한 경우에 의사들은 암 치료를 위하여 세 가지 방법 모두를 이용한다.

방사선조사와 화학요법은 건강한 세포를 죽이거나 손상을 입히고, 심한 구토 및 탈모와 같은 부작용을 동반한다. 이외에도 이 치료방법은 암세포를 사멸할 정도의 고용량을 사용하지 않으므로 항상 암세포를 완전히 파괴시키지는 않는다. 모든 암세포를 죽일 고용량을 사용하면 정상조직에 너무 많은 손상을 입힐 가능성이 있기 때문이다. 또한 일부 암은 약에 대한 내성이 있거나 치료 중에 약에 대한 내성이 생길 가능성이 있다.

생체조절(biomodulation)
암을 제거하기 위하여 신체의 면역계통을 조절.

생체조절법/면역치료법

암치료의 새로운 방법이 암과의 전쟁 중에 새로 나타났다; 신체 내에 있는 암을 제거하기 위하여 신체 자신의 면역계를 조절하는 방법이다. 비교적 새로운, 종종 경험적인 방법을 의미하는 포괄적인 용어는 **생체조절법(biomodulation)** 또는 면역치료법(immunotherapy)이다. 이러한 방법에는 유전자치료법이 있다.

유전자치료법은 유전물질을 세포에 주입하여 특수한 질환 또는 증상을 치료하는 방법이다. 신체의 방어능력에 필요한 주요 요인들은 침입자를 이물질로서 인식하는 능력이다. 다른 이물질과 같이 암세포들은 정상적으로는 신체에서 발견되지 않는 항원이라는 단백질이 있기 때문에 침입자로서 표지를 하고 있다. 그러나 암세포들은 면역계로부터 약한 반응만을 일으키는 항원을 갖고 있다. 그 결과, 면역계는 악성종양으로서 구분하거나 탐지하기 어려우므로 이러한 비정상 세포를 파괴하기가 어렵다.

암세포로부터 신체를 방어하는 데 도움을 주는 생체조절법에는 어떠한 종류들이 있는가? 종양항원을 환자의 혈액에 주입하면 신체에서 종양과 싸우는 면역기능과 관련된 세포의 수를 증가시킨다. 이러한 과정은 백신이 감염질환에 대한 신체의 면역반응을 증가시키는 작용과 유사한 방법이다. 이러한 이유 때문에 암과 싸우는 물질들을 *암백신(cancer vaccines)*이라 한다. 그러나 암백신은 질병으로부터 암을 제거하기 위하여 환자에게 주입하는 것으로, 암을 예방하기 위하여 암에 걸리지 않은 사람에게 주입하지는 않는다. 최초에 암백신은 전립선암, 결장직장암, 폐암, 유방암 및 악성 흑색종 등에 임상적으로 사용하였다.

다른 생체조절법의 예로는 면역계를 억제하는 기전을 감소시켜 숙주의 면역반응을 증가시키는 약이 이용된다. 다른 접근방법으로는 골수이식(면역계세포를 생산하는 조직) 또는 특수한 면역계 세포를 주입하여 환자의 면역계를 증가시키는 방법이다. 다른 생체조절법에는 종양세포에 작용하는 화학물질로써 신체가 암세포를 더욱 잘 인지할 수 있도록 하거나 면역반응에 의하여 쉽게 사멸시키는 것이 있다.

광역학치료법

광역학치료법(photodynamic therapy)에서는 감광성이 있는 화학물질을 환자에게 주입하면 특수한 유형의 빛과 반응하여 암세포를 죽인다. 치료는 정상조직에서보다 더욱 감광성이 높고, 종양에 특이성이 있으므로 의사들은 종양에 빛을 투사한다. 그러므로 이러한 유형의 치료는 정상조직에는 손상을 입히지 않고, 빛과 화학물질의 상호작용에 의하여 종양을 사멸시킨다.

양성종양과 악성종양 치료시에 광역학치료법의 사용이 지난 10년 이상 극적으로 증가하였으며, 여러 나라에서 폐암, 방광암, 자궁경부암 및 식도암의 치료에 사용되었다. 또한 췌장암의 치료에도 사용할 수 있다.

신생혈관억제 치료법

신생혈관(*angiogenesis*)이라는 용어는 "혈관"(*angio-*)과 "시작하다, 발생하다"(*genesis*)의 용어가 결합된 용어이다. 신생혈관이란 새로운 혈관의 성장을 의미한다. 신생혈관억제 치료법(antiangiogenesis theraphy)은 발생 중인 새로운 혈관으로부터 암종을 멈추게 하는 물질 또는 약물을 사용한다. 종양은 성장하기 위하여 혈액을 공급받아야 한다; 혈액이 암세포에게 산소와 영양소를 공급하지 못하거나 노폐물을 제거하지 못하면 암은 작은 크기로 수축한다.

일반적으로 신생혈관억제 약물은 새로운 혈관의 성장을 억제하고 정상적인 체세포들은 죽이지 않기 때문에 중등도의 부작용을 가지고 있다. 그 외에도 암은 이 약물에 대한 내성이 생길 가능성이 없다. 그러나 신생혈관억제 약물은 발생 중인 태아에 영향을 미치므로 임신한 여성에게 투여해서는 안 된다. 그 외에도 신생혈관억제 약물은 혈관이 손상된 후에 복구해야 하는 외과수술을 한 환자에게는 사용할 수 없다. 손상된 혈관이 있는 환자(심혈관질환 또는 뇌경색 환자)에게는 신생혈관억제 약물을 투여해서는 안 된다.

골수와 말초혈액 줄기세포 이식

줄기세포(stem cells)는 미분화된 세포로서, 이 줄기세포의 딸세포들은 다양한 형태의 세포유형으로 발생할 수 있다. 골수세포는 한 유형의 줄기세포로서 계속적으로 여러 가지 유형의 혈구세포를 만들어 낸다. 말초혈액은 혈액의 줄기세포원으로서 사용되나 공여자는 공여하기 전 수 일 동안 성장인자(호르몬과 같은 물질)로 전처리하여 줄기세포를 성장시켜서 혈액으로 들어가게 하여야 한다. 수집한 혈액은 줄기세포를 분리하는 장치에 의하여 분리하고, 나머지 혈액은 공여자에게 다시 수혈한다.

골수와 말초혈액 줄기세포 이식은 암치료시에 두 가지 주요 방법에 의하여 사용된다. (1) 화학요법과 방사선요법에 의하여 골수가 파괴되었을 때 골수를 재공급하기 위하여 사용하고, (2) 백혈병과 같이 혈구를 만드는 조직에 암이 발생한 환자에게 건강한 줄기세포를 공급할 경우이다. 첫 번째 경우에는 화학요법과 방사선요법을 하기 전에 환자자신의 줄기세포를 수집한 후에 치료 후 다시 환자에게 주입하는 방법이다. 두 번째의 경우에는 환자로부터 수집한 줄기세포를 사용하지 않고 환자의 조직유형과 잘 맞는 건강한 공여자로부터 수집한다. 건강한 줄기세포를 환자에게 이식하여 이 세포가 건강한 혈구세포를 생산하게 한다.

환자는 혈액을 수혈받는 것과 같은 과정으로 줄기세포(줄기세포가 자신의 것일 수도 있고, 공여자의 것일 수도 있다) 이식을 받는다. 줄기세포는 골수에 있는 줄기세포와 함께 성장하여 새로운 혈구를 만들어 낸다.

그러나 학자들이 사망률 2위의 질병을 치료하기 위하여 새로운 방법을 찾고 있지만, 예방과 초기에 암을 찾아내는 것이 암에 걸리지 않고, 건강하고, 오랫동안 생활을 할 수 있는 가장 좋은 방법이다.

미국 사람에게 잘 발생하는 암

수십 년 동안의 연구를 수행하는 동안, 과학자들은 특정한 암을 일으키는 원인이 무엇인지를 알게 되었다. 어떤 경우에는 학자들은 원인은 알 수 없었으나 암 발생과 관련된 요인들은 알게 되었다. 이러한 요인들을 가지고 있는 사람이라면, 특수한 암으로 발생할 가능성이 증가하는데, 이것을 위험인자라 한다. 유전이 암 위험성에 영향을 미치지만 암 위험성의 변이와 모든 암 가운데 일부분에 대해서만 설명되었다. 그러나 흡연, 식사유형, 운동과 같은 활동 및 체중조절과 같은 행동요인들은 실제적으로 발생 중인 암의 위험성에 영향을 미친다(ACS, 2004b).

이 장은 미국 사람에게서 자주 발생하는 특수한 암에 대하여 학습을 하고자 한다. 일부 소아암, 고환암, 자궁경부암 및 일부 유방암을 제외하고는 나이가 증가하면서 발생하는데, 이러한 나이의 증가가 대부분의 암에 대한 위험인자이다.

표 13-2 흡연에 의하여 발생하는 암.

방광(bladder)
식도(esophagus)
신장(kidney)
후두/성대(larynx/voice box)
급성골수성 백혈병(acute myeloid leukemia)
폐(lung)
구강과 인후(mouth & throat)
췌장(pancreas)
위(stomach)
자궁경부(cervix)

자료출처 : U.S. Department of Health and Human Service.(2004). *The health consequences of smoking: A report of the Surgeon General*. Washington, DC: U.S. Government Printing Office.

이 장을 학습하기 전에 학생들에게 암을 예방하는 관점에서 여러분의 행동이 건강한지를 판단하기 위하여 연습장에다 암을 예방하는 행동규칙에 대하여 기술해 보라고 한다.

담배와 관련된 또는 담배에 의하여 발생하는 암

2004년에 미국의 일반외과 의사인 리차드 카모나는 여러 가지 암의 발병원인으로서 흡연에 의하여 발생할 수 있는 암의 종류 및 담배와 건강에 대한 보고서를 발표하였다. 표 표 13-2에는 이러한 암의 종류를 설명하였다. 폐암으로 인한 사망자의 87%와 모든 암으로 사망한 사람의 30%는 담배에 의하여 사망한다(ACS, 2004b).

이 장에서는 주로 예방할 수 있는 위험인자에 의하여 발생하는, 표 13-2에 있는 일곱 번째까지의 암에 대하여 학습할 것이다. 위암과 자궁경부암은 담배에 의하여 일어나는 것이 아니라, 다른 요인들에 의하여 발생하기 때문에 이 장의 다른 부분에서 논의할 것이다.

표 13-3 성별에 따라 새로운 암의 발병 부위와 사망률(미국, 2004년 통계).

성별에 따른 부위별 암 발병률		성별에 따른 부위별 암 사망률	
남성	여성	남성	여성
전립선 230,110(33%)	유방 215,990(32%)	폐와 기관지 91,930(32%)	폐와 기관지 68,510(25%)
폐와 기관지 93,110(13%)	폐와 기관지 80,660(12%)	전립선 29,320(10%)	유방 40,110(15%)
결장과 직장 73,620(11%)	결장과 직장 73,320(11%)	결장과 직장 28,320(10%)	결장과 직장 28,410(10%)
방광 44,640(6%)	자궁체부 40,320(6%)	췌장 15,440(5%)	난소 16,090(6%)
피부의 흑색종 29,900(4%)	난소 25,580(4%)	백혈병 12,990(5%)	췌장 15,830(6%)
비호지킨 림프종 28,850(4%)	비호지킨 림프종 25,200(4%)	비호지킨 림프종 10,390(4%)	백혈병 10,310(4%)
신장 22,080(3%)	피부의 흑색종 25,200(4%)	식도 10,250(4%)	비호지킨 림프종 9,020(3%)
백혈병 19,020(3%)	갑상선 17,640(3%)	간 9,450(3%)	자궁체부 7,090(3%)
구강 18,550(3%)	췌장 16,120(2%)	방광 8,780(3%)	다발성 골수종 5,640(2%)
췌장 15,740(2%)	방광 15,600(2%)	신장 7,870(3%)	뇌 5,490(2%)
모든 부위 699,560(100%)	모든 부위 668,470(100%)	모든 부위 290,890(100%)	모든 부위 272,810(100%)

기저세포와 편평세포피부암은 배제하였고 방광을 제외하고는 상피내암종을 의미한다.
주의 : 백분율은 어림수이기 때문에 총 100%는 아니다.

자료출처 : *Cancer facts and figures 2004*. Copyright©American Cancer Society, 2004. www.cancer.org. Reprinted with permission.

Analyzing Health-Related Information
건강관련 정보분석

CRITICAL THINKING

"큰 담배회사는 대학생을 목표로 한다"라는 기사는 대학생들에게 흡연의 효과와 담배회사의 후원행사에 초점을 두고 있다. 여러분은 이 기사에 정보의 출처가 믿을 만한 것인지, 아니면 믿지 못할 것인지를 설명하라. 여러분의 생각을 안내하기 위하여 건강정보를 분석하기 위한 모델로 사용한다: 모델의 주요 관점은 아래에 설명하였다. 모델은 33~35쪽에 완전하게 설명하였다.

1. 어느 진술이 증명할 수 있는 사실이며, 어느 진술이 증명할 수 없는 진술 또는 자기 주장인가?
2. 저자의 자격은 무엇인가? 이러한 정보를 이용할 수 있다면, 그의 배경과 교육이 이 분야에서 전문가로서 저자에게 자격을 주는가?
3. 저자의 편견과 동기는 무엇인가? 그 이유에 대하여 여러분이 대답해 본다.
4. 어느 정보가 그 기사의 주요 관점 및 주장과 관련되는가? 어느 정보가 서로 관련되어 있지 않은가?
5. 믿을 만한 출처인가? 잘못된 정보를 출판한다고 알려져 있지 않은가?
6. 이 기사가 일반적인 과학자나 의료분야 권위자의 자격을 공격하는가?

여러분의 분석을 기초로 하여 이 기사가 건강과 관련된 정보의 믿을 만한 출처인가를 생각한다. 왜 그런지, 또는 왜 그렇지 않은지를 설명해 본다.

큰 담배회사는 대학생을 목표로 한다

공중보건에 대한 하버드 대학의 연구에 의하면, 담배회사는 대학생에게 마케팅하여 돈을 버는 것을 목표로 한다. 나이트클럽 파티를 후원하거나 대학캠퍼스에서 담배를 무료로 나누어 주고 젊음을 위하여 흡연하기를 권장한다.

연구자들은 119명의 미국 대학생에게 설문조사를 한 바, 담배회사의 후원행사에 한 학교에서 18~24세의 학생들 가운데에서 27% 이상이 참여한다고 하였다. 119명 가운데 8.5%의 학생들은 담배회사의 후원행사에 참여한 적이 있다고 하였다. 매사추세츠 종합병원 담배 연구 및 치료센터의 연구실장 겸 소장인 낸시 리고티 의사는 "이러한 파티들이 존재한다는 것이 놀라웠다."고 말했다.

"이러한 바와 클럽 판촉행사는 젊은 성인들을 목표로 하고 있다. 나는 대학이 캠퍼스 또는 인근 지역에서 일어나고 있는 이러한 상황을 알 필요가 있다고 생각한다."

연구결과에 의하면, 이러한 유형의 담배판촉행사는 비흡연자로서 대학에 들어온 사람들에게 강력한 효과를 나타낸다고 하였다. 19세 전에 규칙적으로 담배를 피우지 않은 설문에 응한 학생들 가운데 흡연자가 된 23.7%는 담배회사의 후원행사에 참여했다고 하였다.

미국 암협회의 여성의장인 데브라 라치만은 연구결과를 듣고서 실망하였다.

"지금 고등학생들을 변두리로 밀어 내는 불안한 상황이다."라고 라치만은 담배회사에게 말했다. 도심지에 있는 상점주인들은 어제 반대집회를 하였다. "고등학생에게 판촉을 할 때에는 '조 카멜에게 돌아가자' 고 하였고, 이러한 것은 놀랄 만한 것이 아니다."라고 메인주에 사는 43세의 콜레트 트윅이 말하였다. "대학교에 있는 학생들은 18세이지만 아직은 매우 감수성이 강한 학생이다."

"담배회사의 임무는 어린이들이 중독되지 않도록 하거나 일생을 보살펴 주는 것이어야 한다. 그것은 불행이다." 라고 에머슨 대학을 졸업한 메레디트 코헨이 말했다.

자료출처: Big tobacco targets college students.(2004. December29). *The Boston Herald.*, p. 23.

실생활 건강
Consumer Health

대체요법에 의한 암치료

현대의학에는 한계가 있다: 모든 질환들을 예방하고, 관리하고 치료할 수는 없다. 그래서 치료할 수 없다고 진단받은 몇몇 환자들은 치료를 할 수 있다는 사람들을 찾는 것은 놀라운 일이 아니다. 대체요법에 의한 치료방법을 찾고 있는 암환자는 부작용이 적은 항암제를 찾고자 한다. 많은 사람들은 일반적인 의학에서 더 이상 선택할 방법이 없을 때 건강에 좋은 것, 또는 총체적인 접근(holistic approach) 방법을 사용하고 싶어한다. 암과 같이 생명을 위협할 정도의 질병에 직면하였을 때, 대부분의 사람들은 생존 가능한 모든 수단을 필요로 한다.

대체요법을 사용하여 암치료를 하는 사람들은 면역능력을 증가시키고 암의 진전을 막아 주거나 암이 치료되기를 기대한다. 그러나 암치료에 있어서 대부분의 대체요법에 의한 치료효과는 과학적인 연구에 의하여 입증되지 않았다. 그 외에도 암환자는 상식 밖으로 대체요법에 의한 치료는 자연적인 것을 사용하므로 안전하다고 인식하고 있으나 한약재나 비타민 보조제를 이용한 치료는 약이나 일반 의료계에서 하는 일반적인 암치료 방법과 상호작용하므로 위험한 방법이다. 많은 것들이 심한 부작용을 일으킨다. 암환자들은 일반적으로 잘 사용하지 않는 방법을 좋아하여 일반적인 치료방법을 늦게 시행함으로써 생존 가능성이 감소하며, 쓸데없이 돈도 낭비하고 인생의 질도 낮추어 진다.

오늘날 암치료에 있어서 한약요법, 식물추출법 및 치료용 비타민은 가장 흔하게 사용하는 대체요법이다. 암환자의 45% 이상이 일부 형태의 대체요법을 사용한다. 이러한 치료법 가운데 가장 인기가 있는 몇 종류만 다음쪽에서 학습한다. 암치료에 있어서 식품의약품안전청에서 통제하지 못하는 물질을 사용하는 것 가운데 가장 위험한 것은 약효를 나타내는 성분을 조절할 수 없으므로 해로운 물질에 대한 대체방법 또는 잘못된 구분, 오염에 대한 위험성이 있다.

만약, 당신이 암치료를 위하여 알고 있는 대체요법을 사용하려고 생각한다면 주의 깊게 이 방법에 대한 모든 증거를 평가하는 것이 중요하다는 것을 명심하고 자격이 있는 건강관리자와 함께 결정을 하라. 최소한 사용하고 있는 다른 치료법에 대하여 건강관리자에게 알리는 것이 부적절한 약의 상호작용을 피하는 데 도움이 된다. 역시 이 치료법을 평가하는 데 많은 사람들이 사용한 치료방법들이 우연히 오랜 기간 동안 생존했는지를 확인하라. 많은 경우에 환자들은 일반적인 치료방법을 사용하거나 대체요법을 사용한다. 그러나 대체요법은 종종 환자를 오랫동안 생존시키는 데 보여 줄 증거는 없지만 믿을 만하다.

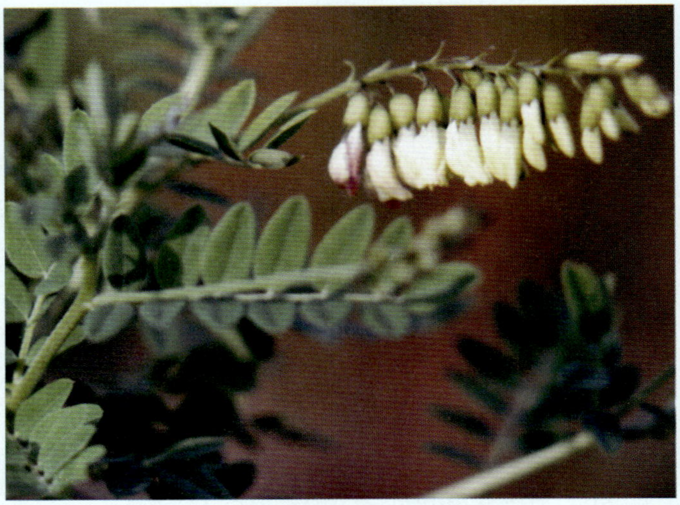

(a)

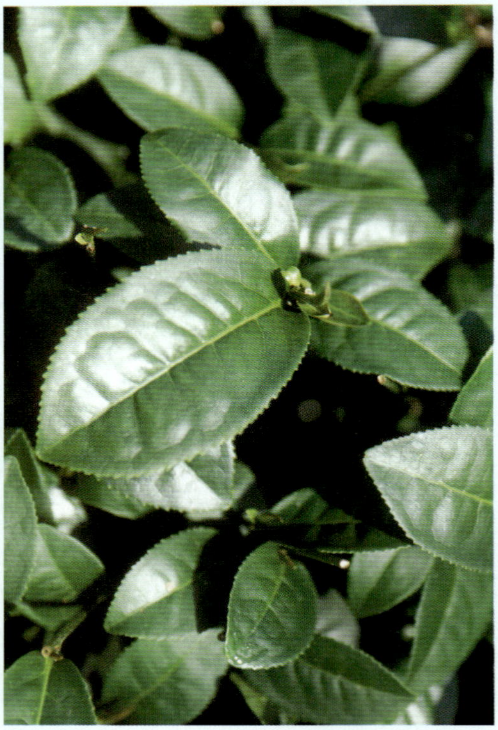

(b)

그림 13-A 식물추출물은 많이 사용하는 암치료의 대체요법이다.
(a)황기. 황기추출물을 이용한다.
(b)차나무. 녹차는 어린 싹과 잎을 증기로 찐 후에 건조하여 만든다.

대체요법	무엇인가?	효능과 연구	부작용
황기 (Huang ch' i)	황기(*Astragalus membranaceus*) 추출물(그림 13-A)	**효능**: 면역계통을 자극한다. **연구**: 텍사스 대학의 연구결과에 의하면 황기는 면역기능을 증가시키고 화학요법의 부작용을 감소시킨다.	혈압을 떨어뜨리고 현기증과 피로감을 나타낸다. 너무 많은 양을 복용하면 면역계통을 억제할 수 있다.
에시악 (Essiac)	허브차, 4종류의 허브를 혼합: 우엉뿌리, 인디안 루바브, 애기수영, 느릅나무	**효능**: 면역계통을 강화하고 식욕을 개선하며, 통증을 완화한다. 그리고 종양 크기를 줄여 준다. **연구**: 연구결과가 상반된다. 일부 연구자에 의하면 동물의 종양 크기를 줄이는 데에는 효과가 없다고 하였으나 다른 연구자들은 종양세포의 성장을 억제하고 면역반응을 증가시킨다고 하였다.	메스꺼움, 구토, 설사
녹차 (green tea)	차나무(*Camellia sinensis*)의 어린 싹과 잎을 증기로 쪄서 건조한 차 (그림 13-B). (검은 차는 이 잎을 발효하여 제조한다.)	**효능**: 여러 가지 연구결과에 의하면 규칙적으로 적당량 섭취하면 암, 특히 상부 소화기암의 위험성을 감소시킨다. 그러므로 치료제로서 사용하기 위하여 연구 중이다. **연구**: 결과가 상반된다. 일부 연구자들은 전이를 지연시키는 기능이 있다고 보고하였다.	카페인 성분이 높으므로 신경쇠약, 불면증, 심장박동의 불규칙성을 일으킨다. 적당량 섭취하면 안전하다.
비타민 A(또는 베타 카로틴), C, E	고용량으로 "칵테일"한 비타민	**효능**: 이러한 비타민을 같이 복용하면 건강을 개선하고 면역계통을 증강시킨다. 심한 질병의 진전과 발생을 지연시킨다. **연구**: 동물실험에 의하면 비타민 A와 베타카로틴은 면역반응을 증가시키고 종양성장을 지연시키며, 종양의 크기를 감소시킨다. 실험적 연구에 의하면 비타민 C는 종양의 성장을 억제한다. 몇몇 연구결과에 의하면 비타민 C는 종양세포를 죽이고 몇몇 항암제의 효과를 증가시킨다고 하였다. 암치료에 있어서 비타민 E의 기능에 대한 연구는 거의 없다. 암환자에게 비타민의 복용에 대한 의사들의 권고사항에 대한 증거는 충분하지 않다.	**비타민 A**: 두통, 성급함, 졸림, 현기증, 가려움을 일으킨다. 고용량은 간에 손상을 일으킬 수 있다. 베타-카로틴은 복용하면 몸에서 비타민 A로 전환된다. **비타민 C**: 일반적으로 내성이 있다. 고용량을 복용하면 위 자극, 속 쓰림, 메스꺼움, 구토, 현기증, 두통, 발진 및 철 대사이상을 초래할 수 있다. **비타민 E**: 성인에서의 독성은 낮다. 고용량은 비타민 A와 K의 흡수에 역효과를 나타낸다. 장기간 고용량을 복용하면 메스꺼움, 설사 및 눈을 흐리게 한다.

폐 암 표 13-3 을 보면 미국에서 여성과 남성에서 폐암으로 인한 사망률이 제일 높다는 것을 알 수 있다. 폐암으로 인한 사망률은 남성에서는 1940년대에서 1980년대 이래로 급격히 증가하고 있으며, 여성에서는 1960년대부터 1980년대까지 증가하고 있다(그림 13-3). 이러한 증가는 일차적으로 1960년대 이전 몇십 년간 흡연인구가 증가했기 때문이다. 대부분의 암과 같이 폐암이 발생하려면 수 년이 걸리므로 폐암으로 인한 사망률의 증가는 흡연인구가 증가한 후 몇십 년간 일어난다.

여성은 흡연에 의하여 폐암으로 발생할 가능성이 남자보다 더욱 민감하다고 보고하였다. 연구결과에 의하면 폐암의 비정상적인 성장과 관련된 GRPR이라고 하는 유전자는 남성보다는 여성에서 더욱 활성화된다. X염색체에 위치한 한 조각의 유전물질이 성을 결정하고 GRPR 유전자는 비흡연 남성에서보다 비흡연 여성에서 자주 변하고 흡연에 의하여 남성보다 여성에서 일찍 활성화된다. 여성에서 2개의 GRPR유전자는 2개의 X염색체 각각에 한 개씩 존재하는데, 담배에 의한 폐암에 대한 감수성을 증가시키는 인자이다(Shriver et al., 2000). 남성은 Y염색체와 한 개의 X염색체만을 가지고 있다.

남성과 여성에서 폐암의 발병률은 남성에서 약간 떨어져 안정화되기 시작하였다(그림 13-3). 이러한 안정화는 1964년 이래로 미국 사람들의 지속적인 흡연율 감소에 의하여 발병률에서도 예견된 감소가 시작되었다. 그 해 일반외과 의사인 루터 테리는 흡연과 폐암 및 다른 질병의 발생과의 관계에 대하여 보고하였다(U.S. Public Health Service, 1964). 1999년도에 미국 암협회에서는 2015년까지 암 발병률을 25% 정도, 암 사망률은 50% 정도, 감소시킬 목표를 갖고 있으며, 2004년에도 이와 같은 목표치를 설정하고 있다(ACS, 2004b).

간접흡연(passive smoking)
비흡연자가 공기 중에 있는 담배 연기를 흡입하는 것을 말한다.

석면(asbestos)
광산에서 발견되는 섬유와 같은 광물질로서 흡입하면 폐암과 다른 폐질환을 유발한다.

라돈 가스(radon gas)
미국 여러 지역에 있는 토양이나 광산에서 검출되는 무색, 무취의 방사능물질로서 흡입하면 세포의 돌연변이를 일으킨다.

징후와 증상 초기단계의 질병에서, 폐암의 징후와 증상은 발견하기 어렵다. 흡연자들은 종종 만성 기침, 만성 기관지염 또는 지나치게 가래(침과 점액)를 분비한다(제8장). 세기관지에서 종양이 성장하면 역시 기침을 동반하고 가래를 분비한다; 기도의 조직을 파괴하여 가래에 혈액이 섞여서 배출된다. 폐암으로 사망하는 환자는 기도가 종양에 의하여 협착된다면 호흡시에 씨근거리는 소리를 낸다. 그 외에도 폐의 폐포가 파괴되어 제 기능을 하지 못한다; 감염이 발생한다. 환자는 암이 흉벽에 전이되어 그 곳의 신경에 영향을 미친다면 흉부, 어깨 및 팔에서 통증을 느끼게 된다.

의사들은 가슴 X선 검사를 하며, 진단을 돕기 위하여 기관지 통로를 파이버옵틱(fiberoptic)으로 검사를 하고 가래에 있는 세포의 유형을 분석한다.

위험인자와 예방 악성종양은 오랜 기간 동안 흡연에 의한 암을 유발하는 물질을 많이 흡입한 사람의 폐와 기도에서 발생한다. 폐암의 위험성은 하루에 피우는 담배의 수, 흡연을 한 햇수 및 얼마나 깊이 흡입하였는가에 비례하여 증가한다. 타르가 적은 담배를 피운 사람들은 타르 성분이 많은 담배를 피운 사람보다 위험성이 감소한다(USDHHS, 2004). 역시 필터가 있는 담배를 피운 사람은 필터가 없는 담배를 피운 사람보다 폐암에 걸릴 위험성이 낮다. 그러나 평균적으로 남성 흡연자들은 비흡연자보다 20배 이상 폐암에 걸릴 위험성이 높다(ACS, 2004a). 그 외에도 연구결과에 의하면, 필터가 있는 담배를 흡연한 자와 타르가 적은 담배를 흡연한 자는 폐암이 심층에 발생할 위험성이 증가한다. 왜냐하면 이들은 필터가 없는 담배를 피우거나 타르가 적당이 있는 담배를 흡연한 사람보다 흡연시에 더욱 깊고 강하게 담배 연기를 들이 마시기 때문이다(USDHHS. 1999b).

만약, 당신이 흡연자라면, 금연을 하면 폐암을 비롯한 다른 암이나 심혈관질환과 같은 질병에 걸릴 위험성이 낮아질 것이다. 폐암이 발생할 위험성을 가지고 있는 사람들은 비흡연자의 수명과 같게 돌아올 수가 없다(그러나 심혈관질환이 발생할 위험성은 얼마나 많은 양의 담배를 피웠는지, 또는 얼마나 오랫동안 흡연을 하였는지에 따라 1년 만에 상당히 위험성을 낮출 수 있으며, 3~15년 내에 비흡연자와 유사하게 돌아올 수 있다).

과학자들은 폐암이 유전적으로 발생한다는 사실을 입증할 수는 없다. 그럼에도 불구하고 상관관계에 대한 연구에 의하면 폐암환자의 친척들은 폐암환자가 없는 친척이 있는 흡연자보다 폐암이 발생할 위험성이 높다는 것을 보여 주고 있다. 학자들은 폐암환자의 친척들은 담배 연기에 있는 발암물질에 의하여 생기는 유전적인 손상에 저항할 수 있는 능력에 선천적인 결함이 있을 수 있다고 깊이 생각하고 있다.

표 13-4 직업과 관련된 현장에서 폐암을 일으키는 발암물질

물질	직업 현장에서의 노출
비소(arsenic)	광업소와 살충제 제조공장
석면(asbestos)	광산, 제분소, 절연체, 철도 및 조선소에서 일하는 사람
베릴륨(beryllium)	전기산업, 항공, 핵반응과 관련된 곳에서 일하는 사람
클로로메틸 에테르 (chloromethyl ethers)	이온 교환 수지를 제조하는 공장
크롬(chromium)	크롬산염과 색소 제조업자
탄화수소(hydrocarbons)	석탄 가스와 지붕과 관련된 일을 하는 사람
머스타드 가스 (mustard gas)	독성 가스 제조업자
니켈(nickel)	정제 또는 제련하는 사람
방사선[라돈] (radiation[radon])	우라늄과 다른 광석을 캐는 사람

자료출처 : Frank, A. L.(1989). Epidemiology of lung cancer. In J. Roth, J. Ructersall, T. Weisenburger(Eds.). *Thoracic surgery*. Philadelphia: W. B. Saunders Co., p. 6. Reprinted with permission.

1970년대 초기에 의학자들은 폐암의 발생에 대한 **간접흡연(passive smoking)** 효과를 조사하기 시작하였다. 간접흡연은 비흡연자가 다른 흡연자가 피운 대기 중에 있는 담배연기를 흡입하는 것을 말한다. 대기 중에 있는 담배 연기는 폐암 위험률을 35~50% 정도 증가시킨다.

과거의 연구결과를 최근에 검토한 바, 간접흡연이 비흡연자에게 폐암의 위험률을 증가시킨다는 주장은 과학적인 증거에 의하여 지지받지 못했다(Adlkofer, 2001; Nilsson, 2001).

담배연기 이외의 다른 물질들이 폐암과 관계가 있는데, 표 13-4에 그 내용을 정리하였다. 특정한 직업에 종사하는 사람들이 이러한 대부분의 물질과 접촉하게 된다. 폐암의 발생과 관련된, 종종 환경에서 직면하는 두 가지 중요한 물질은 석면과 라돈이다.

석면(asbestos)은 섬유와 같은 광물질로서 다른 자연적인 과정이나 화재에 의한 손상을 방지하는 암석에서 발견된다. 이러한 성질 때문에 석면은 여러 가지 제품을 제조하는 데 사용되어 왔고, 건설, 선박건조 및 철도건설에 사용된다. 이러한 산업현장과 석면광산에서 근무하는 사람들은 석면입자를 흡입하여 폐암이 발생할 위험성이 있다. 그 외에도 담배를 피우면서 석면입자를 흡입하면 그 효과가 증가하므로 그 위험률은 증가할 것이다. 16장에 상세하게 석면에 대하여 논의하였다.

또한 **라돈 가스(radon gas)**에 노출이 되면 흡연에 의한 발암효과를 증가시킬 것이다(USDHHS, 1999a). 라돈 가스는 색깔과 냄새가 없으며, 방사능 물질인 우라늄이 붕괴될 때에 만들어지는 원소입자로서 에너지를 발산한다. 흡입하였을 때 라돈은 역시 방사능 물질이기 때문에 세포에 돌연변이를 일으킨다. 라돈은 미국 여러 지역의 토양이나 암석에서 관찰된다(그림 13-6). 이 지역에 사는 사람들은 지하실 벽에 있는 틈새로 가스가 누출되어 집

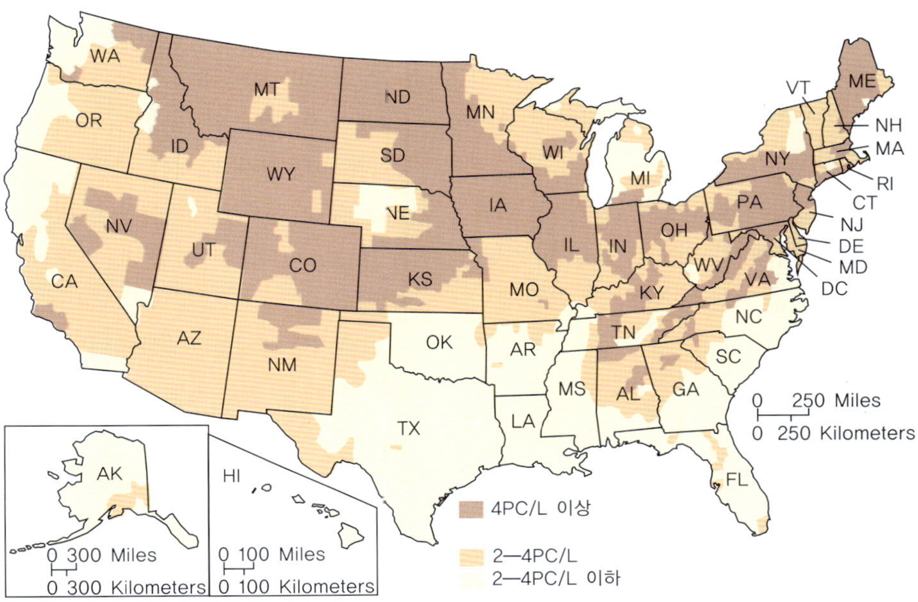

그림 13-6 라돈 가스가 많이 존재하는 미국 지역.

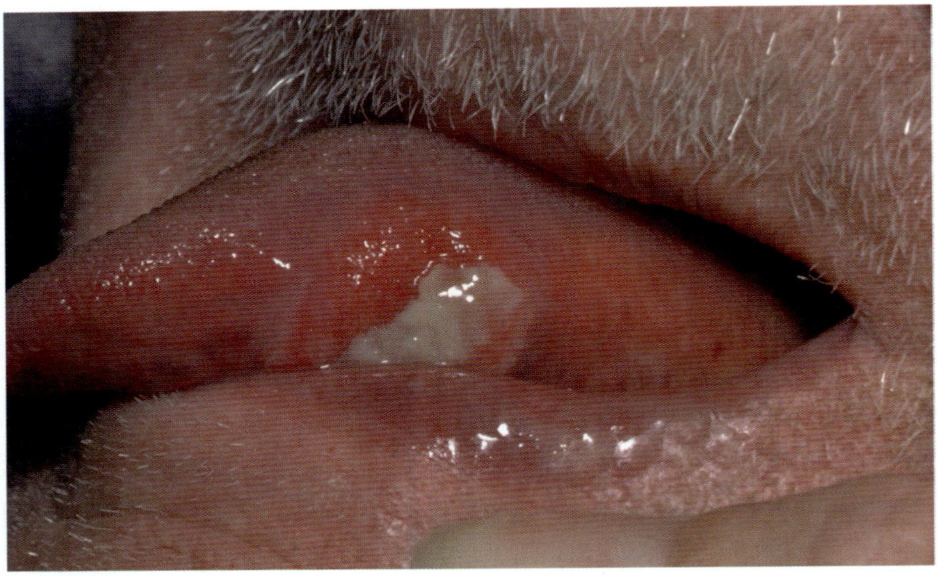

그림 13-7 설암. 암 환자의 구강을 확대한 사진에서 혀의 가장자리에 있는 악성종양을 보여 준다. 이러한 유형의 암은 빨리 전이되어 생존율은 낮다. 설암은 흡연과 관계가 있을 것으로 생각한다.

안에 모이면 라돈가스에 노출된다. 집에 있는 라돈 탐지기는 이 가스의 존재를 확인할 수 있다. 라돈이 있다면 라돈 제거전문가는 집주인에게 집으로 새어 들어오는 가스나 집에 가스가 모이는 것을 방지하는 방법을 지도하여야 한다.

치료 의사는 외과적인 수술, 방사선요법 및 화학요법으로 폐암을 치료한다. 외과의사들은 암이 있는 부위의 폐엽을 제거한다. 암이 전이되었으면 외과수술에 화학요법 또는 방사선요법을 병행할 수도 있다.

후두암, 구강암 및 식도암 이러한 암들은 다른 암과 같이 잘 발생하지 않지만, 유발인자를 제거함으로써 방지할 수 있다; 시가, 파이프 담배 및 모든 유형의 연기 없는 담배와 같은 담배를 피우지 않으면 된다; 지나친 음주를 삼가하면 된다.

지나친 음주는 종종 식도암과 간암을 일으킬 수 있는 유발인자이나 음주를 지나치게 하면서 흡연을 하는 사람들은 후두암, 구강암 및 식도암이 발병할 위험성이 높다.

후두(성대)암은 빨리 쉰 소리를 나게 하는 성대와 관련되었으면 초기에 발견된다. 그러나 성대와 관련되지 않은 후두암은 초기에 찾아내기가 어렵다. 이들의 증상은 목이 따갑고, 연하가 곤란하거나 또는 목에서 덩어리가 관찰되는 경우도 있다.

식도는 음식과 물을 구강에서 위까지 운반하는 관이다. 연하가 곤란하면 식도암의 증상을 나타낸다. 그 외에도, 속쓰림이 정기적으로 일어나는 사람이나 연하 중에 속쓰림이 감지되는 사람은 식도암일 가능성이 있으므로 검사를 받아야 한다.

구강암에서 악성 또는 양성종양은 종종 볼 수 있다(그림 13-7). 악성은 출혈이 잘 일어나고, 잘 낫지 않으며, 빨간 반점 또는 하얀 반점이 사라지지 않거나 조직이 두꺼워지며 통증을 동반한다. 구강암은 비교적 빨리 전이된다; 약 50%의 경우에는 진전된 단계로 진단된다. 초기에 구강암을 발견하기 위하여 50세 이상에 매년 하는 정기검진시 철저히 구강을 검사하여야 한다. 치과의사는 모든 환자에게서 구강암을 규칙적으로 검사하여야 한다.

신장암과 방광암 신장과 방광은 비뇨기 계통으로서, 흡연이 이 기관의 암을 일으키는 원인이 된다. 이 기관은 담배 연기가 폐에서 혈액으로 들어간 후에 흡입된 발암물질과 접촉된다. 신장은 발암물질을 여과하여 오줌으로 보내는데, 배뇨 전에 신장과 방광에 발암물질이 노출된다. 신장과 방광에서 나타나는 대부분의 징후와 증상은 여러 가지 다른 상태의 질환과 유사하므로, 이러한 증상들을 경험하여도 암에 걸렸을 때 나타나는 증상이라고 확신할 수는 없다. 이 두 가지 암에서 나타나는 증상 중 하나는 오줌에서 혈액이 관찰된다. 방광암의 주요 증상은 자주 소변을 보거나 급하게 보며, 또한 배뇨가 곤란한 증상을 나타낸다. 신장암의 다른 징후와 증상은 불명열, 체중감소 및 빈혈(혈액 내 헤모글로빈 수치의 감소)을 동반한다.

신장암과 방광암에 걸린 대부분의 사람들은 담배를 많이 피우는 50세 이상의 남자이다. 흡연자들은 비흡연자에 비하여 방광암과 신장암이 걸릴 위험성이 2배에서 10배 정도 높다. 위험성은 폐암과 같이 하루에 피우는 담배의 수와 담배를 피운 횟수에 따라 증가한다. 피운 담배의 수가 줄었거나 또는 금연을 하면 그 위험률은 감소한다. 비만은 신장암의 따른 위험인자이다(Jemal et al., 2004).

췌장암 길고 가는 분비선인 췌장은 위 옆에 위치한다. 소화기의 부속선으로서 췌장은 소화효소를 도관을 통하여 소장에 분비한다. 내분비기관으로서 췌장은 호르몬인 인슐린과 글루카곤을 분비하여 혈당을 조절한다.

췌장암은 특히 치명적인 암으로서 남녀발병률이 비슷하다. 남자에게서는 네 번째로, 여성에게서는 다섯 번째로 흔하게 발생하여 사망을 일으키는 암이다(표 13-3). 췌장암은 종종 메스꺼움, 구토 및 허약한 초기증상들이 애매모호하고 비특이적으로 나타난다. 췌장암의 더욱 특이한 증상과 증후는—황달(안구와 피부가 노랗게 되는 증상), 통증 및 체중감소—질병이 진전될 때까지도 나타나지 않으며, 담낭질환 또는 간질환과 같은 많은 다른 질환과 혼동된다.

췌장암의 위험은 50세 이후에 증가한다; 대부분의 경우, 65세에서 79세에 발생한다. 흡연자에게서 췌장암의 발병은 비흡연자의 2배 이상 발병한다. 췌장암이 발병할 위험성이 있는 사람들은 화학물질취급자 및 가솔린과 세탁에 사용하는 용매에 노출되는 직업에 종사하는 사람들이다. 흡입한 발암물질은 혈액을 타고 췌장에 도달한다. 위험성은 비만인 사람, 육체적으로 활동하지 않는 사람, 만성췌장염을 앓고 있는 사람, 당뇨 및 간경화 환자에게서 증가한다. 그 외에도 췌장암의 발병률은 지방이 많은 음식을 먹는 나라의 국민들에게서 더욱 높게 나타난다(ACS, 2004a).

췌장암에 걸린 사람 가운데 4%만이 5년 이상 생존하고 췌장암에 걸린 사람 가운데 1%만이 치료가 된다고 한다. 탐지가 늦게 되므로 전이되어 생존율이 낮다. 초기에 발견되는 환자는 드물게 관찰되지만 일차적인 치료인 외과적인 수술을 하면 치료될 수 있고, 오랜 기간 동안 증상을 개선할 수 있다. 종종 방사선요법과 항암제 투여요법이 사용된다.

급성골수성백혈병 급성골수성백혈병(acute myeloid leukemia, AML)은 골수에 있는 혈구를 생산하는 세포에 영향을 미친다. 급성골수성백혈병은 세균감염에 저항하는 백혈구가 일차적으로 영향을 받으나, 종종 적혈구와 혈소판도 영향을 받는다. 이러한 세포들은 골수에 있는 줄기세포로부터 적절하게 분화하지 못하므로 혈류에서 정상적인 수보다 감소하게 된다. 급성골수성백혈병은 심각한 질환이며, 치료하지 않으면 치명적이다. 치료방법은 화학요법과 줄기세포이식에 의한다.

급성골수성백혈병의 일차적인 원인은 벤젠과 이온화된 방사선 노출에 의하여 발생한다. 담배에 함유된 벤젠과 이온화된 방사선을 방출하는 물질 및 다른 물질들이 급성골수성백혈병을 일으킨다. 사람과 실험동물을 이용한 연구자료는 흡연과 급성 골수성백혈병과의 인과관계를 보여 준다. 급성 골수성백혈병의 위험성은 피우는 담배의 수와 흡연 햇수에 따라서 증가한다(USDHHS, 2004).

음식과 관련된 암

연구자들은 미국에서 매년 암으로 사망하는 사람들의 1/3이 영양 및 비만과 같은 신체적인 요인에 의한다고 보고하였다. 담배를 피우지 않는 미국인들 가운데 음식 선택이나 신체적인 활동에 의한 암 발병 위험률이 가장 높다고 하였다(ACS, 2004b). 건강한 체중과 육체적으로 활동적인 생활습관에 적응하기 위하여 미국 암협회에서는 협회에서 추천하는 식품의 목록에 있는 식물성 위주의 다양한 건강식품을 섭취하라고 추천한다.

표 13-5에서 본 바와 같이 음식은 암의 발병에 긍정적일 수도 있고 부정적일 수도 있다. 음식의 성분에 따라 일부 암의 발병률을 증가시킬 수 있고 줄일 수도 있다. 음식과 매우 밀접한 암은 위암이다. 또한 결장직장암도 음식과 관련되어 있으나 유전적으로도 영향을 받는다.

표 13-5 암 위험률을 감소시키기 위한 식습관과 관련된 권고사항

- 야채와 과일은 하루에 5번 정도 먹는다.
- 가공된 곡류로 만든 식품보다는 가공하지 않은 곡류(whole grain)로 만든 음식을 섭취하라.
- 적색육, 가공육 및 고지방 음식의 섭취량을 제한하라.
- 건강한 체중을 유지하는 데 도움이 되는 설탕이 거의 없는 음식과 같은 음식을 선택하라.

자료출처 : Adapted from American Cancer Society.(2004). *Cancer facts and figures, 2004.* Atlanta, GA: Author.

건강의 이모저모
Diversity in Health

위암: 국가간 사망률의 차이

1930년대에는 다른 유형의 암보다 위암으로 사망하는 미국인들이 많다. 미국에서 위암으로 인한 사망률은 1930년대 이래로 급격히 감소하였다(그림 13-3). 그러나 위암은 전세계에서 두 번째로 높은 사망률을 나타낸다(폐암이 첫 번째로 높은 암이다). 미국에서 위암으로 인한 사망률이 감소한 이유는 무엇인가? 다른 나라에서는 위암에 의한 사망률이 왜 높은가?

과학자들이 위암의 사망률에 대하여 전세계적으로 연구한 바 브라질, 칠레, 콜롬비아, 코스타리카 및 베네수엘라와 같은 중앙아메리카와 남아메리카에서 매우 높은 사망률을 나타낸다고 하였다. 과학자들은 이 나라들 가운데 일부 나라에서 위암 사망률에 큰 차이를 나타낸다고 하였다. 예를 들면, 콜롬비아에서 이 질환으로 인한 사망률은 산악지대에서 살고 있는 주민과 해안에 살고 있는 주민을 비교한 바 매우 큰 차이를 나타낸다고 하였다. 이와 유사한 상황이 중부유럽과 동부유럽에서 나타나며, 이 나라들에서 위암으로 인한 사망률은 높다: 그러나 나라들 간의 사망률이나 한 국가 내에서의 사망률은 다양하다. 그 외에도 그림 그림 13-B 에서 보는 바와 같이 일본, 중국 및 러시아 연방공화국은 위암으로 인한 사망률이 매우 높다. 왜 일부 국가가 다른 나라에 비하여 위암으로 인한 사망률이 높은가?(http://www-dep.iarc.fr) 웹사이트에서 전세계의 국가에서 여러 가지 암으로 인한 사망률과 발병률을 조사할 수 있다.)

과학자들은 전세계에서 위암으로 인한 사망률의 차이는 종족 또는 국가보다도 음식 및 환경과 관련이 있다고 하였다. 이와 마찬가지로 미국에서 위암으로 인한 사망률의 감소는 주로 이러한 인자들에 의한 것이다.

음식과 관련하여 음식 가공방법과 저장방법은 위암의 발병률에 영향을 미친다. 1900년대 미국에서 음식의 가공방법과 저장방법이 많이 변화하였다. 1950년대는 냉장과 냉동에 의한 주요 음식 저장방법이 염지, 절임 및 훈연방법을 대체하였다.

과학자들은 소금이 매우 많이 들어 있는 식품(절인식품)을 규칙적으로 소비해 온 이래로 위암의 발생 위험인자가 증가하였다고 하였다. 훈연하여 보존하거나 숯불에 구운 음식들은 발암물질이며, 돌연변이를 일으키는 방향족탄화수소(polycyclic aromatic hydrocarbon)가 다량 함유되었다고 한다. 이 화합물은 담배와 오염된 대기에 존재하며, 석탄이나 가솔린과 같은 화석연료의 불완전한 연소에 의하여 발생한다. 많은 미국 사람들은 1900년대 초기에 그을린 음식을 즐겨 먹었지만, 훈연된 음식, 절인 음식 및 숯불에 그을린 음식의 소비가 감소하여 위암의 발생과 사망을 일으킬 위험성이 줄어들고 있다. 그러나 다양한 문화에 살고 있는 국민들은 아직도 육류를 보관하기 위하여 훈연과 염지를 하고 야채를 절여서 보존하므로 위암 발병위험성이 증가하고 있다.

환경과 관련된 다른 식이요인들은 이 질환의 발생에 중요한 역할을 한다. 베이컨, 냉육 및 일부 핫도그와 같은 아질산염에 절인 음식의 섭취, 콜롬비아와 남아메리카 같은 나라의 물에 들어 있는 니트로사민(nitrosamine)의 섭취는 위암의 위험률을 증가시킨다. 니트로사민은 담배에서도 발견된다. 그 외에도 위에서 일어나는 화학반응은 다른 화합물로부터 니트로사민을 생산한다. 예를 들면, 일본에서 소비하는 일부 어류와 콜롬비아에서 소비하는 잠두(fava bean)에 들어 있는 물질은 위에서 니트로사민으로 변환된다.

과일과 야채를 섭취하여 위에서 니트로사민의 형성반응을 억제할 수 있다. 그 외에도 과일과 야채는 발암물질에 대하여 위를 보호한다. 일반적으로 많은 양의 과일과 야채를 소비하는 주민들은 위암 발생률이 낮아진다. 최근의 연구에 의하면 고용량의 베타-카로틴(β-carotene)환은 어떤 암의 위험성도 줄이지 못하며, 흡연자에게 폐암의 위험성을 증가시킨다고 하였다.

유방암과 같은 다른 암은 음식과 관련된 위험요인을 갖고 있으나 다른 위험요인들과도 관련되어 있다.

위암 위암의 발병률과 사망률은 미국에서 지난 60~70년대에 매우 감소하였다. 20세기 초기에는 미국에서 위암으로 인한 사망자 수가 폐암보다 증가하여 사망률이 1순위였다. 위암은 초기 암 발병시 증상과 증후가 나타나지 않으므로, 또 다른 침묵의 암이다. 이 질병이 진전되면서 사람들은 중등도 정도로 가스 통증에 의하여 위가 불편하며 포만감을 느끼는 경험을 한다. 약간의 소화불량이 의심되는 사람들은 제산제를 복용하게 되면 증상이 사라진다. 암이 계속 성장 할 때 악성종양은 제산제에 반응을 하지 못하여 더욱 심한 통증을 일으킨다. 위암으로 사망한 사람들은 음식을 섭취한 후에 바로 식욕이 감소하고, 포만감을 느끼게 되고 식사시 통증, 메스꺼움, 구토, 체중감소, 지나친 트림이 있고 쇠약해진다.

위암 발병위험은 나이에 따라 증가하며, 55세 이상 10년마다 두 배로 증가한다. 그러나 위암이 발생할 수 있는 일차적인 요인은 식습관에 의한 요인이다. 소금이나 아질산염으로 염지한 음식을 많이 섭취할 때 또는 훈연된 음식들은 위암의 발병률을 증가시킨다. 흡연과 많은 양의 음주도 위험인자이다. 다양한 건강칼럼에서 위암의 위험인자에 대하여 자세히 설명하였다.

식이와 관련된 인자 이외에도 헬리코박터 파이로리(helicobacter pylori)의 감염에 의하여 위암이 발생한다. 소화기계통의 궤양에 걸릴 위험성을 증가시키는 헬리코박터 파이로리는 아시아 국가에서 유병률이 매우 높다. 헬리코박터 파이로리에 감염된 사람들은 위에 감염된 것을 치료하기 위하여 항생제를 사용한다.

이러한 미생물을 죽여서 궤양을 치료하는 방법이 가장 효과적이지만, 천천히 전암성으로 진행하므로 모든 위암을 예방할 수 없다.

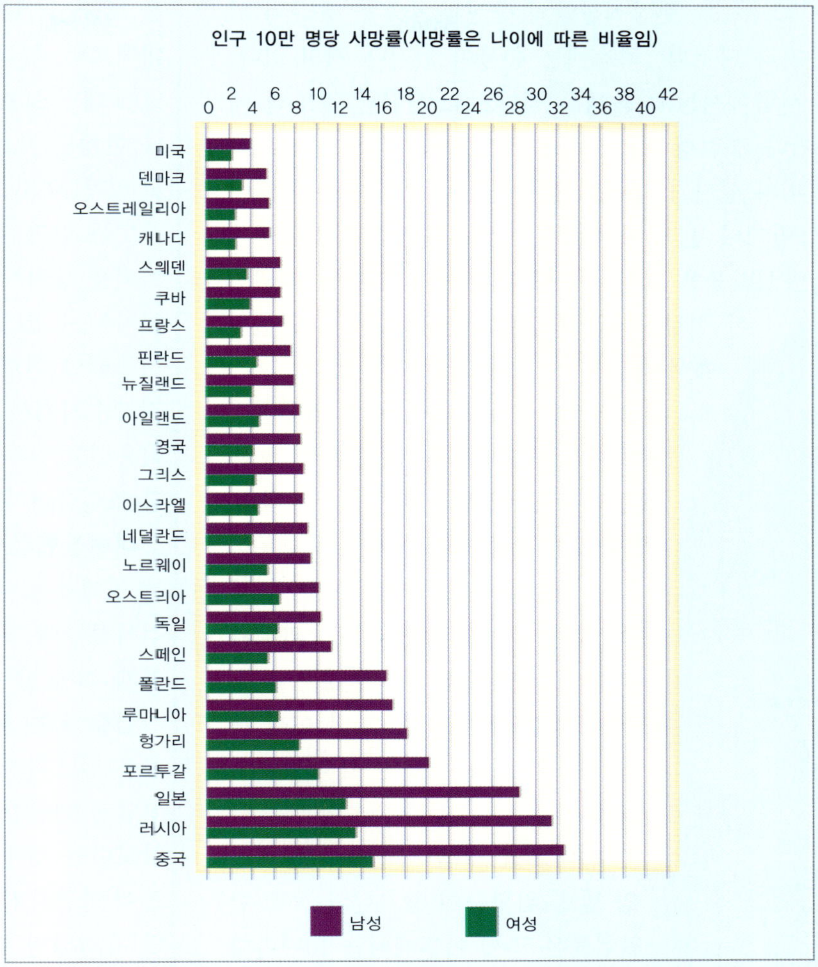

자료출처: The GLOBOCAN 2002 database. Unit of Descritive Epidemiology at the International Agency for Research on Cancer. Available at http://www-dep.iarc.fr/.

그림 13-B 2002년도 전 세계의 위암발병률

위암은 바륨으로 쉽게 진단된다. 이 과정 중에 환자는 우윳빛 황산바륨을 먹는다. 이 물질이 위에 들어간 후 X선을 이용하여 위로 지나가는 이 액체의 움직임을 관찰할 수 있으며, 폐색된 부위와 다른 암이 자라고 있는 부위를 관찰할 수 있다. 그 외에도 의사들은 진단기구에 적합한 파이버옵틱관을 이용하여 위의 세포를 채취할 수 있다. 종양이 관찰된다면 성장하고 있는 암 조직을 **생검(biopsy)** 또는 일부 조직을 떼어 내어 그 세포들을 관찰하여 진단을 확정한다.

미국에서 위암은 더 이상 주요 사망원인은 아니다; 그래서 위암발생 인구가 많은 일본과 같이 일반적인 검사를 시행하지 않는다. 따라서 미국에서는 대부분의 위암은 초기에 진단되지 않는다. 그러나 초기에 진단이 되면 위암은 종양을 제거하기 위하여 외과적인 수술에 의하여 치료한다. 화학요법도 위암을 치료하는 데 사용된다; 많은 위암은 이 치료에 잘 반응한다.

결장과 직장암 **결장(colon)**은 소화기관의 한 기관인 대장으로서 물을 흡수하고 분변으로부터 일부 물질만을 흡수한다. 결장에 있는 세균은 인간이 소화하지 못하는 물질들을 분해한다. **직장(rectum)**은 대장의 제일

생검(biopsy)
비정상적으로 성장하는 조직의 일부를 절취하여 세포를 연구하여 진단을 확신하는 방법.

아래 부분으로서 항문에서 끝난다.

결장과 직장암을 합쳐서 *결장직장암(colorectal cancer)*이라고 하며, 미국에서는 세 번째로 치명적인 암이다(그림 13-3). 결장직장암의 증상과 증후는 종양의 위치에 따라 다르다. 처음에는 증상이 없거나 거의 없다. 일부 사람에서는 처음에는 궤양으로 진단할 정도의 애매하거나 경련성 복부통증을 경험한다. 다른 증상으로는 변비와 설사가 교대로 발생하는 내장의 변화가 일어난다. 혈액이 변 내에서 관찰되거나 대변잠혈검사 중에 양성반응을 보인 경우에 관찰된다. 암이 악화되면서 결장직장암에 걸린 환자는 결장이 완전히 폐색되어 응급수술을 요한다.

결장(colon)
대장.
직장(rectum)
대장의 하부.
대변잠혈검사 (fecal occult blood test)
분변 내에 감추어져 있는 혈액을 탐지하는 검사법.
직장수지검사 (digital rectal exam)
의사가 손가락에 장갑을 끼고 직장이나 전립선에 비정상적인 신생물이 있는지를 확인하는 방법이다.
S자형결장경검사법 (sigmoidoscopy)
의사가 내시경을 통하여 결장의 하부(s자형 결장)를 검사하는 방법이다.
결장경검사법 (colonoscopy)
의사가 내시경을 통하여 결장 전 부위를 검사하는 방법이다.

결장직장암을 유발하는 주요 위험인자는 나이의 증가, 유전, 개인적인 또는 결장직장 폴립(용종)이 있는 가계력, 염증성 대장증후군, 신체적인 활동이 없는 사람, 비만, 적색육 또는 지방이 많은 음식을 먹는 사람, 과일과 야채를 적당히 섭취하지 않는 사람, 흡연자 및 일주일에 한 번 이상 음주를 하는 사람들이다(ACS, 2004a).

40대 초반의 남녀에서 결장직장암 발병 위험률이 증가한다; 이러한 위험률은 50세 이후에서는 10년마다 2배씩 증가하고, 70세에 제일 높게 발생한다. 유전적으로 위장관에 용종이 많이 있는 사람에게서는 악성 결장직장암의 발병률이 매우 높다. 그 외에도 1촌 정도의 친척이 결장암에 걸렸던 사람들은 이러한 병력이 없는 가계의 사람보다 결장암이 발병할 확률이 3~4배 더 높다.

최근에는 아스피린이 남녀에서 결장직장암에 대한 보호효과가 있어 약 40~50% 정도 위험률을 줄일 수 있다고 하였다(Giovannucci, 1999). 그러나 만성적으로 아스피린을 사용하면 위 자극과 출혈을 일으킬 수 있으므로 암을 예방하기 위해서는 의사의 지시에 따라 복용하여야한다.

연구결과에 의하면 많은 양의 운동을 하면 결장암의 위험률을 감소시킬 수 있다고 하였다. 가장 운동을 많이 한 사람은 안 한 사람에 비하여 암 발병률을 40~55% 정도 감소시킨다고 하였다(Hardman, 2001). 그 외에도 야채와 과일을 많이 섭취한 사람은 결장직장암의 발병률을 낮출 수 있다고 하였다. 몇몇 자료에 의하면 호르몬 대체요법, 엽산, 칼슘보조제, 셀레늄 및 비타민 E는 결장암에 대한 보호효과가 있다고 하였다(ACS, 2004b). 그러나 현재의 자료를 입증하기 위하여 많은 연구가 수행되고 있다(ACS, 2004a).

모든 암과 같이 초기에 결장직장암의 발견은 생존의 기회를 증가시킨다. 결장직장암은 초기에 쉽게 증상을 인지할 수 없으므로 이러한 암을 찾아내기 위한 검사를 시행해야 한다. 흔한 검사방법으로는 대변잠혈검사나 직장수지검사, S자형결장경검사법 및 결장경검사법이 이용되고, 자주 사용하지 않는 방법으로는 이중대조 대장 조영술이다.

대변잠혈검사(fecal occult blood test)는 분변 내에 있는 혈액을 검사하는 방법이다. 환자는 변에 있는 잠혈을 검사하는데, 민감한 종이에 변을 도말하여 집에서 간단하게 검사 할 수 있다. 종종 검사용지는 해석을 위하여 실험실 또는 의사에게 보내진다. 모든 결장직장암이 출혈을 일으키지 않으므로 이 검사에 의하여 모든 결장직장암을 진단할 수 없다. 역시 양성반응검사는 결장직장암보다는 질병상태를 나타낸다. 초기에 분변검사에 의하여 발견하기 위하여 결장직장암을 일으키는 세포로부터 유전적인 표지자를 구분하기 위하여 수행하는 연구가 현재 진행되고 있다(Traverso et. al., 2002).

직장수지검사(digital rectal exam)를 수행하기 위하여 의사들은 장갑을 끼고 손가락으로 직장 내에서 비정상적으로 자라고 있는 암조직을 찾아낸다. 그러나 이러한 검사에 의해 결장직장암의 10%만 발견된다. **S자형결장경검사법(sigmoidoscopy)**에 의하여 50% 이상의 결장직장암을 발견한다. 의사가 유연한 파이버옵틱관을 사용하여 결장의 아래 부분(S자형 결장)을 관찰하는 방법이다. 결장암에 걸릴 위험성이 높은 사람들은 결장의 전 길이를 통하여 파이버옵틱관을 집어넣은 후에 **결장경검사법(colonoscopy)**에 의하여 검사한다. 결장경검사법과 S자형결장경검사법은 생검한 용종이나 다른 신생물을 제거하기 위하여 사용된다.

이중대조 대장 조영술은 바륨용액으로 가득 채운 결장을 엑스레이로 검사하는 방법이다. 환자가 바륨용액을 배출한 후에 추가적으로 엑스선 촬영을 한다. 바륨은 용종이나 다른 신생물들을 관찰하는 데 도움을 주는 조영제이다. 연구결과에 의하면 결장경검사법은 대장 조영술보다 결장암을 검사하는 데 있어서 더욱 효과적인 검사도구이다(Fletcher, 2000; Winawer et al., 2000). 380쪽에 있는 미국 암협회에서 초기 결장직장암의 검사를 위한 검사 안내지침서를 [건강관리]에서 살펴본다.

결장암을 초기에 발견하였을 때 외과적인 수술이 일차적인 치료이다. 의사들은 종종 외과수술 후에 외과적으로 제거하지 못한, 또는 탐지하지 못한 전이된 암을 죽이기 위하여 화학요법과 방사선 요법을 사용한다. 외과적인 수술이 불가능하면 의사들은 화학요법 또는 방사선 요법만을 사용하여 치료할 수 있다.

호르몬 기능과 관련된 암

유방암 미국에서 1940년대 후반부터 1985년까지 유방암은 여성에 가장 잘 발생하여 사망률이 높은 암이다. 폐암은 그 당시 발병률이 가장 높았으며, 사망률이 증가하고 있었다. 여성에서 유방암으로 인한 사망률은 몇십 년 동안 안정된 상태였으며, 발병률은 1980년대부터 1987년 사이에 일 년에 5%씩 증가하였으며, 1987년부터 1988년에는 일 년에 0.5%가 증가하였다(ACS, 2001). 1980년에서 1987년 사이에 빠르게 증가한 것은 간단히 배울 수 있는 유방암 검사법의 기술이 더욱 광범위하게 사용되었기 때문이다. 유방암은 남성에서는 보기 드문 질환이지만 발생한다.

증상과 증후 유방암의 증상과 증후는 유방 조직 내에 덩어리를 발생시킨다; 주름이 생기거나 피부가 두꺼워지고, 유방의 색깔이 탈색되며, 민감해지고 유방의 피부가 인설화된다; 유두가 예민해지고, 유방의 뒤틀림과 종창이 일어난다. 통증은 유방암의 증상은 아니며, 대부분의 유방암은 초기 발생시 통증이 없다. 유방의 통증은 주기적인 호르몬의 변화와 유방의 종창과 관련되어 있다.

위험인자와 예방 유방암의 5% 정도는 유전적으로 발생한다. 형제, 자매 및 어머니가 유방암이 발병한 적이 있는 여성들은 이 질환에 걸릴 위험률이 증가한다. 1994년도에 연구팀들은 종양억제유전자인 BRCA1의 정확한 위치를 구분하였다(Jenks, 1994). 선천적으로 이 유전자가 결함된 유전자를 복제하여 여성에 주입하였을 때 유방암 발병률이 매우 높았으며, 난소암에 걸릴 위험성에도 영향을 미쳤다. BRCA1유전자는 선천적으로 유방암에 걸릴 확률의 1/2 정도에 관여한다고 생각한다.

다음 해에 영국의 연구자들은 선천성 유방암환자의 나머지 1/2과 남성형 유방암과 관련된 두 번째 유방암 유전자인 BRCA2의 위치를 구분하였다(Wooster et al., 1995). 이 유전자는 BRCA1유전자와 달리 난소암에 걸릴 위험성에 영향을 미치지는 않는다. 2002년도에 영국과 독일 연구자들은 여성에서 1% 이상, 남성에서 9% 이상 관여하는 다른 종양억제 유전자를 발견하였다. 돌연변이를 일으켰을 때 CHEK 2유전자는 이미 BRC A1과 BRCA 2 돌연변이를 일으키지 않은 사람에게서는 유방암의 위험성을 증가시켰다(CHEK 2-Breast Cancer Consortium, 2002). 유전적인 검사는 BRCA 1이나 다른 해로운 유전자가 전달되었는지를 확인하기 위하여 가족력이 있는 사람들에게서 이용된다.

여성에서 유방암을 일으키는 주요 위험인자는 나이이다. 유방암은 20세 이하 여성에서는 드물게 발생하나, 발병은 20대에 걸쳐 증가하기 시작하여 30대부터 70대 중반까지 급격히 증가하고, 그 이후에는 감소한다(그림 13-8). 1996년에서 2000년에는 유방암 사망률의 94%에서 96%가 40대와 그 이상의 나이의 여성에서 발생한다고 보고하였다. 유방암의 발병률과 사망률은 일반적으로 백인과 아프리카계 미국 여성에서 가장 많이 발생한다(ACS, 2003).

나이, 그리고 유전적인 요인 이외에 세 번째로 유방암을 일으키는 위험인자는 난소호르몬인 에스트로겐에 대한 점진적인 노출의 증가에 의한다고 한다. 월경주기를 많이 겪은 사람에게서 유방암이 발병할 위험성이 높다는 증거를 제시하였다. 예를 들면, 이른 초경(12세 이하)과 늦은 폐경(55세 이상)은 유방암의 위험인자이다. 역시 아이를 낳지 않았던 여성에서는 아이를 출산한 적이 있던 여성보다도 위험률이 높다(ACS, 2003).

전세계적인 자료들을 다시 분석한 바에 의하면 유방암의 위험률과 경구피임제의 사용과의 관계를 조사하면 현재 경구피임제를 사용하고 있는 여성에서 유방암의 위험률이 약간 상승하였고, 불규칙적으로 경구피임제를 사용한 후 약 10년까지도 약간 상승하였다(Westhoff, 1999; ACS, 2003).

그 외에도 호르몬 대체치료요법을 하고 있는 폐경기 이후의 여성에서 유방암의 위험정도를 양적으로 평가하

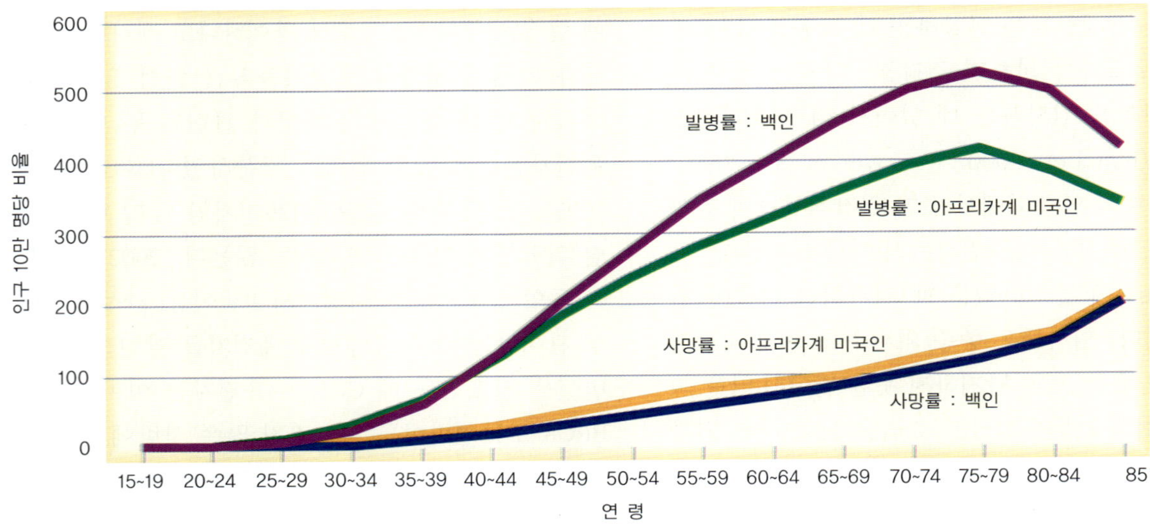

자료출처 : *Incidence*-Surveillance, Epidemiology End Result Program, 1973~2000, Division of Cancer Control and Population Science, National Cancer Institute, 2003. *Deaths*-National Center for Health Statistics, Centers for Disease Control and Prevention, 2003.

그림 13-8 여성의 유방암: 인종별로 연령 특이성 발병률과 사망률, 미국, 1996도~2000년.

기 위한 무작위적인 시도를 한 바에 의하면 호르몬 대체치료법은 유방암의 위험률을 증가시킨다고 하였다. 이 연구에 의하면 에스트로겐과 프로게스테론을 같이 복용하여 호르몬 대체치료법을 하면 최초 5년간 사용하였을 때에는 유방암의 발병률이 26% 정도 증가하였고 5년 이상 사용한 경우에는 53% 정도 증가하였다고 보고하였다(Writing Group for the Women's Health Initiative Investigators, 2002).

폐경기 이후 여성들을 위하여 혈액 내 콜레스테롤을 낮추어 주고 뼈의 손실을 억제하는 약이 개발되었으나 유방암의 위험성을 올리지는 못하였다. 이 약을 선택적인 에스트로겐 수용체 조절자 또는 SERMs라고 한다. SERMs의 예는 raloxifene라는 약으로서 지금 미국에서 사용되고 있다(Genazzani & Gambacciani, 1999).

고지방음식과 비만은 순환하고 있는 에스트로겐의 농도에 영향을 미친다. 고지방음식은 에스트로겐의 생산을 자극하여 초기에 초경을 일으키게 한다. 최근의 연구에 의하면 폐경 전에 동물성 고지방음식의 섭취와 유방암에 대한 위험률의 증가가 관계있다고 하였으나(Bingham et al., 2003; Cho et al., 2003) 명확한 증거에 대해서는 논쟁 중이다(Bosetti et al., 2002). 그 외에도 체중의 증가 및 허리와 엉덩이의 비율이 높으면 폐경기 이후에 유방암에 대한 위험성을 증가시킨다고 하였다(Friedenreich et al., 2002). 지방조직은 에스트로겐을 생산하므로 비만인 여성은 뚱뚱하지 않은 여성보다 순환하고 있는 에스트로겐 농도가 증가된다고 하였다.

유전, 나이, 그리고 에스트로겐에 대한 노출과 같은 일부 유방암 위험인자들은 조절하기 어려우며 불가능하다. 그러나 신체적인 활동은 유방암에 대한 위험인자들을 변화시킬 수 있게 된다. 즉 유방암의 위험률은 규칙적으로 신체적인 활동을 함으로써 감소시킬 수 있다. 유방암을 예방할 척도로서 운동의 지속기간, 횟수, 강도 및 최적의 운동유형은 아직도 설정되지 않았다(McTiernan, 2000; Thune & Furberg, 2001). 오랫동안 운동을 지속하면 유방암의 발병 위험성을 줄여 주는데, 심한 운동을 해서는 안 된다(McTiernan et al., 2003). 의학적으로 연구하는 사람들은 위험률을 감소시키는 한 가지 이유는 운동이 여성의 월경주기를 변화시켜 주기를 길게 하여 에스트로겐과 같은 난소호르몬의 생산을 변화시킨다고 하였다(Hoffman-Goetz et al., 1998).

규칙적인 운동 이외에도 여성들은 술을 마시지 않음으로써 유방암의 위험률을 낮출 수 있다. 일주일에 3일 이상 술을 마시면 유방암이 발병할 확률이 높아진다고 하였다. 술을 마시는 여성이 에스트로겐 대체치료를 받

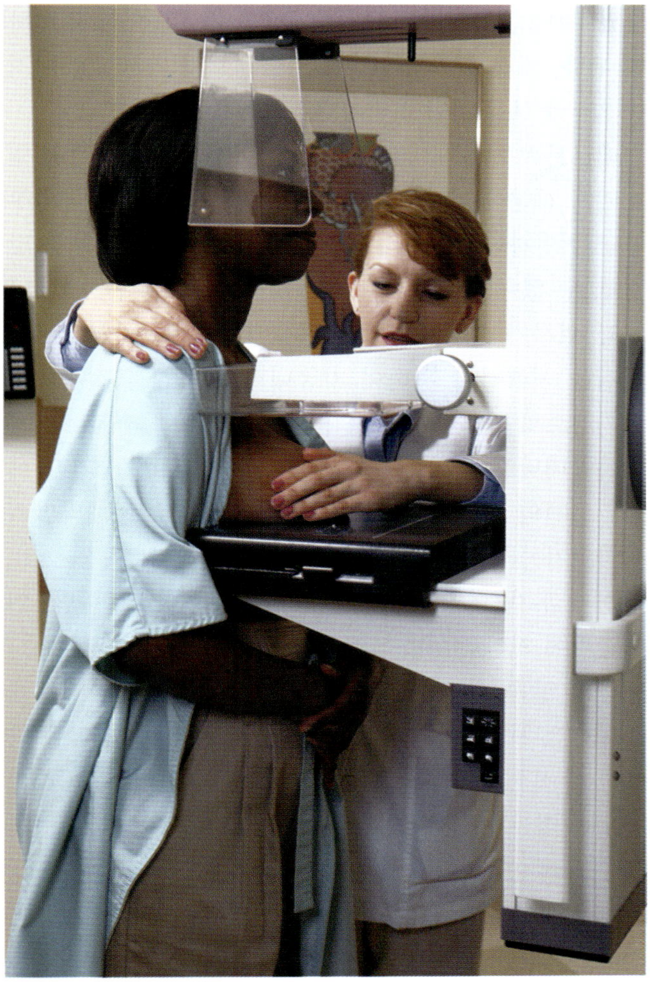

그림 13-9 유방조영술. 각각의 유방을 받침대(platform)에 올려놓고 X선 촬영하는 동안 유방조직을 압박한다.

으면 혈중 내 호르몬 농도는 3배 이상 증가한다(Ginsburg, 1999; Ginsburg et al., 1997). 그래서 여성들은 유방암에 대한 위험률의 증가에 의한 심혈관 질환의 위험률을 줄이기 위하여 일주일에 한 잔 정도의 술을 마시는 것이 도움이 되는지를 주치의와 상의해야 한다.

서양(북미와 서유럽)에 거주하고 있는 여성들은 아시아와 아프리카에 거주하고 있는 여성보다 유방암 발병 위험률이 5~6배 높다. 이러한 현상은 유전적인 것에 의한 것이 아니고, 생활습관 또는 아직 발견되지 않은 환경적인 요인과 관계가 있다는 증거를 제시하였다.

유방암으로 진단받은 약 75%의 여성에서 서양문화로부터 온 것 이외의 다른 구분할 만한 위험인자는 없다.

초기발견 가능한 초기에 유방암을 탐지하는 데 일반적으로 사용하는 세 가지 방법이 있다; 자가유방검진, 유방임상검진 및 유방조영술. 그러나 자가유방검진(breast self-examination, BSE)은 매달해도 삶을 안전하게 못하므로 미국 암협회에서는 선택항목으로 생각하고 있다. 그러나 여성들은 자신의 유방이 정상적인가를 느껴야 하고, 유방에서 어떠한 변화라도 느끼면 즉시 전문가에게 보고하여야 한다. 유방임상검진(breast clinical examination)은 건강관리전문가에 의하여 시행되어야 한다. 유방임상검진은 20세에서 39세까지의 여성에서는 3년에 한 번, 그 이후에는 1년에 한 번 검사를 받을 것을 권유한다.

유방조영술(mammography)은 양성과 악성종양을 발견하기 위하여 유방조직에 엑스선을 촬영하여 검사하는 방법이다. 그림 13-9 에서 보는 바와 같이 각각의 유방을 엑스선 필름판 위에 대고 유방조직을 압박한다. 유방임상검진에서 40대와 그 이상의 나이에 있는 여성은 매년 유방조영술을 이용한 검사를 받아야 한다. 유방암과 관련된 가족력이 있는 고위험성 여성들은 여러 가지 계획표(초기의 나이 또는 얼마나 자주 해야 하는지)를 짜서 유방조영술을 받아야 할 필요가 있는지를 의사와 상의하여야 한다.

만약, 검사 중에 유방조직 내에 의심되는 덩어리가 발견되면 의사는 생검을 시행한다. 이러한 검사과정을 수행하기 위하여 의사는 가는 바늘을 덩어리에 삽입하여 세포들을 회수한다. 암세포를 구분하는 데 익숙한 전문가는 세포를 확인하여 악성인지를 결정한다. 가는 바늘을 사용하는 생검은 통증이 없으며, 약 90% 정도의 정확성을 갖고 있다.

치료 외과적으로 종양을 제거하는 수술인 **유방종양절제술(lumpectomy)**을 하고 방사선을 조사하여 치료하면 4cm 또는 그 이하 크기의 유방암이 있는 여성에게는 적당한 치료방법이다. 외과의사는 유방에 암조직이 남아 있지 않도록 하기 위하여 종양주위의 정상조직까지 제거한다. 의사는 암이 전이가 되었다면 액와근처의 일부 액와림프절을 제거한다. 유방절제술을 한 후 전형적으로 6주 또는 7주간 방사선 치료를 시행한다. 이 정도의 크기를 갖고 있는 환자에서 유방종양절제술은 **전유방절제술(total mastectomy)**만큼 효과가 있다. 4cm 이상의 유방암이 발병한 여성은 더욱 심한 수술을 할 필요가 있다. **근치적 유방절제술(radical mastectomy)** 시술시 외과적으

유방종양절제술 (lumpectomy)
유방에 있는 종양을 제거하는 외과적인 수술로서 주위 조직도 제거한다.

표 13-6 바이러스와 관련된 암

바이러스	암의 유형
B형 간염 바이러스	주로 간암
인간 T세포 림프종 바이러스/백혈병 바이러스	성인 T-세포 림프종/백혈병
거대세포 바이러스	카포시 육종
인간 유두종 바이러스	자궁경부암, 음경암
포진바이러스	버킷 림프종/비인두암

로 유방 전체와 밑에 있는 근육, 액와림프절 및 지방을 절제한다. 변형된 근치적 유방절제술 시술시 밑에 있는 근육은 절제하지 않는다. 그러나 이 방법은 유방종양절제술을 한 후에 방사선치료를 하면 성공적으로 유방암을 치료할 수 있으므로 과거보다 자주 사용하지 않는다(Kotwall, 1999).

오늘날 호르몬치료요법은 유방암이 진정된 경우에 종종 사용한다. 일차적으로 사용하는 약은 항 에스트로겐제인 타목시펜(tamoxifen)이다. 이 약은 에스트로겐에 의하여 종양이 성장하는 유방암에서 에스트로겐의 효과와 반대작용을 하는 약이다. 다른 항암제와 비교하여 다른 부작용이 거의 없으며, 유방암 환자의 약 1/3 정도에서 양성반응을 나타낸다.

화학요법은 유방암의 치료에 사용되나(가끔 타목시펜과 함께 사용한다), 다른 많은 항암제는 심한 부작용이 있으며, 유방암은 적당히 이러한 약물에 민감하다. 그러나 최근에는 유방암 치료에 좋은 항암효과를 나타내는 성분들이 개발되었다. 이 약은 taxanes라고 한다. Taxol은 이러한 계통의 약물로서 최초로 개발된 약이다. Taxol은 주목의 껍질(*Taxus brevifolia*)에서 발견되었으며, taxane이라는 약은 유방암 치료에 중요한 기능을 한다.

전유방절제술 (total mastectomy) 유방의 외과적인 수술로서 유방암의 치료를 위하여 관련된 림프절까지 제거한다.

근치적 유방절제술 (radical mastectomy) 유방의 외과적인 수술로서 유방암의 치료를 위하여 관련된 림프절, 유방 아래에 있는 근육 및 액와부 지방까지 제거한다.

자궁내막암 자궁내막은 태어날 때까지 태아가 자라는 기관인 자궁의 안쪽을 둘러싸고 있는 막이다. 자궁내막암은 주로 폐경기 이후 여성에서 발생한다; 자궁내막암의 15~25%는 폐경기 이후 여성에서 발생한다. 이 암의 주요 증상은 비정상적인 자궁출혈을 일으킨다. 폐경기 이전 여성들은 월경주기 중에 또는 월경주기 사이에 대개 불규칙하고, 많은 양 또는 장기간의 자궁출혈을 경험하게 된다. 폐경기 이후 여성들은 월경주기 기간이 아니지만 자궁출혈을 경험하게 된다.

대부분의 자궁내막암은 폐경기 이후에 자궁출혈을 일으키기 때문에 대개 초기단계에서 진단된다. 자궁경부암을 진단하는 Pap검사는 자궁의 체부에 있는 암을 발견할 수 없다(이 장에서는 간단하게 설명한다). 그러나 만약 의사가 자궁내막암 환자로 의심하면 자궁내막암 생검을 시행하기 위하여 자궁내막의 조직을 절취하여 현미경으로 검사하여야 한다.

자궁내막암의 원인은 알려져 있지 않지만 장기간 에스트로겐의 노출과 관련이 있다. 그래서 자궁내막암의 위험인자는 유방암의 위험인자와 유사하다; 초경 조기, 폐경기 후기, 미경산부 및 산모의 나이가 많은 사람. 연구결과에 의하면 난소호르몬인 프로게스테론과 함께 사용하지 않은 에스트로겐 대체요법도 위험인자이다. 에스트로겐과 프로게스테론이 들어 있는 경구피임약을 복용하는 것은 자궁내막암의 위험을 감소시킨다. 폐경기 이후 여성의 체중이 22kg 이상 과체중인 사람은 정상인에 비하여 10배 이상 자궁내막암이 발병할 위험성이 높다.

자궁내막암을 진단받은 여성은 자궁 전체를 절제하는 전자궁절제술을 시행한다: 자궁, 난관 및 난소를 절제. 그 외에도 수술 후에 다른 유형의 방사선치료요법도 시행한다. 자궁내막암을 치료한 후에는 생존할 가능성이 크다: 자궁내막암 환자의 90% 정도는 생존한다.

바이러스 감염과 관련된 암: 자궁경부암

일부 바이러스는 여러 가지 암의 발생에 관여한다; 표 13-6에 바이러스와 관련된 암에 대하여 열거하였다. 그러나 바이러스 자체만으로는 암을 일으키지는 않는다. 과학자들은 바이러스와 다른 원인물질들 또는 발암물질 사이의 상호작용에 의하여 암이 발생한다고 생각한다. 예를 들면, 아프리카와 아시아 일부지역의 높은 간암 발병률은 B형 간염바이러스와 아플라톡신(aflatoxin) 사이의 상호작용에 의하여 일어난다고 하였다. 아플라톡신은 부적절하게 저장된 땅콩이나 곡물에서 자라는 곰팡이에서 생산된 발암물질 들이다. 이 지역의 많은 사람들은 이러한 곰팡이가 있는 음식을 먹는다.

미국에서 바이러스와 관련된 암 가운데 가장 잘 발생하는 암은 자궁경부암(cervical cancer)이다. 1960년 이래로 자궁경부암의 발생은 63% 정도 감소하였는데, 그 이유는 자궁암을 진단하는 **Papanicolaous test(Pap 검사)** 방법이 광범위하게 사용되었기 때문이다. Pap검사를 시행하기 위하여 의사와 전문가들은 자궁경관으로부터 시료를 채취하여, 이 세포를 현미경에서 관찰한다.

자궁경부암으로 진단받은 대부분의 암환자는 증상이 없다; 이러한 암환자는 매년 부인과 검사와 Pap검사를 받은 사람들 중 초기단계에서 발견된다. 진단을 받지 않은 사람들의 암은 비정상적인 질출혈(가장 흔한 증상)과 골반의 압박, 통증 및 질 분비물에서 불결한 냄새를 일으킨다.

자궁경부암은 종종 젊은 여성 20대와 40대 사이, 그리고 대개 30대에서 가장 많이 발생한다. 치료하지 않으면 자궁경부암은 주위 조직을 침입하여 전이된다. 규칙적인 진단검사를 하면 자궁경부암의 발생위험률을 줄일 수 있다.

인체 유두종 바이러스(human papillomavirus, HPV)와 자궁경부암 사이에는 서로 연관이 있다. 인간 유두종 바이러스는 성교시 감염된 남성에 의하여 여성 파트너에 전파되거나, 그 반대로 여성에 의하여 전파된다. 그래서 많은 남성과 성교를 하는 여성들에게서 인간 유두종 바이러스에 감염될 기회가 많다. 역시 17세 이전에 첫 성경험을 한 여성들은 나이가 들어 성교를 시작한 여성에 비하여 오랫동안 많은 성경험을 했기 때문에 위험률이 증가한다.

자궁경부암에 걸릴 위험성이 적은 사람은 오랫동안 한 여자와 성교를 한 일부일처로 생활하는 여성과 로마 카톨릭 수녀와 같은 독신주의자 여성이다. 여러 파트너와 성교를 하는 여성들 또는 여러 사람과 성교를 하는 여성들은 인간 유두종 바이러스의 감염으로부터 보호받기 위하여 남성용 콘돔과 여성용 콘돔을 사용하여 그 위험률을 감소시킬 수 있다.

과학자들은 인간 유두종과 같이 작용하는 보조 발암물질들을 연구하고 있다. 가장 잘 알려진 발암물질은 담배연기이다. 인간 유두종에 감염된 여성들 중 담배를 피우는 여성들은 자궁경부암이 발생할 가능성이 높다; 담배연기에 있는 발암물질이 혈액을 통하여 자궁경부의 점액으로 들어가 자궁경부에 영향을 미친다. 그 외에도 경구피임약은 인간 유두종 바이러스에 감염된 여성에게 자궁경부암을 일으킬 가능성이 높다고 생각해 왔다. 여러 가지 자료에 의하면 보조발암물질로서 헤르페스 심플렉스 바이러스 2형(herpes simplex virus type II, HSV-II)를 생각하고 있다(16장에 인간 유두종 바이러스와 herpes virus에 대한 많은 정보가 있다).

Papanicolaou test(Pap 검사)
자궁경관에 있는 세포를 채취하여 도말하여 현미경으로 관찰한 후에 자궁경관암을 검사하는 방법이다.

미국 암협회에서는 모든 여성은 매년 일반적인 Pap 검사를 받거나 첫 성교 후 3년째에 2년에 한번씩 Pap 검사를 받을 것을 추천한다. 미국 암협회에서는 3번 연속적으로 정상적인 Pap 검사를 받은 후에는 30세 이상의 여성들은 이 검사를 2~3년에 한 번씩 시행을 하거나 의사의 결정에 의하여 시행할 것을 제안한다.

만약, Pap 검사에서 자궁경부암이 발견되었다면, 의사는 대개 질경검사법(colposcopy)을 시행한다. 특수하게 장착된 현미경을 이용하여 의사는 자궁경부를 검사한다. 이 시술을 할 때 비정상적인 자궁경부조직을 관찰하였다면 정확한 진단을 내리기 위하여 생검을 시행한다.

의사는 외과적인 수술방법, 전기소작법, 냉동치료법, 이산화탄소 레이저 수술을 이용하여 자궁경부암 또는 이형성증(dysplasia)을 치료한다. 레이저 에너지는 조직을 파괴한다. 냉동치료법은 세포를 파괴시키기 위하여 극단적으로 찬 것을 이용한다. 대개 딱딱한 이산화탄소 또는 액체질소를 살균된 면봉의 솜 끝에 묻혀서 간단하게 비정상조직에 적용하면 수포가 생겨 조직이 죽게 된다. 전기소작법은 전류에 의하여 발생한 강한 열을 조직에 쏘여 죽인다.

침윤성 자궁경부암인 경우, 외과의사는 간단하게 자궁을 절제하거나(자궁만 제거) 또는 전자궁을 절제한다(자궁과 난소를 제거). 일부 자궁경부암은 방사선요법을 선택하여 치료한다. 초기에 발견하면 자궁경부암은 매우 생존율이 높은 암이다.

자외선 조사와 관련된 암: 피부암

피부를 태워 건강하게 보이기 위하여 선탠침대나 해변에 누워 있는 것은 결코 건강을 위한 것이 아니다! 피부가 탈 때 피부에 손상을 일으킨다. 일부 피부세포는 햇빛에 의한 손상에서 피부를 보호하기 위해 색소인 *멜라닌(melanin)*을 생산한다. 멜라닌은 피부가 검은 사람들은 햇빛으로부터 피부를 보호하기 위하여 만들어지며, 피부가 하얀 사람은 햇빛에 의한 손상에 반응하여 생산된다. 피부에 주름을 형성하거나 나이 들어 보이게 하는 것 이외에도 햇빛에 있는 자외선을 쐬면 피부암(skin

표 13-7 흑색종과 다른 종류의 피부암의 위험률을 줄여 주는 예방수칙.

- 선탠 침대를 사용하지 말라.
- 자외선이 가장 많은 오전 10시와 오후 4시 사이에 햇빛에 노출되는 것을 피하라.
- 햇빛이 있을 때는 99% 정도의 UVA와 UVB의 조사를 차단하기 위하여 선글라스를 착용한다. 큰 안경과 스키마스크(wraparounds)와 같은 안경을 착용하는 것이 보호효과가 크다.
- 햇빛이 있을 때는 창이 넓은 모자를 쓰고, 가능한 팔, 다리 및 몸통을 덮는 옷을 입는다.
- 햇빛에 노출되는 피부에 규칙적으로 태양광선 보호지수(sun protection factor) 15 또는 그 이상인 선스크린을 사용하라.

cancer)을 일으킨다. 사실 자외선이 피부암의 발생을 초래하는 가장 중요한 인자(유전이나 노화보다도)이다.

세 유형의 자외선이 있다: UVA, UVB, 그리고 UVC. 세 가지 유형 모두 해로우며, 피부암을 일으킬 가능성이 있다. 피부를 태우게 하는 상점 주인들은 UV조사의 효과로부터 당신을 보호하기 위하여 UVB만을 사용한다고 하는 그들의 주장은 거짓이다. 이러한 유형의 자외선을 쐬는 것은 UVA조사와 같이 화상과 피부암의 형성과 관련되어 있다. UVA조사는 노화효과와 매우 관련되어 있다. 태양램프와 피부를 태우는 침대와 같은 곳에 있는 인위적인 자외선은 UVC 빛을 발생시킨다. UVC는 암을 가장 잘 일으키는 자외선이다. 인위적인 자외선으로부터 위험성은 있지만, 이 빛은 지구의 대기에서 여과되며, 외부환경에서 쐴 때는 큰 위험성은 없다.

세 가지 유형의 주요 피부암이 있다: 기저세포암, 편평세포암, 악성흑색종. 피부암의 약 60%는 기저세포암이며, 약 30%는 편평세포암이다. 악성흑색종은 피부암의 약 10% 이하이지만, 이 암은 빨리 성장하여 전이하는 암으로서 사망에 이르게 한다. 악성흑색종은 혈액과 림프를 타고 빨리 전이된다. 주로 호흡부전 또는 척수의 합병증에 의하여 사망한다. 표 13-7에는 피부암을 예방하는 단계별 수칙을 열거하였다.

기저세포암(basal cell carcinoma)은 피부암에서 가장 흔한 암으로서 40세 이상의 사람에게서 발생한다. 좀처럼 전이를 하지 않는 느리게 성장하는 암인 기저세포암은 햇빛에 노출되는 피부에 부분적으로 자주 발생한다: 얼굴, 머리, 목 및 팔. 병변부위는 반점 또는 진주와 같은 가장자리가 있는 만성적인 여드름과 같이 보인다. 이들은 종종 각질화되고 비늘이 생기며, 괴사되거나 출혈을 일으킨다(그림 13-10a). 기저세포암은 대개 외과적인 수술, 냉동치료법 및 액체질소를 이용한 동결에 의하여 제거한다. 기저세포암의 치료율은 매우 높다.

편평세포암(squamous cell carcinoma)은 백인에게 두 번째로 흔한 피부암이다; 기저세포암과 같이 햇빛에 노출된 부위에서 발생한다. 그러나 흑인에서는 햇빛에 노출되지 않아도 이러한 유형의 암이 발생할 수 있으며, 유해한 화학물질에 노출되었을 때, X선에 많이 노출되었을 때, 상처(화상이나 만성궤양)가 났을 때에 발생한다. 편평세포암의 피부병변은 편평하고 빨갛고 비늘이 생기고 약간 융기되었다(그림 13-10b). 이 종양은 기저세포암의 치료방법과 동일하다. 기저세포암과 편평세포암은 둘 다 장기적으로 햇빛에 반복적으로 노출될 때 발생한다. 위험률은 건설현장에서 일하는 근로자, 농부, 규칙적으로 일광욕을 하는 사람과 같이 외부에서 많은 시간을 보내는 사람에게서 높다.

악성흑색종(malignant melanoma)은 치명적인 피부암이다. 25세에서 29세의 여성에서 가장 자주 발생하는 암이며, 30세에서 34세의 여성에서 두 번째로 자주 발생하는 암이다(이 나이의 여성에서는 유방암이 가장 자주 발생하는 암이다). 모든 흑색종으로 희생되는 사람의 반은 50대보다 더 젊은 사람이다.

1970년대에 흑색종의 발병률은 매해 6% 정도 증가하였다. 그러나 1981년 이래로 증가율은 매해 3% 이하로 약간 감소하였다. 악성흑색종과 다른 피부암이 발생할 위험성은 자외선이 증가하기 때문에 적도 근처에 사는 사람에게서 높다. 그 외에도 피부가 검은 사람보다 피부가 흰 사람에게서 발생할 위험성이 높다. 발병률은 아프리카계 미국인보다 백인에서 발병률이 10배 더 높다. 가장 위험성이 높은 사람은 연한 파란색 눈을 가진 사람과 매우 흰 머리를 가진 사람 및 피부가 타는 것보다는 쉽게 피부에 화상이 생기거나 주근깨가 생기는 사람이다. 악성흑색종은 집 안에서 일하는 사람들이나 햇빛이 비치는 기간 동안 휴가를 보내는 사람들이 짧고 강렬한 기간에 햇빛에 노출되면 종종 발생한다. 어린이일 때 심한 화상과 광범위하게 햇빛에 노출되면 성인이 되어서 악성흑색종이 발생할 위험률이 높다. 그 외에도 집안의 친척 중에 흑색종이 발생한 사람이 있는 집안은 이 암이 발생할 확률이 2배에서 8배 증가한다. 2명 또는 그 이상의 친척에게서 흑색종에 걸린 병력이 있는 집안에서는 실제적으로 그 위험율은 더욱 높다.

악성흑색종은 피부의 모든 부위뿐만 아니라, 점막에서 발생할 수 있다. 남성에서는 몸통 부위에서 가장 흔히 발생한다; 여성에서는 다리에서 가장 흔히 발생한다. 당신이 피부암, 특히 흑색종에 잘 걸릴 수 있는 집단에 속한다면 피부를 규칙적으로 검사하여야 한다. 초기에 발견하는 것이 이 질환을 치료하는 주요 방법이 된다. 전형적으로 흑색종은 비균형적이고 가장자리가 불규칙하고 색깔도 다양하고(파란색, 검은색, 빨간색 및 회색), 연필 지우개보다 직경이 크다 (그림 13-10c). 이러한 증상을 기억하는 쉬운 방법은 ABCD이다: asymmetry (비균형), border(가장자리), color(색깔) 및 diameter(직경).

기저세포암 (basal cell carcinoma) 피부암 중에서 가장 흔한 암으로서 햇빛에 노출된 피부 일부분에 자주 발생한다.

편평세포암 (squamous cell carcinoma) 유해한 화학물질과 엑스선에 노출되거나 상처로부터 발생하는 흔한 피부암이다

악성흑색종 (malignant melanoma) 치명적인 피부암으로서 짧은 기간 동안 강한 햇빛에 노출된 사람에게서 종종 발생한다. 어릴 때 심한 화상을 입거나 광범위하게 햇빛에 노출될 때 또는 가족 중에 이 질환에 걸렸던 사람에게서 발생한다

건강한 사람 2010(*healthy people 2010*)의 목표는 18세 또는 그 이상의 사람들 중 다음과 같은 보호조치 가운데 최소한 한가지를 사용하는 사람의 비율을 최소 75%로 증가시키자는 것이다. 햇빛에 노출하는 것을 제한하고 선스크린제 사용, 햇빛에 노출될 때 보호의복 사용, 인위적인 자외선을 피하기. 그러나 *건강한 사람 2010* 보고서로부터 나온 기초자료에 의하면, 이러한 목표는 현실화되기 어렵다. 보고서에 의하면, 미국성인의 28%만이 햇빛에 노출하기를 꺼리고 31%는 선스크린을 사용하고 있으며, 24%는 보호의복을 입는다고 보고하였다. 47%는 규칙적으로 보호조치 가운데 한 가지를 사용한다고 하였다. 그럼에도 불구하고 *건강한 사람 2010*은 2002 계획의 재검토 수준으로서 흑색종의 목표는 2010년까지 인구 10만 명당 흑색종 사망률을 2.5명으로, 1998년의 인구 10만 명당 2.8명의 사망률에서 11% 낮추어 잡았다.

원인을 알 수 없는 암

전립선암 전립선은 남성에서 호도 크기의 부생식기관이다. 이 선은 방광 아래에 위치하여 요도를 둘러싸고 있으며, 정액의 일부를 분비한다(이 선에 대한 자세한 정보는 5장에서 학습하였다).

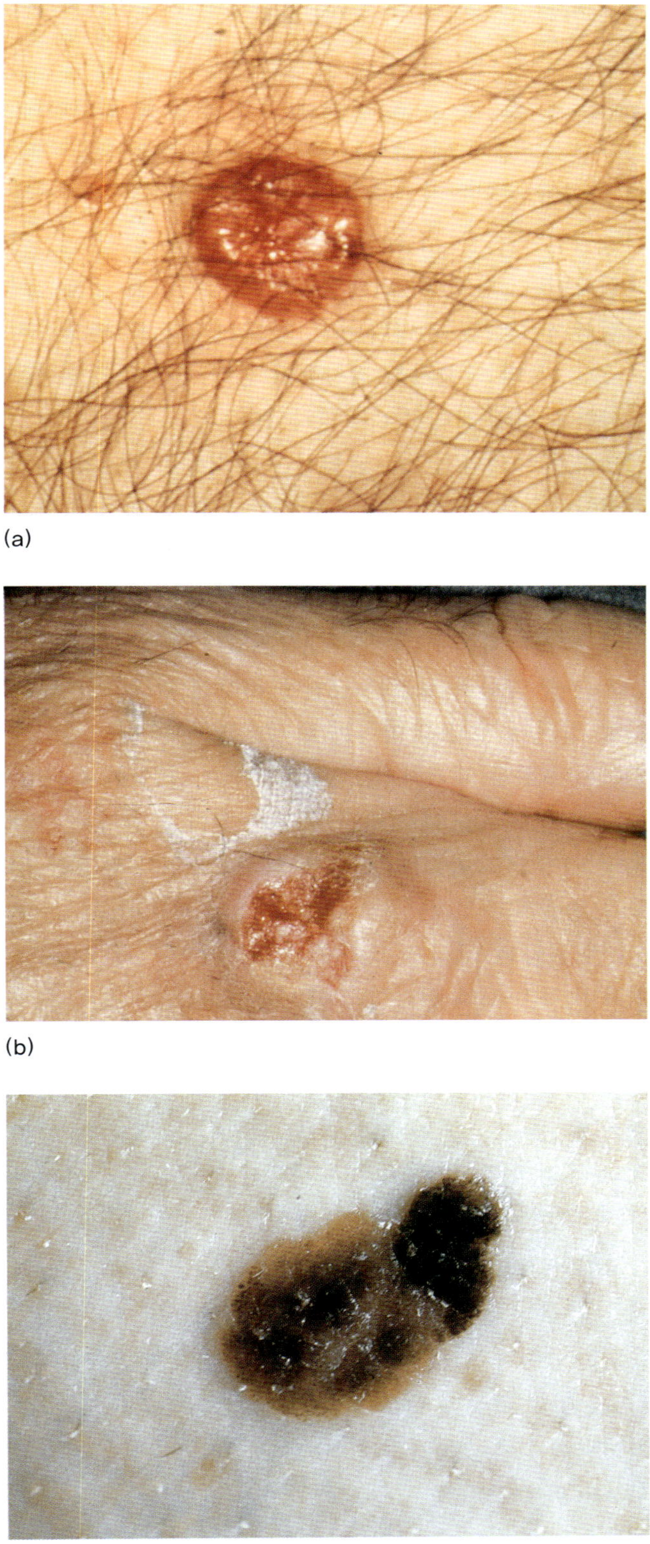

(a) (b) (c)

그림 13-10 피부암. (a)남성의 뺨에 발생한 기저세포 암이다. 중심이 오목하게 함몰되어 출혈이 되고 표면이 딱딱하고, 융기된 병변을 나타낸다. (b)편평세포암은 사진에서 보는 바와 같이 빨갛고 둥근 덩어리 또는 편평한 종기 모양이다. (c)악성흑색종은 빨갛고, 하얗고, 파란색을 띠거나 검푸른 반점으로서 병변의 가장자리가 불규칙하다. 일부 부위는 융기되었다.

전립선암은 남성에서 가장 빈발하는 암으로서, 2번째로 암 사망률을 일으키는 질병이다(표 13-3). (폐암은 남성에서 첫 번째로 암 사망률을 일으키는 질병이다). 전립선암의 증상과 증후는 양성전립선비대증(benign prostatic hypertrophy, BPH)과 다른 전립선질환의 증상과 유사하다. 그래서 배뇨시 소변을 보기가 힘들거나, 방광 내 오줌을 모두 배출할 수 없게 되거나 오줌이 적게 나오며, 밤에 자주 소변을 보게 되는 증상을 경험하면 반드시 전립선암에 걸렸다는 것을 의미하는 것은 아니다. 그러나 전립선암과 관련된 심각한 증상과 증후는 골반저부 통증, 갑자기 발기부전이 일어나거나 오줌에서 혈액이 관찰된다. 서양의 남성들은 전립선암이 발병할 가능성이 높다. 과학자들은 서양 음식인 고지방 음식들은 전립선암을 유발하는 식품이라고 하였다(ACS, 2004a). 인종도 역시 이 질환의 위험률에 중요한 역할을 한다. 아프리카계 미국인들은 코카시안계 미국인보다 30% 이상 더 높은 위험률을 갖고 있다. 반면에 고유 미국 남성과 미국에 살고 있는 아시아인은 발병률이 가장 낮다. 일부 직업에 종사하는 남성들도 역시 전립선암 발병률이 높다(벌목하는 사람, 화학자, 농부, 직물공장에서 일하는 사람, 페인트, 고무타이어 공장의 근로자). 그러나 연구자들은 이러한 환경에서 일하는 것과 관련된 인자들은 이 질환의 발생에 영향을 미친다는 것을 확신하지 않는다.

노화와 유전은 전립선암을 일으키는 고위험인자이다. 이 질환은 45세 이하에서는 드물게 발생한다. 그러나 발병률은 남성의 나이가 증가하면서 증가한다. 전립선암의 75% 이상은 65세 또는 그 이상의 나이에 있는 남성에서 진단된다(ACS, 2004a). 역시 남성의 아버지 또는 형제들이 전립선암에 걸렸을 경우에는 발병 위험률은 11배가 증가하고 50세 이전에도 걸릴 수 있다.

과학자들은 전립선암에 대한 다른 위험인자의 원인을 결정할 수 없었다. 비만과 고지방 음식도 위험인자이다. 연구결과에 의하면 비타민 A는 전립선암의 발병위험을 줄여 줄 것이라고 강하게 제안한다. 우리의 몸은 잎이 녹색인 야채, 노란색 과일과 야채에 많은 베타-카로틴을 비타민 A로 변화시킨다. 토마토에 있는 특수한 색소인 라이코펜(lycopene)은 보호효과가 있다고 하였다.

고환 자가검사
(testicular self-examination)
남성에서 고환암의 탐지를 위하여 시행하는 자가검사이다.

전립선암을 초기에 진단하기 위하여 미국 암협회와 미국 비뇨기과학회는 50세 이상의 모든 남성은 해마다 직장수지검사와 전립선특이항원검사(prostate specific antigen test)를 받을 것을 권고한다. 직장수지검사할 때 의사는 글러브를 낀 손가락을 직장에 삽입하여 전립선을 촉지한다(148쪽 참조). 전립선특이항원검사는 전립선에서 분비된 단백질을 검사하는 혈액검사이다. 혈액 내 단백질농도가 증가하면 전립선이 비정상적인 상태를 나타내며, 반드시 암으로 발생하지는 않으나 더욱 철저히 검사해야 한다. 5장에 전립선을 검사하는 방법에 대하여 설명하였다.

의사들은 외과적으로 전립선을 제거하여 국소적인 전립선암을 치료한다. 그러나 이러한 치료에 의하여 발기불능, 요실금 및 다른 합병증을 유발한다. 부작용이 적은 새로운 외과적인 기술들이 치료방법으로서 전립선 외과수술의 재건을 위하여 개발되었다. 진전된 전립선암은 가끔 약물과 호르몬 요법에 의하여 치료하거나, 이 암의 진전에 영향을 미치는 남성호르몬 농도를 줄이기 위하여 고환을 제거하기도 한다. 의학자들은 현재 이 암을 정복하기 위하여 전립선에 작은 방사능 입자를 장착하여 연구하고 있으며, 또한 동결치료요법을 사용한 연구가 진행되고 있다.

전립선암은 대체로 느리게 성장하는 암이다. 자료에 의하면 약 95%의 전립선암 환자는 이 암으로 결국 사망한다고 하였다. 그래서 전립선암의 치료가 환자의 생존율에 차이가 있는지를 결정하기 위하여 연구가 진행되고 있다. 전립선암 치료의 부작용은 매우 심각하기 때문에 의사들은 주의깊게 관찰하여 치료방법을 선택하여야 한다(ACS, 2004a).

고환암 고환은 정자가 발생하는 기관으로서 음경 밑에 있는 음낭 안에 위치한다. 고환암은 드물며, 매우 잘 치료되는 암이다. 남성암의 1% 정도가 고환에서 발생한다.

고환암의 증상과 증후는 통증이 없으며, 고환에 종창이 일어나며 고환이 묵직하거나 통증이 있다. 고환을 자가검사하면 한쪽 고환에 작은 덩어리가 만져진다.

젊음은 고환암의 위험인자이다. 그 외에도 연구자들은 규칙적으로 운동하는 10대들과 육체적인 일을 하는 20대 사람들은 비활동적인 10대나 20대보다 고환암이 발생할 가능성이 크다고 한다.

이 암은 주로 10대와, 15세와 35세 사이의 남성에서 발생한다. 발병률은 40세 이후에는 꾸준히 감소한다. 고

건강관리
Managing Your Health

고환 자가검사

고환 자가검사라고 하는 단순한 검사방법은 초기에 종양을 발견할 수 있는 기회를 증가시킨다. 남성들은 한 달에 한 번 고환 자가검사를 시행해야 한다-따뜻한 물로 목욕을 한 후에 또는 샤워 후에. 열은 음낭의 피부를 이완시켜 이상한 물체를 쉽게 찾게 한다. 고환 자가검사는 간단하여 1분 내에 할 수 있다.

- 양손으로 가볍게 고환을 만진다. 엄지는 고환 위에 대고, 검지와 중지는 고환 아래에 놓는다. 엄지손가락과 나머지 손가락으로 가볍게 고환을 돌린다. 보통 한쪽의 고환이 다른 쪽의 고환보다 큰데, 이러한 상태는 정상이다.
- 부고환은 고환 뒤쪽과 위쪽에 있는 끈 모양의 구조로서 정자를 저장하고 운반한다. 부고환을 비정상적인 종괴로 혼동하지 말라.
- 고환의 앞쪽과 옆쪽에서 콩 크기의 비정상적인 종괴가 감지되는지를 확인한다. 이 덩어리는 대개 통증이 없다.

종괴가 만져지면 즉시 의사와 상의하라. 종괴는 감염에 의한 것일 수도 있으므로 의사는 적당한 처치를 결정할 것이다. 종괴가 감염에 의한 것이 아니면, 암일 가능성이 있다. 고환암은 초기에 검진하여 치료하면 매우 쉽게 치료될 수 있는 암이다. 고환암은 거의 한쪽 고환에서만 발생하며, 다른 쪽의 고환은 정상적인 성기능을 할 수 있다.

일반적인 고환 자가검사법은 중요하므로 의사의 다른 검사방법으로 대체할 수 없는 방법이다. 의사도 당신의 고환을 손으로 만져서 확인할 수밖에 없다. 당신도 역시 고환 자가검사를 하여 정확한 진단을 확인하기 위하여 의사와 상담하여야 한다.

자료출처 : National Cancer Institute(NIH Publication No. 93-2636)

환암의 다른 위험인자는 6세까지 한쪽 또는 양쪽의 고환의 하강이 이루어지지 않았을 때 발생한다. 유방암과 전립선암과 같이 고환암은 대부분 서양에서 자주 발생한다. 아시아와 아프리카 사람들은 발병률이 낮다. 코카시안 남성은 가장 높은 위험률을 나타내며 라틴계 남성은 위험률이 약간 낮고 아프리카계 미국인은 위험률이 가장 낮다.

고환암을 초기에 발견하기 위하여 미국 암협회에서는 남성들은 따뜻한 물로 목욕과 샤워를 한 후에 한 달에 한 번씩 **고환 자가검사**(testicular self-examination, TSE)를 시행하라고 권고한다([건강관리] 참조). 열은 음낭의 피부를 이완시켜서 종양을 쉽게 발견할 수 있도록 한다. 초기에 발견하여 치료하면 고환암은 가장 쉽게 치료할 수 있는 암 가운데 하나이다. 화학요법은 종종 사용하는 치료방법이다; 방사선치료요법과 외과적인 수술은 일부 경우에 사용된다.

난소암　난소는 난자가 성숙하여 매달 배란이 일어나는 여성생식기관이다. 난소는 역시 여성호르몬인 에스트로겐과 프로게스테론을 생산한다. 난소암은 대부분의 여성에서 증상이 없는 초기단계에서는 발견하기 어렵다. 그러나 암이 진전되어 난소종양이 커질 때 많은 여성들은 빈뇨, 복부의 팽창과 압박과 같은 증상이 발생한다. 이와 같이 난소암이 진전되면서 다른 비뇨기질환이나 위장관의 질환과 자주 혼동하게 된다. 그 외에도 폐경기 이후의 여성에서는 질출혈이 일어나며 폐경기 이전의 여성에서는 월경이 불규칙적이고 많아진다.

난소암의 85~90%는 폐경기 이후 여성에서 발생한다; 10~15%는 폐경기 이전의 여성에서 발생한다. 난소암이 발생하는 중년은 60~65세이다. 나이의 증가 이외의 난소암의 위험인자는 유방암과 자궁내막암의 위험인자와 유사하다: 이른 초경기, 폐경기 후기 및 출산을 하지 않은 여성(미경산부). 그러나 이러한 위험인자와 난소암 사이의 연관관계는 유방암과 자궁내막암과는 같지 않다. 다른 위험인자는 서양 사람들과 비만인 사람들이다. 연구결과에 의하면, 에스트로겐과 프로게스테론이 들어 있는 경구피임약을 사용하면 난소암의 발병위험인자를 낮추어 준다고 하였다. 많은 연구결과에 의하면 매해 경구피임약을 사용하면 난소암의 위험인자를 40~50% 정도 감소시킨다고 하였다(La Vecchia & Franceschi, 1999). 프로게스테론, 없는 에스트로겐 대체요법은 이러한 암 발생의 위험인자를 증가시킨다.

난소암의 원인은 잘 알려져 있지 않다. 유전인자는 악성난소암의 3~4% 정도만 관여한다. 비록, 앞에 언급한 위험인자를 제시하였지만 거의 모든 난소암은 위험인자가 없는, 또는 유전적인 경향이 없는 환자에게서도 발생한다.

초기단계의 난소암을 발견하는 믿을 만한 방법은 아직 개발되지 못했다. 혈액검사를 통하여 50% 정도 발견

건강한 생활습관
Healthy Living Practices

- 폐암의 발생 위험인자를 줄이기 위하여 담배를 피우지 말고, 공기 중에 있는 석면섬유를 흡입하지 말고, 라돈 가스에 노출되지 말라.
- 여러분의 작업장이 폐암을 일으키는 발암물질에 노출이 된다면 노출을 피하는 방법을 개발하라.
- 후두암, 구강암 및 식도암의 발생을 막기 위하여 흡연을 삼가고 지나친 음주를 피하라.
- 초기에 암을 탐지하기 위하여 일 년에 한 번씩 구강검사를 받으라.
- 신장암과 방광암의 발생 위험인자를 줄이기 위하여 금연하라.
- 췌장암의 위험성을 줄이기 위하여 흡연과 화학물질 가스의 흡입을 피하라
- 암의 발생 위험인자를 줄이기 위하여 소금에 절인 음식, 질산염에 염지한 음식 및 훈연음식을 피하라. 흡연과 지나친 음주를 피하라.
- 결장직장암의 발생을 줄이기 위하여 미국 암협회의 검사지침을 따라야 한다.
- 여성이라면 유방암의 발병을 줄이기 위하여 음주를 삼가하고 운동을 하여야 한다
- 초기단계의 유방암이 발견되었다면, 미국 암협회의 지침에 따라 유방 임상검진과 유방조영술을 시행하여야 한다.
- 자궁내막암이나 자궁내막암 치료를 위하여 의사와 에스트로겐 대체치료요법의 충격에 대하여 상의하라.
- 당신이 40세 이상의 여성이라면, 자궁내막암의 조기검진을 위하여 매년 골반검사를 받아야 한다.
- 당신이 성적으로 활발하여 여러 남자와 성관계를 갖는다면, 인간 유두종 바이러스의 감염을 방지하기 위하여 남성형 또는 여성형 콘돔을 사용함으로써 자궁경부암의 위험성을 줄일 수 있다.
- 모든 여성들은 흡연을 삼가함으로써 자궁경부암의 위험성을 줄일 수 있다.
- 당신이 성적으로 활발하고 21세 또는 그 이상의 나이라면 미국 암협회에서는 매해 자궁암의 검진을 위하여 Pap 검사를 받을 것을 권고한다. 미국 암협회의 자세한 권고사항을 위한 지침을 참조한다.
- 피부암을 예방하기 위하여 밖에 외출할 때는 태양을 피하고 선스크린을 착용한다.
- 조기에 흑색종을 검진하기 위하여 피부에서 다음과 같은 증상을 나타내는 성장이 일어나는지를 검사한다: 직경이 크며, 다양한 색을 띠며, 불균형 상태로 성장하고 가장자리가 불규칙하게 성장한다.
- 당신이 50세 이상의 남성이라면 의사와 상담하여 전립선암의 조기검진을 위하여 1년에 한 번씩 직장검사를 받고 전립선 특이항원검사를 받아야한다.
- 당신이 남성이라면 고환암의 조기발견을 위하여 매달 고환 자가검사를 시행한다

할 수 있다. 골반검사시 의사들은 비정상적인 성장을 검사하기 위하여 여성의 난소를 촉지한다. 거의 환자의 3/4은 진단하였을 때 이미 암이 진전된 상태이다.

의사가 여성이 난소암으로 의심된다면 믿을 만한 진단법은 외과적인 수술을 통해서만 가능하다. 초음파(125쪽 참조)도 종종 난소암의 진단을 확신하기 위하여 사용한다. 난소암의 치료는 암이 있는 난소를 제거하는 수술요법이나 화학요법에 의하여 치료한다. 방사선치료요법도 종종 사용한다.

암 위험인자를 줄여라

당신은 암의 위험인자를 변화시킬 수 없다: 유전, 나이, 민족성, 전 생애에 자연적으로 분비된 에스트로겐에 대한 노출(여성), 잠복고환(남성 어린이). 그러나 여러분은 많은 위험인자를 피할 수 있으므로 한 가지 이상의 암 발생에 대한 위험인자를 줄일 수 있다. [건강관리]의 "암 위험인자를 줄이는 방법"에서 암 위험인자를 변화시키는 방법과 암 위험인자를 줄여 주는 기능에 대하여 설명하였다.

미국 암협회에서 초기에 암을 탐지하는 방법에 대하여 추천한 내용을 요약하여 380쪽의 [건강관리]에 열거하였다. 마지막으로 405쪽에 있는 [건강관리]에 암의 7가지 경고증상을 열거하였다. 이러한 증상을 인식하는 것 이외에도 이 장에서 설명하는 여러 가지 암의 초기 경고증상을 더욱 자세하게 학습하여야 한다. 암 발생의 위험인자에 대하여 관심이 있으면 주치의와 상의한다. 조기발견과 치료는 암과의 전쟁에서 이기는 결정적인 방법이다.

삶속에서
Across The lifespan

암

대부분의 암(cancer)은 50세 이상에서 발생하며, 그 위험성은 나이가 증가함에 따라 계속 증가한다. 이 장에서 언급한, 젊은 성인에게 발생하는 유일한 암은 악성흑색종(malignant melanoma), 고환암(testicular cancer), 자궁경부암(cervical cancer) 및 유방암(breast cancer)이다. 그 외에도 암의 1%는 어린이에게서 발생한다. 그러나 암은 1세 이상의 미국 어린이에게서 가장 사망률이 높은 질병이다. 5세 이상의 어린이에게서 가장 잘 발생하는 암은 **표 13-8**에 정리하였다.

성인에게 발생하는 암은 거의 어린이에게는 발생하지 않는다. 이러한 암들은 거의 오랫동안 세포에 작용하는 암유발 물질에 의하여 영향을 받으며, 어린이에게서 발

생하는 암은 유전적인 요인과 관계가 있다.

소아암은 성인암보다 더욱 빠르게 성장하지만 일반적으로 성인암보다 항암제에 대한 반응이 더욱 높다. 이러한 이유 때문에 화학요법은 대부분의 소아암 치료에 이용되며, 반면에 외과적인 수술과 방사선요법들은 성인암의 일차적인 치료에 이용된다. 효과적인 암 화학요법은 지난 25년 이상 암에 의한 소아의 사망률을 현저하게 감소시켰다

표 13-8 5세 이상의 어린이에게 잘 발병하는 암

백혈병(leukemia, 혈액암)
중추신경계암(central nervous system cancers)
림프종(lymphoma)
신경계 종양(nervous system tumor, 종종 부신의 종양)
빌름스 종양(wilm's tumor, 신장암)
골암(bone cancer)
망막아세포종(retinoblastoma, 안암)
간암(liver cancer)

건강관리 *Managing Your Health*

암 위험 인자를 줄이는 방법

해야 할 것

- 적색육, 특히 고지방과 가공육을 적게 섭취하라.
- 매일 다양한 종류의 과일과 야채를 섭취하라.
- 초기단계에서 암을 검사하기 위하여 미국 암협회에서 추천한 방법에 따라서 검사하라.
- 남성들은 매달 고환 자가검사를 시행하라.
- 암의 경고신호를 알아야 하고, 경고신호 가운데 어느 하나라도 발견되면 주치의에게 즉시 알려라.
- 다양한 파트너 또는 일부일처가 아닌 파트너와 성적으로 활발한 여성들은 인간 유두종 바이러스에 대한 감염을 방지하기 위하여 성교 중에 여성형 또는 남성형 콘돔을 사용해야 한다.
- 건강한 체중을 유지하라.
- 여성들은 암 예방 및 암의 발병위험과 관련해 경구피임약과 에스트로겐 대체치료요법의 사용에 대하여 주치의와 상의하라.
- 매일 운동을 하라.
- 태양이 있는 날에는 자외선 조사를 차단하는 넓은 창이 있는 모자와 선그라스를 사용하라.
- 태양에 노출된 피부에는 자외선차단제를 바른다.

하지 말아야 할 것

- 담배를 피우지 말라. 끊을 수 없을 때는 줄여라.
- 담배를 피우는 환경에서 호흡하지 말라.
- 담배 제품을 씹지 말라.
- 지나친 양의 알코올을 마시지 말라.
- 여성들은 유방암의 위험을 줄이기 위하여 알코올 음료를 마시는 것을 피해야 한다.
- X선과 자외선과 같은 이온화된 방사선에 대한 불필요한 노출을 피하라.
- 햇빛 아래 또는 일광욕용 침대에 눕지 않는다.
- 오전 10시와 오후 4시 사이에 직접적으로 햇빛에 대한 노출을 피하라.
- 직장에서 발암물질과 같은 독성화학물질에 대한 노출을 피하라.
- 가솔린 증기와 같은 화학물질 증기를 흡입하지 마라.
- 소금에 절이거나 질산에 담근, 또는 훈연된 음식을 피하라.

건강관리 *Managing Your Health*

암의 7가지 경고증상

여러분은 주의(CAUTION)해야 할 것으로써 다음의 신호들을 쉽게 기억할 수 있다. 이러한 증상들이 있다고 해서 반드시 여러분이 암에 걸렸다는 것은 아니다. 그러나 주치의에게 그 증상을 설명하여야 한다.

- Change in bowel or bladder habits(배변이나 배뇨습관이 변화한다.)
- A sore that does not heal(상처가 낫지 않고 아프다.)
- Unusual bleeding or discharge(이상한 출혈과 배설현상이 일어난다.)
- Thickening or lump in breast or elsewhere(유방 또는 그 외의 부위에서 덩어리가 만져지거나 피부가 두꺼워진다.)
- Indigestion or difficulty in swallowing(소화불량과 연하곤란증상이 나타난다.)
- Obvious change in a wart or mole(사마귀 또는 점이 명확하게 변한다.)
- Nagging cough or hoarseness(쨍쨍거리는 기침과 쉰 소리를 낸다.)

이 장의 개요 CHAPTER REVIEW

요 약

암은 공통된 특징을 갖고 있는 다양한 질환이다: 암 세포들은 비정상적인 성장과 분열 및 분화를 하며, 발생한 곳으로부터 전이를 한다. 이 세포들은 정상적인 신체의 기능을 방해하는 악성종양이라는 종괴를 형성한다.

암은 손상을 받은 또는 돌연변이를 일으킨 유전자가 있는 세포에서 발생한다. 돌연변이는 선천적으로 일어나거나 저용량의 방사선조사, 약물, 독성이 있는 화학물질 또는 일부 바이러스에 노출되었을 때 일어난다. 연속적인 유전자의 변화가 정상세포에서 일어나 암세포로 바뀐다. 그래서 일반적으로 암이 발생할 가능성은 연령, 그리고 암을 일으키는 물질에 노출됨에 따라 증가한다.

이 장은 암발생과 관련된 중요한 요인들을 따라 토의하기 위하여 구분하였다. 나이의 증가는 대부분의 암에서의 위험인자이다; 유전은 일부 암에서 의미있는 위험인자이다.

흡연에 의하여 발생하는 암은 폐암, 후두암, 구강암, 식도암, 신장암, 방광암, 췌장암, 위암, 급성골수성백혈병 및 자궁경부암이다. 이러한 암발생 위험인자를 줄이기 위하여 흡연을 삼가해야 한다. 그 외에도 후두암, 구강암 및 식도암의 발생 위험인자를 줄이기 위하여 지나친 음주를 피해야 한다. 이 부위에서 암의 조기발견을 위하여 1년에 한 번씩 철저히 구강검사를 하여야 한다.

음식은 여러 가지 암발생과 관계가 있으며, 암발생에 긍정적인 효과와 부정적인 효과가 있다. 위암의 발생에 주요한 위험인자는 소금 및 질산염에 절이거나 훈연한 음식을 섭취하는 것이다. 위암의 발생 위험인자를 줄이기 위하여 이러한 음식을 피해야 한다. 결장직장암의 발생위험을 줄이기 위하여 하루에 한 병 이상의 알코올 음료를 피해야 하고 야채와 과일을 많이 섭취해야 한다. 50세 이상에서는 1년에 한 번씩 대변잠혈검사를 받고 5년마다 결장경검사법을 받아야 한다. 미국 암협회에서는 더욱 자세한 주의사항들을 권고하고 있다.

호르몬 기능과 관련된 암은 유방암과 자궁내막암이다. 이 암은 에스트로겐에 장기간 노출되면 발생한다. 이들 암과 관련된 위험인자는 초경이 빠르거나, 폐경기가 늦게 오거나, 아이를 출산하지 않은 여성, 임신을 늦게 한 경우에 발생한다. 운동은 여성에서 유방암의 위험률을 줄여 주는 데 도움이 된다. 음주를 하지 않는 것도 위험인자를 줄여 준다. 조기에 암을 발견하기 위하여 20세에서 39세의 여성들은 3년마다 유방 임상검사를 시행하고, 40세와 그 이후에는 1년에 한 번씩 시행한다. 40세와 그 이상의 나이에서는 1년에 한 번씩 유방 조영술을 시행한다. 자궁내막암을 조기에 발견하기 위하여 폐경기의 여성들은 예상하지 못했던 출혈이나 얼룩 현상이 일어나면 의사와 상담하여야 한다.

일부 바이러스는 여러 가지 암발생과 관련되어 있다. 미국에서 가장 많이 발병하는 바이러스와 관련된 암은 자궁경부암이다. 이 질환과 관련된 바이러스는 인간 유두종 바이러스로서 성교시에 감염된 남성에 의하여 여성에게 전파되거나, 그 반대로 전파된다. 많은 남성과 성교를 하는 여성이나 많은 여성과 성교를 하는 남성은 이 바이러스에 감염되지 않기 위하여 남성형 콘돔이나 여성형 콘돔을 사용하여야 한다. 여성들은 흡연을 삼가하여 위험률을 줄일 수 있다.

햇빛에 있는 자외선 조사는 피부암 발생에 영향을 미치는 가장 중요한 인자이다. 세 종류의 피부암이 있다: 기저세포암, 편평세포암 및 악성흑색종. 악성흑색종은 빨리 성장하여 전이되는 암이기 때문에 피부암 가운데 가장 사망률이 높은 암이다. 피부가 하얗고 금발머리인 코카시안은 피부암이 발생할 위험인자가 가장 높은 민족이다. 피부암으로부터 보호하기 위하여 외출시에 태양을 피하고 선스크린을 착용한다. 조기에 흑색종을 발견하기 위하여 피부에서 다음과 같은 증상을 나타내는 성장이 일어나는지를 검사한다: 직경이 크고 다양한 색을 띠며, 불균형 상태로 성장하고 가장자리가 불규칙하게 성장한다.

원인을 알 수 없는 암에는 전립선암, 고환암 및 난소암이 있다. 전립선암의 위험인자는 나이와 유전이다. 이 암을 조기발견하기 위하여 50세 이상의 남성에서는 매년 수지직장검사를 시행하고 특이 전립선항원 혈액검사를 시행한다. 15세와 35세 사이에 있는 남성들은 고환암이 발생할 위험성이 가장 높다. 이 질환의 조기검진을 위하여 15세 이상의 모든 남성들은 매달 고환 자가검사를 시행하여야 한다. 난소암은 주로 폐경기 이후의 여성에서 발병하는 질환이다.

소아암은 드물지만 1세 이상의 미국 어린이에게서 가장 큰 사망원인이다. 어린이에게 암은 유전적인 원인 또는 발생학적인 원인에 의하여 발생한다. 소아암은 매우 효과적으로 치료된다.

배운 것을 적용하기

1. 당신 또는 여자 친구가 매년 Pap 검사를 받고 있다고 상상해 보자. 임상검사실의 결과에 의하면, 도말표본 내의 세포에서 이형성(dysplasia) 소견을 보인다고 하였다. 이 말은 무엇을 의미하는가? 이 세포는 정상세포와 어떠한 차이가 있는가? 당신이나 당신 친구는 다음에 어떠한 조치를 취해야 하는가 ? **적용**
2. 사람이 조절할 수 없는 암의 위험인자 세 가지를 열거해보자. 최소한 세 가지 가운데 한 가지는 당신이 갖고 있는 위험인자라고 생각해 보자. 이러한 가설적인(또는 진짜) 인자를 열거하고, 이 위험인자와 관련된 암을 열거해본다. 이러한 위험인자를 알고 있다면 암 예방을 위하여 우리는 무엇을 하여야 하는가? **적용**
3. 당신의 좋은 친구는 술을 많이 마시고, 매운 음식을 많이 먹으므로 규칙적으로 속쓰림을 경험한다. 그는 제산제를 먹고 최근에는 도움을 받지 못하였다. 그는 또 당신에게 연하가 곤란한 것 같다고 하나 매우 믿을 만하지 않다. 당신의 친구에게 무엇을 하라고 충고해야 하는가? 이러한 증상을 나타나게 하는 것이 암에 의한 것인가? 암이라면 어느 유형의 암인가? 어느 증상이 이러한 결론을 내리게 하는가? **적용**
4. 음식과 관련된 암발생 인자 두 가지를 설명하고, 암의 위험률을 낮추어 주는 음식과 관련된 인자 두 가지를 설명해 보자. 음식에 의하여 발생하는 암은 무엇인가? 당신이 지난 2일 동안 섭취한 음식을 열거해 보자. 암발생 및 예방과 관련하여 섭취한 음식의 종류는 무엇인가? 이러한 분석을 기초로 하여 일부 특정 암의 위험인자를 낮추어 주기 위하여 먹는 음식을 변화시켜야 하는가? **평가**
5. 이 장에서 학습한 암과 관련하여 암 발생 가능성이 가장 낮은 암은 무엇인가? 그 이유는 무엇인가? 암 발생 위험성이 가장 높은 암은 무엇인가? 그 이유는 무엇인가? **통합**
6. 5번 문제에 대한 답에 관하여, 가장 발생위험성이 높은 암의 위험성을 낮추기 위하여 우리는 어떻게 해야 하는가? 각각의 물음에 대하여 이론적 근거를 제시한다. 이러한 생활습관을 변화시키면 왜 위험률이 낮아지는가? **평가**

Key

적용 새로운 상황에 정보를 사용하는 것

통합 다른 출처로부터의 정보를 합치는 것

평가 숙지한 후 결정을 내리는 것

자신의 건강에 반영하기

1. 이 장을 학습한 후 변화한 암에 대한 인식은 무엇인가?
2. 이 장을 학습하기 전에 암의 조기발견을 위한 미국 암협회의 권고사항을 모두 알고 있었는가? 알고 있지 않았다면 어느 권고사항이 당신에게 새로웠는가? 이러한 권고사항을 따를 것인가? 왜 따를 것인가, 아니면 왜 따르지 않을 것인가? 암협회의 모든 권고사항을 알고 있었다면 당신의 성과 나이에 맞는 권고사항을 따를 것인가? 왜 따를 것인가, 아니면 왜 따르지 않을 것인가?
3. 암에 걸렸던 또는 암에 걸린 사람을 아는가? 또는 암 환자가 자기 병에 대해 기록한 수기를 읽어 본 적이 있는가? 이와 같은 사람으로부터 암과 관련해서 당신의 인생에 영향을 받은 것은 무엇인가?
4. 토라비 암예방 행동규칙을 이행하는 가장 높은 점수는([자가건강 평가서]에 있는 "자가진단"을 참조) 150점이다. 평가를 하여 당신의 점수와 150점과 비교해 본다. 당신의 점수가 150점과 근접할수록 당신의 행동은 암 예방에 관련하여 보다 건강하다는 것을 의미한다. 당신의 점수와 당신의 행동에 대해 자가인식한 것을 서로 비교해 본다. 자가진단은 당신이 변화해야 할 행동을 구분하게 하는가? 그렇다면 그러한 행동들을 변화시키기 위해 해야 할 것을 논의하라.

참고 문헌

Ackroyd, R., Kelty, C., Brown, N., & Reed, M. (2001). The history of photodetection and photodynamic therapy. *Photochemistry and Photobiology*, *74*: 656-669.

Adlkofer, F. (2001). Lung cancer due to passive smoking—a review. *International Archives of Occupational & Environmental Health*, *74*:231-241.

American Cancer Society. (2001). *Breast cancer facts and figures 2001-2002*. Atlanta, GA: American Cancer Society.

American Cancer Society. (2003). *Breast cancer facts and figures, 2003-2004*. Atlanta, GA: Author.

American Cancer Society. (2004a). *Cancer facts and figures, 2004*. Atlanta, GA: Author.

American Cancer Society. (2004b). *Cancer prevention and early detection facts and figures, 2004*. Atlanta, GA: Author.

Bingham, S. A., Luben, R., Welch, A., Wareham, N., Khaw, K., & Day, N. (2003). Are imprecise methods obscuring a relation between fat and breast cancer? *Lancet*, *362*:212-214.

Bosetti, C., Altieri, A., & La Vecchia, C. (2002). Diet and environmental carcinogenesis in breast/gynaecological cancers. *Current Opinion in Obstetrics & Gynecology*, *14*:13-18.

CHEK2-Breast Cancer Consortium. (2002). Low-penetrance susceptibility to breast cancer due to CHEK2*1100delC in noncarriers of BRCA1 or BRCA2 mutations. *Nature Genetics*, *31*:55-59.

Cho, E., Spiegelman, D., Hunter, D. J., Chen, W. Y., Stampfer, M. J., Colditz, G. A, & Willett, W. C. (2003). Premenopausal fat intake and risk of breast cancer. *Journal of the National Cancer Institute*, *95*:1079-1085.

Fletcher, R. H. (2000). The end of barium enemas? *New England Journal of Medicine*, *342*:1823-1824.

Friedenreich, C. M., Courneya, K. S., & Bryant, H. E. (2002). Case-control study of anthropometric measures and breast cancer risk. *International Journal of Cancer*, *99*:445-452.

Genazzani, A. R., & Gambacciani, M. (1999). Hormone replacement therapy: The perspectives for the 21st century. *Maturitas*, *32*:11-17.

Ginsburg, E. S. (1999). Estrogen, alcohol, and breast cancer risk. *Journal of Steroid Biochemistry & Molecular Biology*, *69*:299-306.

Ginsburg, E. S., Mello, N. K., Mendelson, J. H., Barbieri, R. L., Teoh, S. K., Rothman M., Gao, X., & Sholar, J. W. (1997). Effects of alcohol ingestion on estrogens in postmenopausal women. *Journal of the American Medical Association*, *276*(21):1747-1752.

Giovannucci, E. (1999). The prevention of colorectal cancer by aspirin use. *Biomedicine & Pharmacotherapy*, *53*:303-308.

Hardman, A. E. (2001). Physical activity and cancer risk. *Proceedings of the Nutrition Society*, *60*:107-113.

Hoffman-Goetz, L., Apter, D., Demark-Wahnefried, W., Goran, M. I., McTiernan, A., & Reichman, M. E. (1998). Possible mechanisms mediating an association between physical activity and breast cancer. *Cancer, 83*(3 Suppl.):621-628.

Hudis, C. A. (1999). The current state of adjuvent therapy for breast cancer: Focus on paclitaxel. *Seminars in Oncology*, *26* (1 Suppl. 2):1-5.

Jemal, A., Clegg, L. X., Ward, E., Ries, L. A. G., Wu, X., Jamison, P. M., Wingo, P. A., Howe, H. L., Anderson, R. N., & Edwards, B. K. (2004). Annual report to the nation on the status of cancer, 1975-2001, with a special feature regarding survival. *Cancer*, *101*(1):3-27.

Jenks, S. (1994). Breast cancer gene found. *Journal of the National Cancer Institute*, *86*:1444-1445.

Kotwall, C. A. (1999). Breast cancer treatment and chemoprevention. *Canadian Family Physician*, 45:1917-1924.

LaVecchia, C., & Franceschi, S. (1999). Oral contraceptives and ovarian cancer. *European Journal of Cancer Prevention*, *8*:297-304.

Linehan, D. C., Bowne, W. B., & Lewis, J. J. (1999). Immunotherapeutic approaches to sarcoma. *Seminars in Surgical Oncology*, 17:72-77.

McTiernan, A. (2000). Physical activity and the prevention of breast cancer. *Medscape Women's Health*, *5*(5):E1.

McTiernan, A., Kooperberg, C., White, E., Wilcox, S., Coates, R., Adams-Campbell, L. L., Woods, N., & Ockene, J. (2003). Recreational physical activity and the risk of breast cancer in postmenopausal women: The Women's Health Initiative Cohort Study. *Journal of the American Medical Association*, *290*:1331-1336.

Nilsson, R. (2001). Environmental tobacco smoke revisited: The reliability of the data used for risk assessment. *Risk Analysis*, *21*:737-760.

Shriver, S. P., Boordeau, H. A., Gubish, C. T., Tirpak, D. L., Gaither Davis, A. L., Luketich, J. D., & Siegfried, J. M. (2000). Sex-specific expression of gastrin-releasing peptide receptor: Relationship to smoking history and risk of lung cancer. *Journal of the National Cancer Institute*, *92*:24-33.

Srivastava, A., & Krieger, N. (2000). Relation of physical activity to risk of testicular cancer. *American Journal of Epidemiology*, *15*:78-87.

Thune, I., & Furberg, A. S. (2001). Physical activity and cancer risk: Dose-response and cancer, all sites and site-specific. *Medicine & Science in Sports & Exercise*, *33*(6 suppl):S530-550.

Traverso, G., Shuber, A., Levin, B., Johnson, C., Olsson, L., Schoetz, D. J., Hamilton, S. R., Boynton, K., Kinzler, K. W., & Vogelstein, B. (2002). Detection of APC mutations in fecal DNA from patients with colorectal tumors. *New England Journal of Medicine*, *346*:311-320.

U.S. Department of Health and Human Services. (1999a). Radon testing in households with a residential smoker—United States, 1993-1994. *Morbidity and Mortality Weekly Report*, *48*:683-686.

U.S. Department of Health and Human Services. (1999b). Tobacco use—United States, 1900-1999. *Morbidity and Mortality Weekly Report*, *48*:986-993.

U.S. Department of Health and Human Services. (2000). *Healthy People 2010*. Washington, DC: U.S. Government Printing Office.

U.S. Department of Health and Human Services. (2004) *The health consequences of smoking: A report of the Surgeon General*. Washington, DC: U.S. Government Printing Office.

U.S. Public Health Service. (1964). *Smoking and health*: *Report of the advisory committee to the Surgeon General of the Public Health Service*. (PHS Publication No. 1103). Atlanta, GA: U.S. Department of Health, Education, and Welfare, Public Health Service, CDC.

Westhoff, C. L. (1999). Breast cancer risk: Perception versus reality. *Contraception*, *59*(1 suppl.):25S-28S.

Winawer, S. J., Stewart, E. T., Zauber, A. G., Bond, J. H., Ansel, H., Waye, J. D., Hall, D., Hamlin, A., Schapiro, M., O' Brien, M. J., Sternberg, S. S., & Gottlieb, L. S. (2000). A comparison of colonoscopy and double-contrast barium enema for surveillance after polypectomy. *New England Journal of Medicine*, *342*:1766-1772.

Wooster, R., Bignell, G., Sancaster, J., Swift, S., Seal, S., Mangion, J., Collins, N., Gregory, S., Gumbs, C., & Micklem, G. (1995). Identification of the breast cancer susceptibility gene BRCA2. *Nature*, *378*(6559):789-792.

Writing Group for the Women's Health Initiative Investigators. (2002). Risks and benefits of estrogen plus progestin in healthy postmenopausal women: Principal results from the Women's Health Initiatives randomized controlled trial. *Journal of the American Medical Association*, *288*:321-333.

남상윤교수_전주대학교 대체의학대학 대체요법전공

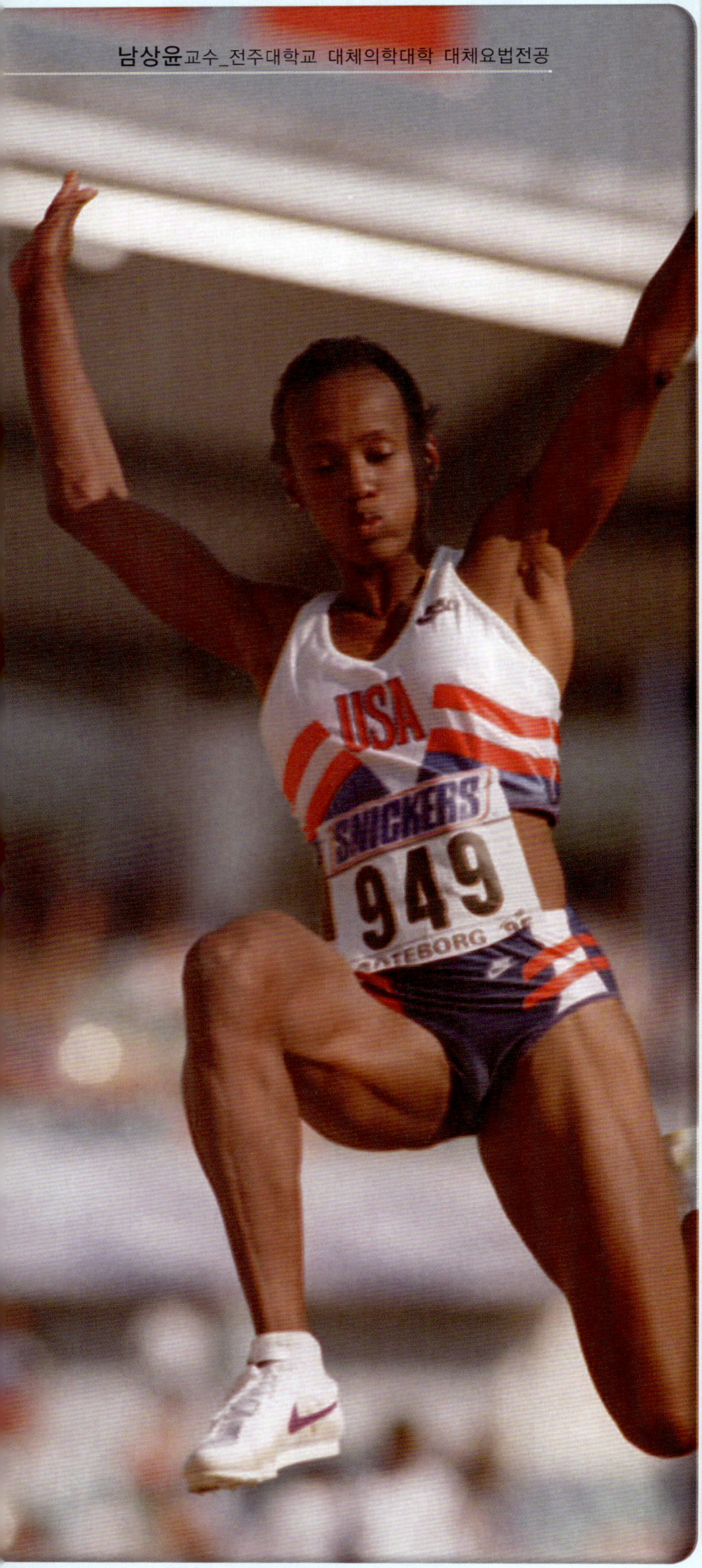

학습할 내용

http://healthyliving.jbpub.com

이 교재의 웹 사이트는 많은 유용한 도구뿐만 아니라, 학생과 교수 모두에게 추가적인 건강정보를 풍부하게 제공한다. 다음 주제에 대한 정보를 얻고자 한다면, http://healthyliving.jbpub.com 사이트를 방문해 보라.

비감염성 질환
감염성 질환의 추세
감염성 질환으로부터의 보호
바이러스에 의한 성전파감염증
성전파감염증으로부터의 보호

본장의 개관

비감염성 질환의 원인
비감염성 질환의 증상과 치료법
1900년 이후 비감염성 질환의 추세
감염의 사슬은 어떻게 일어나는가?
비특이적 면역 및 특이적 면역은 어떻게 이루어지는가?
감염성 질환으로부터 자신을 보호하는 방법
성전파감염증의 증상
성전파감염증의 치료와 예방법

건강의 이모저모

겸상 적혈구증: 왜 이 해로운 유전자가 살아남는가?

실생활 건강

일반의약품 감기약: 효과가 있을까?

건강관리

HIV 감염 및 기타 성전파감염증의 위험을 줄이거나 없애기 위한 방법

삶속에서 Across The lifespan

감염성 질환과 비감염성 질환

자가건강 평가서

자가진단: 성전파감염증(STI) 행태척도
건강한 생활습관: STI의 위험을 줄이는 방법

알고 있나요?

- 어떻게 하면 성전파감염증으로부터 자신을 보호할 수 있을까?
- 처방전 없이 살 수 있는 감기약이 효과가 있을까?
- 왜 어떤 질병에는 걸리고 어떤 병에는 걸리지 않을까?

감염, 면역질환, 비감염성 질환 14장

Infection, Immunity, and Noninfectious Disease

재키 조이너-커시는 올림픽 금메달, 은메달, 동메달리스트이다. 어떤 사람들은 조이너-커시가 역사상 가장 위대한 여자 운동선수라고 말한다. 현재, 그녀는 육상 7종경기의 세계기록 보유자이며, 멀리뛰기 미국 기록을 보유하고 있다. 또한 그녀는 역사상 여자 육상선수 중 가장 많은 6개의 올림픽 금메달을 수상했다. 그리고 조이너-커시는 2001년에 공식적으로 육상에서 은퇴했다.

2004년 말, 조이너-커시는 미국의 트랙 육상, 장거리 육상, 경보종목을 관리하는 기관인 미국 육상협회상을 수상했다. 육상협회는 1988년 올림픽에서 조이너-커시가 자신의 여자육상 7종경기 세계기록을 경신한 장면을 지난 25년간 미국 육상역사의 가장 위대한 장면 9위로 선정하여 표창했다. 분명히 운동 유발성 천식(exercise-induced asthma)이 뛰어난 운동선수인 그녀나 다른 선수가 스포츠계에 위대한 업적을 남기는 것을 막지는 못했다.

> "운동 유발성 천식도 뛰어난 운동선수인 그녀가 스포츠계에 위대한 업적을 남기는 것을 막지는 못했다…"

운동 유발성 천식은 지속되는 육체적 활동 후 기도가 좁아지는 상태로서, 사람이 평소보다 숨쉬기가 힘들게 된다. 이것은 사람이 운동을 하면서 기도의 온도가 낮아졌다가 다시 높아지기 때문에 발생한다. 운동을 시작하면 사람은 숨을 더 깊고 빠르게 쉬게 된다. 이 깊고 빠른 산소 흡입시, 운동을 하기 전보다 더 많은 산소가 호흡기에서 습해지고 데워지므로 기도에서 습기와 열을 빼앗게 된다. 준비운동이 끝나면 호흡수가 줄어들어 기도가 원래 온도로 돌아가게 된다. 기도의 온도변화가 천식 발작을 일으키는 이유는 아직도 명확히 규명되지 않고 있다.

천식은 비감염성 질환의 한 예이다. **질병(disease)**은 신체의 고유기능에 영향을 주는 과정이며, 일반적으로 독특한 징후와 증상을 동반한다. 감기와 독감 등의 **감염성 질환(infectious disease)**은 감염의 주체가 되는 **병원체(pathogen)**에 의해 생기며, 그러한 병원체에는 박테리아, 리케차, 바이러스, 곰팡이, 원생동물, 기생충 등이 있다(감염성 질환은 이 장의 뒷부분에서 설명한다). **비감염성 질환(noninfectious disease)**은 유전물질의 이상이나(유전질환), 유전적 형질과 환경적 요인(특히, 생활 양식에 관련된)의 상호작용(천식 등), 또는 환경적 요인(반복적 부상이나 납 중독 등)에 의해 발생한다(16장 "환경보건" 참조).

비감염성 질환

유전질환

유전질환에는 물려받는 유전병과 배우자(생식세포; gamete)가 형성될 때 발생하는 오류에 의해 일어나는 질환의 두 종류가 있다. **유전병**(inherited disease)은 부모로부터 자손에게 전달되는 유전자에 의해서만 유전된다. 보통의 집단보다는 가까운 친척들간에 더 빈번하게 발생되며 병의 유전에 일정한 패턴을 보인다. 예를 들어 어떤 유전병은 남성만 걸릴 수도 있고 또 다른 유전병은 남성간에는 유전이 되지 않을 수도 있다.

유전병은 유전물질, 즉 유전자의 장애에 의해 일어난다. 유전자는 그 생물의 모든 특성에 대한 정보를 담고 있으며, 어떤 사람은 정상적인 정보를 지니지만 다른 사람은 불완전한 정보를 지닐 수가 있다. 사람의 생식세포에 있는 불완전한 유전자는 생식가능 연령이 되기 전에 사망하지 않으면 자손에게 전해질 수 있다.

불완전한 유전자는 **돌연변이**(mutation)를 통해 생성된다. 돌연변이는 유전자 또는 염색체의 변형을 말한다. 정자나 난자의 돌연변이는 다양한 환경요인에 대한 노출 또는 별다른 이유 없이도 발생할 수 있다. 원인들 중 한 가지는 X선과 같은 전리방사선인데, 그래서 치과에서는 치아의 X선 사진을 촬영하기 전에 골반 부위에 보호용 납판을 댄다. 또한 lysergic acid diethylamide (lysergide, LSD)와 *마리화나(Cannabis sativa)* 등의 마약도 유전자 손상의 원인이 될 수 있다. 7장에서 이러한 마약과 그 영향을 상세하게 다루고 있다. 세 번째로 독성 화학물질도 유전자를 손상시킬 수 있다(중독과 독극물질의 다른 효과에 대해서는 16장에 소개되어 있다). 사람들은 종종 작업장에서 독극물에 접촉되지만 통증을 느끼지 않기 때문에 그 위험성을 깨닫지 못한다.

미국에서 가장 많이 발생하는 세 가지 유전병은 겸상적혈구증, 낭포성 섬유증, 뒤셴형 근위축증이다. 뒷부분의 [건강의 이모저모]의 "겸상 적혈구증 : 왜 이 해로운 유전자가 살아남는가?"에서 미국의 흑인들에게 자주 나타나는 이 유전병에 대해 논의한다.

낭포성 섬유증(cystic fibrosis, CF)은 백인(Caucasian)에게 발생하는 치명적 유전자 질환 중 가장 일반적인 병이다(흑인, 동양인, 유대인에게는 거의 발생하지 않는다). 낭포성 섬유증은 점액과 땀을 배출하는 분비선에 영향을 준다. CF 환자의 땀샘은 비정상적으로 염분을 많이 배출하며, 점액 분비선은 매우 걸쭉하고 끈적한 점액을 배출하여 분비선과 다른 관을 막게 된다. 주로 췌장(소화액을 분비하는 기관)이 큰 영향을 받지만, 대부분의 질병과 거의 모든 낭포성 섬유증에 의한 사망은 폐 질환에 의해 발생한다. 폐의 다양한 질환(multiple disorder)은 점액이 기도를 막을 때 일어난다. 그로 인해 감염이 일어나고 호흡에 장애가 발생한다. 현재 CF 환자들은 약 24년 정도밖에 살지 못한다.

뒤셴형 근위축증(Duchenne muscular dystrophy, DMD)은 근위축증의 가장 일반적인 형태이다(dys는 "비정상", trophy는 "성장"의 뜻이다). DMD는 근육이 점차 약해지면서 퇴화되는 병이다. 3,500~4,000명의 남자 아이 중 한 명 꼴로 자지고 태어나고, 매일 평균 2명의 남자 아이가 사망하며, 보통 6세 이전에 발병한다. 이 어린이들은 보통 걷거나 말하는 것이 늦다. 환자의 허벅지와 골반 근육이 점차 악화되면 서고, 걷고, 계단을 오르고, 앉았다가 일어나는 동작에서 불안정함을 보인다. 어깨, 몸통, 등 근육이 약해지면서 환자의 척추가 휘게 되고 자세가 굽어진다. 이러한 비정상적인 신체 자세는 내장, 특히 폐의 기능을 방해한다. 심장병 때문에 DMD 환자가 돌연사하는 경우도 있지만, 이 병에 걸린 어린이와 청소년은 10대나 20대에 호흡기 감염이나 횡경막(흉강의 아랫부분을 형성하는 막과 같은 근육으로서 호흡에 필수적임)이 영향을 받을 경우 호흡기능 약화로 인해 사망하게 된다.

앞서 언급한 대로, 두 번째 종류의 유전자 질환은 난소 또는 정소에서 배우자(생식세포) 형성시 일어나는 세포분열상 오류로 인해 발생한다. 난자와 정자가 너무 많거

질병(disease)
신체의 고유 기능에 영향을 주는 과정. 일반적으로 독특한 징후와 증상을 동반한다.

감염성 질환
(infectious disease)
박테리아, 리케차, 바이러스, 곰팡이, 원생동물, 기생충 등에 의하여 야기되는 질병.

병원체(pathogen)
감염증의 유발 원인이 되는 것: 감염 사슬의 첫 번째 고리.

비감염성 질환
(noninfectious disease)
유전 인자와 환경적 요인의 상호작용, 또는 환경적 요인만에 의해 야기되는 질병.

유전병(inherited disease)
부모로부터 자손에게 전달되는 유전자에 의해서만 전파되는 질병.

돌연변이(mutation)
유전자 또는 염색체의 변형.

낭포성 섬유증
(cystic fibrosis, CF)
치명적 유전자 질환 중 가장 일반적인 유전병으로, 점액과 땀을 배출하는 분비선에 영향을 줌으로써 폐와 췌장에 여러 가지 이상을 초래한다.

뒤셴형 근위축증(Duchenne muscular dystrophy, DMD)
근육이 점차 약해지면서 퇴화되는유전병. 보통 6세 이전에 남아에게서 발병한다.

다운증후군
(Down syndrome)
21번 염색체를 2개가 아닌 3개를 가짐으로써 야기되는 유전병; 정신 박약, 신체발육 지연, 넓고 평평한 형태의 얼굴 등이 일반적인 특징이다.

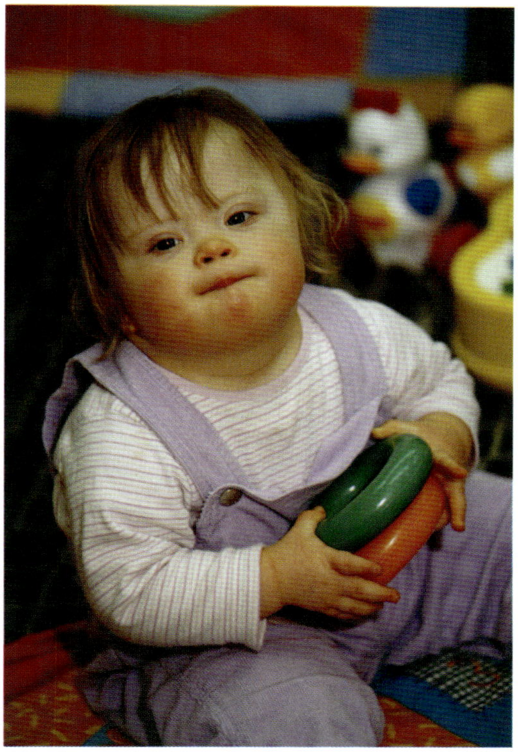

(a)

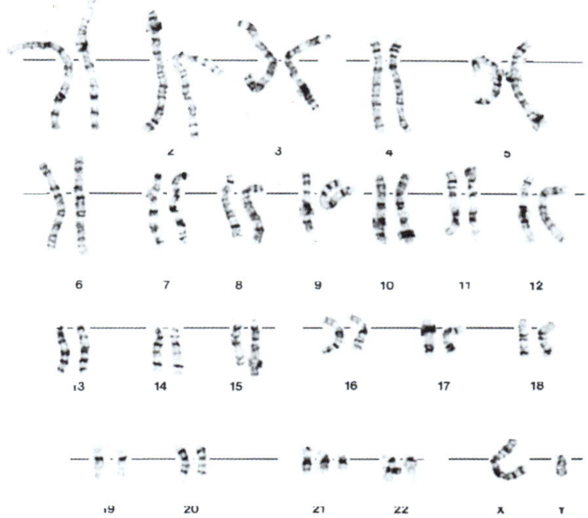

(b)

그림 14-1 다운증후군. (a)다운증후군을 가진 여자 어린이의 모습. 작은 키, 짧은 손, 그리고 납작해진 얼굴 특징 등 유전병의 특성들이 나타난다. (b)다운증후군은 "21번 3염색체증"이라고도 하는데, 세포의 염색체 배열인 핵형(karyotype)에서 보듯이 21번 염색체가 추가로 나타나기 때문이다. 또한 다운증후군에 걸린 사람들은 신체적, 지적 발달의 지체가 나타난다. 다운증후군에 걸린 일부 사람들은 지적 능력이 낮은 수준에 머물지만 대부분은 가볍거나 보통 정도의 정신지체를 나타낸다.

나 적은 염색체를 지닐 때도 있고, 어떤 배우자는 염색체의 일부가 없어지거나, 얻거나, 다른 위치로 옮겨갈 수도 있다. 만약 배우자가 심각한 결함을 가진 채 임신이 진행된다면, 주로 자연유산이 이루어진다. 그러나 어떤 유전자 결함은 완전한 아기로 성장할 수 있는 수정란으로 이어진다. 이러한 아기는 형태적이나 기능적, 또는 두 가지 문제를 모두 가진 채 태어날 수 있다.

다운증후군(Down syndrome)은 신생아 700~800명 중 한 명 꼴로 발생하며, 배우자 내의 비정상적인 세포분열에 의해 야기되는 일반적인 유전자 질환이다. 세포분열의 문제는 정자보다는 난자에서 많이 발생하는데, 그것은 남성은 일생 동안 지속적으로 새로운 정자를 생산하지만 여성은 평생 생산할 수 있는 난자를(미성숙 세포로) 가지고 태어나기 때문이다. 따라서 난자는 여성의 나이가 들수록 똑같이 나이가 들어간다. 매달 하나의 성숙한 난세포가 생성되며, 이 성숙 분열과정에서 난세포의 분열이 일어난다. 이 분열에 의해 성숙한 난세포의 염색체 개수 이상이 생길 수 있다. 다운증후군 신생아의 대부분은 21번 염색체를 2개가 아닌 3개를 지니고 있다(그림 14-1). 이 때문에 다운증후군은 21번 3염색체증(trisomy 21)이라고도 부른다. 그림 14-2 의 그래프에 나타나듯이, 다운증후군이나 다른 염색체 이상이 있는 태아를 임신할 확률은 30세 이후에 급격히 증가한다. 따라서

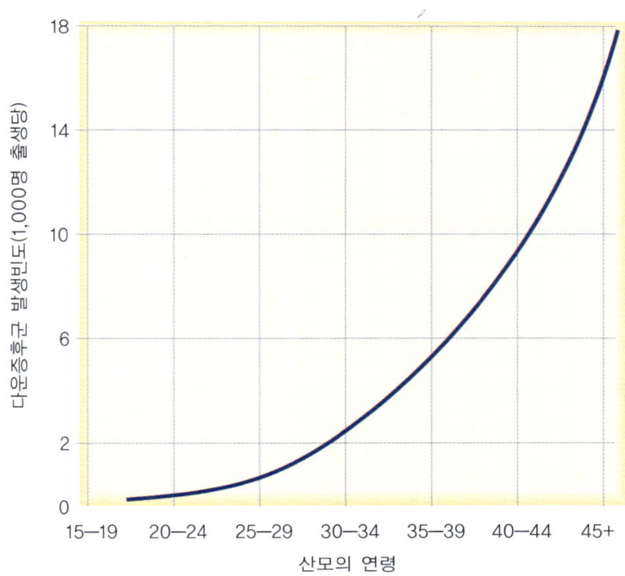

그림 14-2 임신연령이 다운증후군 발생에 미치는 영향. 임신 연령이 높아질수록 여성의 난자의 연령도 증가하며, 유전자 이상도 더 많이 나타난다. 이 그래프는 임신연령이 30세를 넘어서면서 다운증후군의 발생이 눈에 띄게 증가하는 것을 보여 주고 있다.

건강의 이모저모
Diversity in Health

겸상 적혈구증: 왜 이 해로운 유전자가 살아남는가?

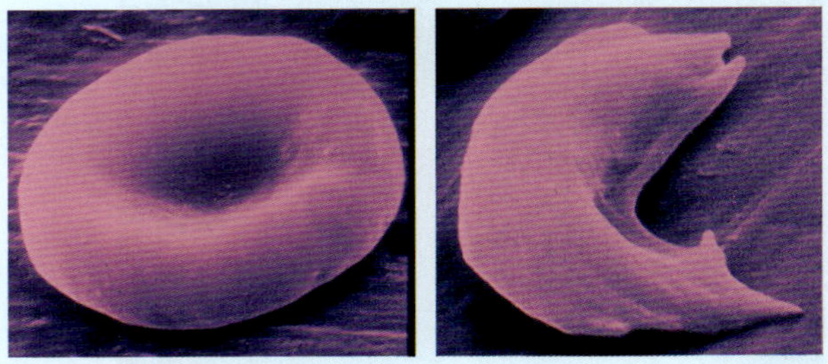

그림 14-A 일반 적혈구와 겸상 적혈구. 왼쪽 적혈구는 정상적인 둥그런 모양을 나타낸다. 오른쪽은 겸상 적혈구증의 휘어진 모양을 나타내고 있으며, 이 때문에 미세한 혈관에 막히게 된다.

겸상 적혈구증(sickle cell disease)은 아프리카인의 조상에게 많이 나타난 질병으로, 미국의 아프리카계 미국인들에게 흔히 발생하는 유전자 질환 중 하나다. 이 질병은 지중해 분지, 인도, 카리브해, 중남미 일부(특히 브라질)로부터 유래한 인종에게서도 발견된다. 겸상 적혈구증 유전자는–이 질병이 결국에는 사람을 죽게 하는데도 불구하고–이 질병과 이 지역에서 발생하는 다른 질병간의 특이한 상호작용으로 인해 이 사람들에게 보존되어 왔다. 오늘날 70,000명의 아프리카계 미국인과 라틴 아메리카계 인종이 이 질병을 지니고 있는 것으로 추산되며, 약 250만 명이 이 형질을 지니고 있다.

겸상 적혈구증은 이 병에 걸린 사람의 적혈구가 휘어진 낫(sickle) 모양이라고 해서 붙여진 이름이다. 적혈구의 감소를 의미하는 빈혈증은 이러한 비정상적인 세포의 수명이 짧아서 발생하게 된다. 적혈구에서 산소를 운반하는 헤모글로빈을 만드는 유전자의 오류가 겸상 적혈구증의 징후와 증상을 일으킨다.

이 겸상(낫 모양의) 세포들이 몸의 작은 혈관에 걸리게 되면 통증을 일으킨다. 이러한 상태는 막힌 혈관을 둘러싼 조직의 산소 고갈을 가져오게 되어 조직을 손상시키고 감염을 일으킨다. 대부분의 겸상 적혈구증 환자는 40대에서 50대에 뇌졸중, 감염, 신장 이상, 울혈성심부전(congestive heart failure) 등으로 사망하게 된다.

겸상 적혈구증에 걸리려면 사람은 결함이 있는 헤모글로빈 유전자를 부모로부터 각각 하나씩 두 개를 물려받아야 한다. 하나의 결함 유전자를 지닌 사람은 유전자 보유자(carrier)가 되며, 이를 겸상 적혈구 형질을 지녔다고 한다. 이 유전자는 앞서 언급한 인종에서 상당히 우세하게 나타난다. 예를 들어, 새로 태어난 아프리카계 미국인의 400명 중 한 명은 병을 지니며, 12명 중 한 명이 형질을 지닌다. 겸상 적혈구 형질을 지닌 사람은 겸상 적혈구증에 걸리지는 않지만 환자들과 비슷한 특성을 나타내는데, 그것이 바로 말라리아에 대한 내성이다.

겸상 적혈구증 유전자를 지닌 사람은 말라리아가 우세한 지역에서의 생존에 유리하다. **그림 14-B**의 지도는 말라리아가 널리 퍼진 지역을 표시하고 있는데, 앞에서 언급한 것처럼 이 지역에서 겸상 적혈구증도 우세하다는 것을 알 수 있다. 이 지역에서 사람들이 이주하기 시작한 지 오랜 세월이 흘렀지만 선조들의 유전자는 그 인종에 아직도 남아 있다.

결함이 있는 헤모글로빈 유전자가 어떻게 말라리아로부터 보호하는 기능을 할 수 있을까? 겸상 적혈구 형질을 지닌 사람에서, 적혈구는 산소압력이 낮은 상황(예를 들어, 높은 지대에서)이나 이 세포가 산성이 될 때 등 다양한 상황에서 낫 모양을 띠게 된다. 연구결과에 의하면 말라리아에 감염된 적혈구는 감염된 세포들이 기생균의 대사로 인해 산성을 띠게 한다. 이 변화로 인해 적혈구는 낫 모양을 띠고 기생균의 번식을 막게 되는 것이다. 필요 없어진 적혈구를 파괴하는 기관인 비장은 낫 모양이 된 적혈구를 가둔다. 이러한 상태가 되면 기생균은 죽고 말

태아가 다운증후군이나 다른 염색체 이상이 있는지의 여부를 판단하기 위한 다양한 검진방법이 개발되었다. 태아기 진단에 대해서는 5장의 125, 126쪽에 논의했다.

유전자와 환경의 상호작용으로 발생하는 질병

어떤 비감염성 질환이 발병하는 데, 유전적 요인과 환경적 요인간의 상호작용이 종종 발생한다. 환경적 요인은 대기 오염과 같이 사람이 노출되는 물질들도 포함하며, 고지방 식단의 섭취나 운동부족 등의 개인 생활방식과 관련이 있을 수도 있다. 유전적 요인은 사람을 병에 걸리기 쉽게 만들 수 있다. 이 말은 사람이 같은 환경적 요인에 노출되었을 때, 특정한 병에 다른 사람들보다 더 쉽게 걸릴 수 있다는 의미이다. 예를 들어, 천식이 있는 사람은 기도의 기능과 관련된 유전적 요인을 지니고 있을 수 있다. 그들은 담배연기나 대기오염이 심한 환경에 살고 있을 수도 있다. 이러한 요인 때문에 기도가 만성 염증상태로 발전되어 천식을 일으킬 수 있다. 그러나 이러한 병에 대한 유전적 관련이 없는 다른 사람들은 같은 환경에 살면서도 병에 걸리지 않을 수 있다.

천식, 궤양, 당뇨, 편두통, 심장병, 그리고 암은 유전적, 환경적 요인을 모두 지닌 일반적인 질병들이다. 궤

라리아는 발생하지 않는다. 말라리아가 우세한 지역에 사는 사람들 가운데 겸상 적혈구 유전자를 지닌 사람은 유전자를 지니지 않아 말라리아에 걸려 죽는 사람들보다는 생식할 수 있는 나이까지 살아남을 확률이 높기 때문에, 유전자는 존속하게 된다. 따라서 이 "해로운" 유전자는 말라리아 감염지역에 사는 겸상 적혈구 형질을 지닌 사람에게 이로우며, 자손에게 전달된다. 불행하게도 어떤 자손에게는 겸상 적혈구 형질뿐만 아니라, 겸상 적혈구증까지 유전되는 것이다.

의사들은 진통제나 수혈을 통해 증상을 완화시킨다. 1세에서 5세까지의 어린이들에게는 감염을 막기 위해 페니실린을 투약한다. 그러나 치료법의 발전을 통해 겸상 적혈구증 환자들의 삶의 질이나 수명이 더 나아질 수도 있다. 1995년 2월, 미 국가 심장, 혈액, 폐 연구소는 수산화요소(hydroxyurea)가 통증의 빈도, 병원 방문 횟수, 치명적 합병증을 50% 정도 줄여 준다는 대규모 연구의 결과를 발표했다(Marwick, 1995). 1998년에는 골수 줄기세포 이식을 겸상 적혈구증을 치료하는 데 처음 사용했다(AP, 1999). 골수 줄기세포는 분화되지 않은 세포로서 모든 혈액세포를 생성하는 세포이다. 2004년 10월에는 미 하원에서 겸상 적혈구증 치료법령을 통과시켜 이 혈액 장애를 지닌 환자들의 치료를 돕고 복지를 확대하도록 했다. 현 시점에서 대통령이 법으로 통과시키기 위해서는 상원의 승인이 아직 필요하다.

가족계획을 할 것인지 결정하기 위해 겸상 적혈구 형질을 지녔는지 확인해 보려는 부부는 검사를 받을 수 있다. 궁극적으로는 의학자들이 말라리아가 잘 발생하는 지역에 살지 않는 사람들에게서 생명을 위협하는 이 유전자를 도태시킬 수 있는 방법을 찾아낼 것으로 예상된다.

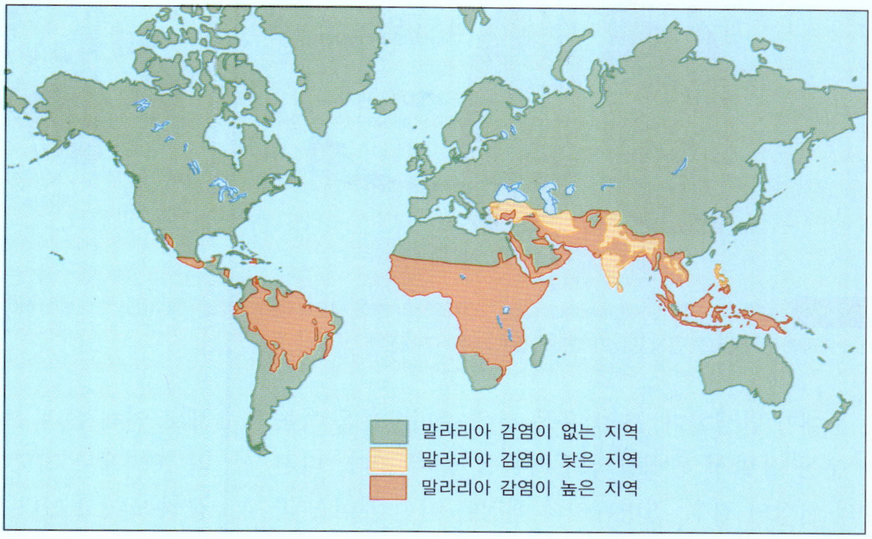

그림 14-B 말라리아가 유행하는 지역. 말라리아는 열대지방과 아열대지방의 심각한 감염성 질환이다. 이 지역에서는 겸상 적혈구증도 많이 나타난다.

양은 식도, 위, 십이지장의 안쪽에 생기는 상처다. 궤양에 대해서는 3장의 80쪽에 설명되어 있다. 당뇨는 인체가 탄수화물 대사를 제대로 하지 못하게 되는 질병이다. 당뇨에 대해서는 9장의 257~258쪽에 설명되어 있다. 편두통은 다양한 환경적인 원인에 의해 유발되는 유전병으로 알려졌다. 편두통에 대해서는 3장의 80쪽에 설명되어 있다. 미국의 가장 큰 사망원인인 심장병과 암에 대해서는 국가의 건강에 매우 큰 영향을 미치므로, 12장과 13장에 각각 나누어 설명되어 있다.

가장 일반적인 유년기의 만성질환인 **천식(asthma)**은 기도에 발생하는 질병이다. 천식환자의 세기관지(bronchioles)는 특정한 자극에 대해서 비천식환자보다 더 쉽게 좁아진다(세기관지는 폐의 폐포로 이어지는 연필심 굵기 정도의 공기통로이다[그림 14-3]). 이 공기통로가 좁아지면 폐를 출입하는 공기의 흐름이 막힌다. 그 결과, 천식환자들은 숨을 쉬기 힘들어지고 숨을 헐떡이게 되며, 이것을 천식 발작이라고 한다.

대기오염, 기도감염, 담배 연기, 그리고 먼지 진드기 등 알레르기를 일으키는 물질도 천식발작을 유발한다(먼지 진드기는 카페트, 침대, 베개, 커튼 등에 서식하는 미세한 생물이다). 이 장의 서두에서 밝혔듯이, 운동도 천식발작을 유발할 수 있다. 운동 유발성 천식이 있는 선수들에게는 따뜻하고 습기가 있는 공기를 마시는 것이 가장 좋다. 예를 들어, 따뜻한 수영장에서 수영을 할 때보다 스키를 탈 때 더

천식(asthma) 가장 일반적인 유년기의 만성질환으로 기도의 과민성이 특징이다.

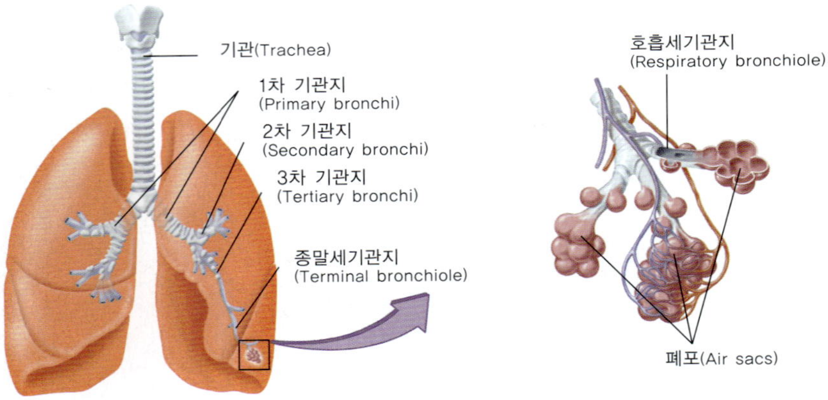

그림 14-3 **호흡계.** 세기관지(bronchioles)는 기관지로부터 뻗어 나오는 좁은 공기통로로서 폐의 폐포로 이어진다. 세기관지는 근육조직으로 덮여 있고, 근육이 천식 발작시 수축하여 공기통로를 좁게 만들기 때문에 숨쉬기가 어려워진다.

많은 문제가 발생한다. 또한 운동 전에 준비운동을 하는 것이 운동 유발성 천식발작의 확률을 줄여 준다. 다른 종류의 천식의 경우, 질병관리의 핵심은 어떤 것이 발작을 유발하는지 밝히고, 이러한 요인들을 피하는 것이다. 예를 들어 집 먼지 진드기에 의해 유발된다면, 카페트나 직물류를 사용하지 않고 이불을 따뜻한 물에 자주 빨면 진드기에 대한 노출을 줄일 수 있다. 약물치료도 천식을 관리하는 중요한 방법이다.

환경이나 알려지지 않은 요인과 관련된 비감염성 질환

많은 질병은 환경의 다양한 물질에 대한 노출로 인해 발생한다. 일반적으로, 특정질병의 유일한 원인이 되는 환경적 요인은 독성 화학물질이다(16장 "환경보건" 참조). 독성물질은 집, 직장, 환경에 존재하고 있을 뿐만 아니라, 건강을 심각하게 위협하는 방향으로 남용되고 있다. 마약과 알코올의 부정적인 효과에 대해서는 7장과 8장에 각각 설명하고 있다. 담배에 들어 있는 독성물질에 대해서는 8장에서 다루고 있다.

몇몇 비감염성 질환은 사람 자신의 신체적 습관에 의해 발생한다. 3장에 설명되어 있는 악관절 장애(temporomandibular disorder)는 이빨을 갈거나 악무는 습관으로 인해 턱과 씹을 때 사용하는 근육의 통증을 유발하는 특징을 가진다. **손목 관절 증후군(carpal tunnel syndrome)**은 손, 손목, 팔을 사용하는 반복적인 활동에서 손목의 부적절한 자세로 인해 손과 손가락에 통증이 오는 질병이다. 인구의 약 10퍼센트 정도 되는 사람들이 이 증후군의 증세를 가끔씩 느끼고 있다.

손목 관절 증후군 (carpal tunnel syndrome) 손에서 손가락 끝으로 무감각, 통증 또는 바늘로 찌르는 듯한 느낌을 호소하는 질병. 손목, 팔을 사용하는 반복적인 활동시 손목의 부적절한 자세로 인해 야기된다.

손목 관절 증후군은 주로 반복적인 사용으로 인한 질병이다. 전동 공구의 사용이나 장시간의 타이핑, 그리고 피아노나 기타의 잦은 연주와 같은 활동으로 인해 이 질환이 나타나는데, 그 이유는 손목을 바르게 펴지 않고 구부린

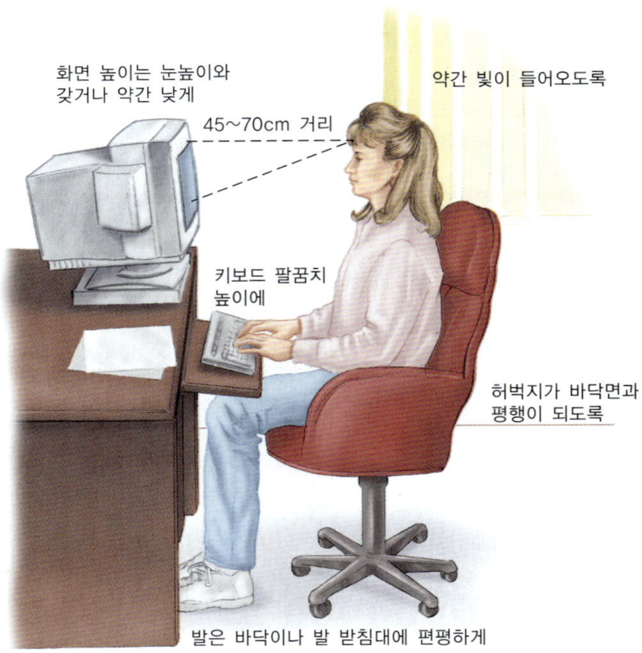

화면 높이는 눈높이와
같거나 약간 낮게
45~70cm 거리
약간 빛이 들어오도록
키보드 팔꿈치
높이에
허벅지가 바닥면과
평행이 되도록
발은 바닥이나 발 받침대에 편평하게

그림 14-4 **컴퓨터에서 타이핑하는 올바른 앉은 자세.** 화면은 눈과 같거나 약간 낮은 높이에 있어야 한다. 키보드는 팔꿈치 높이에 있어야 하며, 팔의 앞부분이 바닥과 수평이 되어야 한다. 등은 받침이 있어야 하고 허벅지는 바닥과 수평을 이루며, 발은 바닥이나 발 받침대에 편평하게 놓아야 한다.

상태를 유지하게 되기 때문이다. 이 병은 염증과 손목의 뼈를 관통하는 팔목 터널에 체액의 축적을 야기 한다. 이 체액은 터널의 신경과 혈관에 압력을 가한다. 관절염과 당뇨, 임신 등도 팔목 터널의 압력에 영향을 줄 수 있다. 장시간 타이핑을 할 때 부상을 막기 위해서는 컴퓨터의 키보드를 팔꿈치 높이에 놓고 그림 14-4 에 나타난 것처럼 손목을 굽히지 않은 자세를 유지한다. 손목 받침이나 팔 받침대는 타이핑할 때 말고 휴식을 취할 때만 사용한다.

건강한 생활습관

Healthy Living Practices

- 여성의 난자에 염색체 이상이 생길 확률은 30세가 넘으면 급격히 증가한다. 따라서 이 나이나 그 이후에 임신을 고려하고 있다면 건강한 아이를 가질 수 있는 확률을 높이기 위한 방안에 대해 의사와 상의한다.
- 천식이 있다면 천식 유발원인을 찾아 피한다. 만약, 운동 유발성 천식이 있다면 날씨가 추운 날이나 꽃가루 또는 대기오염 농도가 높은 날에는 활동을 제한하도록 한다.
- 약품남용이나 독성환경에서 거주하거나 작업하는 것은 세포, 특히 생식세포의 유전물질을 손상시킬 수 있다. 따라서 본인과 자손의 건강을 보호하기 위해서는 독성물질에 노출되는 것을 피한다.
- 손목 관절 증후군은 타이핑, 공구의 사용, 다양한 집안일 등의 반복적인 활동을 할 때 손목을 구부림으로써 발생한다. 반복적 사용으로 인한 부상을 막으려면 이러한 활동을 할 때 항상 손목을 구부리지 않도록 한다.

감염성 질환의 추세

1900년에 사망원인의 1위부터 3위까지는 폐렴, 결핵, 장염(심한 설사를 유발)으로, 모두 감염성 질환이었다(질병통제 및 예방센터[Centers for Disease Control and Prevention, CDC] 연구결과, 1999). 그 이후, 미국과 다른 산업화 국가들은 공중보건에 힘써 이 수치를 반전시켰다. 20세기 초에 청결한 식수, 오염되지 않은 식품, 적절한 하수처리 등의 역할을 담당할 미국 공중보건국이 만들어졌다. 이러한 노력은 병원균의 전염을 크게 감소시켰다. 박테리아를 죽이는 항생제와, 특정한 병원균의 감염을 막을 수 있도록 면역기능을 향상시키는 백신도 감염과 싸워 왔다. 또한 독감(influenza) 등과 같은 특정한 바이러스성 질병을 위한 치료법도 개발되었다. 그 결과, 한 세기 후인 2002년 사망원인 3위 내에 감염성 질환은 없어지고 심장마비, 암, 뇌졸중 등 비감염성 질환이 들게 되었다. 사망원인 10위 내의 유일한 감염성 질환은 폐렴과 독감으로, 함께 사망원인 7위에 올랐다(Kochanek & Smith, 2004).

현재 미국에서 감염성 질환이 중요 사망원인이 아니긴 하지만, 전세계를 살펴보면 그렇지 않다. 감염성 질환들은 세계에서 가장 높은 사망원인이다. 에이즈, 에볼라 바이러스성 유행성 출혈열, 그리고 새로운 종류의 간염인 C형 간염 등 최소한 30개의 새로운 질병이 지난 25년간 발생했다. 또한 한때 항생제로 쉽게 치료되었던 질병들도 치료할 수 없게 되며, 현존하는 다양한 항생제에 내성을 가진 것으로 나타나기도 한다. 완전히 억제되었다고 생각되었던 디프테리아나 결핵도 다시 나타나고 있다.

현대사회는 세계여행이 일반화되어 있어, 병의 전염이 단순히 나라, 지역, 도시의 문제가 아닌 전세계적인 문제가 되어 버렸다. 항생제에 대한 많은 박테리아의 내성과 한때 정복했다고 믿었던 질병들의 재출현은 전염병에 대한 현 상황의 만족이 위험하다는 것을 보여 준다. 감염성 질환으로 인한 고통과 사망이 늘어가고 있는 이 시점에서, 어떻게 병이 전염되고 병원체와 우리 신체가 어떻게 작용하는지 이해하는 것이 중요하다. 이러한 지식은 병의 전염을 막고 건강을 유지하는 데 필요한 열쇠가 된다.

감염의 사슬

감염은 병원체(감염의 원인 물질)와 병원체의 성장을 돕는 생물인 **숙주**(host)와의 상호작용을 통해 일어난다. 병원체는 감염의 사슬에서 첫 번째 고리로 간주된다. 숙주는 세 번째이며, 마지막 고리이다. 이 두 고리를 연결시키는 것은 병원체가 숙주에 도달하게 되는 길을 나타내는 **전파**(transmission)의 과정이다. 그림 14-5 는 감

숙주(host) 질병을 일으키는 병원체의 생장을 유지시키는 생물로서 감염 사슬의 세 번째 마지막 고리에 해당한다.

전파(transmission) 병원체가 숙주에 도달하게 되는 길로 감염 사슬의 두 번째 고리.

염성 질환의 발생에 중요한 역할을 하는 요인들 간의 관계인 **감염의 사슬**(chain of infection)을 나타내고 있다.

첫 번째 고리: 병원체

감염성 질환의 위험성은 다양한 요인에 좌우된다.

- 병원체의 종류(박테리아나 바이러스)
- *병독성*(*virulence*; 얼마나 쉽게 병을 일으키는가)
- 신체 내에서 번식하고 퍼지는 능력
- 신체의 방어 기작과 싸우는 능력
- 병원체에 대한 신체의 반응

이 장의 앞부분에서는 감염성 질환을 일으키는 병원체를 설명하고 그 뒤에 숙주의 방어 기작에 대해 초점을 맞추어 설명하려 한다.

박테리아와 리케차 **박테리아**(bacteria)는 연쇄상구균 인두염, 세균성 폐렴, 식중독, 상처의 감염 등의 원인이 된다. 박테리아는 단세포의 미세한 생물체로서 간단한 세포구조를 가지고 있다.

박테리아가 몸에 들어오면 숙주세포의 표면에 달라붙어 성장하고 증식한다. 어떤 박테리아는 조직(세포 사이를 이동) 깊숙이 침투한다. 많은 병원체 박테리아는 그들의 침입을 돕는 하나 이상의 화학물질을 생성한다. 몇몇 종의 박테리아는 식중독과 같은 질병을 일으키는 독성 물질을 생성한다.

리케차(*rickettsias*)는 박테리아와 유사한 생물체로서 숙주세포 내에 서식한다. 이 생물체는 이에 의해 전염되는 발진티푸스와 진드기에 의해 전염되는 록키산 홍반열 등의 질병을 일으킨다.

바이러스 **바이러스**(virus)는 감기, 인플루엔자(독감), 이하선염, 홍역(그림 14-6), 수두, 간염, **후천성 면역결핍증**(AIDS) 등 우리에게 익숙한 많은 질병의 원인이 된다. 바이러스는 세포구조를 지니지 않아, 박테리아는 물론이고 다른 어떤 생물체에 비해서도 매우 독특하다. 생명의 기초는 세포이므로, 바이러스는 살아 있는 생명체로 보지 않는다. 바이러스는 그저 단백질 막으로

감염의 사슬(chain of infection) 감염증을 일으키는 데 중요한 인자들(병원체, 전파, 숙주) 간의 상호관계.

박테리아(bacteria) 단세포의 미세한 생물체로서 간단한 세포 구조를 가지고 있다. 그들 중 일부는 사람에게 병원체로 작용하여 연쇄상구균 인두염, 세균성 폐렴, 식중독, 상처의 감염 등의 원인이 된다.

바이러스(virus) 단백질 막으로 둘러싸인 유전물질, 일부가 사람에게 병원체로 작용하여 감기, 인플루엔자(독감), 이하선염, 홍역(그림 14-6), 수두, 간염, 후천성 면역결핍증(AIDS) 등 질병의 원인이 된다.

후천성 면역결핍증(AIDS) 인체면역결핍바이러스(HIV)의 감염에 의해 야기된 질병 또는 그 상태.

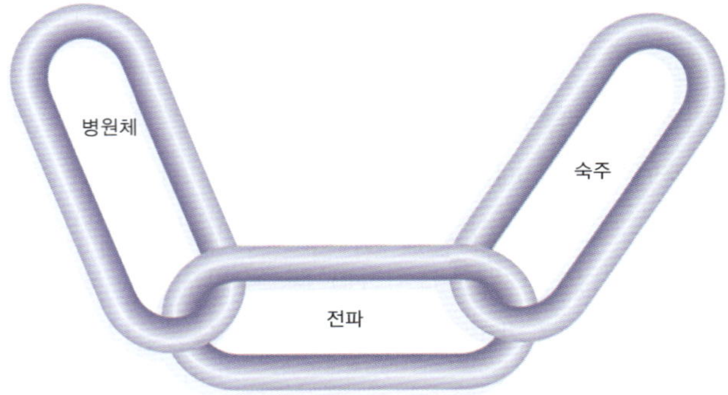

그림 14-5 감염의 사슬. 감염은 질병을 일으키는 생물인 병원체가 몸에 침입하는 것이다. 병원체(첫 번째 고리)가 숙주(세 번째 고리)에 전달될 때 전파(두 번째 고리)가 발생한다. 숙주는 병원체의 성장을 돕는 생명체이다.

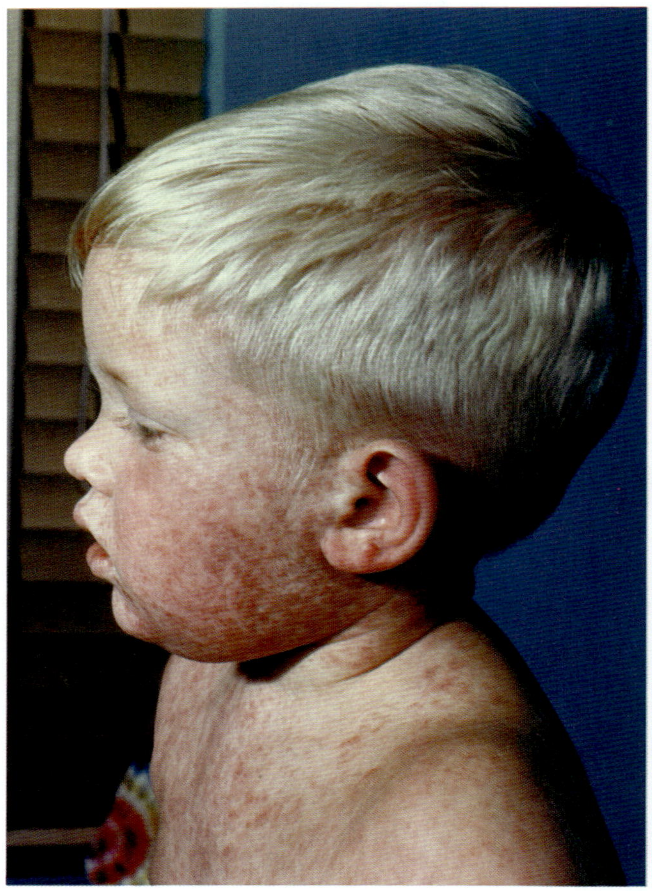

그림 14-6 일반적인 홍역발진이 일어난 어린이. 전염성이 높은 이 바이러스성 질병은 전신에 퍼진 발진이 특징이다. 발진은 작은 붉은 점들로 이루어지며, 어떤 점은 솟아오르기도 한다.

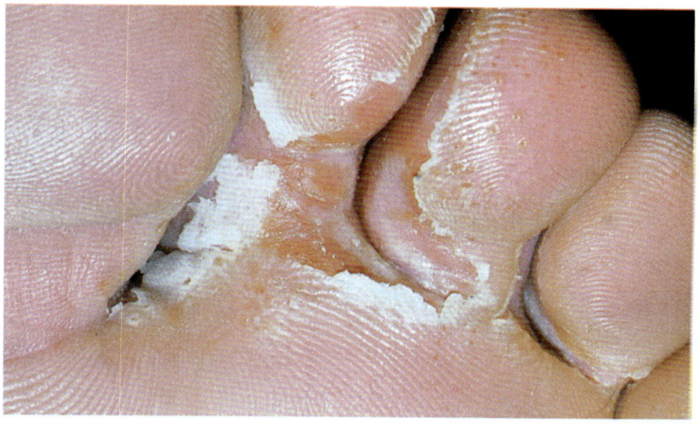

그림 14-7 무좀. 무좀(한포상백선)은 발가락 사이 또는 발바닥에 주로 생기는 균류감염이다. 양말이나 스타킹 없이 공기가 통하지 않는 신발을 신었을 때 장기간 발이 습한 환경에 있을 때 잘 발생한다. 무좀을 예방하려면 목욕이나 샤워 후 발가락 사이를 잘 말리고 발을 건조하게 유지하기 위해 분을 사용한다.

둘러싸인 유전물질일 뿐이다.

박테리아처럼 바이러스도 숙주세포에 달라붙음으로써 병을 일으키지만, 박테리아와는 달리 바이러스는 신체 내의 세포에 들어가 그 세포를 이용하여 더 많은 바이러스 입자들을 생성한다. 새로운 바이러스 입자들이 감염된 세포를 파괴하여 죽이면 다른 세포를 감염시킬 준비가 된다. 이 세포의 죽음이 바이러스성 질병의 다양한 징후와 증세를 나타내는 것이다.

어떤 종류의 바이러스는 세포에 침입하지만 감염성 바이러스 입자가 만들어지지 않는 *잠복기(latent state)*에 들어간다. 바이러스 감염의 징후와 증세가 외견상 나타나지는 않지만 잠복기는 세포를 변화시켜 암을 유발할 수도 있다(13장 참조). 많은 경우, 잠복기의 바이러스 유전물질이 재활성화하여 다시 복제되면서 질병을 일으키게 된다.

성전파감염증(STI)인 음부포진과 같은 감염은 잠복기와 활동기의 순환이 나타난다. 이 병의 일반적인 진행과정에서(436~439쪽 참조) 환자는 활성기로 고생하게 되며, 이 때 병을 전염시킬 수 있다. 그리고 병은 일단 가라앉지만(잠복) 종종 스트레스나 다른 요인에 의해 다시 나타나게 된다.

균류 효모감염(yeast infection) 또는 무좀에 대해 들어 보거나 실제로 경험한 적이 있을 것이다(그림 14-7). 무좀은 백선(피부, 머리카락, 손톱 등의 균류감염)의 일종이다. 이들 질병은 곰팡이나 효모로 더 잘 알려진 **균류(fungi)**에 의해 발생한다. 균류는 스스로 양분을 만들어 낼 수 없기 때문에 양분원으로 삼을 수 있는 썩은 나무, 상한 과일, 그리고 사람 등 다양한 생물에 자란다. 효모감염을 제외한 대부분의 균류감염은 곰팡이에 의해 발생한다.

균류가 어떻게 병을 일으키는지는 다른 감염체들에 비해 아는 것이 많지 않다. 그러나 균류도 박테리아와 거의 같은 방법으로 사람에 침투하는 것으로 보인다. 인간은 균류에 대한 강한 저항력을 지니고 있어 박테리아나 바이러스보다는 적게 감염되는 것이다. 균류는 면역체계가 약해졌을 때만 발생하는 *기회감염원(opportunistic organisms)*으로 분류되는데, 그것은 숙주가 다른 질병이 있거나 좋지 않은 상태에 있어 균류의 감염과 싸울 능력이 저하된 상황에서만 침투한다는 의미이다. 예를 들어, 당뇨나 에이즈가 있는 사람들은 병이 없는 사람들보다 균류에 감염될 가능성이 높다.

다른 종류의 병원체 인체를 감염시키는 두 가지 다른 종류의 생물은 원생동물과 기생충이다. 원생동물은 말라리아(모기에 의해 전염되는 열대질병)과 트리코모나스 비뇨생식기 감염(trichomonas urogenital infections) 등의 원인이 된다. 사람에게 질병을 일으키는 원생동물은 모두 단세포 생물이지만, 질병을 일으키는 방법은 서로 다르다.

또 다른 전염성 생물군은 기생충이다. 회충의 몇 종류, 편형동물(촌충), 흡충 등이 포함된다. 촌충은 오염된 돼지고기나 쇠고기를 먹음으로써 걸리며, 장 속에 기생하여 소화장애를 일으킨다. 회충의 성충도 장에 서식하여 소화장애를 일으키고, 종에 따라 다양한 방법으로 체내에 들어온다. 흡충은 종에 따라 장, 간, 폐, 혈관에 서식할 수 있다는 점이 다르며, 사람의 변에 오염된 물로부터 발생하는데, 미국에서 유행하지는 않는다.

> **균류(fungi)** 스스로 양분을 만들어 낼 수 없는 세포로 구성된 생물체; 일부가 사람에게 병원체로 작용하며, 무좀, 백선, 효모감염(yeast infection) 등을 일으킨다. fungus는 단수형, fungi는 복수형이다.

언급해야 할 또 다른 중요한 생물군은 *절지동물(arthropod)*이다. 이 중 몇몇 종은 사람의 피부 위에, 또는 피부 속에 사는데, 이것은 감염(infection)보다는 *침입(infestation)*이라고 말할 수 있다. 절지동물은 이, 벼룩, 진드기 등의 생물을 말한다(444~445쪽 참조). 진드기는 간혹 사람을 무는 수가 있으며, 모기나 이, 파리와 같이 다른 병원체를 옮길 수 있다.

두 번째 고리: 전파

어떤 감염성 질환은 사람으로부터 사람에게 전파(transmission)되지만 어떤 것은 그렇지 않다. 사람과 사람 사이에 전염되는 감기, 독감, 패혈성 인두염, 성전파 감염증 등은 **전염병**(communicable diseases)이라고 한다. 감염성 질환과 비감염성 질환을 포함하여, 사람과 사람 사이에 전염되지 않는 병들은 **비전염병**(noncommunicable disease)이라고 한다.

비전염성 감염질환 비전염성 감염질환(noncommunicable infectious disease)은 정상적으로 인체에 서식하는 박테리아의 성장, 박테리아에 의해 생성된 독성물질의 섭취, 또는 환경, 동물로부터 나온 병원체에 의한 감염 등 다양한 원인에 의해 발생한다.

박테리아의 많은 종은 인체 내부 또는 표면에 정상적으로 존재한다. 그러나 이 이로운 박테리아들이 종종 문제를 일으키게 된다. 예를 들어, *포도상구균(Staphylococcus)*은 피부에 정상적으로 존재하지만, 특히 당뇨와 같은 고질병을 앓고 있는 사람에서 증식하여 피부감염을 일으킬 수 있다.

비전염성 감염질환은 또 박테리아가 생성한 독소(*toxin*)의 섭취에 의해 발생할 수 있다. 예를 들어, 포도상구균 식중독(과거 프토마인 중독[ptomaine poisoning]이라고 불렸음)은 특정 포도상구균 박테리아가 음식에 자라게 될 때 생성하는 독성물질을 섭취함으로써 발생한다. 유제품과 가금류가 가장 일반적으로 포도상구균에 잘 오염되는 식품인데, 오염된 동물이나 감염된 취급자로부터 주로 오염된다. 포도상구균은 고단백질, 고탄수화물의 식품에서 쉽게 증식한다. 종종 포도상구균 식중독은 사람들이 감자 샐러드, 닭고기 샐러드, 카스타드 또는 크림 파이 등을 요리 후 냉장시키지 않고 먹었을 때 걸리게 된다. 주로 소풍 때 식중독에 잘 걸리게 되는데, 그 이유는 이러한 음식들이 따뜻한 환경에 오랜 시간 노출되어 박테리아가 음식에 퍼져 독성물질을 생성할 시간이 충분하기 때문이다. 박테리아는 음식에서 자라지만 인체 내에서 자라지는 않기 때문에, 이러한 비전염성 감염은 "감염(infection)"보다는 "중독(*intoxication; poisoning*)"이라고 하는 것이 더 적합하다. 포도상구균 식중독은 박테리아가 음식과 함께 섭취되어 소장에서 증식하는 살모넬라 식중독과 혼동해서는 안 된다.

전염성
(communicable)
사람으로부터 사람에게 전파되는.

비전염성
(noncommunicable)
사람으로부터 사람에게 전파되지 않는.

보툴리누스 중독은 다른 종류의 식중독인데, *Clostridium botulinum*이라는 박테리아에 의해 생성되는 강한 독소에 의해 일어난다. 이 생물은 집에서 잘못 저장한, 산이 적은 음식인 녹색 콩이나 녹색 고추 등에 잘 자란다. 집에서 저장한 음식을 10~15분 정도 끓이면 독성을 없앨 수 있다(유아들은 가공하지 않은 꿀에서도 보툴리누스 식중독에 걸릴 수 있다[9장 참조]).

세 번째 종류의 비전염성 감염성 질환은 환경이나 동물을 통해 사람을 감염시키는 병원체에 의해 발생한다. 재향군인병(legionnaire's disease)은 환경에 의해 걸리는 감염성 질환으로 *Legionnella pneumophila*라는 박테리아에 의해 발생한다. 적절한 환경에서 이 병원체는 에어컨, 기포 목욕탕(whirlpool spa), 가습기, 장식용 분수대, 샤워기와 수도꼭지 등 물 연무질(aerosol)이나 분무(mist)를 만드는 어떤 장치에서도 자라고 분산될 수 있다. 이 분무를 흡입하게 되면 이 미생물은 폐에 들어와 증식하여 폐렴과 같은 고열, 기침, 가슴 통증, 설사 등의 증상을 나타내게 된다. 이 병은 상당히 심각한 병으로서, 5~30%의 환자들이 사망한다. 이 생물체의 증식을 막고 감염으로부터 스스로를 보호하기 위해서는, 정기적으로 앞에서 언급된 것과 같은 분무장치를 청소하고 철저히 살균하며, 집 안의 목욕장치의 염소 농도를 적절하게 유지해야 한다.

라임병(Lyme disease)은 동물로부터 감염되는 비전염성 감염의 한 예이다. 이 병의 이름은 1975년 병이 처음 발견된 미국 코네티컷 주의 작은 마을에서 따온 것인데, 이 박테리아성 질병은 흰발 생쥐나 흰꼬리 사슴 등에 모이는 진드기에 의해 발생한다. 진드기는 라임병을 일으키는 병원체를 감염된 동물로부터 섭취한다. 이 박테리아를 지닌 진드기가 사람을 물게 되면 박테리아는 사람의 혈액 속에 침투하게 된다. 주로 통증은 없으나 물린 자리에 커다란(종종 화살 과녁처럼 보이는) 발진이 물린 후 며칠에서 한 달 정도 사이에 나타나게 된다(그림 14-8). 이 발진은 일반적으로 심한 두통과 피로, 오한, 고열과 함께 나타난다. 만약, 이 병을 초기에 항생제로 치료하지 않으면 심장근이나 신경계의 심한 염증으로 발전할 수도 있다. 치료하지 않으면 2년 내에 관절염이 발생할 수 있고 만성으로 진행될 수도 있다.

미국에서 라임병은 주로 북동부, 중대서양 지방(버지니아 주와 노스캐롤라이나 주 지역), 그리고 북부 중서부 지역에서 발생한다. 또한 북서 캘리포니아의 몇몇 지방에서 발생했다는 보고가 있다. 사슴 진드기는 습하고 햇빛이 없는 환경, 특히 숲, 덤불, 키 큰 풀밭 등을 좋아한다. 이러한 지역 또는 사슴이나 쥐가 사는(그래서 사슴 진드기가 사는) 환경에서 걷거나 정원을 만들거나 다른 활동을 할 때에는 긴 팔과 긴 바지를 착용한다. 또 바지를 양말이나 신발 속으로 넣고 최소 30%의 DEET가 함유된 방충제를 옷과 노출된 피부에 뿌리도록 한다(얼굴에는 뿌리지 말고 손에 뿌려 얼굴에 두드린다. 어린이들은 10% 미만의 DEET가 함유된 제품을 사용한다.). 진드기가 있는지 주의깊게 확인하고 있으면 핀셋으로 제거한다. 또 다른 보호방법은 예방주사를 맞는 것이다. 라임병 백신주사는 1999년에 처음 도입되었으나, 낮은 판매로 인해 제조사가 2002년에 생산을 중단했다.

전염성 감염질환 전염병은 모기 등의 매개체나 공기를 통한 매체, 직접 혹은 간접접촉 등을 통해 사람에서 사람으로 전염되는 병이다.

성전파감염증 등의 몇몇 감염성 질환은 가까운 신체적(직접) 접촉을 통해 사람에서 사람으로 전염된다. 성전파감염증에서의 가까운 접촉은, 물론 주로 성관계이지만 성관계를 제외한 생식기의 접촉을 포함할 수도 있다. 감기나 독감 등의 다른 질병도 종종 악수와 같은 직접 접촉을 통해 전염될 수 있다. 이러한 질병은 공동으로 사용하는 물컵 등의 물건 또는 사람의 재채기나 기침으로 나오는 타액을 통해서 간접 전염될 수도 있다. 패혈성 인두염이나 홍역은 이러한 방법으로 전염된다.

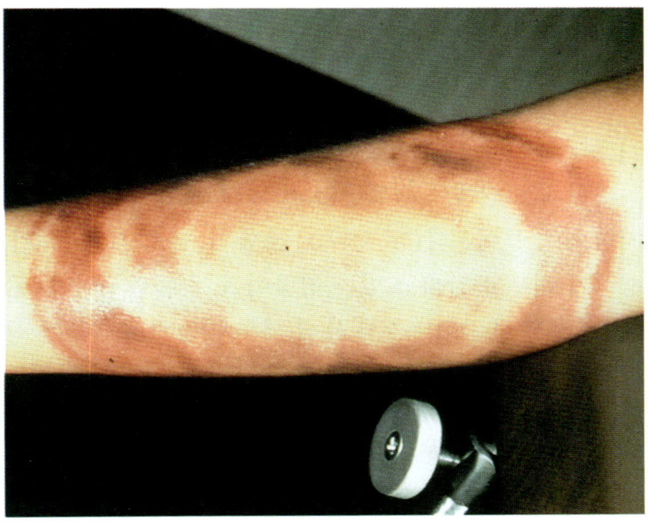

그림 14-8 라임병의 진드기 물린 자리에 생기는 전형적인 발진. 라임병에 걸리는 모든 사람에게 이와 같은 발진이 생기는 것은 아니다.

종종 사람으로부터 나온 병원체로 오염된 물질이 많은 사람에게 감염성 질환을 옮긴다. 일반적인 감염원인의 예로는 에이즈 바이러스에 감염된 혈액이나 감염된 음식 취급자에 의해 간염 바이러스에 오염된 음식, 그리고 장티푸스에 걸린 사람의 배설물에 오염된 식수 등을 들 수 있다. 다양한 감염성 질환이 음식이나 식수를 통해 전염된다.

몇몇 전염병은 공기 중의 미세한 물방울이나 먼지 입자를 통해 감염자로부터 비감염자에게 전염된다. 결핵을 일으키는 박테리아와 같은 호흡기 질병을 일으키는 생물 중 어떤 종류는 감염된 사람이 기침을 하거나 재채기를 할 때 공기 중에 퍼져 이러한 방식으로 전염될 수 있다.

다른 전염병은 매개체를 통해 간접적으로 전염될 수 있다. *매개체(vector)*는 사람간 병원체를 옮기는 (사람 이외의) 생물이다. 보통 병원체의 생명주기의 일부가 매개체의 내부 또는 표면에서 진행된다. 예를 들어, 말라리아 병원체는 삶의 일부는 인체 내에서, 일부는 *말라리아 모기(Anopheles mosquitos)*의 창자에서 보내는 원생동물이다. 모기가 감염된 사람을 물면, 이 원생동물을 담고 있는 혈액을 소화하게 된다. 말라리아가 모기의 내부에서 생식을 한 후 그 자손은 모기가 새로운 숙주를 물면 그들을 감염시킬 수 있다.

세 번째 고리: 숙주

왜 사람은 건강하다가도 아프게 될까? 다른 사람들이 다 걸린 감기에 당신은 왜 걸리지 않았을까? 왜 당신의 남편은 다른 가족처럼 독감에 걸리지 않았을까? 지금까지 이러한 질문들에 대한 답의 일부분은 병원체와 병독성과 같은 병원체의 성질과 관련이 있다는 것을 알았다. 전파는 감염과 건강의 차이를 의미한다고 할 수 있다. 병원체에 자주 노출되는 사람들은 덜 노출되는 사람들보다 병에 감염될 가능성이 높다. 위의 질문들에 대한 나머지 답들은 침입하는 병원균에 대한 인체의 저항과 관련이 있다.

3장에서 이야기한 대로, 스트레스는 감염에 대한 인체의 저항력을 약화시키는 요인이 될 수 있다. 강도가 높

면역(immunity)
질병에 대한 저항력.

비특이적 면역.
(nonspecific immunity)
병원체의 체내 침입 등 신체를 위험으로부터 보호하는 방어 기작.

특이적 면역(specific immunity)
면역계에 의해 수행되는 신체 방어 기작.

거나 격렬한 운동, 예를 들면 일주일에 100km 이상이나 한 번에 3시간 이상 달리기 등 또한 면역체계를 약화시킨다. 그러나 적당한 운동, 예를 들면 일주일에 30km 정도 달리거나 하루 45분씩 일주일에 5일 정도 걷기 등은 면역체계를 강화시킨다. 아플 때 운동을 하는 것은 몸의 방어력을 저해한다.

인종과 나이도 특정한 질병에 대한 사람의 저항력 또는 민감성에 영향을 준다. 예를 들어, 아프리카인이나 아프리카 계통의 사람은 다른 사람보다 말라리아나 황열 등의 열대성 질병에 대한 높은 저항력을 지니고 있다. 동양인은 다른 사람보다 성병인 매독에 대한 저항력이 높다. 어린이는 홍역이나 수두와 같은 몇몇 유년기 질병에 걸릴 확률이 높은 반면에 중장년층의 사람은 폐렴이나 독감 등에 더 걸리기 쉽다. 그리고 이미 언급했듯이 에이즈, 당뇨, 암 등의 질병을 앓고 있는 사람들은 방어체계가 더욱 약화되어 있다.

인체는 병원체에 대한 두 가지 종류의 주된 방어체계를 지니고 있다. 하나는 모든 이질적인 침입자에 대항하는, 다양한 비특이적 방어기작이고, 다른 면역체계는 특정한 병원체에 대항하는 특이적 방어체계이다. 다음 부분에서는 이 두 가지 주요 방어체계에 대해 설명한다.

건강한 생활습관
Healthy Living Practices

- 찬 녹말 식품이나 고단백 식품, 그리고 유제품이나 고기류로 만든 찬 음식은 준비한 직후 냉장보관한다. 야외에 나갈 때는 이러한 음식을 먹기 전까지 차갑게 보관한다.
- 집에서 밀봉한 저산성 음식은 먹기 전에 반드시 끓이거나, 집에서 밀봉한 음식은 되도록 피한다.
- 주기적으로 가습기와 같은 분무장치를 청소하고 철저히 소독하며, 집안 목욕장치의 염소 농도를 적절히 유지한다.
- 전염병에 걸린 사람과 가까운 접촉을 피한다.
- 물컵이나 식기류를 다른 사람들과 함께 사용하지 않는다.
- B형 간염이나 에이즈 바이러스 등의 병원체에 오염되어 있을 가능성이 있으므로 피하주사 바늘을 다른 사람과 함께 사용하지 않는다.
- 남녀가 장기간, 감염되지 않은 상대하고만 성관계를 갖는 경우를 제외하고는 필히 성관계시에 콘돔을 사용한다. 감염된 신체 분비액은 성관계시 상대에게 전달될 수 있다.
- 질병을 유발하는 생물을 지닐 수 있는 진드기나 나는 곤충을 퇴치하는 방충제를 사용한다.
- 개발도상국을 여행할 때는 수돗물을 마시지 않는다. 또한 오염된 물로 씻었을 가능성이 있는 생과일이나 야채, 샐러드를 피한다.
- 개발도상국을 여행할 때 다음과 같은 음식을 피한다: 익히지 않거나 덜 익힌 소, 돼지, 생선, 어패류, 그리고 살균하지 않은 우유나 유제품.
- 스트레스를 피한다. 심한 스트레스는 감염에 대한 몸의 저항력을 약화시킨다.
- 감염에 대한 저항력을 약화시키므로 강도가 높거나 격렬한 운동을 피한다.
- 면역체계를 강화하는 적당한 운동을 한다.

면역

면역(immunity)이란 질병, 특히 감염성 질환으로부터의 보호를 의미한다. 사람에게는 특이성(specific)과 비특이성(non-specific), 두 가지 종류의 면역이 있다. **비특이적 면역**(nonspecific immunity)은 병원체의 침입을 비롯한 인체에 대한 모든 종류의 위험에 대항하는 다양한 방어기작이다. **특이적 면역**(specific immunity)은 면역계에 의해 이루어진다. **면역계**(immune system)는 병원체와 다른 비자기 세포(암세포 또는 조직 이식)를 인식하고 특정 침입자에 특이적인 세포와 단백질을 사용하여 대항한다. 면역계에 대해서는 이 장의 뒷부분에서 설명한다.

비특이적 면역

병원체는 신체에 **침입구**(portals of entry)라고 불리는 지점으로 들어온다(그림 14-9). 호흡기, 소화기, 비뇨기, 생식기 내부를 감싸고 있는 점막이 모두 침입구이다. 긁힘, 벌레 물림, 화상, 주사 등에 의해 어떻게든 피부가 상하게 되면 그곳은 침입구가 된다. 태아는 태반이 침입구가 되어 감염된 어머니를 통해 병원체(주로 바이러스)에 감염될 수 있다. 상하지 않은 피부는 몇몇 균류나 기생충의 유충만 침입할 수 있다.

피부와 점막 피부(skin)는 병원체에 대한 *물리적 방어막(mechanical barrier)*을 제공한다. 피부 표면의 단단

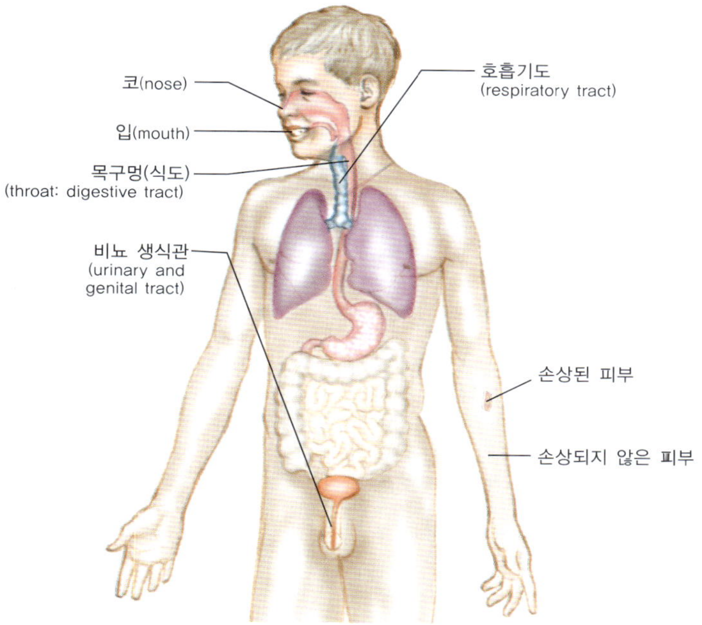

그림 14-9 인체의 침입구. 침입구는 병원체가 침입할 수 있는 몸의 부위다: 피부와 호흡계, 소화계, 비뇨계, 생식계 내부를 감싸고 있는 점막; 태반; 손상된 피부; 손상되지 않은 피부(몇몇 균류나 기생충의 유충에만 해당)

한 세포들은 대부분의 감염체가 통과할 수 없는 방수(waterproof)막의 역할을 한다. 또한 산성의 피지와 땀은 피부가 대부분의 생물이 살 수 없는 곳으로 만든다.

눈과 같은 신체의 열려 있는 곳이나 소화관과 호흡기와 같이 외부로 열리는 관은 *점막(mucous membrane)*이라는 조직으로 둘러싸여 있다. 대부분의 점막은 얇은 세포층으로 되어 있어 끈적거리고 점성이 있는 점액을 생성한다. 점액은 막을 축축하게 유지하며, 외부의 입자들과 생물체를 붙잡는다.

점막과 함께 작용하는 또 다른 방어체계는 *섬모(cilia)*다. 짧은 털과 같은 이 구조는 호흡기 상부 안쪽을 둘러싼 세포의 표면으로부터 돌출되어 있다. 이들이 파도와 같이 부딪치면서 먼지나 박테리아 등의 외부물질을 둘러싼 점액을 사람이 삼킬 수 있는 입의 뒷부분으로 이동시켜 폐를 포함한 호흡기 하부구조까지 도달하는 것을 막는다.

다른 조직들은 *화학적 방어(chemical defense)*기작을 가지고 있다. 눈물샘(눈의 상부, 바깥쪽 모퉁이에 위치한다)은 외부물질을 씻어내고 *리소자임(lysozyme)*이라는 화학물질을 지녀 특정 박테리아를 제거하는 눈물을 생성한다. 리소자임은 침에서도 발견된다. 비특이성 화학적 방어기작을 나타내는 다른 곳은 위장이다. 위산은 음식과 함께 소화된 미생물의 대부분을 제거한다.

백혈구와 탐식작용 또 다른 비특이적 방어선은 외부세포와 먼지나 죽은 세포 등 부스러기들을 흡수하는 **백혈구(leukocytes)**의 작용이다. 이 과정을 **탐식작용(phagocytosis)**이라고 하며, 그림 14-10에 표시했다. 두 가지 종류의 백혈구—호중구와 대식세포—는 인체의 중요한 탐식세포들이다. 림프구라고 불리는 다른 백혈구들은 감염으로부터 몸을 보호하는 역할을 하며, 면역계를 이루고 있다.

림프계 비특이성 면역의 또 다른 중요한 구성요소인 림프계는 조직체액인 **림프(lymph)**가 흐르는 림프관과 림프절로 구성되어 있다. 또한 그림 14-11에 나타낸 것처럼, 림프계는 림프구와 세 개의 림프 기관인 편도선, 비장, 흉선(사춘기 이전에만 활성화됨)을 포함한다. 림프계는 혈액으로부터 생성되어 세포를 둘러싸고 있는 조직체액으로부터 미생물과 다른 외부물질을 제거한다.

림프절(lymph node)은 림프관을 따라 여러 지점에 위치하고 있다. 림프관은 각 림프절에 연결되어 그물 조직을 형성하며, 이를 따라 림프구와 대식세포는 림프절로 들어가고 나오면서 이동한다. 림프절은 그물과 같은 구조로 미

면역계(immune system) 세포나 침입자에 특이적인 단백질을 이용하여 병원체나 외부물질을 인식하고 싸우는 체내의 세포 및 기관의 총칭. 면역계는 크게 항체매개 면역과 세포매개 면역 두 가지로 나눈다.

침입구(portals of entry) 병원체가 체내로 들어오는 체내 또는 체표 부위.

백혈구(leukocytes) 백색혈구세포; 특이적 및 비특이적 신체방어 활성을 가지고 있다.

탐식작용(phagocytosis) 외부세포와 먼지나 죽은 세포 등 부스러기들을 흡수하는 백혈구의 작용.

림프(lymph) 조직 내의 체액.

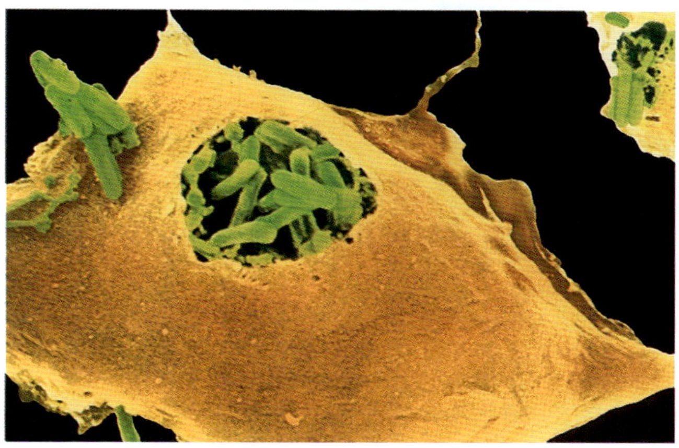

그림 14-10 박테리아를 탐식하는 백혈구. 이것은 고배율로 확대시켜 색을 입힌, 탐식세포라는 백혈구의 사진이다(노란색/주황색). 탐식세포는 인체의 "청소부"이며, 박테리아와 다른 외부물질을 "잡아먹음"으로써 몸을 보호한다. 탐식세포가 먹고 있는 박테리아(녹색)는 결핵을 일으킨다.

생물과 다른 외부물질을 포획함으로써 조직체액을 정화한다. 림프절의 대식세포는 이 물질을 식균하게 된다.

편도선(tonsil)은 구강 뒤쪽에 위치한, 크기가 큰 림프절들로서 코와 입의 박테리아와 다른 부스러기들을 제거한다. 비장은 복강의 좌측 상단에 위치하여(그림 14-12) 림프절의 역할을 수행할 뿐 아니라, 기능을 다한 적혈구를 파괴하고 심각한 손실에 대비하여 비상용 적혈구를 저장한다. 흉선은 가슴 중앙의 심장 바로 윗부분에 위치하며 T세포가 될 림프구들이 태아기와 유아기에 성숙하는 장소이다("특이적 면역" 참조; 이 T세포들은 이후 림프 조직에 남아 흉선이 기능을 상실한 후 새로운 T세포를 생성하게 된다).

염증 당신의 피부가 찢어지거나 긁혔을 때를 기억하는가? 그렇다면 그에 대한 신체의 반응을 (매우 잘) 기억할 것이다. 염증반응은 박테리아나 바이러스의 침입(감염), 상처, 화학적인 손상, 화상 등에 의해 신체가 손상을 입었을 때 일어나는 연속적인 반응이다. 이러한 반응은 손가락이 찢어지는 것과 같이 *국소적(local) 반응*일 수도 있고, 감기에 걸리는 것처럼 *전신적(systemic)* 반응일 수도 있다. 염증(inflammation)은 병원체와 다른 해로운 물질들을 파괴하고 외부물질과 손상된 세포들을 제거하는 다양한 방어기작을 이용하여 신체가 스스로 회복할 수 있게 한다.

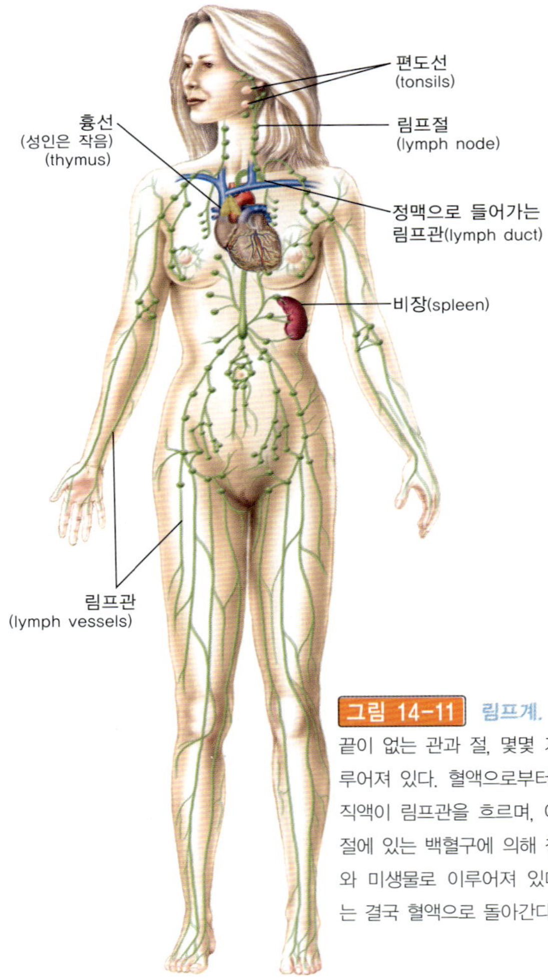

그림 14-11 **림프계.** 림프계는 끝이 없는 관과 절, 몇몇 기관으로 이루어져 있다. 혈액으로부터 유래된 조직액이 림프관을 흐르며, 이것은 림프절에 있는 백혈구에 의해 청소된 잔해와 미생물로 이루어져 있다. 이 액체는 결국 혈액으로 돌아간다.

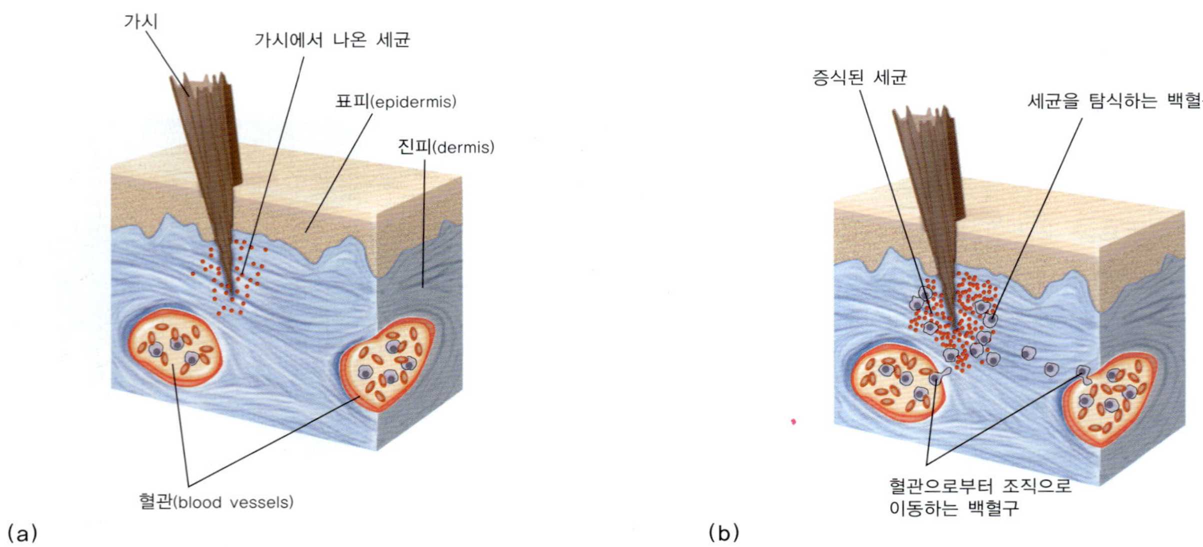

그림 14-12 **염증반응 과정.** (a)가시가 피부를 손상시켜 상처 깊이 박테리아를 침투시킨다. 손상된 세포들은 혈관을 확장시키는 히스타민 등의 물질을 배출시켜 이 지역에 많은 혈액이 공급되게 한다. (b)백혈구가 혈관 벽을 통해 나와 박테리아 쪽으로 이동하여 그들을 탐식한다. 혈액은 응고되고 결체조직(connective tissue)은 이 지역을 막는다.

감염성 물질의 존재와 신체의 손상은 염증반응을 유발한다. 그 결과, 많은 화학물질들이 방출된다. 이 화학물질 중 히스타민(histamine)과 같은 것은 상처부위에 혈류량을 증가시켜 식세포나 다른 백혈구가 미생물과 부스러기들(예를 들면, 상처의 파편)을 흡수(ingest)하게 한다. 또한 다른 화학물질들은 식세포들이 상처부위로 이동하도록 자극하여 혈액을 떠나 손상된 조직으로 들어가게 한다. 다른 물질들은 주위 혈관벽의 투과성을 높여 식세포, 혈액 응고인자, 그리고 염증반응을 높이는 다른 물질들이 조직으로 들어가게 한다. 혈액 응고인자는 감염된 부위를 가로막아 감염이 확산되는 것을 막는다. 그림 14-12에 염증반응의 과정이 나타나 있다.

국소적 염증의 징후는 발적(redness), 열, 부종(swelling), 통증, 기능저하 등이 있다. 발적, 열, 부종은 관련된 부위의 혈액공급이 증가하기 때문이며, 주변조직으로의 체액이동도 여기에 포함된다. 통증은 신경이 부종과 염증으로 인해 발생되는 화학물질에 의해 자극을 받아 나타난다. 통증, 조직손상, 부종은 관련된 신체부위의 일시적인 기능저하를 가져올 수 있다.

전신 염증반응은 감기, 독감, 인두염, 폐렴과 같은 광범위하게 퍼진 감염이 있을 때 나타난다. 전신염증은 국부염증과 같은 징후가 나타나지만 더욱 큰 징후를 발생시키는 추가적인 과정이 일어난다. 몇몇 뼈의 끝에 위치한 적색 골수가 많은 양의 백혈구를 생성하여 배출한다. 또한 침입한 미생물들과 백혈구는 뇌의 체온 조절체계에 영향을 미치는 화학물질을 배출하여 고열을 발생시킨다.

*고열(fever)*은 내부의 체온이 평균 온도인 37°C보다 높아지는 것을 의미한다. 40°C 미만의 고열은 탐식작용을 강화하고 몇몇 미생물의 성장을 저해함으로써 신체가 감염과 싸우는 것을 도와준다. 그러나 40°C나 그 이상의 고열이 지속되면 신체의 단백질을 파괴할 수 있으므로 위험하다. 전신염증의 다른 징후로는 피르(fatigue), 동통(aches), 무기력(weakness) 등이 있다.

염증반응은 병원체가 죽거나 비활성화할 때까지, 또는 다른 해로운 물질이 신체로부터 차단되어 위험하지 않을 때까지 계속된다. 조직들이 감염으로부터 회복되면서 탐식세포는 세포의 잔해나 다른 유기물질을 탐식한다.

자연살해세포 자연살해세포(natural killer cell)는 암세포나 바이러스가 침투한 신체세포를 공격하는 데 특화된 백혈구이다. 자연살해세포는 이 두 가지 세포의 막에 구멍을 뚫는 화학물질을 분비하여 세포를 파괴한다. 바이러스 감염이나 진행 중인 암세포에 대한 자연살해세포의 반응은 빨라서 면역체계가 역할을 담당하게 될 때까지 신체를 보호한다 ("특이적 면역" 참조).

인터페론 바이러스에 감염된 세포에서 배출되는 인터페론은 감염되지 않은 세포를 바이러스 침투로부터 보호하는 단백질이다. **인터페론(interferon)**은 이러한 세포들을 자극하여 바이러스의 유전물질을 파괴하는 단백질을 생성하게 한다. 손상된 바이러스가 세포에 침투하면 복제를 더 이상 할 수 없어 바이러스 감염은 결국 멈추게 된다. 인터페론은 탐식작용이나 더욱 특화된 다른 면역체계 반응의 기능을 향상시킨다. 이러한 역할로써 인터페론은 바이러스뿐만 아니라, 대부분의 질병 유발인자의 침입에 대항하는 신체의 능력을 향상시키게 된다.

인터페론(interferon)
바이러스 감염과정에 체내에서 생산되는 단백질로, 감염되지 않은 세포를 바이러스 침투로부터 보호한다.

항원(antigen)
외부 또는 체내에서 "비자기(non-self)"로 인식되는 단백질.

특이적 면역

특이적 면역(specific innunity)은 면역계의 기능 중 하나이다. 면역체계는 몸 전체에 흩어져 있는 조직에 존재하는 세포들로 구성되어 있다. 이 세포들은 특정한 병원체와 외부분자에 반응할 수 있다.

면역계는 *항체매개성 면역(antibody-mediated immunity)*과 *세포매개성 면역(cell-mediated immunity)* 두 가지로 나뉘며, 이에 대해서는 조금 뒤에 설명하겠다. 각각의 면역계는 외부 침입자들을 공격하고 감염을 막을 때 약간 다른 방식으로 작용한다. 면역계는 또한 기억력, 즉 침입자에 의한 재차 공격에 빨리 반응하는 세포도 지니고 있다.

항원 : 특이적 면역의 유발제 **항원(antigen)**은 일반적으로 외부의, 또는 비자기(non-self) 단백질이다. 어떤 경우, 감염원 전체가 항원으로 작용한다. 다른 경우에는 병원체의 일부 또는 병원체가 분비하는 독성물질이 항원으로 작용한다. 식물의 꽃가루나 수혈한 혈액, 이식된 조직 등의 비감염성 물질도 항원으로 작용하지만, 이러한 항원들에 대한 반응은 사람마다 정도가 다르다. 불행하게도 인체가 어떨 때는 스스로의 세포를 외부의 것으로 인식하여 공격하고 국부적, 전신반응을 일으키는 경

자가면역질환 (autoimmune diseases) 신체가 스스로의 세포를 외부의 것으로 인식하여 공격하고 국소적 또는 전신적 반응을 일으키는 질병.

항체(antibody) "열쇠와 자물쇠"와 같은 방식으로 항원과 반응하는 단백질. 항체가 항원과 결합하면 항원의 정상적인 기능을 방해한다.

우가 있는데, 이것이 *류마티스 관절염(rheumatoid arthritis)*과 같은 **자가면역 질환(autoimmune disease)**이다. 이 질병에서는 관절의 염증과 기형과 같은 반응이 일어난다. 다음 부분에서는 어떻게 면역체계가 몸에 들어오는 항원에 반응하는지 알아본다.

항체매개성 면역 항체매개성 면역은 세포 외부의 항원, 즉 체세포의 외부에 존재하는 대부분의 박테리아나 박테리아가 생성하는 독성물질과 같은 항원과 반응한다. **항체(antibody)**는 "열쇠와 자물쇠"와 같은 방식으로 항원과 반응하는 단백질이다. 이것이 항원과 결합하면 항원의 정상적인 기능을 방해한다. 항원-항체 결합체는 염증반응을 자극하며, 항원이 식균되는 것을 촉진한다.

항체매개성 면역의 담당자(항체를 생성하는 세포)는 특화된 백혈구의 일종인 *B 림프구(B lymphocytes)*이다. 각 **B세포(B cells)**는 세포막에 특정한 항원과 결합하는 수용체가 있다. 외부의 항원이 몸 안으로 들어오면 B세포가 결합한다. 조력(helper) T세포라 불리는 림프구를 활성화시키면, B세포는 크게 증식하여 항체를 생성하는 형질세포(plasma cell)가 된다. 그림 14-13에 항체매개성 면역반응이 도식되어 있다.

활성화된 B세포의 일부는 형질세포로 분화되지 않는다. 이 세포들은 같은 항체와 다시 만났을 때 더 빠르고 강하게 반응하는 *기억 B세포(memory B cells)*로서 순환한다. 기억세포는 질병에 대한 면역성(저항력)을 제공한다. 많은 질병이 평생 면역을 활성화시키지만(예 : 홍역, 수두), 디프테리아와 같은 질병들에 대한 면역은 몇 년 밖에 지속되지 않는다. 불행하게도 모든 감염원이 기억세포를 활성화시키지 않으며, 이러한 감염에 의해서는 어떤 면역성도 나타나지 않는다. 이러한 감염의 예로는 패혈성 인두염과 임질(성전파감염증)을 들 수 있다.

세포매개성 면역 세포매개성 면역은 세포 내의 항원, 즉 바이러스, 균류, 몇몇 박테리아, 기생충 등 우리 체세포 내부에 서식하는 항원에 반응한다. 또한 외부의 조직인 이식된 장기 등에 대응하고 암세포의 성장을 억제한다.

세포매개성 면역에서는 **T세포(T cell)**라고 불리는 림프구가 작용한다. T세포는 B세포와 함께 림프 조직과 혈액에 존재한다. 인체에는 수천 개의 서로 다른 T세포가 있다. 항원에 결합하면 T세포는 증식하여 세포독성(cytotoxic) T세포, 조력 T세포, 억제(suppressor) T세포, 기억 T세포의 네 가지 종류로 분화한다.

세포독성(cytotoxic) T세포는 감염된 숙주세포를 죽이는 화학물질을 분비하여 침입하는 세포 내의 병원체(주로 바이러스)를 파괴한다. 숙주세포를 파괴함으로써 세포독성 T세포는 바이러스나 다른 세포 내의 병원체가 증식하거나 복제하는 데 필요한 물질을 제거한다. 세포독성 T세포는 비자기(non-self) 조직이식이나 종양의 성장을 비슷한 방법으로 파괴한다(그림 14-14).

조력(helper) T세포와 *억제(suppressor)* T세포는 면역체계의 두 가지 부분 모두를 조절한다. 조력 T세포는

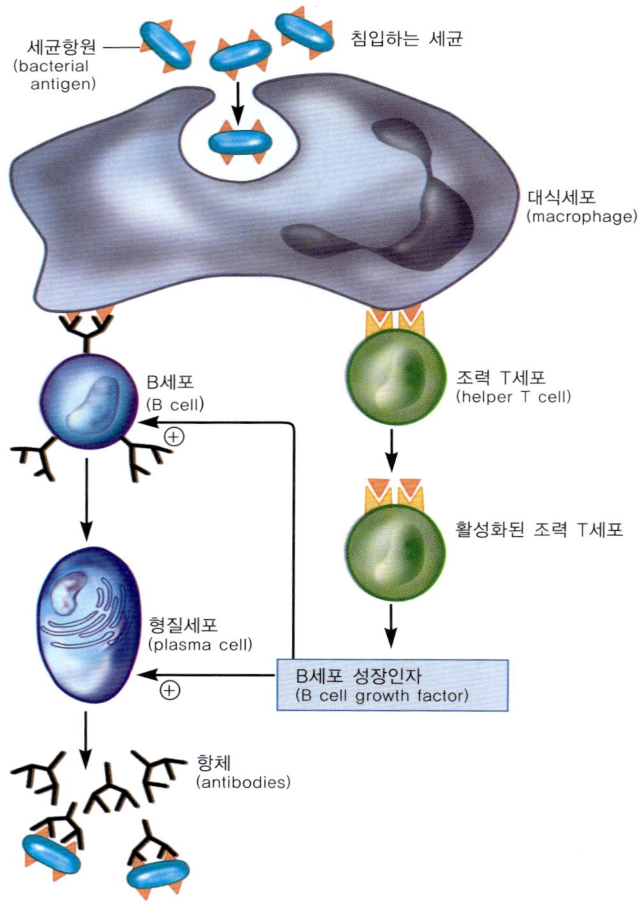

그림 14-13 **항체매개성 면역반응.** 탐식세포라 불리는 백혈구는 침입한 세균을 파괴하고 그들의 항원부위를 제시한다. 항원에 특이성을 띠는 조력 T세포와 B세포가 붙어 두 세포가 활성화한다. 조력 T세포는 B세포의 성장을 촉진하는 물질을 생성한다. 이제 형질세포라고 불리는 B세포는 항체라고 하는 단백질을 분비한다. 항체는 침입하는 세균에 붙어 파괴를 촉진한다.

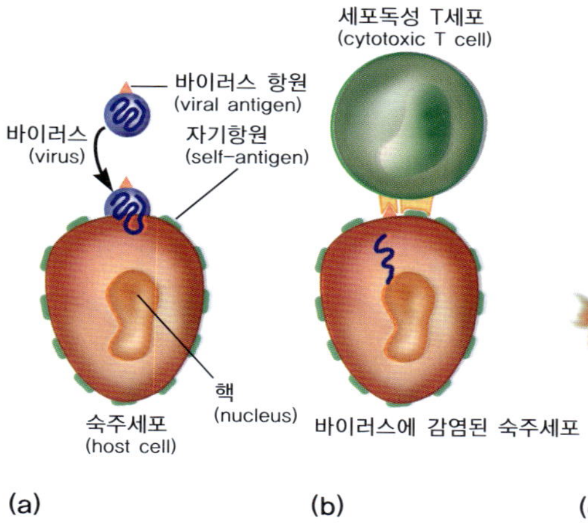

그림 14-14 세포매개성 면역반응. 세포독성 T세포는 세포매개 면역반응의 핵심이다. 여기서 항체만이 아닌 T세포 전체가 바이러스에 감염된 세포나 암세포, 또는 이식된 장기에 붙는다. 그리고 T세포는 바이러스가 핵에 들어가 복제를 시작하기 전에 숙주세포를 파괴한다.

다양한 화학물질을 분비하여 세포독성 T세포와 억제 T세포의 활동을 증가시키고, 그 부분으로 탐식세포들을 유인한다. 어떤 조력 T세포는 B세포의 성장과 증식을 증가시키는 화학물질을 분비한다.

감염이 가라앉으면 억제 T세포가 면역체계를 중단시킨다. 이 세포는 다양한 면역체계 세포들의 활동을 억제하지만 다른 T세포들보다 더 천천히 그 수가 증가한다. 따라서 억제 T세포는 면역반응이 성공적으로 활동을 마친 후에만 중단시킨다.

활성화된 일부의 T세포는 *기억 T세포(memory T cells)*로서 순환한다. 기억 B세포와 같이 기억 T세포는 항원의 반복적인 침입시 더 빠르고 강하게 반응하여 질병에 대한 면역을 가능하게 한다.

특이적 및 비특이적 면역 간의 상호작용

비특이적 및 특이적 방어체계 기작은 감염을 막거나 이미 발생한 감염과 싸우기 위해 함께 작용한다. 예를 들어, 손상되지 않은 피부, 점막, 그리고 체액 내의 화학물질들은 바이러스의 침투에 대응하는 효과적인 방어막이다. 그러나 바이러스가 체내에 침투할 경우, 대식세포들은 바이러스가 체세포에 들어오기 전에 식균작용을 한다. 활성화된 조력 T세포는 B세포가 항체를 생성하도록 유도하는 화학물질을 분비한다.

만약, 이러한 방어체계에도 불구하고 바이러스 입자들이 체세포에 침투하게 되면, 감염된 세포들은 감염되지 않은 세포들을 보호하는 인터페론을 생성한다. NK세포는 감염된 세포에 구멍을 뚫어 파괴시킴으로써 바이러스의 숙주를 제거한다. 세포독성 T세포는 감염된 세포에 결합한 후 증식하여 이 바이러스의 감염에 특이성을 띠는 세포 수를 증가시킨다. 세포독성 T세포의 집단들이 감염된 세포를 파괴하면 빠져 나온 바이러스들은 대식세포에 의해 식균되고 항체에 의해 비활성화된다. 주로 이러한 복잡한 과정을 거치면 바이러스 감염이 중단된다. 기억 B세포와 T세포는 지속적으로 순환하며, 같은 바이러스가 몸에 다시 침투하면 빠르게 인식한다. 아마도 이 바이러스는 세포에 기반을 마련하기 전에 차단되기 때문에 다시는 감염을 일으키지 못할 것이다.

감염성 질환으로부터의 보호

사람이 감염성 질환에 걸릴 것인지는 다양한 요인들에 의해 결정된다. 일반적으로 감염성 질환을 막기 위해서는 감염의 사슬을 끊어야 한다. 이 장은 감염의 사슬을 끊고 질병을 예방하는 많은 방법을 제공한다. 그러나 감염으로부터 스스로를 보호하는 가장 좋은 방법 중 하나는 저항력을 기르는 것이다.

특이적 면역은 선천적일 수도 있고, 생후 획득한 것일 수도 있다. *선천적 면역(inborn immunity)*은 다른 생물들을(고양이나 개 등) 감염시키지만 사람은 감염시키지 못하는 감염성 질환 등에서 볼 수 있는, 유전되는 면역이다. **획득면역(acquired immunity)**은 유전되지 않고 사람의 일생 동안 발달하는 것이다. 획득 면역은 능동적 또는 수동적, 자연적 또는 인공적인 방법 등 다양한 방법으로 유도할 수 있다.

> **B세포(B cell)** 특화된 백혈구(림프구)로서 항체를 생산하고 항체매개 면역반응에 관여한다.
>
> **T세포(T cell)** 특화된 백혈구(림프구)로서 세포매개 면역반응에 관여하며, 4종류가 있다.
>
> **획득 면역(acquired immunity)** 유전되지 않고 사람의 일생 동안 발달하는, 감염에 대한 특이적 저항력.
>
> **백신(vaccine)** 죽거나 약화된 병원체 또는 항원의 일부로 만들어진 것으로 체내에 주사하면 면역반응을 유도해 감염증을 예방할 수 있다.

*능동적 후천면역(active acquired immunity)*은 병원체와의 접촉으로 인해 발생하는 면역계 반응이며, 기억 B세포나 T세포의 생성을 포함한다. 병원체와의 접촉은 일상 속에서 자연적으로 발생할 수 있다. 또

항생제(antibiotic)
박테리아를 죽이거나 성장을 막는 화학물질.

한 인공적으로 발생할 수도 있는데, 죽거나 약화된 병원체 또는 항원의 일부를 통해 만들어진 **백신(vaccine)**이 이에 해당한다. 어떻게 백신이 만들어졌는지에 따라서, 장기적 또는 단기적 효과를 얻을 수 있다. 그래서 어떤 감염성 질환에 대한 백신은 몇 년에 한 번씩 다시 주사를 맞아야 하는 것이다.

어린이들은 미국 소아과학회나 가정의학회가 권장하는 예정표에 따른 예방주사를 통하여 많은 심각한 유년기 질병에 대해 능동적 후천면역을 얻는다. 이 책의 웹사이트에는 현재 유년기 면역 예방주사 일정표가 링크되어 있다. 해외여행 이전에 어른들과 어린이들이 예방주사를 맞으면 미국에서는 일반적으로 발생하지 않는 질병에 대한 능동적 후천면역을 얻을 수 있다. 미국 외로 여행을 한다면 여행의 4주에서 6주 이전에 의사와 상의하여 필요한, 권장하는 예방주사를 맞는다. 이 책의 웹사이트에 제공된 링크를 통해 세계 다양한 지역의 여행에 대한 최신의 건강 정보 및 그 지역에 필요한 예방주사의 목록을 볼 수 있다(이 두 가지는 14장 "차례의 웹사이트"를 참조한다).

*수동적 후천면역(passive acquired immunity)*은 사람에게 항체가 투입되는 경우를 말한다. 수동적 면역은 어머니의 항체가 태반을 통해 태아의 혈액으로 들어가면서 자연적으로 얻어질 수 있다. 출생 후, 모유를 먹는 신생아는 수동적으로 어머니의 모유를 통해 항체를 얻는다. 이 항체들은 신생아가 스스로의 면역체계가 기능을 할 때까지의 한 달 동안 질병에 대한 저항력을 갖게 한다. 수동적 면역은 인공적으로 얻어질 수도 있는데, 심각한 감염(A형 간염 또는 광견병) 또는 치명적인 독(일부 뱀의 독) 등에 노출시 항체를 주입할 때가 이러한 경우에 해당된다.

건강한 생활습관
Healthy Living Practices

- 여행 전에 적절한 예방주사를 통해 감염으로부터 스스로를 보호한다.
- 가장 최신의 유년기 예방주사 예정표에 따라 면역성을 키움으로써 어린이들을 감염으로부터 보호한다.

감염치료제

사람이 감기 같은 감염이 되면 이기기 위해서 어떻게 해야 할까? 가장 일반적으로 휴식을 취하고 충분한 수분을 섭취하는 것이 신체가 방어체계를 갖추는 것을 돕는다(때때로 일반의약품으로 살 수 있는 감기약이 증상들을 완화시키는 데 도움을 줄 수 있다. [실생활 건강]의 "일반의약품 감기약: 효과가 있을까?" 참조). 다른 감염에 대해서는 질병을 진단하고 다루는 훈련을 받은 의료전문가로부터 구체적인 도움을 받을 수 있다. 이 의사들은 종종 감염원의 성장을 막거나 비활성화시키기 위한 약을 처방하기도 한다.

항생제(antibiotic)는 박테리아를 죽이거나 성장을 막는 화학물질을 일컫는 말이다. 항생제는 박테리아 세포의 일부나 인체의 세포와 다른 박테리아의 작용을 공격함으로써 작용한다. 항생제를 복용할 때는 그 전에 증상이 없어지더라도 의사가 처방한 약의 투약을 완료하는 것이 중요하다. 모든 박테리아가 죽지 않았을 수도 있으므로 감염이 다시 나타날 수가 있기 때문이다.

항생제는 바이러스 감염에 대해서는 어떤 역할도 하지 않으며, 신체에 정상적으로 존재하는 박테리아를 죽일 수도 있다. 이러한 박테리아는 해로운 미생물들의 성장을 막으며, 없어질 경우, 원치 않는 질병을 일으키는 박테리아가 증식하고 이차적인 박테리아 감염을 일으킬 가능성이 높아진다. 따라서 필요하지 않을 때 항생제를 먹는 것은 해로울 수 있다. 더구나 불필요한 항생제의 사용은 항생제에 내성을 가진 박테리아 균주가 생길 수 있는 가능성을 제공한다.

단순한 피부감염을 치료하거나 예방하는 데에는 처방이 필요 없는 다양한 국부적 항생제(바시트라신과 같은 피부에 바르는 것 등)가 사용될 수 있다. 또 무좀이나 백선, 자궁 진균감염과 같은 균류감염을 치료하는 데에 처방전 없는 국부적 항진균제가 사용될 수 있다. 더 심한 균류감염을 치료하기 위해서는 먹는 항진균제를 투약해야 하며, 이것은 반드시 처방이 필요하다.

효과적인 항바이러스 약품개발은 더디게 진행되고 있다. 바이러스는 몸의 세포내부에 존재하므로 약물이 숙주에 피해를 주지 않고 바이러스를 퇴치해야만 하기 때문이다. 몇몇 항바이러스 약품이 포진 바이러스로 인한 감염(음부포진, 단순포진, 수두 등)을 치료하며, 다른 약

실생활 건강
Consumer Health

일반의약품 감기약: 효과가 있을까?

매년 미국인들은 일반의약품(over-the-counter, OTC)인 감기약과 기침약에 수백만 달러를 소비한다. 시장에 나와 있는 수천 가지의 제품들이 당신의 통증, 고열, 기침, 충혈 등을 낫게 한다고 주장한다. 하지만 이런 약들이 효과가 있을까?

볼티모어에 있는 존스 홉킨스 의대 낸시 허튼 박사는 어린이들의 감기약에 대해서 답은 '아니오'라고 말한다. 허튼 박사는 감기로 고생하는 96명의 5살 어린이들에 대한 연구를 진행했다. 어린이들을 세 집단으로 나눴는데, 첫 번째 집단은 항히스타민 소염제를, 두 번째 집단은 플라시보(placebo: 유효성분이 없는 약), 그리고 세 번째 집단은 아무것도 먹지 않았다. 이틀 후 각각의 집단에서-감기약을 먹은 집단뿐만 아니라 플라시보나 아무것도 먹지 않은 집단에서도-절반의 숫자가 감기가 나아졌다고 보고되었다(허튼 외, 1991).

어른들의 경우에는 어떨까? 소염제는 속이 답답함을 줄여 줄 수 있지만 투약을 중단할 경우 충혈이 다시 돌아와 더 안 좋아질 수 있다. 이것은 약의 효과가 없어지면서 혈관이 원래 부푼 상태보다 더 부풀기 때문이다. 콧물이나 재채기를 막기 위해 항히스타민제를 복용할 수 있지만, 이 제품들은 감기증상보다는 알레르기 증상에만 효과가 있다. 기침 억제제는 기침을 적게 할 수는 있지만 두껍게 쌓이는 콧물을 제거해 주어야만 숨을 제대로 쉴 수 있다. 거담제는 콧물을 줄여 주고 기침을 하면서 코에서 콧물이 제거될 수 있게 한다. 하지만 물을 많이 마시는 것도 같은 효과를 낼 수 있다. 기침약은 건조한 목이 매끄럽게 유지될 수 있게 하지만 위를 손상시킬 수도 있다. 사탕을 먹는 것도 목을 비슷하게 매끄럽게 할 수 있다. 후두염이 있을 때 마취제를 뿌릴 수도 있지만, 따뜻한 소금물로 하루에 몇 번씩 목을 헹구는 것으로 통증을 완화시킬 수 있다.

감기약을 먹는 것의 장점과 단점을 가려내는 것은 더 많은 정보를 앎으로써 쉬워질 수 있다. 의사들은 일반적으로 단순히 많은 수분을 섭취하고(알코올이나 카페인이 없는), 휴식을 취하며, 다음에 열거된 열이나 통증을 낮추는 약을 먹는 것을 권장한다.

다음 정보목록은 각각의 감기증상과 미국 식품의약품안전청(FDA)의 승인을 받은 일반의약품 감기약을 나열한 것이다. 각각 약에 대한 주의사항도 쓰여 있다. 길고 발음하기 어려운 이름에 신경 쓰지 않아도 된다. 특정제품의 유효성분 목록에 있는 이름들만 대응시키면 된다. 모든 일반의약품처럼 포장에 적힌 사용법과 권장 투약량을 따라야 한다(203쪽의 [실생활 건강]에서 일반의약품의 포장 표시에 대해 설명되어 있다). 만약 뜻밖의, 또는 심각한 부작용이 나타난다면 투약을 중단하고 의사와 상의한다. 약을 먹는 동안은 알코올 음료를 마시지 않는다. 약들은 서로 상호작용을 일으킬 수 있으므로 어떤 약들을 함께 먹을 수 있는지에 대해서는 약사나 의사와 상담한다.

참고 : 이 책의 저자는 일반의약품 감기약의 사용을 촉진하는 것이 아니라, 교육목적으로 정보를 제공하는 것뿐이다. 약을 먹는 것에 대한 조언은 의사와 상담하라.

약한 통증, 열

통증과 열 완화제(진통제라고 함)는 아스피린, 아세트아미노펜, 이부프로펜, 나프록센 나트륨 등이 있다. 각각의 효과는 비슷하다.

주의 : 감기나 바이러스 감염이 있을 때 어린이들에게 아스피린을 주지 않는다. 의사의 지시가 있지 않은 한, 이 약들은 진통제로서는 어른은 10일, 어린이는 5일 이상 투약하면 안 되고, 해열제로서는 3일 이상 투약하지 않는다. 아세트아미노펜을 과다복용하면 심각한 간 손상으로 죽음에까지 이를 수 있다. 아스피린은 위벽을 자극하여 위출혈을 일으킬 수 있다. 또한 아스피린은 혈액응고를 방해하며, 알레르기 반응을 일으킬 수 있다.

목감기

스프레이나 정제(기침약) 형태의 마취제는 열이나 압력, 통증 등 모든 종류의 느낌을 없애 준다. 하지만 진통제(위에 언급)는 다른 느낌에 대한 영향 없이 통증을 없애 줄 수 있다. 벤조카인, 벤질 알코올, 다이클로닌 염산염, 헥실레조르시놀, 페놀 약품, 페놀레이트 나트륨 등은 마취 스프레이나 정제약에 들어 있는 FDA 승인된 약물들이다.

주의 : 2세 미만의 어린이는 질식할 수 있으므로 정제약을 주지 않는다. 이러한 약품의 대부분이 어린이 투약에 대한 제한사항이 있으므로 사용법을 신중히 읽는다.

마른기침

기침억제제(진해제라고도 함)는 점액의 배출이 없는 마른기침을 억제한다. 기침을 일으키는 뇌부분에 영향을 주는 약은 코데인과 덱스트로메토판(dextromethorphan)이다. 일부 주(state)에서는 코데인 성분이 들어 있는 기침억제제를 살 때는 특별등록을 해야 한다. 다른 주에서는 이러한 제품은 전문의약품으로 의사의 처방전이 있어야만 살 수 있다. 다른 종류의 기침억제제는 목과 기관지에 작용하여 통증을 완화시키고, 기침에 관련된 불수의근을 이완시키거나 목의 가래를 감소시킨다. 이런 종류의 두 가지 기침약은 장뇌와 박하 기름(peppermint oil:멘톨)이다. 두 가지 모두 목이나 가슴에 바르는 국부성 연고, 또는 분무기에 넣는 액체에 들어 있는 성분이며, 이 유효성분은 신체의 열이나 증기 기화기를 통해 흡입된다. 멘톨과 덱스트로메토판은 효과가 있는 목 정제약(기침약)들의 유일한 유효성분이다.

주의 : 코데인은 마취성 약물(마약, narcotics)이며, 대량으로 투약할 경우, 중독성이 있어 남용될 가능성이 있다. 바르는 약이나 흡입제의 장뇌와 멘톨은 아직도 FDA에서 연구 중이다. 일주일 이상 기침약을 복용하지 않는다. 이보다 더 긴 기간 동안 기침이 계속되면 의사와 상의한다. 폐기종 등의 만성폐질환이 있어, 기도를 깨끗이 해야 하는 사람들은 기침약을 먹지 않는다.

담이 나오는('젖은') 기침

거담제는 분비물을 줄여 주어 기침을 통해 기도에서 없앨 수 있게 한다. 조건부 FDA 승인을 받은 다양한 거담제가 수십 년간 시장에서 유통되고 있다. 그러나 최근의 연구결과는 과이페네신(guaifenesin[글리세롤 과이어콜레이트]) 한 종류의 거담제만이 안전하고 효과가 있으며, 다른 제품들은 시장에서 사라졌거나 사라질 예정이다.

주의 : 2세 미만의 어린이들에게는 의사의 지시가 없는 한 투약해서는 안 된다.

충혈

코 충혈 완화제(소염제)는 감기에 걸렸을 때 부푼 콧속의 혈관을 수축한다. 이 혈관들이 부풀면 코의 통로가 좁아져 공기의 흐름을 방해한다.

흡입제(흡입기나 증기 기화기를 통한)에 들어 있는 FDA의 승인을 받은 유효성분은 데속시에페드린-L과 프로필헥세드린이다. 장뇌와 멘톨은 조건부 승인을 받았지만 효능은 아직 검증되지 않았다.

코 점막에 직접 사용하는 코 점적약, 스프레이, 젤리 등의 약품 중 FDA 승인을 받은 유효성분은 에페드린 약품, 나파조린 염산염, 옥시메타졸린 염산염, 페닐에프린 염산염, 자일로메타졸린이다. 보르닐 아세트산염, 삼나무잎 기름, 멘톨, 페닐프로프라놀라민 약품은 조건부 승인을 받았다.

FDA 승인을 받은 경구약(알약)은 페닐에프린 염산염(phenylephrine hydrochloride)과 수도에페드린(pseudoephedrine) 약품이다. 에페드린 약품과 페닐프로파놀라민 약품은 조건부 승인을 받았다.

주의: 소염제(decongestant)는 충혈의 재발을 부를 수 있다. 코에 직접 사용하는 약품은 먹는 약보다 이러한 현상이 더 잘 나타난다. 그러나 먹는 약은 몸 전체에 영향을 미칠 수 있으며, 코에 직접 사용하는 것은 그렇지 않다. 충혈이 재발할 가능성을 줄이려면, 소염제를 가장 적은 투약량으로 3일 이하 투약한다. 국부적 약품인 나파졸린 염산염은 12세 미만의 어린이는 먹어서는 안 되며, 습관성이 될 수 있다. 페닐에페드린 염산염(국부적 또는 먹는 약)과 수도에페드린 약품은 상호작용을 일으켜 심장에 심각한 영향을 줄 수 있으므로 모노아민 산화효소(monoamine oxidas, MAO)가 들어 있는 심한 우울증이나 고혈압 약을 먹는 사람이 복용해서는 안 된다.

콧물

항히스타민제는 감기로 인한 분비물을 고갈시키게 되어 있으나, 감기에 대한 효능은 검증되지 않았다. 항히스타민제는 알레르기약이며, 히스타민의 효과를 방해함으로써 작용한다. 히스타민은 조직에 의한 수분의 생성을 억제하지만, 감기에 걸렸을 때 히스타민은 나오지 않는다. 항히스타민제는 졸음을 유발하므로, 감기환자는 수면을 돕는 약품으로서 밤에 복용하는 것이 좋다(수면제는 항히스타민제이다). 가장 오래 된 처방약인 항히스타민제 중 다음이 현재 FDA 승인을 받은 제품들이다. Brompheniramine maleate, chlorcyclizine hydrochloride, chlorpheniramine maleate, dexbrompheniramine maleate, diphehydramine hydrochloride, doxylamine succinate, phenidramine tartrate, pheniramine maleate, pyrilamine maleate, thonzylamine hydrochloride, 그리고 triprolidine hydrochloride. 조건부 승인을 받은 하나의 항히스타민제는 phenylatoloxamine dihydrogen citrate이다.

주의 : 임산부는 기형아나 유아에 해로운 영향과의 관계가 아직 불확실하므로 doxylamine succinate를 복용하면 안 된다

품들은 AIDS와 관련된 질병을 치료하기도 한다. 인플루엔자(독감) 감염을 막는 항바이러스 약품이 개발되기도 했다(Sintchenko & Dwyer, 1999).

말라리아, 아메바 이질, 질 트리코모나스증 등의 원생동물질병을 치료하는 특수한 약도 개발되었다. 이와 비슷하게, 촌충이나 요충과 같은 기생충의 침입을 치료하는 약도 있다.

건강한 생활습관
Healthy Living Practices

- 감염이 되면 의사와 상담하여 치료하는 구체적인 방법에 대한 조언을 받는다.
- 감기나 독감과 같은 전신질병에 걸리면 휴식을 취하고 충분한 수분을 섭취하여 몸이 방어체계를 갖추게 한다.
- 의사가 감염에 대항하기 위한 약을 처방한다면 모든 지시를 따르고 처방된 만큼의 약을 복용한다.

성전파감염증

성전파감염증(sexually transmitted infections, STIs)은 성병(sexually transmitted diseases, STDs)이라고도 하며, 성활동, 특히 성교시 일어나는 가까운 접촉을 통해 전염된다. 일반적으로 성병을 일으키는 병원체는 상처, 분비물, 감염된 사람의 생식계 조직으로부터 생식계의 점막이나 손상된 피부와 주위의 다른 조직으로 전염된다(이 장을 읽으면서, 남성의 생식기관을 설명한 그림 5-1과 여성의 생식기관을 설명한 그림 5-3을 참조한다).

성전파감염증에 걸리는 것은 다른 성전파감염증에 걸린 상태에서 그 확률이 더 높아진다. 예를 들어, 단순포진 바이러스(herpes simplex virus, HSV)나 매독에 감염되면 HIV에 감염될 확률이 한 번의 성교시 10배에서 100배까지 높아지는 것으로 나타났다. 단순포진 바이러스나 매독은 모두 성기에 상처를 일으켜 HIV의 전염을 용이하게 한다.

성전파감염증을 일으키는 대부분의 병원체는 긴 시간 동안(또는 아예) 인체 밖에서 살 수 없다. 따라서 대부분의 성전파감염증은 오염된 화장실 변기나 침대시트를 통해 옮길 수 없다. 대부분의 성전파감염증은 사람끼리 직접 옮겨진다.

어떤 성전파감염증은 진균류, 원생동물, 진드기(거미와 가까운 종의 생물), 이(벼룩과 가까운 종의 생물)에 의해서 전염되기도 한다. 대부분의 성전파감염증은 박테리아나 바이러스에 의해 발생한다.

이 장을 더 읽기 전에, [자가건강 평가서]에 있는 "성전파감염증 행태척도"를 자가진단해 본다. 이 평가에서 높은 점수를 얻는다면 성전파감염증에 걸릴 확률이 높은 것이고 점수가 낮다면 확률이 낮은 것이다. 다음 장은 위험도가 낮은 습관을 키우는 방법에 대해서 알아본다.

건강한 생활습관

Healthy Living Practices

- 스스로와 다른 사람을 성전파감염증에 걸리지 않게 하려면 성교시 라텍스로 된 콘돔을 사용한다.

바이러스에 의한 성전파감염증

바이러스에 의한 성전파감염증은 치료를 할 수 없으므로 매우 위험하다. 몇몇 약품들이 바이러스성 성전파감염증의 증상에 의한 불편함을 해소해 주기는 하지만, 조직에 바이러스 입자들은 남게 되며, 같은 증상의 반복이 나타나게 된다. 또한 바이러스는 성관계시 감염된 사람에게서 다른 사람으로 전염될 수 있다.

성전파감염증을 일으키는 것 이외에도, HIV, 인체 유두종 바이러스(human papillomavirus, HPV), **B형 간염 바이러스(hepatitis B virus, HBV)** 등 세 가지 성전염 바이러스는 몇몇 암의 발생과 관련이 있다. 따라서 이 중 하나의 바이러스에 감염되는 것은 불치병을 얻음과 동시에 몇몇 특정 암이 발생할 위험이 커지는 것을 의미한다. 유두종 바이러스에 대해서는 399쪽에 설명되어 있다. B형 간염은 간의 심각한 염증을 유발하며, 간암으로 발전할 수도 있다. 간염은 다양한 간염바이러스(A, B, C, D형)에 의해 발생하지만 B형 간염은 성 접촉을 통해 가장 일반적으로 전염되는 종류이다. B형 간염은 심각하고 장기적인 질병이지만 나을 수 있는 병이다.

인체면역결핍바이러스(human immunodeficiency virus, HIV)는 가장 위험한 성전염 병원체이다. HIV의 감염은 카포시 육종이라는 암의 발생확률을 높일 뿐만 아니라, 바이러스가 면역계를 공격하여 몸의 방어체계를 무력화시킨다. 결국, HIV에 감염된 사람의 면역체계는 계속 약화되어, 계속되는 질병(후천성면역결핍증; AIDS)에 시달리다 죽음에 이르게 된다.

성전파감염증(STI, sexually transmitted infection) 가까운 성적 접촉, 특히 성교를 통해 사람에서 사람으로 전파되는 감염증.

B형 간염(hepatitis B) 혈액이나 혈액제제를 통하여 전파되는 심각한 간 감염증.

인체 면역결핍 바이러스

1995년 1월, 에이즈는 25세에서 44세까지의 전체 미국인 사망원인 중 1위를 차지했다. 1996년부터 AIDS로 인한 사망률은 감소하기 시작하여 1998년에는 이 연령군의 사망원인 중 5위까지 내려앉았다. 그러나, 그림 14-15 에서 보듯이 에이즈로 인한 사망률은 여자보다 남자에게서 더 높게 나타난다. 이 높은 사망률은 미국에서 매년 새롭게 에이즈에 걸리는 사람 중 70%가 남성이라는 사실을 반영한다. 미국에서 에이즈의 유행은 여전히 주로 남성과 동성관계를 맺는 남성들에 영향을 미치고 있다(미 국립보건원[NIH], 2004).

1980년대 초반 에이즈가 처음 밝혀졌을 때부터 밝혀진 모든 연령대의 사망자 수는 1996년부터 1998년까지의 감소를 제외하고는 매년 증가해 왔다(그림 14-16). 그 이후의 사망자 수는 같은 수준을 유지하고 있다. 보고된 감염사례는 1993년의 급격한 증가 이전까지 조금씩 증가해 왔다. 1993년의 급격한 증가의 원인은 에이즈로 보고할 수 있는 조건의 범위가 넓어지고 면역체계의 기능 측정방법이 포함되는 등에 변화가 생겼기 때문이다. 1993년 이후 에이즈 보고건수는 2000년까지 지속적으로 감소되어 왔다. 부분적으로 이 감소는 1993년 정의가 변화됨으로써 감염자 수가 크게 증가되었던 결과가 반영된 것이다.

전세계적으로, HIV 감염은 광범위한 유행성 질병이다. 약 3,800만 명의 사람들이 HIV를 보균하고 있다. 2003년, 500만명에 가까운 사람들이 새롭게 감염되었다(UN HIV/에이즈 계획[UNAIDS], 2004). HIV에 감염된

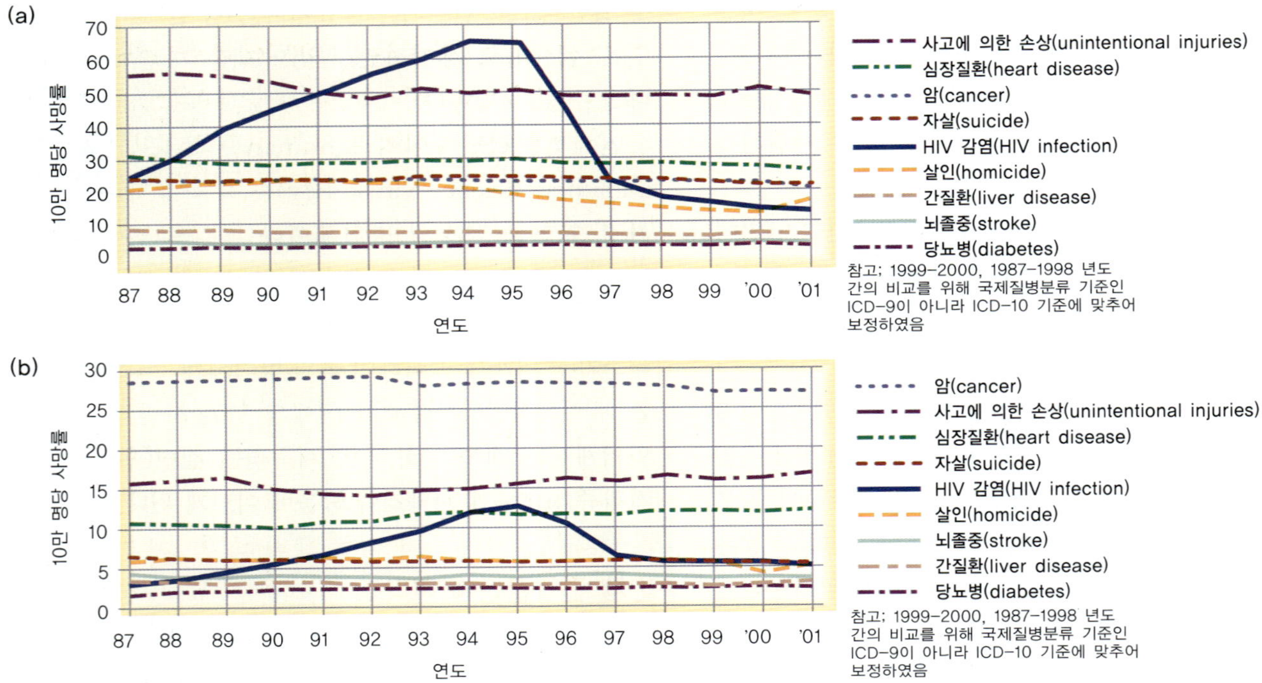

그림 14-15 미국의 25~44세 남성(a)과 여성(b)의 사망원인, 1987~2001. 남성과 여성의 자료를 종합하면 1995년에 에이즈가 사망원인 1위였다는 것을 알 수 있다. 그러나 1996년에는 그렇지 않았다. 자료 : 미 국가 건강통계센터(National Center for Health Statistics), 국가 생명통계체계(National Vital Statistics System), 미 보건사회복지부(Department of Health and Human Services).

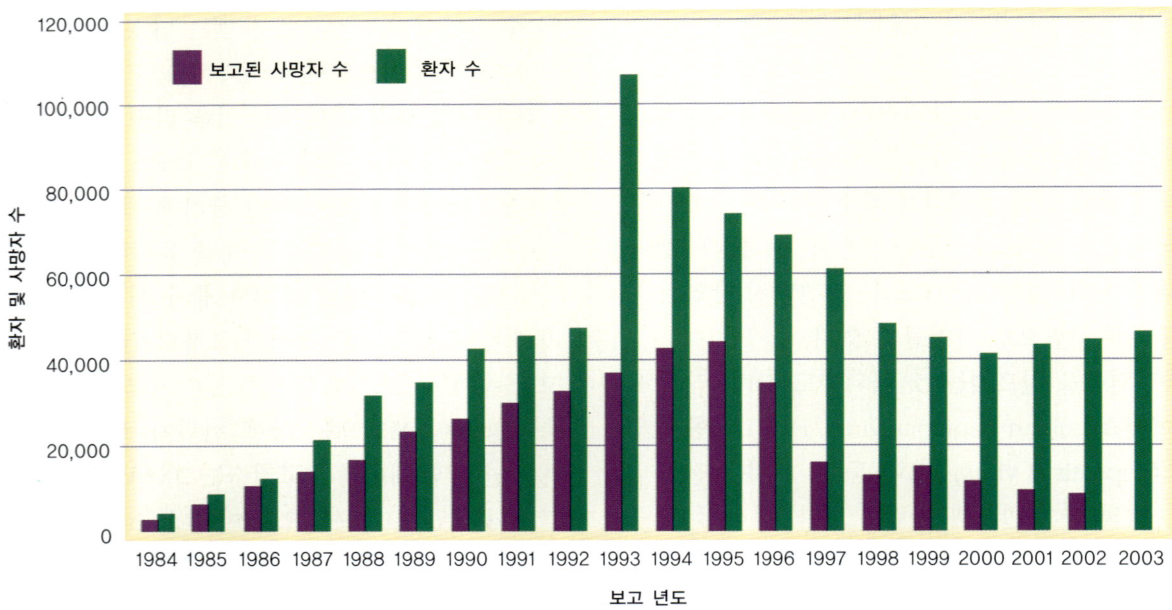

참고: 괌, 푸에르토리코, 미국령 태평양 섬들과 버진아일랜드 포함

그림 14-16 미국에서 보고된 에이즈 발생과 사망, 1984~002. 1993년의 급격한 상승은 에이즈의 정의가 변경되어 에이즈로 보고할 수 있는 상태의 목록이 완화되고 면역기능의 측정이 포함되었기 때문이다. 자료 : 미 국가 건강통계센터(National Center for Health Statistics), 국가 생명통계체계(National Vital Statistics System), 미 보건사회복지부(Department of Health and Human Services). 질병통제 및 예방센터(Centers for Disease Control and Prevention).

환자 중 90%가 개발도상국에 거주하고 있으며, 이들 나라에서는 선진국처럼 에이즈로 인한 사망자 수가 줄지 않고 있다. 미국과 같은 선진국에서는 고비용의 치료요법을 통해 HIV에 감염된 사람들이 질병을 더 쉽게 조절하고 오래 살 수 있게 되었다. 2002년, 빈곤한 국가들에 판매되는 HIV 약값이 크게 감소했다. 따라서 세계적으로 더 많은 사람들이 치료의 혜택을 받을 수 있게 되었다(UNAIDS, 2004).

질병의 진행 : HIV 감염과 에이즈 의학자들이 1981년에 에이즈가 새로운 질병이라는 것을 파악했지만, 그 원인(인체 면역결핍 바이러스의 감염)은 1983년이 되어서야 발견되었다. 에이즈는 '증후군(syndrome)' 으로서 여러 징후와 증상이 함께 나타나게 된다. HIV에 감염되는 것은 사람이 에이즈에 걸리는 것을 의미하지 않으며, 감염이 에이즈에 이르게 하는 것이다. 현재의 연구결과는 HIV에 감염된 모든 사람이 결국에는 에이즈에 걸리게 된다는 것을 보여 준다. 왜냐하면 HIV 감염은 치료할 수 없으며, 연속적이고 장기적이며 계속 진행하는 질병의 과정이기 때문이다.

HIV에 감염된 지 약 1주에서 3주 후에 대부분의 사람들은(약 90%) 간단한 감기와 같은 병을 앓게 된다. 이 병은 1주에서 2주 동안 지속되며, 고열, 목감기, 두통, 발진, 전체적인 허약함, 불쾌함 등의 증상을 포함한다. 감염의 이러한 과정 동안 사람들은 자신이 HIV에 감염된지 알지 못하며, 특별히 심한 독감에 걸렸다고 생각하게 된다. 그들이 감염되었다는 사실을 알게 된 후 많은 사람들이 이 감기와 같은 병을 기억하며, 이것이 감염 직후의 시점이라는 것을 깨닫게 된다.

이 초기증상이 가라앉으면, HIV에 감염된 사람은 건강한 것처럼 보이지만, 사실 그는 8주에서 10주 정도 지속되는 HIV 질병의 *무증상 단계(asymptomatic phase)*에 있는 것이다. 이 기간은 사람에 따라 크게 다른데, 몇 달이 될 수도 있고 12년 이상이 될 수도 있다. 이 기간 동안 많은 HIV 감염환자들은 자신이 감염되었으며, 다른 사람에게 바이러스를 옮길 수 있다는 사실을 깨닫지 못한다.

무증상 HIV 감염이 된 사람들은 건강하다고 느낄 수 있지만, 바이러스는 사실 신체의 조력 T세포를 죽이고 있으며, 점차적으로 조력 T세포의 수가 감소한다.

다양한 실험실 검사를 통해 감염된 무증상 환자들의 비정상성을 판별해 낼 수 있지만, 이들이 HIV 질병의 *증상 발현단계(symptomatic phase)*에 진입할 때까지 상대적으로 증상이 없이 지속될 수도 있다. 증상 발현단계는 주로 조력 T세포가 세제곱 밀리미터당 500개의 세포(500cells/mm³) 미만까지 줄어들 때 시작된다. 정상적인 숫자는 약 800에서 1,200개 정도이다. T세포의 숫자가 500개/mm³까지 줄어들면, 정상적인 건강한 신체라면 저항할 수 있는 감염을 물리치는 데 어려움을 겪게 된다. 면역체계가 약해졌을 때만 발생하는 이러한 감염을 "*기회감염(opportunistic infection)*"이라고 부르는데, 그 이유는 저항력이 저하되지 않은 사람에게서는 감염을 일으킬 수 없는 생물들에 의해 감염이 발생하기 때문이다.

이 단계에서 HIV에 감염된 사람은 심각한 징후와 증상을 나타내게 된다. 어떤 것들은 비특이성, 즉 어떤 기회 감염 때문에 일어난 것이 아니다. 이러한 비특이성 징후와 증상에는 식은땀, 두통, 피로 등이 있다. 기회감염성 미생물들이 소화체계를 감염시키면서 주로 만성적인 설사가 발생한다. 또한 HIV에 감염된 사람은 종종 *칸디다 알비칸스(Candida albicans)*라는 효모에 의한 감염인 아구창(구강 칸디다증) 등 작은 구강감염에 걸리게 된다(그림 14-17). 이러한 증상들과 증상발현 단계의 감염들은 치명적이지 않지만, 감염된 사람들은 정상적인 삶

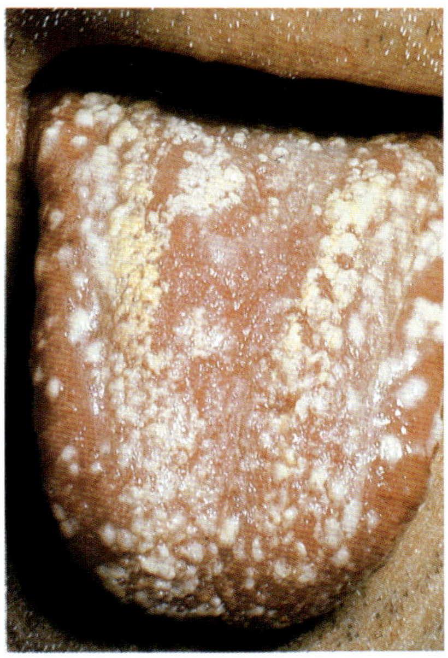

그림 14-17 **아구창(구강 칸디다증)** 이 구강 감염은 효모인 *Candida albicans*에 의해 일어나며, HIV 감염의 조짐을 나타내는 단계에서 주로 나타나는 감염이다. 또한 면역체계를 약화시키는 광범위성(broad-spectrum) 약을 먹거나 처방을 받는 사람에게도 나타날 수 있다. 신생아들도 자궁 칸디다증이 있는 어머니로부터 출생시 질병에 걸릴 수 있다.

을 유지하는 데 어려움을 겪게 된다.

조력 T세포의 숫자가 200개/mm^3까지 더욱 더 줄어들게 되면, 심각한 기회감염에 걸리는 비율이 증가한다. 이 단계에서의 질병에는 *Pneumocystis carinii* 폐렴(폐의 균류 감염), *Cryptococcus* 수막염(뇌를 둘러싸는 막의 균류 감염), 주혈 원충병(뇌, 심장, 또는 폐의 원생동물 감염), 카포시 육종(암의 일종, 그림 14-18), 사이토메갈로 바이러스 망막염(망막의 바이러스 감염) 등이 포함된다. *소모성 증후군(wasting syndrome)*이라는 상태도 이 단계에서 나타날 수 있는데, 이것은 두드러진 체중감소와 체력, 식욕, 정신적 활동의 저하로 나타난다. 주로 조력 T세포의 숫자가 200개/mm^3 이하로 감소하며 위와 같은 상태(또는 이 단계의 다른 일반적인 상태)가 나타났을 때 HIV에 감염된 환자가 에이즈에 걸렸다고 진단하게 된다.

평균적으로 에이즈로 진단된 사람들은 약 2년 정도 산다. 사는 기간 또한 사람마다 엄청난 차이가 있다. 그러나 T세포의 숫자가 50개/mm^3 이하로 감소하면 사망할 확률은 크게 높아진다.

어떻게 HIV가 전파되는가 인체면역결핍바이러스는 세 가지 방법으로 전파된다. 즉 감염된 사람과의 성 접촉; 감염된 혈액이나 혈액 부산물에의 노출; 그리고 태아 성숙시 태반을 통해, 진통과 출산시, 그리고 수유시 등이 그것이다. 이러한 감염경로는 수유를 제외하고는 모두 감염되지 않은 사람이 감염된 사람의 혈액, 정액, 또는 질 분비물과 직접접촉(또는 태반을 통한 전파와 같은 근접접촉)이 필요하다는 점에서 서로 연관되어 있다.

2004년, 미국에서 HIV/에이즈에 걸린 남성 중 약 60%가 동성 성관계를 통해 감염되었다. 그러나 이성애자인 남성과 여성도 HIV에 감염된다. 미국에서 HIV/에이즈에 걸린 여성 중 약 75%가 이성과의 성관계를 통해 감염이 되었다(미 국립보건원, 2004). HIV 감염의 위험이 있는 성습관에는 남성간의 무방비한 항문성교와 남성과 여성 간의 무방비한 항문 또는 질성교가 있다. 그러나 감염된 혈액, 정액, 질 분비물과 접촉하게 되는 모든 성습관은 HIV 전염이 가능하므로 위험하다. 경미한 찰과상이나 피부나 성기점막의 상처가 성행위 도중 상대방이 모르는 사이에 발생할 수도 있으므로, 이러한 접촉은 생각하는 것보다 훨씬 쉽게 일어날 수 있다. HIV 감염의 또다른 주요 경로는 감염된 주사바늘과 주사기를 주사

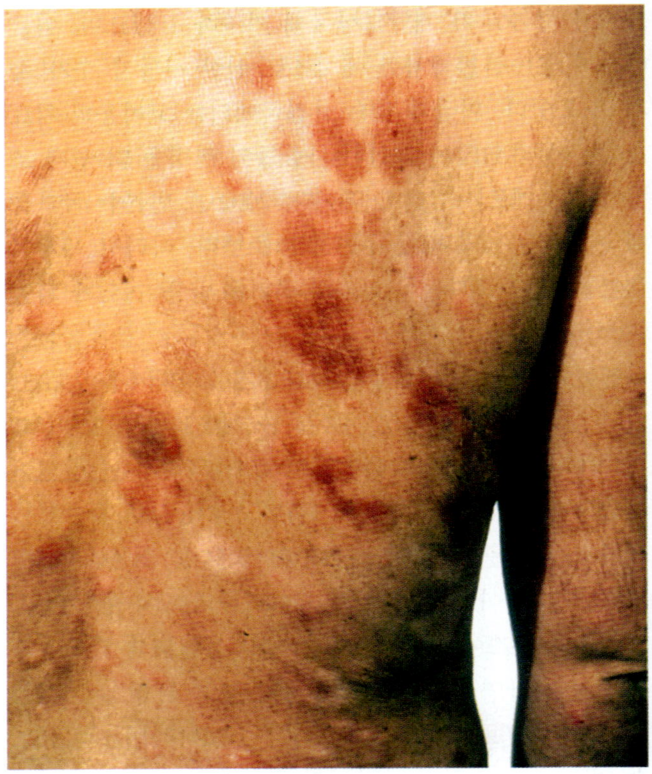

그림 14-18 카포시 육종. 오스트리아의 피부과 의사의 이름을 딴 이 암은 HIV에 감염된 사람의 면역체계가 약화되었을 때 걸리는 심각한 질병이다. 피부로부터 시작하여 림프절과 신체기관들로 전이된다.

마약중독자들 사이에 함께 사용하는 것이다(7장에서 마약중독에 대해서 자세히 설명하였다).

어떤 어린이와 성인들은 오염된 혈액을 수혈받음으로써 에이즈에 감염된다. 이러한 사고는 혈액은행들이 HIV 항체시험을 시행하기 전에 일어났다. 또한 미국 혈액은행의 직원들은 혈액을 기증한 사람마다 살균된 새 주사바늘과 주사기를 사용하므로 헌혈하는 것은 위험한 적이 없었으며, 지금도 위험하지 않다.

에이즈에 걸린 어린이들은 대부분 출생 전 또는 출생 당시 감염된 어머니로부터 병을 얻게 된다. 그러나 HIV에 감염된 어머니들의 모든 자녀가 HIV 질병을 가지고 태어나는 것은 아니다. 태아가 감염이 될 것인지 여부에는 어머니의 HIV 감염단계 등 다양한 요인이 작용한다. 통계에 의하면 임신한 여성이 지도부딘(zidovudine, AZT)를 복용하면 태아에게 HIV가 전염될 확률을 낮출 수 있다고 한다(Cooper et al., 1996). 또한 모유를 통한 감염이 가능하다는 연구결과가 있으므로, HIV에 감염된 어머니들은 모유수유를 하면 안 된다.

어떻게 하면 HIV가 전파되지 않는가 회사에 가거나, 학교에 가거나, HIV에 감염된 사람과 우연하게 접촉할 때는 HIV에 전염되는 것을 걱정하지 않아도 된다. 의사나 경찰관 같은 직업을 가진 사람은 HIV에 감염된 혈액과 접촉할 수 있으므로 HIV에 감염될 위험이 있다. 많은 연구의 결과는 전화기나 식수대 등을 같이 사용한다고 해서 HIV가 전염되지는 않는다는 것을 보여 주고 있다. 비슷하게, HIV에 감염된 사람과 같이 사는 것이나 빗, 수건, 식기, 접시 등을 함께 사용하는 것으로는 바이러스가 전염되지 않는다.

HIV가 침 속에서 발견되었지만, 키스로 전염되지는 않는 것으로 보인다. 혈액의 어떤 단백질이 특정 백혈구 표면에 붙어 HIV의 감염을 막는다. 구강은 거의 HIV 전염의 장소가 되지 않는다(Shugars, 1999). 그러나 HIV 전염이 구강성교를 통해서 음경에서 입으로, 질에서 입으로 일어날 수 있다는 것이 밝혀지고 있다. 입에서 음경으로의 전염은 거의 가능성이 없다(Edwards & Crane, 1998).

어떤 곤충들은 병원체를 사람과 다른 사람으로 전파시킨다고 알려져 있다. 그래서 어떤 사람들은 HIV 질병을 곤충에 물림으로써 얻게 될 수 있다고 걱정한다. 그러나 연구 결과, 모기나 다른 곤충에 의한 바이러스의 전염은 일어나지 않는다(미 질병통제센터[CDC], 2003).

HIV 감염으로부터의 보호 HIV의 감염으로부터 스스로를 보호할 수 있는 일차적인 방법은 감염된 사람의 혈액, 정액, 질 분비물과 본인의 혈액이 접촉할 수 있는 어떤 행동도 하지 않는 것이다. 감염된 사람과의 성행위를 삼가는 것은 HIV 감염의 특정한 위험을 제거할 수 있다. 두 사람 모두 감염되지 않은 상태에서 상호간 일부일처 관계의 성행위를 하는 것도 위험을 제거할 수 있다. 성관계 이전 HIV 검사를 하는 것은 둘 다 병에 걸릴 위험이 없다는 것을 확신할 수 있게 해준다. 물론, 두 사람은 관계가 지속되는 동안 한 사람하고만 관계해야 한다.

불행하게도 성 상대자가 감염되었는지 알 수가 없으며, 스스로 감염되었는지 인식하지 못하고 있을 수도 있다. 따라서 HIV 감염을 막으려면, 성 상대자의 수를 줄여야 한다. 표 14-1은 위험도가 높은 상대자의 특징을 나열하고 있다. 우연한 성관계(모르는 사람과의 성관계)를 피하여 상대자가 될 수 있는 사람이 이러한 특징을 가지고 있는지 파악할 수 있는 시간을 갖는다.

표 14-1 HIV 감염 위험이 높은 사람(미국)

주사 마약을 맞는 사람
주사 마약을 맞는 사람과 성관계를 가진 사람
동성애자나 양성애자인 남성
양성애자인 남성과 성관계를 가진 여성
1978년부터 1985년 사이에 수혈을 받은 사람
혈우병이 있는 사람
다른 성전파질환, 특히 매독이나 포진이 있는 사람
이성간 HIV 전염이 잦은 지역으로부터 온 여성(중남미, 카리브해, 아프리카 등)

성 관계시 항상 라텍스 콘돔이나 폴리우레탄 질 주머니(여성용 콘돔)를 사용한다. 두 종류의 콘돔 모두 본인과 다른 사람의 체액 사이에 막을 제공한다. 남성용 콘돔과 여성용 콘돔을 동시에 사용하면 안 된다. 두 가지가 서로 마찰하면서 찢어질 수 있어 콘돔이 제자리에 있지 않게 된다. 살정제인 노녹시놀-9를 포함한 피임약을 사용하지 않는다. 이 물질을 함유한 몇몇 피임약은 HIV와 다른 성전파감염증의 전염 확률을 더 높일 수도 있다(CDC, 2002). (콘돔의 사용에 대해서는 138~140쪽에 자세히 설명되어 있다.)

HIV 감염의 또 다른 위험요인은 주사마약과 비주사마약 모두에 대한 마약중독이다. 이 위험요소를 제거하기 위해서는 마약을 사용하지 않는다. HIV에 오염된 주사바늘이 바늘을 함께 사용하는 모든 사람에게 바이러스를 옮길 수 있으므로 주사마약 중독자들이 주로 위험에 노출되어 있다고 할 수 있다. 비주사마약 중독자들도 마약에 취해 있을 때 위험한 성적 행동에 관여할 수 있으므로 위험이 증가한다.

마약을 사용하는 사람이라면 절대 주사바늘이나 주사기를 함께 사용하지 않아야 HIV에 감염될 확률을 줄일 수 있다. 바늘과 주사기를 함께 사용한다면, 화학약품으로 소독하고 물로 헹굼으로 감염 확률을 줄일 수 있다. 마약이 작용할 때 성관계를 가져서는 안 된다.

요약하면, 의학자들은 어떻게 HIV가 전염되고 어떻게 전염되지 않는지를 규명했다. 이 정보를 이용하여 [건강관리]에 "HIV 감염 및 기타 성전파감염증의 위험을 줄이거나 없애기 위한 방법"의 목록을 만들었다. 목록 하나는 HIV에 감염될 위험을 사실상 제거하는 행동을, 다른

건강관리
Managing Your Health

HIV 감염 및 기타 성전파감염증의 위험을 줄이거나 없애기 위한 방법

HIV 감염 및 기타 성전파감염증의 위험을 없애기 위한 방법

성교를 삼간다. 그러나 그것이 어렵다면:

- HIV 감염자 및 기타 성전파감염증 감염자와의 성교를 피한다.
- 성전파감염증에 감염되지 않은 것이 확실한 사람과 단일배우자의 관계로서만 성관계를 갖는다.
- 마약의 사용을 금한다.

주의: 건강관리관련 종사자나 경찰관 등 특별한 직업을 가진 사람들은 직업의 특성상 감염 위험이 더 높다. 그러나 위험은 이러한 행동만으로 제거되지 않는다. 이들은 자기의 혈액과 감염자들의 혈액이나 체분비액이 섞임으로써 B형 간염 바이러스나 HIV에 감염될 수 있다.

HIV 감염 및 기타 성전파감염증의 위험을 줄이기 위한 방법

- 성교 상대자의 수를 줄인다.
- 고위험군과의 성교를 피한다.
- 잘 알지 못하는 사람과의 성교를 피한다.
- 술을 포함하여 마약을 사용하면서 성관계를 갖는 것을 피한다.
- 어떤 경우라도 성교시 새로운 라텍스 콘돔을 사용한다.
- 주사기나 주사바늘을 함께 사용하지 않는다.

하나는 위험을 줄이는 행동을 요약하고 있다.

HIV 감염의 치료 HIV 감염과 에이즈의 치료법은 없다. 현재까지 HIV 감염을 막을 수 있는 효과적인 백신의 개발은 모두 실패했다.

연구자들은 면역체계를 강화시키거나, 바이러스를 비활성화시키거나, 감염으로부터 면역계 세포를 보호함으로써 HIV 감염을 치료하는 방법을 지속적으로 찾고 있다. 모든 승인된 항 HIV 약품들은 바이러스의 복제를 방해한다. 그러나 이 바이러스는 변이를 일으켜 약에 상당히 빠르게 면역성을 갖게 된다. 따라서 약들을 조합할 때 HIV를 가장 잘 저지하는 것으로 보인다.

현재 에이즈 연구자들은 HAART(highly active antiretroviral therapy, 고효능 항레트로바이러스 치료법)이라 불리는 약품처방이 가장 효과적이라고 보고 있다. HAART는 가장 새로운 종류의 항 HIV 약품인 *융합억제제(fusion inhibitor)*를 포함한 세 가지 이상의 HIV 치료약을 사용한다. 이름에서 알 수 있듯이, 이 약품은 HIV가 숙주세포와 융합하는 것을 막아 바이러스가 세포에 유전물질을 주입하지 못하게 한다.

음부포진
(genital herpes)
성전파감염증의 하나로서 단순포진바이러스(herpes simplex virus)에 의해 주로 음부와 항문에 궤양을 일으킨다.

항레트로바이러스 약품은 좋지 않은 부작용이 있어 에이즈 환자들이 처방에 따라 투약하기 힘들다. 약의 복용량을 지키지 못하면 약에 내성을 지닌 종류의 HIV가 나타나 약의 효과가 떨어지거나 전혀 효과가 없게 될 수도 있다. 따라서 의사들은 절대적으로 필요치 않은 한 이 약을 복용하지 말 것을 권고한다. 에이즈 환자는 여생 동안 규칙적으로 계속 약을 복용해야 하기 때문이다(Pereira & Paridaen, 2004).

에이즈 치료의 또 다른 장래성 있는 연구분야는 *유전자 치료법(gene therapy)*이다. 이 치료법에서는 에이즈 환자의 HIV 감염세포를 바이러스 복제에 저항하도록 조작된 세포로 교체한다. 임상실험 결과 이 방법은 유용하지만 많은 장애물이 아직 남아 있다(Yang, 2004).

음부포진

음부포진(genital herpes)은 아프고 치료가 불가능하기 때문에 감염되는 것을 많은 사람이 두려워하는 또 다른 성전파감염증이다. 한 학생은 "성전파감염증에 걸리는 것이 두렵습니까?"라는 질문에 이렇게 답했다.

저는 포진에 걸리는 것이 매우 두려워요. 한 번 걸리게 되면 나을 수가 없잖아요. 정말 무서워요!

포진에 대한 "두려움"은 미국에서 1970년대에 시작되었으며, 그림 14-19에 나타난 바와 같이 그 때부터 이 병의 발병은 증가해 왔다. 음부포진은 미 질병통제센터(CDC)에 보고하는 질병이 아니기 때문에 전염병학자들은 이 병의 유행을 추정할 수밖에 없다(보고해야 하는 성전파

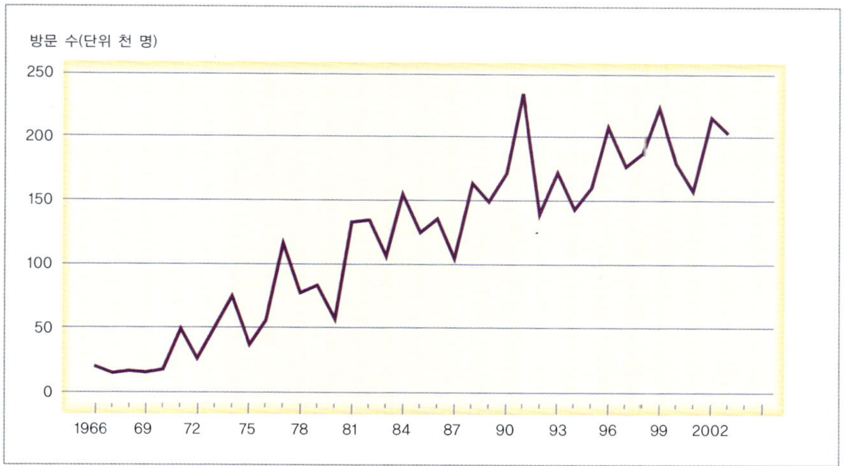

그림 14-19 음부 단순포진바이러스 감염-병원 최초 방문 수(미국), 1966~2003.

자료출처: 미 질병통제 및 예방센터 (Centers for Disease Control and Prevention).

감염증은 에이즈, 임질, B형간염, 서혜임파육아종, 매독, 클라미디아, 그리고 연성하감 등이 있으며, 미국 대부분 지방에서 드물게 발생하는 질병은 이 장에서 논의하지 않는다). 질병통제센터는 약 100만 명의 사람이 매년 미국에서 음부포진으로 진단되며, 약 4,500만명의 미국인들이 이 바이러스에 감염된 것으로 추정하고 있다(CDC, 2000).

모든 성전파감염증과 같이 음부포진은 감염된 사람과의 성관계를 통해 걸린다. 그러나 포진감염은 두 개의 바이러스에 의해 감염되기 때문에 이 질병이 전염될 가능성이 높아지는 것이다. 포진은 입과 입술에 궤양을(단순 포진) 일으키는 *단순포진바이러스 1형(herpes simplex virus type 1, HSV-1)*과 주로 음부와 항문에 궤양을 일으키는 *단순포진바이러스 2형(HSV-2)*에 의해 감염된다. 그러나 각각의 바이러스형은 입과 음부를 모두 감염시키는 것이 가능하다. 따라서 단순포진에 감염된 사람은 구강성교를 통해 상대방의 음부를 감염시킬 수 있다. 마찬가지로 음부포진이 있는 사람은 구강성교를 통해 상대방의 구강을 감염시킬 수 있다.

이 바이러스는 즉시 접촉한 부위의 피부세포를 감염시키고 주위의 세포로 번진다. 잠복기(병원체에 대한 노출로부터 증상이 나타날 때까지의 기간)는 약 1주일 동안 지속되며, 바이러스는 증식하고 피부세포를 파괴하기 시작한다. 환자는 피부손상의 발진 이전에 감염부위가 아플 수도 있다. 처음의 발진은 작고 튀어나온 단단한 돌기의 무리로 나타나며, 투명하거나 노랗고 액체가 찬 물집으로 변화한다. 이 물집들은 결국 터져서 바이러스가 들어 있는 액체가 흘러나오며 아픈 염증으로 발전한다. 이 염증은 회색이 되고 딱딱해지며, 5일에서 10일 사이에 회복된다. 이 최초의 감염으로 환자는 종종 두통, 고열, 무력함, 근육통에 시달리게 된다.

단순포진바이러스는 주로 입술, 질, 여성의 경부와 남성의 음경에 감염되지만, 또 콘돔이 보호하지 않는 음부/항문 부위의 조직에도 감염될 수 있다. 따라서 라텍스 콘돔은 포진이 전염될 위험을 '*줄여 주는(reduce)*' 역할밖에 하지 못하며, 인접한 조직에 전염될 위험을 제거하지는 못한다. "성전파감염증으로부터의 보호"에 나오는 습관을 실천해야 한다(445~446쪽).

포진바이러스의 전염은 바이러스를 배출하는 사람의 감염된 조직이 다른 사람의 점막 또는 음부나 항문의 피부가 갈라진 부위와 접촉할 때 일어난다. 감염된 사람은 바이러스가 피부세포에 존재하고 주로 상처가 처음 나타나기 이전에 바이러스를 퍼뜨리게 된다. 종종 바이러스를 퍼뜨리는 사람은 이 기간 동안 질병의 증상이 나타나지 않으므로 위험을 알지 못할 수 있다. 감염된 사람의 성 상대자도 상처나 상대방이 감염되었다는 다른 표시를 보지 못할 수 있다.

상처가 나아도 포진감염은 완치된 것이 아니며, 바이러스는 일생 동안 신경계에 자리를 잡는다. 바이러스 입자는 감염부위의 신경 끝부분에 들어가 척추의 기반부분에 도달할 때까지 신경을 거슬러 올라간다. 이곳에서 바이러스가 잠복하게 된다. 이 잠복기에 감염된 사람은 포진의 어떤 징후나 증상도 보이지 않으며, 바이러스를 옮기지도 않는다.

때때로, 바이러스가 다시 활성화한다. 재활성화의 정확한 기작에 대해서는 확실히 규명되지 않고 있다. 하지만 감염된 사람들은 감염이 재발되도록 하는 원인을 몇 가지 가지고 있는 것으로 알려졌다. 일반적인 원인에는 스트레스, 수면부족, 월경 등이 있다. 재발시 바이러스는 신경을 따라 다시 최초 감염장소 근처로 내려온다. 증상은 나타나지 않을 수 있으나, 이 기간 동안 감염된 사람은 바이러스를 배출하며 다른 사람을 감염시킬 수 있다. 종종 피부손상이 나타나지만, 이 상처들은 처음 감염될 때처럼 아프거나 오래 지속되지 않는다. 대부분의 사람은 연간 5~8회 정도 병의 재발이 나타난다. 그러나 아시클로비어(acyclovir)로 치료하면 이 재발율을 크게 낮출 수 있다. 어떤 사람은 2년간 병이 재발하지 않기도 한다.

포진바이러스는 활성 감염상태의 어머니에게서 경부 통로와 질을 통과할 때 신생아를 감염시킬 수도 있다. 감염된 신생아는 사망하거나 신경계가 손상될 수 있다. 어머니의 감염시 제왕절개(복벽과 자궁을 절개하여 수술로 출산하는 것)를 통한 분만을 권장한다.

성기 사마귀

성기 사마귀(gentital warts, *Condylomata acuminata*)는 포진감염의 염증처럼 아프지 않지만 이 성전파감염증의 발생과 관련된 바이러스의 일부는 자궁경부암과 관련이 있다. 이 암과의 관련과 신생아의 호흡기로 전염될 가능성이 이 병의 가장 중요한 관심사이다.

사마귀는 암이 아닌 피부종양으로, 세포 성장조절 실패로 생기는 세포의 덩어리이다. 모든 사마귀는 *유두종(papillomas)*이라고 부르며, *인체 유두종바이러스(human papillomavirus, HPV)*에 의해 발생한다. 그러나 유두종바이러스는 60종이 넘으며(명칭은 HPV-1, HPV-2 등), 각각은 몸의 특정 부위에만 영향을 준다.

20종 이상의 HPV가 생식기를 감염시킬 수 있지만 눈에 보이는 성기 사마귀는 주로 HPV-6과 HPV-11에 의해 발생한다. 이 바이러스는 여성의 경부, 질, 외음부와 남성은 음경의 다양한 부위에 사마귀를 유발한다. 또한 남성, 여성 모두의 요도와 항문을 감염시킬 수도 있다(그림 14-20). 음부를 감염시키지만 사마귀를 생성하지 않는 종류의 HPV는 의료진이 특수한 방법으로 볼 수 있는 조직변화를 가져온다.

성기 사마귀 (genital wasrt) 인체유두종바이러스(human papillomavirus, HPV)에 의해 발병하는 성전파감염증의 하나로서, 음부에 암이 아닌 피부 종양을 일으킨다.

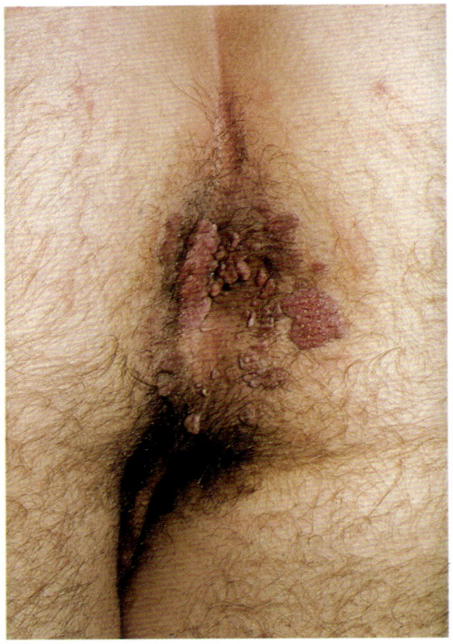

그림 14-20 *Condylomata acuminata* (성기 사마귀). 사마귀가 남성의 항문 주위를 거의 덮을 정도로 성장하고 있다.

이 바이러스 중 어떤 건, 특별히 HPV-16과 HPV-18은 경부암과 관련이 있으며, 외음부와 음경의 암과 관련이 있는 경우도 있다. 미국 암협회는 여성은 주기적인 도말 표본검사(Papanicolaou test, 도말 테스트)로 경부의 비정상적, 전암증상의, 암이 있는 세포를 검출하며(구체적인 권장사항은 380쪽을 참조), 남성은 암 여부를 확인하기 위해 음부 비정상 조직 성장의 현미경 검사를 권장하고 있다.

의료건강 전문가들은 성기 사마귀를 질병 통제센터에 보고하지 않아도 되므로, 그림 14-21 에 나타난 것과 같은 병의 발생의 추정치만 알 수 있다. 사마귀보다는 포진에 걸린 미국인의 숫자가 더 많다. 1987년부터 1997년 사이에 사마귀 발병률은 감소했지만, 그 이후에는 증가하고 있다. 2003년에는 포진보다 사마귀로 처음 병원을 찾은 사람의 숫자가 더 많았다. 이 암을 유발하는 바이러스의 감염을 막기 위해서는 "성전파감염증으로부터의 보호"에 있는 주의사항을 따른다. 그러나 기억해야 할 것은 음부와 항문조직 중 콘돔이 보호하지 못하는 부위는 음부포진처럼 HPV도 감염될 수 있다는 점이다. 또한 피부 접촉으로도 HPV는 전염될 수 있기 때문에 항문이나 질을 통한 성교가 없어도 감염될 수 있다. 구강성교시에도 전염이 될 수 있으므로 음부 HPV가 있는 사람은 감염되지 않은 성 상대자의 입술, 혀, 입천장을 감염시킬 수 있

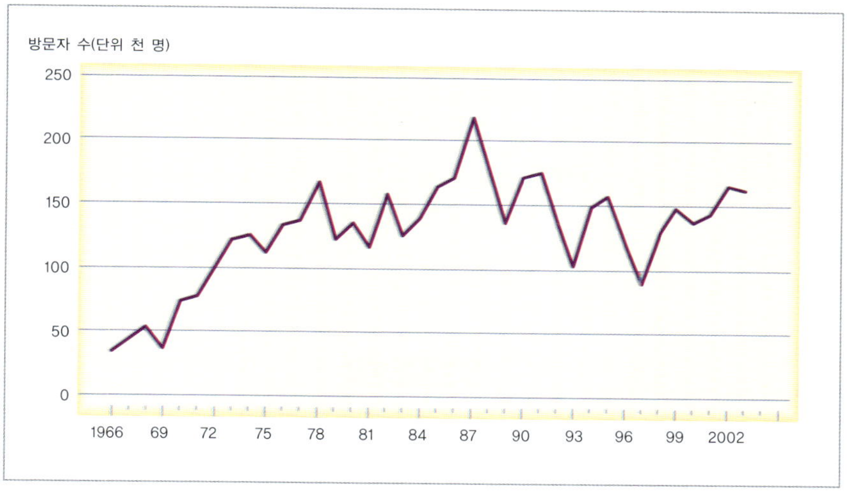

그림 14-21 인체 유두종바이러스(성기 사마귀) – 병원 최초방문 수(미국), 1966~2003.

자료출처: 미 질병통제 및 예방센터 (Centers for Disease Control and Prevention).

다. 신생아 또는 어른들도 바이러스를 흡입하면 후두에 사마귀가 생길 수 있다. 더구나 신생아는 이러한 감염된 어머니로부터 출생과정에 감염될 수도 있다.

성병 사마귀는 그냥 없어질 수도 있지만 바이러스 입자가 조직에 남아 재활성화하여 다른 사람을 감염시킬 수 있다. 이 사마귀는 지속되어 더 커지고 번질 수도 있다. 성기 사마귀를 제거하려면 사마귀 조직을 파괴하는 약품을 피부에 바른 후 액체 질소로 얼리거나 부식(태움)하거나, 이산화탄소 레이저로 치료해야 한다. 제거하기 어려운 사마귀를 치료하기 위해서는 항바이러스제인 알파 인터페론을 종양에 직접 주사해야 한다.

성병 사마귀에 걸리면 다양한 치료법의 장점과 단점을 의사와 상의해야 한다. 많은 치료법은 사마귀보다 훨씬 고통스러우며, 인터페론 치료는 가격이 비싸고, 사마귀를 제거하는 치료법이 전염의 가능성을 줄이는지에 대해서는 아직 알 수 없다. 주로 바이러스는 실험실에서 배양하기 매우 어렵기 때문에 HPV 감염을 막거나 치료에 사용하기 위한 백신의 개발은 성공하지 못했다.

건강한 생활습관
Healthy Living Practices

- HIV에 감염될 가능성을 제거하려면 감염된 사람과 성관계를 갖지 말고 주사바늘이나 주사기를 함께 사용하지 않는다.
- HIV에 감염될 확률을 줄이려면 성관계를 가질 때마다 새로운 라텍스 콘돔을 사용한다.

박테리아에 의한 성전파감염증

바이러스성 성전염병과는 달리 박테리아성 성전파감염증은 치료될 수 있다. 그럼에도 불구하고 박테리아성 성전파감염증도 매우 위험할 수 있다. 치료하지 않거나 신속히, 적절히 치료하지 않으면 박테리아성 성전파감염증은 생식계를 손상시켜 불임을 낳을 수도 있다. 매독과 같은 몇몇 질병은 건강에 훨씬 더 심각한 영향을 줄 수 있다. 따라서 만약 감염되었다는 것을 알게 된다면 신속한 의료적 대응을 하고 다른 사람에게 질병을 옮기는 것을 막기 위해 성 관계를 삼가는 것이 중요하다.

매 독

*트레포네머 팔리덤(Treponema pallidum)*이라는 박테리아에 의해 발생하는 심각한 성병인 **매독(syphilis)**은 수 세기 동안 공포의 대상이었다. 역사적으로 매독의 감염률은 미국에서 제2차 세계대전이 끝난 시기에 최고를 기록했다. 의사들은 곧 매독 박테리아에 대한 항생제 페니실린의 효과를 알 수 있었다. 과거처럼 매독이 유행하고 있지는 않지만 1980년대 후반에 발병률이 증가했었고, 그 이후는 그림 14-22처럼 감소해 왔다. 전체적인 감소에도 불구하고 매독은 남부지방과 다른 도시지역에서 중요한 문제로 남아 있다(CDC, 2004).

매독(syphilis)
피부 궤양으로부터 시작하여 일반적인 증상(체중 감소, 근육통증)으로, 나아가 생명을 위협하는 조직파괴를 통한 피부 이상으로 발전하는 성전파감염증의 일종.

*T. pallidum*에 의해 생긴 피부장애(염증)가 있는 사람과의 성 관계를 통해 매독에 걸릴 수 있다. 이 박테리아

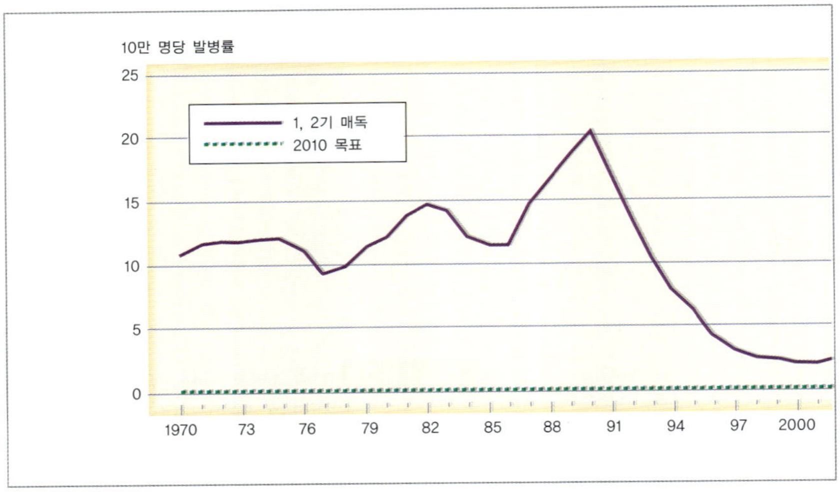

그림 14-22 1기와 2기 매독–발병률 보고 수(미국), 1970~2003.

자료출처: 미 질병 통제 및 예방센터 (Centers for Disease Control and Prevention).

는 감염되지 않은 사람의 피부상처를 통해 신체에 침투하게 된다. 매독 박테리아들 중 일부는 침투한 자리의 피부에 남아 있게 되며, 그 자리에는 하감(chancre)이라고 불리는 작은 동전 크기의 염증이 생긴다. 일부는 림프절로 이동한다.

매독의 잠복기는 약 3주 정도이다. 질병의 첫 번째 징후는 하감이며, 이것은 매독의 첫 단계인 *1기 매독(primary syphilis)*의 특징이다. 대부분 이 염증은 음부나 항문에 생기지만, 입술, 혀, 가슴, 손가락 등에도 발생할 수 있다. 하감은 처음에는 무딘, 빨갛고 납작한 점처럼 나타나지만 점점 부어 궤양이 생긴다. 그림 14-23은 음경에 발생한 하감의 사진이다. 매우 아플 것처럼 보이지만 하감은 아프지 않다. 그러나 그 기간 동안 *T. pallidum*은 체내에서 증식하고 있으며, 병이 없어진 것이 아니다.

하감이 나아지면 *2기 매독(secondary syphilis)*의 징후와 증상이 나타난다. 혈액을 통해 몸 전체에 박테리아가 옮겨지므로 이 증상들은 온몸에 나타난다. 2기 매독의 일반적인 증상은 목감기, 무력감, 두통, 체중감소, 고열, 근육통 등이 있다. 어떤 환자는 음부와 겨드랑이와 같은 습한 부위에 사마귀와 같은 것이 생기기도 한다. 대부분의 사람은 몸 전체에(발바닥까지) 발진이 나타난다. 발진의 모양은 사람마다 다르지만 대부분 비늘 모양이다.

2기 매독의 증상이 없어지면 이 사람은 *음성매독(latent syphilis)*의 상태에 있다고 말한다. 바깥으로 보이는 징후는 없지만 여전히 감염된 상태이다. 이 기간은 평생 계속될 수도 있고 *3기 매독(tertiary syphilis)*에 접어들 수도 있다. 3기 매독에는 *고무종(gummas)*이라고 하는 조직을 파괴하는 장애가 나타난다. 고무종은 피부에만 영향을 주는 것이 아니라 뼈를 비롯한 몸의 모든 조직을 파괴할 수도 있다. 이 단계의 매독은, 따라서 보기에 안 좋을 때가 많다. 심장이나 주요 혈관, 또는 뇌가 파괴된다면 마비나 죽음을 부를 수도 있다. 항생제의 도입 이후로 미국에서는 매독이 이러한 단계까지 진행되지는 않는다. 대부분의 사람들은 다양한 감염성 질환에 수년간 항생제를 먹는다. 따라서 특별히 매독을 치료하지 않아도 어떤 이유로 페니실린을 투약하면 *T. pallidum*은 죽게 된다. 그럼에도 불구하고 3기 매독을 치료하지 않아 미국에서 매년 100명 가량이 사망한다.

불행히도 매독 박테리아는 임신기간 중 태반을 통과하여 태아를 감염시킬 수 있다. *T. pallidum*에 감염된 태아는 기형이나 저체중, 폐 손상, 뇌 손상, 귀머거리, 실명 등의 심각한 결함을 갖고 태어날 수 있다. 또한 신생아는 어머니의 상처와의 접촉을 통해 출생시 또는 출생 후에 감

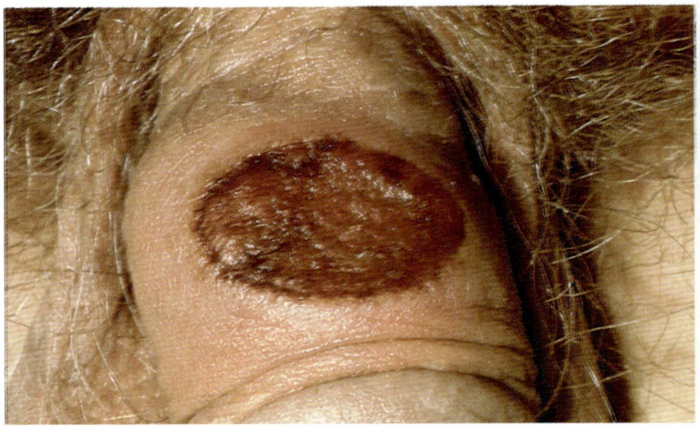

그림 14-23 매독으로 인한 성기의 하감(chancre). 통증이 없는 이 상처는 음부나 항문 주위, 입술, 가슴, 손가락 등에 발생할 수 있다. 이것은 1기 매독에서 특징적으로 나타난다.

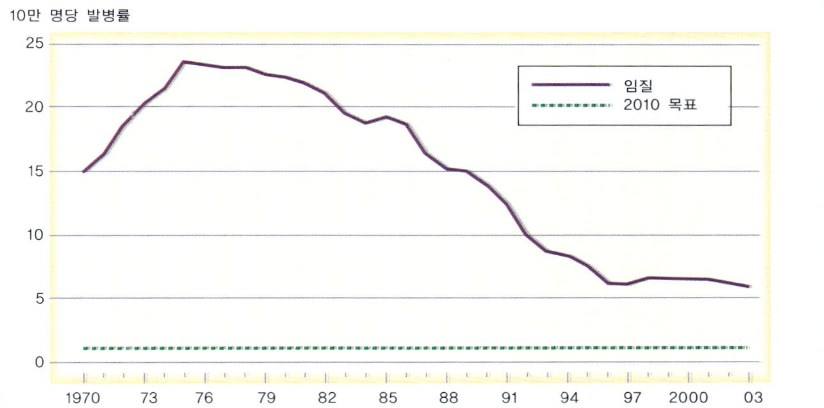

그림 14-24 임질-발병률 보고 수(미국), 1970~2003.

자료출처: 미 질병 통제 및 예방센터 (Centers for Disease Control and Prevention).

염될 수 있다.

임질

임질의 발병률은 1975년과 1996년 사이에 급격히 감소했지만, 그 이후에는 2003년까지 상대적으로 비슷하게 유지되어 왔으며, 그림 14-24 에서 보듯이 '*건강인 2010' (Healthy People 2010)* 보고서에서 정한 수치까지 내려가지 않았다. 2003년에 임질감염이 가장 많이 나타난 연령대는 15세에서 24세의 젊은 여성과 20세에서 24세까지의 젊은 남성이었다(CDC, 2004). 임질은 돌이킬 수 없는 생식기의 손상을 가져올 수 있기 때문에 건강관련 당국자들에게는 걱정스러운 일이다.

임질(gonorrhea)은 점막을 통해 몸에 들어오는 작은 원형의 박테리아 *Neisseria gonorrhoeae*에 의해 발생한다. 이 세균은 남성에서는 요도, 여성에서는 경부에 주로 감염을 일으킨다. 따라서 이 부위를 잘 보호해 주는 콘돔은 뛰어난 방어수단이 될 수 있다.

임질(gonorrhea) 성전파감염증의 일종으로, 남성에서는 요도, 여성에서는 자궁 경부에 주로 감염을 일으켜 음경과 질로부터 진한 고름이 배출되는 것이 특징이다.

임질의 잠복기는 2일에서 8일 정도이다. 남자는 임질 박테리아에 감염되면 주로 요도염이 발생한다. 요도염은 비뇨기관 감염(urinary tract infection, UTI)이라고도 알려져 있다. 임질에 의해 발생하는 요도염은 요도에서 고름(pus)을 발생시킨다(고름은 조직액, 백혈구, 죽은 미생물, 죽은 체세포 등으로 이루어진 걸쭉한 액체이다)(그림 14-25). 감염된 남성은 배뇨시 통증과 급한 배뇨를 겪게 된다. 대부분의 남성은 이러한 증상 때문에 금방 대처하게 되지만, 치료하지 않으면 신체의 자연적인 방어체계로 몇 주에서 몇 달 사이에 감염이 억제된다. 그러나 없어지기 전까지 성 상대에게 병을 옮길 수 있다.

여성의 임질감염은 요도염을 일으킬 수도 있지만 대체로 경부와 자궁의 염증을 일으켜 자궁의 고름 발생, 자궁출혈, 비정상적으로 길고 심한 생리기간 등의 증상이 나타난다. 여성도 요도에 감염된다면 요도염의 증상이 나타난다.

임질균은 남성의 전립선, 부고환, 정낭 등을 감염시킬 수 있다. 이러한 남성 생식기의 감염은 드물지만 발생하며, 불임을 낳을 수도 있다. 여성의 경우, 생식기의 광범위한 감염은 더 드물게 발생한다. 난관(수란관)이나 다른 여성 생식기의 감염은 *골반염 질환(pelvic inflammatory disease, PID)*이라고 한다.

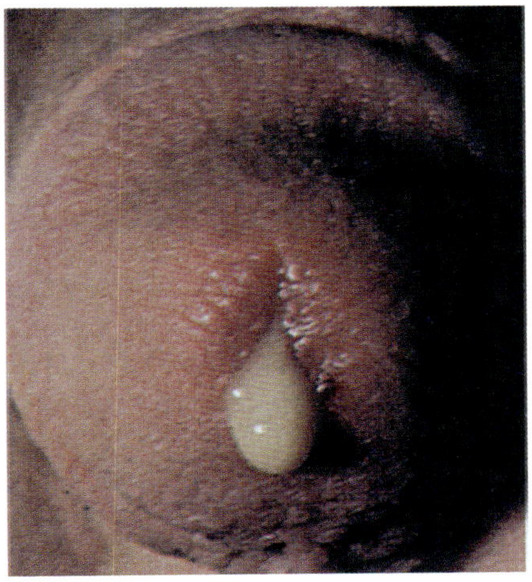

그림 14-25 임질로 인한 성기의 고름.

클라미디아 감염(chlamydial infection) 임질과 유사한 증상을 나타내는 성전파 감염증의 일종.

골반염 질환의 가장 일반적인 원인은 임질로, 임질이 걸린 여성 중 10%에서 20%가 이 질환으로 발전한다. PID는 심각하며 고통스러운 질환이다. 증상에는 아랫배 통증, 성교시 통증, 비정상적인 생리주기, 주기 사이의 출혈 등이 있으며, 어떤 경우에는 고열이 나타나기도 한다. 종종 난관이 감염으로 수축되기도 하여 불임이나 자궁 외 임신이 발생하기도 한다.

자궁외임신은 수정란이 자궁 밖(주로 난관)에 착상하는 경우를 말한다(그림 5-7). 그런데 자궁외임신은 매우 위험한 상태이다. 골반의 장기에 종기(고름의 축적)가 생기는 것도 PID의 합병증이며, 여성 생식기의 일부 또는 모두를 제거하는 수술인 자궁적출이 필요할 수도 있다.

임질의 또 다른 합병증은 어머니가 감염되었을 때 태어난 신생아의 눈이 *N. gonorrhoeae*에 감염되는 것이다. 치료하지 않을 경우, 눈이 멀 수도 있다. 이러한 이유 때문에 미국에서 태어나는 모든 신생아의 눈에는 태어난 직후 항생제 연고나 질산은을 바른다.

임질은 다양한 항생제로 치료할 수 있다. 최근에는 항생제에 내성을 지닌 박테리아 종류가 많이 나타나 치료를 어렵게 하고 있다. 그러나 특정한 종의 실험실 검사를 통해 가장 효과적인 항생제를 결정할 수 있다. 임질은 치료가 가능하지만 재감염될 가능성도 있다.

클라미디아 감염

*클라미디아 트라코마티스(Chlamydia trachomatis)*는 임질과 비슷한 **클라미디아 감염**(chlamydial infections)의 원인이 된다. 두 가지의 성전파감염증을 일으키는 박테리아는 음부의 점막을 감염시키며, 주로 남성은 요도, 여성은 요도와 경부를 감염시킨다. 두 가지 질병의 증상은 비슷하고 두 박테리아 모두 생식기 안에서 움직이며, 감염을 퍼뜨릴 수 있다. 모두 여성에게는 PID를 일으킬 수 있다. 다른 점은 잠복기가 임질의 경우에는 2에서 8일인 데 비해, 클라미디아 감염은 2주에서 3주 정도인 점이다.

클라미디아는 미국에서 가장 많이 일어나는 성전파감염증 중 하나이며, 발병률은 그림 14-26에서 보듯이 증가하고 있다. 발병률이 높은 한 가지 이유는 대부분의 감염된 남성에서 약한 증상만 나타나며, 약 70%의 감염된 여성에서 증상이 나타나지 않기 때문이다. 따라서 많은 감염된 사람은 알지 못한 채 성 상대에게 병을 전염시킨다. 더구나 최근까지 이 박테리아를 발견할 적합한 실험 방법이 없었다. 따라서 아주 약한 증상을 보이거나 증상을 보이지 않는 환자들의 클라미디어 감염을 진단하는 것은 매우 어려웠다.

그러나 이 질병은 증상이 없는 클라미디아 감염이 있는 여성에서 PID와 같은 더욱 심각한 질병으로 발전할 확률이 높으며, 출산시 어린이들에게 병을 옮길 수 있기 때문에 진단하는 것이 매우 중요하다. 남성들은 클라미디아 감염이 더 심각한 질병으로 발전하는 경우가 거의 없지만 감염을 진단받지 않은 사람은 계속 여성에게 박

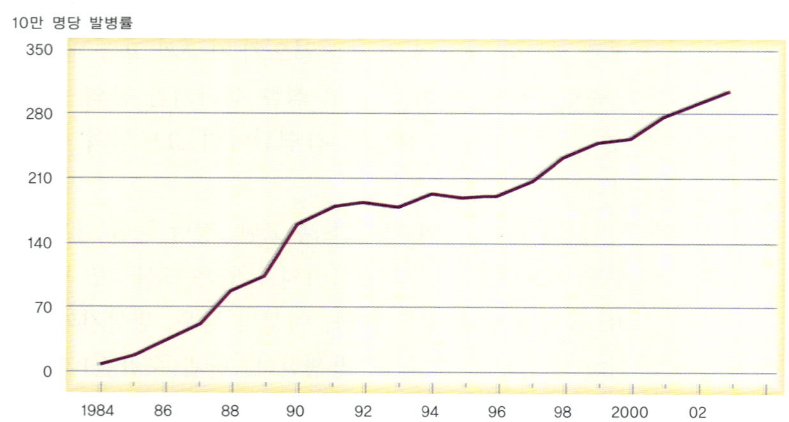

그림 14-26 클라미디아-발병률 보고 수(미국), 1984~2003.

자료출처: 미 질병 통제 및 예방센터 (Centers for Disease Control and Prevention).

테리아를 옮길 수 있다.

남성 클라미디아 감염의 증상에는 배뇨시 통증이나 요도에서 흰색 또는 투명한 고름이 나오는 것 등이 있다. 고름의 양이나 통증의 정도는 임질감염보다 훨씬 적기 때문에 임질보다 더 오랜 시간 후에 치료를 받게 되는 경향이 있다. 가끔 *C. trachomatis*는 다른 남성 생식기의 다른 부위로 이동하여 부고환(고환의 뒷부분에 위치한 미세한 관으로서 정자가 성숙하는 곳)염을 일으킨다. 이 박테리아는 또한 항문성교를 하는 사람의 직장을 감염시키기도 한다.

클라미디아에 감염된 여성 중 15%에서 25%는 요도염에 걸리게 된다. 대부분 여성감염이 일어나는 주요 장소는 경부이며, 질의 고름이 발생할 수도 있다.

클라미디아 감염의 가장 심각한 결과는 골반염 질환(PID)으로, 모든 PID의 3분의 1을 차지한다. 클라미디아는 임질 등보다 통증이 적은 감염이지만, 어떤 것이 일으키든지 PID는 비슷한 증상이 나타나며, 불임이나 자궁외임신을 일으킨다.

어머니가 클라미디아에 감염되었을 때 태어난 아기들은 심각한 눈의 감염뿐만 아니라, 폐도 감염될 수 있다. 신생아들의 클라미디아 폐렴은 장기적 폐 손상을 가져와 유년기 동안 폐 기능에 영향을 미칠 수 있다.

클라미디아 감염은 다양한 항생제로 치료한다. 미 질병감염센터는 라텍스 콘돔을 사용하여 클라미디아 감염의 위험을 줄이고 "성전파감염증으로부터의 보호"와 같은 지시사항에 따를 것을 권장한다.

기타 성전파감염증

박테리아와 바이러스 이외의 생물들도 성전파감염증을 일으킨다. 개선(거미와 가까운 종)과 사면발이(벼룩과 가까운 종)는 이러한 생물이 생식기 주위의 피부에 사는 상태인 성전파 침입을 일으킨다. *Candida albicans*라는 효모는 주로 여성의 생식기에 감염을 일으키며, 이 감염은 성적인 방법과 그렇지 않은 방법 모두에 의해 일어날 수 있다. *Trichomonas vaginalis*라는 원생동물(박테리아보다 훨씬 복잡한 단세포 동물)은 남성과 여성의 하부 생식기에 감염을 일으킨다.

트리코모나스 바질날리스 감염

이름에서 알 수 있듯이 **질 트리코모나스증**(**Trichomonas vaginalis infection**)은 남성보다 여성에게 더 많은 문제를 일으킨다. 여성에게 더 높은 감염율이 나타나는 이유는 *T. vaginalis*가 질 벽과 같은 생식기의 표면 조직에 서식하며, 주 영양분으로 포도당을 이용하기 때문이다. 이 영양분은 남성보다 여성의 생식기에 더 많이 존재한다. 그러나 트리코모나스는 산성에서는 잘 자라지 못하며, 일반적인 질(그리고 남성의 요도)의 상태는 산성이다. 만약, 여성이 다른 생식기 감염을 지니고 있거나 항생제를 먹거나 임신을 했을 때와 같이 질의 산성 환경이 변화하면, 감염되었을 때 이 생물이 쉽게 자랄 수 있다.

미국에서는 약 12%에서 15%의 여성들이 트리코모나스에 감염된 것으로 추정된다. 이 질병은 거의 항상 감염된 사람과의 성관계를 통해서 감염된다(남성도 감염이 되지만 주로 치료를 받지 않아도 금방 없어진다). 트리코모나스는 좌변기 의자와 같은 오염된 물체를 통해서도 감염이 가능하지만 드물게 발생한다.

이 병에 걸린 남성의 증상은 요도의 가벼운 감염으로서, 약간 통증이 있고 급하게 배뇨해야 하는 증상이 나타난다. 여성에서의 증상은 더 광범위하며, 심각하다. 비정상적이며 악취가 나고 묽고 거품이 생길 수도 있는 질 분비물이 나타나며, 외음부가 가렵고 화끈거리며, 붓고 붉게 되며, 유연해지는 등의 증상이 나타난다. 이러한 증상은 환자에 따라 그 정도가 다양하게 나타난다. 트리코모나스 감염은 이 생물을 죽이는 특정한 약물을 통해 치료한다.

효모감염

효모감염(**yeast infections**; **칸디다증**, **candidiasis**)은 여성에게 흔하게 발생한다. 의학자들은 약 75%의 여성들이 출산기간 동안 최소 한 차례의 효모감염을 경험하는 것으로 추정하고 있다. 효모감염은 성 관계 등 다양한 방법으로 걸릴 수 있다.

*Candida albicans*는 가장 일반적으로 (85%에서 95%) 효모감염을 일으키는 생물

질 트리코모나스증
(*Trichomonas vaginalis* infection)
원생동물에 의해 발병되는 성전파감염증의 하나로서 남자의 요도, 여자의 요도나 질벽에 감염을 초래한다.

효모감염
(yeast infection)
균류의 일종인 *Candida albicans*이 음경이나 질내부에 서식하는 상태로서 칸디다증(candidiasis)또는 모닐리아증(moniliasis)이라고도 한다.

이다(이 감염은 몇몇 식품이나 맥주를 만드는 데 사용되는 효모를 통해서는 일어나지 않는다). 이 생물들은 배설물에 존재하기 때문에 항상 생식기와 항문 주위에 서식한다고(박테리아의 일종으로서) 알려져 있다. 질에 정상적으로 서식하는 박테리아는 산을 생성하고 영양분과 공간에 대한 다른 생물들과의 경쟁에서 앞서므로 효모와 다른 박테리아가 성장하는 것을 막는다. 그러나 특정한 조건하에 효모가 질 내에서 성장할 수 있다.

여성이 항생제를 사용할 때나 임신을 한 경우, 효모가 자라 질을 감염시킬 수 있다. 당뇨를 잘 조절하지 못하거나 다른 성전파감염증을 지닌 여성들도 효모감염에 걸리기 쉽다. 효모는 따뜻하고 습기가 많은 환경에서 잘 자라기 때문에 꼭 끼거나 가랑이 부분의 통풍이 잘 안 되는 옷도 효모감염을 쉽게 할 수 있다. 이러한 모든 요인들이 질의 환경을 변화시켜 효모가 성장하게 만든다.

효모감염의 가장 보편적인 증상은 성기 부위의 가려움증이다. 다른 증상으로는 쓰림과 화끈거림, 따끔거림, 부종, 또는 커티지 치즈(cottage cheese)와 약간 비슷한 흰색의 질 분비물 등이 있다. 처방전 없이 살 수 있는 효모감염을 치료하는 다양한 조제약이 나와 있지만, 여성들은 스스로 치료하기 전에 의사에게 증상에 대해 상담해야 한다.

칸디다에 감염된 여성은 성관계시 남성에게 감염을 옮길 수 있다. 일반적으로 음경이 감염되는데, 음경이나 음낭, 사타구니가 따끔거리거나 붓거나, 발진이나 흰 반점이 생길 수도 있다. 감염된 남성은 가벼운 요도염이 나타날 수도 있다.

사면발이

Phthirus pubis는 **사면발이(pubic louse)**라고 불리며, 게와 같은 집게발이 있어 게이(crab louse)라고도 불린다(그림 14-27). 따라서 사면발이의 침입(infestation)은 "게에 감염되었다(having crabs)"라고도 표현한다. 사면발이는 머릿니(이, head lice)와 밀접한 관련이 있지만 두피나 머리카락에서는 발견되지 않는다. 사면발이는 겨드랑이 털이나 속눈썹에 달라붙을 수 있으며, 이러한 부분을 감염시키기도 한다.

사면발이(pubic louse) 벼룩(flea)과 가까운 종으로 성전파감염증을 일으키며, 게라고도 한다.

개선(scabies) 음부 감염을 일으키며, 거미와 비슷한 생물로서 피부를 파고들어가 알을 낳는다.

사면발이는 주로 성관계를 통해 전염되며, 오염된 변기 의자나 침대 시트를 통해서도 감염될 수 있지만 드물게 발생한다. 사면발이는 감염된 사람의 음모에서 생식기 부위가 서로 닿을 때 상대방으로 이동한다. 그리고 나면 음모를 움켜잡아 붙어 있게 된다. 사면발이는 구기(mouthpart)를 이용해 숙주의 피부를 뚫어 혈액을 빨아들임으로써 영양을 섭취한다. 만약, 사면발이에 감염된다면 가려움증과 붓거나 붉어짐, 따끔따끔한 통증 등의 증상이 시작되기 전에 속옷에서 작은 핏자국을 볼 수도 있다.

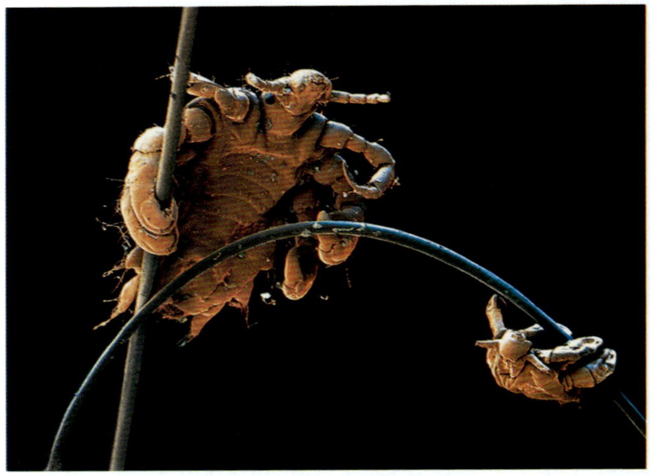

그림 14-27 사면발이. 두 마리의 사면발이(성충 한 마리, 유충 한 마리)를 보여주는 40배 확대 주사 전자현미경 사진. 커다란 게와 같은 집게발로 음모에 매달려 있다.

사면발이는 음부에서 번식도 한다. 암컷 사면발이는 알을 낳아 음모에 접착시키고, 이곳에서 부화하여 성장한다. 치료하지 않으면 계속해서 번식하여 숙주를 감염시키게 된다.

사면발이 치료약은 처방전이 필요한 약과 필요 없는 약이 모두 나와 있으나 진단을 위해 의사와 상담을 해야 한다. 침대시트와 의류는 모두 뜨거운 물에 빨고 말려, 남아 있을 수 있는 알이나 사면발이를 죽인다. 다른 성전파감염증과 마찬가지로 성 상대자들은 반드시 함께 치료하여 재감염이 발생하지 않도록 한다.

개선

개선(scabies, *Sarcoptes scabiei*)은 사면발이와 비슷하게 음부 감염을 일으킨다. 이 거미와 비슷한 생물은〔따라서 옴 진드기(itch mite)라고도 부름〕 피부를 파고들어가 알을 낳는다. 따라서 개선 감염의 징후 중 한 가지는

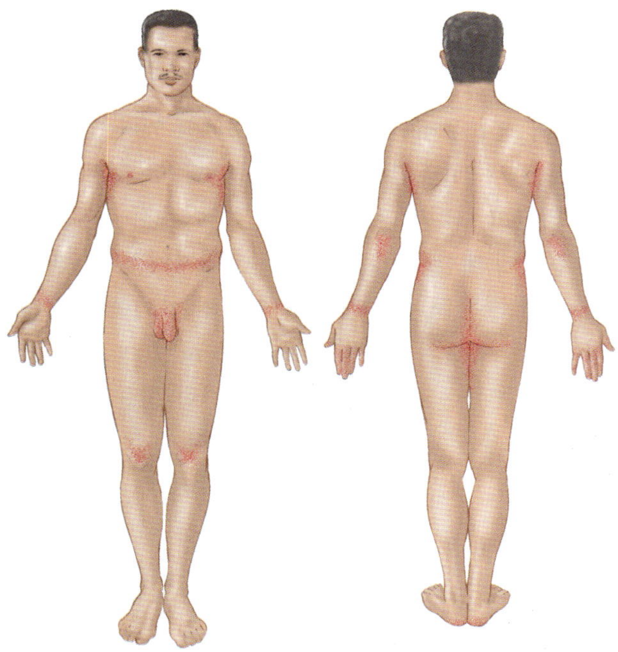

그림 14-28 개선으로 인한 피부장애의 분포. 붉은 점으로 표시된 지역이 주로 침입이 일어나는 부위다. 점이 없는 곳은 거의 영향을 받지 않는다.

개선이 피부를 파고들어가 알을 낳아 생기는 피부의 가늘고 붉은 선이나 혹이다. 음부 이외에도 이 생물은 신체의 다른 부위도 감염시킨다(그림 14-28).

개선은 장기간에 걸친, 성관계를 비롯한 가까운 개인적인 접촉을 통해 감염된다. 그러나 가족의 한 사람이 감염되면 감염된 침대시트, 수건, 또는 다른 가정용품 등을 통해 다른 가족에게 전염될 수 있다. 또한 병원이나 요양소 등의 기관시설에서도 발생할 수 있다. 개선은 피부에 바르는 처방약을 통해 치료하며, 때로는 내복약을 이용하기도 한다.

성전파감염증으로부터의 보호

성전파감염증으로부터 스스로를 보호하는 첫 번째 단계는 성전파감염증이 성행위가 가능한 모든 사람에게 걸릴 수 있다는 사실을 인식하는 것이다. 나이, 성별, 인종, 사회 경제적 지위에 관계없이 성 활동이 가능하다면 성전파감염증에 걸릴 수 있다.

436쪽의 [건강관리]에 HIV 감염 및 기타 성전파감염증 감염을 막을 수 있는 행동들을 나열하고 있다. 물론, 성적 활동과 마약의 이용을 절제하여 성전파감염증에 걸릴 수 있는 위험을 사실상 없애는 방법을 선택할 수도 있다. 만약, 성관계를 절제하지 않으려면, 감염되지 않은 사람하고만 성관계를 갖는 것도 위험을 없앨 수 있다. 어떻게 상대자가 감염되었는지 알 수 있을까?

감염되지 않은 사람과 성관계를 맺는다는 것을 알 수 있는 가장 좋은 방법은 본인과 상대자가 성전염병 검사를 받고 장기간에 걸친, 단일배우자 관계(monogamous relationship)만을 맺는 것이다. 단일배우자 관계라는 것은 한 시기에 한 명의 배우자나 상대자만 갖는 것을 의미한다. 불행하게도, 단일배우자 관계는 확실한 것이 아니다. 스스로의 상대자가 다른 사람과 관계를 맺지 않고 있다는 것을 절대적으로 확신할 수 있어야 한다. 다음과 같은 질문에 대한 학생의 대답에 대해서 한번 생각해 보자. "성전파감염증에 걸린 사람을 알고 있습니까? 그 사실을 알게 되었을 때 반응은 어떠했습니까?"

결혼한 내 친구 한 명은 자기가 성전파감염증에 걸린 것을 짐작하고 의사를 바로 찾아갔습니다. 의사는 그녀가 포진에 걸렸다고 했습니다. 그녀는 남편에게 너무 화가 나서… 그 후 이혼했습니다.

분명히 이 "단일배우자의" 관계는 일방적인 것이다. 이 관계는 이 여성의 성전파감염증에 대한 위험을 제거하지 못했다. 또한 "연속적으로 한 사람과 성관계를 갖는 것(*serial monogamy*)"이 위험을 없앨 것이라고 생각해서는 안 된다. 한 사람과 짧은 기간 동안 관계를 맺은 뒤 새로운 상대와 관계를 맺는 것은 성전파감염증에 걸릴 위험을 줄여 주지 않는다.

성전파감염증에 걸릴 위험요소를 제거하는 것(또는 위험 요소가 없다고 확신하는 것)이 어렵기 때문에 감염될 가능성을 줄이는 행동에 충실하는 것이 현명하다.

성 상대자의 숫자를 제한하는 것은 통계적으로 모든 성병에 걸릴 확률을 줄여 준다. 이미 있는 상대자에 관해서는, 성적인 상대자로서의 위험을 알 수 있을 정도로 잘 알기 전에는 성관계를 갖는 것을 보류해야 위험요소를 줄일 수 있다. 상대자에게 이전의 성경험이나 성전파감염증 내력, 마약사용 등에 대해 질문해 볼 수도 있지만, 사람들은 대개 이러한 것을 비밀로 한다는 것을 알고 있어야 한다. 지속적으로 다수의 상대자들과 성관계를 맺는 사람의 성관계를 피한다. 또한 표 14-1에 나타난, 위험이 높은 범주에 들어가는 사람들과의 성관계를 피한다. 만약, 하나 이상의 범주에 속하는 사람과 성관계를 하게 된다면, 삽입하는 행위(항문, 질, 구강성교)를 피한다. 또한 노녹시놀-9(nonoxynol-9)가 포함된 피임약은 성전파감염증이 전염될 확률을 높이므로 사용을 금한다.

마약을 사용한다면, 성전파감염증에 걸릴 위험에 스스로를 빠뜨리는 것이다. 성전파감염증에 걸리는 것을 막으려면 주사 마약사용자의 경우, 주사기나 바늘을 절대로 함께 사용하지 않으며, 마약이나 알코올의 영향을 받았을 때 성관계를 절대 갖지 않는다. 영향을 받을 경우, 성적으로 위험한 행동에 관여하기가 쉬워진다.

에이즈와 기타 성전파감염증을 예방하는 가장 효율적인 방법은 감염된 상대자와 성관계를 삼가는 것이다. 두 번째로 효율적인 방법은 성관계시 라텍스 콘돔을 사용하는 것이다. 질병통제센터(CDC)에 따르면, 콘돔의 사용은 다음 성전파감염증에 걸릴 위험을 상당히 줄여 준다 : 임질, 포진감염, 매독, HIV 감염, B형간염, 클라미디아 감염. 여성의 임질과 클라미디아 감염의 확률을 줄임으로써, 골반염 질환에 걸릴 위험도 줄여 준다.

합성콘돔의 사용도 감염될 확률을 줄여 주지만, 이들은 찢어지거나 미끄러질 수 있고(적합한 사용시에는 잘 일어나지 않음) 생식기 부위 전체를 감싸지 못하기 때문에 전염을 방지한다는 보장을 할 수 없다. 양의 내장과 같은 천연 막으로 만든 콘돔은 효과적이지 못하다. HIV나 다른 성전염 바이러스는 이러한 콘돔을 뚫고 들어갈 수 있으므로, 라텍스 콘돔을 이용한다. 그러나 라텍스 콘돔을 사용할 때에도, 바셀린, 광물 기름, 식물 기름, 마사지 오일, 바디 로션과 같은 유성 윤활제는 라텍스를 약화시킬 수 있으므로 사용하지 않는다. K-Y 젤리와 같은 수성 윤활제만 사용한다.

피해야 할 또 다른 것은 콘돔을 긴 시간 동안 뜨거운 자동차나 지갑에 보관하는 행위이다. 콘돔은 서늘하고 건조한 곳에, 직사광선을 피해 보관한다. 유통기간이 지난 콘돔이나 콘돔의 포장이 손상되거나 악화된 기미가 보일 때, 즉 부스러지거나 끈적끈적해지거나 변색되었을 때는 사용하지 않는다.

콘돔은 항상 새 것을 사용하는 것(한 번의 관계마다 새로운 것을 사용)과 성전파감염증의 위험을 줄이는 데 효과적인 적절한 상태로 사용하는 것이 중요하다. 콘돔을 사용하면서 조심스럽게 다루고, 손톱이나 이빨 또는 다른 날카로운 물체로 손상시키지 않도록 주의한다. 그림 5-18과 그림을 설명하는 글에 남성의 콘돔을 사용하는 올바른 방법이 묘사되어 있다.

여성의 폴리우레탄 콘돔도 이용할 수 있다. 실험실에서 실험 결과 HIV 같은 바이러스는 폴리우레탄을 통과할 수 없다고 나타났다. 그러나 실제 이용시 성전파감염증의 전염에 대한 연구는 많이 이루어지지 않았으며, 남성과 여성용 콘돔 사이의 질병 전염의 차이를 비교하는 임상실험은 수행된 바 없다(Langenberg, 2004).

여성용 콘돔은 자궁경부를 격막처럼 덮는 플라스틱 덮개로서, 질을 채우고 음순을 덮는다. 여성용 콘돔을 사용할 때도 남성용 콘돔과 같은 주의를 해야 한다. 그림 5-19와 그림 설명글에 여성용 콘돔을 사용하는 올바른 방법이 묘사되어 있다.

건강한 생활습관
Healthy Living Practices

- 만약, 성적 활동을 할 수 있는 상태라면, 성전파감염증에 걸릴 위험을 지니고 있는 것이다. 성관계를 피하거나 본인과 상대자가 모두 질병을 가지고 있지 않은 상태에서 상호간 일부일처 관계의 성관계만을 가짐으로써 성전염병의 위험을 사실상 제거할 수 있다.
- 성적 상대자의 수를 제한하고, 마약사용시 바늘과 주사를 함께 사용하지 않으며, 알코올이나 마약의 영향을 받았을 때 성관계를 갖지 않음으로써 위험을 줄일 수 있다.
- 성전염병의 위험을 줄일 수 있는 또 다른 방법은 각각의 성관계시마다 합성 콘돔을 사용하는 것이다. 콘돔을 사용하지 않을 경우에는 성관계를 갖기 전에 성전파감염증 검사를 함으로써 위험을 줄일 수 있다.

삶 속에서
Across The lifespan

감염성 질환과 비감염성 질환

태어날 때부터 지니는 비감염성 질환은 *선천성 기형(birth defect)*이라고 한다. 어떤 선천성 기형은 *기형발생물질(teratogen)*, 즉 마약, 알코올, 바이러스 또는 태아(3주에서 8주까지는 embryo, 9주부터 출산까지는 fetus)의 조직을 직접 손상시키는 다른 물질 등에 태아가 노출되는 것과 같은 환경적인 요인에 의해 일어난다. 표 5-1은 선천성 기형을 일으킨다고 알려져 있는 기형발생물질을 나열하고 있다. 7장은 임신한 여성이 마약을 복용했을 때 태아 발생시 일어날 수 있는 문제에 대해 설명하고 있다. 8장은 태아 알코올 증후군에 대해 논의한다. 임신시 영양결핍 또한 선천성 기형을 일으킬 수 있다.

*대사질환(metabolic diseases)*도 선천성 기형의 일종이다. 대사질환을 지니고 태어난 신생아는 정상적인 신진대사를 위한 효소가 없다. 이러한 문제는 유전자상의 문제이며, 신생아의 세포가 필요한 몸의 화합물을 만들 수 없게 한다. 때로는 비정상적인 물질들이 혈액과 소변에 축적되고, 이 물질들은 간, 뇌, 신장 등의 신체 조직을 손상시킬 수 있다.

대부분의 대사질환은 드물게 나타난다. 많이 알려진 질환으로는 테이색스(Tay-Sachs)병과 페닐케톤뇨증(phenylketonuria)이 있다. 테이색스병은 아시케나지 유대인(Ashkenazi Jews; 동유럽과 중부유럽에 정착한 유대인의 후손)에게 주로 나타나며, 지방과 같은 분자가 뇌와 다른 조직에 축적되어 발달을 방해하고 3세에서 4세 정도에 사망에 이르게 한다. 페닐케톤뇨증(PKU)은 아미노산인 페닐알라닌을 다른 필요한 화합물로 변환시키지 못하게 하며, 페닐알라닌과 관련 화학물질들은 혈액에 축적되어 조직을 손상시켜 정신장애를 가져온다. 이러한 증상은 페닐알라닌 섭취를 제한함으로써 막을 수 있기 때문에 대부분의 신생아들은 이 장애에 대한 검사를 받는다.

많은 유전질환이 신생아와 어린이들의 목숨을 앗아가지만, 청소년기나 청년기까지 살아남는 어린이들에게도 병은 잔존한다. 다운증후군이나 낭포성 섬유증, 뒤셴형 근위축증은 모두 어린이들에게 영향을 주는 비감염성 질환이다(412~414쪽에 언급). 이러한 질환과 다른 유전자 질환을 치료할 수 있는 희망은 손상된 유전자 대신 정상적인 유전자를 병에 걸린 사람의 유전자에 주입하는 *유전자 치료(gene therapy)*이다. 예방할 수 있는 방법은 *유전상담(genetic counselling)*으로, 부모가 될 사람들이 특정 유전자 질환을 지닌 아기를 갖게 될 가능성에 대해 조언을 받는 것이다. 이러한 정보를 이용하여 가족계획에 대한 결정을 내릴 수 있다(5장의 [건강관리]의 "유전상담과 태아검진" 참조).

대부분의 유전질환은 어릴 때 나타나게 된다. 그러나 헌팅턴 무도병(헌팅턴 병, Huntington' s chorea)은 약 40세가 되기 전에는 나타나지 않는다. 이때쯤 되면 환자들은 이미 이 병의 유전자를 자손에게 전달했을 수 있다. 헌팅턴 무도병에 걸린 환자들은 손가락을 뻗거나 어깨를 올렸다 내리는 등의 무의식적인, 의미 없는 빠른 동작을 나타낸다(Chorea는 무의식적인 근육의 경련을 말한다). 환자의 정신적 능력도 악화된다. 발병된 후 15년 정도 지나면 환자는 사망하게 된다. 이 병에 대한 완치나 효과적인 치료법은 나와 있지 않지만, 몇몇 약품은 증상을 없애거나 약화시킬 수 있다. 이 병과 관련된 부모를 가진 청년들이 이 유전자를 지니고 있는지 알 수 있는 유전자 검사가 가능하다. 이 유전자는 우성으로써 각각의 부모로부터 하나의 유전자만 전달되어도 병에 걸리게 된다. 이러한 정보는 이 병에 걸릴 수 있는 사람들이 생식에 대한 선택을 잘 할 수 있게 해준다.

12장과 13장에서 언급한 심장병, 암, 뇌졸중 이외에 가장 많이 알려진 중년의 비감염성 질환은 알츠하이머병이다. 이 병은 유전자와 밀접한 연관이 있으며, 15장의 468~469쪽에서 다루고 있다.

감염성 질환도 일생 동안 다양한 영향을 미친다. 삶이 시작되면서부터 감염이 해를 끼칠 수 있다. 바이러스 감염은 임신한 여성들에게는 태아가 영양분을 공급받고 배설물을 배출하는 태반을 통해 바이러스가 옮겨갈 수 있으므로 위험하다. 풍진 바이러스(German measles) 등 어떤 바이러스는 귀가 멀게 하거나 심장 결함, 정신지체 등의 선천적 결손을 가져올 수 있다. HIV와 같은 바이러스는 태아를 감염시켜 감염된 신생아를 낳게 한다. 대부분의 박테리아는 태반을 통과할 수 없지만, 임질의 경우처럼 출산시 산도가 감염되면 아기가 통과하면서 감염될 수 있다(441~442쪽 참조).

미국에서, 과거에는 어떤 박테리아 질환(예 : 디프테리아와 백일해)과 바이러스성 질환(예 : 홍역, 유행성이하선염, 풍진)은 일반적인 유년기 감염 질환이었다. 그러나 이러한 질병에 대한 백신이 개발되고 미국에서 어린이들은 일정에 따라 정기적으로 면역성을 갖게 되었다. 때때로 면역을 갖지 않은 사람들이 병에 걸리게 되지만, 이러한 경우도 드물다. 그러나 이러한 유년기 질환은 개발도상국에서는 아직도 유행하고 있다.

감기나 독감과 같은 흔히 감염되는 질병 이외에, 성적으로 활발한 청소년, 10대와 청년들은 빈번이 무방비의 성관계를 맺으며, 생물학적으로 더 감염되기 쉽기 때문에 성전염병에 걸릴 위험이 높다. 예를 들어, 클라미디아 감염률은 15세에서 24세 사이의 여성들이 가장 높다. 임질은 20세에서 24세 사이가 가장 높다(CDC, 2004).

청소년과 청년들에게 유행하는 성전파감염증이 아닌 하나의 질병은 전염성 단핵구증(infectious mononucleosis)이다. 이 병은 15세에서 25세 사이의 젊은 사람들에게 나타난다(어떤 때는 이 범위가 10세에서 35세까지로 더 넓다고 하기도 한다).

전염성 단핵구증은 감염된 타액을 통해 감염되기 때문에 "키스 병(kissing disease)"이라고 일컫기도 한다. 그러나 감염된 사람의 재채기나 기침을 통해 나온 미세한 방울을 흡입하거나 감염된 사람의 컵으로 물을 마시는 것으로도 전염될 수 있다. 이 병은 심각한 병은 아니지만, 단핵구증을 일으키는 엡스타인바(Epstein-Barr, EB) 바이러스(일종의 포진 바이러스)는 이어서 일어나는 두 가지 종류의 암과 관련이 있다. 한 가지는 몇몇 아프리카계 인종의 버킷 임파종(Burkitt lymphoma)이고 다른 한 가지는 아시아 인종의 비인강악성종양(코와 목)이다. 또한 EB 바이러스에 감염되면 2~3개월까지 지속되는 장기간의 탈진이 일어날 수 있다. 휴식이 일차적인 치료방법이다.

전염성 단핵구증의 가장 일반적인 증상은 후두염, 경미한 장기간의 고열, 팽창하는 림프절과 비장(복부의 좌측 상부의 통증을 유발), 피로, 허약함 등이 있다. 그러나 증상은 다를 수 있으며, 발진, 두통, 메스꺼움 등이 나타날 수도 있다. 기존에는 몇몇 경우를 진단하기가 어려웠으나, 이제는 의사들이 사무실에서도 진단할 수가 있다.

감염은 노인들의 질병과 사망의 주요 원인이다. 호흡기 감염은 이 연령대의 사망원인 4위와 5위를 차지한다. 예를 들어, 박테리아성 폐렴과 독감은 합치면 25세에서 44세의 사람들보다 65세 이상의 장년들에게서 100배나 높은 사망률을 보인다(Kochanek & Smith, 2004).

노인들은 감염에 더 쉽게 걸리며 다양한 이유 때문에 젊은 사람들보다 회복이 더디다. 면역계의 세포에 의해 매개되는 부분이 나이가 들면서 잘 기능하지 못하게 된다. 또한 호흡기는 노화과정에서 변화하여 폐의 신축성을 약화시키고 기침반응을 감소시켜 호흡기 질환에 더 잘 걸리게 된다. 다른 장기도 구조적이며 퇴행성의 변화가 나타나, 장년층의 사람들이 더 잘 감염되게 한다. 많은 장년층의 사람들이 만성 질환을 지녀 장기의 기능을 약화시키고 감염에 대한 저항력을 감소시킨다. 그러나 중장년들은 젊은 사람보다 성 상대자가 적기 때문에 성전파감염증에 걸릴 위험이 적은 범주에 속한다.

Analyzing
Health-Related Information
건강관련 정보분석

CRITICAL THINKING

다음 글은 고등학생들에게 피어싱과 문신의 위험에 대해 알려 주기 위해 쓰였다. 왜 이 글이 믿을 수 있는 글인지, 또는 믿을 수 없는 글이라고 생각하는지 설명해 보자. 건강관련 정보를 분석하는 모델을 이용하여 생각해 보자. 이 분석모델의 중요한 점은 글의 뒤에 나타나 있다. 이 모델은 33~35쪽에 자세히 설명하고 있다.

1. 어떤 의견이 입증할 수 있는 사실이며, 어떤 것이 확인되지 않은 의견이거나 가치의 주장인가?
2. 이 글을 쓴 사람의 자격은 무엇인가? 이 사람의 배경과 교육수준이 주제의 영역에 대한 전문가로서 적합한가? 저자가 구체적인 건강에 대한 전문적 지식이 있는지 알기 어려운가?
3. 저자의 동기나 편견은 무엇일까? 답에 대한 이유를 설명하라.
4. 이 글의 주제는 무엇인가? 어떤 정보가 문제점이나 주제와 관련이 있는가? 어떤 정보가 관련이 없는가?
5. 출처는 신뢰할 만한가? 아니면 잘못된 정보를 내는 것으로 알려져 있는가? 이 글이 피어싱이나 문신에 대한 장점과 단점을 모두 이야기하고 있는가?
6. 이 글이 일반과학자나 의료당국자들의 진실성을 공격하고 있는가?

당신의 분석에 따라서, 이 글이 건강관련 정보의 믿을 만한 근거라고 생각하는가? 이 결론을 내게 된 이유를 요약하라.

피어싱에 대한 사실

Katie Sharp

재키와 카르멘, 리사는 식당에서 늘 앉던 자리에 앉았다. 카르멘과 리사는 토요일에 새 귀걸이를 사러 간다고 이야기 했다.

재키가 말했다.

"나도 귀 뚫었으면 좋겠다."

"아마 너만 우리 학교에서 귀 안뚫었을 걸?" 하고 리사가 놀렸다.

"남자들도 거의 뚫었는데." 하고 카르멘이 웃었다.

재키도 웃었지만, 너무 부러웠다. 부모님께 여쭤 보고 또 여쭤 봤지만 귀를 뚫는 것을 좋아하지 않으셨다. 그러나 두 달 뒤 16번째 생일에는 생각해 보겠다고 하셨다.

그날 밤, 재키는 다시 이야기해 보기로 했다.

"엄마, 아빠, 내 16번째 생일에 귀를 뚫는 것에 대해 생각해 보겠다고 하신 거 기억하세요? 뚫어도 될까요?"

어머니께서 먼저 말씀하셨다.

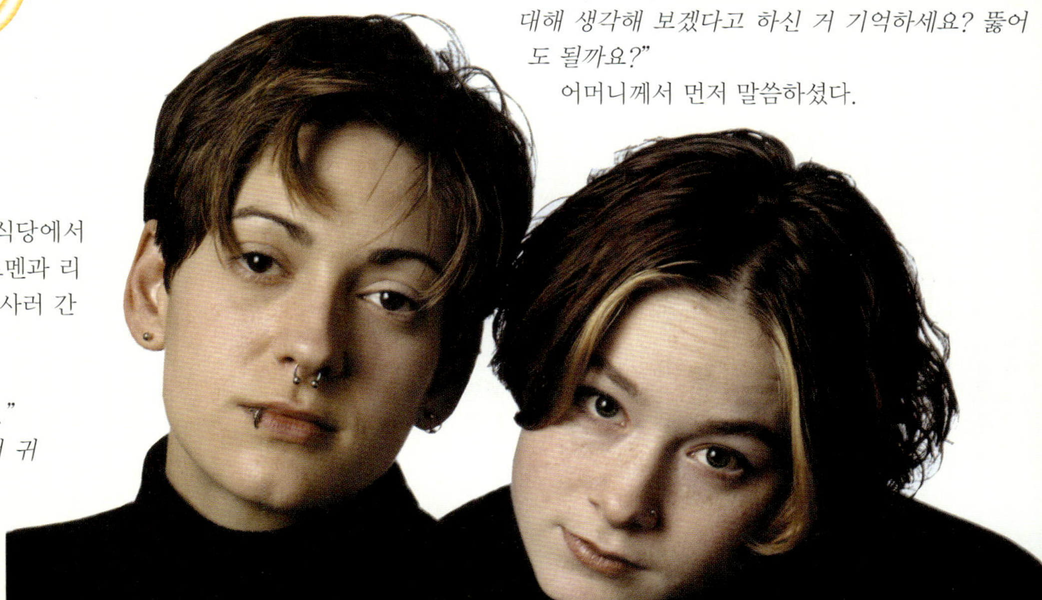

"귀를 뚫는 것이 무슨 의미인지 생각해 봤니? 무엇이 관련되고 무슨 위험이 있는지 말야."

재키는 잠시 생각해 보고는 *"아니오."*라고 말했다.

재키의 아버지가 대답했다.

"이렇게 해 보자. 너는 귀를 뚫는 것에 대해 좀 조사를 해보고 우리에게 보고를 해 봐. 네가 찾은 것을 봐도 계속 하고 싶다면, 귀를 뚫도록 해라."

재키가 배운 것은 다음과 같다.

오늘날, 모든 연령의 사람들이 귀나 몸의 다른 부위에 피어싱한 것을 보기는 어렵지 않다. 그리고 꾸미는 것은 피어싱에서 그치지 않는다. 문신이 점점 많은 사람과 많은 장소에서 보이고 있다. 그러나 유행한다는 것이 꼭 안전하다는 것을 의미하지는 않는다. 이 과정에 대한 지식은 피어싱을 시작하기 전 아주 중요하다.

피어싱 사전 대책

몸의 어떤 부위에 피어싱을 하는 것도 위험할 수 있으며, 특히 사전에 조심하지 않으면 더욱 그렇다. 가장 큰 위험은 간염과 같은 질병에 전염되는 것이다. 다른 문제는 귓불이 감염되는 것이다.

만약, 귀를 뚫으려고 한다면, 건강전문가에게 맡기는 것이 가장 좋다. 이것은 무균의 조건을 확신할 수 있으며, 구멍이 정확하게 위치하게 할 수 있다. 피어싱은 살균된 바늘이나 살균된 귀걸이의 끝을 꽂아 귓불에 구멍을 뚫는 기구로 할 수 있다. 다른 물체를 사용하거나 귀의 연골조직을 피어싱하는 것은 감염을 일으킬 수 있으므로 권장하지 않는다.

귀를 피어싱한 후에는 잘 관리하는 것이 중요하다. 새로 끼워진 귀걸이는 붙는 것을 방지하기 위해 자주 돌리거나 이동시켜야 한다. 많은 의사들은 정기적으로 알코올이나 항생제를 이용해서 귀를 면봉으로 닦을 것을 권장한다. 이를 통해 귀를 깨끗하고 박테리아 없이 유지시킬 수 있다. 귀가 나으려면 약 4주에서 8주 정도의 시간이 걸린다. 나은 후에는 모서리나 선이 금, 은, 백금, 또는 스테인리스 스틸로 만들어진 귀걸이를 착용하는 것이 좋다. 다른 물질로 만들어진 귀걸이는 통증, 붓기, 감염 등의 심한 반응을 일으킬 수도 있다. 귓불을 깨끗하게 유지시키기 위해서 알코올 소독을 계속해야하며, 잠자리에 들기 전에 매일 귀걸이를 빼야 한다.

만약, 조심하지 않고 정기적인 관리를 하지 않는다면 문제가 발생할 수 있다. 너무 무거운 귀걸이를 착용하면 구멍이 커질 수도 있고 고리 귀걸이나 긴 귀걸이가 다른 물체에 걸리게 되면 귓불이 다칠 수도 있다. 이러한 합병증을 최소화하기 위해서는 이러한 종류의 귀걸이는 피하거나 짧은 시간만 착용해야 한다.

문신도 위험할 수 있다

재키는 문신에 대해서도 많은 것을 알게 되었다. 문신을 할 생각은 없었지만 이미 한 다른 사람들을 알고 있었고 궁금했다.

피부에 색을 칠하는 기술인 문신은 새로운 것이 아니다. 어떤 사람들은 문신을 예술의 일종이라고 생각한다. 또 다른 사람들은 그저 집단을 표시하거나 다르게 보이기 위한 수단으로 생각한다.

영구적인 문신은 바늘로 피부를 뚫는 기계로 새기게 된다. 문신은 미국의 7개 주에서 불법이며, 다른 주에서도 많은 규제를 하고 있다. 그 이유는 많은 문신 기술자들이 고객의 건강이나 안전에 대해서는 고려하지 않고 영업을 하고 있기 때문이다. 오늘날 문신과 관련된 건강문제에는 B형 간염과 에이즈의 전염이 있다. 문신으로 에이즈에 전염되었다는 사례는 보고된 바가 없지만 위험은 여전히 남아 있다.

질병의 전염을 예방하기 위해 문신 예술가들의 전문기구는 모든 문신전문가가 따라야 할 절차를 권고하고 있다. 어떤 기관은 문신전문가들에게 청결과 살균기술을 가르치는 수업을 열고 있기도 하다. 그들은 문신을 새기려고 하는 모든 사람은 문신기술자가 그러한 강습을 받았는지의 여부와 수료증을 확인해야 한다고 말한다.

문신을 하는 것은 고통스러운 경험일 수 있다. 작은 문신도 완성하는 데에는 한 시간 정도가 걸린다. 새기는 과정이 끝나면 그 부위가 완치될 때까지 적절한 관리를 해야 한다. 사용한 색소의 부작용이 일어나거나 감염 등의 합병증이 드물게 발생할 수 있다. 감염은 적절한 관리로 예방할 수 있다.

문신은 영구적으로 새기는 것이지만, 지우는 방법도 있다. 그러나 이 방법은 비용이 많이 들고 고통스러울 수 있다.

재키는 이 조사결과를 부모님께 보여 드렸다. 그들은 재키의 귀의 관리에 관련하여 예상되는 바를 논의했다. 그리고 재키는 의사와 약속을 잡았다. 그녀는 생일에 무엇을 받았을까?

자료출처: Weekly Reader Corporation에서 출판한 *Current Health®* 2의 특별 허가를 득함.

이 장의 개요 CHAPTER REVIEW

요 약

비감염성 질환은 몸의 정상적인 기능에 영향을 주는 과정으로서 주로 특징적인 징후와 증상을 동반하며, 병원체에 의해 발생하지 않는다. 유전물질이나 환경 요인, 또는 이 두 가지의 상호작용이 비감염성 질환을 발생시킨다.

유전적 요인은 몇몇 비감염성 질환의 유일한 원인이 된다. 이러한 유전질환은 부모로부터 물려받거나 생식세포가 형성될 때 세포분열의 오류로 인해 발생한다. 유전병은 유전물질, 유전자의 장애로 인해 발생한다. 미국에서 가장 유행하는 두 가지 유전병은 낭포성 섬유증과 뒤센형 근위축증이다. 다운증후군은 생식세포 형성시의 오류 때문에 발생한다.

어떤 질병은 유전적 요인과 환경적 요인의 상호작용에 의해 일어난다. 유전적 요인은 사람이 병에 걸리기 쉽게 만든다. 유전적 원인과 환경적 원인을 모두 가지고 있는 질병에는 천식, 궤양, 당뇨병, 편두통 등이 있다.

어떤 비감염성 질환은 환경적이거나 알려지지 않은 원인을 가지고 있다. 이러한 질환들은 주로 16장 "환경건강"에서 다룬다. 몇몇 비감염성 질병은 특정 활동을 부적절하게 함으로써 발생한다. 예를 들어, 손목관절 압박 증후군(carpal tunnel syndrome)은 손, 손목, 팔을 사용하는 반복적 활동시 손목의 부적절한 자세로 인해 손과 손가락에 통증이 오는 병이다.

선천적 기형은 출생시 나타나는 비감염성 병으로서 신체의 구조나 기능에 영향을 주는 것이다. 해부학적 결함은 유전적이나 환경적 요인, 또는 복합적인 요인으로 인해 나타난다. 대사결손은 유전적이며, 일생 동안 사람에게 영향을 준다. 15장에서 배울 알츠하이머병은 노년층에서 두드러지게 나타나는 비감염성 질환이다.

감염성 질환은 신체의 정상적인 기능에 영향을 주는데, 주로 특징적인 징후와 증상을 동반하며, 질병을 일으키는(병원성) 박테리아, 바이러스, 균류, 원생동물, 벌레 등에 의해 발생한다. 어떤 감염성 질환은 전염성을 지닌다. 즉 사람에서 사람으로 직접, 또는 매개하는 생물을 통해 전파된다. 다른 감염성 질환은 전염성이 없어 정상적으로(무해하게) 인체에 존재하는 박테리아 등이나, 병원체가 생성한 독성 물질의 섭취, 또는 환경이나 다른 동물에서 온 병원체를 통해 발생한다.

질병 증상의 정도는 다양한 요인에 의해 영향을 받는다. 생물의 종류, 병독성, 침입하는 방식, 만약 화학물질을 생성한다면 그 물질의 종류, 인체의 방어체계에 대항하는 능력, 그리고 침입하는 미생물에 대한 신체의 반응 등이 영향을 준다.

감염성 질환의 두 가지 주요 원인은 박테리아와 바이러스다. 간단한 세포구조를 지닌 미세한 생물인 박테리아는 먼저 세포의 표면에 부착하면서 질병을 일으킨다. 어떤 것들은 조직으로 더 깊이 침투하며, 많은 박테리아는 세포간의 연결을 끊는 화학물질을 생성하여 자신들의 침투를 촉진한다. 바이러스는 세포구조가 없는 무생물이며, 단백질 막으로 덮인 유전물질이다. 이것도 세포에 부착하여 감염을 일으키지만, 그 후 세포에 침투하여 더 많은 바이러스를 만들어 내고 그 과정에서 세포를 죽인다.

인체는 특이적, 비특이적이라는 두 가지 종류의 면역, 즉 질병에 대한 방어체계를 가지고 있다. 비특이적 면역은 모든 외부의 침입자와 싸운다. 비특이적 면역 기작은 피부와 점막, 백혈구와 백혈구의 식세포 작용을 하는 다른 성분들, 림프계, 염증 반응, NK(natural killer) 세포, 인터페론 등을 포함한다.

특이적 면역은 각각의 특정한 침입 병원체와 싸우며, 면역계에 의해 수행된다. 면역계는 항체매개 면역과 세포매개 면역의 두 가지로 나눠진다. 항체매개 면역은 대부분의 박테리아나 박테리아가 생성하는 독성 물질과 같이 인체 세포의 외부에 존재하는 항원(외부 단백질)에 반응한다. 세포매개 면역은 세포 내에 존재하는 바이러스, 균류, 몇몇 박테리아, 기생균 등에 반응한다. 또한 이식된 장기와 같은 외부(비자기)조직에 대항하고 암세포의 증식을 억제하기도 한다.

면역은 선천적으로 갖고 태어나기도 하고 후천적으로 얻어지기도 한다. 선천적 면역은 다른 동물들은 공격하지만 사람은 공격하지 않는 감염성 질환에 대한 면역과 같이 유전되는 것이다. 후천적 면역은 사람의 일생 동안 발달한다. 면역은 능동적 또는 수동적으로 얻어지며, 자연적 또는 인공적 방법으로 얻을 수 있다.

감염과 싸우기 위한 다양한 약품이 개발되었다. 항생제는 박테리아를 죽이거나 성장을 저해하며, 광범위하게 사용되고 있다. 항바이러스 약품은 이용 가능성과 그 범위가 제한되어 있다. 원생동물에 의한 질병이나 벌레에 의한 감염을 치료하는 특수한 약물도 개발되어 있다.

성전파감염증은 주로 성관계와 같은 성적 활동을 통해 사람 간에 전파되는 감염성 질환이다. 성전파감염증을 일으키는 대부분의 병원체는 몸 외부에서는 짧은 시간밖에 살 수 없기 때문에 변기와 같은 물체들을 통해 질병이 전염되는 것은 병의 종류에 따라 불가능하거나 매우 드물다. 성전파감염증은 주로 바이러스나 박테리아에 의해 발생하지만 어떤 감염이나 침입은 균류, 원생동물, 진드기, 이 등에 의해 발생한다. 성전파감염증의 전염은 다른 성전파감염증을 지닌 사람에게서 종종 쉽게 일어난다.

바이러스에 의한 성전파감염증은 몇몇 인체 유두종바이러스(human papillomavirus, HPV)가 제거될 수 있긴 하지만, 대부분 치료가 불가능하다. 성전파감염증을 일으키는 것 이외에도 인체면역결핍바이러스(HIV), HPV, B형간염 바이러스 등 세 가지 성전파 바이러스가 몇몇 종류의 암의 발생에 관련되어 있다.

가장 심각한 바이러스성 성전파감염증은 HIV 감염이다. 그 이유는 이것이 암의 발생확률을 높일 뿐만 아니라, 면역계를 공격해 인체의 방어체계를 무력화시키기 때문이다. 결국, HIV에 감염된 사람의 면역체계는 매우 약화되어 죽음에 이르게 하는 많은 질병에 걸리게 된다. HIV 감염의 이 단계를 후천성 면역 결핍증(AIDS)이라고 부른다. 이러한 무서운 질병이나 모든 성전염병에 걸리지 않으려면 감염된 사람과의 성관계를 삼가고 성 상대자의 수를 줄이며, 위험성이 높은 상대자와의 성관계를 피하고, 각 성관계시마다 라텍스 콘돔을 사용한다.

박테리아에 의해 발생하는 성전염병은 항생제로 치료할 수 있다. 가장 많이 발생하는 세 가지 성전염병은 매독, 임질, 클라미디아 감염이다.

*Trichomonas vaginalis*라는 원생동물은 주로 여성에게 성전염병을 일으킨다. 효모균인 *Candida albicans*는 여성에게 성가신 가려움증을 유발하는 감염을 일으키며, 성적으로 전염될 수 있다. *Phthirus pubis*와 개선(itch mite, *Sarcoptes scabiei*)은 모두 생식기 주위의 성전파감염증을 일으킬 수 있다.

청년과 젊은 사람들은 성전파감염증에 걸릴 위험이 높은 연령대로 분류된다. 유아들은 감염된 어머니로부터 감염될 가능성이 있다. 중년과 나이든 사람들은 다양한 성 상대자를 가질 확률이 낮으므로 성전파감염증에 걸릴 확률이 비교적 낮다. 그러나 위험이 높은 행위를 하거나 감염된 사람과 성관계를 갖는 사람은 모두 성전파감염증에 걸릴 수 있다.

배운 것을 적용하기

1. 이 장에 나온 정보에 따라, 본인이나 본인의 태어나지 않은 아기가 비감염성 질환에 걸릴 위험을 줄이는 두 가지 방법을(친척을 고르는 것 말고!) 설명하라. 분석
2. 인체 면역결핍 바이러스(HIV)는 조력 T세포를 공격한다. 왜 이것이 신체가 질병에 대항하는 능력에 치명적일까? 적용
3. 가장 최근에 걸렸던 감염성 질환을 생각해 보자. 이 질병에서 감염의 사슬이 무엇이었을지 생각해 본 것을 설명해 보자. 이 감염의 사슬을 끊고 감염을 피할 수 있는 행동을 할 수도 있었을까? 분석
4. 성전파감염증에 걸릴 위험에 대한 자신의 행동을 분석해 보자. 성전파감염증에 걸릴 확률을 줄이기 위해 무엇을 할 수 있을까? 분석
5. 한 남성이 생식기에 상처가 생겼는데, 너무 바빠 병원에 갈 시간이 없었다. 상처는 나았고, 그는 스스로 "괜찮아졌다"고 생각했다. 그의 생각이 왜 틀렸고 위험한지 두 가지 이유를 제시하라. 그는 어떤 성전파감염증에 걸렸을 수 있는가? 그 답을 지지할 수 있는 이유를 들어 보라. 종합
6. 일반적으로 감염에 대해 저항력을 키우기 위해 받아들이거나 바꿀 수 있는 하나 또는 여러 개의 습관을 제시해 보라. 어떻게 이 습관의 변화가 감염에 대한 저항력을 키울 수 있을까? 평가

Key

- 적용 새로운 상황에 정보를 사용하는 것
- 분석 정보를 구성 성분으로 나누는 것
- 통합 다른 출처로부터의 정보를 합치는 것
- 평가 숙지한 후 결정을 내리는 것

자신의 건강에 반영하기

1. 만난 지 얼마 되지 않은 사람과 데이트했을 때를 생각해 보자. 이 사람으로부터 성전파감염증에 걸리지 않는다는 확신을 갖기 위해 무엇을 했는가? 감염의 위험을 줄이기 위해서는 무엇을 했는가? 이 장을 읽은 후, 스스로를 보호하기 위해 다르게 행동할 것인가? 왜 그렇게 할 것인가? 만약 그렇다면, 무엇을 다르게 할 것인가?
2. 감기나 독감과 같은 흔한 전염병에 걸렸을 때, 가족과 같은 다른 사람을 보호하기 위해 노력하는가? 만약 그렇다면, 무엇을 하는가? 이 장을 읽고 난 후, 다르게 행동할 것인가? 만약 그렇다면, 무엇을 할 것인가?
3. 미국 외의 다른 나라를 여행한 적이 있는가? 있다면 어떤 나라를 여행했는가? 여행했을 때를 생각해 보고, 출발하기 전에 감염되는 것을 막기 위해 무엇을 했는지 설명해 보라. 그곳에 있을 때는 스스로를 보호하기 위해 무엇을 했는가? 이 장을 읽으면서 감염을 막기 위해 거쳐야 하는 추가적인 절차들에 대해 알게 되었는가? 만약 그렇다면, 어떤 것이 있는가? 만약, 해외로 한 번도 여행해본 적이 없다면, 여행하고 싶은 나라를 고르고, 여행하기 전에 감염으로부터 스스로를 보호하기 위해서 어떤 절차를 거쳐야 하는지 설명하시오. 그 나라에 있을 때는 어떤 행동을 해야 하는가?
4. 가족에 유전병이 있는가? 확실치 않다면, 부모님, 할아버지, 할머니, 삼촌, 이모, 사촌 등의 가족에게 물어본다. 미래의 아기가 유전병에 걸리는 것을 막으려면 어떤 행동을 취해야 하는가? 만약 있다면, 본인의 가족에 있는 유전병의 특징을 포함시킨다.
5. 많은 종의 박테리아가 치료에 사용되는 항생제에 내성을 갖게 되고 있다. 한 가지 원인은 사람들이 박테리아성 질병이 없는데도 의사에게 항생제 처방을 강요하기 때문이다. 또한 어떤 사람은 의사가 그만 복용해도 된다고 하기 전에 투약을 중단하기도 한다. 두 가지 상황은 모두 내성을 지닌 박테리아가 성장하여 증식할 기회를 제공한다. 이러한 행동을 한 적이 있는가? 만약 있다면, 왜 그러한 행동을 했는가? 이 장에서 배운 것 중 어떤 내용이 그러한 행동을 변화하게 할 수 있는가?

참고 문헌

Associated Press. (December 15, 1999). Boy cured of sickle cell anemia. *San Diego Union-Tribune*, A-9.

Centers for Disease Control and Prevention. (1999). Achievements in public health, 1900-1999. Control of infectious diseases. *Morbidity and Mortality Weekly Report*, 48:621-629.

Centers for Disease Control and Prevention. (2000). *Tracking the hidden epidemics: Trends in STDs in the United States, 2000.* Atlanta, GA: Centers for Disease Control and Prevention. Retrieved from http://www.cdc.gov/nchstp/dstd/Stats_Trends/Trends2000.pdf.

Centers for Disease Control and Prevention. (2002). Nonoxynol-9 spermicide contraception use-United States, 1999. *Morbidity and Mortality Weekly Report*, 51:389-392.

Centers for Disease Control and Prevention (CDC). (2003). *Can I get infected with HIV from mosquitoes?* Retrieved from http://www.cdc.gov/hiv/pubs/faq/faq32.htm.

Centers for Disease Control and Prevention. (2004). *Sexually transmitted disease surveillance, 2003.* Atlanta, GA: U.S. Department of Health and Human Services.

Cooper, E. R., Nugent, R. P., Diaz, J. P., Hanson, C., Kalish, L. A., Mendez, H., Zorrilla, C., Hershow, R., Moye, J., Smeriglio, V., & Fowler, M. G. (1996). After AIDS clinical trial 076: The changing pattern of zidovudine use during pregnancy, and the subsequent reduction in the vertical transmission of human immunodeficiency virus in a cohort of infected women and their infants. *Journal of Infectious Diseases*, 174:1207-1211.

Edwards, S., & Crane, C. (1998). Oral sex and transmission of viral STIs. *Sexually Transmitted Infections*, 74(1):6-10.

Hutton, N., Wilson, M. H., Mellits, E. D., Baumgardner, R., Wissow, L. S., Bonuccelli, C., Holtzman, N. A., DeAngelis, C. (1991). Effectiveness of an antihistamine-decongestant combination for young children with the common cold: A randomized, controlled clinical trial. *Journal of Pediatrics.* 118:125-130.

Kochanek, K. D., & Smith, B. L. (2004). Deaths: Preliminary data for 2002. *National Vital Statistics Reports*, 52(13):1-48.

Langenberg, A. (2004). Interrupting herpes simplex virus type 2 transmission: The role of condoms and microbicides. *Herpes, 11*(Suppl 3):147A-154A.

Marwick, C. (1995). Trial halted as sickle cell treatment proves itself. *Journal of the American Medical Association*, 273:611.

National Institutes of Health. (2004, July). *Facts and figures: HIV/AIDS.* Retrieved from http://www.niaid.nih.gov/factsheets/aidsstat.htm.

Pereira, C. F., & Paridaen, J. T. (2004). Anti-HIV drug development-an overview. *Current Pharmaceutical Design*, 10:4005-4037.

Shugars, D. C. (1999). Endogenous mucosal antiviral factors of the oral cavity. *Journal of Infectious Diseases, 179*(Suppl 3):S431-435.

Sintchenko, V., & Dwyer, D. E. (1999). The diagnosis and management of influenza: An update. *Australian Family Physician*, 28:313-317.

United Nations Programme on HIV/AIDS. (2004). *2004 Report on the global HIV/AIDS epidemic: Fourth global report.* Geneva, Switzerland: Author.

Yang, Q. (2004). Eradication of HIV in infected patients: Some potential approaches. *Medical Science Monitor*, 10(7):RA155-165.

이병순교수_전주대학교 대체의학대학 건강관리전공

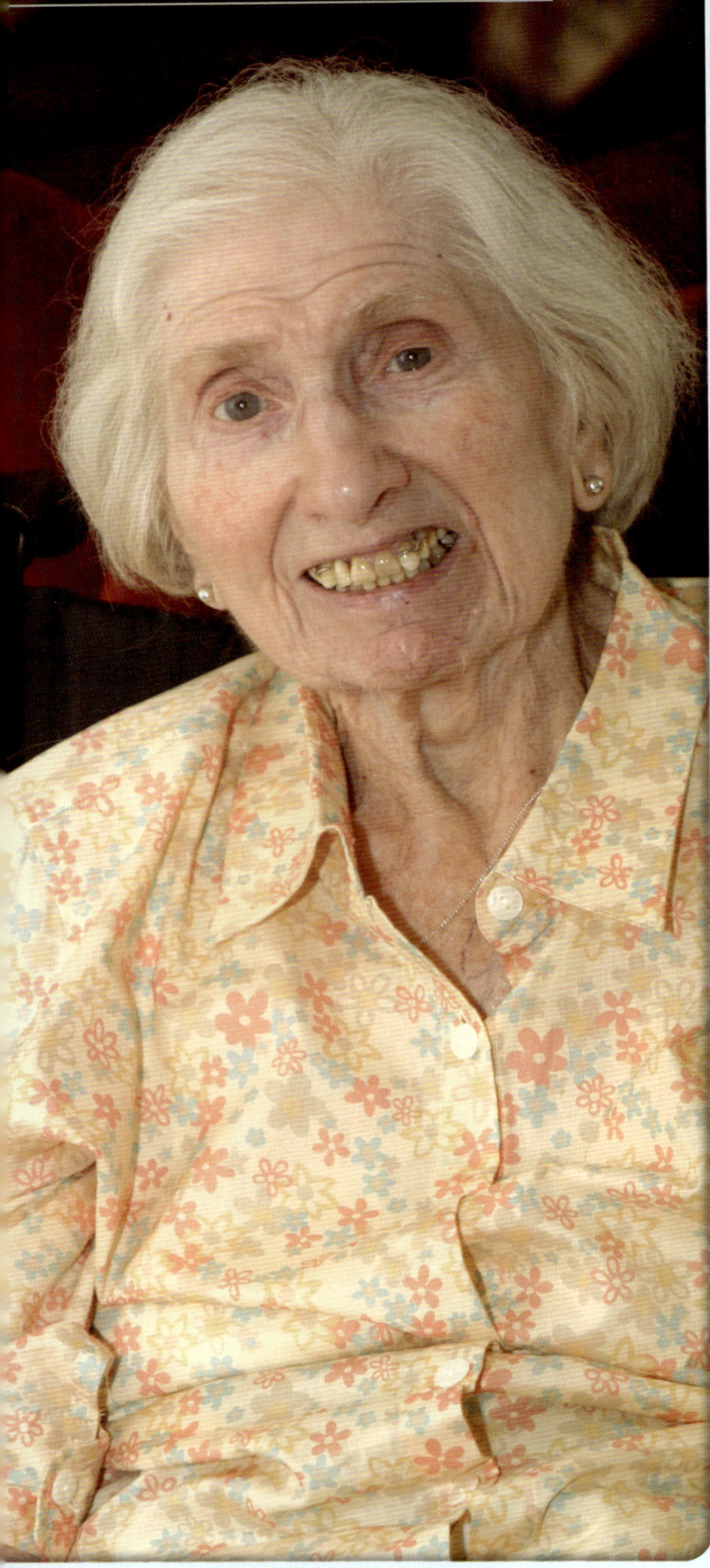

학습할 내용

http://healthyliving.jbpub.com

이 교재의 웹 사이트는 많은 유용한 도구뿐만 아니라, 학생과 교수 모두에게 추가적인 건강정보를 풍부하게 제공한다. 다음 주제에 대한 정보를 얻고자 한다면, http://healthyliving.jbpub.com 사이트를 방문해 보라.

노화
건강의 이모저모: 슈퍼 백세인 찾기
죽어감
죽음

본장의 개관

미국 노인의 특징
노화의 원인
노화가 건강과 웰빙에 미치는 영향
죽음에 대한 영적, 정서적 관점
말기환자 관리의 선택사항들
죽음의 정의
죽음을 준비하는 방법

건강의 이모저모
슈퍼 백세인 찾기

실생활 건강
장기요양시설 선택하기

건강관리
사랑하는 사람의 죽음 이후

삶 속에서
Across The lifespan
죽어감과 죽음

자가건강 평가서

자가진단: 노화와 죽음을 준비하기
건강한 생활습관: 수명연장을 위해 습관을 바꿀 수 있는가?

알고 있나요?

- 지금까지 살아 있는 최장수 노인은 누구인가?
- 나이를 먹으면 몸에서는 어떤 변화가 일어나는가?
- 장수 확률을 높이는 법은?

노화, 죽어감, 그리고 죽음
Aging, Dying, and Death

15장

메리(Mary Lombardo Blum)는 TV를 즐겨 보고, 신문을 읽고, 그날그날의 시사문제를 토론하며, 가족방문을 즐긴다. 그녀를 만나 볼 기회가 있다면 밝고 푸른 눈, 따뜻하고 친절한 미소와 상냥한 성품에 끌릴 것이다. 그녀의 피부는 아주 부드럽고 투명해서 백세인(centenarian), 즉 100살이 넘은 사람이라는 사실을 믿기 어려울 것이다. "전혀 화장을 하지 않았어요. 코가 번쩍거리는 것을 피하려고 파우더를 바르는 정도지요."라며 웃는다.

메리와 다른 100세인들이 오래 사는 이유는 무엇일까? 생활습관, 환경, 사회적인 요인들이 수명에 영향을 주는 것으로 알려져 있지만, 유전적 요인이 100세까지 살 수 있는지의 여부를 주로 결정한다(Friedrich, 2002). 메리의 경우도 유전이 그녀의 장수에 영향을 주었을 것이다. 그녀는 부모자매보다 더 오래 살고 있지만, 대부분의 친척들도 80세와 90세 초까지 잘 살고 있다. 또한 그녀의 생활습관 역시 좋은 건강을 이끌었다. 그녀는 담배를 피우지 않으며, 어쩌다 맥주 한 잔 외에는 술을 하지 않는다. 그녀의 삶은 일정한 체중을 유지했으며, 건강이 좋았고 치료받을 일이 거의 없었다. 백세인 연구자들에 의하면, 메리는 많은 미국인의 조기사망 원인이 되는 심장질환, 암, 뇌졸중, 당뇨와 같은 만성질환에 걸리지 않았기 때문에 "살아남을 수 있어"(escaper) 백세노인이 된 것이다(Evert et al., 2003). 앞 단원에서 배웠듯이, 생활습관은 퇴행성 질환의 발달과 관련이 있다.

> "그녀의 생활 습관이 좋은 건강을 이끌었다."

긴장된 일상생활을 관리하는 방법이 개인의 수명에 영향을 줄 수 있다. 메리는 어렸을 때 겪었던 어려운 상황에 효과적으로 대처하는 능력을 설명하였다. 4살 때 엄마가 죽었고 할머니와 살아야 했다. 그녀는 "어린 시절이 짧았다."고 회상한다. 4학년 때 메리는 아픈 할머니를 보살피기 위해 학교를 그만두었다. 16살에는 아버지와 새엄마가 사는 곳으로 이사를 했으며, 돈을 벌기 위해 오랜 시간 청소하고 바느질을 했음에도 불구하고 행복했던 시간으로 기억한다.

나이와 상관없이 강한 사회적 소속감을 갖는 것이 좋은 건강에 중요한 요소가 된다. 메리가 젊었을 때는 친척들에게 사랑과 정서적 지지를 받았다. 결혼 후에는 일을 그만두었고, 남편과 함께 딸 하나를 키우면서 남편이 죽을 때까지 44년의 결혼생활을 유지하였다. 요즘 메리는 딸과 사위가 함께 살면서 보살피고 있다. 게다가 그녀의 건강과 웰빙에 많은 관심을 가져 주는 여러 명의 손자, 증손자와 가까이 살고 있다. 생일이나 기념일에 가족 모임을 자주 갖는 것은 그녀의 사회적 삶에 아주 중요한 요소이다.

나이든 사람일수록 종교와 영적인 삶은 웰빙에 긍정적이다(Wink & Dillon, 2003). 사실 메리는 삶이 슬프고 우울할 때 깊은 신앙심으로 대처하였던 것이 도움이 되었다고 믿는다. 독실한 가톨릭 신자로서 매일 기도와 미사를 드린다. 교회에 가는 것이 너무 힘들기 때문에 교구의 사제가 집을 방문할

노화학자
(gerontologist)
노화를 연구하는 과학자.

노화(aging)
일생을 통해 개체에서 일어나는 모든 변화의 총칭.

때에 영성체를 드린다. 장수에 대해 질문을 받을 때마다 그녀는 "이 세상에서 나를 살게 하신 이는 하나님이지요."라고 웃으며 말한다.

메리는 100세 이상 된 미국인 50,000명 가운데 하나이며, 대부분의 백세인은 여자이다. 오늘날 미국에는 과거 수십 년 전보다 더 많은 사람들이 100세까지 살고 있으며, 백세인의 수는 2050년까지 4배 증가할 것으로 예상한다(Krach & Velkoff, 1999). 이유는 분명하지 않지만 미국의 일부 특정지역은 다른 지역에 비해 노인들이 훨씬 더 많다. 2000년 미국 인구통계에 따르면, 사우스다코타와 아이오와에 살고 있는 인구 100,000명당 33명이 100세 이상의 노인이다(Hetzel & Smith, 2001). 일본 오키나와 섬은 세계에서 100세인이 가장 많은 곳이다. 오키나와에서는 100,000명 중 약 34명이 100세 이상이다(Willcox et al., 2001).

노화학자(gerontologist)는 노화를 연구하는 과학자로, 유전이 장수에 중요한 역할을 한다는 사실을 알아냈다. 그러나 평균수명보다 더 장수하는 유전적 잠재력을 가진 사람이 담배를 피우거나 운동을 하지 않는 건강하지 못한 생활습관 때문에 이러한 장점을 살리지 못한다(Kahana et al., 2002). 따라서 무병장수의 중요한 열쇠는 건강과 웰빙을 위하여 *지금(now)* 바로 행동으로 옮기는 것이다.

나이 먹음은 자연스러우며 보편적인 과정이다. 그러나 노화와 죽음은 오랜 동안 사람을 곤란하게 하였다. 인생의 이런 시기가 오는 것을 두려워하는 대신에 많은 미국 노인들은 다양한 문화활동을 즐기며, 바쁘게 움직인다. 건강한 사람들은 노화로 인해 그들의 적극적인 삶이 방해되지 않도록 한다.

이 교재의 각 장마다 [삶 속에서]는 노인들의 관심사에 초점을 맞추었다. 이 장은 건강을 누리며 긍정적인 생각으로 행복한 노년에 이르는 노화과정에 대해 자세한 정보를 배울 것이다. 또한 상실과 슬픔에 대처하는 방법뿐만 아니라, 죽음을 맞이하는 과정과 죽음을 다룰 것이다. 노화와 죽음에 대한 준비를 위하여 [자가건강 평가서]에 있는 질문에 답하라.

노화

노화(aging)는 전 생애를 통해 일어나는 모든 변화를 포함한다. **수명(life span)**은 한 개체가 최적의 조건에서 최대로 살 수 있는 연한을 의미한다. 성체 하루살이의 일생은 불과 며칠이며, 사람의 수명은 122세이다. 1997년 프랑스 마르세이유의 쟝 깔망은 122세에 죽었다. 공식기록으로 깔망은 최장수하였다(그림 15-1). 105세 이상을 산 사람은 거의 없다. 널리 알려진 바와 다르게 100세 이상의 집단은 세계 어디에도 없다(459쪽 [건강의 이모저모] "슈퍼 백세인 찾기" 참조).

의학전문가는 관습적으로 사람의 수명을 몇 단계로 구분한다(1장, 표 1-5). 대부분의 사람들은 25세에 육체적으로 성숙하거나 성인에 이르지만, *성인(adulthood)*은 보통 21세에서 65세까지의 시기를 말한다. 노인 또는 **노년(senescence)**은 65세를 시작으로 죽음까지의 단계이다. 이 장에서는 *나이 먹음(growing old)*, *노화(aging)*, *노년(elderly)*이라는 용어를 문장에 따라 번갈아 사용할 것이다. 이러한 생애의 단계를 나이로 구분하기는 모호하지만 청년기를 지나 중년기로, 또는 중년기에서 노년에 이르는 정확한 나이를 알려 주는 신체의 징후는 분명하지 않다.

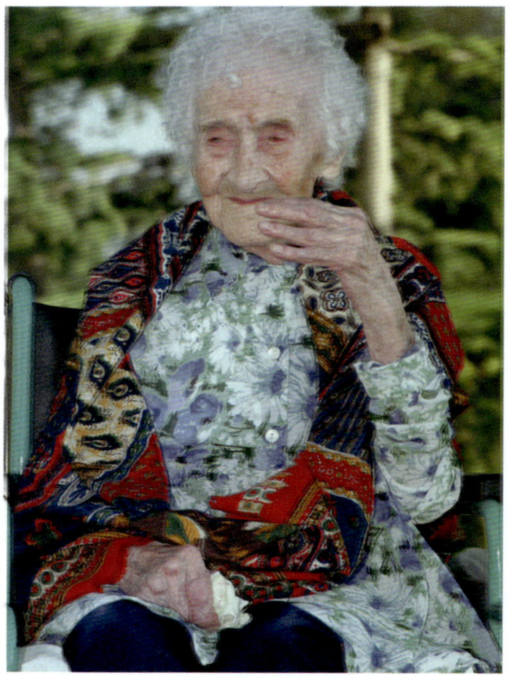

그림 15-1 쟝 깔망(Jeanne Calment).

기대수명

기대수명(life expectancy)은 특정한 시기에 태어난 사람이 얼마만큼 살 수 있다고 기대되는 평균적 삶의 길이를 의미한다. 미국에서 기대수명은 나이, 성, 사회경제적 위치에 따라 다르다. 일반적으로 미국 여성은 남성보다 약 5년을 더 살 수 있다(Kochanek & Smith, 2004). 그 결과, 노인집단의 구성은 남자보다 여자들이 1/3 이상 더 많다. 미국 백인은 아프리카계 미국인보다 약 6년을 더 산다. 이러한 차이는 분명하지는 않지만 호르몬, 유전, 사회경제적 요인들이 기대수명에 영향을 미치기 때문으로 생각된다.

1장에서 언급했듯이, 기대수명은 특히 20세기에 선진국에서 빠르게 증가하였다. 예로, 미국에서 1900년에 태어난 사람들의 평균수명은 47세이며, 2002년에는 77.4세로 예상된다(Kochanek & Smith, 2004). 평균수명이 증가된 원인은 성인후기보다 아동초기의 사망률 감소 때문이다.

20세기 초에는 65세 이상 살았지만 많은 젊은이가 중상, 감염, 분만시 사망으로 인해 전체적인 기대수명을 떨어뜨렸다. 1950년대에 이르러 과학과 의학 기술의 발달은 사망률을 급격히 감소시켰다. 오늘날 미국에서는 65세 이상 집단이 과거에 비해 증가하고 있으며, 향후 30년간 급격히 증가할 것으로 예상한다. 그림 15-2 는 2010년, 2020년, 2030년의 65~84세, 그리고 85세 이상의 미국인구 수를 보여 준다.

> **수명(life span)** 한 종의 구성원들이 최적의 조건에서 생존할 수 있는 최대 연령.
>
> **노년(senescence)** 65세를 시작으로 죽음 말기까지의 단계.
>
> **기대수명(life expectancy)** 특정 시기의 사람이 얼마만큼 더 살 수 있다고 기대되는 평균수명.

과학자들은 노화의 원인과 수명 연장방법에 관해 많은 연구를 하고 있다. 오늘날 주요 사망요인인 암과 심혈관 질환에 대한 새로운 치료법들이 개발되고 있다. 유전공학의 발달은 장애와 조기사망에 이르는 선천성 유전병을 예방하고 치료가능하게 한다. 장기이식은 수천 명의 죽어 가는 사람들에게 건강한 장기를 이식시켜 생존기회를 늘린다. 하지만 더 오래 사는 것이 반드시 더 나은 삶이라는 것을 의미하지는 않는다.

삶의 질을 유지하는 것은 더 오래 사는 것보다 중요하다. 65세에 이르면 만성질환과 장애로 인하여 삶의 질이

건강의 이모저모 *Diversity in Health*

슈퍼 백세인 찾기

최고수준의 삶과 의료기술이 뛰어난 미국에서도 100세 이상의 미국인은 찾아보기 어렵다. 120세까지 살았던 미국인은 공식자료에도 없다. 세계 특정 고립지역에서는 수백 명의 사람이 120세 이상(슈퍼 백세인)이 되었다고 주장한다. 이 지역의 사람들이 미국이나 다른 지역 사람들보다 실제로 더 오래 살까?

20세기 초반에 파키스탄 북부 훈자, 에콰도르의 빌카밤바, 동유럽 그루지야 공화국 코카서스 지역의 장수인에 관한 보고가 있었다. 과학자들은 이 지역이 장수인과 어떤 관련이 있는지 궁금하여 방문하였다. 그들과 인터뷰를 한 후, 고립되고 오염되지 않은 시골 환경, 단순한 영양식을 섭취하고, 음주와 흡연을 피하고, 일상생활을 적극적으로 지속하는 것이 장수의 핵심이라고 결론을 내렸다.

그러나 1970년대에 이르러서 소위 슈퍼 백세인의 존재에 관한 사실이 밝혀지게 되었다. 과거에 면담을 했던 동일한 노인을 만나고 돌아온 연구자에 의하면 그들이 제시한 나이가 실제 나이와 일치하지 않았다. 예로, 처음 인터뷰를 한 지 5년이 지났다면 5살을 더 먹은 것이 아니라, 7살이거나 10살 더 먹은 것으로 보고하였다. 연구자들은 장수노인들이 일반적으로 자기 나이를 부풀린다는 것을 알게 되었다. 어떻게 많은 사람들이 슈퍼 백세인이 존재한다는 것을 믿는 어리석음을 범할 수 있을까?

농촌의 낙후된 지역에 사는 장수노인들의 나이를 검증하는 것은 어렵다. 1800년대에는 장수노인의 나이를 기록한 출생기록도 보관되지 않았거나 소실되었다. 어떤 경우에는 최고 고령자의 출생기록에 대한 신빙성을 믿었으나, 그 문서의 합법적인 주인이 오래 전에 죽은 사람과 동명이인임을 알고 후에 믿지 않게 되었다. 심지어 출생기록을 갖고 있는 장수노인이라 할지라도 생일이 바뀔 수 있기 때문에 기록의 가치에 의문이 남게 된다.

왜 노인들은 실제보다 나이를 더 보태는 것일까? 격리되고 가난한 지역에서는 장수생활을 누릴 만한 조건이 되지 않는다. 이 집단의 노인들은 더 오래 살수록 젊은이로부터 더 많은 명예와 존경을 받을 수 있다. 공무원들은 놀랄 만큼 오래 살았다는 국민들의 주장에 큰 이의를 제기하지 않는데, 그 이유는 장수 마을에 대한 소문이 호기심 많은 세계 방문객들을 끊임없이 몰려들게 함으로써 지역경제를 유지할 수 있기 때문이다.

슈퍼 백세인을 연구하는 과학자는 자기의 연구 대상자가 늙었지만, 그만큼은 늙지 않았다고 생각한다. 그들은 80세 이상이지만 90세 이상인 사람은 드물다. 따라서 놀라운 수명을 지지할 만한 확증자료가 없으면 슈퍼 백세인이라고 할 수 없다. 그러나 많은 사람들은 세계 어딘가에 슈퍼 백세인들이 살고 있다는 이야기를 계속해서 믿는다.

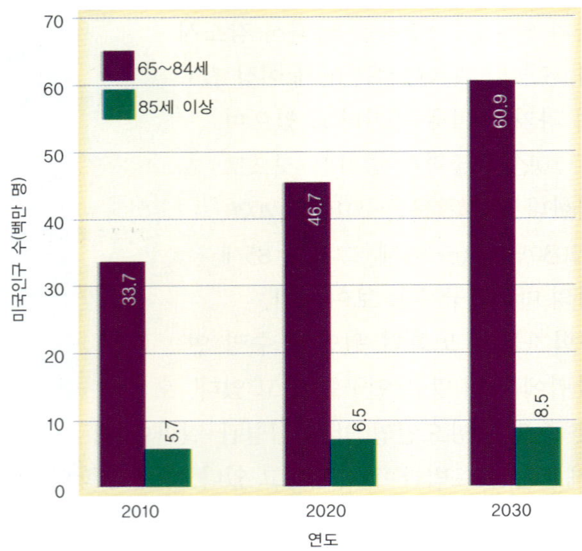

그림 15-2 **2010년, 2020년, 2030년의 65세 이상의 미국 인구 수.** 미국 인구 수는 향후 30년 급격히 증가할 것으로 예상된다.

자료출처: 미국 보건통계청. *Health, 미국, 1999.* Hyattsville, MD : 미국보건복지부.

떨어진다. "건강한 삶"을 평가하여 삶의 질과 기대수명의 부정적 효과를 판단한다. *국민건강 2000(Healthy People 2000)*(USDHHS, 1991)의 포괄적인 목표는 건강한 삶을 64세에서 적어도 65세까지 연장시키는 것이다. 이제 미국인들은 64세까지 건강하게 살 수 있기를 기대한다.

미국노인의 특징

2000년에 미국인구의 12.4%는 65세 이상의 노인이었다(AOA, 2002). 1940년대 중반에서 1960년대 중반까지 미국의 출생률은 매우 높았다. 그 결과, 2030년대에 이르면 65세 이상의 노인이 미국 인구의 20%가 될 것이라고 예측한다.

65세 이상의 노인 대부분은 집을 소유하며 가족과 함께 살고, 세금을 관리하고, 목욕하기, 옷 입기, 요리하기와 같은 다양한 일상생활을 할 수 있다. 많은 노인들이 관절염, 고혈압, 청각장애, 시각장애, 심장질환이나 당뇨와 같은 만성질환을 적어도 한 가지씩은 가지고 있다. 비교적 가벼운 장애를 지닌 노인들은 각자의 집에서 독립적으로 잘 적응하며 살고 있다. 변기를 높이고, 욕실에 가로대와 목욕의자를 설치하여 관절염과 같은 장애를 가진 사람들도 쉽게 개인위생을 처리할 수 있다 (그림 15-3). 2001년에 장기요양시설에서 살고 있는 65세 이상의 미국인은 4.5%이지만, 85세 이상의 노인은 20%였다(Hetzel & Smith, 2001).

1999년에 90세 이상은 약 100만 명이었으나 매우 빠르게 증가하고 있어, 2050년에는 1,000만 명에 이를 것으로 예상한다(Glass et al., 1999). 85세 이상의 "초고령 노인"(oldest of the old)은 65세에서 74세까지의 "젊은 노인"(young old)에 비해 심각한 장애가 더 많을 수 있다. 미국 백세인 중 절반 가량이 장기요양시설에서 생활한다.

많은 노인들은 젊었을 때부터 은퇴에 대비한 계획으로 독립적이며, 경제적으로 안정된 생활을 한다. 지금은 1960년대 후반에 비해 가난한 노인들이 적으며, 사회보장제도(Social security), 국민의료보조제도(Medicaid), 노인의료보험제도(Medicare)와 같은 연금제도의 혜택을 받고 있다. 그럼에도 불구하고 많은 노인들은 젊을 때보다 적은 수입으로 생활한다. 2000년에는 10%의 노인들이 연방정부가 제시한 빈곤선(poverty line) 이하의 수입으로 생활하였다(AOA, 2002). 특히, 아프리카계 미국인과 라틴계의 소수그룹 노인들은 백인 노인보다 적은 은퇴수당으로 가난하게 살고 있다. 생활비가 적은 반면, 건강관리에 들어가는 비용은 젊은이들보다 더 많다. 65세 이상의 노인이 미국 인구의 13% 이하인데, 건강관리에 들어가는 비용은 35%를 차지한다(Desai & Zhang, 1999). 65세 이상의 노인에게 혜택을 주는 연방건강보험제도인 *노인의료보험제도*는 모든 의료비용을 지불하지 않는다. 따라서 노인들은 추가적인 건강보험에 가입해야 한다. 많은 미국 노인의 건강유지비용은 부담이 안 된다. 그러나 낮은 수입의 저학력인 사람은 보험이 적용 안 되는 경우, 의료비 지출에 어려움이 있다(Kamimoto et al., 1999). 충분한 보험이 없다면 심각한 만성질환이 있을 때 가족들의 재원에서 지출할 수밖에 없다.

노화의 원인

사람은 나이를 먹는 속도가 다르다. 사람의 나이로 표현되는 *연대적 나이(chronological age)*는 기능적 수행능력으로 평가되는 *생리적 나이(physiological age)*와 일치하지 않는다. 예를 들어, 50세의 어떤 사람이 평균보다 더 일찍 노화에 따른 신체변화를 겪으면, 같은 나이보다 더 늙어 보이고, 나이든 것처럼 행동하고 생각한다. 이러한 변화의 대부분은 유전적인 것으로, 사람마다

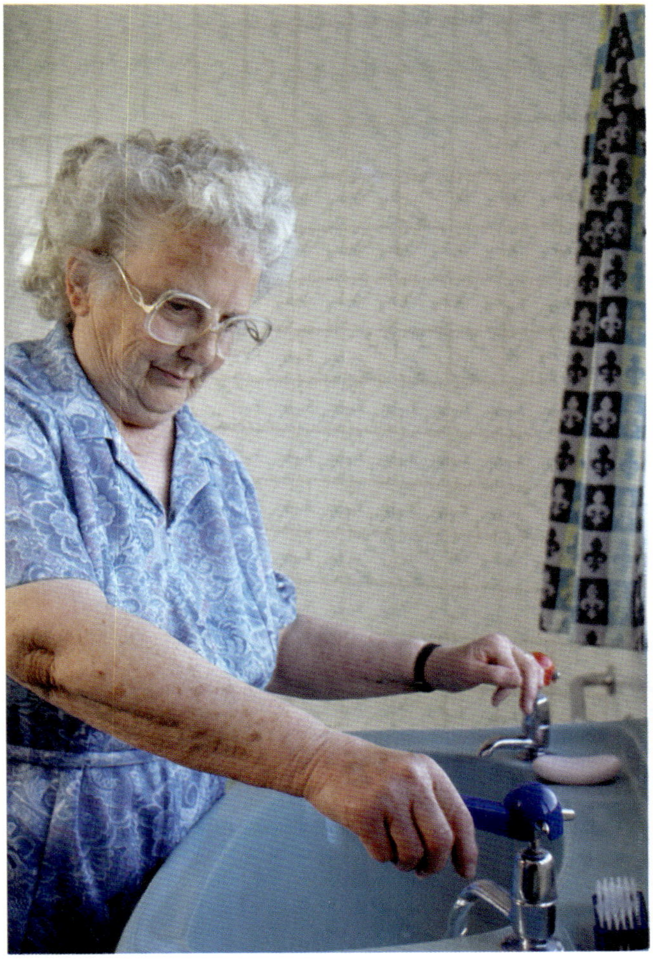

그림 15-3 독립적으로 생활하기. 집에 보조 손잡이와 같은 편의시설을 설치하면 신체적인 장애를 지닌 노인들도 독립적으로 생활할 수 있다.

생리적 변화가 일어나는 시기를 *유전자(gene)*가 결정하기 때문이다. 유전자는 유전물질이며, 세포 핵 안에 있는 *염색체(chromosome)*에 있다. 유전자는 세포활동에 필요한 단백질을 합성하는 화학적 지침서이다. 체세포는 분열하여 새로운 세포를 만든다. 세포의 유전자는 세포의 분열 횟수를 조절한다. 세포의 최대 횟수만큼 분열이 일어난 후에 세포는 죽는다. 조직은 많은 수의 세포로 이루어지므로, 어느 정도 세포가 죽어도 영향을 받지 않는다. 그렇지만 나이가 들면 정상적으로 새로운 세포가 만들어지는 속도가 떨어지기 때문에 살아 있는 세포 수는 죽는 만큼 감소한다.

최근 연구결과에 의하면 염색체의 *텔로미어(telomere)*가 세포분열의 횟수를 조절하는 생체시계로서 노화과정에 중요한 역할을 한다(Wai, 2004). 텔로미어는 염색체의 양쪽 말단에 있는 부위이다. 정상세포가 분열을 할 때마다 말단부위는 짧아진다. 텔로미어가 일정한 길이에 이르면 더 이상 짧아질 수 없으며, 세포 죽음을 시작하는 화학적 과정이 일어난다. 이론적으로, 보다 긴 텔로미어를 가진 사람은 짧은 사람보다 더 오래 살 수 있는 유전적 잠재력을 갖게 된다. 그러나 인간의 노화과정에서 텔로미어 길이의 역할에 대하여는 더 많은 연구가 필요하다.

환경이나 생활습관 같은 외적 요인도 노화과정에 영향을 미칠 수 있다. 예를 들면, 특정 환경에 노출되면 유전자가 손상받을 수 있다. 손상된 유전자는 복제와 단백질 합성에 관련된 정보전달에 실수를 가져온다. 젊은 세포는 오류를 교정할 수 있지만, 노화된 세포들은 효율적이지 못하다. 단백질을 합성하는 세포가 유전자로부터 잘못된 지침을 전달받으면 단백질을 합성할 수 없다. 충분한 단백질이 공급되지 않으면 세포는 결국 죽게 된다. 정상적인 기능을 갖는 세포 수가 충분하지 못하면 기관(organ)도 죽는다. 우리의 몸은 상호연관이 있어 한 기관이 죽으면 다른 기관도 바로 기능을 상실한다. 예로, 심장병으로 인해 효율적으로 심장박동을 못하면 폐와 신장에 영향을 미친다. 그러면 다른 기관도 제 기능을 할 수 없어 죽게 된다.

방사선, 오염, 약물 및 바이러스는 유전자를 손상시킬 수 있는 요인으로 노화속도가 빠르게 진행되어 기대수명도 짧아진다. 이러한 요인에 접촉이나 노출을 제한하면 기대수명을 연장할 수 있다. 규칙적인 운동이나 금연과 같은 생활습관은 심장질환, 뇌졸중, 암의 위험요인을 줄일 수 있다. 과일과 채소위주의 식사도 암의 위험을 낮출 수 있다. 이 장과 다른 장의 [건강한 생활습관]은 여러분의 건강하지 못한 습관을 확인하고 바꿀 수 있도록 도와줄 것이다([자가건강 평가서] 참조).

노화가 신체건강에 미치는 영향

신체의 기능이 서서히 비가역적으로 쇠퇴하기 시작하는 때는 30세 전후이다. 건강한 사람도 나이를 먹어 감에 따라 점진적인 쇠퇴를 경험한다. 폐경, 성적 감응의 지연, 백발과 가늘어진 머리카락, 줄어든 키, 가까운 물체를 선명하게 볼 수 없는 *노안(presbyopia)* 등의 징후들은 노화에 따른 정상적인 변화이다. **표 15-1**은 정상적인 노화에 따른 중요한 신체적 변화를 설명한 것이다.

노화는 개인적인 변화과정이다. 나이에 따른 특정한

신체적 변화를 규정하는 시간표가 있는 것은 아니다. 그렇지만 변화의 속도는 65세 이후에 빠르게 진행된다. 정상적인 노화가 일어나고 있는 몸은 스트레스에 적절하게 대처할 수 없고 자연치유력이 떨어지며, 감염에 대한 저항력이 감소한다. 감염과 사고는 젊을 때는 사소한 문제였지만 나이를 먹으면 장애가 되거나 치명적일 수 있다. 청년기와 비교하면 노년기에는 특정 양분의 흡수와 이용이 떨어지고 비타민 D와 B_{12}를 비롯한 영양결핍이 일어나기 쉽다. 65세 이상의 노인은 젊은이에 비해 심혈관계 질환, 고혈압, 골다공증이나 암과 같은 심각한 건강문제를 하나씩은 갖고 있다. 이러한 병은 생활습관과 관련이 있으며, 예방이 가능하다. 이전의 단원에서 심혈관계 질환, 고혈압, 골다공증, 암을 자세하게 설명하였다.

노인이 되어 황반의 퇴화, 백내장, 녹내장, 관절염, 요실금과 같은 만성질환이 있을 수 있지만, 노화에 따른 정상적인 질병은 아니다. 이러한 질환은 생명을 위협하는 것은 아니지만 삶의 질을 떨어뜨린다.

노화에 따른 황반퇴화 황반퇴화(macular degeneration)는 미국의 65세 이상 노인에게 시력을 잃게 하는 주요 요인이 된다(Hyman & Neborsky, 2002). 황반(macula)은 망막 중앙에 있는 작은 부위로 물체를 선명하게 보이도록 한다. 많은 노인이 황반의 광수용기세포가 서서히 죽게 되면서 찌그러지고 흐릿해지면서 중심시력을 잃게 된다. 황반퇴화인 사람은 책을 보거나, 운전, TV나 컴퓨터를 보는 데 어려움이 있다. 약 10%의 경우, 황반 아래의 미세혈관에 출혈이 있게 되면 심각한 시력손실을 가져온다(습형 황반퇴화). '습형(wet)' 황반퇴화의 초기단계에서는 약물치료와 레이저 수술로 출혈을 멈추게 할 수는 있지만, 손상된 시력을 회복할 수 없다. '건조형(dry)' 황반퇴화에 대한 효과적인 치료방법은 없기 때문에 예방이 중요하다.

흡연을 하고 황반퇴화의 가족력이 있는 노인은 황반퇴화로 발전할 위험이 높다. 고혈압과 심장질환도 위험요인이다. 시금치, 양배추, 갓(mustard green)과 같은 채식위주의 식사는 황반퇴화를 예방할 수 있다. 아연과 항산화성 보충제는 황반퇴화를 감소시킬 수 있지만, 독성이 있어서 의사의 상담이 필요하다.

백내장 **백내장**(cataracts)의 원인은 분명하지 않으나, 50세 이상인 사람에게는 흔하다. 노화됨에 따라 보통 눈의 수정체가 흐려지거나 불투명해지며 백내장이 생긴다. 흐릿한 수정체는 빛을 분산시켜 물체의 상이 선명하게 보이기 어렵다. 백내장의 증상은 흐릿하고 겹쳐 보이며, 빛에 과민하고, 물체 주위에 후광이 보이게 된다. 손상된 수정체를 외과적인 수술로 제거하지 않으면 실명한다. 의사들은 수정체 대신에 인공렌즈로 교체하거나, 손상된 수정체를 제거하고 안경이나 콘택트렌즈를 처방한다.

자외선에 노출되면 백내장이 생길 수 있다고 생각하는 의사들이 많다. 선글라스를 써서 눈을 보호하면 백내장을 예방할 수 있을 것이다.

녹내장 **녹내장**(glaucoma)은 노인들의 시력에 영향을 주는 질환의 하나이며, 안구에 액체가 비정상적으로 축적된다. 시간이 지나면서 높은 안압은 뇌로 시각정보를

표 15-1 정상적인 노화에 따른 생물학적 영향

기관계	정상적인 변화
심혈관계	심장기능은 정상이나 심장근육의 비후, 동맥벽의 비후, 맥박 감소
골격계	골 손실이 일어남. 과다하면 비정상적으로 될 수 있음(골다공증)
신경계	뇌의 무게 감소, 특히 대뇌피질, 신경전달물질의 수준감소, 신경정보전달과 근육반응의 감소, 단기기억의 저하, 시력과 청각기능 감소, 쓴맛과 짠맛 감각 감소, 수면장애
면역계	병원체나 진행 중인 암세포에 대한 면역능력의 감소
내분비계	인슐린(당대사조절), 알도스테론(나트륨대사조절), 갑상선, 에스트로겐, 성장호르몬과 같은 많은 종류의 호르몬 분비 감소
소화계	치아손실, 위산분비의 감소, 비효율적인 장의 칼슘흡수, 약물치료와 빈약한 식사에 따른 변비
근육계	근육의 감소로 인한 근육량 감소, 체력감소
생식계	여성은 질 근육의 감소와 질 액의 감소, 생식기관의 퇴화로 인한 폐경이 일어남, 유방조직의 수축, 남성은 전립선 확대, 발기부전으로 인한 성욕감소, 오르가즘 감소
배설계	신장은 혈액에서 노폐물을 여과시키는 능력감소
피부	피부는 건조해지고 탄력감소, 주름형성, 모발생성 감소, 모발손실 증가, 코와 귀의 털 성장속도 증가, 손톱이 변색되고 갈라짐

전달하는 시신경의 손상을 가져와 시력을 잃게 한다. 녹내장의 증상은 안통, 두통, 시력손실이다. 녹내장으로 발전할 수 있는 위험요인은 가족사, 아프리카계 조상, 당뇨병과 심혈관계 질환이다. 대부분 눈에 안약을 넣어 증상을 조절할 수 있다.

녹내장은 특이할 만한 증상들이 없으므로 최선의 방법은 초기발견이다. 간단하며 통증이 없는 기초검사는 시신경의 손상으로 심각해지기 전에 알아낼 수 있는 유용한 방법이다. 녹내장을 예방하기 위해서는 의사나 검안사에게 정기적인 검사를 받아야 한다.

관절염 **관절염**(arthritis)은 광범위한 만성관절질환으로 관절에 염증, 통증, 종기, 운동성 감소(경직)가 특징이다. 질병통제예방센터(CDCP)에 따르면 미국인 가운데 7천만 명이 관절염이나 또다른 만성 관절증상으로 고통을 받는다. 1999년 미국 성인 중 신체장애의 주원인은 관절염이었다(CDC, 2001). *골관절염(osteoarthritis)*은 뼈의 말단부위와 관절을 보호해 주는 연골이 닳아 버리거나 파괴되는 경우이다. 그 결과, 연골이 아주 조금만 남아 있거나 관절액 속에 뼈가 드러나는 경우, 변형이 일어난다(그림 15-4). 골관절염과 *골다공증(osteoporosis)*은 혼동하기 쉽지만 서로 다르다. 골다공증에 대한 설명은 9장에 있다.

골관절염에 가장 위험한 요인은 노화이다(Hinton et al., 2002). 관절은 나이가 들면 마모가 일어난다. 유전, 과도한 사용, 외상과 비만도 요인으로 작용한다. 심한 운동과 관절에 무리를 주는 일을 할 때 관절의 남용과 외상이 일어날 수 있다. 비만노인들은 과체중이 관절, 특히 무릎에 스트레스를 주기 때문에 골관절염으로 발전할 위험이 높다.

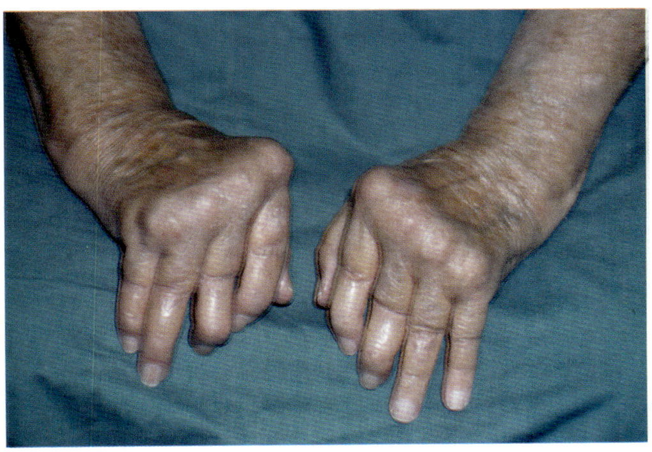

그림 15-4 손의 관절염. 관절염은 관절조직이 손상되어 변형과 유연성의 감소를 가져옴.

관절염의 증상은 일정치 않다. 치료방법에는 염증과 통증을 완화시키는 약물치료, 근력강화운동, 관절의 유연성을 증진시키거나 유지시키는 운동이 있다. 체중감소는 비만인 사람들의 가중된 관절의 스트레스를 감소시킨다. 손상된 관절 대신에 인공관절로 대체하는 외과적 수술도 필요하다.

백내장
(cataracts)
만성질환의 하나로, 수정체가 흐려지거나 불투명해져서 시력을 잃게 함.

녹내장(glaucoma)
만성질환의 하나로, 눈의 압력이 증가할 때 일어남.

관절염(arthritis)
관절에 염증을 특징으로 하는 질환.

요실금
(urinary incontinence)
오줌을 조절하는 방광 기능의 감소.

요실금 **요실금**(urinary incontinence)은 소변배설을 조절하는 방광기능이 감소한 것으로, 많은 사람들을 당황스럽게 하고 비용이 많이 든다. 나이를 먹으면, 방광을 조절하는 근육이 약해져서 움직이거나, 재채기, 기침, 무거운 물건을 드는 경우에 소변이 쉽게 흘러나온다. 또한 무의식적으로 방광 괄약근의 수축이 일어나는 노인들은 예기치 않게 소변을 흘린다. 여자의 경우에는 약물복용, 감염, 뇌졸중, 종양, 자녀출산력이, 남자의 경우에는 전립선 확대가 요실금의 원인이 될 수 있다.

요실금이 있는 사람들은 부적당한 시간에 소변이 배출되는 데 두려움을 가져 사회활동을 기피한다. 심한 경우에는 가족들이 요실금이 있는 노인을 관리할 수 없어서 요양원을 알아본다.

요실금이 있는 사람들은 방광이 꽉 찬 상태를 쉽게 알 수 있는 행동기법으로 치료할 수 있다. 자주 소변을 보도록 하여 소변이 배출되는 것을 방지할 수 있다. 골반근육을 강화시키는 일련의 운동을 배우고 실천하면 배뇨를 통제할 수도 있다. *케겔운동(Kegel exercises)*은 의도적으로 오줌을 참는 것처럼 연습하여 근육운동을 강화시키는 것이다. 요실금이 있는 사람은 갑작스러운 소변배출에 대비하여 속옷과 흡수력이 있는 패드를 사용할 수 있다. 약물치료와 외과적 수술은 요실금을 해결할 수 있다. 그러나 요실금환자의 대부분은 수술에 대한 두려움으로 의사들과 상의하기를 꺼려 한다.

알츠하이머병 열쇠를 찾지 못하거나 약속을 잊기도 하고 때로는 고양이 이름으로 아이를 부를 때도 있다. 마음을 잃어버리고 있다는 느낌을 가져 본 적이 있는가? 많은 사람들이 이런 비슷한 문제로 당황스러워한다는 것을 알게 되면 비교적 안심이 되기도 하지만, 많은 중년기 미국인들은 이런 건망증이 알츠하이머병(Alzheimer's disease, AD)의 초기증세임을 걱정한다.

약 230만 명의 미국노인이 AD환자로, 뇌에 심각한 영향을 주는 퇴행성 장애를 가지고 있다(Cummings & Cole, 2002). 전문가들은 2050년까지 노인성 치매환자가 45명당 1명일 것으로 예상한다. *나이에 따른 치매(age-related dementia)*의 가장 흔한 경우가 AD이며, 뇌졸중과 파킨슨병 역시 나이에 따른 치매의 주요 요인이 될 수 있다. AD의 특징은 기억력 상실, 정신적 혼란, 행동 및 신체기능의 조절능력 상실이다.

AD의 발생은 나이 먹음에 따라 증가한다. 65세 이상의 사람들은 약 5%에서 7%이며, 85세 이상의 노인은 40%까지 증가한다(Howarth et al., 1999). 이 병이 노인들에게 흔하지만 노화과정의 정상적인 특징은 아니다. AD의 징후는 무엇인가? 예방할 수 있는가?

알츠하이머병의 초기환자들은 기억과 *인지(cognitive)* 능력이 감소하는 것을 알 수 있다. 예로, 최근에 일어난 일을 기억하거나 새로운 일을 배우는 데 힘들고, 합리적인 결론을 이끌어 내는 데 필요한 정보이용에 어려움을 느낀다. 이러한 증상은 흔히 40에서 60세 사이에 시작된다. 시간이 지나면서 건망증, 혼동, 방향성 상실, 가만히 있지 못하고 불안하거나 변덕스러움이 증가한다. 발음이 뚜렷하지 못하여 의사소통이 어려워지고 우울증이 생긴다. 이러한 변화는 AD 환자와 가족, 동료에게 스트레스가 된다. 한 여성은 시어머니의 인지기능이 서서히 떨어지는 것을 다음과 같이 기억하고 있다.

시어머니의 기억에 심각한 문제가 있다고 처음 느낀 것은 우리 집까지 오는 길을 잃어버렸던 4월이었다. 우리와 가깝게 살고 있어, 여러 번 찾아오기도 하였다. 시어머니의 이러한 행동이 심상치 않으며, 기억에 문제가 있는 징후임을 남편에게 이야기했을 때, 그는 동의하지 않았으며, 길을 잘못 찾는 일은 '흔히 있을 수 있는 일'이라고 하였다. 몇 달이 지난 후, 어머니와 함께 상점에 가려고 운전하고 가던 중에 마을의 익숙한 사거리에서 좌회전이 아니라, 우회전을 했어야 한다고 우기셨다. 내가 그녀가 틀렸다고 말하자, 화를 내면서 상점까지 가는 방향을 주장하였다. 마침내 상점에 도착했을 때, 그녀는 그 장소를 알아보았으나 자기의 행동에 대해서는 사과하지 않았다. 크리스마스 때, 시어머니는 매우 조용했으며, 혼미한 상태로 보였다. 남편과 시누이는 마침내 그녀가 '그녀가 아닌 것'을 알게 되었고, 진단을 받으려고 의사에게 갔다. 사소한 뇌졸중이나 뇌의 손상에 대한 다른 원인을 배제하기 위해 일련의 의학적 검사를 한 후에, AD의 초기에서 중간(mild-to-moderate)이라고 진단받았다.

지금은 그녀의 기억에 다소 도움을 줄 것으로 알려진 두 가지 약물치료를 받고 있다. 이 시점에서 그녀가 운전하는 것은 바람직하지 않으며, 가사 일에는 도움이 필요하다. 그녀가 여전히 요리를 하지만, 무엇을 만들 것인지를 잊어버리고 부엌에서 불을 사용하려 할 때는 걱정스럽다. 남편과 시누이는 어머니의 집을 팔고 요양원에 모실 계획을 이야기한다. 남편이 어머니를 찾아갈 때 그녀가 알아보지 못할 때가 올 것이 두렵다.

AD가 진행되면 개인위생상태를 소홀히 하며, 공공장소에서 옷을 벗거나 관리인을 공격하는 등의 부적절하고 예기치 않은 행동을 한다. 말기에 이르면 지속적인 관리가 필요하다. 누워서만 지내며, 말하기도 먹기도 힘들다. 악화되는 것을 멈출 수 있는 것은 없다. 진단받은 후 생존가능성은 8년에서 12년으로 예상한다. 뇌의 퇴화는 숨쉬기, 삼키기, 소화와 같은 생명의 필수기능을 조절할 수 없어 폐렴과 영양실조로 죽게 된다. 2002년에 58,000명 이상의 미국인이 AD로 죽었으며, 8번째 사망요인에 해당된다(Kochanek & Smith, 2004).

AD의 원인이 분명하지 않고 예방이 어렵다고 많은 건강전문가들은 생각한다. 최소한 두 가지 유형은 유전된다. AD 환자의 가족을 대상으로 유전자를 조사하는데, 유전검사가 유용하긴 하지만 양성으로 판정받은 많은 사람들이 AD로 진행되지 않는다. AD의 다른 유형은 잠복기간이 오랜 뇌의 바이러스, 뇌의 손상, 오염물질에 노출되었을 때 일어날 수 있다. 한때 알츠하이머로 죽은 환자의 뇌에서 알루미늄금속이 정상보다 높게 검출되었기 때문에 과학자들은 알루미늄 중독이 주요 원인이라고 생각했던 적이 있었다. 많은 사람들이 알루미늄 소재 주방기구의 안정성과 음료수의 알루미늄 성분을 걱정하였다. 그러나 AD환자의 뇌에 비정상적으로 축적된 알루미늄은 AD의 원인이 아닌 결과로 생각하는 사람들이 많이 있다.

AD의 진행에 식습관도 중요한 역할을 한다. 독성 아미노산인 호모시스테인의 혈중농도가 높은 사람은 정상보다 AD일 위험이 높다. 반면, 생선을 먹고 적당량의 포도주를 마시는 사람은 위험률이 낮다. 고혈압치료제로서 비스테로이드 계통의 항염제와 혈중콜레스테롤 수치를 조절하는 스타틴을 복용하는 사람들은 이러한 약을 복용하지 않은 사람들보다 그 이유는 분명하지 않으나 AD 위험이 낮다(Cummings & Cole, 2002).

의사들은 환자가 표 15-2에 있는 질문에 답을 달 수 없을 때 AD로 진단하였다. 최근까지도 진단을 확인하는 방법은 죽은 후 환자의 뇌를 조사하는 것이었다. 현미경검사에 의하면, 환자의 뇌는 *노인성 반점(senile plaque)*이라는 비정상적인 단백질이 축적되고 쓸모없는 물질이 다량 엉켜 있는 신경세포로 이루어졌다. 자기공명영상장치(MRI)와 같은 뇌의 촬영기법은 뇌의 사고영역인 대뇌피질이 위축되어 있음을 보여 준다(Fox et al., 2001). 뇌의 위축은 AD의 징후이다.

AD는 치료가 안 되지만 몇 가지 약물치료는 인지기능의 저하를 감소시키고, 환자의 부적절한 행동을 조절하고 기분을 개선시킬 수 있다. 연구원들은 식물성 보충제가 들어 있는 항염제 같은 치료제의 유용성을 조사하고 있다. 240여 명의 AD환자를 조사한 연구에 의하면 은행 추출물은 알츠하이머의 진행속도를 줄이거나 멈추는 데 효과가 없었다(Van Dongen, 2003). 5,400명의 남녀를 대상으로 한 다른 연구에 의하면 음식물(보충제가 아닌)을 통한 비타민 E와 C의 다량 섭취는 AD의 위험을 감소시킨다(Engelhart et al., 2002). 그러나 AD의 예방에 대한 특정 음식과 약초의 효능은 더 많은 연구가 필요하다(Martin, 2003).

표 15-2 치매를 확인하는 간단한 기억력 테스트

다음을 질문하기

1. 그 또는 그녀의 나이
2. 그 또는 그녀의 생일
3. 가장 가까운 시간
4. 그 또는 그녀의 주소
5. 올해가 몇 년도인가
6. 그 또는 그녀가 있는 장소
7. 가족사진에 있는 두 명의 이름
8. 제2차 세계대전이 일어난 해
9. 미국 현직 대통령의 이름
10. 100에서 1까지 거꾸로 세기
11. 집 전화번호

자료출처: Wattis, J. (1996). What an old age psychiatrist does. *British Medical Journal, 313*:101-104

알츠하이머 환자들은 말기가 되어 전문요양병원의 도움이 필요할 때까지 집에서 생활한다. 치매환자와 함께 사는 가족은 정서적인 스트레스를 받으며, 육체적으로 힘들 수 있다. 환자를 돌보는 동안 가족들은 자신의 건강과 참살이도 돌보아야 한다. 여러 지역에 "노인주간보호(adult day care)" 센터가 있어서 퇴근하기 전까지 낮 시간에 AD환자들을 돌보고 있다. 모든 지역에 이 제도가 있는 것은 아니며, AD를 돌볼 사람이 필요하다면 그 지역의 노인주간보호센터에 관한 정보를 위해 지역의 정신건강협회와 알츠하이머 협회와 의논하라. 468~469쪽에 있는 건강관련 정보 특집기사는 AD 관련 논문으로 전문가를 평가하는 내용이 포함되어 있다.

정신건강에 영향을 미치는 노화

중년말기에 이르면, 대부분의 직장인들은 은퇴를 하며, 멀리 떨어져 살고 있는 성장한 자녀들이 있다. 성인후기에 접어든 사람들이 직장에서 은퇴하고 가족들과 떨어져 사는 것을 늙고 쓸모없는 존재로 생각하면, 심각한 정신적 스트레스가 될 것이다. 특히, 은퇴에 따른 수입의 급격한 감소는 경제적인 안정성이 몹시 흔들리는 것을 의미한다.

많은 노인들은 젊었을 때부터 노후보장에 대한 준비를 하였다. 그렇기 때문에 모두가 은퇴 후의 일이나 가족부양의무에 두려움이 있는 것은 아니다. 많은 사람들은 은퇴에 대한 계획을 가지고 긍정적으로 생각한다. 은퇴한 사람들은 여행, 사회봉사, 손자 돌보기, 새로운 취미 찾기로 즐거움을 찾는다. 은퇴자들, 특히 지적이며 개인적인 성취감으로 즐겁게 일했던 사람 중에는 계속해서 일자리를 찾기도 한다. 그들은 젊은이들과 함께 나눌 수 있는 지식과 경험이 풍부하다.

특히 85세 이상의 노인들은 건강이 자주 나빠지고, 경제적인 여건과 사회적 형편이 어려워지게 된다. 배우자와 친구의 죽음, 가족과의 이별, 재산의 감소는 정서적 스트레스를 유발한다. 그 결과, 노인들은 흔히 우울증으로 고통을 받기도 한다. 나이와 상관없이 우울증은 자살위험과 관련이 깊으며, 미국 노인들의 자살률은 높다.

이혼했거나 혼자된 노인들은 결혼한 사람들에 비해 자살 위험이 더 높다(U.S. Surgeon General, 1999). 또한 건강이 나쁜 것도 자살위험요인이 된다. 한 캐나다 연구결과에 의하면 암, 만성폐질환, 우울증에 시달리는 노인은 그렇지 않은 사람에 비하여 더 쉽게 자살을 선택하는 것 같다(Quan et al., 2002).

젊은이들과 마찬가지로 우울증이 있거나 소외된 어른들은 사회활동과 운동에 참여하는 것이 도움이 될 수 있다. 항우울제 처방이나 심리요법은 정서적 균형을 찾아주고 유지하는 데 필요하다.

사회적 건강에 영향을 미치는 노화

미국인 집단에서 65세 이상이 많음에도 불구하고, 사회는 젊은이 중심의 경향이 높다. 놀랄 것도 없이 중년의 미국인들은 노화로 인해 젊은이에게 일자리를 뺏기고 조기은퇴의 압력을 받으며, 외톨이로 남겨지고 질병의 고통을 받는 것을 걱정스러워한다. 계속되는 미국 사회의 고령화는 노인들에 대해 심각한 사회적 충격을 미칠 수 있다. 젊은이들은 그들을 무시하고 방치하며 학대하기도 한다.

우리 사회에는 노인들에게 부정적인 태도를 가진 사람들도 있다. 그들은 노인들이 가난하고 약하며, 쓸모없고 의존적이라는 고정관념을 가지고 있다. 또한 젊은이 중 일부는 노인들이 지나치게 많은 것을 사회에 요구한다고 믿는다.

노인차별(ageism)은 노인에 대한 편견을 의미한다. 노인차별은 노인이 젊은이를 신뢰하지 못하거나, 그 반대일 때 나타나는 세대간의 갈등에서 비롯된다. 노인차별에 대처하기 위해서는 사람들이 나이를 먹는다는 것은 항상 나쁜 건강, 시설에 수용되고, 사회지원에 의존하고, 쓸모없음을 의미하는 것이 아님을 인식해야 할 필요가 있다.

미국노인은 값진 사회적 자산임에도 불구하고 잘 활용되지 못하고 있다. 부모와 할머니, 할아버지들은 젊은 가족들을 이끌 수 있는 지혜와 경험이 있다. 은퇴자들은 다양하고 조직적으로 훈련된 전문기술들이 있어 상담자, 관리자, 사업상의 조언자, 정부나 교육기관의 고문으로 우대할 수 있다. 서로를 받아들이고 가치를 인정하고 믿을 때 젊은이와 노인 모두에게 도움이 된다.

노인차별 (ageism)
노인에 대한 편견.

성공적인 노화

많은 사람들은 노화방지나 노화지연을 믿고 싶어한다. 근래 "청춘의 샘"을 향한 연구가 활발히 이루어지면서, 정제, 마시는 약, 식이요법 또는 치료방법 등 "항노화" 또는 "생명연장"의 가능성을 내세우는 것이 많다. 그러나 광고와는 달리 노화를 방지하거나 지연시킬 수 있는 물질이나 섭생방법은 없다.

생명을 연장시키는 신비한 방법을 찾는 대신에 젊을 때 *성공적인(successfully)* 노화를 위해서 다양한 행동들을 취할 수 있다. 성공적인 노화는 독립적이며, 적극적인 사회활동과 좋은 건강을 지닌 사람에게 해당된다(Glass, 2003). 그들은 최종단계에 이르기까지 생산적이며, 즐겁게 만족스러운 삶을 누린다.

성공적인 노화를 위해서는 건강상태와 생활습관을 평가하고, 건강하지 않거나 위험한 행동들을 정확하게 찾아내어, 그러한 행동을 바꿀 수 있어야 한다. 건강하지 못한 모든 행동을 바꾸는 것은 권장할 만한 일이며, 수명연장에 중요한 것은 무엇보다도 실천하는 것이다.

동물을 대상으로 노화를 연구하는 과학자들은 제한된 칼로리 섭취가 양분의 결핍이 없으면서도 동물의 노화속도가 지연된다고 하였다(Heibronn & Ravussin, 2003). 사람의 경우에는 과잉 체지방이 조기사망의 위험을 증가시킨다(Peeters et al., 2003). 따라서 영양의 균형이 잡힌 저지방식을 하며, 키와 체중을 적절하게 유지하는 것은 매우 중요하다.

육체적으로 활동이 많은 사람은 앉아서 일하거나 나이에 비해 움직임이 적은 사람보다 더 오래 산다(Erikssen, 2001). 평생 규칙적인 운동을 하는 사람은 혈액순환의 개선, 심장강화, 근골격의 양을 유지하며, 체중조절에 도움이 될 것이다. 규칙적인 운동을 하는 65세 이상의 노인은 체력과 유연성, 외모를 좋게 하여 삶의 질을 높일 수 있다(Mazzeo et al., 1998). 유산소운동이 노인들에게 기억과 같은 인지능력을 증진시킬 수도 있지만, 이러한 결과를 더욱 확실히 하려면 더 많은 연구가 필요하다(Kramer et al., 1999).

2,700명 이상의 노인을 연구한 토마스 글라스(Thomas Glass)와 동료들(1999)은 신앙생활을 하고 단체 관광여행에 참여하는 등의 사교적이며 풍요로운 활동은 노인

표 15-3 **성공적인 노화를 위한 정보**

젊을 때부터 다음의 행동을 곧바로 실천하면 보다 오래, 건강한 삶을 누릴 수 있을 것이다.

- 체중을 유지하고 통곡류, 과일, 야채를 포함한 영양가는 있는, 저지방식품을 섭취하라.
- 매일 신체활동과 운동을 하라.
- 담배, 지나친 음주, 약물남용을 하지 마라.
- 스트레스를 관리하고 매일 이완시간을 가져라.
- 정기적인 신체검사를 하라.
- 안전한 성생활을 하라.
- 알코올과 약물복용시 운전을 하지 말며, 항상 안전벨트를 하라.
- 햇볕으로부터 피부와 눈을 보호하라.
- 잠은 충분히 자라.
- 집에서 일할 때, 놀 때 당신의 안전을 먼저 생각하라.
- 가족과 친구와 사회적 유대감을 유지하라.
- 융통성이 있으며, 변화를 꿈꿔라.
- 긍정적인 태도와 유머 감각을 가져라.
- 새로운 기술을 배우고 정보를 얻을 기회를 찾아라.
- 죽음을 받아들일 때까지 열심히 살아라.

자료출처: Kerschner, H. & Pegues, J. A. (1998). Producing aging: A quality of life agenda. *Journal of the American Dietetic Association*. 98:1445-1448: Turner, L. W., Sizer, F. S. Whitney, E. N. & Wilks, B. B. (1992). *Life choices: Health concepts and strategies*. Minneapolis West Publishing Co.

건강에 이로운 점이 매우 많다고 하였다. Glass의 연구 결과에 의하면, 노인들은 사회적 활동에 참여하여 의미 있는 일을 할 때 더 장수할 수 있다고 하였다.

표 15-3은 건강과 삶의 질을 증가시키는 데 기초적인 권장사항으로 스트레스 관리, 인간관계 유지, 긍정적인 태도 개발하기와 같은 내용이 담긴 목록이다. 이 교재의 다른 단원들에 보다 더 자세한 내용이 포함되어 있다. 1983년 100세의 나이로 죽은 재즈 음악가 유비 블레이크(Eubie Blake)가 "내가 이만큼 오래 살 줄 알았더라면, 나 자신을 더 잘 관리할 수 있었을 텐데."라고 했던 말은 기억할 만한 가치가 있다.

건강한 생활습관
Healthy Living Practices

- 젊을 때 노후 연금계획을 세우는 것은 은퇴생활을 즐기는 데 도움이 될 것이다.
- 성공적인 노화를 위하여 현재의 건강과 생활습관을 평가하고, 위험이 있는 행동을 알아 내고, 그러한 행동들을 바꾸도록 하라.

죽어감

건강전문가를 포함한 많은 미국인들은 죽음에 이르는 과정과 죽음을 두려워하며, 특히 죽어 가는 과정인 죽어감(dying)이 너무 일찍 찾아 오거나 고통스럽지 않을까 걱정한다. 미국인들이 죽음과 죽음을 맞이하는 과정을 두려워 하는 이유 중에 하나는 죽어 가는 사람이나 시신을 본 적이 거의 없다는 사실이다. 보통, 생명이 위독한 경우나 말기환자들은 구급차로 병원까지 실려 가서 여러 종류의 생명유지 장치에 연결되어 중환자실에 있게 된다(그림 15-5). 대부분의 병원이 위독한 중환자에게 허용하는 면회시간은 불과 한 시간에서 몇 분에 불과하다. 또 다른 경우, 요양원에 있는 회복불능의 노인환자들은 적은 수의 가족이나, 심지어는 가족이 없는 상태에서 죽음을 맞이한다. 미국에서 죽음을 맞이하는 과정은 거의 사무적이고 격리되었으며, 비인간적이기도 하다.

100년 전의 임종은 매우 다르다. 이전에는 대부분의 사람들이 자신의 집에서 가족과 친구들에 둘러싸여 죽음을 맞이했다. 사망 즉시 시신은 차가워지고 장례식을 치루는 동안 집에 모셔 두었다. 고인을 기억하기 위하여 사진을 찍는 습관도 있었다(그림 15-6). 이러한 풍습은 유가족들에게 죽음을 맞이하는 과정과, 죽음이 생명의 자연스러운 부분이라는 사실을 받아들이는 데 도움이 되었다.

죽음을 맞이하는 영적인 측면

죽음 직전에 다시 살아난 사람들 중 몇몇은 "임사

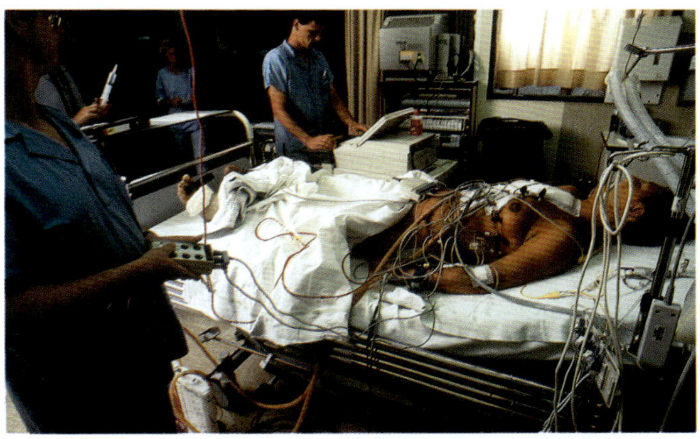

그림 15-5 집중치료. 위독하거나 말기환자는 중환자실에 있는 여러 가지 생명유지 장치에 연결되어 치료받는다.

Analyzing

Health-Related Information

건강관련 정보분석

CRITICAL THINKING

다음 논문은 FDA 소비자 잡지에 실렸던 "알츠하이머병 : 기억의 신비를 풀 수 있는 작은 실마리"의 요약본이다. 잡지를 읽고 건강관련 정보를 분석하는 사례로 이용하고 평가하라. 분석사례의 요점은 아래에 있으며, 33~35쪽에 잘 나와 있다.

알츠하이머 질환

기억의 신비를 풀 수 있는 작은 실마리

오드리 힝글리(Audrey T. Hingley)

몇 년 전에 일어난 일인데도 그 기억은 지금까지 내 마음 속에 뚜렷이 남아 있다. 어느 일요일 오후, 우리 집 진입로에 들어오는 차 소리가 들려 거실 창문으로 밖을 내어다 보니, 아버지 친구인 샘(가명임)이 보였으며, 그 때는 80대 초반이었다. 샘이 차에서 나와 몇 걸음을 걸었다. 나는 그가 잠깐 서서 무표정한 얼굴로 우리 집을 바라보는 것을 지켜보았다. 그리고는 그가 문을 두드리거나 우리에게 알리지 않고 말없이 되돌아가 차를 타고 가 버렸다.

나는 영문 모를 일로 생각했는데, 몇 달이 지나지 않아서 그 이유를 알게 되었다. 샘은 뇌의 신경세포가 퇴화되고 위축되는 퇴행성 질환인 알츠하이머 환자였다.

홀아비로 혼자 살고 있는 샘은 아주 위험한 상태였다. 혼자서 집에 가는 길을 기억하지 못해 길 옆에 서 있던 그를 발견한 경찰관이 집을 찾아 주었으며, 경찰관은 그 사실을 장성한 자녀에게 말해 주었다.

샘의 이야기는 알츠하이머 병으로 고통당하는 4백만 미국인들의 고단한 삶을 소개한 것이다. 이 병은 좋아하는 것을 즐길 수도 없고, 부자와 가난한 자, 유명한 사람과 평범한 사람을 구별하지 않고 공격한다. 환자들 가운데 가장 유명한 사람은 전직 대통령인 로날드 레이건이다.

평균수명을 가지고 계산한 환자당 치료비용은 174,000$이며, 미국에서 심장병과 암에 이은 3대 고비용 질환에 속한다. 그러나 화폐로 계산되는 비용보다 더 압도적인 것은 환자와 가족 모두 치러야 하는 정서적, 심리적 비용이다.

"사람들은 알츠하이머 병에 걸렸다는 것은 바로 자기자신을 잃어버린다는 것으로 알기 때문에 그 가능성을 매우 무서워한다."라고 피츠버그 대학 알츠하이머 병 연구소 소장이며 신경과의사인 스티븐 데코스키(Steven T. DeKosky, M. D.)는 말한다. "겉으로 보기에는 똑같은, 사랑하는 사람이 말과 행동에서는 같지 않다는 사실이 매우 충격적인 일이다."

"나는 나 자신을 잃어버렸다"

알츠하이머 병은 뇌를 공격하여 사고, 행동, 기억의 손상을 가져오는, 점진적이고 퇴행적인 병으로, 1906년 알로이스 알츠하이머(Alois Alzheimer, M. D.)에 의해 처음으로 소개되었다. 독일의 연구자들이 알츠하이머의 일지에서 이 병에 대한 최초의 사례를 서술한 중요한 기록을 최근에 찾아 내었다. 그 환자는 현재의 알츠하이머 환자와 대부분 같은 증상들을 가지고 있었다. 그러나 이 병에 대해 환자 자신이 "나는 나 자신을 잃어버렸다."라고 표현한 점이 가장 절묘한 것으로 여겨진다.

알츠하이머 병에 걸리면 기억과 다른 사고과정을 담당하는 뇌의 신경세포가 아직도 밝혀지지 않은 이유로 퇴화된다. 심각하게 손상된 세포의 일부는 뇌의 신경전달물질인 아세틸콜린을 정상적으로 이용한다. 타크린(상품명 코그넥스, THA)은 식품의약품안전청(FDA)에서 알츠하이머 병을 치료하는 데 효과적임을 인정한 최초의 약으로, 아세틸콜린 분해를 지연시키는 작용을 한다. 이 결과, 기억장애를 어느 정도 덜어 줄 수 있다.

타크린은 알츠하이머 병을 치료하거나 진행속도를 지연시킬 수는 없다. 알츠하이머 병 초기인 건강한 사람을 대상으로만 연구되었을 뿐이다. 타크린은 간의 손상을 알려 주는 간 효소의 혈중수치를 증가시키기 때문에 정기적인 검사가 필요하다. 메스꺼움, 구토, 설사, 복통, 발진과 소화불량의 부작용이 있다.

아리셉트(일반명 도네페질 염화수소, E2020)는 1996년 FDA 승인을 받았으며, 지금까지 알츠하이머 치료제로 널리 쓰이고 있다. 타크린과 마찬가지로 아리셉트는 아세틸콜린의 분해를 억제하지만 타크린처럼 간 효소를 증가시키지 않는다. 설사, 구토, 메스꺼움, 피로, 불면증과 식욕감퇴를 유발할 수 있지만, 많은 경우에 부작용은 가벼우며, 지속적으로 약을 복용하면 부작용을 줄일 수 있다. 마찬가지로 이 약물은 알츠하이머의 증상이 비교적 가벼운 환자에게만 도움을 주며, 이 병의 진행을 멈추게 하거나 지연시키지는 못한다.

건망증인가, 아니면 알츠하이머인가?

많은 사람들이 알츠하이머 병을 두려운 병으로 인식하지만 데코스키(DeKosky)는 나이를 먹으면 기억장애를 가질 것이라는 가정에 대해서 사람들에게 교육을 시키는 것이 더 큰 도전이라고 말한다. "나이를 더 먹게 되면 심한 정신장애까지도 갖게 된다는 생각은 커다란 편견이다."라고 말한다. 기억장애, 방향감각의 혼란, 혼동은 정상적인 노화과정이 아님을 설명한다. 이것들은 치매증상으로, 치매의 가장 보편적인 양상이 알츠하이머 병이다.

"누군가를 기억할 수 없게 되면 기능적인 결과로 바라보아야 할 필요가 있다."고 데코스키는 말한다. "만약, 엄마가 쇼핑몰 주차장에서 차를 둔 곳을 잊어버렸다면 비정상이 아니다. 그러나 그녀가 차를 가져간 것을 모르고 집에까지 걸어왔다면 정상은 아니다. 기억은 최초이자 최악의 변화이지만 사회적으로 위축되며, 자발적인 인간관계도 소원해짐을 느낄 것이다."

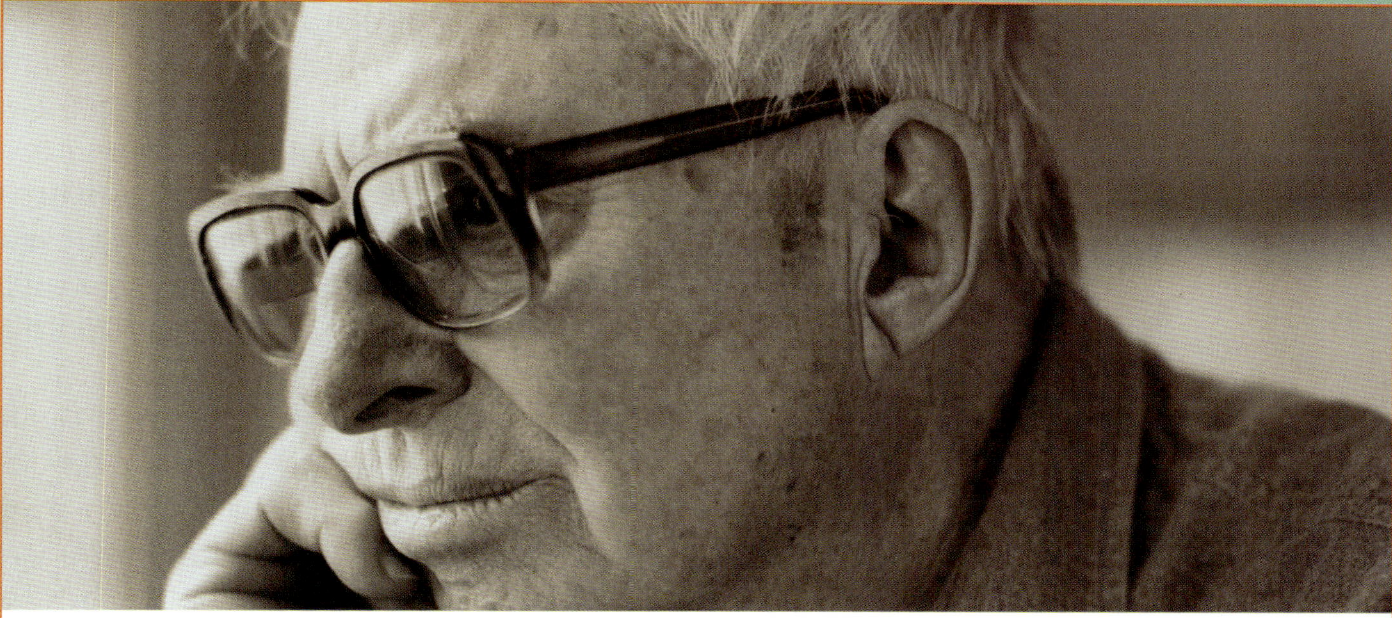

해답 찾기

지금은 알츠하이머 병의 치료가 불가능하지만, 의학적이며 사회적인 관리와 계획은 환자와 가족 모두의 짐을 덜어 줄 수 있을 것이다. 운동, 좋은 영양, 사회활동은 중요하다. 조용하며 잘 갖추어진 환경은 일을 계속 할 수 있도록 도울 수 있다.

그러나 다른 관점에서 보면, 알츠하이머 병에 걸린 사람은 24시간 돌봄이 필요하다. 알츠하이머 협회에 따르면, 진단비용, 치료, 유료간호를 포함한 돌봄에 필요한 비용은 연간 1,000억$로 추정된다. 연방정부가 44억$, 주 정부가 41억$를 부담하는 것을 제외하면 나머지 대부분의 비용은 환자와 그 가족들이 지불하여야 한다.

"알츠하이머 병을 진단하고, 치료하고, 예방하기 위한 효과적인 수단을 찾는 것이 국가적인 요청이다."라고 FDA 건강특집 기사에서 공중보건 전문가인 데이비드 뱅크스(David Banks, R.Ph)는 말한다. "통계적인 관점에서 미국에는 약 8천만 명의 베이비붐 세대들이 있다. 현재 평균 기대수명은 78세이다. 2030년에는 미국인 5명 중에 하나는 65세 이상이 될 것이며, 수천만 명의 베이비붐 세대들은 80대가 될 것이다. 2050년에는 1,400만 명이나 되는 알츠하이머 환자들의 수만큼 알츠하이머 협회의 사업계획안을 가지게 될 것이다. 사회보장제도와 의료보험 비용 부담이 가속화되는 상황에서 미래의 알츠하이머에 대한 재정비용을 유지할 수 없을 것이다. 알츠하이머 환자에게 들어가는 비용은 더욱 클 것이다."

참조: 오드리 힝글리는 버지니아 미케닉스빌(Mechanicsvill)에 살고 있는 자유기고가이다.

1. 입증할 수 있는 사실, 증명할 수 없거나 가치 있는 주장은 어떤 문장인가?
2. 이 글을 쓴 여성을 신뢰할 수 있게 하는 것은 무엇인가? 이 정보가 유용하다면, 그녀의 배경과 교육의 정도가 이 분야의 전문가로 인정할 수 있는가?
3. 이 글을 쓴 여성의 동기와 편견은 무엇인가? 답에 대한 이유를 설명하라.
4. 이 글의 어떤 정보가 주제와 적절한가? 적절하지 못한 정보는 어떤 것인가?
5. 출처는 믿을 만한가? 잘못된 정보를 출판했다는 소문이 있는가?
6. 이 글이 전통적인 과학자의 신뢰성이나 의사의 권위를 공격하였는가?

여러분의 분석을 근거로 이 글이 건강관련 정보로서 믿을 만한 출처라고 생각하는가? 그렇게 생각하는 이유나, 아니면 그렇게 생각하지 않은 이유를 설명하라. 이러한 결론에 이르게 한 이유를 요약하라.

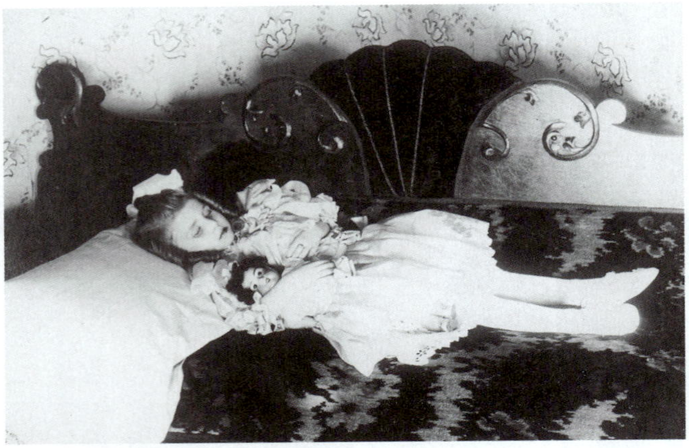

그림 15-6 유품사진, Circa 1895. 100년 전에는 대부분의 사람들이 가족과 친구들에 둘러싸여서 자신의 집에서 죽음을 맞이했다. 사랑하는 고인을 기억하기 위하여 사진을 찍는 습관도 있었다.

(near-death)" 경험이 영적으로 들어올림과 연관이 있다고 이야기한다. 그들이 의식을 회복하기 전에 무슨 일이 일어났었는지 알고 있다고 보고한다. 그들은 순간적으로 자신이 몸에서 유리된 느낌과, 이상하지만 평화로운 느낌을 갖게 된 것을 회상한다. 임사경험에는 개인의 영적이며 신앙적인 믿음이 포함되기도 한다. 이러한 상황을 경험한 사람은 자신의 경험에 깊이 영향을 받지만 과학자들은 그것을 증명할 방법이 없다.

내세를 믿는 사람은 죽음을 맞이하는 과정이나 죽음에 대한 두려움이 적다. 많은 사람들은 영혼이 존재하며, 영혼은 사후에 몸을 빠져 나와 천국이나 지옥으로 간다고 믿는다. 사람들 중에는 사후에 다른 사람이나 동물로 다시 살아나는 *환생(reincarnation)*을 믿는다. 반면에 사후에 어떤 일이 일어나는지에 대해서 관심이 없는 사람들도 있다. 많은 예를 통해서, 문화와 종교적인 배경에 따라 죽음 이후의 삶에 관하여 개인의 정서적 관점이 다르다.

죽음을 맞이하는 정서적 측면

사랑하는 사람의 죽음을 지켜보는 것은 삶에서 가장 어려운 일의 하나이며, 자신의 죽음이 임박하다는 것을 아는 것은 매우 힘들다. 1960년대 말, 시카고 대학 빌링스 병원의 정신과의사인 엘리자베스 쿠블러-로스(Elisabeth Kubler-Ross)는 개척자적인 노력으로 죽음을 맞이하는 과정과 죽음의 심리적 변화단계를 연구하였다(Kubler-Ross, 1969). 200명 이상의 말기환자들을 인터뷰한 후, 임종시 흔히 경험하는 감정의 변화를 5단계로 설명하였다(표 15-4).

첫 번째 단계는 *부정(denial)*이다. 부정단계에 있는 사람은 말기상태라는 소식을 접한 후에 충격에 빠진다. 대부분 의사의 진단을 믿지 못한다. 부정이 진행되는 동안 임종을 앞둔 사람은 골치 아픈 증상들을 무시하거나 낙관적인 가능성을 좇아 다른 건강전문가들을 찾아다닌다. 임종을 앞둔 환자들 중에는 전통 의료기술에 대한 신뢰를 완전히 잃어버리거나, 검증되지 않은 대체요법들을 이용하여 "절망적인 사태"를 타개하려는 희망을 갖는다.

죽음을 앞둔 상황을 받아들이기 시작하면서 두 번째 단계인 *분노(anger)*에 들어간다. 이 시기에는 쉽게 분노를 일으키며, 사랑하는 사람, 의료진, 누구에게나 분노를 폭발시킨다. 그들은 "내가 왜? 다른 사람이 아닌 내가 왜?"라는 질문에 답을 요구한다. 임종을 앞둔 사람을 면회하거나 돌보는 사람은 이러한 반응이 개인에 대한 분노가 아님을 이해하는 것이 중요하다.

세 번째 단계는 *타협(bargaining)*이다. 치료 불가능한 환자는 의료진이나 신에게 삶의 기간을 연장시켜 주거나 고통 없이 죽게 해주면 남은 기간 선행을 하겠다는 약속으로 타협하려 한다.

네 번째 단계는 *우울(depression)*로, 환자들은 점차 자기의 상태가 호전되지 않으리라는 것을 알게 된다. 말기 환자들은 오래 살아서 자식, 손자들이 커 가는 즐거움을 지켜보지 못하는 것을 슬퍼한다.

표 15-4 쿠블러-로스의 죽음을 맞이하는 정서반응의 단계

단계	특징적인 반응
부정	정서적으로 마비된 느낌, 자신의 상태에 대해 생각을 거부, 현실을 무시
분노	건강관리 전문가와 사랑하는 사람에게 분노 폭발
타협	건강관리 전문가, 사랑하는 사람, 신에게 의미 있는 일을 할 수 있도록 삶의 기간을 연장시켜 줄 것을 타협
우울	자신의 임박한 죽음을 슬퍼함, 사회적으로 위축
수용	자신의 상태가 마지막 단계임을 인정함, 소중한 물건을 나누어 주고, 장례식 계획을 세움

자료출처: Kubler-Ross, E(1969) *On death and dying*, New York, Macmillan Co.

마지막 다섯 번째 과정은 *수용(acceptance)*이다. 임종을 앞둔 말기환자들은 치료에 대한 희망을 유지하면서도 그들을 살릴 수 있는 것이 아무것도 없음을 받아들인다. 친구, 가족, 건강관리자들은 그들의 관심을 들어 주고, 찾아보고, 접촉하면서 죽음을 맞이하는 사람들이 자존심과 품위를 유지하도록 도울 수 있다.

쿠블러-로스의 연구에 대한 비판으로 연구초점이 만성질병으로 일찍 죽음을 맞이하면서 모든 단계를 경험할 수 있는 시간을 가진 사람들을 대상으로 하였다는 점이 제기된 바 있다. 따라서 급성질병으로 죽어 가는 사람들이나 매우 노쇠한 사람을 대상으로 연구했다면 다른 결과를 얻을 수도 있었을 것이다. 특히, 노인 중에는 죽음을 맞이하는 다섯 단계를 모두 거치지 않을 수도 있다. 또한 말기 노인환자들은 일찍 죽음을 맞이한 사람보다 자신의 죽음을 쉽게 인정한다. 그럼에도 불구하고 쿠블러-로스의 모델은 죽음을 맞이하는 사람들의 복잡한 감정변화를 이해하는 데 도움이 된다.

죽음을 앞둔 대부분의 사람들은 정서적으로 매우 고통스럽다. 의지할 데도 없고 희망도 없으며, 편안하지 돗하다. 수술이나 화학요법, 방사선 치료는 불편할 뿐이다. 말기환자들은 죽음과 맞서 싸우기도 하지만, 일부 사람들은 자신에게 일어나는 일을 수용하고 남아 있는 시간을 가치 있게 보내기를 원한다. 현대사회에서는 죽음을 앞둔 사람들의 사회적, 정서적 성취감이 충분하다면, 죽음이란 개인적으로 충만한 삶의 마지막 단계가 될 수 있다. 말기환자 일부는 더 많은 시간을 친구나 가족과 보내며, 또 다른 사람들은 멀리 여행을 가기도 한다.

죽음이 가까워질수록 임종을 앞둔 환자들은 사람들과 주위로부터 더 소외될 수도 있다. 많은 시간을 잠으로 보내며, 의식이 혼미해진다. 의식이 있더라도 이전처럼 말을 하고 싶어하지 않는다. 쿠블러-로스에 의하면, 죽음이 임박한 사람들은 거의 감정이 없으며, 대부분 두려움 없이 죽음을 맞이한다. 생물학적인 기작은 알려지지 않았지만, 말기환자들 중에는 자신의 임종시간을 조절할 수 있는 사람도 있다(Phillips & Smith, 1990).

사랑하는 사람이 죽어 가고 있음을 알게 될 때, 여러 가지의 힘든 감정의 변화를 경험할 수 있다. 가까운 친구나 친지의 죽음을 지켜보면서 정서적 고통이 따르는 두려움도 있다. 그들에게 닥친 절박한 죽음에 책임을 느끼거나, 죽음을 피할 수 없는 이유로 인해 죽음을 앞둔 사람, 의사, 심지어는 신에게까지 화를 낼 수도 있다. 죽어 가는 사람을 향해서 죄책감을 가질 수도 있다. 누군가 말기환자라는 사실을 알게 되면, 우리도 언젠가는 죽을 것이라는 현실감에 부딪히게 된다.

죽음을 앞둔 사람의 가족과 친구는 일반적으로 무기력해지며, 심한 슬픔에 빠진다. 슬픈 감정을 숨기기 어렵거나 드러내기 불편한 이유로 인해 죽어 가는 사람을 회피하기도 한다. 이러한 반응은 죽어 가는 사람의 품위와 행복감을 지켜 줄 수 없다. 따뜻한 격려와 위로가 필요할 때 죽음을 앞둔 사람을 회피하는 것은 그들을 외롭게 하거나 거부당했다는 느낌을 갖게 한다.

의사와 가족들은 희망과 같은 긍정적 사고가 임종을 앞둔 사람이 행복한 죽음을 맞이하는 데 큰 도움이 될 수 있음을 알게 되었다. 말기 임종환자들의 정서적, 영적인 요구를 들어 주는 것은 그들을 보다 편안하게 해줄 것이다. 많은 의사들은 치료에 관련된 의사결정에 말기환자와 가족들이 적극적으로 참여하는 길을 모색하고 있다. 의사들은 환자에게 심각한 상태를 이야기하고, 그들의 걱정에 관심을 가지며, 치료에 관한 결정에 참여시킴으로써 임종환자들의 품위와 자존심을 높일 수 있다.

말기 돌봄: 선택사항들

대부분의 미국인은 병원이나 요양원(nursing home)과 같은 장기요양시설(extended care facilities)에서 죽음을 맞이한다. 병원 중심의 건강관리 목표는 기술적으로 매우 복잡한 의료장비를 이용하여 아픈 사람을 건강하게 하는 것이다. 병원치료는 비용이 많이 들기 때문에 말기 노인환자들은 집으로 모시는 대신에 요양원으로 옮겨진다. 장기요양시설은 종합적인 의료장비가 병원보다는 충분하지 않지만, 회복기의 환자들을 장기적으로 관리할 수 있도록 계획된 시설을 갖추고 있다. 모든 상태가 치료되는 것은 아니며, 많은 만성질환자는 장기요양시설에서 죽음을 맞이한다.

나이든 부모나 친척을 요양원에 모시도록 결정하는 일은 정서적으로 매우 힘들다. 가족들은 필요한 선택사항들을 알아볼 겨를도 없이 서둘러 요양시설을 선택할 수도 있다. [실생활 건강]의 "장기요양시설 선택하기" 에는 장기요양시설을 선택해야 할 때 필요한 주의사항들을 제시하였다.

환자들의 생명이 불과 몇 개월밖에 남아 있지 않을 때,

그들을 돌보는 행위를 **호스피스(hospice)**라고 한다. 호스피스는 죽음을 앞둔 상황에서 환자에 대한 정서적 지지와 *고통완화(palliative care)*를 위해 특별히 제안된 건강관리의 한 방법이다. 환자의 집이나 호스피스센터에서도 이러한 돌봄을 받을 수 있다. 호스피스 제도의 주요 목표는 집중치료를 통해 죽어 가는 환자를 살리는 것이 아니고 고통을 완화시키는 데 있다. 호스피스 의사들은 말기환자의 고통을 줄일 수 있는 강력한 약물을 처방한다. 심한 통증을 완화시켜 주는 것은 죽음을 앞에 둔 사람이 보다 편안하고 품위 있게 죽음을 맞이하도록 해준다.

호스피스(hospice)
죽음을 앞둔 상황에서 말기환자에게 정서적 지지를 주고 고통을 완화시키기 위해 특별히 제안된 건강관리의 한 방법.

호스피스 요원들은 죽어 가는 환자와 가족들에게 친밀감을 가지며, 정서적이며 영적인 지원을 하도록 전문적인 훈련을 받는다. 호스피스 요원은 환자와 가족들이 돌봄에 관한 의사결정에 참여하도록 격려한다. 대부분의 말기환자와 가족들은 집에서 의료전문팀의 호스피스 봉사를 받을 수 있다. 가족은 수술상처를 돌보거나 영양보조장치를 관리하는 등의 간단한 의료기술을 배운다. 호스피스 간호사는 환자의 상태를 체크하기 위해 집을 방문하여 돌봄에 관한 도움을 줄 수 있다. 집에서 죽음을 맞이하는 것은 기념일이나 가족행사에 참여할 수도 있어 환자로 하여금 편안하고 친숙한 환경에 있게 해준다.

임종환자들 중 일부는 병원 분위기가 아닌 환자의 집과 비슷하게 꾸며진 요양시설에서 호스피스의 돌봄을 받는다. 호스피스 요원들은 환자의 기호품들로 장식하여 집과 같은 분위기를 내어 그들을 즐겁게 해준다. 때로는 환자로 하여금 가족과 친구를 방문하고 아픈 가족을 돌보게 하는 일도 특별한 사회적, 정서적, 영적 지지를 받는 데 도움이 된다. 말기환자들이 집이나 호스피스센터에서 죽게 되더라도 호스피스 요원들은 유가족에게 슬픔에 대한 상담서비스를 해준다.

미국에서 호스피스 제도의 인기가 증가하면서 많은 요양원과 병원들이 건강보험제도에 적용되는 호스피스 봉사를 제공한다. 여러분이 살고 있는 지역에서 이런 정보를 찾는다면, 지역병원을 찾아보거나 전화번호부 광고란의 호스피스를 조사해 보라. 사회복지사들 역시 말기환자와 가족을 돌볼 수 있는 지역단체에 대한 정보를 줄 수 있다. 국립호스피스와 말기완화치료단체(National Hospice and Palliative Care Organization) 역시 지역호스피스 프로그램에 관한 정보를 줄 것이며, 무료전화는 800-658-8898이다.

실생활 건강
Consumer Health

장기요양시설 선택하기

장기요양시설을 선택할 때 고려해야 할 가장 중요한 일은 의료시설의 질이다.

사랑하는 사람을 위해서 이러한 결정을 하기 전에 몇 군데의 요양시설을 찾아보고, 건물의 상태, 방, 입주자들을 관찰한 후 다음 질문에 답을 하시오.

1. 요양시설은 허가받은 곳인가?
2. 요양시설은 깨끗하고 잘 관리되고 있으며, 불쾌한 냄새는 나지 않는가?
3. 요양시설의 직원들은 친절하게 도움을 주며, 방문객과 입주자들에게 존경을 받는가?
4. 방은 깨끗하고 가구배치는 편리하게 갖추어져 있으며, 쾌적한가?
5. 입주자들은 옷을 잘 갖추어 입고 깨끗하며, 단정한가? 그들이 두려워하고 있는가?
6. 요양시설의 직원은 많은 입주자를 돌볼 만큼 충분한가?
7. 복도를 따라 난간이 있으며, 화장실에는 가로대가 설치되어 있는가?
8. 재활과 운동시설, 독서실, 예배당이 갖춰져 있는가?
9. 노인에게 적절한 운동을 지도하도록 운동지도사가 있으며, 프로그램은 잘 갖추어져 있는가?
10. 식당과 부엌은 깨끗한가?
11. 영양가 있는 식단인가? 식단에는 제공되는 음식물의 종류가 표시되어 있는가? 시식을 할 수 있는가? 환자의 특별한 음식 주문을 어떻게 다루는가?
12. 기회가 된다면 입주자와 직원에게(개인적으로) 요양시설에 대해 좋은 점과 싫은 점을 물어 보시오.
13. 한 달 비용은 얼마인가? 시설비용을 감당할 수 있는가?
14. 여러분이 살고 있는 도시의 노인과에 문의하여 시설점검표에 관한 정보를 얻어라.

최종적인 결정을 하기 전에 더 많은 관찰을 위해 약속하지 않은 시간에 최소한 한 번 더 요양시설을 방문하라.

자료출처: Goldsmith, S. B. (1990). *Choosing a nursing home*. New York. Prentice-Hall.

죽음

많은 사람들은 죽음에 대해 말하는 것을 어렵게 생각한다. 예를 들면, *죽었다*(died)라는 표현 대신에 *가 버렸다*(passed away)와 같은 완곡한 어법을 사용한다. 사후 세계를 믿든지, 그렇지 않든지 간에 대부분의 사람들은 유서를 작성하거나 장기기증카드에 서명을 하는 등의 죽음을 맞이하는 과정과 죽음을 다루는 것을 어려워한다.

죽음이란 무엇인가?

죽음(death)은 삶을 마감하는 것으로 심장이나 폐의 기능이 멈출 때 일어난다. 이런 일이 일어나면 대사과정에 산소가 공급되지 않으므로 뇌세포는 죽기 시작한다. 4분에서 5분 이내에 죽어 가는 사람은 의식을 잃는다. 신체의 나머지 세포들이 죽게 되고, 이어서 죽음의 다른 징후들이 나타난다.

사람이 죽을 때에는 수의적, 불수의적 운동을 조절하는 근육들이 더 이상 기능을 하지 않는다. 그 결과, 방광과 직장의 내용물이 배출되고 반사운동을 하지 않는다. *반사운동*(reflexes)이란 눈 깜박거림과 같이 사고과정을 필요로 하지 않는 신경근육반응이다. 점차적으로 골격근은 경직되고 체온은 주위온도로 떨어진다. 신체를 냉장보관하거나 약품처리를 하지 않으면 급속히 부패한다. 부패는 면역계가 몸의 유기물질을 분해하는 박테리아와 미생물들을 더 이상 방어하지 못하기 때문에 일어난다.

임종환자를 보살핀 담당의사는 그의 죽음을 증명해야 할 책임이 있다. 그리고 의료진은 가족에게 사실을 알려주어야 한다. 대부분 죽은 사람의 희망에 따라 시체를 영안실이나 의과대학으로 옮긴다. 만약, 사망원인에 대해 어떠한 의문이나 의심이 있으면, 가족, 의사, 조사관들은 **부검**(autopsy)을 요구할 수 있다. 부검과정에서 전문의들은 사망원인을 결정할 수 있는 다양한 의료검사와 실험을 지휘한다.

1968년에 하버드 의대의 전문가(Ad Hoc Committee, 1968)들은 4가지 돌이킬 수 없는 신체적 특징에 따라 사망기준을 만들었다.

- 뇌파가 일어나지 않아야 한다.
- 숨쉬기와 같은 수의적 근육운동이 없어야 한다.
- 반사운동이 일어나지 않아야 한다.
- 자극에 대한 반응이 없어야 한다.

이 규정은 흔히 *뇌사*(brain death)로 인정해 왔던 것이다. 대부분 주 정부의 법은 이 규정으로 죽음을 정의하고 있다. 죽음에 대한 법적 정의는 살인을 포함한 범죄사건에서는 중요하다. 죽음을 규정하는 것은 조직이식을 위해 조직이나 기관을 떼어 내기 전에 환자가 사망했음을 입증할 필요가 있는 의사들에게는 필수적이다.

1980년대 의료기술의 진보로 의사들에게는 전통적인 정의의 죽음에 대한 재해석이 필요하게 되었다. 의사들은 심폐소생술(CPR), 인공호흡기(호흡보조 장치), 영양보조장치를 이용하여 중환자들을 구할 수 있었으며, 회복 불가능한 환자들도 살릴 수 있었다.

뇌사 뇌의 *대뇌피질*(cerebral cortex)은 사고, 감각정보의 해석, 수의적 근육활동의 통합을 조절한다. 대뇌피질에 심각한 손상이 있는 사람은 외부자극에 반응을 보이지 않는 *혼수상태*(comatose)에 빠진다. 돌이킬 수 없는 손상이라면 의식을 회복하기가 어렵다. 혼수상태의 환자 중 일부는 소화와 숨쉬기 같은 생명활동을 조절하는 뇌의 영역이 계속해서 기능을 한다. 이러한 상태는 뇌사 규정에는 맞지 않음에도 불구하고 *뇌사상태*(cerebral death)에 있다고 말한다. 특별관리를 하면 대뇌피질의 기능이 없는 사람들도 무의식의 상태에서 *식물인간*(vegetative state)으로 생존할 수 있다. 식물상태를 유지하는 비용은 비쌀 뿐만 아니라, 가족들에게는 스트레스가 된다. 어떤 상황에서 의사는 혼수상태에 빠진 환자의 생명보조장치를 떼어낼 수 있겠는가? 퀸랜의 경우는 미국 대법원의 결정에서 답을 찾을 수 있다.

1975년에 뉴저지 출신의 21세 여성인 카렌 앤 퀸랜(Karen Ann Quinlan)은 술과 신경안정제를 혼용한 후 무의식상태로 병원생활을 하였다. 그녀가 회복될 수 없다는 것을 알게 된 퀸랜의 부모는 담당의사와 병원장에게 호흡기를 끊어 딸을 죽게 해 달라고 요청하였다. 그러나 원장과 담당의사는 사망규정에 따라 퀸랜이 아직 사망하지 않았다며 부모의 요청을 거절하였다.

주 법원이 병원의 입장을 받아들이자, 퀸랜 부모는 뉴저지 대법원에 상고하였다. 1976년 대법원은 카렌이 과

죽음(death)
삶을 마감하는 것으로, 심장이나 폐의 기능이 멈춘 직후에 일어남.

부검(autopsy)
다양한 의료검사와 실험으로 사망원인을 결정할 수 있음.

안락사(euthanasia) 혼수상태가 지속되거나 치료 불가능한 환자를 죽게 하는 행동.

거에 자신의 어머니와 친구들에게 식물인간 상태로 살고 싶지 않음을 말한 바 있으며, 그녀의 부모는 의사에게 호흡기를 제거해 주도록 요청할 권리가 있다고 판정하였다. 호흡장치를 제거한 후에 카렌은 호흡기의 도움 없이 숨을 쉴 수 있었으나 음식물은 튜브를 통해 공급되었다. 부모는 혼수상태의 딸을 요양원으로 옮겼으며, 그녀는 10년 후에 죽었다.

퀸랜 이후에 몇몇 주에서는 말기환자를 포함하여 유사한 경우에 생명보조 장치의 제거에 관련된 법을 통과시켰다. 이 단원의 뒷부분에는 치료에 관한 당신의 소망을 다른 사람에게 알릴 수 있는 방법을 설명하였다.

안락사와 죽을 권리

안락사(euthanasia)는 혼수상태가 지속되거나 치료 불가능한 환자를 죽게 하는 행동이다. *적극적(active)* 안락사의 경우, 의사는 호흡을 완전히 억제하는 고통 완화제를 다량 투여하여 죽음을 앞둔 사람의 죽음을 앞당긴다. *소극적(passive)* 안락사는 의사가 생명 보조장치를 제거하거나 의학적 처치를 시행하지 않아서 말기환자가 죽을 경우를 말한다.

퀸랜 이후에 법원은 중환자이면서 식물상태의 사람들에게 죽을 권리가 있음을 판결하였다. 만성질환자 중에는 더 이상 살 만한 가치가 없거나 고통 속에서 살고 싶지 않다고 생각하는 사람들이 있다. 죽음을 앞당기기 위해 생명연장 치료를 거부하거나 제거하도록 요구하며, 때로는 스스로 제거하기까지 한다. 최근 법원의 판결은 이러한 환자들에게 죽을 권리를 허용하였다. 의사들이 생명 보조장치를 제거하면 많은 환자들은 몇 주 이내에 자연스럽게 죽게 된다.

몇 가지 예를 살펴보면, 중환자의 경우, 육체적으로나 정신적으로 쇠약하여 자신의 삶을 적극적으로 마감할 수 없다. 친척, 친구, 건강 돌봄이 등은 자살을 도와주었

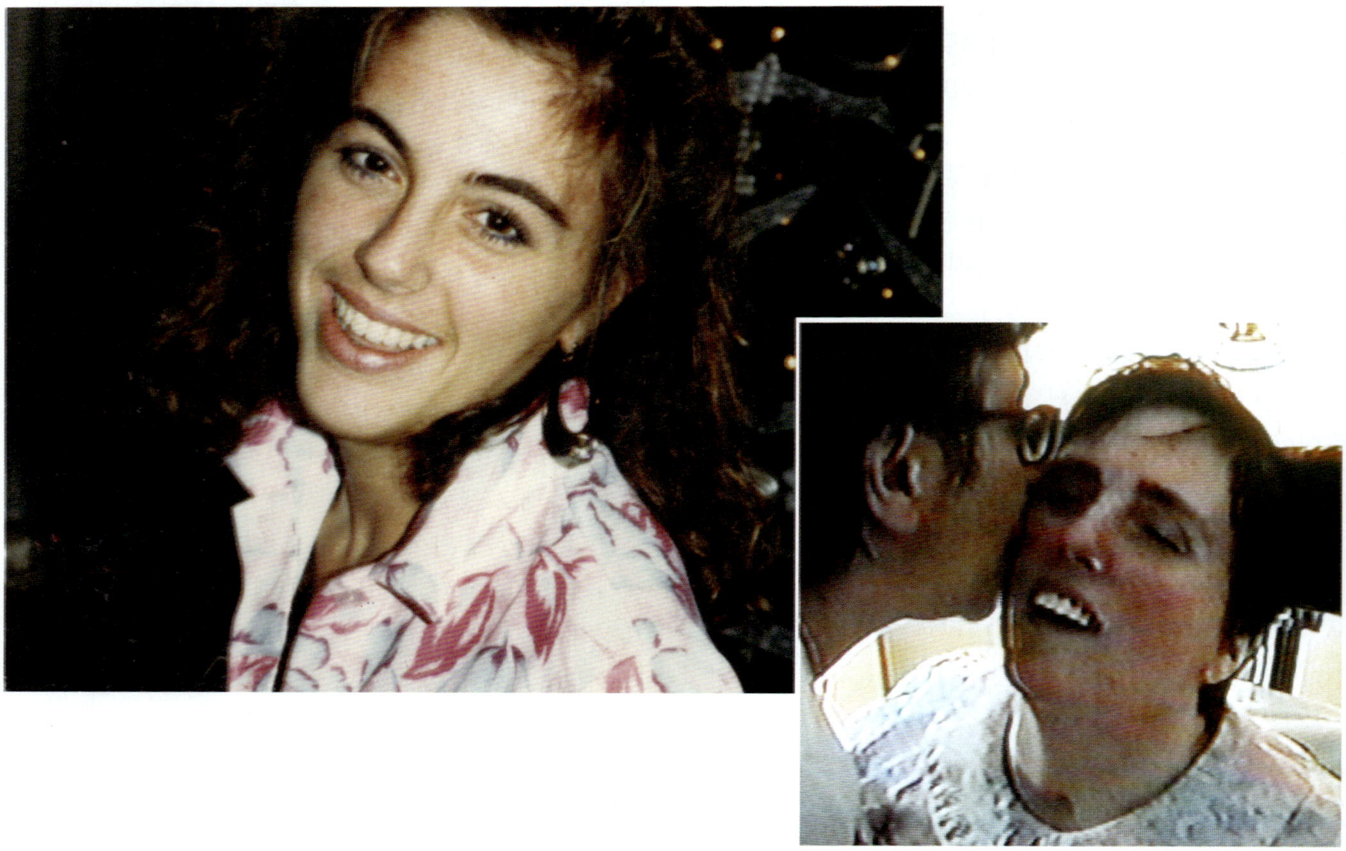

그림 15-7 테리 시아보(Terri Schiavo). 심장병으로 인한 뇌의 산소 부족으로 영구적인 식물상태가 되기 전과 후의 테리의 사진.

다는 이유로 형사고발의 위험이 있다. 대부분의 의사는 생명을 유지하기 위하여 노력한다. 반면에 의사들 중에는 특정약물을 다량 투여하여 죽어 가는 환자의 자살을 돕기도 한다. 1990년대에 은퇴한 미시간 주의 의사 잭 키보르키안(Jack Kevorkian)은 100명 이상의 죽음을 도와줌으로써 의사조력 자살 논쟁을 일으켜 국가적인 관심을 받았다. 1999년에 미시간 주의 판사는 키보르키안에게 불치의 병으로 고통받는 사람에게 치사량의 약물을 주입하였다는 이유로 감옥형을 선고하였다. 오리건 주는 의사가 말기환자의 삶을 마감할 수 있도록 치사량의 약물처방을 허용하는 유일한 주이다. 1998년에서 2003년까지 171명의 오리건 주의 환자들이 치사량의 약물투여로 생을 마감하였다(오리건 주 복지부, 2004).

1990년 26살의 테리 시아보(Terri Schiavo)는 심장병으로 영양과 산소가 부족해지면서 뇌세포의 상당수가 죽어 식물인간이 되었다(그림 15-7). 테리의 부모는 테리의 남편과 오랫동안 법정투쟁을 하였는데, 그들의 요구는 장기요양시설로 보내 영양공급 보조장치를 사용하여 그녀의 생명을 유지시켜 달라는 것이었다. 그러나 테리의 남편은 생명보조장치를 제거하는 데 찬성하였는데, 그 이유는 테리가 심장병이 발병하기 전 그녀의 심장이 기능을 하지 못할 때라도 생명 보조장치로 삶을 연장하는 것은 원하지 않았다는 것이었다.

2005년 봄, 법원은 테리 남편의 의견을 받아들였고, 부모의 법적인 선택은 무효화되었다. 혼수상태인 환자의 영양공급 보조장치를 제거하자, 비극적인 사례는 안락사 반대의견에 불을 붙이면서 미국과 전세계에 주요 뉴스거리가 되었다. 테리는 영양공급 보조장치를 제거한 지 2주 만에 죽었다.

죽음을 준비하기

젊은이들은 은퇴 후 편안한 삶을 위한 계획의 필요성은 알고 있지만, *훌륭한 죽음(good death)*을 계획하는 것은 생각만 해도 싫을 것이다. 죽음을 앞에 둔 사람이 죽음을 맞이하는 과정에서 육체적, 정서적 고통을 경험하지 않고 품위 있게 죽는다면 멋진 죽음이 될 것이다. 또한 멋진 죽음은 유족에게 정서적 충격을 최소화한다. 그림 15-8은 죽어 가는 사람의 권리증서로서, 품위 있는 죽음을 준비하는 데 도움이 될 것이다.

모든 사람이 훌륭한 죽음을 준비할 수 있는 시간이 있

죽어 가는 사람의 권리증서

내가 가진 권리

- 죽을 때까지 살아 있는 인간으로 대우해 주도록
- 희망을 갖도록, 그러나 바뀔 수 있음
- 희망을 품고 보살핌을 받도록, 그러나 바뀔 수 있음
- 자신만의 죽음에 대한 감정을 표현하도록
- 돌봄에 관한 결정에 참여하기
- "치료"에서 "편안함"으로 목표가 바뀌어도 지속적인 의료 및 간호처치를 받을 수 있기
- 외롭지 않게 죽기
- 고통으로부터 자유롭기
- 질문에 대한 정직한 답을 들을 수 있기
- 속이지 않기
- 죽음을 인정하는 가족들을 도와주기
- 평화롭고 품위 있게 죽을 수 있도록
- 개성을 유지하며, 타인의 신념에 위배되더라도 자신의 결정이 비판받지 않도록
- 나의 믿음과 영적인 경험과 견해를 이야기할 수 있기
- 육체의 신성함은 사후에도 존경받을 수 있음을 기대하기
- 자신의 요구를 이해하고 임종을 지켜주는 것을 보람으로 여기는 다정다감한 사람에게 보살핌을 받기

그림 15-8 죽어가는 사람의 권리증서. 죽어 가는 사람의 권리증서에 따라 말기환자를 돌보는 사람은 그들이 품위 있게 죽을 수 있도록 도울 수 있다.

자료출처: Donovan, M. I. & Girton, S. E. (1984). *Cancer care nursing*. East Norwalk, CT:Appleton-Century-Crofts Publishing Company.

는 것은 아니며, 죽음은 살인이나 치명적인 사고와 같이 갑작스럽게 일찍 찾아올 수도 있다. 그러나 건강한 사람은 법적, 경제적, 정서적, 영적인 죽음을 다양한 방법으로 준비할 수 있다. 이러한 계획은 유족들의 혼란과 분노를 줄일 수 있다.

사전의학조치 환자의 자기결정법(Patient Self-Determination Act)은 환자가 무기력한 상태가 되었을 때 자신의 치료에 관한 소망을 명시해 놓은, *사전의학조치(advance directives)*를 준비할 권리를 보장한다. 이러한 문서는 담당의사와 원장으로 하여금 의식회복이 어려운 혼수상태의 환자와 식물상태로 삶을 연장하기를 원하지 않는 환자의 생명보조장치를 제거할 수 있도록 해준다.

생전유서(living will)나 사전위임장(durable power of

안 내

플로리다 주 생전유서

작성일자

작성일자 ______ 일 ______ 월 ______ 년

성 명

본인 (   )은 아래와 같은 상황에서 인위적으로 생명연장을 원하지 않음을 다음과 같이 인정합니다.

본인이 죽음을 앞둔 상황에서 회복 불가능하고, 의사가 그 상태로부터 치료 불가능하다는 결정이 내려지고 생명유지에 의미가 없을 경우에는 인위적인 생명연장 장치를 포기하며, 고통 없이 죽을 수 있기를 바랍니다.

이 결정은 치료 또는 수술을 받지 않고 이로 인한 결과를 받아들이는 본인의 의사이며, 본인의 가족과 의사의 동의하에 작성되었음을 인정합니다.

본인의 의사를 밝히지 못하는 상황이 발생할 경우, 이러한 결정을 다음의 대리인에게 위임합니다.

위임받은 자의 성명, 주소 및 전화번호

위임받은 자의 성명, 주소 및 전화번호

성명 : ______________________

주소 : ______________________

전화번호 : ______________________

© 1996 CHOICE IN DYING, INC.

플로리다 주 생전유서 2/2

본인은 본인의 의사결정에 대해 다음의 제2 대리인에게 위임합니다.

제2 대리인의 성명, 주소 및 전화번호

성명 : ______________________

주소 : ______________________

전화번호 : ____________ 우편번호 : ______

추가인적사항 (해당시 기재)

추가 인적사항(해당시)

본인은 본 문서의 중요성을 이해하며, 정상적인 정신상태에서 이 결정을 내림을 밝힙니다.

서 명

서명 : ______________________

증 인

2인의 증인과 그들의 주소와 서명이 필요함

증인 1

서명 : ______________________

주소 : ______________________

증인 2

서명 : ______________________

주소 : ______________________

© 1996 CHOICE IN DYING, INC.

그림 15-9 **생전유서.** 살아 있을 때 사람은 회복 불가능한 상황에서 의료처치에 관한 자신의 소망을 담은 생전유서를 작성할 수 있다.

자료출처: Partnership for Caring

attorney)은 자신이 회복할 수 없이 무기력한 상태가 되었을 때 의료처치에 관한 소망을 명시해 놓은 문서이다. 그림 15-9는 생전유서의 본보기이다. 미국의 모든 주에서 이 문서를 인정하지는 않는다. 예로서 여러분이 살고 있는 주에서는 당신의 소망과 상관없이 음식과 물을 공급하는 생명보조장치 제거에 반대할 수도 있다. 다른 주에서는 생전유서를 허용하지 않더라도 사전위임장과 같은 사전의학조치는 허용한다. 이 문서는 당신이 적임자라고 생각하는 사람을 건강관리 대리인으로 지명하는 것이다. 건강관리 대리인은 당신이 힘들게 되면 당신을 돌보는 데 필요한 의사결정을 내릴 것이다. 또한 필요하다면 생명을 연장시킬 수 있는 의료행위에 대해서도 명시해 놓을 수 있다. 조사결과에 의하면, 많은 미국인들은 그들이 건강을 잃었을 경우에 제한적인 돌봄을 원하는 것으로 나타났다. 그렇지만 생전유서와 사전의학지침을 미리 작성한 미국인들은 거의 없다.

사전의학지침을 준비하기 전에 여러분의 소망을 가족들과 상의하고 그들의 관심사를 다루는 것도 좋은 생각이다. 의사는 생명보조장치에 관한 의문에 답을 해줄 것이다. 가족과 건강관리 대리인과 건강관리 전문가들에게 사전의학지침서의 사본을 갖게 하는 것도 필요하다. 이러한 문서의 사본과 중요한 서류들은 금고에 보관하는 것이 좋다.

유산관리 사전지침서와 함께 사후에 재산분배 방법을 기록한 법적 문서인 *유서(will)*를 작성하는 것은 중요하다. 공식적인 유서를 준비하기 위하여 유산관리 전문 변호사와 상담하는 것이 바람직하다. 유서가 공인되기 위해서는 유서작성과 서명시 "건전한 정신"(sound mind, 자신의 행위를 알아야 함)이어야 하며, 문서에 서명이 있어야 하고 최소한 두 명의 증인이 있어야 한다.

대부분의 미국인은 죽을 때 유서를 남기지 않는다. 이럴 때, 유언전문 법원은 고인의 재산분할과 분배에 관해서 주의 법을 따른다. 유산에는 수표와 통장과 같은 현금, 생명보험 증권과 연금이 포함된다. 보석, 부동산, 가

구와 같은 소장품도 고인의 재산에 속한다. 유서에는 이러한 자산이 법원이 선택한 사람이 아닌 당신이 지정하는 사람에게 분배되도록 그 내용을 보증한다. 유서는 유족들 사이에 생길 수 있는 많은 불행, 스트레스, 갈등을 제거할 수 있다. 유언장에 작성된 조항에 대하여 가족들이 부당하다고 판단하면 법원에 이의를 제기할 수 있다.

유서작성과 함께 사후 재산관리를 할 수 있는 유언집행자를 지정하는 것도 바람직하다. 유언집행자는 당신이 남긴 빚과 장례비용을 처리하기 위해 재산의 일부를 사용할 수 있다. 당신에게 어린아이가 있어 고아가 될 경우, 법적 보호자로 누구를 지정할지 명시해 놓는 것은 아주 중요하다. 대부분의 사람들은 아이를 양육해 줄 믿을 만한 보호자로 가까운 친척이나 친구를 선택한다.

유서와 유언집행자 외에도 노년에 의료비용과 장례비용을 감당할 만큼 충분한 건강보험과 생명보험이 있으면 유가족들의 자산을 보호할 수 있다. 건강보험과 생명보험에 가입해야 할 가장 좋은 시간은 젊고 건강할 때이다.

장기기증 사망시 사람들은 자기의 조직이나 장기를 기증하여 많은 사람을 살릴 수 있는 귀중한 기회를 가질 수 있다. 사망 후 바로 기증자의 신장, 피부, 심장과 각막을 제거하여 필요한 사람에게 이식한다. 기증받을 장기가 없어 죽어 가는 중환자들도 이식수술 후에는 정상적인 삶을 되찾을 수 있다.

2004년 미국에 살고 있는 87,000명이 장기이식 수술을 원하는 대기자였다(장기공유 미국네트워크, 2004). 2003년에 장기이식 수술을 받은 미국인은 25,450명이었다. 안타깝게도 공급에 비해 장기의 수요가 훨씬 많다. 2002년 6,000명 이상의 미국인이 조직이식 수술을 기다리던 중에 사망하였다(USOPTN/SRTR, 2003). 사람들은 장기기증에 관심은 있지만, 자신의 소망을 가족에게 알리거나 장기기증카드를 공식적으로 작성하지 않는다. 예를 들어, 잠재적인 기증자가 가족들에게 알리지 않거나 장기기증카드에 서명을 하지 않는다. 이런 경우에 대부분의 가족들은 장기기증에 관한 고인의 소망을 알기 어렵다.

사람들은 **그림 15-10** 에서 보는 바와 같은 기증서 양식을 작성하고 서명함으로써 건강한 조직과 장기를 필요로 하는 많은 사람들을 도울 수 있다. 이 카드는 개인 지갑에 소지하여야 한다. 또한 운전면허증 뒷면에 장기기증을 기재하고 서명할 수 있다. 사망 후 장기기증을 원하는 사람은 자기의 뜻을 가족들에게 알려야 한다. 사후 장기이식 수술이 꼭 될 거라는 보장은 없지만, 사후에라도 누군가를 도울 수 있다는 것은 위안과 편안한 마음을 갖게 될 것이다.

국립신장재단

이 카드는 안전한 곳에 보관하고 가족에게 장기기증자임을 알리세요.

본 서류는 기회가 주어졌을 때 본인이 장기 및 조직기증자임을 알리는 양식입니다. 본인이 장기기증자가 되겠다는 사실을 의사에게 알려 본인의 의사를 이행할 수 있게 되기를 바랍니다. 감사합니다.

서명 일자

추가정보를 원하면 :
국립신장재단
(800) 622-9010 · www.kidney.org

장기 및 조직기증카드

(기증자의 이름을 기재하시오)

다른 사람을 돕기 위해, 의학적으로 수용 가능하다면 본인의 사망시 해부학적인 기증물을 제공하겠습니다. 아래의 단어와 표시는 본인이 원하는 내용입니다.

다음을 기증함 : ☐ 모든 장기 또는 조직
☐ 아래에 명시한 장기 또는 조직만

(장기 또는 조직 명시)

조직이식, 치료, 의학연구, 또는 교육용;
☐ 필요시 해부학 연구에 사용 가능

제한사항 또는 특정내용 :

기증자와 두 명의 증인이 서명하기

기증자 서명	기증자 생일
서명일	도시와 주
증인	증인

본 서류는 해부학적인 기증법 또는 유사법에 적용되는 법적 문서입니다.

☐ 예, 본인은 이 내용을 가족들과 상의하여 이루어졌음을 밝힙니다. 추가정보가 필요하면 의사와 아래의 신장재단에 문의하시기 바랍니다.

NKF National Kidney Foundation
30 East 33rd Street, New York, NY 10016

그림 15-10 장기기증카드 양식. 장기기증카드를 작성하고 서명함으로써 건강한 조직과 장기를 필요로 하는 다른 사람을 도울 수 있다.

자료출처 : 국립신장재단

죽음에 대한 마지막 생각들

장례식과 추도식은 사랑하는 사람을 잃은 친구와 가족을 도울 수 있다. 장례에 대한 계획을 세워 둠으로써 유가족들의 정서적, 경제적 부담을 줄일 수 있다. 장례비용은 매우 비싸고, 사랑하는 사람을 잃은 슬픔 때문에 가족들이 이러한 일을 치르는 것은 정서적으로 힘이 드는 일이다. 대부분의 영안실은 장례절차가 준비되어 있고 개인이 원하는 장례형식을 선택할 수 있으며, 합리적인 비용으로 장례식을 치룰 수 있다. 예를 들면, 간단한 추도식만을 선택하고 화장(burned)을 원할 경우, 재는 유골함에 넣어져 유족들에게 전달된다. 지역의 영안실에 문의하여 장례식과 매장준비에 관한 많은 정보를 얻을 수 있다.

장례와 매장준비 외에도 영적 죽음을 준비할 수도 있다. 영적 죽음을 준비할 수 있는 한 가지 방법은 자신의 사망기사 또는 부고장(death notice)을 쓰는 것이다. 부고장에는 간단한 자신의 생애를 기록한다. 이러한 문서를 미리 준비해 두었다면 사본과 발송할 주소를 가족들에게 알려 주어야 한다. 신문, 대학동창 회보, 직장, 단체에서도 사망기사를 실어 준다.

사랑하는 사람이 죽은 후, 유족들은 고인의 유서와 중요한 문서들이 어디에 있는지 모르기 때문에 혼란스럽고 스트레스를 받기도 한다. 사후에 혼란스런 상황이 일어나는 것을 줄이기 위해 배우자, 성인이 된 자녀, 유언집행자, 위임장을 지닌 대리인에게 문서의 사본을 주어 정보를 공유하여야 한다. 금고는 이러한 문서를 보관하는 데 안전한 장소이다. 유족들이 중요한 문서를 쉽게 찾을 수 있도록 문서가 있는 곳을 작은 카드에 기록하여 지갑에 보관할 수도 있다.

건강한 생활습관
Healthy Living Practices

- 사망시 장기기증을 원한다면 장기기증카드를 작성하거나 운전면허증의 뒷면 서명란에 서명을 하라. 이 결정을 친지들에게 알려라.
- 유서를 작성하는 것은 유가족들이 재산을 관리하는 데 도움을 줄 것이다.
- 매우 위독한 상황에 이르거나 의사전달이 안 될 경우에 치료에 관한 당신의 소망을 전달하려면 사전의학조치를 작성하는 것을 고려하라.

애도

애도(grief)는 아주 특별하거나 가까운 사람을 잃었을 때 거의 모든 사람들이 경험하는 감정을 의미한다. 사랑하는 누군가를 잃었다는 것은 살면서 일어날 수 있는 가장 중요한 정서적 사건이다. 상실의 대부분은 사랑하는 할머니, 할아버지, 부모, 배우자의 죽음과 같이 예상가능한 일이다. 아이의 죽음이나 배우자의 갑작스런 죽음과 같이 예기치 못했거나 너무 빠른 상실은 살아남은 부모, 홀로 된 배우자, 남은 가족들에게 정서적으로 큰 아픔이 될 수 있다. 죽음을 둘러싼 상황과는 관계없이, 사랑하는 사람의 *사별(bereavement)*에 따른 슬픔을 해결하는 방법은 정서적 균형과 안정을 되찾는 것이다. 슬픔(mourning)은 저마다 서로 다른 감정표출 방법이 있기 때문에 때로는 길고 어려운 과정이 될 수 있다.

사랑하는 사람의 죽음에 대한 정서적이며 신체적인 반응은 다양하며, 사람들 중에는 특히 더 어려운 시간을 보내는 사람이 있다. 예상했던 죽음보다는 예기치 못한 죽음일 경우, 사람의 감정은 훨씬 더 심각하다. 일반적으로 유가족에게 나타나는 최초의 반응은 심리적 쇼크, 불신, 부정이다. 다음은 심한 비탄의 시기로 들어가는데, 울부짖음, 위축, 우울과 같은 증상이 나타난다. 슬픔에 빠진 대부분의 사람들은 울거나 상복을 입어 슬픔을 표현한다. 애도의 기간이 지난 후에 유가족들은 고인의 죽음을 받아들이며, 원래의 상태로 되돌아온다. 가장 깊은 애도의 시기는 보통 죽음 이후 4주에서 6주간이다. 흔히, 일 년 이상 슬픔이 지속되는 경우도 있다. 사람들은 자신의 감정이나 슬픔을 해소할 수 없으면 정신적, 육체적 문제가 따르기도 한다.

최근에 사별한 사람을 대상으로 슬픔이 건강에 미치는 정도를 조사한 연구가 있다. 혼자된 사람들 중에는 슬픔, 의기소침, 수면장애와 같은 우울증을 경험한다. 그렇지만 가족과 친구의 도움으로 몇 개월 이내에 정서적 안정을 되찾을 수 있다. 유가족들은 기념일이나 경축일, 가족행사가 있는 날이면 다시 슬픔에 빠지기도 한다. 10%에서 20%의 미망인들은 사별 후 일 년 이상 심한 우울증이 지속되기도 한다. 479쪽에 있는 [건강관리]의 "사랑하는 사람의 죽음 이후"에는 배우자 또는 사랑하는 사람의 죽음 이후 처음 일 년 동안 슬픔을 다스리는 데 필요한 내용이 들어 있다.

애도는 정서적 건강뿐만 아니라, 유가족의 신체적 건강에 영향을 미치기도 한다. 슬픔에 빠진 대부분의 사람들은 정서적으로 불쾌한 스트레스를 경험하며, 이러한 스트레스는 면역계에 부정적인 영향을 미친다. 면역계가 약화된 사람은 감염기회와 심혈관계 질환과 같이 만성적인 건강문제로 발달할 위험이 높다. 슬픔에 빠진 사람들은 자신을 위해서 영양분 섭취에 관심이 없으며, 운동을 하지 않고 술과 약물남용에 빠지기도 한다.

비정상적인 슬픔에 빠진 사람들은 고인과 관계가 좋지 않았던 사람일 수 있다. 쿠블러-로스에 의하면 슬픔에는 정도에 따라 죽은 사람을 향한 분노가 포함되기도 한다. 유가족들은 화를 숨기기도 하고 다른 사람을 비난하며, 때로는 비정상적으로 오랫동안 슬퍼하는 방법으로 분노를 표출하기도 한다. **표 15-5**는 비정상적인 애도의 징후들을 나열한 것이다. 이러한 징후를 가진 사람은 전문가의 상담이 필요하다.

건강한 생활습관
Healthy Living Practices

- 사랑하는 사람의 죽음 이후 슬픔이 심하거나 사라지지 않으면 전문상담가를 찾아보는 것도 고려해 보라.

건강관리
Managing Your Health

사랑하는 사람의 죽음 이후

"슬픔 다스리기"는 사랑하는 사람의 죽음을 겪은 사람들에게 몇 가지 제안을 한다. "법적, 사회적, 재정적인 문제해결"은 배우자나 사랑하는 사람의 사망 이후에 발생하는 여러 문제를 다루도록 구체적인 도움을 줄 것이다.

즉시 실천해야 할 일

슬픔 다스리기

- 사별 이후 처음 며칠을 위한 생활계획
- 성직자, 친구, 가족의 지지와 방문을 받아들이기
- 울거나 분노와 같은 감정을 표출하기

법적, 사회적, 재정적인 문제해결

- 대리인을 지정하기; 고인의 유언장을 여러 장 복사해 놓기
- 사망확인서가 여러 장(12) 필요하며, 장의사가 준비해 줄 것임

처음 4주 동안 할 일

슬픔 다스리기

- 조문객과 장례에 음식, 화환, 또는 카드를 보내 준 사람에게 감사의 글 보내기. 정서적으로는 힘든 일이지만 도움이 될 것이다.
- 슬픔, 눈물, 분노, 죄책감, 비난과 같은 감정이 있을 것이다. 슬픔이 지연되거나 오랫동안 애도가 안 되는 것도 심신안정에 도움이 안 된다. 불면, 가위눌림, 동요, 두통, 발진 등이 있다면 의사와의 상담이 도움이 될 것이다.
- 입맛의 변화에 신경을 써라.

법적, 사회적, 재정적인 문제해결

- 해당 관공서, 사회보장국, 재향군인회, 보험회사 등 사망관련 기관에 사망신고하기
- 보험금 청구와 해당 경우에 환불 및 보험환급을 신청하기. 회사와 단체로부터 받은 모든 회신을 보관하기
- 은행, 신용카드 거래, 뮤추얼펀드 및 연금관리자, 회계사에게 사망신고하기

6개월 이내에 할 일

슬픔 다스리기

- 슬픔을 위로해 주는 모임에 가입하기, 지역사회, 지역병원이나 호스피스, 지역 자선단체 모임의 사회복지사와 만나 정보 얻기
- 생활습관의 변화에 적응하기. 집 관리, 투자, 요리, 청구서 납부와 같은 익숙지 않은 가사 일 배우기
- 취미활동이나 클럽에 참여하는 등 이전에 했던 일을 계속하기
- 걷기, 수영, 골프와 같은 신체활동에 참여하기. 헬스 센터나 체육시설에 가입하기

법적, 사회적, 재정적인 문제해결

- 친구와 식사 함께 하기, 식사초대에 응하기
- 필요하다면 상속 수혜자, 피신탁인, 유언집행인을 바꾸는 등 유언장 갱신하기
- 세금내역이 바뀌어졌다면 회계사와 상담하기

장기간에 걸쳐 해야 할 일

슬픔 다스리기

- 독립적으로 생활하기 위한 정체성 확립하기. 고인에 대한 의존감과 애착의 정도는 조정에 필요한 시간을 결정해 줄 것이다.
- 새로운 인간관계 정립하기; 현재의 관계를 지속하기
- 봉사활동에 참여하기

법적, 사회적, 재정적인 문제해결

- 미래를 계획하기. 중요한 변화에 성급하게 결정하지 않기

표 15-5 슬픔의 위험한 징후

다음과 같이 슬퍼하는 사람이 있다면 전문가의 상담이 필요하다.

- 그 또는 그녀의 슬픔이 정상인지 의심스러울 때
- 자주 분노를 폭발시킬 때
- 삶의 즐거움이 없으며, 지속적으로 자살을 생각할 때
- 고인에 대한 생각으로 마음을 빼앗기거나 적개심 또는 죄책감이 2년 이상 지속될 때
- 심각한 체중감소나 증가, 불면증이 지속될 때
- 약물남용, 불건전한 성관계와 같은 위험한 행동에 빠지려 할 때
- 2주 이상 위생관념이 없을 때

자료출처 : Kouri, M. K. (1991). *Keys to dealing with the loss of a loved one*. Hauppauge. NY: Barrons Educational Series. Inc

삶 속에서 Across The lifespan

죽어감과 죽음

미국의 부모들은 누군가 죽거나 죽음을 맞이할 때까지 자녀와 죽음에 대해 이야기를 하는 것이 쉽지 않다. 어린아이들은 죽어 가는 과정과 죽음의 개념을 이해하기 어렵다. 만약, 4살 된 아이가 장례식에 참석하여 사랑하는 사람의 시신을 보았다면, 사람이 잠을 자는 것으로 생각할 수도 있다.

두 살 된 어린아이는 죽은 사람이 특히 부모일 경우, 그가 없는 것을 알아채기도 한다. 그러나 취학 전(preschool-age) 아이들은 청소년이나 어른처럼 슬픔을 표현하지 못한다. 이 시기의 아이들은 일반적으로 어른들과 슬퍼하는 방법이 다른데, 죽음에 관심이 없는 것처럼 행동하기도 하고, 놀이나 무례한 행동을 통해서 슬픔을 강하게 표현한다.

학동기(school-age) 아이들은 죽음이 다시 살아나는 것이 아님을 이해할 수 있으며, 울거나 위축되거나 화를 내는 등 어른처럼 깊은 상실감을 나타내기도 한다. 특히, 조부모의 죽음을 경험한 아이들은 죽음을 나이와 연결시키기도 한다. 따라서 또래의 죽음에 대처하는 데는 어려움이 많다.

성인은 말기질환과 죽음에 대해 자녀와 이야기할 때 정직하고 솔직하게 말할 필요가 있다. 죽음의 의미를 이해하기 위한 아이의 능력을 존중해야 된다. 흔히, 아이들은 무슨 일이 일어났는지를 알게 되면 죽음을 이해하고 받아들이기 시작한다. 어른들은 죽어 가는 과정과 죽음에 대하여 슬퍼하는 아이들의 생각과 느낌이 표현될 수 있도록 두어야 한다. 아이들의 반응이 지나치거나, 젊은이들이 죽음에 마음을 뺏기거나, 아이들이 우울증에 걸리면 전문가의 상담이 필요하다.

건강한 생활습관 *Healthy Living Practices*

- 만약, 아이가 누군가의 죽음에 몰두되어 있거나 우울해 한다면, 전문가의 상담은 상실감에 빠진 아이를 도울 것이다.

이 장의 개요 CHAPTER REVIEW

요 약

노화는 전 생애에 걸쳐 일어나는 총체적 변화이다. 사람의 일생은 여러 단계로 나눈다. 마지막 단계인 노년(senescence)은 일반적으로 65세에 시작되는 생의 단계를 의미한다.

미국인의 평균 기대수명은 1900년 이후 증가하고 있다. 2002년에 태어난 미국인의 기대수명은 77세 이상이 될 것이다. 그러나 기대수명은 나이, 성별, 사회경제적인 지위에 따라 다르다. 예로, 미국여성은 미국남성에 비해 5년을 더 살 수 있다.

2000년에는 65세 이상이 미국인구의 12.4%이었지만, 2030년에는 20%를 차지할 것이다. 미국 인구의 노인 연령층은 빠른 속도로 증가하고 있다. 대부분의 노인은 젊을 때보다 적은 수입으로 생활한다. 소수계층의 미국노인은 은퇴 후 수입이 적기 때문에 백인보다 가난하게 생활한다. 적절한 노후계획을 세우면 은퇴 후에도 충분한 수입을 유지할 수 있다.

신체기능의 쇠퇴는 30세 전후에 시작되며, 점진적이고 되돌릴 수 없다. 그러나 노화속도는 개인마다 서로 다르다. 노화속도에 영향을 미치는 것은 유전, 환경, 생활습관이다.

백발, 노안, 폐경과 같은 신체적 변화는 노화과정에 따른 정상적인 것으로 피할 수 없다. 그러나 심장병, 암, 골다공증과 같은 노화관련 신체적인 변화는 정상이 아니라 질병이다. 젊을 때부터 생활습관을 바꾼 사람들은 이러한 변화를 예방하거나 지연시킬 수 있다.

쿠블러-로스는 죽음에 대한 일반적인 감정의 변화를 부정, 분노, 타협, 우울과 수용의 단계로 구분한다. 그러나 죽음을 앞둔 사람이 사회적으로나 정서적으로 성취감이 충분하다면 죽음은 개인적으로 충만한 삶의 마지막 단계가 될 수 있다. 가족이나 친구, 의사들은 말기환자들이 죽어 가는 과정에서 품위와 자존감을 지킬 수 있도록 도와주어야 한다.

죽음은 심장이나 폐의 기능이 멈추고 뇌세포에 산소공급이 중단될 때 일어난다. 뇌사의 판정은 뇌의 파동이 없으며, 자발적인 근육운동이 없고 반사운동이 없으며, 주위 자극에 대한 반응이 없는 상태로 규정짓는다. 뇌사인 사람 중에는 심장이 뛰며, 인공영양공급과 호흡기를 사용하여 산소가 공급되는 동안 식물인간의 상태로 오랫동안을 살 수 있다. 안락사는 무의식의 상태인 회복불능의 환자를 죽음에 이르게 하는 행위이다.

환자의 자기결정법은 사전의학조치를 마련할 수 있는 권리를 보장하며, 자기결정 행위를 할 수 없게 될 때 생명 보조장치에 관한 개인의 소망을 적어 놓은 문서이다.

대부분의 사람은 아주 가까운 사람이나 특별한 인연을 잃었을 때 슬픔이 크다. 상실에 대한 슬픔을 표현하는 것은 정상적이지만, 슬픔은 건강에 부정적인 영향을 미친다. 슬픔을 극복하기 위해서는 사랑하는 사람의 죽음을 받아들이며, 자신이 슬퍼하고 있음을 인식하고 정서적인 안정감을 되찾아야 한다. 비정상적으로 애도의 기간이 긴 사람은 전문가의 상담이 필요하다.

취학 전 아동은 죽음을 이해하기 어렵지만, 사랑하는 사람을 잃은 데 대한 슬픔이 크다. 이 시기의 아이들은 죽음에 관심이 없는 것처럼 행동하기도 하고, 놀이나 무례한 행동을 통해서 슬픔을 강하게 표현한다. 좀더 철이 든 아이들은 울거나 위축되기도 하고, 화를 내는 방법으로 어른처럼 슬픔을 표현한다. 슬픔에 빠진 젊은이들은 죽음에 대한 관심과 감정을 표출해야 할 필요가 있다. 어른처럼 죽음에 대한 정서반응이 심하거나 오래 지속되면 전문가의 상담이 필요하다.

배운 것을 적용하기

1. 사망시 자신의 재산분배에 관한 소망을 적은 유언장 작성 하기. 적용
2. 현재 생활습관이 자신의 수명에 어떻게 영향을 미칠 것인가를 분석하기. 분석
3. 젊은이와 노인 사이의 이해와 협력을 증진시켜 연령차별주의를 예방하기 위한 특별프로그램 제안하기. 통합
4. 안락사 논쟁에 대한 입장 선택하기. 자신의 입장을 어떻게 옹호할 것인가 ? 평가

Key

적용 새로운 상황에 정보를 사용하는 것

분석 정보를 구성성분으로 나누는 것

통합 다른 출처로부터의 정보를 합치는 것

평가 숙지한 후 결정을 내리는 것

자신의 건강에 반영하기

1. 나이를 먹어 가고 있음을 어떻게 느끼는가? 표 15-1 에 있는 나이 관련 변화를 경험하는가? 당신을 가장 곤란하게 하는 것은 어떤 변화인가? 장수를 위해 생활습관을 변화시키고 싶은가? 만약, 이전의 질문에 예라고 했다면, 무엇을 변화시키고 싶으며, 당신의 수명연장에 어떻게 영향을 미칠 것이라고 생각하는가?
2. 사고로 심하게 뇌손상을 받았다면 식물인간으로 살기를 원하는가? 왜 그런가 또는 왜 그렇지 않은가? 얼마나 오랫동안 살아 있는 상태로 유지되길 원하는가? 이유는?
3. 사고로 죽게 된다면 장기기증을 할 의도가 있는가? 왜 그런가 또는 왜 그렇지 않은가? 장기기증카드나 운전면허증 뒷면에 서명을 했으면 당신이 죽었을 때 남은 가족들은 당신의 장기를 기증하려 할 것이다. 장기기증카드나 운전면허증 뒷면에 서명을 하지 않았다면 그 이유를 설명하라.
4. 누군가 죽음을 맞이하고 있는 사람을 알고 있는가? 그렇다면 그 사람은 쿠블러-로스의 죽음에 대한 정서적 반응의 어떤 단계인지를 설명하라.
5. 사랑했던 누군가 죽었다면 슬픔이 당신의 정신적, 사회적, 영적인 건강에 어떻게 영향을 미쳤는가? 어떻게 슬픔을 극복하였는가?

참고문헌

Ad Hoc Committee of the Harvard Medical School to Examine Brain Death(1968). A defintion of irreversible coma. *Journal of the American Medical Association*, *205*:337-340.

Administration on Aging.(2002). *A profile of older Americans:2001*. Retrieved May 28, 2002, from http://www.aoa.dhhs.gov/aoa/stats/profile/2001/2.html.

Centers for Disease Control and Prevention.(2001). Prevalence of disabilities and associated health conditions among adults–United States, 1999. *Mortality and Morbidity Weedly Report, 50(7)*:120-125.

Cummings, J. L., & Cole, G.(2002). Alzheimer disease. *Journal of the American Medical Association, 287*(18):2335-2338.

Desai, M.M., & Zhang, P.(1999). Surveillance for morbidity and mortality among older adults–United States, 1995-1996. *Morbidity and Mortality Weekly Report, 48*(SS-8):7-25.

Engelhart, M.J., Geerlings, M.I., Ruitenberg, A., van Swieten, J.C., Hofman, A., et al.(2002). Dietary intake of antioxidants and risk of Alzheimer disease. *Journal of the American Medical Association, 287*(24):3223-3229.

Erikssen, G.(2001). Physical fitness and changes in mortality. *Sports Medicine, 31(8)*:571-576.

Evert, J., Lawler, E., Bogan, H., & Perls, T.(2003). Morbidity profiles of centenarians: survivors, delayers, and escapers. *Journals of Gerontology Series A: Biological Sciences and Medical Sciences, 58*(3):232-237.

Fox, N. C., Crum, W. R., Scahill, R. I., Stevens, J. M., Janssen, J. C., & Rossor, M. N.(2001). Imaging of onset and progression of Alzheimer's disease with voxel-compression mapping of serial magnetic resonance images. *Lancet, 358(9277)*:201-205.

Friedrich, M.J.(2002). Biological secrets of exceptional old age. *Journal of the American Medical Association*, *288(18)*:2247-2253.

Glass, T. A.(2003). Assessing the success of successful aging. *Annals of Internal Medicine*, *139(5)*:382-383.

Glass, T. A., Mendes de Leon, C., Marottoli, R.A., & Berkman, L.F.(1999). Population-based study of social and productive activities as predictors of survival among elderly Americans. *British Medical Journal*, 319:478-483.

Heilbronn, L. K., & Ravussin, E.(2003). Calorie restriction and aging: review of the literature and implications for studies in humans. *American Journal of Clinical Nutrition*, *78(3)*:361-369.

Hetzel, L., & Smith, A.(2001). *The 65 years and older population:2000*(Publication No. C2KBR/01-10). U.S. Census Bureau, Washingtion, DC: U.S. Government Printing Office.

Hinton, R., Moody, R. L., Davis, A. W., & Thomas, S. F.(2002). Osteoarthritis: Diagnosis and therapeutic considerations. *American Family Physician, 65(5)*:841-848.

Howarth, D. F., Heath, J. M., & Snope, E. C.(1999). Beyond the Folstein: Dementia in primary care. *Primary Care, 26(2)*:299-314.

Hyman, L., & Neborsky, R. (2002). Risk factors for age-related macular degeneration: An update. *Current Opinion in Ophthalmology 13(3)*:171-175.

Kahana, E., Lawrence, R.H., Kahana, B., Kercher, K., Wisniewski, A., Stoller, E., Tobin, J., & Stange, K.(2002). Long-term impact of preventive proactivity on quality of life of the old-old. *Psychosomatic Medicine*, *64(3)*:382-394.

Kamimoto, L.A., Easton, A. N., Maurice, E., Husten, C. G., & Macera, C. A.(1999). Surveillance for five health risks among older adults-United States, 1993-1997. *Morbidity and Mortality Weekly Report*, *48(SS-8)*:89-124.

Kochanek, K. D., & Smith, B.L.(2004). Deaths: Preliminary data for 2002. *National Vital STatistics Reports, 52(13)*:1-48.

Krach, C. A., & Velkoff, V.A.(1999). *Centenarians in the United States* (Current Population Reports, Series P23-199RV). Washington, DC: U.S. Government Printing Office.

Kramer, A. F., Hahn, S., Cohen, N. J., Banich , M. T., McAuley, E., Harrison, C.R., Chason, J., E., Baradell, L., Bolieau, R.A., & Colcombe, A.(1999). Aging, fitness, and neurocognitive function. *Nature*, *400(7643)*:418-419.

Kübler-Ross, E.(1969). *On death and dying*. New York: Macmillan.

Martin, A.(2003). Antioxidants vitamins A and C and risk of Alzheimer's disease. *Nutrition Reviews*, *61(2)*:69-79.

Mazzeo, R.S., Cavanagh, P., Evans, W.J., Fiatarone, M., Hagberg, J., McAuley, E., & Startzell, J.(1998). ACSM position stand on exercise and physical activity in older adults. *Medicine & Science in Sports & Exercise*, *30(6)*:992-1008.

Oregon Department of Human Services.(2004). *Sixth annual report on Oregon's Death with Dignity Act*. Retrieved November 18, 2004, from http://www.ohd.hr.state.or.us/chs/pas/arresult.cfm#lethal.

Peeters, A., Barendregt, J.J., Willekens, F., Mackenbach, J. P., et al.(2003). Obesity in adulthood and its consequences for life expectancy: A life-table analysis. *Annals of Internal Medicine*, *138(1)*:24-32.

Phillips, D. P., & SMith, D.G.(1990). Postponement of death until symbolically meaningful occasions. *Journal of the American Medical Association*, *263(14)*:1947-1951.

Quan, H., Arboleda-Florez, J., Fick, G. H., Stuart, H. L., & Love, E.J.(2002). Associatioin between physical illness and suicide among the elderly. *Social Psychiatry and Psychiatric Epidemiology*, *37(4)*:190-197.

United Network for Organ Sharing.(2004). Retrieved November 18, 2004, from www.unos.org/.

U.S. Organ Procurement and Transplantation Network and the Scientific Registry of Transplant Recipients.(2003). *OPTN/SRTR annual report: Organ donation and transplantation trends in the United States, 2003*. Retrieved November 19, 2004, from http://www.optn.org/AR2003/default.htm.

U.S. Department of Health and Human Services.(1991). Healthy People 2000: *National health promotion and disease prevention objectives*. U.S. Public Health Service, Washington, DC: U.S. Government Printing Office.

U.S. Surgeon General.(1991). *The Surgeon General's call to actiion to prevent suicide*. Retrieved May 28, 2002, from http://www.surgeongeneral.gov/library/calltoaction/fact2.htm.

Van Dongen, M., van Rossum, E., Kessels, A., Sielhorst, H., & Knipschild, P.(2003). Ginkgo for elderly people with dementia and age-associated memory impairment: A randomized clinical trial. *Journal of Clinical Epidemiology*, *56(4)*:367-376.

Wai, L. K.(2004). Telomeres, telomerase, and tumorigenesis. *Medscape General Medicine*, *6(3)*:19.

Willcox, B. J., Willcox, D. C., & Suzuki, M.(2001). *Evidence-based extreme longevity: The case of Okinawa, Japan*. Scientific abstract of research presented at the Presidential Poster Session of the American Geriatrics Society Annual Meeting, 2001. Retrieved May 29, 2002, from http://okinawaprogram.com/evidence.html.

Wink, P., & Dillon, M.(2003). Religiousness, spirituality, and psychosocial functioning in late adulthood: Findings from a longitudinal study. *Psychology and Aging*, *18*(4):916-924.

송미라교수_동신대학교 보건복지대학 뷰티미용학과

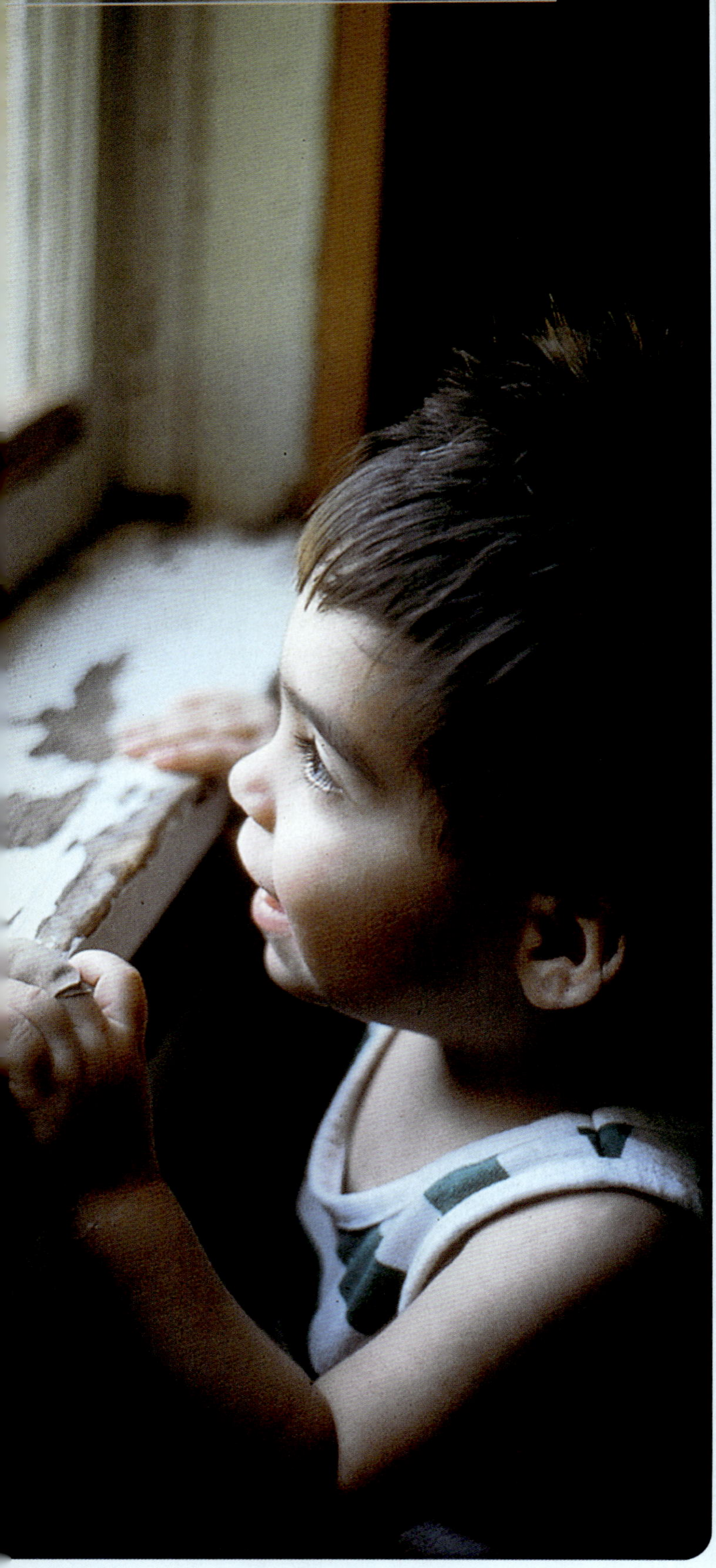

학습할 내용

http://healthyliving.jbpub.com

이 교재의 웹 사이트는 많은 유용한 도구뿐만 아니라, 학생과 교수 모두에게 추가적인 건강정보를 풍부하게 제공한다. 다음 주제에 대한 정보를 얻고자 한다면, http://healthyliving.jbpub.com 사이트를 방문해 보라.

가정과 주변 환경보건
작업장의 환경보건
옥외 환경보건
건강의 이모저모: 굶주림, 환경, 세계인구

본장의 개관

미국에는 어떤 유형의 중독이 많은가?
가정에서 중독을 피하는 방법
근무처에는 어떤 유독성 물질이 많은가?
어떤 인자가 실내공기 오염에 원인이 되는가?
수돗물은 어떻게 오염이 되는가?
대기오염은 왜 건강에 위협적인가?
소음공해는 어떻게 청각에 영향을 주는가?

건강의 이모저모

굶주림, 환경, 세계인구

실생활 건강

일산화탄소 탐지기: 믿을 만한가?

건강관리

가정에서 중독을 줄이는 방법 | ELF 방사 피하기 | 섭취하는 음식의 농약 수준 줄이기

삶속에서 Across The lifespan

환경보건

자가건강 평가서

자가진단: 중독 점검표 | 일산화탄소 중독예방 점검표
건강한 생활습관: 당신의 건강에 위협적인 환경을 줄일 수 있는가?

알고 있나요?

- 내부환경이 열악한 건물에서 근무하거나 수업을 받는다면
- 농약중독의 위험에 처한다면
- 당신의 집이나 아파트에 납이 든 페인트를 칠한다면

환경보건 Environmental Health 16장

여러분이 만약 남미나 아시아 혈통이라면 아자르콘, 그레타, 페이루아 같은 전통적인 치유법에 대해 잘 알고 있을지도 모른다. 그레타와 아자르콘은 소화기관 장애인 엠파쵸의 멕시코식 치유법이다. 페이루아는 발진이나 열이 났을 경우, 동남아시아식 약제이다. 이 세 가지는 모두 미세한 가루로 차로 마시기도 하고 아기 젖병에 소량 추가하기도 한다. 그것들은 우유나 설탕을 섞어 티스푼으로 처방한다. 민간요법을 따르는 가정은 이런 약제를 아이들에게 정기적으로 사용한다.

여러 민간요법에는 임상의학에 유용한 물질을 포함하고 있다. 사실상, 제약회사는 수 세대에 걸쳐 문화의 일부였던 전통적인 민간요법에 사용된 허브와 기타 식물을 화학적으로 분석함으로써 새로운 약품을 찾기 시작했다. 하지만 그런 치료법 가운데 일부는 해가 되기도 한다. 아자르콘, 그레타, 페이루아 모두 아유르베다 약제처럼 다량의 납을 함유하고 있다(Centers for Disease Control and Prevention[CDC], 1993; CDC, 2004b; Saper et. al., 2004). 아유르베다는 인도와 기타 남아시아 국가에서 시행하는 전통적인 민간요법의 하나이다. 아유르베다 약제는 류마티스 관절염, 불임, 당뇨, 생리불순 등에 사용한다.

> "아동은 납이나 납이 든 페인트 조각을 먹고 중독이 된다…"

납은 우리 환경에서 심각한 질병을 초래할 수 있는 다수의 물질 중의 하나이다. 미국 아동이 납에 중독되는 일반적인 방법은 납을 입힌 통에 든 스낵을 먹거나 오염된 먼지나 토양 속의 납 입자를 호흡하는 것이다(CDC, 2000). 미국의 성인들은 납 중독의 95%가 납 광산에서 일을 하거나 제련, 전지제조, 납을 기초로 한 상품관련 제조업을 하는 등 직업적인 노출에 의한 것이다(CDC, 2004a). 그럼에도 불구하고 납을 포함한 민간요법은 아이와 성인 모두에게 심각한 건강의 위협을 제기한다.

환경인자가 인간에 미치는 영향과 인간이 환경에 미치는 영향에 대한 연구를 **환경보건(environmental health)**이라 한다. 사람들은 종종 자신의 건강에 영향을 미치는 방식으로 환경에 영향을 미친다. 예를 들어, 사람들이 1979년 금지되기 전 스프레이 캔을 사용할 때 분사제인 클로로플루오르카본(CFC)을 대기로 방출하였다. CFC는 대기 상부의 오존층 고갈을 초래한다. 이 고갈지역은 흔히 **오존구멍(ozon hole)**이라 한다. 대기 상부 오존층은 피부암을 유발할 수 있는 태양의 유해한 자외선으로부터 인간을 보호해 준다(13장은 오존층의 고갈과 피부암 간의 관계를 논한다). 자동차 에어컨은 오존층에 해로운 화학물질을 포함하고 있다. 다른 예로, 미국 같은 산업국가 사람들은 해마다 수백 톤의 **도시고체 쓰레기(municipal solid waste)**를 만들어 낸다—그 모든 쓰레기는 미화원이 가정이나 사무실에서 매주 수거한 것이다. 이 쓰레기 대부분은 매립된다. 이 쓰레기를 매립할 공간도 부

환경보건(environmental health) 환경인자가 인간에게 미치는 영향과 인간이 환경에 미치는 영향.

오존구멍(ozone hole) 대기 상부층의 오존이 고갈된 지역.

도시고체 쓰레기(municipal solid waste) 가정과 사무실에서 수거된 무독성 쓰레기.

유독성 화학물질(toxic chemicals) 가정, 근무지 또는 인간 건강에 영향을 미치는 옥외환경에 상존하는 유독성 물질.

(유)독성(toxicity) 유독성 성질.

족하지만 또 다른 매립의 문제는 화학물질이 거대한 쓰레기 소각장에서 스며들어 식수를 오염시킨다는 것이다. 우리는 이 장의 뒷부분에서 다양한 원천의 수질오염을 논할 것이다.

가정, 직장, 옥외환경의 **유독성 화학물질(toxic chemicals)**은 인간의 건강에 영향을 미친다. 그것은 먼지나, 냄새, 입자, 또는 액체의 형태일 수 있고 가정용품, 식물, 직장에서 사용하는 여러 가지 상품, 조제약, 불법약물 같은 다양한 물질에서 발견된다(약물남용의 부작용은 7장에서, 8장은 알코올 중독에 대해서 논한다). 더욱이, 독성 화학물질은 우리가 숨쉬는 공기와 먹는 물에도 들어 있다.

유독성 화학물질로 인해 중독이 발생하고 그로써 신체 조직이 피해를 입고 여러 가지 방식으로 신체 기능에 영향을 미친다. **(유)독성(toxicity)**은 신체의 화학반응에 영향을 미치기도 한다. 그들은 체세포의 정상적인 기능을 방해하기도 한다. 이런 영향의 결과는 피부염(피부염증), 천식, 폐병, 면역체계장애 등의 다양한 상태를 유발한다.

가정과 주변 환경보건

중 독

독성노출검사시스템(Toxic Exposure Surveillance System, TESS)은 인간의 중독에 관해 보고하는 참여적인 독물센터로 구성된다. 1983년에 시작된 TESS는 16개 센터에서 1991년 73개로 증가하였다. 현재 TESS는 63개의 센터로 구성되었다. TESS의 자료는 미국 독성 통제센터 협회(AAPCC)가 편찬한다. TESS 를 구성하는 센터의 수가 해마다 변하기 때문에, 1983년에서 현재까지의 자료를 이용하여 인간 중독률의 추세를 결정하기는 어렵다. 2003년 TESS는 240만 건의 중독률을 보고하였다(Waston et al., 2004).

2003년의 대부분의 인간 중독률은—거의 93%—가정에서 발생하였다. 약 2%는 직장, 1.5%는 학교, 보건 센터와 식당 등에서는 1% 미만으로 발생하였다. 중독의 거의 85%는 비의도적인 약제의 오용, 벌레물림, 음식중독, 직업상의 사고 등으로 초래되었다. 거의 12%는 의도적인 것으로 자살과 약물중독을 포함하였다. 나머지 3%는 악의가 있는 의도나 약물 또는 음식에 대한 부작용 등의 원인에 의한 것이었다. 2003년 모든 인간 중독사건의 약 0.05% 정도만이 치명적이었다. 중독사망의 58%는 20~49세의 성인에게서 발생하였다(Waston et al., 2004).

하지만 대부분의 중독은 치명적인 것이 아니었다. 비치명적인 중독은 대개 가정용품, 소매점, 또는 처방약의 섭취에 의해 초래된다. 그 중독은 그 시기의 52% 정도에서 6세 미만의 아동에게서 주로 발생하였다(Waston et al., 2004). 표 16-1은 6세 미만 아동의 중독과 관련된 물질을 보여 준다. 표 16-2는 비독성 물질을 보여 준다. 여러분의 가정이 중독으로 이어질 수 있는 물질로부터 안전한가를 결정하기 위해 [자가건강 평가서]의 "중독 점검표"의 자가진단을 참조한다.

아동이나 성인이 독성 물질을 섭취하는 것을 관찰하지 못한다면 그가 중독이 된 것인지를 결정하기는 어려

표 16-1 6세 미만 아동의 중독과 가장 관련이 큰 물질

물질	수	%*
화장품과 개인 치료용품	166,874	13.4
청소 물질	121,048	9.7
진통제	97,463	7.8
외부인	92,166	7.4
마취제	92,091	7.4
기침 감기 약품	68,493	5.5
식물	57,778	4.6
살충제	50,938	4.1
비타민	45,352	3.6
항균제	35,152	2.8
항히스타민제	32,622	2.6
미술/공예/사무용품	31,211	2.5
위장약	29,770	2.4
호르몬과 호르몬 길항제	23,787	1.9
전해물과 미네랄	22,337	1.8

주 : 관련빈도가 높다 할지라도 이 물질들은 반드시 독성물질은 아니다. 하지만 가장 접근성이 높은 것일 수도 있다. 백분율은 물질의 총 수보다는 6세 미만 아동의 총 노출 횟수를 기초로 한다.

자료출처: Watson, W. A., Litovitz, T.L., Klein-Schwartz, W., G. C., Youniss, J., Reid, N., Rouse, W. G., Rembert, R. S., & Borys, D. (2004). 2003 annual report of the American Association of Poison Control Centers Toxic Exposure surveillance System. *American Journal of Emergency Medicine*, 22:335-404. Reprinted with permission by The Ameican Association of Poison Control Centers. All rights reserved.

표 16-2 비독성이지만 자주 섭취하게 되는 물질[a]

연마제	섬유유연제	퍼퓸
제산제	비료(살충제나 제초제가 포함되지 않은 경우와 주의 표시가 안된 경우)	바셀린
항생제		찰흙
볼펜 잉크	어항 첨가제	폴라로이드사진 코팅액
욕조용 장난감	접착제와 풀	기공성 팁의 잉크 마킹 펜
목욕오일(피마자유와 향수)	골프공(아동의 목에 걸릴 수 있다)	접합제(2온스미만)
바디 로션	그리스	고무 시멘트[b]
거품비누	헤어 상품(염색제, 스프레이, 에센스 등)	향낭(에센셜 오일과 파우더)
칼라민로션	핸드로션과 크림	샴푸(치료제 말고 일반용)
초(밀랍이나 파라핀)	과산화수소(의료용 3%)	면도 크림과 로션
화약(장난감 총알) (염소산 칼륨)	향료	비누와 비누 제품(손씻는 비누)
분필(탄산염)	지워지지 않는 마커	회반죽 혼합물
담배(소량의 니코틴)	설사제(소량)	선탠용품
찰흙(모형만들기)	립스틱	감미제(사카린과 아스파탐)
피임약	윤활제	고리모양 물리개(물로 소독)
화장품	윤활유	변기 물
크레용(A.P., C.P., C.S. 130-46으로 표시된)	성냥	치약(불소가 있는 것이나 없는 것)
건조제(실리카 또는 목탄)	미네랄 오일	비타민(불소가 없거나 철분이 없는 것)
세제(인산류 음이온)	자동차 오일	수성 물감
방취제	신문	산화아연
방취제(스프레이와 냉장고)	물감(실내나 라텍스)	산화지르코늄
동판	연필(납-석묵, 컬러링)	

a. 다량의 이러한 물질들을 섭취할 경우에, 독극물 통제 센터와 상담하다.
b. 근처 지역에서 호흡할 때도 독성물질에 급성중독을 일으킬 수도 있다.
자료출처: Mofenson, H.C., Greensher., J., & Caraccio, T. R.(1984). Ingestions considered nontoxic. *Clinics in Laboratory Medicine*, 4:587-602. Reprinted with permission from Elsevier Science.

도 한다(그림 16-1).

신체의 여러 시스템에 영향을 미치는 증상이 나타나고 갑자기 아픈 사람의 중독 성향은 무기력하고 무관심하며, 괴상한 행동을 보인다. 또 복통증상을 가진 아동이나 청소년의 중독 가능성을 생각해 보자. 그들은 독을 섭취했거나 약물을 과다복용했을 수도 있다. 만약, 중독이 되었다면, 독극물 통제센터로 즉시 연락을 한다. 간약, 중독된 환자가 무의식, 졸도, 강렬한 흉통 또는 구토를 반복하는 등 중증을 나타낸다면, 가장 가까운 병원의 응급실로 서둘러 가도록 한다. 우발적으로 중독이 될 확률을 줄이기 위해 "가정에서 중독을 줄이는 방법"이라는 제목의 489 쪽의 [건강관리]의 조언을 따르도록 한다.

독성 식물 독성 식물은, 특히 아동일 경우에는 중독 응급사태의 원인이 될 수 있다. 다양한 식물들은 독성이 있는 것과 아닌 것으로 구성된다. 예를 들어, 토마토는 독성은 아니지만 토마토 나무의 줄기와 잎은 독성이 있다. 독성이 있는 흔한 식물부위는 호랑가시나무, 나팔꽃 씨앗, 수선화 구근, 대황잎, 완두콩 씨앗 등이 있다.

미나리과 독초, 흰 독말풀, 열대아메리카산 식물, 토란과 식물, 칼미나 나무 등은 전체가 독성이 있다. 어떤 식물은 아주 독성이 많아서 잘라 낸 꽃을 보관한 화병의 물을 마시면 중독이 될 수 있다.

다수의 식물이 독이 없는 것은 아니지만—여러 해 동안 독성이 있다고 잘못 알려진 포인세티아를 포함—가정용 식물과 자른 꽃은 5세 미만 아동이의 손이 닿지 않는 곳에 보관하고, 모든 연령의 아동이 집과 정원의 식물을 먹으면 아플 수 있다고 지도해야 한다. 포인세티아를 포함하여 많은 식물들은 섭취했을 경우, 독성이 없다 할지라도 굉장히 자극이 될 수 있다. 아동이 식물을 먹었을 때, 독극물 통제센터에 연락하면 그 식물이 자라는 곳과 아동이 먹은 부분을 설명해 준다. 가능하다면 응급치료를 할 경우, 상황판단을 위해 잎을 가져간다. 식물전

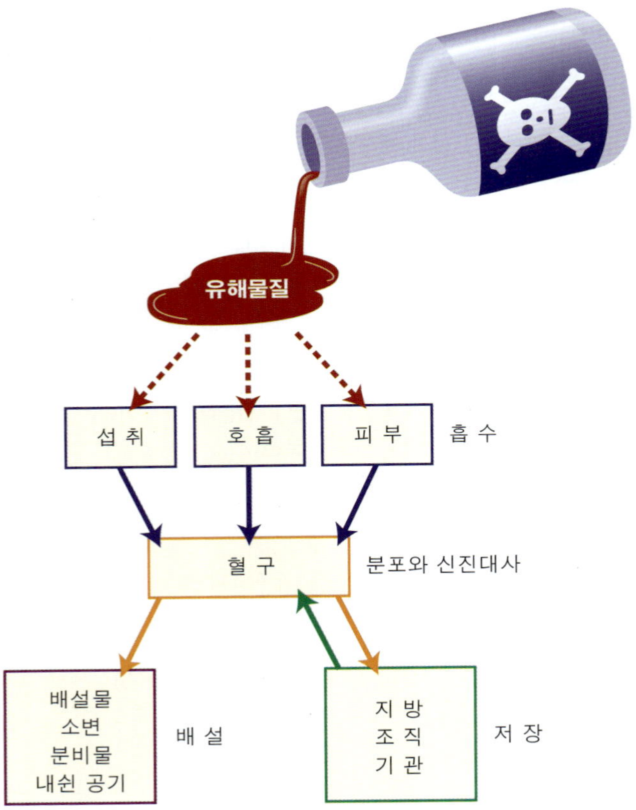

그림 16-1 유해성 물질의 신체통로. 신체는 섭취될 경우, 소화기관을 거치거나 호흡할 경우에는 호흡기관을 거쳐 유해성 물질을 흡입한다. 어떤 독성 물질은 피부를 통해서도 흡수될 수 있다. 일단 몸에 들어오면 유해성 물질이 혈액과 림프에 도달하여 모든 세포에 전달된다. 체세포는(주로 간) 독성물질을 대사한다. 대사물질이 저장되거나 배설된다.

문가만이 그 식물이 독성인지 아닌지 판단하도록 한다.

식물 외에도, 버섯류의 1~2% 정도는 독성이 있다(버섯은 식물이 아니라 곰팡이다). 한 버섯류는 독성이 커서 갓의 3분의 1만 먹어도 치명적일 수 있다.

버섯 중독의 증상은 섭취 즉시 발생하며, 타액과 눈물이 늘고 소변이 증가하며, 설사를 하고 호흡곤란에 심장박동수도 이상이 온다. 어떤 버섯류는 독성물질이 포함되어 섭취 후 12~24시간 내에 두통, 황달, 의식장애, 경련, 혼수상태 등이 오기도 한다. 독이 있는 버섯은 치명적일 수도 있고 심한 중독을 초래하므로 야생으로 자라는 버섯은 먹지 않도록 한다. 버섯 검증훈련을 받은 사람에 의해서만 먹어도 되는 것과 그렇지 않은 버섯을 구분하도록 해야 할 것이다.

가정 청소용제, 약품과 비타민의 섭취 5세 미만의 아동은 가정 청소용제와 조제한 처방약과 비타민 등에 의해 중독될 위험이 아주 크다. 연방 위험물질법은 1966년 소비자 상품 안전위원회가 법으로 통과시킨 것인데, 가정용품의 유해성 화학물질의 농도를 조절함으로써 아동의 중독률을 줄이는 데 도움이 되었다. 1972년 중독예방포장법은 아동의 접근을 막는 뚜껑과 아동에게 위험을 주는 상품포장을 요구함으로써 잠재적으로 해로운 가정용품과 약품의 포장기준을 세웠다. 이 포장의 취지는 아동이 유독성 물질의 포장을 여는 것을 어렵게 하여 아동이 개봉시도에 성공하기 전에 성인이 그것을 발견하게 하려는 것이었다. 알약이 하나씩 개별포장된 기포 포장은 아동이 알약의 포장을 벗기는 일을 줄이기 위해 만들어진 것이다.

그림 16-2와 같은 해골표시 경고스티커를 위험물질에 붙이도록 되어 있지만 연구결과에 의하면, 그 사용으로 아동의 중독률을 줄이는 효과를 내진 못한다(Fergusson et al., 1982; Vernberg et. al., 1984). 따라서 아동이 만지지 못하게 하려는 포장을 아동이 열 수 있고(어렵기는 하지만), 경고스티커가 아동이 포장 내용물을 만지지 못하게 막아 주지는 못하기 때문에 약품과 청소용품을 포함한 모든 위험한 가정용 물질은 캐비넷에 넣어 잠가 두도록 하는 것이 좋다. 특수 아동사용방지 열쇠를 사용하면, 성인은 캐비넷을 쉽게 열 수 있지만 아동이 여는 것은 막아 줄 수 있다. 높은 선반에 물건을 올려 두는 것은 적당한 대체법이 아니고 안전하지도 않다. 아동은 물건을 쌓아올려 딛고 올라가 물건을 내릴 수 있다.

아동이 찾아낼지도 모르므로 어떤 약이나 비타민 알약이 사탕이라고 가르쳐 주어서는 절대 안 된다. 부가적으로 약이 사탕이나 음식이라고 생각하여 그렇게 할지

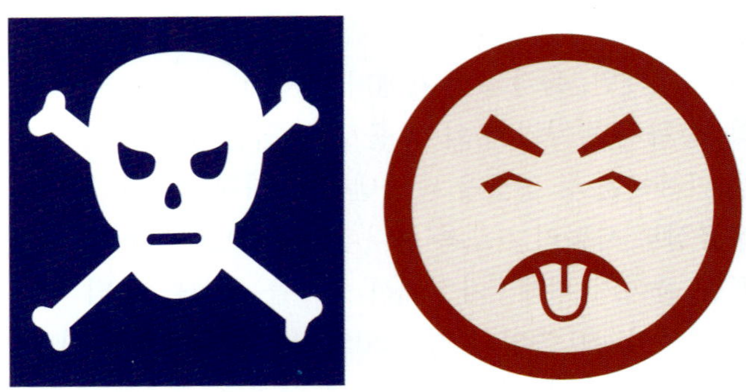

그림 16-2 중독 예방기호. 해골과 십자형 뼈는 중독을 경고하는 전통적인 기호이다. Mr. Yuk은 아동에 대한 경고표시지만, 그런 라벨을 사용한다고 해서 완전히 믿을 만한 것은 아니다. 찬장의 모든 유독성 물질이 아이의 손에 닿지 않도록 한다.

건강관리
Managing Your Health

가정에서 중독을 줄이는 방법

가정에 아동이 있다면

- 모든 약품과 가정 청소용품을 캐비넷에 잠가 두고 음식물에서 분리해 둔다.
- 아동 사용 방지 캡은 사용 후 안전하게 덮어둔다.
- 약품과 가정 청소용품은 사용 후 안전하게 잠가 둔다. 독성 물질이나 약품을 사용 중에 전화나 현관 벨이 울린다면 가지고 가서 일을 본다.
- 약을 아동에게 먹일 때 사탕이라고 말해주지 말라.
- 유아 앞에서 약을 먹지 말고 약을 먹는다는 것도 설명해 주지 말라.
- 식물은 아동이나 그것을 먹을 수 있는 이들에게서 멀리 둔다. 다수의 식물이 유독성이다.
- 아동에게 가정에서 독성의 위험에 대해 가르친다.
- 해골표시나 유사한 캐릭터가 그려진 스티커를 사용하여 아동이 위험한 물질을 파악할 수 있게 한다.

모든 가정에서는:

- 약품과 가정용 화학물질을 서로 분리해 두고 음식과 멀리 둔다.
- 더 이상 사용하지 않는 약품과 가정용 청소용품은 주기적으로 점검하여 폐기한다.
- 가정용 화학물질을 사용할 때는 환기가 잘되는 곳에서 한다.
- 특별한 지시가 없으면 화학물질을 섞지 마라(예. 표백제와 변기청소제). 그것들이 반응하여 위험한 향을 내뿜을 수도 있다.
- 모든 약제와 유독성 물질은 원래 보관용기에 두도록 한다. 그런 항목을 청량 음료 병이나 기타 표기가 없는 용기에 보관하지 않도록 한다.
- 1978년 이전에 지어진 집에서 페인트나 회반죽 벗겨짐을 점검한다. 둘 다 납 중독의 원인이 된다.
- 연료 소모 엔진, 석유난로나 석탄 난로 등을 환기가 안 되는 장소에서 절대 사용하지 않도록 한다.
- 중독이 발생할 경우를 대비하여 행동계획을 세운다. 지금 당장 중요한 전화번호(중요 지방 독극물 센터, 의사, 약사, 응급 구조대 등)를 찾아 전화기 옆에다 기록해 둔다.
- 응급 상황 해독제를 준비해 둔다(활성 탄소와 토근시럽 등). 독극물 센터에 전화하여 이물질을 언제 처방해야 할지를 문의한다. 이 물질은 적절하게 처방하지 않으면 처방했을 때 심각한 문제를 초래할 수도 있기 때문이다.

도 모르므로 아동이 보는 앞에서 약이나 비타민을 먹어서는 안 된다.

아동은 우발적으로 과다복용을 하여 비타민이나 미네랄 보조제에 중독이 될 수 있으나, 성인은 의도적인 과다복용에 의해서 중독이 된다. 비타민을 초과복용(하루 권장량보다 훨씬 더 먹는 것)하는 것은 흔한 관행이지만 건강에 이상을 초래하기도 한다. 성인의 비타민 과다복용은 비타민 A와 D가 흔히 일어나는 것으로 두 가지 지용성 비타민은 체내에 쉽게 저장이 된다. 대부분의 지용성 비타민을 매일 초과복용하면 만성 중독이 초래된다. 몇 달에서 몇 년에 이르기까지 비타민 A의 권장량의 3~10배에 이르는 양을 매일 복용하면 중독증상이 나타난다. 피부상태를 치료하기 위해 처방하는 비타민 A 형태의 아큐탄(accutane)은 복용을 할 경우, 비타민 A 중독을 초래할 수 있다. 6개월에서 1년 동안 비타민 D 권장량의 10배를 매일 복용하면 역시 중독증상이 나타난다. 가장 흔히 중독을 초래하는 미네랄은 철분, 셀레늄, 아연 등이다. 9장은 비타민과 미네랄, 체내에서의 역할을 상세하게 다룬다. 표 9-7 은 비타민의 중독증상을 표 9-9 는 미네랄의 중독증상을 제시한다.

납 중독 **납 중독**(lead poisoning)은 다수의 납 중독원이 제거되었다 할지라도 여전히 미국 아동에게 건강의 이상 문제가 되고 있다: 납가솔린, 음식물과 음료수 캔의 납 땜, 납페인트(땜납은 가열해서 사용하는 금속으로 부드러워졌을 때 다른 금속과 접합을 하는 데 사용한다. 식히면 굳어져서 접합부가 단단해진다).

여러 납 소스를 환경에서 제거하였다 할지라도 납의 위험은 여전히 존재한다. 불량하게 만들어진 도자기 그릇도 납 침출의 정도가 아주 높을 수 있다(납이 그릇에서 용해되어 음식에 침투한다). 자동차배터리는 납이 들어 있어서 적절히 처리하거나 재활용을 할 수 있도록 폐기센터에 가져가도록 하는 것이 좋다. 집에 물을 대는 수도관에는 납 성분 접합제를 사용한 것도 있다. 게다가 도로와 고속도로를 둘러싸는 토양에는 수 년 동안 자동차 배기가스로부터

납 중독(lead poisoning) 중앙신경체계에 영향을 미치는 유독상태로서 금속성 납을 섭취하거나 호흡한 경우에 발생한다.

납이 들어 있을 수 있다.

1978년 이전에 지은 집과 아파트는 납을 베이스로 한 페인트로 칠을 한 것이 있다(Office of Pollution Protection and Toxics[OPPT], 1997). 비납성 페인트층이 납성 페인트를 덮고 있을지라도 칠이 벗겨질 수 있다. 집과 아파트 인테리어의 납 성분 페인트는 아동이 노는 주변의 토양을 오염시킨다.

납 성분이 든 먼지와 페인트 조각이 포함된 것을 조심하지 않고 낡은 집을 리모델링했을 때 납 중독이 발생한다. 그런 일을 할 때 고성능 미립자 공기필터 진공청소기, 적절하게 맞춘 방독마스크, 젖은 모래 장비, 보호구 등을 사용하도록 한다(그림 16-3). 내구성이 강한 폴리프로필렌 플라스틱 포장으로 작업장을 봉하고 비관련자는 그 영역에서 나가도록 한다(OPPT, 1997).

납 중독은 중앙 신경시스템에 영향을 미치고 혼수상태, 경련, 심지어는 사망을 초래할 수 있으므로 심각하다. 오늘날, 납 중독에서 비롯된 사망은 미국에서는 드문 편이다(CDC, 2001). 그럼에도 불구하고 다수의 아동은 이 유해물질에 심하게 영향을 받는다. 성인은 소화기관에 도달하는 약 11%의 납을 흡수하지만 아동은 30~75%를 흡수한다. 납을 호흡한 경우, 50%까지 흡수된다(Farley, 1998).

혈중 낮은 납의 농도는(10 μg/dl)분별력을 떨어뜨리고, 학습장애, 신경체계 발달장애, 성장지연과 관련된다. 행동장애 역시 납 중독과 관련이 있다. 다소 높은 정도의 납 중독시에 신체는 일정한 비타민을 적절하게 대사하지 못하거나 적혈구를 올바르게 생산하지 못할 수 있다.

혈중 납 치수가 높은 아동은(70 μg/dl) 다음과 같은 증상을 보일 것이다: 식욕저하, 구토, 복부통증, 변비, 무기력, 무관심 등. 더 높은 혈중농도를 가진 아동은 퇴행성 뇌질병의 증상을 보일 것이다: 혼수상태, 발작, 괴상한 행동, 근육조절 손상, 구토 등. 어느 상황이건 의학적으로 응급상황이며, 아동을 입원시켜야 한다. 시험을 통해 아동의 혈중 납 농도를 측정하고 수치를 내리도록 약제를 처방하도록 한다. 하지만 가장 중요한 치료법은 아동의 환경에서 납의 원인을 제거하는 것이다. 납 정보센터에 연락하여 납 중독을 피할 수 있는 자세한 정보를 구하도록 한다.

일산화탄소 중독 일산화탄소는 무색, 무취, 무미의 가스로 치사율이 크다. 사실, 비의도적인 이산화탄소 중독으로 해마다 미국에서는 500건의 사망사고가 발생한다(CDC, 2004c). 일산화탄소는 오일, 석탄, 나무, 천연가스, 석탄, 가솔린 등의 불완전 연소에 의해 발생한다. 화재는 **일산화탄소 중독(carbon monoxide poisoning)**의 중요한 원인이다. 화재가 났을 경우, 그 속에 있는 사람은 화재 자체보다는 일산화탄소와 기타 유해가스를 마심으로써 사망할 수 있다. 소방관 역시 일산화탄소 중독의 위험에 처한다. 일산화탄소 중독의 주요한 기타 원인은 자동차 배기가스, 고장난 난로, 석탄화재, 가솔린 사용도구, 목재난로, 통풍이 안 되는 석유가스 렌지, 오븐, 담배 연기 등이다. 가정, 자동차, 오두막이나 캠프가 안전한지를 결정하기 위해 [자가건강 평가서]의 "자가진단: 일산화탄소 중독예방 점검표"를 참고한다.

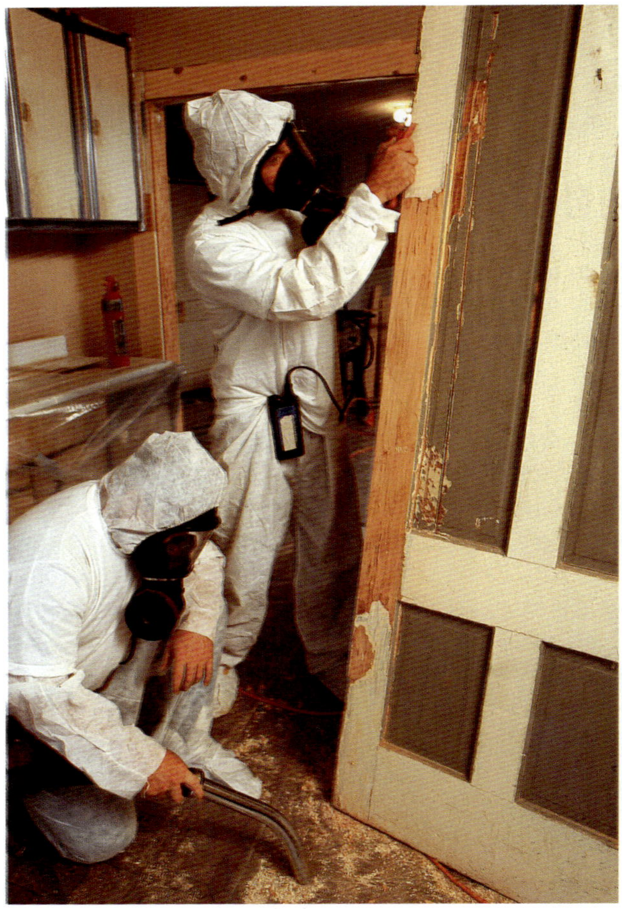

그림 16-3 납 페인트 제거. 이 전문가들은 뉴햄프셔의 네슈아 지역의 오래 된 집에서 납 페인트를 제거하고 있다. 그들은 전문적인 진공청소기를 사용하고 방제복과 호흡기를 착용하고 있다.

연료를 태우는 도구와 용품을 적절히 관리하고 사용하면 일산화탄소의 양을 줄일 수 있다. 이 정도의 양은 위험하지 않다. 부적절하게 관리하고 올바르지 않게 사용하면 일산화탄소가 위험수위에 달할 수 있다. 이런 위험을 예방하기 위해서 가정용 난로는 적절하게 환기를 시키고 정기적으로 일산화탄소 누출정도를 점검하도록 한다. 석탄 그릴과 가스 사용 도구들은 환기가 잘 되는 곳에서 사용한다(차고나 캠프 텐트에서 석탄 그릴을 사용하지 않도록 한다). 게다가, 냄새가 집 안으로 새어 들어올 수 있는 차고에다 시동을 건 차를 두지 않도록 한다. 자동차 엔진은 옥외서 주행하도록 한다. 일산화탄소는 배기시스템이 고장나면 차 안으로 스며들 수 있다.

일산화탄소 탐지기를 가정에서 사용할 수 있다. 이런 상품은 실내공기에 위험스러울 정도로 높은 수치의 유해물질이 들어 있을 때 경보를 울리도록 되어 있다. 연구결과에 의하면, 일산화탄소 탐지기를 사용하면 가정에서 일산화탄소 중독 사망률을 절반까지 줄일 수 있다고 한다(Yoon et al., 1998). [실생활 건강]의 "일산화탄소 탐지기: 믿을 만한가?"를 참조한다.

일산화탄소는 산소를 운반하는 분자 헤모글로빈에 부착됨으로써 사망을 초래한다. 일산화탄소가 헤모글로빈과 결합할 때, 산소가 결합을 하지 못하고 사람은 질식하여 죽게 된다. 일산화탄소 중독으로 사망하기 전, 이 가스의 혈중농도가 증가함에 따라 보다 심해지는 증상을 보인다. 처음에 사람은 혈중농도가 증가함에 따라 약간의 두통을 느낀다(이런 중독수준은 여러분이 러시아워 시간의 교통체증 중에 조깅을 할 때 일어나기도 한다). 중독환자는 피로해지고 졸음이 올 수도 있다. 중독이 계속됨에 따라 메스꺼움, 구토, 얼굴 달아오름, 시력이 흐려지는 결과를 낳는다. 결국, 그 사람은 쓰러지고 경련을 일으키게 되기도 하고 사망한다.

일산화탄소 중독은 응급사태이다. 즉시 환자에게 신선한 공기를 마시도록 하고 병원치료를 받도록 한다. 의사는 일산화탄소 중독환자를 산소로 치료하고 중독시기에 발생할 수 있는 기타 이상이 있는지(쓰러졌을 때 머리에 충격이 있는지) 시험을 한다. 어떤 경우, 중독환자를 고압산소 방에 넣고 산소처방을 한다.

석면 흡입

석면은 섬유 같은 광물로 화재와 기타 자연스런 과정에서 손상을 방지하기 위해서 사용된다. 이런 성질 때문에 석면은 난로, 렌지 용품 같은 화재노출 상품의 제조에 사용되어 왔다; 벽과 천장의 단열; 파이프 주변의 단열; 패칭 혼합물과 페인트(접착혼합물과 결을 내는 재료); 지붕과 벽 재료; 비닐 바닥(강화제 같은 것).

석면포함 상품은 1920년에 들어와 사용하기 시작했지만 1970년대 초 과학자들은 아주 작은 석면섬유 조각을 흡입할 경우, 폐와 위암뿐 아니라 **석면증(asbestosis)**을 유발할 수 있다는 것을 발견하였다. 석면증이 있을 경우, 석면섬유의 자극에 대한 반응으로 허파에 흉터 조직이 형성된다. 환자는 숨이 짧아지고 심장마비나 산소가 치명적으로 부족한 결과를 낳게 된다. 석면노출이 인간에게 제기하는 위험 덕분에 미국 환경보호국(EPA)은 1970년대와 1980년대 다양한 석면포함 상품사용을 금하였다. 1989년 EPA 는 1996년까지 모든 석면용품 금지를 발표하였다(U.S. Consumer Product Safety Commission, 1989).

석면을 채굴하는 이들에게 끼치는 위험 외에도 석면노출의 일차적인 위험대상은 1920~1978년 사이에 지어진 집에 사는 사람이다. 다양한 석면상품이 그 시대에 제조되었고 주택건축에 사용되었다. 석면은 또 1950~1973년 사이에 지어진 학교에서 널리 사용되었다. 그대로 보전이 된 석면은 위험을 초래하지 않는다. 위험은 석면섬유가 그 상품의 일부에서 떨어져 나와 공중에 떠다닐 때 발생한다. 석면섬유는 노화된 상품에서 떨어져 나오고 터지거나, 문지르거나, 자주 만지거나 주택을 리모델링할 때 흩어진다. 석면섬유는 석면이 포함된 바닥을 모래로 닦거나 심하게 손상을 입을 때 방출된다.

석면섬유의 흡입을 막기 위해 이 재료를 부수지 않도록 한다. 석면이 포함된 입자를 진공청소기로 빨아들이지 않는다. 진공청소하면 미세한 입자가 방출되어 호흡할 수 있다. 가능하다면 집을 지은 건축업자에게 연락하여 석면이 사용되었는지를 알아본다. 이것이 가능하지 않다면 인증받은 전문 석면제거 업자에게 연락하여 집에 석면이 있는지를 알아보고 수리를 한다. 때로는 재료를 실험실에 보내 내용물을 확인할 수도 있다. 그럴 때 석면분석을 하도록 인증받은 실험실에 연락한다. 제거작업이나 재료의 봉인이 필요하다면, 전문가를 고용하여 이 일을 안전하고 적절하게 하도록 한다.

일산화탄소 중독(carbon monoxide poisoning) 산소를 운반하는 적혈구의 능력에 영향을 미치는 유독성 상태로서 일산화탄소 기체를 흡입한 경우에 발생한다.

석면증(asbestosis) 석면에 의한 자극에 대한 반응으로 허파의 조직형태에 상처를 입히는 상태이다.

전자파

컴퓨터 스크린, TV, 전기담요, 전자렌지, 핸드폰, 전기

실생활 건강
Consumer Health

일산화탄소 탐지기: 믿을 만한가?

일산화탄소 탐지기는 연료연소 용품의 적절한 사용과 관리의 보조도구로서만 생각하도록 한다. 이 탐지기의 기술은 여전히 개발 중이고 다양한 형태의 가정용으로 구입이 가능하다. 하지만 어느 것도 가정용 연기 탐지기로 믿을 만하다고 생각되는 것은 없다.

미국 환경보호국은 일산화탄소 탐지기가 실험실 시험을 통해 다양한 결과를 낳았다고 발표하였다. 어떤 것은 성능이 좋고 어떤 것은 일산화탄소 수치가 높아도 경보가 울리지 않았다. 다른 것은 직접적인 건강에 위협을 주지 않는 정도로 낮은 수치에도 경보가 작동하였다. 일산화탄소는 눈에 보이지 않고 향이 없기 때문에 경보가 잘못된 것인지 실제 위급상황인지를 구별하기는 어렵다.

일산화탄소 탐지기를 구매할 때에는 다양한 모델과 제품 특징을 살피고 선택기준으로 가격 대신 이 지식을 이용한다. 배치, 사용, 관리의 경우, 제조자의 지시문을 따른다. 일산화탄소 탐지기가 울리면,

- 연기 탐지기 경보가 아니라, 일산화탄소 탐지기 경보인지 확인한다.
- 일산화탄소 중독증상이 있는 사람을 병원에 데려간다.
- 집에 환기를 시키고 일산화탄소의 잠재적인 원인을 모두 중지시킨다.
- 자격 있는 전문가가 모든 연료연소 용품과 굴뚝을 점검하여 바르게 작동하고 있는지 확인하고, 연기가 나가는 것을 막는 것이 없도록 한다.

용품 등은 건강에 위험한가? 사람들이 고압선이나 전기배선 근처에 산다면 건강이 위험에 처하는가? 이런 원인에 의해 방출되는 극저주파(extremely low frequency, ELF)가 인체에 미치는 영향에 관한 다양한 실험이 실시되었다. ELF 방사는 암, DNA 상해, 인간 두뇌 전기활동의 변화 같은 부정적인 효과와 관련이 된다. 한 가지 긍정적인 효과는 실험실에서 암세포 성장억제로 나타났다 (Cook et al., 2004, Ivancsits et al., 2003, Traitcheva et al., 2003). 하지만 지금까지 대부분의 과학자들은 극도의 주의를 요할 만큼 커다란 부정적인 효과와 이유를 발견하지 못하였다. 하지만 부적절한 노출을 예방하기 위한 적절한 조치를 취하는 것이 신중한 행동일 것이다.

극저주파는 전자파—빛의 속도로 대기를 통과하는 전자기 에너지 장—의 일종이다. 예를 들어, 태양빛은 전자기 에너지이다. 전자파의 다른 형태로는 엑스레이, 자외선, 적외선, 라디오 파장 등이 있다.

극저주파의 전기장은 자기장보다 잠재적 위험이 덜하다. 전기장과 자기장의 강도가 사람이 그 원천에서 멀어짐에 따라 극적으로 빠르게 감소한다 할지라도 자기장은 전기장과 달리 건물벽을 뚫는다.

컴퓨터 모니터(video display terminal, VDT)는 엑스레이부터 라디오 파장까지 전자기 스펙트럼 범위의 파장을 생성한다. 하지만 이런 기기는 보호막이 있어서 대부분의 파장이 새는 것을 막는다. 새버린 소량이 VDT 사용자 주변 대기에 전자기장을 생성하지만, 사용자가 위치한 곳에서의 파장수준은 정부와 산업안전 기준이 권고하는 직업상, 그리고 노출한도 수준보다 훨씬 아래다(Sisto et al., 1999). 게다가, 새로운 VDT 모델이 방출하는 전자기장의 수준은 구형 모형보다 낮아서 건강위험을 더 줄여준다.

핸드폰과 전자렌지는 비이온화 무선주파수(RF) 에너지라 불리는 전자기장의 형태를 방출한다. 상당히 높은 수준에서 RF 에너지는 살아 있는 조직에 열을 가한다. 이것이 전자렌지 요리에 사용되는 원리이다. 마이크로파를 사용하는 사람은 보통 오븐에서 떨어져 있기 때문에, 연구결과에 의하면, 일반적인 사용시에 마이크로파에 노출된다고 하여 해를 입을 가능성은 없다고 한다 (Alhekail, 2001).

핸드폰이 생성하는 열은 전자렌지가 생성하는 것에 비해 적다. 핸드폰의 주요한 RF에너지원은 안테나이다. 안테나가 사용자의 머리에 가까울수록 사용자가 전화의 RF에너지에 노출되는 정도가 커진다. 따라서 안테나를 사용자에게서 멀게 장착한 전화기가 안전하다고 생각된다.

다수의 전문가들은 전화를 머리에 댄다고 하더라도 핸드폰의 전원이 너무 낮아 건강에 영향을 미치지 않는다고 한다. 하지만 아홉 개 연구의 최근 분석결과에는 핸드폰 사용과 관련하여 암의 위험이 증가한다는 증거가 있다고 한다(Kundi et al., 2004). 건강연구원들은 장기적인 전화사용과 건강에 관한 연구를 실시하여야 한다고 주장한다.

건강관리
Managing Your Health

ELF 방사 피하기

- 전기장치, 특히 모터가 달린 장비 근처에서 오랫동안 자거나 앉아있지 말라.
- 컴퓨터 스크린에서 최소한 18인치 정도 떨어져 앉아라.
- 사용하지 않을 때는 컴퓨터 모니터를 꺼 둔다.
- 컴퓨터 모니터나 TV 뒷면이나 측면에서 몇 피트 떨어져 앉아라. TV나 모니터가 다른 방에 있을 경우라도 이 규칙을 따른다. 전자파는 벽도 뚫는다.
- 성인과, 특히 아동은 TV 화면에서 몇 피트 정도 떨어져 앉도록 한다.
- 자기 전에 물침대히터나 전기담요를 켜도록 한다. 잘 때는 플러그를 뽑는다.
- 자동차 밖에 안테나가 달린 차에서 카폰을 사용하거나 헤드폰이 달린 전화기를 사용한다.

모든 종류의 ELF 파장 노출과 관련하여 의학연구원들은 연구결과가 다른 행동과정을 취해야 한다는 것을 나타내 줄 때까지 신중하게 피하라는 입장을 취하였다. [건강관리]의 "ELF 방사 피하기" 에서 몇 가지 조언이 있다.

음식의 방사선 쬐임 : 토론

여러 종류의 유기체는 식료품을 오염시킨다. 이콜리(*E. coli*, 흔한 대장균)는 햄버거나 살균되지 않은 사과쥬스 등에서 발견할 수 있다. *E. coli*의 치명적인 특징은 질병이나 사망을 초래한다. 살모넬라균은 흔한 가금류 오염원이다. 특정 곤충과 그들의 성충은 밀과 밀가루를 오염시킨다. 다양한 유기체는 음식관련 질병뿐 아니라, 식품의 부패도 초래한다.

식품의 유기체를 죽이는 방법 한 가지는 방사선을 쬐는 것이다. 즉 음식을 방사선 처리하는 것이다. 방사선은 파장이나 빛의 형태로 특정 원자의 불안정한 핵에 의해 에너지를 방출한다. 음식은 감마선이나(엑스레이와 유사한 전자기 파장의 형태) 전자 가속장치가 생성하는 고에너지 전자 빔에 노출됨으로써 포장상태에서 방사선을 쪼이게 된다. 방사선은 생물조직에 유해하므로 마이크로파가 전자렌지에서 음식을 통과하듯이 에너지가 음식을 통과함에 따라 음식 속의 생물유기체를 죽인다. 치과의사의 엑스레이가 여러분의 치아를 방사성으로 만들지 못하듯이 방사선을 쬐는 것도 음식을 방사성으로 만들지 못한다.

음식을 방사선으로 쬐는 것은 1921년 미국에서 특허를 받은 과정이었으나 1960년대 초까지 일차적인 식품(밀, 밀가루, 감자) 사용에는 미국식품의약품안전청(FDA)의 허가를 받지 못했다. 그 이후로, 미국에서 식품에 방사선 처리를 할 것인지 말 것인지는 열띤 논란의 대상이었다. 그 승인이 난 지 약 40년 만에 방사선 쪼임은 그 사용에 제한이 있었으나 FDA는 신선한 식품, 허브, 양념, 돼지고기, 가금류, 정육 등에 방사선 쪼임 사용을 허가했다.

그렇다면 무엇에 대한 논쟁인가? 다수의 대학 기반의 연구센터뿐 아니라, 수많은 국내외 기관들은(미국 의학협회와 세계 건강기관) 식품의 방사선 쪼임을 인정하였다. 지지자들은 방사선 쪼임이 쇠고기에서 *E. coli* O157을 제거하는 유일한 방법이라는 것을 지적하였다(단, 쇠고기를 철저히 요리하면 이 병원균이 죽는다). 방사선 쪼임은 사람을 아프게 하거나 식품을 부패시키는 곤충과 곰팡이뿐 아니라, 다른 박테리아도 죽인다. 게다가, 음식을 방사선에 쪼이는 것으로 야채가 싹트는 것을 막아 주고 과일이 익는 것을 지연시켜 준다. 따라서 식품의 방사선 쪼임 지지자들은 이런 과정을 이용함으로써 식료품이 안전해지고 식품의 질이 더 나아지며, 식품의 보관기간을 연장시켜 준다고 주장한다.

식품의 방사선 쪼임의 반대는 소비자와 소비자 단체에서 비롯한다. 그들은 방사선을 쪼이면 음식을 구성하는 영양소가(지질, 단백질, 탄수화물, 수분, 비타민 등) 화학적으로 변한다는 것을 지적한다. 따라서 반대파들은 이런 변화가 색, 향, 음식의 재질에 영향을 미칠 수 있고 식품에 미확인 독소가 남아 인간에게 유해할 수도 있고 암도 유발할 수 있다고 주장한다. 게다가, 반대파들

Analyzing
Health-Related Information
건강관련 정보분석

다음의 신문기사는 식품의 방사선 쪼임과 이 과정에 관한 다양한 관점을 논한다. 기사를 읽고 건강관련 정보분석을 위해 이 모델을 사용하여 평가하도록 한다. 모델의 주안점은 아래 적혀 있다. 모델은 33~35쪽에 잘 설명되어 있다

1. 어느 설명이 검증 가능한 사실이며, 어느 것이 비검증된 진술이나 가치논쟁인가?
2. 기사를 쓴 여성의 자격은 무엇인가? 이 정보가 유용하다면 저자의 배경과 학벌이 주제분야에서 전문가로 자격을 부여하는가?
3. 기사를 쓴 사람의 동기와 편견은 무엇인가?
4. 기사의 어느 정보가 주제와 관련이 있는가? 어느 정보가 관련이 없는가?
5. 기사는 전통적인 과학자나 의학권위자의 신뢰성을 공격하는가?

여러분의 분석을 토대로 이 기사가 건강관련 정보의 믿을 만한 근원이라고 생각하는가? 이런 결론에 도달한 이유를 요약하시오.

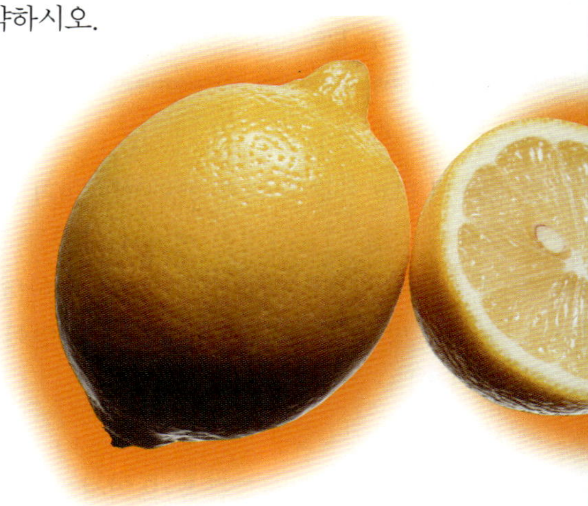

식품용 마이크로파 구제장치

다수의 건강전문가들은 방사선 쪼임이 안전할 뿐 아니라, 필요한 것이라고 말한다.

Jill Burcum ; Staff Writer

살모넬라, 리스테리아, 이콜리, 캄필로박터

소화장애 등을 초래하는 주범리스트가 있다면 이 박테리아, 즉 "버그"가 가장 우선일 것이다. 질병통제 예방센터에 의하면, 해마다 그들은 수백만 명을 아프게 하고 수천 명을 죽게 만든다. 최근 10년 동안 그들은 미국 역사상 가장 크고 치명적인 음식관련 질병을 초래한 책임이 있다.

하지만 이 벌레들이 식품안전의 흉악범이라면, 다수의 전문가들은 이들과 다른 침략자도 막을 수 있는 최고의 경찰도—방사선 쪼임—있다고 말한다. 다양한 식품에 사용하도록 연방정부의 승인을 받은 방사선 쪼임은 식품에 들어 있는 모든 병원균을 죽일 수 있도록 낮은 수준의 방사선을 짧게 처리하는 과정이다.

하지만 식료품을 보호하는 데 있어서 방사선 쪼임이 하는 역할은 아직 불투명하다. 가장 권위 있는 저명한 건강 단체가 방사선 쪼임을 선호하지만, 방사선을 쪼인 식품은 아직 널리 판매되지 않고 있는 실정이다. 게다가, 그 과정이 위험하다고 말하는, 작지만 소리가 큰 활동단체들이 소비자의 관심을 끌고 있다.

분명한 것은 양측에 의하면 그 문제에 관한 대중적인 교육이 필요하다는 것이다. "소비자가 할 수 있는 최선의 것은 그에 대한 정보를 더 발견하여 스스로 올바른 결정을 하도록 하는 것이다."라고 메릴랜드를 기반으로 한 식품안전자문인 Donald Derr은 말한다.

직접적인 방법

방사선 쪼임은 복잡하지만 미래지향적인 혁신으로 들릴 수도 있으나 그 개념이나 기술이 새로운 것은 아니다.

워싱턴 DC의 국제식품 정보협회에 의하면, 과학자들은 방사선 쪼임으로 소독을 하고 음식을 저장할 수 있다고 알아 왔다고 한다. 그 발달은 금 세기 초반에 시작하여 과학자들이 핵연구의 평화로운 적용을 추구함에 따라 1950년대 힘을 얻음에 따라 시작되었다.

1960년대 초반 FDA는 흰 밀가루와 감자에 방사선을 쪼일 수 있도록 허가하였다. 20년이 지나서야 FDA가 1985년 돼지고기와 1986년 신선식품에 사용을 승인하였다. 한편, 방사선 사용으로 의약품, 화장품, 컨택트렌즈 용액, 아기 젖꼭지 등을 살균하게 되었다. 1990년대에 FDA는 승인 식품리스트에 가금류를 더하고 1997년 11월 정육을 더했다. 국제적으로 방사선 처리식품은 40개 이상의 나라에서 판매되었다.

아이오와 주립대학(ISU) 동물학 교수이자 중서부의 유일한 방사선 처리센터장인 Dennis Olson에 의하면, 식품과 비식품 항목은 방사선 처리 중 본질적으로 같은 과정을 통과한다고 한다.

그 디자인과 작동방법에 있어서 ISU 시설은 전형적으로 다수의 상업적인 운영을 한다고 Olson은 말한다. 세 개의 부서가 있는데—처리할 식품을 입고하는 방, 식품을 방사선 처리할 방, 상품을 고르고 수송할 방.

식품은 카트에 담아 컨베이어 벨트에 놓고 자동으로 건물이동을 한다.

방사선은 Olson에 의하면, 빛의 속도의 99%까지 전자를 가속화하는 기계에 의해 생성된다. 음식은 생성된 전자빔을 통과한다. 다른 시설에서 식품에 사용하도록 허가된 방사선 원으로는 방사성동위원소 ^{60}Co이나 ^{137}Cs에 의해 생성된 감마선과 기계생성 엑스레이가 포함된다.

방사선이 아닌 전자렌지 조리

방사선의 원천이 무엇이든 미네소타 보건과 유행병학자인 Craig Hedberg에 의하면, 식품 속 병원균은 같은 방법으로 죽는다.

병원균은—박테리아, 바이러스, 곰팡이—살아서 저절로 복제된다고 말하였다. 방사선 노출로 세포의 유전적 소재를 포함하는 이중 나선형 구조인 병원균의 DNA가 깨져서 병원균의 재생능력이 사라지고, 그 개체 수는 급속하게 쇠퇴한다.

곤충 성충 같은 다른 유형의 오염원도 같은 식으로 제거된다. 과일과 야채의 성숙과 부패에 중요한 역할을 하는 곰팡이도 마찬가지다. 방사선이 왜 음식의 보관기간을 연장시키는지 하나의 이유이다.

Olsen과 다른 전문가에 의하면, 방사선을 쪼인 식품은 방사선 성질을 가지는 것이 아니다. 그 이유는 식품을 단순히 방사선에만 노출한다는 것이고 승인된 용량으로는 방사능이 야기하는 원자수준의 변화를 초래하지 않는다는 것이다.

Derr는 치과에 가는 것만큼 간단한 일이라고 한다. 엑스레이를 찍은 후 당신이 방사선에 노출되었다고 생각하는 것은 아니겠죠?

반대의견

식품을 방사선에 쪼이는 일에 반대하는 이들은 방사선을 쪼인 후 분자변화가 일어난다고 지적한다. 화학적인 결합은 그 과정 중에 깨어지고 방사선 분해 복합물이라는 새로운 복합물이 생성된다.

버몬트를 베이스로 한 활동집단인 Food and Water는 이런 혼합물 몇 가지는 전에 발견된 적이 없고 더욱이 연구한 적도 없다. Michael Colby는 그 단체의 이사로서 이 혼합물과 방사선 쪼임의 효과의 안전은 아직 알려진 바 없다고 하였다.

인터넷에는 수십 개의 식품 방사선 처리 반대사이트가 존재한다. 다른 단체인 공익 과학센터는 방사선 처리를 반대하지 않지만, 식품을 다루는 사람은 오염된 상황에서 처리한 식품을 소독하기 위해 방사선 처리에 의존하는 것을 걱정하고 있다.

최선의 선택

세계 보건단체, 미국 의학협회, 미국 식품협회, 미국 소화장관 협회를 포함한 더 많은 전통적인 건강단체가 방사선 처리를 인정하였다. FDA 의장은 그 과정으로 식품의 영양함량, 향이나 맛이 변하지 않는다는 것에 만족한다고 하였다.

다수의 지지자들은 안전문제는 과학적인 관점에서 토론의 여지가 남는다고 생각한다. 방사선 처리 음식의 안전에 대한 모든 문제는 답이 주어졌다고 Derr는 말했다.

전 미네소타 유행병학자인 Michael Osterholm은 동의하면서 방사선 처리 안전연구는 수십 년 동안 이루어져 왔다고 지적하였다.

"그것은 역사상 가장 광범위하게 연구되어 온 식품안전 기술이다"라고 Osterholm은 말하였다. 그는 오랫동안 식품 방사선 처리를 지지해 왔다. "냉동, 건조, 캔 처리를 혼합한 것보다 자료가 더 많다."

Osterholm은 방사선 분해 혼합물은 방사선 처리 식품에서 발생한다고 하였으나 같은 혼합물이 요리하거나, 캔 처리하거나 태양빛에 노출된 식품에도 발생한다고 하였다.

Osterholm은 방사선 처리는 식품의 안전을 강화하기 위한 기타 방법들을 보충해 준다고 하였고, 식품의 병원균을 예방하는 데, 그 어느 방법보다 효과적이라고 하였다. 그것을 덜 사용하면 할수록 생명이 희생된다고 하였다.

"방사선 처리를 않고는 식품안전의 다음 수준에 도달하지 못할 것이다." 라고 하였다.

팔 것인가 ?

질문은 다음과 같다: 소비자들이 방사선 처리된 상품을 살 것인가? 규정상 방사선 처리된 식품은 쉽게 파악할 수 있는 상징으로 표식을 해야 하므로 소비자들은 자신이 사는 식품이 방사선 처리가 되었는지 동그라미 속의 나무그림 상징을 보고 알 수 있을 것이다. 하지만 대부분의 소비자들은 선택권이 없었다.

식품의 방사선 처리는 수 년 동안 승인을 받았으나 방사선 처리된 상품을 파는 수퍼—보건국에 의하면, 미네소타엔 전무하다—가 드물다.

그런 상황은 변할 수도 있다. 1980년대의 여론조사에서는 과반수의 소비자들은 방사선 처리된 음식을 사지 않을 것이라는 것을 보여주었으나 지지자들의 최근 연구에 의하면, 소비자들은 방사선 처리의 혜택에 대해 듣는다면 더 사게 될 가능성이 크다고 한다.

전국적으로 수퍼, 식당, 정육점 거래단체는 1997년 11월 FDA의 정육의 승인을 열정적으로 환영하였다. 미네소타에서 Cargill은 1년 안에 고기 방사선 처리시설을 갖게 되길 원한다고 하였다. 에덴 프레리 식품 도매상이자 소매상인 Super Valu와 미네소타 보건국은 방사선 처리된 쇠고기를 소개하기 위해 함께 노력 중이다. 하지만 전문가들은 이 지역에서 방사선 처리시설부족으로 인해 처리된 상품이 상품 진열대에 올라가지 못할 수도 있다고 하였다.

식품 방사선 처리에 대한 논란에도 불구하고 다수의 전문가들은 병원균을 죽이지만 처음 시작할 때 논란이 심했던 우유소독만큼 널리 인정을 받게 될 것이라고 예측한다.

지금부터 20년이면 뒤돌아보며 우리가 뭐에 대해 논했더라 며 얘기하게 될 것이라고 Osterholm은 말하였다.

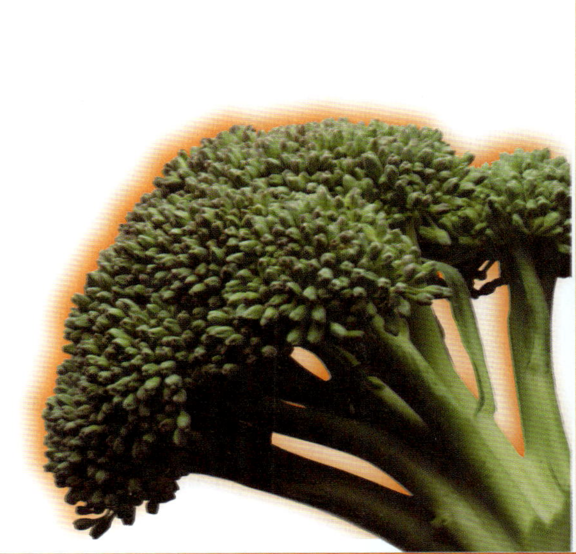

건강한 생활습관
Healthy Living Practices

- 아동에게 집이나 정원의 식물을 먹지 말라고 가르친다. 거기엔 독성이 있을 수 있다. 어린 아이가 있는 가정의 경우는 독성이 없는 안전한 식물로 대치한다.
- 여러분이 무독성이라고 확인한 버섯만 먹는다.
- 어린 아이가 있는 가정에서는 약제와 청소용구를 포함하여 모든 위험한 가사용 물질을 잠가 둔다.
- 약제나 비타민 알약을 사탕이라고 아이에게 말하지 않도록 한다.
- 의사의 처방이 없이는 지용성 비타민을 다량 섭취하지 말라.
- 여러분이 1978년 이전에 지어진 집이나 아파트에 산다면 아동이 벗겨진 페인트 조각을 먹지 않도록 주의한다. 납 성분이 있는지 전문가와 상의하고, 만약 납이 있다면 가정에 유포되는 것을 막도록 한다.
- 일산화탄소 중독을 막고 연료연소 도구와 용품을 올바르게 사용하기 위해 가열 스토브와 난로는 바르게 환기를 시키고 자동차는 차고보다는 밖에서 시동을 건다.
- 일산화탄소 중독증상을 보이는 사람이 있으면 즉시 병원으로 간다.
- 노후화된 석면을 흩뜨리지 말라.
- 석면을 없애려면 전문가의 도움을 구한다.

은 방사선을 쪼임으로써 식품의 영양가치가 떨어진다고 한다. 예를 들어, 어떤 비타민은 방사선 쪼임에 의해 영향을 받는다는 것이다. 어떤 사람들은 핵 폐기물 같은 문제를 인용하며, 방사선에 관련된 기술에 반대한다.

494~495쪽의 [건강관련 정보분석]에는 식품의 방사선 쪼임의 과정을 논한 이 주제와 이 문제를 둘러싼 논쟁에 관한 신문기사가 들어 있다.

작업장의 환경보건

가정과 일의 종류에 따라 직장에서도 독성물질에 노출될 수 있다. 예를 들어, 우연한 일산화탄소 중독은 자동차 배기가스를 적절하게 환기하지 않는다면 자동차 정비공에게 위험이 될 수 있으나, 일산화탄소 중독은 가정에서도 흔히 발생한다. 살충제 역시 상표가 없는 용기에 들어 있을 경우, 가정에서 우연히 먹게 될 수 있는 독성물질 중의 하나이다. 하지만 살충제를 제조하거나 살포하는 사람이 일을 할 때 흔하게 살충제 중독에 노출된다. 특정한 용제, 금속, 플라스틱, 접착제 등의 노출에 의한 중독은 보통 제조 중에만 발생한다.

살충제 중독

살충제(pesticides)는 식물과 동물페스트를 죽이는 화학물질이다. 그것은 농장, 가정, 사업체 등에서 곤충, 설치류, 잡초 등을 처리하기 위해 사용된다. 사람들은 가정이나 정원에서 살충제를 살포하는 것으로는 거의 중독되지 않는다. 하지만 신중을 기해야 하고, 아래쪽으로 살포를 하고 피부와 눈을 보호해야 한다. 때때로, 사람들은 저장구역에서 상표가 붙지 않은 용기에 보관되어 있을 경우, 살충제를 모르고 먹거나 마실 수 있다. 이런 이유로, 살충제는 늘 상표가 확실히 부착된 용기에 저장을 해야 한다. 살충제를 먹은 사람은 바로 병원치료를 받아야 한다.

또한 먹은 음식에 살충제가 들어 있을 수도 있다. 이 살충제는 과일이나 야채에 스프레이된 것뿐 아니라 생선, 해조류, 고기 등에서도 발견된다. 동물들은 종종 살충제를 뿌린 음식을 먹기도 한다. 해양과 담수 유기체 역시 비로 인해 육지의 화학물질이 바다로 휩쓸려 나갈 때 살충제로 오염된 음식을 먹는다. 동물들은 자기가 먹은 특정한 살충제를 조직, 특히 지방층에 저장을 한다.

DDT 같은 다수의 유해한 살충제는 미국에서 금지되어 있으나 오늘날 제조되고 있는 살충제뿐 아니라, 이런 유독성 화학물질도 먹이사슬에 생존한다. 게다가, DDT 같은 유해한 살충제는 다른 나라가 곡식에 사용하여 미국으로 수입이 된다. 하지만 수퍼마켓 상품을 먹는 데서 얻어지는 인체의 살충제 수준은 유독성으로 간주되지 않는다. FDA, EPA, 미국 농림부 식품안전검사국 등은 식품 속의 살충제 수준은 소비자의 건강에 위험하지 않다고 확신한다. FDA가 7년 넘게 수집한 자료에 의하면 유아음식과 유아와 아동이 먹은 성인의 음식에 살충제의 잔류는 EPA가 합법적으로 허가하는 최고수준 미만이라는 것을 알 수 있다(그리고 씻지 않고 껍질을 벗긴 바나나 같은 실험식품 포함)(Foulke, 1993). "섭취하는 음식의 농약 수준 줄이기"에 대한 조언은 [건강관리]를 참조한다.

아주 종종, 살충제를 제조하거나 살포하는 사람에게 살충제 중독이 발생한다(그림 16-4). 이 사람들은 피부와 호흡기를 적절하게 보호하지 않으면 일정기간 동안 유독성 화학물질에 피부가 노출되거나 호흡하게 된다. 그런 경우, 중독의 증상은 약할 수도 있고 처음에는 비특징적이다: 두통, 단속적인 현기증, 전신 불편감. 중독이 심해질수록 증상이 진전되어 불면증, 메스꺼움, 땀, 눈떨

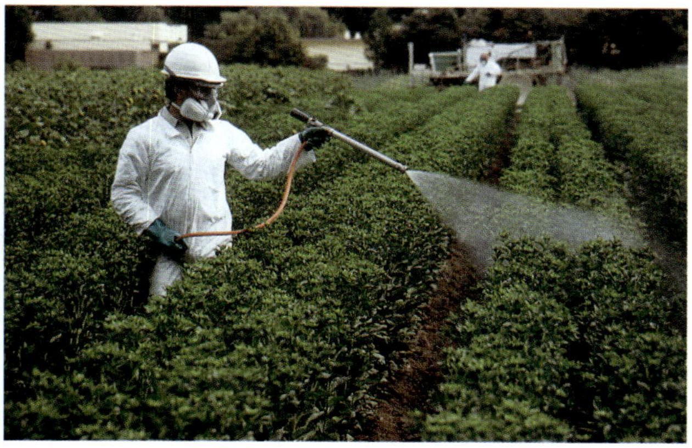

그림 16-4 농약방지. 이 근로자는 피부와 호흡기를 농약스프레이로부터 올바르게 보호하고 있다.

림, 이중이나 희미한 시력, 귀울림, 몸떨림 등이 나타난다. 노출이 계속되면 중독환자는 경련을 일으키기도 한다. 만성적인 살충제 중독치료를 위해서는 진지한 의학 진단을 받아야 하고 각 환자마다 개별화되어야 한다.

기타 유독성 화학물질 노출과 호흡

*용제(solvent)*는 다른 물질을 용해하는 용액이다. 용제는 다양하며, 필요없는 물질 제거(드라이클리닝 용제는 옷의 얼룩을 없앤다)나 표면을 물감이나 실러로 코팅하는 일과 같은 비즈니스와 산업 등에서 다양한 영역의 역할을 한다(후자의 경우, 코팅은 용제에서 용해되고 난 뒤에 마를 때 증발한다).

대부분의 용제 노출로 인해 두뇌와 척수의 신경전송이 느려지고 결과적으로 동작과 사고과정이 느려진다. 계속해서 용제에 노출되면 무의식 상태가 될 수 있다. 어떤 용제는 액체가 허파에 몰리게 하거나 피부가 붉어지기도 한다. 만성적으로 용제에 노출되면 피부가 갈라지고 벗겨지게 된다.

금속(알루미늄, 주석, 구리, 철)은 대개 반짝이는 원소로 열과 전기를 잘 전달하며, 녹이고, 용해되고, 망치질하여 얇은 판으로 만들거나 철사로 만들 수 있다. 이 과정 중에 광석이 뭉개지고, 녹고 쏟아진다. 결과적으로 금속 가루와 증기가 발생한다(그림 16-5). 금속물질 처리과정은 황산이나 시안 같은 유독성 화학물질을 사용하며, 일산화탄소와 이산화유황 같은 유독성 기체를 만들어낸다(499~501쪽 참조). 다양한 산업에서 베어링, 땜납, 배터리, 절단도구 같은 상품제조에 금속을 사용한다.

중금속에 노출되면 금속에 따라서, 그리고 신체에 유입되는 과정에 따라서 다양한 증상이 나타난다. 금속 가루나 냄새를 흡입한 경우, 허파 고통, 허파에 수액, 공기증(공기주머니가 터져 호흡이 곤란하게 되는 허파질병) 같은 다양한 허파 질병이 초래될 수 있다. 중금속 증기를 흡입하면 눈과 입이 자극되고 신장에 상처가 나며, 특히 납, 수은이나 망간 등에 노출된 경우, 뇌와 척수가 손상된다. 증기에 피부가 노출되면 화상, 발진, 붉어짐, 부풀어 오름, 가려움증 등이 초래될 수 있다. 다수의 중금속 노출은 암을 초래할 수 있다.

살충제(농약, pesticides)
동식물 해충을 죽이고 섭취하면 중독을 일으키는 화학물질..

접착제는 조립공정 중 물질을 연결하는 데 사용된다. 부품을 조합하기 위해 다른 과정이 사용되기도 하는데 그것은 에칭, 표면절삭, 용제 클리닝 등이다. 이런 과정들은 나름의 특정한 위험을 수반하기도 한다.

대부분의 경우, 미국 노동부의 직업안전보건청(OSHA)은 근로자의 건강을 보호하기 위해 산업규정을 세웠다. 하지만 자동차 수리점 같은 다수의 소규모 회사들은 OSHA의 규정이 없다.

실내공기 오염

사람들이 1970년대의 과다한 에너지 소비에 대하여 관심을 가지게 되고 냉난방에 있어서 에너지를 보존하기 위해 더 집약된 건물을 만들기 시작함에 따라, 실내공기의 질에 대해서도 관심을 가지게 되었다. 지난 20년

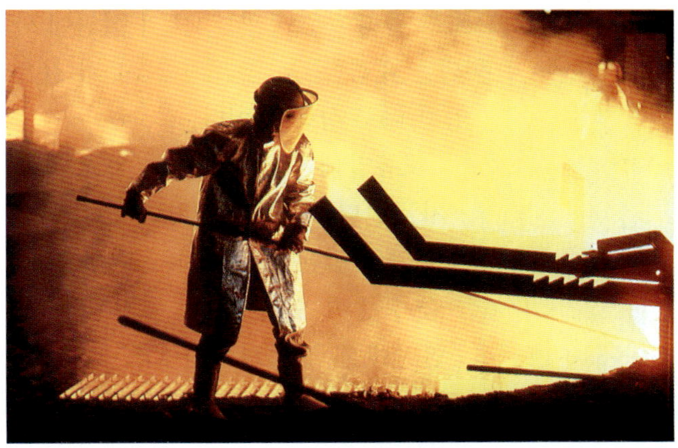

그림 16-5 금속가공. 이 여성은 제강공장의 용광로에서 일하고 있다. 그녀는 용해된 강철을 꺼내기 위해 용광로를 긴 도구로 열 때 보호를 위해 석면수트를 입고 있다. 그 과정에서 금속성 증기에 노출된다.

건강관리
Managing Your Health

섭취하는 음식의 농약 수준 줄이기

- 모든 과일과 야채를 물로 최소한 20초 이상 문지르기
- 잎이 달린 야채의 겉잎을 제거하기
- 붉은 살코기의 지방층 제거하기
- 생선과 가금류의 피부와 피하지방층 제거하기
- 동물성 식품의 육즙 버리기

동안 이 관심사에 주의를 기울여 "빌딩질환증후군"의 원인을 결정하기 위해 수많은 실험이 행하여졌다.

빌딩질환증후군(sick building syndrome)이란 대형건물 거주자가 보고 하는 다양한 증상을 말한다. 빌딩은 거주자 다수가 두통, 이상피로, 눈, 코, 목 자극, 숨가쁨 등의 건강에 관련된 비슷한 증상에 대해 호소하는 문제거리가 되었다.

빌딩질환 연구결과에 의하면, 우선적인 문제는 부적절한 환기 때문이라고 한다. 건강이상의 국소적인 원인은 건물 재료, 카페트, 사무실 칸막이로 사용되는 플라스틱 판넬 같은 다양한 원인으로부터 발생한 화학적 오염이다(Sundell, 2004). 실내공기의 다른 오염원에는 석면과 연소로 인한 오염원(이 장 초기에 논하였다), 라돈, 포름알데히드 등이 있다(Bardana, 2001).

포름알데히드(formaldehyde)는 건물 재료와 가구제조에 사용되는 화학물질로서, 그 재료들이 포름알데히드를 공중에 방사한다. 실내공기 중의 포름알데히드 방사의 주범이 되는 특정 상품은 섬유판, 입자판, 하드보드 플라이우드 판넬, 벽의 절연에 사용되는 유리아-포름알데히드 폼과 같은 압착 나무 상품 등이다.

포름알데히드는 눈, 코, 동공 등을 자극한다. 포름알데히드를 흡입한 어떤 사람은 숨쉬기가 곤란하고 가슴 통증이 오며, 피로, 메스꺼움, 수면장애를 경험하지만 다른 이들은 구역질과 설사 같은 소화관장의 이상을 보인다. 천식과 암의 발달에 있어서 포름알데히드의 역할은 논란의 여지가 많다.

빌딩질환증후군(sick buildingsyndrome) 대형건물의 거주자들이 다양한 건강관련 문제를 보고하였다.

포름알데히드(formaldehyde) 특정한 건물의 소재와 비품에 사용되는 화학물질. 실내공기 중으로 노출되면 건강상의 문제를 야기하기도 한다.

라돈 가스(radon gas) 미국 다수지역의 암석과 토양에 존재하는 물질. 지하의 균열을 통해 스며들어 건강에 문제를 야기한다.

가정이나 공공건물에서 포름알데히드 오염이 발생한다면(거주자의 증상으로 알 수 있다), 그 원인을 파악하여 제거하거나 다른 조치를 취하여 실내공기에서 이런 가스를 줄이도록 하는 것이 좋다. 이런 과정은 어렵고도 비용이 많이 들 수 있다. 벽에서 유리아-포름알데히드 폼을 제거하려면 비용이 많이 들고 벽을 손상시킨다(하지만 5~10년 전에 설치된 유리아-포름알데히드 폼 절연체는 거의 포름알데히드를 방출하지 않는다). 판넬은 제거하면 되고 가구는 폐기하면 된다. 대안은 공기 중에서 포름알데히드를 제거하도록 고안된 공기정화 장치를 설치하거나, 다량의 신선한 공기를 건물 안에 영입하거나 포름알데히드 포함 상품의 표면을 봉합하는 것이다.

라돈 가스(radon gas) 역시 실내공기를 오염시킨다. 라돈은 미국 다수지역의 바위와 토양에 존재한다. 이런 지역에 사는 사람은 지하 벽의 틈을 통해 누출되거나 가정에 모인 라돈가스에 노출될 수 있다. 13장은 무색무취의 가스와 폐암과의 관계를 논한다.

건강한 생활습관
Healthy Living Practices

- 살충제와 기타 화학물질은 아이의 손에 닿지 않는 곳에 두고 봉인하여 표식을 하여 보관한다.
- 살충제 작업을 할 때는 피부, 눈, 코, 입을 보호하는 옷을 입는다.
- 유독성 물질로 작업을 할 경우, 피부와 눈의 손상을 보호할 수 있는 방법을 취하고 작업의 결과로 만들어질 수 있는 유독성 가스의 위험을 평가하고 자세한 사항은 OSHA에 연락한다.

옥외 환경보건

수질오염

사람들은 *대수층(aquifers)*이라는 지하 저장고와 지상원으로부터 식수를 얻는다: 호수, 강, 인공호 등. 두 가지 수원은 유독성 화학물질로 오염이 될 수 있다. 그리고 표면수는 병원균, 식물소독제, 침전물(토양), 방사능, 열 등으로 오염될 수 있다.

선진국에서는 물 속의 병원균은 하수처리장이 폐수를 처리하므로 수돗물이 오염되지 않아 질병의 원인으로 흔한 것은 아니다. 게다가, 공공 음용수는 염소소독을 하여 병원균을 죽인다. 하지만 물 정화와 공급시스템이 고장난 경우에는 감염이 발생할 수 있다. 물 속의 전염성 질병은 수도 정화시스템이 없는 개발도상국의 경우에는 커다란 문제이다.

식물소독제, 침전물, 열 등은 종종 표면수를 오염시키지만 일반적으로 인간에게 피해를 주진 않는다. 수로로 들어가는 원자력 공장이 방출한 방사능은 아주 낮아서 인간에게 해를 줄 정도는 아니라고 한다. 하지만 유독성 화학 혼합물(살충제 포함), 중금속(수은과 납), 산(산성비; 대기오염 부분 참조)과 같은 화학적 오염물질은 비전염성 질병과 중독을 초래할 수 있다.

화학적 오염물질은 지하수와 표면수를 둘 다 오염시킨다. 산업체에서 폐기 화학물질을 수로로 쏟아 보내고, 광산 폐기물이 강으로 흘러들어가고, 살충제가 비가 올 때 강과 호수로 씻겨 들어가고, 도로 제설작업에 사용되는 염분이 봄비가 내리면 강과 하천으로 흘러들어갈 때, 그런 오염물질이 표면수로 침투한다.

중금속도 표면수를 오염시킬 수 있다. 중금속은 산업원으로부터 강과 하천으로 버려질 때 물로 들어간다. 하지만 1972년 정수법과 1972년 연방 수질오염통제법과 개정안이 그런 유독성 물질을 표면수로 방출하는 것을 금지하는 도구역할을 하였다. 금속 역시 수도관의 납땜으로부터 걸러냄으로서 가정에 보급되는 음용수에 들어간다(거름은 물이 통과함에 따라 한 물질의 용해되지 않는 부분을 제거하는 것이다). 안전 음용수법과 1986년 개정안에서는 EPA로 하여금 음용수의 안전을 점검하게 하였고 수도관에 납땜을 하지 않도록 하였다.

지하수는 주유소의 지하 기름 저장탱크의 퇴화, 도로 제설용 소금의 화학물질 또는 지상으로 걸러지는 농업용 화학물질로부터 오염이 된다. 하지만 **위험성 폐기물**(hazardous waste; 유독성 화학폐기물)은 유독성 물질이 대수층에 걸러질 때 지하수 오염의 주원인이다.

1980년 의회는 유독성 폐기물 청소안을 통과시켰고 위험물질을 청소하기 위한 자금을 배당하였다. 수퍼펀드라고 하는 돈을 들여서 특정 장소에 유독성 폐기물을 방출하는 이들을 찾아내고 청소비용을 지불하게 하는 것이었다. 정부가 범인을 찾아내지 못하면 돈을 내어 그 장소를 청소하게 하였다. 1980년 이후로 수퍼펀드 프로그램으로 수백 개의 위험성 부지의 청소가 가속화되었다. 2004년 말 EPA는 우선순위로 간주된 장소의 대략 61% 정도의 청소가 완료되었다고 발표하였다. EPA는 우선순위의 85% 정도가 2008년까지는 청소가 완료될 것이라고 추정 한다.

위험성 폐기물
(hazardous waste)
유독성 화학 배출물.

음용수의 안전을 보장하기 위하여 미국 정수법은 염소처리를 하여 필요 없는 병원균을 죽인 것이다. 사실상, 전국 음용수의 75%는 염소처리한다. 하지만 1974년 과학자들은 이 화학물질이 음용수에서 다른 화학물질과 상호작용을 하여 클로로폼 같은 새로운 혼합물을 형성한다는 것을 알게 되었다. 이런 발견 이후로 과학자들은 이런 혼합물이 암의 발생과도 관련이 있는 것인지를 연구하고 있다. 복합적인 연구자료를 검토한 결과, 음용수의 염소로부터 형성된 혼합물은 정상적인 소비수준에서 암을 발생할 가능성은 없다는 결론을 내렸다(Fawell 2000). 게다가, 연구를 통해 수돗물 소독 부산물의 섭취와 유산 또는 장애의 관계를 보여 주는 자료의 신뢰도가 혼합적이거나, 비일관적이거나 미약하다는 것을 보여 주었다(Graves et al., 2001; Nieuwenhuijsen et. al., 2000). 연구원들은 수돗물 소독 부산물의 용인할 수 있는 정도의 하루 섭취량이 밝혀져야 한다고 주장한다.

수질오염의 잠재력을 깨닫는 것이 오염된 물을 마시는 것의 장단기적인 건강의 영향을 막는 첫 단계일 뿐이다. 수돗물을 테스트하여 유독성이나 기타 필요 없는 화학물질이 들어 있지 않도록 해야 한다. 그렇다면 탄소여과 같은 다양한 방법을 사용하여 처리할 수 있는 방법이 있다. 탄소필터는 물에서 다수의 탄소포함 혼합물과 염소를 제거해 주고 맛, 향, 색 등을 개선해 준다. 필터가

산성비
(acid precipitation)
비, 눈, 안개 등 화석연료 방출로부터 이산화황과 결합한 것이다.

스모그(smog)
여러 가지 오염물질이 형성한 환경 중의 연기와 안개.

공기질 지표
(Air Quality Index, AQI)
값을 결정하기 위해 여러 가지 오염물질의 수준을 이용하는 공기질의 지표.

모든 물 처리에 유용하지는 않다. 어떤 사람은 요리와 음료수로 생수만을 사용한다. 하지만 생수가 수돗물보다 반드시 더 나은 것은 아니다. 그 순수성을 평가하기 위해서 생수에 유독성 화학물질이 들어 있는지 실험을 하거나 특정 생수에 대한 정보를 원한다면 알렉산드리아 국제생수협회(IBWA)에 편지를 쓰도록 한다. 정보 핫라인은 800-WATER-11이다.

대기오염

대기오염 역시 건강에 위협이 된다. 인간에게 유해한 공기 중의 주요 물질은 이산화황, 이산화질소, 일산화탄소, 오존, 미립자군이다. 이런 물질은 화석연료를 연소할 때 발생한다. 화석연료는 탄소함유 물질로 한때 생존한 유기체(동식물)로부터 오랜 기간에 걸쳐 압력을 받아 형성이 된다 . 가솔린, 석탄, 천연가스, 오일 등이 화석연료이다.

대기오염의 주요한 두 가지 원인은 자동차와 석탄을 사용하는 공장이다. 송풍기, 체인 톱, 예초기, 스노우 블로어 같은 소형 가솔린 기계 사용이 대기오염의 주범이다.

석탄을 사용하는 공장은 주요 오염원으로 미립자와 이산화황을 배출한다. 그런 공장의 아래쪽에 사는 사람은 이런 오염원의 영향을 가장 많이 받는다. 이산화황은 대기 중에 수분과 섞여서 황산을 배출하는데, 이것이 **산성비**(acid precipitation)의 주요 구성요소이다. 산성비(비, 눈, 안개)는 생물과 무생물 둘 다에 손상을 입히고 표면수를 산성화시킨다. 도시에 내리면 그림 16-6 처럼 석상과 건물뿐 아니라, 수목에도 손상을 입힌다. 저수지의 산성물은 물을 운반하는 파이프로부터 금속을 걸러 내어 수도관으로 보낸다. 산성비의 영향을 가장 많이 받는 미국의 지방은 오대호 근방과 뉴잉글랜드이다. 캐나다 남부 역시 미국의 발전소 방출의 영향을 경험한다.

이산화황과 미립자 역시 대기 중의 습기와 결합하여

(a)

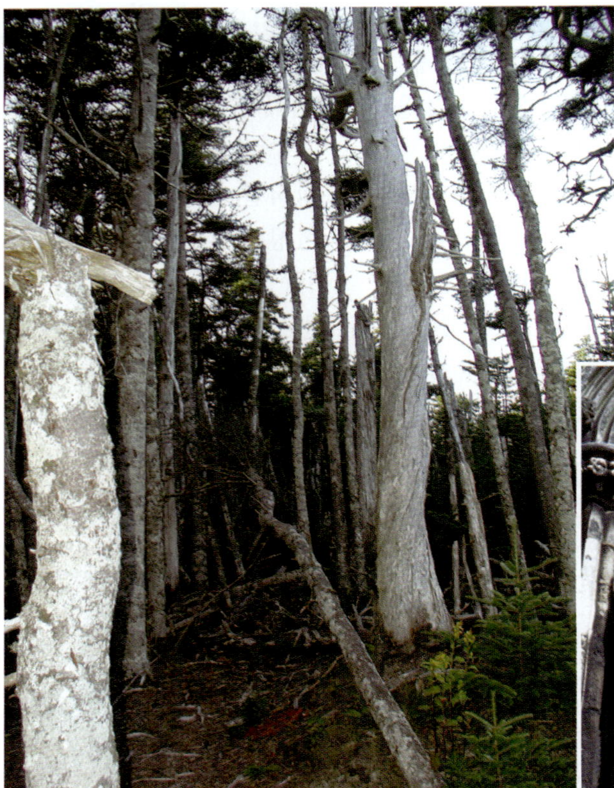

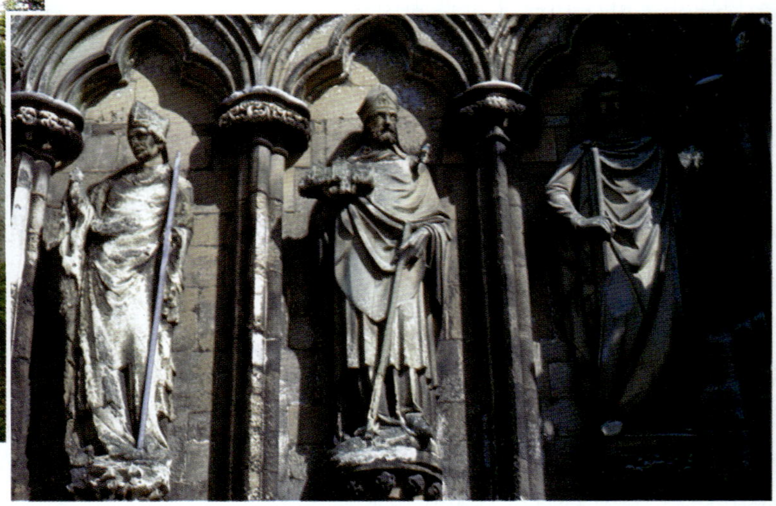

(b)

그림 16-6 **산성비의 영향.** (a)미국 메인 숲의 많은 나무들은 산성비에 의해 파괴되었다. (b)영국 솔즈베리 대성당의 조각처럼 말이다.

공기질 지표 (AQI) 값	건강관심 수준	색 깔
AQI가 이 범위에 속할 때	공기의 질 상태는 다음과 같다	다음의 색에 의해 기호화
0–50	양 호	초 록
51–100	약 함	노 랑
101–150	민감집단에 유해	오렌지
151–200	유 해	빨 강
201–300	아주 유해	자 주
301–500	위험수준	밤 색

그림 16-7 공기질 지표(AQI).

자료출처: United States Environmental Protection Agency(2000). *Air Quality Index: A guide to air quality and your health.*

스모그(smog)라 불리는 안개를 생성한다. 스모그는 허파에 손상을 입힐 수 있다. 이산화황 스모그가 가득한 도시는 춥고 습한 풍토에 위치하며, 전기와 난방은 석탄과 석유에 의존한다.

스모그 중의 이산화황과 미립자 중 미립자가 허파에 가장 큰 손상을 입힌다. 미립자는 공중에 살포된 소립자다. 코털과 코와 목의 점액이 커다란 입자는 잡아낸다 할지라도 미립자는 허파에 도달하여 오랜 기간 동안 쌓인다. 결과적으로, 이 물질들은 허파를 자극하고 초소형 공기 주머니를 차단하여 호흡을 더 어렵게 만든다. 공기 통로와 허파의 미립자는 기관지염, 폐기종, 천식 같은 호흡기 질환의 발전에 한 요인이 될 수 있다. 그들 역시 기존의 호흡질병을 더 악화시킨다.

공기 중의 이산화황은 눈과 허파의 점액질을 자극한다. 미립자처럼 이산화황은 호흡기 질환을 악화시킨다. 미립자와 이산화황이 함께라면 이 오염인자 중의 하나만 존재하는 경우보다 호흡기 이상에 더 큰 영향을 미친다. 가장 위험도가 큰 경우는 노인과 만성적인 허파와 심장질환이 있는 사람이다.

일산화탄소, 이산화질소와 오존은 주로 차량 방출로부터 생성된다. 공기 중의 질산가스가 연료의 연소 중에 산소와 결합할 때 이산화질소가 형성된다. 이 혼합물은 눈, 허파, 기타 점액성 막을 자극한다. 또한 햇빛이 있는 경우, 탄화수소와(수소와 연료 중의 탄소) 반응하여 이차적인 오염원인 오존을 생성한다. 대기 상부층의 오존은 태양의 자외선을 막아 준다. 하지만 우리가 숨쉬는 공기 중에 있으면 오존은 허파를 자극한다. 자동차 배기가스나 광화학 스모그에 의해 오염된 도시는 주로 미국 서부에 위치한다.

공기질 지표(Air Quality Index, AQI)는 대중이 공기의 질을 알 수 있는 수단이다. 5가지 주요한 대기 오염원의(일산화탄소, 이산화질소, 오존, 이산화황과 미립자) 수준을 점검하고 공기의 질을 결정하기 위하여 사용한다(그림 16-7). 공기질의 기술(좋음, 적당함, 건강에 안 좋음 등등)은 대기 중 각 오염원의 최고농도에 의해 결정한다. 공기가 건강에 좋지 않거나 악화되면 공기의 질 주의설명에 귀 기울여야 한다. 다수의 노인과 만성적인 질병의 폐나 심장상태를 가진 사람은 낮은 공기질이 건강에 좋지 않고 위험수위일 때 죽게 될 수 있다. 청정공기법의 엄격한 개정안이 1970년에 통과되었고 보다 엄격한 기준이 1990년 설정된 이후로 미국의 공기질은 상당히 개선되었으나 다수의 도시와 시골은 아직도 오염 정도가 높은 실정이다.

소음공해

소음공해는 건강에 부정적인 영향을 미칠 수 있으나 환경분진, 독기, 수증기, 가스는 앞서 논한 액체와는 다르다. 음파를 볼 수 있다면 물결과 같이 보일 것이다—분자가 퍼지는 곳에 이어지는 압축된 공기분자 구역. 이런 대기 중 파장은 그 주변공기를 방해하는 물체의 진동 결과이다.

사람의 귀는 소리의 진동이 고막을 때릴 때 공기 중의 음 진동을 탐지한다. 진동하는 고막이 중귀의 작은 뼈를 이동시키고 다음으로 내귀의 액체가 섬세한 털을 가로지른다. 내귀의 털은 뇌로 메시지를 전달하는 신경에 연결된다. 이런 메시지는 소리로 해석된다. 하지만 약한 털은 너무 큰 음파에 의해 영구적으로 손상될 수 있다.

일상적인 소리는 얼마나 큰가? 표 16-3은 일상적인 소리와 그 크기를 보여 준다. 소리의 세기나 크기는 dB로 표현된다. 인간이 들을 수 있는 가장 희미한 소리는 0 dB로 본다. 소리의 세기가 dB 단위로 증가할 때 10dB 증가는 소리 세기의 10배 증가를 의미한다. 따라서 50dB의 소리는 40dB보다 10배나크다.

조용하거나 부드럽다고 생각되는 소리는 50dB이나 그 미만이다. 청각장애와 의사소통 장애 협회(NIDCD)는 75dB 미만의 소리는 청력의 손상을 초래하지 않을 것이라고 한다. 소리가 80dB 이상일 때 신경을 거슬리

표 16-3 일상적인 소리의 크기

소리 크기	dB
이파리가 살랑거리는 소리	10
정상대화	50
교외의 주변소음	52
진공청소기	70
도시소음: 복잡한 교통	80
여객기 안(이륙)	78~83
50피트의 대형트럭	76~88
가정용 공구	65~110
지하철 소음	80~114
근처의 제트기	150
총격	150~170

고 시간이 지나면 손상을 입힐 수 있다. 85dB에서 청력은 영구적인 손상의 위험이 있다. 120dB이면 고통이 따른다.

EPA는 미국인구의 40%가 영구적인 청력의 손상을 초래할 수 있을 정도의 소음에 노출된다고 추정한다. 평균적으로 다음과 같은 경우 청력이 손상될 수 있다:

- 8시간 동안 90 dB의 예초기를 사용할 경우
- 6~8 시간 동안 시끄러운 파티에 있을 경우
- 2시간 동안 체인 톱(100dB)을 사용할 경우
- 30분 동안 가솔린 엔진의 리프블로우(110dB)를 사용할 경우
- 15분 동안 댄스 클럽이나 록 콘서트에 있을 경우

여러분은 8시간 동안 파티에 가지 않을 수도 있겠지만 커다란 소리로 인한 청력의 손상은 누진적이다. 즉 효과는 부가된다. 이 효과는 파괴적일 수 있다; 건강협회는 하루 8시간 85dB 이상의 소음에 수 년간 노출되면 영구적인 청각의 손상이 초래될 수 있다고 결정하였다. 영구적인 청각장애는 계속적으로 노출될 경우와 140dB의 폭발현장에 근접한 경우처럼 한 번의 노출에도 초래될 수 있다.

사람들은 자신의 청각을 잃게 될 것인지를 어떻게 아는가? 우선, 사람은 높은 주파수 소리를 듣는 능력을 잃게 될 수 있다. 그는 대화 중에 가끔 단어를 듣지 못한다거나 전화통화에 어려움을 갖게 되기도 한다. 게다가, 부분적인 손상을 가진 사람은 귀가 울리거나 이명을 경험하기도 한다. 이명이 생기면 듣는 것이 더 어려워진다. 부분적인 청력손상이 있는 사람은 보청기가 도움이 될 수도 있으나 전적으로 문제를 해결해 주지는 못한다.

전체적이거나 부분적인 청력의 손상은 너무 큰 소리에 집중하는 결과 중의 하나일 뿐이다. 귀를 제외한 다른 신체 부위도 소음에 반응한다. 연구원들은 70dB의 소음에 노출되면 심박 수가 증가하고 혈압이 높아진다고 하였다. 근육이 긴장하고 호흡패턴이 변한다. 또한 소음에 노출되면 스트레스 관련 호르몬이 혈관으로 분비되는 속도가 증가한다. 심지어는 적절한 일상적인 소음수준조차도 긴장과 어떤 사람에 대한 적대적 행동을 증가하게 만든다. 다양한 연구에서 환경소음 노출은 학습능력 손상과 학업성적과 관련된다는 것이 밝혀졌다.

여러분의 환경에서 소음에 관심을 가지면 청력을 보호하는 데 도움이 될 것이다. 예를 들어, 다수의 건강클럽은 에어로빅 강사가 명령을 할 때 음악 소리가 크게 터진다. 종종, 이런 소리는 최고 110dB까지 올라간다. 볼륨을 줄여 달라고 요청하도록 한다. 귀 보호개를 사용한다면 소리를 줄이기 위해 제작된 소재만 사용하도록 한다. 귀에다 면이나 휴지를 넣으면 귀를 보호해 주지 못한다.

당신이 소리가 큰 콘서트에 간다면 나갈 때 청력을 점검한다. 자동차나 가정용 라디오는 간신히 들을 수 있을 정도의 수준으로 튼다. 그리고 가능하면 콘서트가 끝난 후 바로 라디오를 튼다. 말이 들리는가? 안 들린다면 음악의 크기로 인해 단기적인 청력의 손상이 생겼을 수도 있다. 자주 큰 소리로 음악을 듣는다면 영구적인 청력의 손상이 올 수 있다.

건강한 생활습관

Healthy Living Practices

- 청력손상과 소음공해의 다른 효과를 피하기 위해서는 소리가 80dB 이상인 상황은 피하도록 한다. 소리의 수준에 관심을 갖고 너무 높다면 호소하도록 한다.
- 80dB 이상의 소음이 있는 환경에서 일시적으로 일을 해야 한다면 귀 보호개를 쓰도록 한다.

건강의 이모저모
Diversity in Health

굶주림, 환경, 세계인구

전세계적으로 거의 6명 중 한 명은 급만성 기아로 고통받는다. 기아는 식욕 그 이상으로 음식에 대한 심리적인 욕구나 몇 시간 동안 굶음으로써 배고픔을 느끼는 것이다. 급성 굶주림, 즉 기아는 장기간 먹지 않아 결국 음식부족으로 죽는 상황이다. 만성적인 굶주림은 음식섭취가 부적절한 장기적인 상황을 가리킨다. 만성적인 굶주림을 경험한 사람은 영양분이 부족하고 적절한 성장, 발달, 신체 기능에 필요한 영양소를 얻지 못한다.

굶주림으로 이어지는 여러 요소는 정치적, 사회적, 경제적, 환경적 상태라고 할지라도 세계기아의 인지된 원인에서 중요한 역할을 한다. 과잉인구, 음식생산의 환경적인 한계, 대지사용 문제 등은 굶주림에 있어서 그것들의 역할에 관하여 과학자들이 논쟁을 하던 인자들이다. 사실, 다수의 과학자들은 세계적인 굶주림 문제가 존재하지 않는다고 주장한다. 대신 그들은 지역적인 굶주림 문제가 다양한 원인에 따라 존재한다고 주장한다.

세계인구는 약 64억이고 해마다 약 1억의 속도로 증가한다. 미국의 여러 전문가들은 세계인구는 고르게 되어 124억에서 140억 사이에 도달하리라 예측한다. 그 용량은 유용가능한 자원에 의해 지지될 수 있는 개인의 최대치이다. 하지만 과학자들은 세계식량이 그렇게 많은 개인을 다 지탱할 수 있는지에 관해 동의하지 않는다. 다수의 과학자들은 최고의 농업기술을 이용한다 할지라도 지구의 수용역량은 75억에 제한된다고 계산한다.

과학자들은 1980년대의 식량생산 증가가 세계식량의 욕구를 따라잡았는지에 관해 동의하지 않는다. 또한 일정한 곡식해충을 막는 식물 유전공학뿐 아니라, 기계변화, 품종변화, 비료, 살충제, 경영기술 같은 다양한 농업분야의 기술적인 진보로서 농부들이 더 많은 곡식을 생산할 수 있느냐에 관해서도 일치하지 않는다. 많은 과학자들은 세계에서 생산되는 식량을 충분히 늘리기 위해서 농부들이 경작하는 토지의 양을 늘려야 한다고 주장한다. 하지만 여분의 토지를 사용하면(경작에 충분한 상황이 아니라 해도) 부식, 산사태, 범람의 위험이 늘어난다. 여분의 토지는 이미 경작 중인 토지보다 곡물 생산성이 떨어질 가능성이 크다. 게다가, 다수의 지역에서 제한된 용수는 농업의 확장을 어렵게 한다.

지금 지구의 여러 지역은 각 토지에 존재하는 인구를 지탱할 수 없는 상태다. 한 나라는 인구가 너무 많아 자연자원이 그 국민을 다 먹여 살리지 못한다. 그런 과잉인구의 한 예가 아프리카다. 아프리카는 세계적으로 인구성장이 가장 빠른 대륙이다. 아프리카 인구의 50% 이상이 15세 미만이다. 따라서 이 인구의 크기는 인구의 과반수가 생식시기에 있기 때문에 앞으로 10년 동안 증가할 것이다. 아프리카 토지의 많은 부분은 자연적인 수용능력이 낮다. 게다가, 그 풍토는 변화무쌍하고 곡물을 재배하기엔 신뢰도가 떨어진다.

세계나 지역적인 굶주림의 문제는 심각하다. 과잉인구 같은 환경문제, 음식생산 방법, 토지이용 방법 등은 정치적, 문화적, 사회적, 경제적 이슈와 상호작용을 하여 전세계 다수국민의 건강에 영향을 미칠 수 있는 상황을 창출한다.

삶 속에서
Across The lifespan

환경보건

환경보건의 위험은 모든 인류에게 위험이 된다. 하지만 어린 아동은 유해한 물건인지 알지 못하고 입에 넣을 수 있기 때문에 비의도적인 중독의 위험이 가장 크다. 이것은 어린 아동의 정상적인 탐구활동이다. 게다가, 일산화탄소와 납은 태아와 유아에게 특히 위험한데, 그들의 두뇌와 신경체계가 아직 미숙하기 때문이다. 일산화탄소 중독이나 대기오염원에 특히 민감한 사람은 노인과 만성적인 폐나 심장병이 있는 이들로, 폐의 기능이 손상될 수 있다.

이 장의 개요 CHAPTER REVIEW

요 약

일반적으로, 질병의 원인이 되는 환경인자는 유독성 화학물질이다. 그런 물질은 신체조직을 손상시키고 신체적인 기능에 영향을 미친다. 그것은 가정, 직장, 환경 등에 존재한다. 유독성 화학물질은 가정용품, 식물, 직장에서 사용하는 다양한 상품, 조제약, 불법약물 등에서 발견된다.

유독성 식물은 중독 응급상황의 원인이며, 특히 아동에게 그럴 수 있다. 여러 식물들이 유독성은 아니라 할지라도 가정용 식물과 절단된 꽃 등은 5세 미만의 아동의 손이 닿지 않게 두어야 한다. 식물 외에도 버섯의 약 1~5% 는 독성이다.

5세 미만의 아동은 가정용 청소용구와 처방약과 비타민 등에 중독될 위험이 큰 존재이다. 어린 아이가 위험한 상품을 열기 어렵게 하는 특수포장을 하여 이 연령대의 중독률이 낮아졌다. 그러나 그런 물질은 어린 아이가 거주하거나 자주 가는 집에서는 캐비넷에 잠가 두어야 한다.

납 중독은 납 중독의 주요 원인이 거의 제거가 되었음에도 불구하고 아직 아동의 건강적인 문제거리가 되고 있다. 중앙신경체계에 영향을 미치고 혼수상태, 경련, 사망을 초래할 수 있기 때문에 납 중독은 심각하다. 아동은 혈중 납의 수준에 따라 납 중독의 다양한 증상을 보일 수 있다. 납을 베이스로 한 페인트 같은 납의 원인을 아동의 환경에서 제거하는 것이 극도로 중요하다.

일산화탄소 중독은 이 가스의 수준이 폐쇄된 환경에서 쌓일 때 발생할 수 있다. 일산화탄소 중독의 주요한 원인은 화재, 자동차 배기가스, 고장난 난로, 석탄난로, 가솔린 엔진 도구, 나무 난로, 난로, 환기 안 된 케로신, 가스히터, 가스렌지와 오븐, 담배 연기 등이다. 이런 위험을 피하기 위해 연료를 연소하는 도구 등은 올바르게 관리 사용하고, 자동차는 차고에서 주행하지 말며, 가정용 난방기구와 벽난로는 적절하게 환기를 시키고, 석탄 그릴과 가스엔진 도구들은 환기가 잘되는 장소에서만 사용한다.

극저주파(ELF)의 전자파가 컴퓨터 스크린, 전자렌지, 핸드폰, TV, 전기장판, 전기용품, 고장력 전기선, 전파 장치 등에서 방출된다. ELF 전자파는 암, DNA 손상, 두뇌의 전기활동 변화와 같은 부정적인 효과와 관련된다. 그럼에도 불구하고 과학자들은 부정적인 효과를 발견하지 못했고, 극도의 주의를 요할 근거도 찾지 못하였다. 하지만 의학 연구원들은 ELF 전자파를 방출하는 전원과 상품에 불필요하게 가까이 있는 것을 피하라고 조언한다.

직장에서도 다수의 환경적인 위험이 존재한다. 흔한 직장에서의 위험으로는 살충제 제조나 살포 중 살충제에 노출되는 것, 산업장에서 유독성 물질에 노출되는 것, 특정 용제, 금속, 플라스틱, 접착제 사용 등이 있다. 유독성 물질로 작업을 하는 사람은 피부와 눈의 손상으로부터 자신을 보호하고 작업의 결과로 창출될 수 있는 유독성 연기의 위험을 평가해 보아야 한다.

실내공기는 포름알데히드, 석면, 연소생성 상품 같은 오염인자로 오염될 수 있다. 어떤 건물은 환기상태가 불량하여 건물 입주자들이 약한 건강관련 증상을 보이는 주원인이 되고 있다.

우리가 숨쉬는 공기와 마시는 물 역시 미국 여러 지역에서 다소간 유독성 물질로 오염이 된다. 오염된 음용수는 장단기적인 건강효과를 유발할 수 있다. 공기는 석탄을 사용하는 공장과 차량의 방출로 오염된다. 공기가 건강에 유해할 때, 노인과 호흡기 질병이 있는 사람은 건강이 더 악화될 위험이 커진다.

소음오염은 건강에 부정적인 효과를 갖는다. 75dB 미만의 소리는 청력손상을 초래할 가능성이 없다. 청력의 손상과 소음공해로 인한 부정적인 건강효과를 피하기 위해 소리가 80dB 이상인 상황을 피하고, 그런 상황에서는 특수 고안된 귀 보호개를 쓰도록 한다.

배운 것을 적용하기

1. 4세의 조카가 여름 방학 때 놀러 온다고 한다. 집이나 아파트를 어떻게 해야 안전하겠는가? **적용**
2. 지난 24시간 동안 환경과의 상호작용을 적고 분석해 본다. 이런 상호작용으로부터 건강에 위협이 되는 환경적인 위협을 적어 보아라. **분석**
3. 새로운 지방으로 이사를 하였다. 위험한 화학물질과 유독성 물질에 노출되고 있는지를 평가하고 어떤 건강상의 위험이 존재하는지 평가해 보자. **통합**
4. 질문 3을 토대로 최소한 3개의 가상의 결과를 적어 본다. 건강에의 위협을 줄이거나 제거하기 위해 어떤 행동을 취할 것인가? **평가**

Key

- **적용** 새로운 상황에 정보를 사용하는 것
- **분석** 정보를 구성성분으로 나누는 것
- **통합** 다른 출처로부터의 정보를 합치는 것
- **평가** 숙지한 후 결정을 내리는 것

자신의 건강에 반영하기

1. 청력을 보호하기 위한 조치를 취하는가? 그렇다면 무엇을 하는가? 시끄러운 환경에 있을 때 청력의 손상이 가능하다고 보는가? 유해한 소음수준에 규칙적으로 노출되는 세 가지 상황을 기술하고, 이런 상황에서 청력의 손상을 피하기 위해 할 수 있는 일을 논하라.
2. 주택이나 아파트를 살피고 환경적인 건강위험을 파악해 보자. 이런 건강의 위험을 줄이기 위해 무엇을 할 수 있는가?
3. 당신이나 다른 사람이 일산화탄소 중독의 위험에 처해 본 적이 있는가? 있다면, 위험했던 행동과 그 위험을 제거하기 위해 무엇을 할 수 있는지 기술해 본다. 없다면 일산화탄소 중독의 위험에 빠진 다른 사람의 행동을 파악해 보자. 그런 위험을 피하도록 당신이 도울 수 있는 방법은 무엇인가?
4. 여러분의 지역에서 환경적인 위험을 찾아보자. 예를 들어, 걱정스러운 수준까지 수돗물이 염소처리되는가? 물이 납 수도관을 통해 집으로 운송되는 지역에 사는가? 이런 상황에 있을 경우, 물로 인한 건강의 위험을 제거하기 위해 당신은 무엇을 할 것인가? 당신이 사는 지역에서 호흡건강을 어떻게 지킬 수 있는가? 당신의 공동체에 영향을 미치는 환경적인 건강의 위험을 기술하고 자신과 가족의 건강위험을 줄이기 위해 무엇을 할 것인지를 기술하라.
5. 오래된 건전지(특히, 자동차 배터리), 용제, 또는 쓰레기통의 페인트 같은 유독성 폐기물을 부적절하게 버려 본 적이 있는가? 그렇다면 도시나 마을에서 이런 물질의 적절한 처분 방법을 기술해 보자.

참고 문헌

Alhekail, Z. O. (2001). Electromagnetic radiation from microwave ovens. *Journal of Radiological Protection, 21*:251~258.

Bardana, E. J. (2001). Indoor air pollution and its impact on respiratory health. *Annals of Allergy, Asthma, & Immunology, 87*(suppl):33~40.

Centers for Disease Control and Prevention. (1993). Lead poisoning associated with use of traditional ethnic remedies—California, 1991~1992. *Morbidity and Mortality Weekly Report, 42*:521~524.

Centers for Disease Control and Prevention. (2000). Recommendations for blood lead screening of young children enrolled in Medicaid: Targeting a group at high risk. *Morbidity and Mortality Weekly Report, 49*(RR-14):1~13.

Centers for Disease Control and Prevention. (2001). Fatal pediatric lead poisoning—New Hampshire, 2000. *Morbidity and Mortality Weekly Report, 50*:457~459.

Centers for Disease Control and Prevention. (2004a). Adult blood lead epidemiology and surveillance—United States, 2002. *Morbidity and Mortality Weekly Report, 53*(26):578~582.

Centers for Disease Control and Prevention. (2004b). Lead poisoning associated with ayurvedic medication—five states, 2000~2003. *Morbidity and Mortality Weekly Report, 53*(26):582~584.

Centers for Disease Control and Prevention. (2004c). *Carbon monoxide poisoning.* Retrieved from http://www.bt.cdc.gov/disasters/pdf/ carbonmonoxide.pdf.

Cook, C. M., Thomas, A. W., & Prato, F. S. (2004). Resting EEG is affected by exposure to a pulsed ELF magnetic field. *Bioelectromagnetics, 25*:196~203.

Farley, D. (1998). Dangers of lead still linger. *FDA Consumer, 32*(1):16~21.

Fawell, J. (2000). Risk assessment case study—chloroform and related substances. *Food & Chemical Toxicology, 38*(1 suppl):S91~S95.

Fergusson, D. M., Horwood, L. J., Beautrais, A. L., & Shannon, F. T. (1982). A controlled field trial of a poisoning prevention method. *Pediatrics, 69*:515~520.

Foulke, J. E. (1993). FDA reports on pesticides in foods. *FDA Consumer, 27*(5):29~32.

Graves, C. G., Matanoski, G. M., & Tardiff, R. G. (2001). Weight of evidence for an association between adverse reproductive and developmental effects and exposure to disinfection by-products: A critical review. *Regulatory Toxicology & Pharmacology, 34*:103~124.

Ivancsits, S., Diem, E., Jahn, O., & Rüdiger, H. W. (2003). Intermittent extremely low frequency electromagnetic fields cause DNA damage in a dose-dependent way. *International Archives of Occupational and Environmental Health. 76*:431~436.

Kundi, M., Mild, K., Hardell, L., & Mattsson, M. O. (2004). Mobile telephones and cancer—a review of epidemiological evidence. *Journal of Toxicology and Environmental Health Part B: Critical Reviews, 7*:351~384.

Nieuwenhuijsen, M. J., Toledano, M. B., Eaton, N. E., Fawell, J., & Elliott, P. (2000). Chlorination disinfection byproducts in water and their association with adverse reproductive outcomes: A review. *Occupational & Environmental Medicine, 57*:73~85.

Office of Pollution Prevention and Toxics. (1997). *Reducing lead hazards when remodeling your home*. Washington, DC: U.S. Environmental Protection Agency.

Saper, R. B., Kales, S. N., Paquin, J., Burns, M. J., Eisenberg, D. M., Davis, R. B., & Phillips, R. S. (2004). Heavy metal content of ayurvedic herbal medicine products. *Journal of the American Medical Association, 292*:2868~2873.

Sisto, R., Casciardi, S., Giliberti, C., & Moleti, A. (1999). Electromagnetic radiation from VDT units: Study of the effectiveness of an active shielding device. *American Industrial Hygiene Association Journal, 60*:111~115.

Staples, S. L.(1996). Human response to environmental noise. *American Psychologist, 51*:143~150.

Sundell, J. (2004). On the history of indoor air quality and health. *Indoor Air, 14*(Suppl 7):51~58.

Traitcheva, N., Angelova, P., Radeva, M., & Berg, H. (2003). ELF fields and photooxidation yielding lethal effects on cancer cells. *Bioelectromagnetics, 24*:148~150.

U.S. Consumer Product Safety Commission. (1989). Asbestos *in the home*. Washington, DC: U.S. Environmental Protection Agency.

Vernberg, K., Culver-Dickinson, P., & Spyker, D. A. (1984). The deterrent effect of poison-warning stickers. *American Journal of Diseases of Children, 138*:1018~1020.

Watson, W. A., Litovitz, T. L., Klein-Schwartz, W., Rodgers, G. C., Youniss, J., Reid, N., Rouse, W. G., Rembert, R. S., & Borys, D. (2004). 2003 annual report of the *American* Association of Poison Control Centers Toxic Exposure Surveillance System. American *Journal of Emergency Medicine, 22*:335~404.

Yoon, S. S., Macdonald, S. C., & Parrish, R. G. (1998). Deaths from unintentional carbon monoxide poisoning and potential for prevention with carbon monoxide detectors. *Journal of the American Medical Association, 279*:685~687.

한글 찾아보기

1기 매독 440
1단계 고혈압 358
1일 영양소기준치 368
2기 매독 440
2단계 고혈압 358
3기 매독 440
3염색체증 413
5년간의 생존율 380, 381

ㄱ

가계력 394
가르시니아 301
가벼운 음주자 215
가슴샘 79
가용성 섬유 364
가임인식법 136
가정용 임신검사 124
가정폭력 98
가족력 356
가족상담 166
가족적 협력관계 166
가족프로젝트 206
가족해체 104
가중폭행 95
가진통 130
가치 160
각성효과 185
간경변 220, 221
간경화 391
간세포 376
간염 418
간접흡연 237, 238, 358, 389
감각집중법 160
감각통제 27
감기 221, 418, 447
감기약 428, 429
감마-아미노부티르산 122
감마선조사 381
감염 419, 427, 448
감염성 질 440
감염성 질환 412, 427, 447
감염원 전체 425
감염의 사슬 418
감정 217
감정에 중점을 둔 전략 85
감정의 빠른 변화 216
감정적 스트레스 360
갑상샘 289
갑상샘기능저하증 289
갑상샘호르몬 289
갑상선암 380
강간 97
강간용 약물 219
강박관념 59
강박장애 59
강박행동 59
강축 319
개복태아수술 126
개선 444, 445
개성 168
거담제 429
거미양정맥류 347
거식증 146
건강 21
건강보조식품 301
건강식품 255
건강인 2010' 보고서 441
건강증진 24
건강한 사람 2010 400
건전한 정신 476
건조형 462
게실 259
게이 유전자 165
게이결혼 166
게이트 웨이 약물 190
결장 380, 393, 394
결장경검사법 380, 394
결장암 395
결장직장암 394
결핵 224
결혼 172
결혼관습 163
결혼보호 166
겸상 적혈구증 414
겸자 145
경계단계 75
경계신호 75
경고스티커 488
경관확장 자궁소파술 145
경구피임제 396
경동맥 316
경변 221
경부 441, 446
경색 352
경심근레이저혈류재건술 351
경직장초음파검사 148
경화 348
계절적 감정장애 61
고도비만 286
고름 441, 442
고무종 440
고밀도지질단백 357
고열 332, 425
고정관념 162
고조기 157
고통완화 472
고혈압 19, 221, 348
고혈압 전 단계 358
고혈압성 약물 177
고환 116, 156, 380
고환 자가검사 403, 405
고환암 380, 402
골관절염 40, 463
골다공증 142, 237, 268
골반강 117, 118
골반염 질환 441, 443
골반염증 142
골반위분만 130
골수 380, 425
골수이식 382
공격성 216
공기질 지표 501
공포증 58
공황발작 86
공황장애 58
과당 257
과도한 음주자 215, 218
과량복용 188
과민성 대장증후군 79
과이페네신(글리세롤 과이어콜레이트) 429
과일향 214
과잉행동 216
과체중 286
관계만족도 171
관상동맥 우회이식수술 351
관상동맥 혈관조영술 350
관상동맥 혈전증 349
관상동맥 347
관상동맥색전증 349
관상동맥질환 236, 347
관절 315
관절염 463
관절통 147
광견병 428
광역학치료법 380, 382
광장공포증 58

교미 156
교차훈련 334
구강 390
구강성교 166
구강암 221, 380
구기 444
구아라나 301
구애 156
구약성경 163
국민건강 460
국민의료보조제도 460
국부 381
국소 381
국소적 424
국제생수협회 500
국제운동심리학회 89
권장 식이허용치 271
궤양 80, 393
귀두 160
귀머거리 440
규범교육 228
균류 419, 426
극저주파 492
극치감 117
극치기 157, 159
근골격체계 314
근력 318
근섬유 320
근육긴장 157
근육량 286
근육세포 289, 376
근육이상형태증 64
근적외선 반응테스트 292
근지구력 320
근치적 유방절제술 397
근친상간 108
글래스 192
글루카곤 390
글루코마남 301
글루코사민 275
글루타민산일나트륨 262
금단증상 191, 224
금연 360
금욕 135, 167
급발작 196
급성골수성백혈병 391
급성기관지염 234
급성심장사 352
급성질병 40
긍정적인 스트레스 91
기관 461
기능장애 159
기대수명 23, 459
기본영양 254
기분장애 56, 60
기생충 419, 426, 430
기숙사 219
기억 B세포 426, 427
기억 T세포 426, 427
기저세포암 400
기질 216
기초대사 290
기침 234
기침억제제 429
기포 목욕탕 420
기형발생물질 123, 446
기회감염 433
기회감염원 419
긴장 332

ㄴ

나쁜 콜레스테롤 357
나이 먹음 458
나이아신 266
나이에 따른 치매 464
나이에 해당하는 최대 심장박동수
나트륨 267
나파조린 염산염 430
나프록센 나트륨 429
낙태 143, 144
난관(수란관) 118, 441
난소 117, 156
난소암 146, 403
난소호르몬 395
난자 117, 413
난포 118
남성용 콘돔 137
남용예방 205
납 중독 489
낫 414
낭포성 섬유증 412, 447
낮은 자아존중감 288, 307
내분비 156
내분비계 74
내부생식기 116, 117
내성 217
내시경의 일종 379
냉동치료법 399
네이티브 아메리칸 49
노년 458
노녹시놀-9 446
노르에피네프린 74
노안 461
노인성 반점 465
노인의료보험제도 460
노인주간보호 465
노인차별 466
노인학대 108
노화 402, 458
노화학자 458
녹내장 462
녹차 387
뇌사 473
뇌사상태 473
뇌색전증 354
뇌신경전달물질 122
뇌졸중 221, 288, 348, 447
뇌척수막 80
뇌출혈 354
뇌하수체 156
뇌혈전증 354
누바링 141
뉴필 141
능동적 후천면역 427
니놀산 369
니코티니 235
니코틴 233
니트로사민 392

ㄷ

다르본 197
다미아나 301
다발성 경화증 40
다발성 게실증 260
다산 134
다세포 동물 156
다양한 질환 412
다운증후군 124, 413, 447
다이어트 253
다이클로닌 염산염 429
다중불포화지방 367
다중오르가즘 159
단기기억중추 78
단당류 256
단산 134
단순포진 428
단순포진바이러스 2형 437
단식 298, 299
단일배우자 관계 445
달력방법 136
담낭병 288
담배 235, 358
담배류 230
담배제품 230
당뇨 422
당뇨병(임신 당뇨병) 123, 157, 288, 359
당지수 257
대기오염 500
대뇌피질 473
대마초 199
대변 256
대변면역화학검사 380
대변잠혈검사 380, 394

대사 256, 289, 294
대사율 289
대사증후군 257, 288
대사질환 286, 447
대수층 499
대식세포 288, 427
대음순 120
대장 256
대체요법 386
대체의학 35, 37
덧대법 351
데메롤 197
데속시에페드린-L 430
데이트 강간 약물 197
데이트 강간 97
데포-프로베라 141, 142
도관 350
도말 표본검사 438
도박문제행동 59
도시고체 쓰레기 485
독감 417, 433, 447
독극물 통제센터 487
독물쇼크증후군 122
독성노출검사시스템 486
돌봄 168
돌연변이 376, 389, 412
동거 172
동결치료요법 402
동기부여 25, 27
동맥 346
동맥경화 348
동맥류 354
동상 333
동성애 165
동성애자 164
동아리 하우스 219
동종요법 37
동통 425
뒤센형 근위축증 412, 447
등장성 320
등축성 320
디곡신 157
디기탈리스 157
디아제팜 196
디에틸스틸베스트롤 123
디자이너 약물 202
디프테리아 417, 426, 447
딥핑 231, 233

ㄹ

라돈 가스 389, 498
라이신 275
라임병 420
라텍스 콘돔 443
레즈비언 165
렙틴 295
로 대 웨이드 사건 144
로켓 연료 201
로히프놀(진정제) 192, 197
루넬 142
루테인 255
루피 197
류마티스 관절염 426
류마티스성 심장질환 348
리놀레산 304
리듬주기법 135
리보플라빈 266
리소자임 423
리케차 418
리탈린 194
림프 423
림프계 423
림프관 423
림프선암 380
림프절 79, 423, 448
림프종 379

ㅁ

마그네슘 267
마리화나 160, 412
마사지요법 37
마시는 담배 231
마약 435, 446, 447
마음챙김 명상 87
마취성 약물 429
마취제 194, 197
마황 39
만병통치약 36
만보기 330
만성 폐색성 폐질환 236
만성기관지염 234
만성췌장염 391
말기완화치료단체 472
말라리아 414, 415, 430
말라리아 모기 421
말초신경계 48
말초혈관질환 349
말초혈액 줄기세포이식 380
망상 55
망울요도샘 117
매개체 421
매독 422, 439, 446
매슬로우 51
매일 생활을 위한 움직임 290
맹장염 134
메스, 크랭크 192
메스칼린 200
메타돈 205
메탐페타민 192
멘톨 430
멜라닌 399
멜라토닌 275
면식자 강간 97
면역 422, 427
면역계 79, 422, 425
면역반응 427
면역체계 422, 426, 428
면역치료법 382
명상 87
명상활동 89
모노아민 산화효소 430
모르핀 197
모세혈관 346
목동맥 내막절제술 355
목표 심장박동수대 317
몸통 160
몽정 146
무기력 425
무기질 267
무반응기 159
무연 담배 231
무월경 124
무좀 419
무증상 단계 433
문신 449
문제 해결능력 172
문제에 중점을 둔 전략 84
물리적 방어막 422
미 질병 통제센터 435
미경산부 398
미국은퇴자협회 157
미국인의 식사지침 272
미국전국노인회 177
미니필 141, 142
미드나이트 베리 213
미페프리스톤 144

ㅂ

바디 랭귀지 175
바륨용액 394
바르비투르산염 196
바이러스 418, 426, 446
바이러스성 439
바이오 모듈레이션(면역치료요법) 380
박테리아 418, 426, 439
박하 기름 429
반대조건 부여 28
반동성애 166
반사요법 37

반사운동 473
발기 157
발기기능장애 159
발기부전 159, 349
발달에 관한 것 217
발암물질 377
발적 425
방광염 120
방사선 요법 381, 395, 399
방수 423
방어기제 50
방향족탄화수소 392
배고픔 295
배뇨 132
배란 118
배란장애 116
배아 124
배아기 127
배우자(생식세포) 412
백내장 462
백반증 237
백선 419
백세인 457
백신 428, 447
백인 412
백일해 447
백혈구 79, 423, 435
백혈병(혈액암) 376
뱉는 담배 231
범불안장애 58
범적응 증후군 75
베르니케 코르사코프 증후군 224
베타 카로틴 255, 266, 392
베베타-엔돌핀 316
벤조카인 429
벤질 알코올 429
변비 289
별거 172
병독성 418, 421
병원체 412, 417, 427
보르닐 아세트산염 430
보상 중심부 217
보상 28
보유자 414
보조생식기술 134
보조생식샘 117
보조식품 276
보호반사 160
보호요소 192
복부지방세포 294
복합경구피임약 122, 141
복합운동프로그램 336
볼거리바이러스 133
부검 473
부고장 478
부고환 117, 403, 443
부부(파트너)폭력 98
부부강간 97
부신 75
부정맥 221
부정적인 스트레스 91
부종 425
부프로피온 240
분노 470
분만과정 128
분만 제1기 128
분만 제2기 130
분만 128
분석 모형 33
불감증 160
불두덩 120
불법약물 208
불안장애 58, 360
불안한 연인 170
불임 116, 133, 443
불임부부 116
불쾌스트레스 74
불포화지방(단일불포화지방) 367
블루-그린알게(스피루리나) 301
다중불포화지방 367
비감염성 질환 412, 447
비뇨기관 감염 441
비만 42, 286, 359
비만도 339
비암페타민 192
비언어적인 의사소통 175
비열량 영양소 265
비영양소 254
비운동활동 열발생 290
비안강악성종양 448
비자기 426
비장 79, 424, 448
비전염병 420
비전염성 감염질환 420
비전통적 37
비코딘 198
비타민 A 124, 387, 402
비타민 B 123
비타민 E 394
비타민 265
비특이성 면역 422, 423
비흡연자 286
빈곤선 460
빈혈증 269
빌딩질환증후군 498

ㅅ

사고 217
사교활동 90
사랑 168
사랑의 기술 168
사랑의 삼각형 이론 169
사례 34
사마귀 438
사면발이 444
사별 478
사산위험 206
사이버스토킹 101
사이토메갈로 바이러스 123
사이토메갈로 바이러스 망막염 434
사전위임장 475
사전의학조치 475
사정 117, 159
사정액 117
사춘기 118, 146
사카린 257
사회공포증 58
사회보장제도 460
사회적 지원을 받는 전략 85
사회적 지지 28
사회적인 것 217
사회폭력 101
산도 130
산성비 500
산후기 132
살인 19
살정제 137, 496
삶의 기술 프로그램 227
삼 199
삼나무잎 기름 430
상습적 과도음주자 215
상호 대화능력 172
샅고랑 부위 350
색전 349
생각하는 단계 28
생검 393
생리대 122
생리적 나이 460
생리주기 120
생리학 48
생리학적(육체적) 스트레스 요인 74
생식계통 21
생식기 116, 117, 441
생식기계 224
생식능력 116
생전유서 475
생체전기임피던스 292
생체조절법 382
생활공동체 172
생활습관 134
서혜임파육아종 437
석면 389
석면증 491
선천성 결손 124
선천성 기형 446
선천적 면역 427
선행명상 28

설탕 257
섬모 423
섬유근염 79
섭식장애 61, 307
섭식행동 297
성 상품화 155
성감대 167
성과학자 157
성교 166
성교중단법 136
성교통 160
성교행위 166
성기 사마귀 438
성기능장애 159
성기헤르페스 79
성대 390
성반응 주기 157
성반응 157
성병 123
성분화 162
성역할놀이 176
성염색체(유전자) 145
성욕 224
성욕감소장애 160
성인 458
성적 만족도 171
성적 매력 171
성적 절제 167
성적 지향성 164
성적학대 160
성전파감염증 42, 419, 430
성전환수술 164
성전환자 164
성차별 164
성충동 상실 224
성충동 156
성폭력 97, 164
성폭행 신고 98
성행동 156
성희롱 100, 164
세계보건기구 20
세균 441
세균성 폐렴 418
세기관지 415
세동제거 352
세로토닌 122
세정 140
세포독성 T세포 426
세포매개성 면역 425, 426
세포질내정자주입 134
섹슈얼리티 155
섹스 155
셀레늄 267, 394
셀룰라이트 292
소극적 474
소금 섭취 360
소동맥 346
소모단계 76
소모성 증후군 434
소아 성도착증 108
소아암 383
소염제 428, 430
소음공해 501
소음순 120
소정맥 346
소파시술 144
소화 256
소화불량 392
속임수 298
손목 관절 증후군 415
손목굴증후군 288
쇼크 264
수동적 후천면역 428
수두 418, 422,428
수막염 434
수면 78
수면무호흡 288
수면부족 78
수면시간 78
수명 458
수분 270
수소화 262
수염 156
수용 471
수정 116
수정란 118
수중체중 292
수질오염 499
수축기 혈압 358
숙주 417, 421
숙주세포 426
숙취 224
순환 346
순환기계 315
술 마시기 게임 219
슈크라로오스 257
슈퍼 백세인 459
스모그 501
스타틴 364
스토킹 101
스트레스 74, 160, 421
스트레스 대처전략 84
스트레스 반응 76
스트레스 요인 74
스트레스 장애 103
스트레스 호르몬 75
스펀지 137
스포츠 형태의 운동 290
슬픔 478
습진 264
습형 462
시가 230
시너지 효과 188
시메티딘(궤양치료제) 220
시부트라민 302
시상하부 156
시설폭력 102
시안화수소 234
시험관내수정 134
식도암 379, 390
식물성생리활성물질 255, 266, 267
식사배달 279
식사지침 271
식염수 주입법 145
식욕 295
식욕조절 295
식욕호르몬 294
식은 땀 147
식이섬유 259
식이요법 89, 134, 297
식중독 418
식품알레르기 264
식품의약품안전청 366, 386
신경계 21, 48
신경관 결함 125
신경관 278
신경성 식욕부진증 62
신경성 폭식증 62
신경전달물질 48
신생아 440, 442, 447
신생혈관 383
신생혈관억제 치료법 380, 383
신장 256
신장손상 27
신장암과 방광암 390
신체 비활동 359
신체적 의존 191
신체적 중독 191
신체질량지수 359
신체활동 289, 299, 315
신체활동 피라미드 337
실로시빈 200
실명 27, 440
실제적 효과성 135
심근경색 351
심근증 221
심리적 건강향상 54
심리적 성장 52
심리적 스트레스 요인 74
심리적 장애 56
심리적 적응 52
심리치료 164
심리학 48
심리학적인 것 217
심방 346
심방세동 354
심부전치료제 157
심실 346
심인성 질경련 160
심장기능상실(심부전) 352
심장박동수 316

심장발작 351
심장병 19, 79, 288, 447
심장정지 352
심장호흡기 315
심취 170
심폐건강 317
심플레스 262
심혈관 346
심혈관 질환 146, 294, 348, 388
심혈관계 21
심혈관계 질환 236
심호흡 86
씹는 담배 231

ㅇ

아구창 433
아나볼릭 스테로이드 64
아동에 대한 성적 학대 108
아동에 대한 신체적 학대 107
아로마요법 37
아리셉트(일반명 도네페질 염화수소, E2020) 468
아메리칸 인디언 49
아메바 이질 430
아미노산 263
아세트아미노펜 429
아스파탐 257
아스피린 80, 429
아스피린 요법 364
아시클로비어 438
아연 267
아유르베다 485
아이스 192
아큐탄 123, 489
아편 197, 198
아편류 197
아포지단백 A- I 357
아플라톡신 398
악관절 장애 415
악성 377
악성종양 376
악성흑색종 400, 404
안녕 21
안드로겐 145
안락사 474
안전요령 105
안전한 연인 170
안토시아닌 255
알레르기 264
알츠하이머 질환 468
알츠하이머병 26 79, 463
알코올 160, 446
알코올 남용 215, 229
알코올 의존성 215
알코올 중독 215, 216, 229
알코올 중독자 216
알코올 중독자들 205
알코올성 간염 220
알코올성 태아이상 243
알코올성 태아증후군 243
암 237, 375, 447
암치료 380
암검사 379
암백신 382
암빌 235
암세포 425, 426
암종 379
암치료 386
암페타민 192
압박기술 160
애무 166
애정 168
애착 168, 170
액와림프절 397
약물 185, 302
약물남용 187, 206
약물오용 186, 205
약물의존성 191, 205
약물중독 124
약물치료 134
약용식물 157
약초 82, 157
양극단적 우울증 61
양막주머니 125, 128
양성애자 164
양성전립선비대증 148, 402
양성종양 377
양수천자 124, 125
양수천자 125
양자치료법 381, 382
어깨 결림 147
억제 T세포 426
에너지 균형 291
에너지(칼로리) 289
에볼라 바이러스성 유행성 출혈열 417
에스트로겐 121, 141, 396
에스트로겐 대체치료 396
에스트로겐 치료요법 380
에시악 387
에이즈 123, 166, 431
에페드라 301
에페드린 204, 430
에피네프린 74, 160
엑스터시 202
엔돌핀 89
엡스타인바 448
여성 생식관 116
여성성적 홍분장어 160
여성용콘돔 137, 139
역동적인 일정한 외부저항 320
연대적 나이 460
연무질 420
연쇄상구균 인두염 418
연초 주스 235
연초사용 235
연초음료 235
열 완화제 429
열경련 332
열량 영양소 256
열사병 332
열소모(heat exhaustion) 332
염 443
염색체 388, 461
염좌 332
염증 38, 424, 441
염증반응 426
염증성 대장증후군 394
엽산 123, 134, 149
영구피임법 142
영양 섭취 기준 271
영양보조식품 255
영양분류표시 369
영양성분표 274, 366
영양소 필요량 271
영양소 254, 256
영양소기준치 274
영양실조 276
예방 241
오라 81
오른손잡이 165
오메가 -3 지방산 363
오소-에브라 141
오아트림 262
오존구멍 485
옥시메타졸린 염산염 430
옥시코돈 198
옥시콘틴 198
올레스트라 262
올리스탯 304
외과수술 134, 381
외과처치 300
외과적 낙태 145
외래치료프로그램 229
외래환자의 약 처방 없는 프로그램 205
외부생식기 117, 118
외상 후 스트레스 장애 56, 59
왼손잡이 165
요가 37, 89
요거트 275
요골동맥 316
요관 132
요도 117, 442, 443
요도염 120, 441, 444
요로감염 132
요술 버섯 200
요실금 463
요양원 471
요오드 350

요요현상 299
요충 430
요통 40, 324
용제 497
우울 470
우울증 치료제 38
우울증 103, 288
우유채식주의 식이 264
우회수술 351
운동 315, 361
운동 유발성 천식 412
운동강도 평가: 목표 심장박동수 316
운동능력 향상 보조제 327
운동의 강도 330
운동의 기간 330
운동의 주기 330
운동프로그램 334, 338
울혈성 352
울혈성심부전 414
원생동물 419, 421, 431
월경 120
월경전불안증 122
월경전불쾌장애 122
월경전증후군 122
월경주 396
월경혈 118, 163
웰빙 155
위궤양 80
위내 효소 217
위암 221, 392
위장우회수술 300
위장장애 40
위축 319
위험성 폐기물 499
위험요소 208
위험인자 20, 383
유기농 255
유당 259
유당불내증 259
유도분만술 144, 145
(유)독성 486
유독성 화학물질 486
유두 120,157
유두종 바이러스 132
유두종 438
유란채식주의 식이 264
유방 380
유방암 146, 395, 404
유방임상검진 397, 380
유방절제술 397
유방조영술 397
유방종양절제술 397
유비 블레이크 467
유사약물 201
유산 206
유산관리 476
유산소 318
유산소 운동 316, 317
유서 476
유서작성 477
유성생식 116
유아돌연사망증후군 244
유연성 320
유전 402
유전물질 376
유전병 412, 415
유전상담 125, 447
유전자 치료 447
유전자 치료법 382, 436, 447
유전자 376, 461
유전자치료법 382
유전적 형질 216
유전질환 412, 447
유지기간 240
유지단계 28
유지치료 230
유쾌스트레스 74
유행 다이어트 298
유행성이하선염 447
육아종 379
육체운동 89
융모 126
융모생체검사 124, 125
융합 억제제 436
음경 117, 402
음경암 132
음낭 116, 402, 403
음문 118
음부포진 419, 428, 436
음성매독 440
음식 391
음식의 열생산 효과 291
음주량 조절법 229
음주운전 225
음주정도 215
음주파티 219
음주환경 218
음핵 120
의사놀이 176
의사소통 장애 협회 501
의사소통 174
이 431
이뇨제 333
이란성 쌍둥이 118
이론적 효과성 135
이르바 미트 301
이미지 기법 88
이부프로펜 80, 429
이성애자 164
이슬람 163
이완기 혈압 358
이완반응 87
이중대조 대장 조영술 394
이중대조 바륨관장 380
이중맹검법 35
이콜리 493
이하선염 418
이형성 377, 399
이혼 172
인공유산 144
인공정액주입 134
인대 117, 315
인두염 425
인삼 157
인성 49
인슐린 257, 288, 390
인지 464
인지행동치료 56
인체 면역결핍 바이러스 431
인체 유두종 바이러스 399, 431, 438
인체면역결핍바이러스 431
인터넷서비스기관 101
인터페론 425, 427, 439
인플루엔자(독감) 418
일과성 열감 147
일과성허혈발작 355
일란성 쌍둥이 118
일반의약품 203, 325, 428
일반의약품들 203, 429
일산화탄소 234
일산화탄소 중독 490
임사 467
임상연구 35
임신 123
임신검사 131
융모생식샘자극호르몬 131
임질 437, 441, 446
임파종 448
임플라논 141, 142
입원치료 229

ㅈ

자가 도우미 그룹 230
자가유방검진 397
자궁 118
자궁경 캡 137, 140
자궁경관확장 배출술 144, 145
자궁경부암 381, 438
자궁관 118
자궁관결찰술 142
자궁관술 118
자궁내 삽입장치 134, 142
자궁내막 120, 121, 398
자궁내막생검 380
자궁내막암 146, 398, 403
자궁내정액주입 134
자궁목 확장 128

자궁목 118
자궁암 379
자궁외임신 127, 206, 443
자궁진공흡입법 144
자궁출혈 398
자극조절 28
자기공명 단층영상촬영 379, 380
자기방어 106
자기선택 172
자기주장 52
자기관 380
자살 64
자살방지 66
자아실현 168
자아존중감 53
자연 생산품 255
자연가족계획법 136
자연살해세포 425
자연유산 144
자연피임법 137
자위행위 167
자유라디칼 255
자율성 53
자율적인 근육 움직임 290
자일로메타졸린 430
자활프로그램 205
잠두 392
잠복기 419, 440
장기기억중추 78
장기기증 477
장기기증카드 양식 477
장기요양시설 471, 472
재공급 224
재량칼로리 273
재발 230
재향군인병 420
잭 키보르키안 475
저밀도지질단백 357
저체중 286, 440
저체중 조산아 177
저체중 286
저체중아 124, 134
저항단계 76
저항훈련 228
적극적 474
적색골수 79
적혈구 424
전 단계 28
전기소작법 399
전리 방사선 123
전립샘 비대 148
전립샘 비대증 148
전립샘 특이항원 148
전립샘 117
전립샘암 148
전립선특이항원검사 402
전배아(기) 124, 127
전분 257
전신염증 425
전신적 424
전암성 237, 393
전염병 420
전염성 감염질환 421
전염성 단핵구증 448
전유방절제술 397
전이 128, 376
전자파 380
전통 37, 40, 41
전통의학 35
전파 417, 420, 421
절약 294
절지동물 419
점막 423
점액관찰법 136
점액체온법 136
점진적인 근육이완법 87
접합자 116
정관 117
정관절제(수)술 117, 137, 142
정낭 117, 441
정동 54
정맥 346
정맥류 347
정서 교육 227
정세관 116
정신건강치료 56
정신병 55
정신분열증 56, 64
정신신경면역학 79
정신안정제 196
정신적 의존 191
정신착란 196
정액 117
정자 116, 402
정적 스트레칭 321
정크푸드 271
제1삼분기 127
제1형 당뇨병 257
제2삼분기 127
제2형 당뇨병 19, 257, 296
제3삼분기 127
제산제 392
제왕절개술 130
젠더 정체성 162
젠더 혼란 164
젠더 145, 162
젠더역할 162
조기사정 160
조기폐경률 224
조력 T세포 426, 433
조병 61
조산아 288
조영제 350
조용한 협심증 349
조절단백질 376
조직이식 426
존중 168
종괴(덩어리) 376
종양억제유전자 377, 395
종양유전자 377
종합사회조사 157
좋은 콜레스테롤 357
좌식생활 318
죄의식 167
주류연기 238
주목의 껍질 398
주사용 피임제 141
주요 우울장애 60
주의력결핍 과잉행동장애 67
주혈 원충병 434
죽상경화증 348
죽상동맥경화증 236
죽음 473
죽종 348
죽종절제술 351
준분만낙태 145
준비 28
줄기세포 383
중단기간 240
중독 191, 224, 420
중독상태 188, 216
중등도 218
중성지질(지방) 260, 286, 357
중추신경계 48, 216
쥐오줌풀 82
즉석운동 326
증상 21
증후군 433
지도부던 434
지방간 220
지방세포 286
지방조직 289
지방흡입술 301
지용성 영양소 256
지질 260
직업안전보건청 497
직장 380, 393
직장손가락검사 148
직장수지검사 394, 402
직장폭력 103
진균류 431
진드기 415, 431, 444
진전섬망증 224
진정제 38, 196
진통제 197, 429
진해제 429
질 고리 141
질 트리코모나스증 430
질 116, 118, 130
질경 133
질경검사법 399

질경련 161
질병 412
질병통제방지센터 176
질병통제센터 436, 446
질병통제예방센터 463
질성교 135, 160
질외사정법 117, 136
질을 통한 분만 130
징후 21
짧은 주의력 216

ㅊ

차단방법 137
착상 116, 118
착상출혈 124
채식주의자 264
책임 168
처녀막 163
처녀막 재생수술 163
처녀막막힘증 133
처녀성 163
척수
척추디스크 324
척추분열 278
천식 79, 414, 415
류마티스성 관절염 79
천식환자 415
천연식품 255
철 267
철분 269
체리향 214
체성분 291, 325
체온저하 333
체온측정법 136
체육활동 90
체중감량 204, 301
체중관리 297, 306
체중순환 299
체중조절 361
체중조절점 295
체지방 124, 286
체지방 평가 292
체지방률 292
체질량지수 286
초경 146, 396
초고령 노인 460
초기발견 397
초월 명상운동 87
초음파 125, 292
초음파-보조 지방성형수술 301
초음파검사법 125
초저칼로리 식이요법 299
초저칼로리 음식 299
촌충 430
총체적 21
총체적인 접근 방법 386
최면제 196
최음제 38
추나치료법 40
추진 217
충동성 216
췌장암 390
췌장호르몬 295
취학 전 480
치매 64
치주질환 237
치질 259
친밀 168
침술 37
침윤성 자궁경부암 399
침입 419, 444
침입구 422

ㅋ

카로티노이드 367
카바 82
카트 193
카티오닌 193
카틴 193
카페인 194
카포시 육종 431, 434
칸디다 알비칸스 433
칸디다증 443
칼로리 256
칼륨 267
칼슘 보조제 122, 394
칼슘 267, 268
캔디 담배 214
캠퍼스 동아리 219
커니링구스 166
커티지 치즈 444
컴퓨터 단층촬영 355, 379
컴퓨터 모니터 492
케겔운동 463
케타민 201
코 충혈 완화제 430
코담배 231
코담배를 적신다 235
코데인 197
코엔자임 Q-10 275
코카인 123, 160, 194
코티손 157
코티솔 74
코티코스테로이드 157
콘돔 446
콘드로이친황산 275
콘시럽 257
콜레스테롤 260, 396
콜린 275
쿠블러-로스 470
쿠퍼샘 117
퀴드 231
크롬 피콜리네이트 301, 304
크리스탈메스 192
클라미디아 437, 447
클라미디아 감염 442, 446
클라미디아 트라코마티스 442
클럽 약 192
클로스트리듐 보툴리늄 257
키스 병 448
키토산 301, 304

ㅌ

타목시펜 398
타크린(상품명 코그넥스, THA) 468
타협 470
탄력적 208
탄수화물 256
탈리도마이드 123
탈수 270, 332
탐식작용 423, 425
탐폰 122, 160
태극권 89
태반 122
태반방출 128
태반조기박리 244
태아 알코올 효과 243
태아 117, 446
태아검진 125
태아기 127
태아분만 128
태아알코올증후군 124
태아혈액검사 125
탯줄 130
턱관절 87
텅 빈 칼로리 271
테러리즘 103
테리 시아보 475
테스토스테론 116, 156, 224, 289
테이새크스병 125
텔로미어 461
토르틸라 262
통증 429
통풍 288
퇴화 319
투데이 스펀지 137
투데이 피임용 스펀지 137
트랜스 지방(산) 262, 366
트레모네머 팔리덤 439

트리코모나스 비뇨생식기 감염 419
트립토라이드 137
트위스타 라임 213
특수공포증 58
특이성 422
특이적 면역 422, 425
특이적 방어체계 427
티아민 224, 266
팅크제 82

ㅍ

파수 128
파이버스코프 379
파이버옵틱 388
파티 약 192
판막 346
패치 141
패혈성 인두염 421
페노바비탈 196
페놀 약품 429
페놀레이트 나트륨 429
페니실린 440
페닐에페드린 염산염 430
페닐에프린 염산염 430
페닐케톤 요증 123
페닐프로페놀아민 301
페닐프로프라놀라민 430
페르코단 197
페미돔 139
페이어트 200
펜테르민 302
펜플루라민 302
펠라치오 167
편도선 424
편두통 79
편평세포암 400
편형동물(촌충) 419
평등주의자 164
폐 256
폐경(기) 118, 147, 268, 380
폐기능저하 238
폐기종 234
폐렴 221, 234, 448
포경수술 132
포도당 256, 359
포도상 구균 122, 420
포름알데히드 224, 498
포만 295
포진 438
포진감염 446
포진바이러스 437
포피 132
폭력 95
폭력신고 107
폭력위험의 측정 104
폭력의 세대간 96
폭력의 예방 104
폭력의 피해자 96
폭력적 행동 96
폭식성 섭식장애 63
폭식증 62
폭음 19, 219
폭음자 215
폭행 95
폴리우레탄 139
폴립 394
풍선확장술 148
풍요석상 116
풍요제 116
풍진 123, 447
풍진 바이러스 447
프랜티프 140
프로게스테론 121, 156, 396
프로게스틴 141
프로스타글란딘 145
프로이드 50
프로필헥세드린 430
플라시보 428
플라크 348
피라미드 계획 272
피로 425
피부 422
피부암 340, 380, 399
피부장애(염증) 439
피부주름 두께 293
피어싱 449
피임 135
피임용 격막 122, 137, 139
피임용 스펀지 122
피임용 질 고리 141
피임용 패치 141
피트니스 센터 335, 337

ㅎ

하감 440
학교폭력 102
학대적 관계 100
학동기 480
한스 셸리에 91
한약요법, 식물추출법 및 치료용 비타민 386
할례(포경수술) 132
합성 헤로인 201
합성 흥분제 192
합성대사 스테로이드 328
항경련약물 123
항문성교 167
항산화제 255, 265, 266
항생제 428, 440
항암제 386
항우울제 157
항원 425, 426
항진균제 428
항체 426, 428
항체매개성 면역 425, 426
항혈액응고제 157
항히스타민제 264, 430
해독작용 188
해독화 센터 220
해로운 음주 215
해방성 마약 198
해소기 157, 159
해쉬쉬 199
행동수정 304
행동양식 216
행복감 188
향정신성 약물 44
허리-엉덩이둘레 비 294
허혈 349
허혈발작 355
헌팅턴 무도병(헌팅턴 병) 447
헤로인 160, 198, 202
헤르페스 심플렉스 바이러스 2형 399
헤모글로빈 수치 390
헤모글로빈 269
헥실레조르시놀 429
헬리오트롭 82
헬리코박터 파이로리 393
현기증 147
현미외과기술 143
혈관 383
혈관벽 83
혈관성형술 350
혈관조영상 350
혈관질환 159
혈관충혈 157
혈당 256
혈류 83
혈병 83
혈색소침착증 270
혈소판 83
혈액응고시간 157
혈우병 125
혈전 349
혈중알코올 농도 216, 225
혈중콜레스테롤 294, 356, 363
협심증 348, 349
협착 355
형질세포 426
호르몬 395
호르몬 대체요법 364, 396
호르몬 치료 164
호르몬 치환요법 146
호르몬 피임법 141

호르몬 피임약 137
호르몬 116
호르몬요법 134
호스피스 472
호중구와 대식세포 423
호지킨 림프종 381
호흡기계 315
호흡기법 89
호흡부전 400
혼수상태 473
혼외성관계 172
혼전순결 160
혼합남용 188
홍역 418, 421, 447
홍조 157
화란국화 81, 82
화장 478
화학요법 382, 395
화학적 방어 423
환각 55
환각작용 200
환각제 200
환경보건 485
환경적 접근법 228
환경중 담배 연기 237
환생 470
환자의 자기결정법 475
황기 386, 387
황반퇴화 462
황산아연 134
황제다이어트 298
황체 121
황체호르몬 피임약 141, 142
회음절개술 130
효력 25
효모 433
효모감염 419, 443
효소 256
후두 221
후두(성대)암 381, 390, 448
후천성 면역결핍증 418, 431
후추스프레이 106
훈련효과 319
훌륭한 죽음 475
흉선 424
흡수 256, 425
흡연 19, 358
흡연자 19
흡입제(흡입기) 201, 430
흡충 419
홍분기 157
히스타민 425

영어 찾아보기

A

A- I (apolipoprotein A-I, apoA- I) 357
AA 205
abortion 144
abruptio placentae 244
absorption 256
abstinence 135
acceptance 471
accessory sex gland 117
accutane 123
aches 425
acid precipitation 500
acquaintance rape 97
acquired immune deficiency syndrome, AIDS166
active 474
active acquired immunity 427
activity disorder, ADHD 67
actual effectiveness 135
acupuncture 37
acute bronchitis 234
acute conditions 40
acute myeloid leukemia, AML 391
acyclovir 438
addiction 191, 224
adipose cells 286
adon gas 389, 498
adrenaline 74, 160
adult day care 465
adultery 172
adulthood 458
advance directives 475
aerobic 318
aerosol 420
affect 54
affection 168
affective education 227
aflatoxin 398
age-predicted maximum heart 316
age-related dementia 464
ageism 466
aggression 216
aging 458
air quality index, AQI 501
alarm stage 75
alcohol 160
alcohol abuse 215
alcohol dependence 215
alcohol-related birth defects; ARBD 243
alcoholic hepatitis 221
alcoholism 215
Alzheimer' s disease, AD 79, 464
ambil 235
amenorrhea 124
American Association f›r Retired Persons 157
amino acids 263
amniocentesis 125
amniotic sac 125, 128
amphetamines 192
anabolic steroids 64, 328
anal sex 167
analgesics 197, 429
analogs 201
androgen 145
anecdotes 34
anemia 269
anesthetic 194, 197
aneurysm 354
anger 470
angina pectoris 348, 349
angio- 383
angiogenesis 383
angiogram 350
angioplasty 350
angle dust 201
Anopheles mosquitcs 421
anorexia nervosa 62, 146
anthocyanin 255
antiangiogenesis theraphy 383
antibiotic 428, 440, 443
antibody 426, 428
antibody-mediated .mmunity 425, 426
anticonvulsant 123
antidepressant 38
antigen 425, 426
antihistamines 264, 430
antihomosexual 166
antioxidant 255, 265, 266
anxiety disorders 58
anxious lover 170
aphrodisiac 38
appendicitis 134
appetite 295
aquifers 499
aromatherapy 37
arrhythmias 352
arteries 346
arterioles 346
arteriosclerosis 348
arthritis 463
arthropod 419
artificial insemination 134
asbestos 389
asbestosis 491
aspartame 257
aspirin 80
assault 95
assertiveness 52
assisted reproductive technology 134
asthma 414, 415
astrophy 319
asymptomatic phase 433
atherectomy 351
atheroma 348
atherosclerosis 236, 348
atheter 350
atria 346
atrial fibrillation 354
attachment 168
attention-deficit hyper-activity disorder, ADHD67
aura 81
autonomy 53
autopsy 473

B

bacteria 418
balloon dilatation 148
barbiturates 196
bargaining 470
barrier methods 137
basal cell carcinoma 400
behavior 216
behavior modification 304
benign prostatic hypertrophy, BPH 148, 402
benign tumor 377
bereavement 478
beta-carotene 255, 266, 392
beta-endorpin 316
binge alcohol users 215
binge drinking 19, 219
binge eating disorder 63
bioelectrical impedance 292
biomodulation 382
biopsy 393
bipolar depression 61

birth canal 130
birth control, contraception 135
birth defect 124, 446
bisexual 164
blindness 27
blood clots 83
blood sugar 256
body mass index, BMI 286, 359
brain death 473
breast cancer 38, 146, 379, 404
breast clinical examination 397, 380
breast self-examination, BSE 397
breech birth 130
bronchioles 415
bulbourethral gland 117
bulimia 62
bulimia nervosa 62
buproprion 240
Burkitt lymphoma 448
burned 478
bypass surgery 351

C

caffeine 194
calcium 267, 268
calendar method 136
calorie 256
CAM 37, 40
cancer 237
cancer screening 379
cancer vaccines 382
Candida albicans 433
candidiasis 443
cannabis sativa 199, 412
capillaries 346
carbohydrates 256
carbon monoxide poisoning 490
carcinogen 377
carcinomas 379
cardiac arrest 352
cardio respiratory system 315
cardiovascular disease, CVD 236, 348
cardiovascular system 21
caring 168
carotenoid 367
carotid endarterectomy 355
carpal tunnel syndrome 288, 415
carrier 414
cataracts 462
cathine 193
cathionine 193
Caucasian 412
CDC 176, 436, 446
CDCP 463
celibacy 167
cell-mediated immunity 425
centenarian 457
central nervous system 48, 216
cerebral cortex 473
cerebral death 473
cerebral embolism 354
cerebral hemorrhage 354
cerebral thrombosis 354
cervical cancer 381, 404, 438
cervical cap 137, 140
cervical dilation 128
cervix 118
cesarean section 130
chain of infection 418
chancre 440
chemical defense 423
chemotherapeutic agent 123
chemotherapy 382
chewing tobacco 231
child physical abuse 107
child sexual abuse 108
China white 198, 202
chiropractic care 40
chitosan 301, 304
chlamydia trachomatis 442
chlamydial infections 442, 446
cholesterol 260, 396
chorionic vilus sampling, CVS 124, 125
chromium picolinate 301, 304
chromosome 388, 461
chronic bronchitis 234
chronic obstructive pulmonary disease; COPD 236
chronological age 460
cigar 230
cigarettes 230
cilia 423
circulatory 346
circulatory system 315
circumcision 132
cirrhossis 221
clinical studies 35
clitoris 120
clostridium botulinum 257
club drugs 192
cocaine 123, 160, 194
codein 197
cognitive 464
cognitive behavioral therapy 56
cohabitation 172
coitus 166
coitus interruptus 136
cold sweat 147
colon 393
colonoscopy 394
colorectal cancer 394
colposcopy 399
comatose 473
combined oral contraceptives, the pill 141
commitment 168
communicable diseases 420
communication 174
community violence 101
complementary and alternative medicine; CAM 37
compulsion 59
computed tomography, CT 355, 379
Condylomata acuminata 438
congestive 352
congestive heart failure 414
contemplation stage 28
contrast medium 350
conventional medicine 35
coping strategies 84
coronary angiography 350
coronary arteries 347
coronary artery bypass graft surgery, CABG 351
coronary artery disease, CAD 236, 347
coronary embolism 349
coronary heart disease, CHD 347
coronary thrombosis 349
corpus luteum 121
corticosteroid 157
cortisol 74
cortisone 157
cottage cheese 444
counterconditioning 28
Cowper' s gland 117
crank 192
cross-training 334
crystal meth 192
cunnilingus 166
cyberstalking 101
cystic fibrosis, CF 412
cystitis 120
cytomegalovirus 123

D

Daily Values, DVs 274
damiana 301
Darvon 197
date rape 97
death 473
death notice 478
decongestant 428, 430
defense mechanisms 50
Defense of Marriage 166

defibrillated 352
dehydration 270, 332
delirium 196
delirium tremens, DTs 224
delusions 55
dementia 64
Demerol 197
Depo-Provera 142
depression 103, 132, 288, 470
designer drug 202
detoxification 188
detoxification center 220
detraining 319
developmental 217
diabetes mellitus 123, 157, 257, 359
diaphragm 122, 137, 139
diastolic pressure 358
diazepam, Valium 196
died 473
diet 253
dietary fiber 259
Dietary Guidelines for Americans 272
Dietary Reference Intakes, DRIs 271
dietary supplements 276
diethylstilbestrol, DES 123
digestion 256
digital rectal exam 394, 402
digital rectal examination 148
digitalis 157
digoxin 157
dilation and curettate, D&C 145
dilation and evacuation, D&E 144, 145
dipping 231, 233
dipping snuff 235
discretionary calories 273
disease 412
distress 74, 91
diuretic 333
diverticula 259
diverticulosis 260
divorce 172
dizziness 147
domestic partnerships 166
double-blind 35
douching 140
Down syndrome 124, 413
drinking level 215
Drinking Tobacco 231
drives 217
drug abuse 187
drug dependence 191
drug misuse 186, 205
drugs 185, 206
dry 462
Duchenne muscular dystrophy, DMD 412
durable power of attorney 475
duration 330
dying 467
dynamic constant external resistance 320
dysfunction 159
dyspareunia 160
dysplasia 377, 399

E

E.coli 493
eating disorders 61, 307
ecstasy 202
ectopic pregnancy 127, 206, 442, 443
eczema 264
efficacy 25
ejaculate 117
ejaculation 159
elder abuse 108
elderly 458
Elisabeth Kubler-Ross 470
embolus 349
embryo 124, 127
emotion 217
emotion-fucused strategies 85
emphysema 234
empty-calorie 271
endocrine 156
endocrine system 74
endometrium 120, 121, 398
endorphins 89
environmental apprcaches 228
environmental health 485
environmental tobacco smoke, ETS 237
enzymes 256
ephedra 39, 301
ephedrine 204, 430
epididymis 117, 403
epinephrine 74, 264, 160
episioto 130
Epstein-Barr, EB 448
erectile dysfunction 159
erection 157
ergogenic aids 327
estrogen 121, 156, 268
Eubie Blake 467
euphora 188
eustress 74, 91
euthanasia 474
excitement 157
exercise 315
exercise-induced asthma 412
exhaustion stage 76
extended care facilities 471, 472
external genitals 117
extrarelational sex 172
extramarital sex 172
extremely low frequency, ELF 492

F

fad diets 298
fallopian tube, oviduct 118
false labor 130
family violence 98
fasts 299
fat 357
fat-soluble nutrients 256
fatal alcohol syndrome 124
fatigue 425
fatty liver 220
fava bean 392
FDA 366
fecal occult blood test 394
feces, stool 256
fellatio 167
femal condom 137, 139
female sexual arousal disorder, FSAD 160
femidom 139
fertility 116
fertility awareness 136
fertility rite 116
fertility statues 116
fertilization 116
ferverfew 81, 82
fetal alcohol effects, FAE 243
fetal alcohol syndrome, FAS 243
fetal blood sampling 125
fetal delivery 128
fetus 117, 127, 446
fever 332, 425
fiberoptic 388
fiberscope 379
fibromyalgia syndrome, FMS 79
fimbriae 118
folic acid 123, 149, 394
follicle 118
forceps 145
foreskin 132
formaldehyde 224, 498
fraternal twin 118
free radical 255
frequency 330
Freud 50
frigid 160
frostbite 333
fructose 257
fungi 419
fusion inhibitor 436

G

gallbladder disease 288
gamma-aminobutyric acid, GABA 122
garcinia 301
gastric bypass surgeries 300
gastrointestinal disturbances 40
gay gene 165
gay marriage 166
gender 145, 162
gender dysphoria 164
gender identity 162
gender role 162
gene 376, 461
gene therapy 436, 447
general adaptation syndrome, GAS 75
General Social Survey 157
generalized anxiey disorders 58
genetic counseling 125, 447
genital herpes 79, 419, 436
genital tract 116
gentital warts 438
German measles 123, 447
gerontologist 458
gestational diabetes 288
gimmick 298
ginseng 157
glans 160
glass 192
glaucoma 462
glucomannam 301
glucose 256, 359
glycemic index, GI 257
gonorrhea 437, 441, 446
good death 475
gout 288
grief
groin 350
guaifenesin 429
guarana 301
gummas 440

H

hallucination(s) 55, 200
hallucinogens 200
hangover 224
Hans Selye 91
harmful use 215
hashish 199
hazardous waste 499
health 21
health foods 255
Health promotion 24
Healthy People 2010 441
heart attack 351
heart disease 19, 79, 288
heart failure 352
heat cramps 332
heat exhaustion 332
heatstroke 332
heavier drinker 215, 218
heavy alcohol users 215
helicobacter pylori 80, 393
helioptrope 82
helper 426
hemochromatosis 270
hemoglobin 269
hemophilia 125
hemorrhoids 259
herb 82, 157
heroin 160, 197
herpes simplex virus type II, HSV-II 399
heterosexual 164
high blood pressure 19
high-density lipoproteins, HDL 357
high-fructose corn syrup, HFCS 257
histamine 425
holistic 21
holistic approach 386
home pregnancy test 124
homeopathy 37
homicides 19
homosexual 164
homosexuality 165
hormonal contraceptives 137
hormonal method 141
hormone 116
hormone replacement therapy, HRT 146
hospice 472
host 417
hot flash 147
HRT 364, 396
HSV-2 437
human chorionic gonadotropin 131
human immunodeficiency virus, HIV 137, 431
human papillomavirus, HPV 399, 431, 438
hunger 295
Huntington' s chorea 447
hydrogen cyanide 234
hydrogenation 262
hydrostatic weighing 292
hyperactivity 216
hypertension 236, 288
hyperthermia 332
hypertrophy 319
hypnotic 196
hypoactive sexual desire disorder, HSDD 160
hypothalamus 156
hypothermia 333

I

ibuprofen 80, 429
IBWA 500
ice 192
identical twin 118
imagery 88
immune system 79, 422
immunity 422
immunotherapy 382
Implanon 141, 142
implantation 116, 118
implantation bleeding 124
impotence 159, 349
impulsivity 216
in vitro fertilization, IVF 134
inborn immunity 427
incest 108
induced abortion 144
induction 144, 145
infarction 352
infatuation 170
infectious disease 412
infectious mono-nucleosis 448
infertility 116, 133
infestation 419, 444
inflammation 38, 417, 441
influenza 417
ingest 425
inhalants 201
inherited disease 412, 415
inpatient treatment 229
institutional violence 102
insulin 257, 288, 390
intact hymen 133
intensity 330
interferon 425, 427, 439
intergenerational 96
International Society of Sport psychology 89
internet service provider, ISP 101
intimacy 168
intoxication 216
intoxication; poisoning 420
intracytoplasmic sperm injection, ICSI 134
intrauterine device, IUD 134, 142
intrauterine insemination 134
iodine 350
ionizing radiation 123
iron 269
irritable bowel syndrome, IBS 79
ischemia 349
ischemic attack 355
isometric 320
isotonic 320
itch mite 415, 431, 444

J

Jack Kevorkian 475
joint 315
joint pain 147

K

kava 82
Kegel exercises 463
ketamine 201
Khat 193, 193
kidney damage 27
kidneys 256
kilocalory 256
kissing disease 448

L

labia majora 120
labia minora 120
labor, parturition 128
lacto-ovo-vegetarian diet 264
lacto-vegetarian diet 264
lactose 259
lactose intolerance 259
large intestine 256
latent state 419, 440
latent syphilis 440
lead poisoning 489
legionnaire' s disease 420
lesbian 165
leukemias 379
leukocytes 423
leukoplakia 237
libido 156
life expectancy 23, 459
life skills program 227
life span 458
ligaments 117, 315
light drinker 215
linoleic acid 306, 369
lipids 260
lipoplasty 301
liposuction 301
liver cirrhosis 221
living will 475
living-together union 172
local 381, 424
long-term memory 78
love 168
low back pain 40, 324
low self-esteem 288, 307
low-birth-weight infant 124, 134
low-density lipoproteins, LDL 357
lumpectomy 397
Lunelle 142
lungs 256
lutein 255
lycopene 255, 402
Lyme disease 420
lymph 423
lymph node 79, 423
lymphomas 379
lysozyme 423

M

macular degeneration 462
magic mushrooms 200
mainstream smoke 238
maintenance 230
maintenance stage 28
major depressive disorder 60
male condom 137
malignant 377
malignant melanoma 400, 404
malignant tumor 376
malnutrition 276
mammography 397
mania 61
marijuana 160, 199
marital rape 97
marriage 172
Maslow 51
mass 376
masturbation 167
maximum heart 316
MDMA(3,4-methylene dioxymetham-phetamine) 202
Meals-on-Wheels 279
mechanical barrier 422
medicaid 460
meditation 87
melanin 399
memory B cells 426
memory T cells 427
menarche 146, 396
meninges 80
menopause 118, 146, 268, 396
menses, menstrual period 120
menstrual cycle 120
mescaline 200
metabolic diseases 447
metabolic rate 289
metabolic syndrome 257, 288
metabolism 256, 289
metastasize 128, 376
methadone 205
methamphetamines 192
microsurgical technique 143
Midnight Berry 213
Mifepristone 144
migraines 79
mind-altering drug 44
mindfulness meditation 87
minerals 267
moderate 188, 218
monoamine oxidas, MAO 430
monogamous relationship 445
monosaccharides 256
monosodium glutamate, MSG 262
monounsaturated 367
mons pubis 120
monthly birth control shot 141
morbidly extreme or super obese 286
morphine 197
motivation 25
mourning 478
mouthpart 444
movement for daily living 290
MRI 350, 379, 380
mucothermal method 136
mucous membrane 423
mucus inspection 136
multiple birth 134
multiple disorder 412
multiple orgasm 159
multiple sclerosis 40
mumps virus 133
municipal solid waste 485
muscle dysmorphia 64
muscle fiber 320
muscular endurance 320
muscular strength 318
musculoskeletal system 314
mutation 376, 412
myocardial infarction, MI 351
myotonia 157
MyPyramid plan 272

N

narcotics 197, 429
National Hospice and Palliative Care Organization 472
natural 255
natural family planning 136

natural food 255
natural killer cell 425
natural method 137
NCOA 177
near-infrared interactance testing 292
nervous system 21
neural tube 278
neural tube defect 125
neurotramitters 48
new pill 141
nicotine 233
Nicotini 235
NIDCD 501
nipple 120,157
nitrosamine 392
nocturnal emission, wet dream 146
non-exersise activity thermogenesis, NEAT 290
non-nutrients 254
non-self 426
noncommunicable (infectious) disease 420
noninfectious disease 412
nonoxynol-9 446
nonspecific immunity 422
norepinephrine, noradrenaline 74
normative education 228
nursing home 471
nutraceuticals 255
nutrient reguirement 271
nutrients 254
Nutrition Facts Panel .274, 366
nutrition label 369
NuvaRing 141

O

Oatrim 262
obesity 359
obsession 59
obsessive-compulsive disorder 59
Olestra 262
omega-3 fatty acid 363
oncogenes 377
open fetal surgery 126
opiates 197
opium 197, 198
opportunistic infection 433
opportunistic organisms 419
oral sex 166
organ 461
organic 255
orgasm 117, 159
orlistat 304
Ortho Evra 141
OSHA 497
osteoarthritis 40, 463
osteoporosis 237, 268, 463
OTC, over-the-counter medicines 203, 429
outpatient drug-free program 205
outpatient programs 229
ovaries 117, 156
over-the-counter, OTC 325, 428
overdose 188
overweight 286
ovulation 118
ovulatory failure 116
oxycodone 198
OxyContin 198
ozon hole 485

P

palliative care 472
panacea 36
panic attacks 86
panic disorders 58
Papanicolaou test 438
papillomas 438
papillomavirus 132
partial birth abortion 145
party drugs 192
passed away 473
passive 474
passive acquired immunity 428
passive smoking 389
patch 141
pathogen 412
Patient Self-Determination Act 475
pedophile 108
pelvic cavity 117
pelvic inflammatory disease, PID 142, 441, 443
penile cancer 132
penis 117, 402
peppermint oil 429
percent daily value 368
Percodan 197
period of maintenance 240
periodontal disease 237
peripheral nervous system, PNS 48
peripheral vascular disease 349
personality 49, 168
pesticides 496
petting 166
peyote 200
phagocytosis 425, 423
phenobarbital, Luminal 196
phentermine 302
phenylketonuria 447
phenylketonuria, PKU 123
phenylpropanolamine , PPA 301
phobia 58
photodynamic therapy 382
physical activity 315
physical addiction 191
physical dependence 191
physical inactivity 359
physiological age 460
physiological(physical) stressor 74
physiology 48
phytochemicals 255
pituitary gland 156
placebo 428
placenta 122
placental delivery 128
plaques 348
plasma cell 426
plateau 157
platelets 83
pneumonia 221, 422, 448
polyabuse 188
polycyclic aromatic hydrocarbon 392
polyunsaturated 367
portals of entry 422
post-traumatic stress disorder, PTSD 56, 103
postpartum
postpartum period 132
poverty line 460
pre-cancerous 237, 393
pre-embryo 124, 127
precontemplation stage 28
pregnancy 123
pregnancy tests 131
prehypertension 358
premature 160
premenstrual dysphoric disorder, PMDD 122
premenstrual syndrome, PMS 122
premenstrual tension syndrome 122
prenatal diagnoses 125
Prentif 140
preparation 28
presbyopia 461
preschool-age 480
primary syphilis 440
problem gambling 59
problem-focused strategies 84
progesterone 121, 156, 396, 403
progestin 141
progestin-only contraceptives
progressive muscular relaxation 87
prostaglandin 145
prostate enlargement 148
prostate gland 117
prostate specific antigen test 402
prostate specific antigen, PSA 148
prostatic hyperplasia 148
protective factors 192

proton therapy 381, 382
psilocybin 200
psychoactive effects 185
psychogenic vaginismus 160
psychological 217
psychological adjustment 52
psychological dependence 191
psychological growth 52
psychological stressor 74
psychology 48
psychoneuroimmunology 79
psychosis 55
puberty 146, 257
pubic louse 444
pus 441

Q

Q-10 275
quid 231, 235
quitting period 240

R

radiation 381
radical mastectomy 397
rape 97
rapid ejaculation 160
Recommended Dietary Allowances, RDAs 271
rectum 380, 393
red bone marrow 79
redness 425
reduce 437
reflexes 473
reflexology 37
refractory period 159
Regional 381
rehydration 224
reincarnation 470
relapse 230
relaxation response 87
reproductive system 21
residence hall 219
resiliency 208
resistance stage 76
resistance training 228
resolution 157, 159
respect 168
respiratory system(s) 21, 315
reward centers 217
rewards 28
rheumatoid arthritis 79, 426
rhythm method 135
rickettsias 418
risk factor 20, 383
rocket fuel 201
rohypnol 98, 192, 197
roofi 197
rubella 123

S

saccaharin 257
saline abortion 145
sarcomas 379
satiety 295
scabies, Sarcoptes scabiei 444
schizophrenia 56, 64
school-age 480
sclerosis 348
scrotum 116
seasonal affective disorder, SAD 61
secondary syphilis 440
secondhand smoke 238
secure lover 170
sedative 38, 196
seizures 196
self-esteem 53
self-help group 230
self-selection 172
semen 116, 117, 402
seminal vesicle 117, 441
seminiferous tubules 116
senescence 458
senile plaque 465
sensate focus 160
separation 172
serotonin 122
set point 295
sex 155
sex appeal 171
sex flush 157
sexism 164
sexologist 157
sexual abstinence 167
sexual behavior 156
sexual dysfunctions 159
sexual harassment 100
sexual intercourse 166
sexual orientation 164
sexual reproduction 116
sexual response cycle 157
sexual stereotype 162
sexual violence 97
sexuality 155
sexually transmitted infections, STIs 42, 419, 430
shaft 160
shock 264
short attention span 216
shoulder stiffness 147
sibutramine; Meribia 302
sick building syndrome 498
sickle 414
sickle cell anemia 125
sickle cell disease 414
sigmoidoscopy 394
sign 21
silent angina; painless 349
Simplesse 262
single birth 134
skin 422
skin cancer 340
skinfold thickness 293
sleep apnea 288
smog 501
smokeless tobacco 231
smokers 19
smoker' s cough 234
snuff 231
social 217
social security 460
social support 28
social-support strateigies 85
soluble fiber 364
solvent 497
sound mind 476
specific 422
specific immunity 422, 425
spermicide 137
spider vein 347
spina bifida 278
spinal disk 324
spitting tobacco 231
spleen 79
sponge 137
spontaneous abortion 144
spontaneous muscular movement 290
sports types of exercise 290
spot exercising 326
sprain 332
squamous cell carcinoma 400
squeeze technique 160
stage 1 hypertension 358
stage 2 hypertension 358
stalking 101
staphylococcal bacteria 122, 420
starches 257
static stretching 321
statin 364
stem cells 383
stenosis, narrowing 355
stenting 351

sterilization 142
stimulus control 28
stomach enzyme 217
strain 332
stress 74
stress hormone 75
stressors 74
stroke(s) 26, 288, 353
sucralose 257
sucrose 257
suction curettage 144
sudden cardiac death 352
sudden infant death syndrome; SIDS 244
suicide 64
suppressor 426
surgery 134, 381
surgical abortion 145
swelling 425
symptom 21
syndrome 433
synergism 188
syphilis 132, 439
systemic 424
systolic pressure 358

T

tai chi 89
tamoxifen 398
tampon 122, 160
target heart rate zone 317
taxus brevifolia 398
tay-sachs 447
Tay-Sachs disease 125
telomere 461
temperament 216
temperature method 136
temporary memory 78
temporo-mandibular disorder 415
temporomandibular joint 87
tendons 315
teratogen 446
Terri Schiavo 475
tertiary syphilis 440
testes 116, 156
testicular cancer 404
testicular cancer 404
testicular self-examination, TSE 403
testosterone 116, 156, 224, 289
thalidomide 123
The Art of Loving 168
theoretical effectiveness 135
therapeutic massage 37
thermic effect of food, TEF 291
thermogenesis, NEAT 290
thiamine 224, 266
thinking 217
thrombus 349
thymus gland 79
time-release 198
tincture 82
Today Sponge 137
Today Vaginal Contraceptive Sponge 137
tolerance 217
tonsil 424
tortilla 262
total mastectomy 397
toxic chemicals 486
Toxic Exposure Surveillance System, TESS 486
toxic shock syndrome, TSS 122
toxicity 486
training effect 319
trans fat 366
trans fatty acid 262
transcendental meditation, TM 87
transient ischemic attacks, TIAs 355
transition 128
transmission 417, 420, 421
transmyocardial laser revascularization, TMLR351
transrectal ultrasound 148
transsexual 164
Treponema pallidum 439
trichomonas urogenital infections 419
triglyceride 260, 286
trimester 127
triptolide 137
trisomy 21 413
tubal ligation 142
tumor-suppressor genes 377, 395
Twista Lime 213
type 1 diabetes 257
type 2 diabetes 19, 257, 296

U

ulcers 80
ultrasound 125, 292
ultrasound scanning, sonography 125
ultrasound-assisted lipoplasty 301
umbilical cord 130
underawater weighing 292
underweight 286
urethra 117, 132, 442
urethritis 120, 441, 443
urinary incontinence 463
urinary tract infection, UTI 441
urination 132
uterine tube 118
uterus 118

V

vaccine 428
vacuum aspiration 144
vagina 116, 118, 130
vaginal delivery 130
vaginal intercourse 135
vaginal ring 141
vaginal sex 166
vaginismus 133, 160
valerian 82
value 160
valve 346
varicose veins 347
vas deferens 117
vasectomy 117, 137, 142
vasocongestion 157
vector 421
vegetarian 264
vein 346
ventricles 346
venules 346
vicodin 198
video display terminal, VDT 492
villi 126
violence 95
virulence 418
virus 418
vitamins 265
vulva 118

W

waist-to-hip circumference rate, WHR 294
water-soluble nutrients 256
waterproof 423
weakness 425
weight cycling 299
well-being 155
wellness 21
Wernicke-Korsakoff syndrome 224
wet 462
whirlpool spa 420
white blood cells 79
will 476
withdrawal 191, 224
withdrawal method 117, 136
workplace violence 103

X

Xenical 304

Y

yeast infection(s) 419, 443
yerba mate 301
yo-yo dieting 299
yoga 37, 89

Z

zidovudine, AZT 434
zinc sulfate 134
zygote 116

Braxton-Hicks 수축 130
BRCA 2돌연변이 395
BRCA1 유전자 395
B형 간염 398, 437, 446
cytotoxic T세포 426
ELF 방사 492
ELF 방사피하기 493
HIV 감염 434, 446
NK세포 427
Ottawa 선언 20
Pap 검사 380, 398
S자형결장경검사법 394

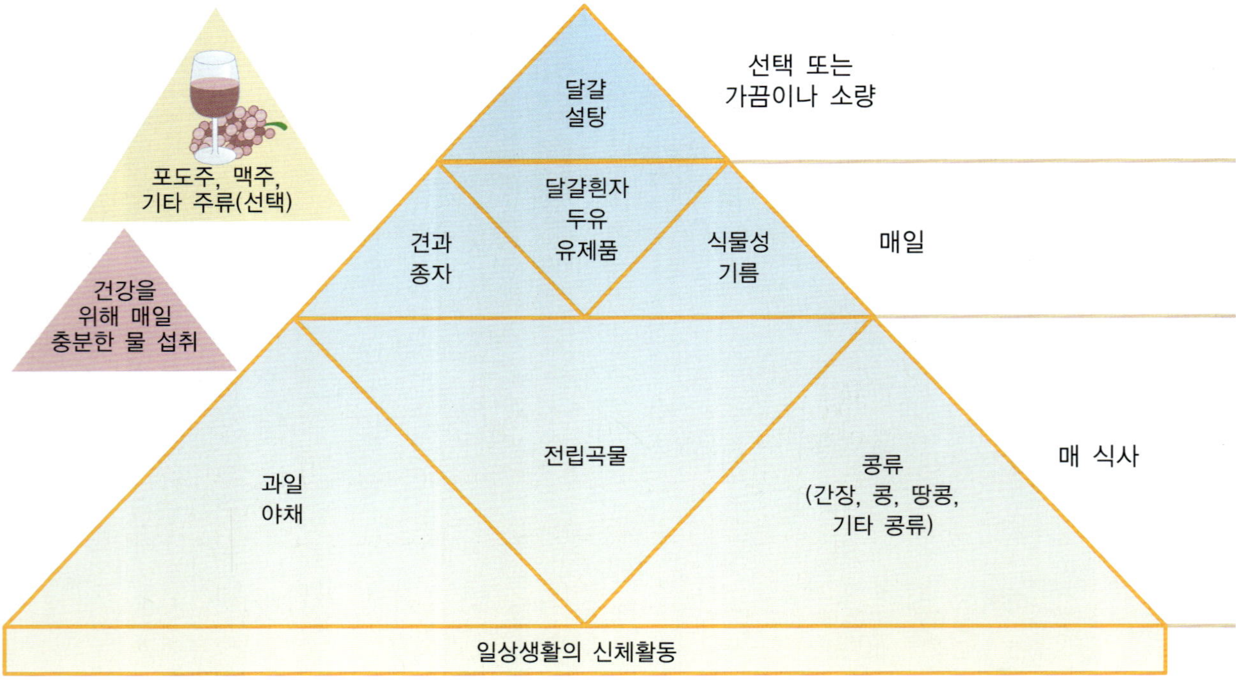

채식주의자 식사 피라미드